간호 미생물학과 감염관리

Karin C. VanMeter
Robert J. Hubert

Second Edition

간호

미생물학과 감염관리

| 정연준 · 김혜령 · 홍승진 외 공역 |

MICROBIOLOGY

for the Healthcare Professional

ELSEVIER

ELSEVIER

MICROBIOLOGY FOR THE HEALTHCARE PROFESSIONAL, 2ND EDITION

ISBN: 978-0-323-32092-4

간호미생물학과 감염관리

MICROBIOLOGY FOR THE HEALTHCARE PROFESSIONAL, 2ND EDITION

2017년 2월 17일 초판 1쇄 인쇄
2017년 2월 28일 초판 1쇄 발행

저 자 | Karin C. VanMeter, Robert J. Hubert
역 자 | 정연준, 김혜령, 홍승진 외
정 가 | 38,000원
발행처 | 엘스비어코리아(유) (Elsevier Korea L.L.C.)
등 록 | 제 300-2005-155호 (2005. 9. 9)
주 소 | 서울특별시 용산구 이태원동 534 천우빌딩 4층
전 화 | 02-6714-3000
팩 스 | 02-725-4388
I S B N | 979-11-5688-057-8

Notice

본 출간물은 출간 시기에 맞춰 최신 정보를 최대한 정확하고 신중하게 검토하였습니다. 그러나 독자가 본 출간물의 어떤 내용이나 처치방법, 의약품 사용법을 참조할 때에는 별도로 확인할 것을 권고합니다. 저자와 출판사는 본 출간물 상의 오류나 누락에 의해 발생할 수 있는 인명 및 금전적 손해 및 손상에 대한 법적 책임을 지지 않습니다.

Printed in Korea

집필진

편집위원

정연준 가톨릭대학교
김혜령 신한대학교
홍승진 가톨릭대학교

역자진 (가나다순)

고한철 동아보건대학교
김명숙 여주대학교
김미영 안동과학대학교
김미향 청암대학교
김승주 한림성심대학교
양혜주 수성대학교
오향순 순천대학교
윤성원 청운대학교
정현숙 문경대학교
채선옥 서라벌대학교
최영아 경북보건대학교
황은정 세한대학교

역자의 글

미생물 감염은 인류의 역사와 늘 함께 할 만큼 보건의료에 큰 영향을 미쳐왔습니다. 특히 근래에 항생제내성 감염이 증가하고 메르스, 뎅기열 등 외래 감염유입이 발생하는 등 인류를 위협하는 신종 감염이 증가하고 있어 보건의료 현장에서 적절한 감염관리의 중요성이 점차 부각되고 있습니다. 감염에 대한 기본적 이해와 감염관리의 개념을 공유하는 것은 감염에 대한 전문가뿐 아니라 보건의료분야의 모든 종사자에게 필수 사항이 되었습니다. 이에 본 집필진은 현 보건의료분야 종사자나 미래 보건의료인을 준비하는 학생들이 감염과 보건에 대한 적절한 이해를 하고 감염관리의 기본을 학습할 수 있는 교재가 필요하다는 인식하에 엘스비어사의 "Microbiology for the healthcare professional" 교재에 주목을 하였고 한국어 번역을 하게 되었습니다. 본 교재는 간호학을 포함한 보건의료종사자에게 실질적 도움을 줄 수 있는 내용들을 포함하고 있는데, 예를 들면 감염체에 대한 전문지식만이 아니라 감염체가 야기하는 인간의 건강, 보건에 대한 내용을 다양한 예와 함께 보여주고 있습니다. 특히 이러한 내용들을 인간을 중심으로 이해하기 쉽게 그림으로 설명하고 있어 매우 독자 친화적이라 하겠습니다. 본 교재가 앞으로 임상현장에서 활약하게 될 보건의료 분야의 학생들에게 도움이 되길 바랍니다.

저자의 글

이 책의 제2판을 서술하면서 저자들은 첫째, 이 책이 기초과학의 이해 수준이 서로 다른 내용들을 포함하는 자료를 효율적으로 학생들에게 보여주어 "학생들에게 친숙한" 책이 되도록 만들고; 둘째, 제1판이 출간된 이래 밝혀져 온 새로운 개념, 정보, 그리고 발전을 보여주는 자료를 갱신하여 최신의 것이 되게 하려는 2가지 주된 목적을 가졌다. 우리의 이 제2판은 제1판의 독자로부터 제공받았던 초기의 단계별 기본재료법(building-block approach)을 다듬기 위해 재구성시켰다. 우리는 이 책이 논리적인 학습과정에 더 용이하도록 Chapter와 Section이 새롭게 구성되었다고 자신한다. 처음 세 Section – Section 1: 기초과학; Section 2: 미생물의 연구와 조절을 위한 도구; 그리고 Section 3: 감염, 질병, 그리고 방어에는 생물학, 화학, 사람생리학, 그리고 해부학과 기초연구실절차의 기본개념과 용어를 제시하였다. 이러한 영역은 특히 마지막 두 Section, 즉 Section 4: 몸계통에 대한 특이영향, 그리고 Section 5: 미생물이 사람의 건강에 미치는 효과에 관여하는 요인에서 사람의 건강문제에 적용되었다. 우리가 이 책에서 미생물과 보건과학에 관한 내용을 쉽게 쓰면서 실제적으로 매일 이 정보를 사용할 전문가에게 가장 유용한 수준으로 내용을 정리하기 위해 마음을 기울여 노력하였다. 우리는 Appendix C에 자원이 되는 자료를 포함시켜 일부 학생과 교수가 보다 자세하게 더 공부할 수 있도록 하였다. 이러한 자료에는 주제가 되는 분야에 관한 다른 교과서뿐만 아니라 현재 가장 최신의 정보를 제공할 수 있는 웹사이트를 포함시켰다.

학생들에게 친숙한 교과서를 만드는 것 외에도, 우리는 자료를 구성하고 제시하여 의료전문가가 지니고 싶고 그들이 소장하기를 원하는 참고서가 되도록 하였다. 이 책에 있는 어떤 강조할 내용을 압축하여 구성한 많은 표는 정보를 접하는 빠르고 단순한 방법을 독자에게 제시하도록 고안되었다. 이 제2판에서, 특이적인 질병에 관한 표는 일관성이 있게 재구성하였고 질병/질환, 미생물, 전파, 표적, 징후/증상, 그리고 치료에 관한 정보를 확대하여 포함시켰다.

제2판은 또한 특징적으로 다음과 같은 박스와 표를 최신의 것으로 확대시켰다.

- 왜 알아야 할까? – Why You Need to Know
- 의학적 사건 – Medical Highlights
- 생명의 응용 – Life Application
- 건강관리의 응용 – Healthcare Application

제1판에 있던 Appendix A는 갱신시켜 버지스매뉴얼(Bergey's Manual)의 신판을 담고 있으며 2개의 다른 새로운 Appendix가 추가되었다. Appendix B는 몸계통에 의해 구성되는 질병/상태를 원인이 되는 미생물, 그리고 그의 간단한 특성에 대한 설명을 포함시켜 종합적으로 제공하고 있다. Appendix C는 추가적인 자료를 나열하였다.

감사의 글

저자는 전 과정을 통해 지원과 도움을 준 Elsevier의 편집진과 제작진에게 감사를 드린다. 특히 Kellie White, Billie Sharp 그리고 Betsy McCormac에게 감사드린다. 또 우리는 도판을 만들어 준 Jeanne Robertson에게 감사드린다.

이 책을 위해 놀랄만한 사진을 제공해 준 모든 분, 즉 아이오와주립대학교 Rob Hubert Lab의 연구조교 Erin Richter의 도움과 함께, Tara Miller, Chelsea Clinton, Diana Karkow, Allison Schlapkohl, Chris Mease, Brenen Papenberg, Nick Streauslin, Colleen Cowan 그리고 Effie Armstrong에게 감사드리며, 연구기사 Kay Christiansen의 도움을 받았다. 모든 전자현미경사진은 Karin VanMeter에 의해 촬영되었다.

제2판을 저술하는 데 있어 내 동료가 된 Rob에게 감사드린다. 나는 이 과정 전반적으로 보내준 일관된 사랑과 지지에 대해 형 Hermann과 그의 가족에게 감사의 뜻을 표한다. 나는 나와 내 아이들이 있게 해 주신 나의 어머니에 대한 신의 은총에 감사드린다.

Karin C. VanMeter

나는 공동저자 Karin에게 전문적인 경험뿐만 아니라 그 동안 싹터온 우정의 가치 그 이상을 가질 수 있었다. 도움을 주신 아이오와주립대학교 미생물프로그램의 교수와 직원 모두와 Dr. Joan Cunnick, Dr. Jim Dickson 그리고 Steve Niebuhr에게 감사의 뜻을 표한다. 나는 또한 부모님, John Hubert와 Ann Hubert 그리고 누이 Donna의 한결 같은 사랑과 기대를 저버리지 않는 도움에 대해 감사드린다. 끝으로 가장 중요하게 나는 신이 나에게 준 축복과 기회에 대해 감사드린다.

Robert J. Hubert

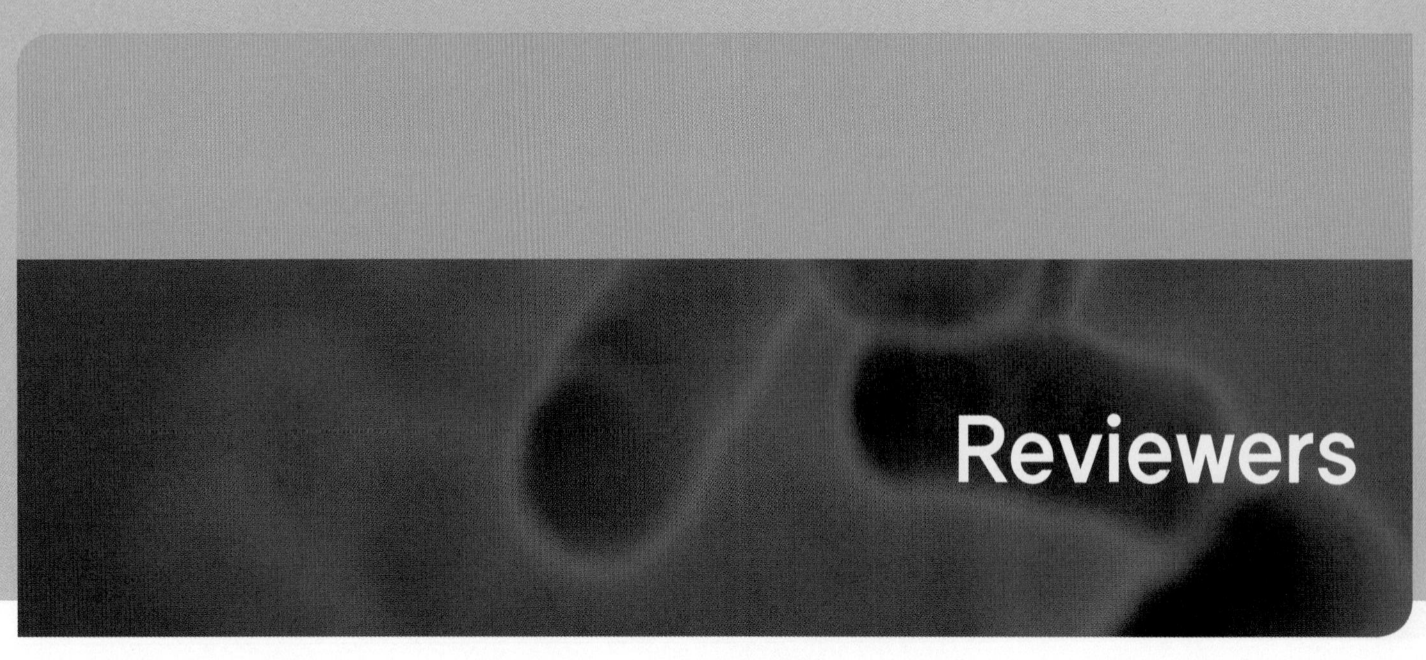

Reviewers

Cynthia Ann Lee Fabor, MA, BS, MT (ASCP)
Professor Emeritus
Kirkwood Community College
Cedar Rapids, Iowa

Tin-Chun Chu, PhD
Associate Professor
Seton Hall University
South Orange, New Jersey

John Volpe, PhD
Portland Community

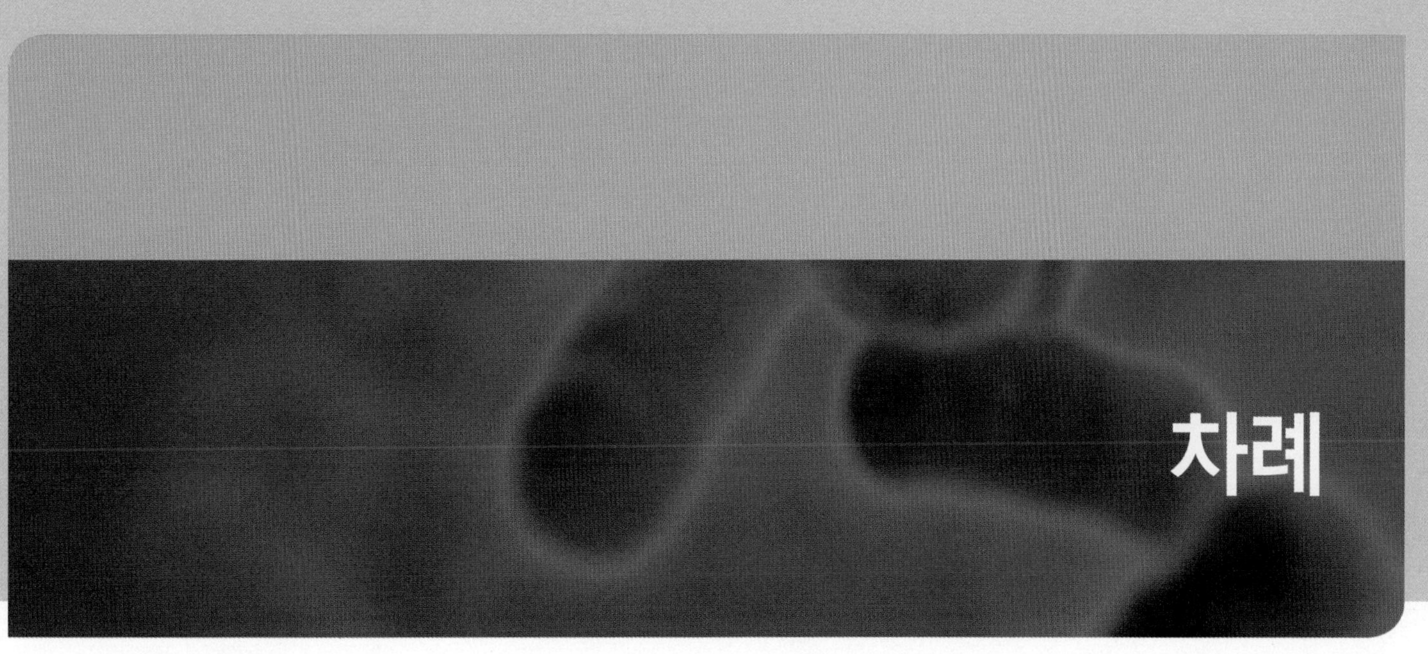

차례

Section 1: 기초과학

1. 미생물학의 범위 *3*
2. 생명화학 *25*
3. 세포의 구조와 기능 *51*
4. 세균과 고세균 *101*
5. 바이러스 *129*
6. 진핵미생물 *159*

Section 2: 미생물의 연구와 조절을 위한 도구

7. 물리화학적인 조절방법 *189*
8. 미생물학의 연구방법 *213*
9. 미생물학연구실의 안전문제 *235*
10. 약리학 *255*
11. 항미생물약물 *273*

Section 3: 감염, 질병 그리고 방어

12. 감염과 질병 *301*
13. 면역반응과 림프계통 *325*

Section 4: 몸계통에 대한 특이영향

14. 피부계통, 연조직 그리고 근육뼈대계통의 감염 *361*
15. 호흡계통의 감염 *383*
16. 위창자계통의 감염 *409*
17. 신경계통과 감각구조의 감염 *435*
18. 심장혈관계통과 순환계통의 감염 *459*
19. 비뇨계통의 감염 *485*
20. 생식계통의 감염 *499*

Section 5: 미생물이 사람의 건강에 미치는 효과에 관여하는 요인

21. 성매개감염과 질환 *515*
22. 사람의 노화와 미생물 *533*
23. 환경미생물과 건강에 대한 영향 *549*
24. 신종감염병 *583*
25. 생명공학 *597*

부록 A 계통세균학버지스매뉴얼 *619*
부록 B 의학적으로 중요한 몸계통별 미생물 *621*
부록 C 참고문헌 및 인터넷 자료 *641*

용어사전 *643*
찾아보기 *665*

SECTION 1

기초과학

Basic Science

01 미생물학의 범위
02 생명화학
03 세포의 구조와 기능
04 세균과 고세균
05 바이러스
06 진핵미생물

CHAPTER 01

미생물학의 범위
Scope of Microbiology

학습목표

1. 미생물학의 발전 초기에 이룩했던 과학자들의 업적을 설명한다.
2. 미생물의 여러 종류와 그들의 이용에 대해 논의한다.
3. 자연발생설을 설명한다.
4. 질병의 배종설과 그 중요성을 설명한다.
5. 코흐법칙을 명명하고 설명한다.
6. 미생물의 기원과 진화를 설명한다.
7. 전핵생물과 진핵생물 사이의 차이에 대해 설명한다.
8. 분류학의 역할을 설명한다.
9. 미생물 전파의 여러 방식들을 설명한다.
10. 일상생활에서 미생물의 여러 사용에 대해 명명하고 간단하게 설명한다.

주요용어

계통발생(phylogeny)
고세균(archaea)
공기전파질환(airborne diseases)
공생관계(commensalism)
광학현미경(light microscopes)
극미동물(animalcules)
기생관계(parasitism)
내생포자(endospores)
동정(identification)
면역학(immunology)
멸균(sterilization)
명명법(nomenclature)
무균(aseptic)
문(phyla)
병원성(pathogenic)
복합현미경(compound microscope)
분류(classification)
분류군(taxa)
분류학(taxonomy)
비로이드(viroids)
상리공생(mutualism)
상승작용(synergism)
생물환경수복(bioremediation)
세균(bacteria)
세균막(biofilms)
속(genera)
속(genus)
수인성질환(waterborne disease)
스트로마톨라이트(stromatolites)
식품매개병(foodborne diseases)
영역(domains)
우연발생(abiogenesis)
원생생물(protozoans)
원핵생물(prokaryotes)
이명명법(binomial)
입체현미경(stereomicroscopes)
저온살균(pasteurization)
전자현미경(electron microscopes)
정상세균무리(normal flora)
조류(algae)
종(species)
진균(fungi)
진핵세포(eukaryotic)
코흐법칙(Koch's postulates)
프리온(prions)
해부현미경(dissection microscopes)

왜 알아야 할까

역사

우리가 어디에서 왔고 어디로 가는지 알기 위해서는 우리가 무엇이었는지를 알아야 한다. 홍역, 백일해, 볼거리, 소아마비, 콜레라, 인플루엔자, 류마티스열, 폐렴, 디프테리아, 결핵, 장티푸스, 수막염, 나병, 매독, 임질, 파상풍, 탄저병, 감기, 수두, 마마(천연두), 광견병, 뇌염, 말라리아, 이질, 수많은 풍토병과 유행병 그리고 대단히 많은 다른 것들이 기원전 약 4000년부터 현재까지 인류와 함께 기록되어 왔다. 인류는 질병과 함께 살아왔으며 다양한 성공률로 생존이 가능할 수 있었다. 질병의 본질에 대한 지식을 알아내려면 오래 걸리고 또 어렵다. 질병에 의한 고통을 줄이기 위해 심지어 이러한 지식을 합리적으로 사용하는 것은 더욱 느린 일이다. 문제를 해결하기 위해 기술적 진보가 필요했고, 지금도 필요하다. 예를 들어 치명적으로 유행되어 확산되는 콜레라는 1800년대 영국의 외과의사 존스노우(John Snow)에 의해 상수원과 연관되었다. 그는 물과의 접촉을 막기 위해 펌프손잡이를 제거하였고, 유행이 종식되었는데, 기발했지만 우연적이었고 한계가 있었다.

영향

미생물학의 진보는 사물을 20~30배 확대시킬 수 있는, 당시에는 새로운 복합현미경을 이용한 로버트후크(Robert Hooke, 1635-1703)의 관찰로 시작되었다. 후에 렌즈연마술이 발달하고, 빛을 이용한 안토니반레벤후크(Antony van Leeuwenhoek, 1632-1723)에 의해 현미경의 해상력이 200배 개선되었다. 그는 세균을 처음으로 관찰한 사람 중 하나이며, 분명히 미생물학의 시조이다. 결과적으로 세균은 질병의 원인균으로 인식되었다. 이러한 관찰들과 다른 것으로 1800년대 말 파스퇴르(Pasteur)와 코흐(Koch)로 하여금 질병의 예방과 치료를 현저하게 개선시키게 된 이해, 즉 질병의 배종설로 발전되었다. 예를 들어 1883년 로버트코흐(Robert Koch)는 우무평판(plate of agar) 위에서 성장시킨 콜레라의 원인균(콜레라균, Vibrio cholerae)을 현미경으로 확인하였다. 질병의 배종설이 받아들여진 후에, 새로운 병원체들이 평균 1년 6개월에 한 번씩 보고되었다. 광학현미경법의 기술진보와 전자현미경법의 발전은 병원체나 그 윤곽들을 직접 볼 수 있도록 하여 치료의 효능을 평가할 수 있게 하였다. 비록 1918년 인플루엔자 유행을 일으킨 원인균이 여과성의 세균이라 추론되었지만, 희생자로부터 얻은 드문 허파시료에서 바이러스를 눈으로 볼 수 있게 만든 전자현미경검사법이 출현하였다. 유전분석의 생명공학에서 보다 최근의 진보들은 인플루엔자바이러스의 바이러스성피막단백질인 헤마글루티닌(hemagglutinin)과 뉴라미니다제(neuraminidase)의 본질적인 기능에 관한 정보를 제공해 왔다. 이 정보가 다른 잠재적인 인플루엔자 유행에 대한 방어법을 직접적인 연구하도록 이끌게 되기를 바라고 있다.

미래

미생물학은 밝혀진 병원체에 대한 상세한 연구를 가능하게 할 뿐 아니라 출현질환의 새로운 병원체들의 동정에서 값을 매길 수 없을 정도로 가치가 있다. 이전에 박멸된 것으로 간주된 홍역과 같은 질병의 재출현과 함께, 따라서 약물저항성미생물품종들의 극적인 증가와 함께, 미생물학자들이 직면한 도전은 수적으로 뿐만 아니라 복잡성 면에서도 점점 더 심화되고 있다. 의료시설에서 발견되는 포도알균(포도상구균, Staphylococcus aureus), 창자알균(장내구균, enterococc), 녹농균(Pseudomonas aeruginosa) 그리고 클로스트리듐디피실레(Clostridium difficile)와 같은 감염균들은 이러한 세균에 오랜 동안 효과적이었던 항생제에 점점 더 내성을 증가시키고 있다. 이러한 내성미생물들은 처음으로 "슈퍼버그(superbugs)"라 불리게 되었으며 인간 건강에 대한 이들의 잠재적인 영향이 우려되고 있다. 많은 증례에서 세팔로포린(cephalosporins)이 최후의 방어선이다. 명확하게 만일 우리가 균형을 생존을 향해 기울이기를 원하는 한 해결해야 할 많은 일들이 남겨져 있다.

1 미생물학과 현미경법의 기원
Origins of Microbiology and Microscopy

미생물학은 미생물에 대한 연구이며, 가시화, 동정 및 그 기능에 대한 연구 목적으로 다양한 기법을 사용한다. 미생물학이라는 과학은 현미경의 발명과 발전에서 비롯되었다. 현미경법은 인간에게 육안으로는 보이지 않는 물체와 미생물을 확대할 수 있게 하였다. 그 후, 기술적 진보들이 현미경을 개선시켜 왔는데, 현미경은 일반적으로 생물학을 위한 그리고 세포, 조직 및 특히 미생물들(그림 1.1)에 대한 연구를 위한 필수적인 도구가 되었다.

1] 현미경법과 그 창시자들

현미경은 16세기부터 발전을 시작하여 시간의 경과와 함께 더욱 진보하면서 많은 과학 분야에 통상적으로 이용되는 정교한 도구가 되었다. 오늘날 다양한 현미경들이 계속하여 개선되고 있으며 새로운 현미경들이 개발되고 있다.

네덜란드의 안경사(약 1590년 경)의 아버지와 아들인 **자카리아스얀센(Zaccharias Janssen)**과 **한스얀센(Hans Janssen)**은 서로 다른 렌즈들을 사용하여 광학상이 확대되거나 가시화될 수 있다는 것을 발견하였다. 이들이 만든 최초의 현미경은 각 끝에 렌즈들이 달린 단순경통으로 구성되는 **복합현미경(compound microscope)**이었다. 시료에 닿는 빛의 양을 조절하는 부분인 조리개(diaphragm)의 크기에 따라 눈으로 보이는 물체의 배율은 3배(즉, ×3)로부터 9배(즉, ×9)까지의 범위로 물체들을 확대하였다.

또 다른 네덜란드인 **안토니반레벤후크(Antony van Leeuwenhoek**, 1632-1723)는 현미경법의 아버지라고 간주되며, 살아 있는 세균과 원생동물을 최초로 관찰한 사람으로 인식된다. 그는 사람이 육안으로는 볼 수 없는 것

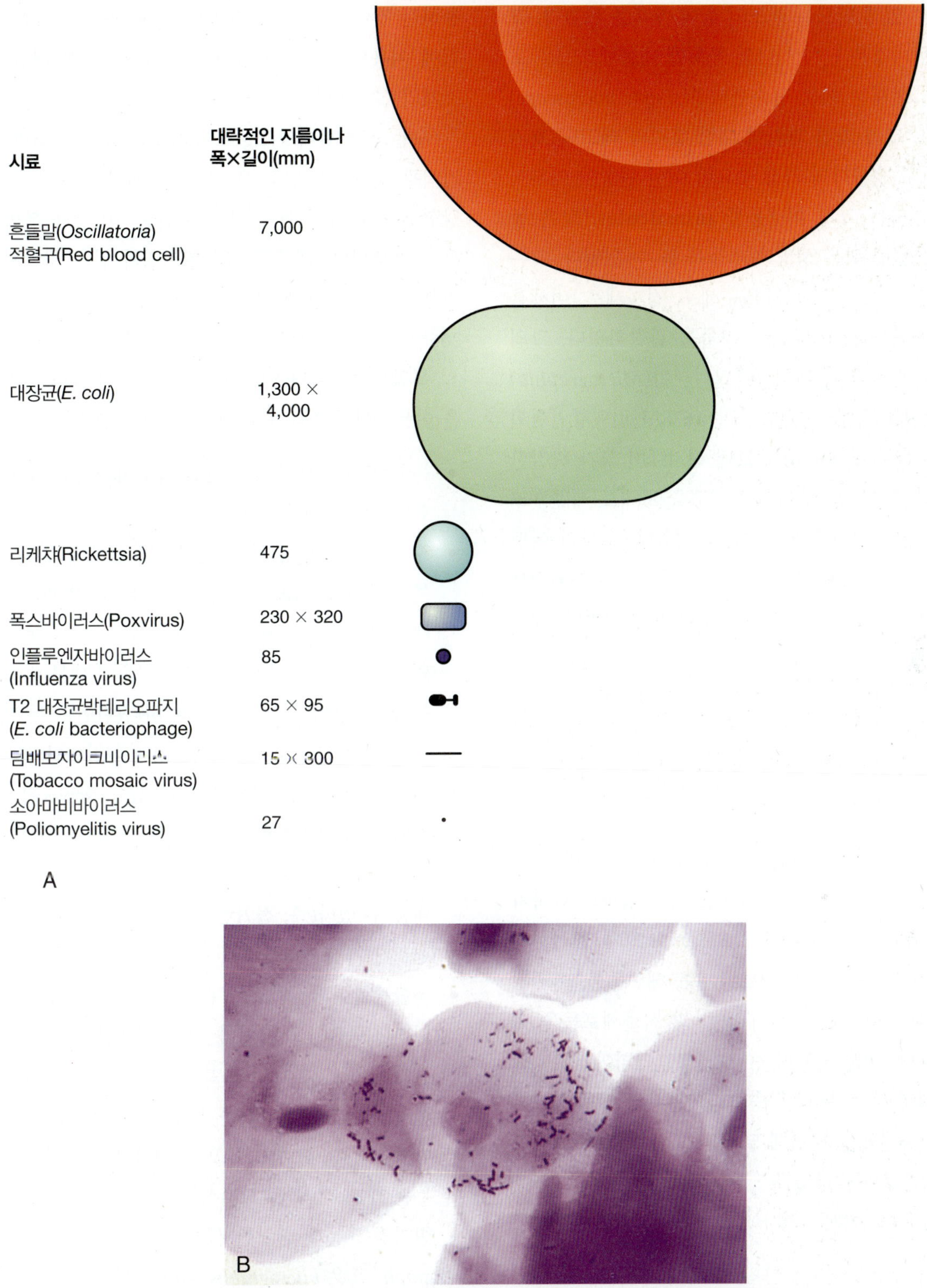

시료	대략적인 지름이나 폭×길이(mm)
흔들말(*Oscillatoria*) 적혈구(Red blood cell)	7,000
대장균(*E. coli*)	1,300 × 4,000
리케차(Rickettsia)	475
폭스바이러스(Poxvirus)	230 × 320
인플루엔자바이러스 (Influenza virus)	85
T2 대장균박테리오파지 (*E. coli* bacteriophage)	65 × 95
담배모자이크바이러스 (Tobacco mosaic virus)	15 × 300
소아마비바이러스 (Poliomyelitis virus)	27

A

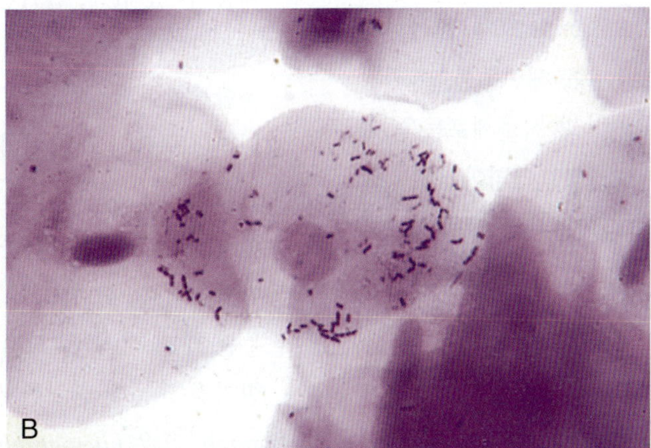

그림 1.1 세포의 크기 비교. A. 이 그림은 세균, 진핵세포 그리고 바이러스의 상대적인 크기비교를 보여준다. 비록 일부의 세균들이 일부의 진핵세포들보다 더 크다고 해도, 대부분은 훨씬 더 적다. **B.** 상주하는 세균을 가진 뺨세포. 이 사진은 상주세균을 가진 사람뺨세포를 보여주는데, 이 세포들은 짙은자색으로 염색되는 공이나 막대로써 나타난다. 세포중심에 있는 핵보다 세균이 훨씬 더 작다는 점에 주목하라. (대략적인 배율: ×1000.)

을 관찰할 수 있게 만드는 렌즈의 힘에 매혹을 느꼈다. 그가 사용한 현미경은 단지 하나의 볼록한 대물렌즈만을 포함하였으며, 현재는 이를 단순현미경(*simple microscope*)이라 부른다. 그가 가진 과학에 대한 흥미와 타고난 호기심을 바탕으로 생물학의 가장 중요한 어떤 관찰이 이루어졌다. 레벤후크는 그가 **미세동물(animalcules)**(작은 동물)이라고 불렀던 작은 생명 형태들을 볼 수 있었다. 그는 수년에 걸쳐 세균, 원생동물, 혈구세포, 정자세포, 미세흡충류, 유형동물을 비롯한 많은 것들을 관찰하였다. 그의 영감 대부분은 후크의 마이크로그라피아(*Micrographia*)(다음 부분 참조)로부터 왔다. 그는 1678년 런던왕립협회(Royal Society of London)에 보낸 편지에서 그가 관찰한 것들에 대해 보고하였다. 이러한 발견을 토대로 레벤후크는 "미생물학의 아버지"라고 불리게 되었다. 초기의 어떤 회의론이 지나간 후, 17세기 후반의 과학자들은 최종적으로 미생물들이 실제로 존재한다는 것을 알게 되었다. 레벤후크는 미생물의 기원이나 그들이 어떤 질병과 관련이 있다는 것을 언급하지 않았다. 미생물과 질병의 명확한 관계는 후에 후크, 파스퇴로, 코흐 등에 의해 확립되었으며 이는 질병의 배종설(*germ theory of disease*)이라고 알려지게 되었다.

로버트후크(Robert Hooke, 1635-1703)는 놀라운 공학능력과 과학의 많은 면들에 흥미를 가진 영국의 과학자이며, 복합광학현미경의 디자인과 성능을 크게 개선시켰다. 그는 자신이 만든 현미경으로 곤충, 해면동물, 이끼벌레, 유공충(foraminifera), 새의 깃털 및 식물세포들을 관찰하여 훌륭한 그림과 함께 〈마이크로그라피아〉라는 책으로 출간하였다. 그는 런던왕립학회로부터 레벤후크가 발견한 미세동물들을 확인해 달라는 요청을 받았으며 그것을 성공적으로 완수하였다.

표 1.1은 미생물학의 역사에서 중요한 일부 사건들을 나열한 것이다.

2] 현미경의 종류

기술의 진보와 함께 특수한 목적을 가진 현미경이 꾸준한 발전하고 있으며, 현재 과학자들은 다양한 현미경들을 이용하는 것이 가능하다. 다음은 현재 교육, 서비스, 연구실험에 이용되는 광학현미경과 전자현미경에 대한 간략한 소개와 설명이다.

모든 **광학현미경(light microscopes)**은 조명을 위해 가시광선을 이용하며, 시료의 확대된 상을 관찰하기 위해 광학렌즈를 사용한다. 이들은 단순현미경과 복합현미경으로 구분된다. 레벤후크의 현미경과 같은 단순광학현미경은 단일의 확대렌즈와 가시광선의 광원을 가지며, 대략 266배(×266)로 물체들을 확대시킬 수 있다.

복합광학현미경 역시 대개 전기로 공급되는 가시광선을 이용하지만 확대를 위해 여러 개의 렌즈들을 사용한다.

- 눈에 가까운 렌즈는 접안렌즈(ocular lenses)라 부르며 현미경의 머리 부분에 위치한다.
- 시료에 가까운 렌즈는 현미경의 몸체에 위치하며, 대물렌즈(objective lenses)라고 부른다. 각 렌즈는 그 자체의 배율(magnifying power)을 가지며, 복합현미경의 최종 확대율은 접안렌즈의 배율에 대물렌즈의 배율을 곱한 값이다. 일반적으로 하나(단안)이든 쌍(쌍안)으로 있든 간에, 접안렌즈는 10배로 확대한다(×10).
- 대물렌즈는 회전대물부(revolving nosepiece) 위에 장착되며, 대개 ×4 또는 ×5, ×10, ×40, ×100으로 확대한다. 일반적으로 복합현미경은 물체를 1000배까지 확대할 수 있다(즉, 접안렌즈가 가진 10배의 배율에 대물렌즈가 가진 100배의 배율을 곱한 값 = ×1000).
- 복합광학현미경법으로 관찰하는 시료는 전체를 볼 수 있거나(즉, 세균과 기타 다른 미생물), 주어진 종류의 현미경으로 보기 위해 특수한 준비가 필요하다. 특수한 탈수절차 후에 더 큰 시료들은 1~10 μm 절편들로 박절시킨다. 하나의 세포를 위한 도말표본과 절편 모두는 대개 더 좋은 시각상을 위해 염색한다(8장 참조). 현미경을 통해 촬영한 사진은 현미경사진(*photomicrographs* 혹은 *micrographs*)이라고 부른다.

해부현미경(dissection microscopes)과 **입체현미경(stereomicroscopes)**은 곤충, 벌레, 식물 혹은 추가적인 관찰을 위해 해부될 수 있는 어떤 대상과 같은 더 큰 물체들을 관찰하기 위해 고안된 저배율 현미경이다. 이러한 현

표 1.1 미생물학에서의 중요한 사건들

이름	년도	사건
자카리아스얀센(Zaccharias Janssen)과 한스얀센(Hans Janssen) Zaccharias and Hans Janssen	1590	최초의 복합현미경을 발명함
로버트후크(Robert Hooke)	1660	복합현미경으로 생물과 무생물을 관찰함
프란세스코레디(Francesco Redi)	1668	자연발생설을 부정하는 실험을 실시함
안토니반레벤후크(Antony van Leeuwenhoek)	1676	단순현미경으로 세균과 원생동물의 "미세동물"들을 관찰함
프란세스코레디(Francesco Redi)	1688	구더기의 자연발생에 대한 실험들을 출판함
라자로스팔란자니(Lazzaro Spallanzani)	1776	자연발생설을 부정하는 추가적인 실험을 실시함
에드워드제너(Edward Jenner)	1796	마마예방접종의 도입
이그나즈젬멜이스(Ignaz Semmelweis)	1847-1850	손으로 전파되는 질병을 줄이기 위해 처음으로 방부제를 사용
루이파스퇴르(Louis Pasteur)	1857	발효가 미생물에 의한다는 것을 입증함; 저온살균법을 도입함
루이파스퇴르(Louis Pasteur)	1861	자연발생이 일어나지 않는다는 것을 명확하게 보여주는 실험을 완료함
조셉리스터(Joseph Lister)	1867	현대무균기법을 향하게 되는 무균수술을 시작함
로버트코흐(Robert Koch)	1876-1877	송아지에서 탄저병을 연구하여 원인균으로 탄저균(*Bacillus anthracis a*)이 관여된다는 것을 밝힘
루이파스퇴르(Louis Pasteur)	1881	동물을 위한 탄저병백신을 개발함
로버트코흐(Robert Koch)	1882	결핵의 원인균을 확인함
로버트코흐(Robert Koch)	1884	그의 법칙을 기술함
폴에를리히(Paul Ehrlich)	1891	항체가 면역에 관여한다는 점을 제안함
알렉산더플레밍(Alexander Fleming)	1929	페니실린 그리고 그람양성균에 대한 그의 효과를 기술하는 논문을 출판함
프란시스자콥과 작스모노 (Francois Jacob and Jacques Monod)	1960	세균유전자작용에 대한 오페론개념을 제안함
크레이그벤터(Craig Venter), 해밀톤스미스(Hamilton Smith), 클레어프레이저(Claire Fraser)	1995	미생물 인플루엔자균(*Haemophilus influenzae*)의 유전체서열을 처음으로 완전하게 밝힘

미경은 시료의 표면구조와 특수부위를 확인하기 위한 3차원의 상을 제공한다.

명시야현미경

일종의 복합현미경인 명시야현미경(bright-field microscopes)은 작은 시료 또는 그 시료가 가진 어떤 면을 자세하게 관찰하기 위해 사용될 수 있다.

- 현미경은 관찰되는 시료보다 배경을 더 밝게 보여주며 빛의 경로(굴절) 변화에만 의존한다.
- 대부분의 시료들은 용이한 관찰을 위해 염색을 해야 한다.
- 명시야현미경들은 주로 박절되고 염색된 조직, 기관 그리고 미생물들을 관찰하기 위해 사용된다(그림 1.2).

암시야현미경

살아 있는 생물(즉, 세균)과 같은 고정되지 않고 염색되지 않은 시료들은 암시야현미경(dark-field microscopes)으로 관찰될 수 있다. 집광기에 있는 빛 차단이 시료를 통과하여 지나는 빛을 억제한다. 대신에 집광기렌즈의 모서리로부터 오는 빛만이 구석에서 시료를 비추어 검은 배경에서 시료의 모서리들을 조명하도록 만든다(그림 1.3).

- 스피로헤타(spirochetes)(8장 참조)처럼 염색이 어려운

일부 세균은 암시야현미경법으로 가장 잘 관찰될 수 있다.

- 움직임은 생물이 살아 있는 경우에 가장 잘 관찰할 수 있다.

접안렌즈(Oculars)
대물렌즈
(Objective lens)
재물대(Stage)
재물대밑 집광기
(Substage
condensor)
미동나사/조동나사
(Fine/coarse
focus knobs)
조명조정
(Illumination
adjustment)

그림 1.2 명시야현미경법. 명시야현미경은 제품, 특수한 형태 혹은 부착된 장치에 따라 모양이 어느 정도 다르지만 사진에서 표시한 바와 같이 모두가 동일한 기본적인 부분들을 가지고 있다.

- 세균의 피막은 암시야현미경으로 관찰하기에 좋은 대상이다.

위상차현미경

프리츠제르니케(Frits Zernike)에 의해 1934년 처음 기술된 위상차현미경(phase-contrast microscopes)은 광범위하게 응용되어 사용될 수 있는 대조증강광학기구(contrast-enhancing optical instrument)와 함께 한다. 빛이 서로 다른 밀도를 통과하면서 각기 다르게 구부러지는 원리가 위상차의 기초가 된다. 빛이 서로 다른 밀도를 지나면서 굽어지는 약간의 차이들이 빛의 위상을 전위시킴으로써 강조된다. 명구역과 암구역 사이의 차이가 대조를 만들며 이는 위상변위를 증가시킨다.

- 이는 살아 있는 식물세포나 동물세포, 미생물 그리고 얇은조직절편과 같은 투명한 시료들의 높은 대조영상들을 만든다(그림 1.4).
- 노말스키현미경(Nomarski microscope)에서는 위상변위를 따르는 빛의 간섭 양상도 대조를 증가시키기 위해 사용된다.

이러한 기구들은 세포질 흐름, 운동, 세포소기관의 역동적인 상태를 관찰하기 위해 이상적으로 맞춤되어 있다. 세포분열과 포식작용은 위상차현미경법에 매우 적합한 과

그림 1.3 암시야현미경법. 암시야현미경은 시료를 직접 통과하지 않고 옆으로 빛을 비춘다. 이 뺨세포들은 살아 있는 상태이며 어떠한 염색이 필요하지 않다. (대략적인 배율: x400).

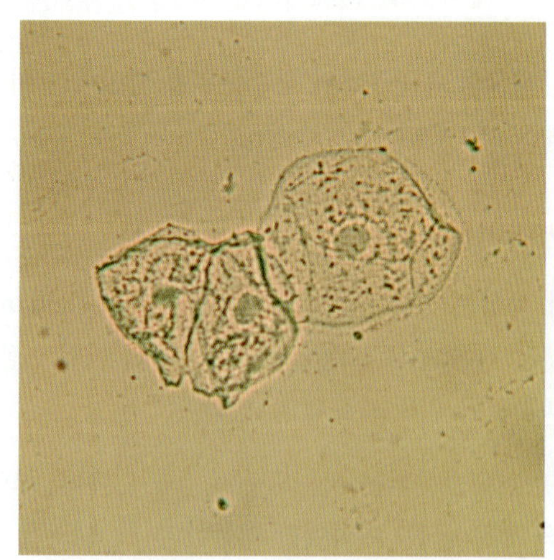

그림 1.4 위상차현미경법. 위상차현미경은 빛의 위상을 변위시킴으로써 상의 대조를 증강시킨다. 이 뺨세포들은 살아 있는 상태이며 어떠한 염색도 필요하지 않다. (대략적인 배율: ×400).

정의 예가 된다. 영상기술의 발달로 이러한 과정들을 녹화하고 예시하는 것이 가능하다.

형광현미경

만일 자외선을 조사했을 때 시료가 한 색깔의 빛을 방출한다면, 형광현미경(fluorescence microscopes)이 선택될 수 있다. 형광현미경은 엽록소 혹은 형광물질(플로오레신, fluorescein), 오라민(auramine) 혹은 로다민(rhodamine) B와 같은 형광염료로 염색되는 물질과 같은 자연형광물질을 포함하는 시료를 관찰하기 위해 사용된다(그림 1.5). 형광현미경법은 감염성 질환의 진단과 미생물 생태학의 연구에서 널리 사용되는 중요한 도구이다. 형광법은 항원에 대한 반응으로 생산되는 단백질인 특이항체(13장 참조)의 확인에도 적용된다. 이러한 단백질 분자에 형광염료를 결합시킴으로써 가시화되고, 모니터링되며, 연구할 수 있는 표지항체가 제도되어있다.

공초점현미경

1955년에 마빈민스키(Marvin Minsky)가 공초점현미경(confocal microscopes)을 발명하여 2년 후 특허를 받았다. 통상적인 복합현미경을 사용하는 경우 흐릿하게 보일 수 있는 시료의 상을 더 선명하게 만드는 것과 같이 공초점현미경은 통상적인 광학현미경보다 여러 가지 장점을 가지고 있다. 공초점영상계통에서 빛의 한 점이 순차적으로 시료를 통과하여 집중되며, 동시에 시료 전체에 조명을 비출 때 대개 왜곡되는 원하지 않는 산란광의 대부분을 사라지게 만든다. 현미경의 재물대가 위아래로 움직이면서 시료의 각기 다른 층들의 평면들을 가시화하면서 영상이 만들어진다.

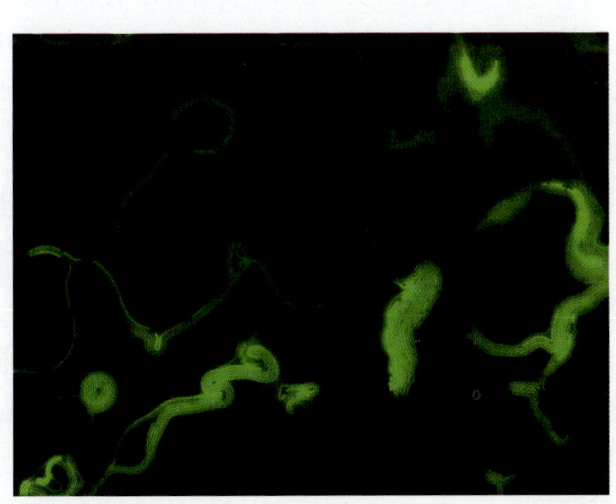

그림 1.5 **형광형미경법.** 형광현미경은 형광물질염색으로 염색된 시료를 비추기 위해 자외선램프를 사용한다. 이는 슈도모나스(Pseudomonas) 변이형의 형광현미경사진이다. (대략적인 배율: ×1000). 출처: Dr. Larry Halverson, Iowa State University.

전자현미경

전자현미경(electron microscopes)은 20세기의 정교한 장치이며 시료를 가시화시키기 위한 에너지의 근원으로 빛이 아닌 전자빔을 사용한다. 광학렌즈 대신에 자기장이 사용되어 전자빔의 초점을 맞추게 된다. 이는 광학현미경보다 훨씬 우수한 해상도를 제공한다. 전자현미경 검사를 위한 시료들은 광학현미경에서 사용되는 시료제작에 필요한 것보다 더 집중적으로 제작되며, 고가의 검사장비와 특수하게 훈련된 인력이 필요하다.

세균은 광학현미경법으로 볼 수 있지만, 그 세밀한 구조나 숙주에 부착된 특수한 내용들은 전자현미경법을 통해 가장 명확하게 확인할 수 있다. 대부분의 바이러스 및 그들의 세포나 조직에 대한 효과들은 광학현미경으로는 볼 수 없다. 시료 표면에 대한 연구는 주사전자현미경법을 사용하는 반면 세포나 조직의 내부에 대한 연구는 투과전자현미경법을 사용한다.

투과전자현미경

투과전자현미경(transmission electron microscopes; TEM)에서 전자빔은 대단히 얇게(두께 약 100 nm) 박절시킨 시료를 통해 지나며, 세포나 기타 물체의 2차원상을 제공한다. 투과전자현미경의 해상력은 약 0.002 μm인데 이는 광학현미경에서 얻을 수 있는 해상력보다 100배나 더 높다. 투과전자현미경의 통상적인 배율은 ×500,000에서 ×1,000,000이다. 전자현미경으로 얻어진 상을 촬영한 사진을 전자현미경사진(*electron micrographs*)이라고 부른다(그림 1.6).

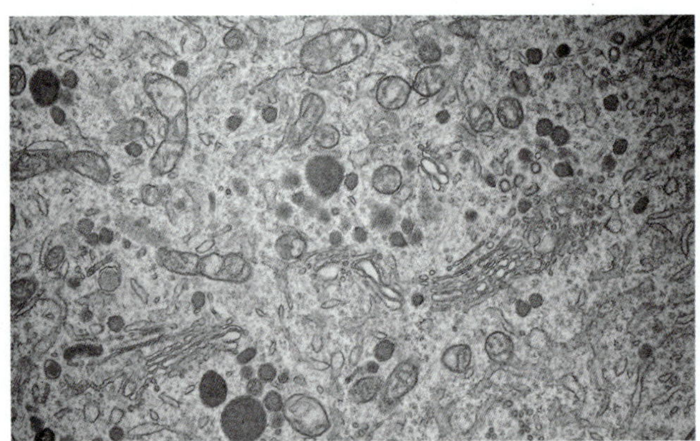

그림 1.6 투과전자현미경법. 이는 신경세포의 TEM 영상이다.

주사전자현미경

주사전자현미경(scanning electron microscopes; SEM) 또한 고해상도의 상을 제공하지만, 투과전자현미경과 비교할 때 주사전자현미경은 초미세절편을 필요로 하지 않는다. 이는 물체의 표면을 스캔하여 3차원상을 만든다(그림 1.7). 게다가 주사전자현미경은 큰 시료의 표면에 동시에 초점을 맞출 수 있는 큰 시야깊이를 가진다. 주사전자현미경으로 얻을 수 있는 통상적인 배율은 ×10부터 ×100,000까지이다.

원자력현미경

원자력현미경(atomic force microscopes)은 시료의 표면과 접촉되는 미세하게 균형이 맞는 시료의 표면 위로 이동하여 표면 윤곽을 따르면서 위아래로 움직이는 소침(stylus)을 사용한다. 이러한 윤곽들은 이후에 단일의 "위상학적" 유형의 영상으로 편집된다. 전자현미경의 표준 주사방식보다 나은 점은 더 미세한 상을 흐리게 만들 수 있는 금속으로 표면을 입힐 필요가 없다는 것이다.

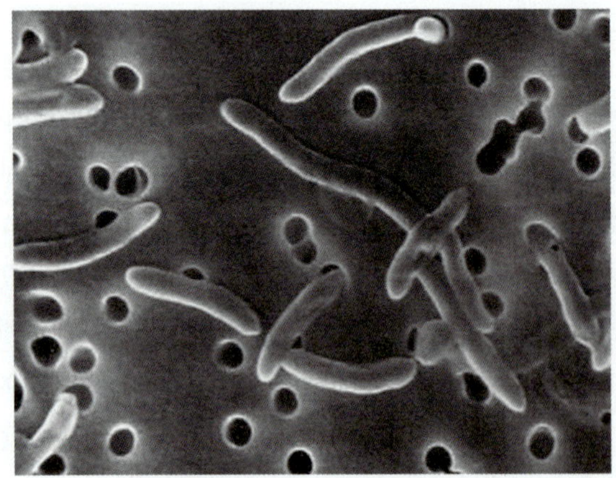

그림 1.7 주사전자현미경법. 세균 *캄필로박터(Campylobacter)*의 필터구멍을 통과하여 지나는 주사전자현미경상의 사진. (대략적인 배율: x5000). 출처: Dr. James Dickson, Iowa State University.

3] 자연발생

레벤후크가 미생물을 발견하여 기술하기 전에는 생명이 무생물로부터 발생된다고 생각했다(**자연발생, abiogenesis**). 예를 들어 구더기(maggot)는 썩은 고기로부터 발생한다고 여겨진 것이다. 그 당시 과학자들 사이의 큰 의문점은 살아 있는 생물이 부패와 발효에 의해 우연히 발생할 수 있느냐는 것과 생물이 부패와 발효를 일으키느냐는 것인데, 이는 "닭이 먼저냐, 계란이 먼저냐"의 기본적 딜레마를 야기하는 질문이었다.

이 논쟁적인 자연발생설에 대한 첫 번째 중요한 도전 중 하나가 1668년 이탈리아의 의사 **프란세스코레디(Francesco Redi)**로부터 나왔다. 그는 구더기는 파리의 알로부터 발생된다고 생각했다. 실험에서 그는 서로 다른 플라스크 속에 고기를 넣은 뒤 일부는 공기에 노출시켰고 일부는 밀봉하였다. 그가 기대한 결과대로 구더기는 파리가 고기와 접촉했던 열려진 플라스크에서만 발생하였다.

비슷한 시기에 레벤후크는 자신이 처음 발명한 현미경으로 스스로 '미세동물'이라고 불렀던 작은 생물들을 관찰하였다. 그는 건초를 물과 흙의 혼합물 속에 넣고 며칠 동안 놓아둔 후 건초혼합물 속에서 새로운 생물들을 관찰할 수 있었다. 하지만 이러한 발견은 당시 일부 과학자들에게 자연발생의 추가적인 증거라고 해석되었다.

자연발생의 존재에 대한 이 논쟁은 수세기 동안 계속되었으며, 1745년 영국의 성직자 **존니담(John Needham)**은 실험관찰을 통해 자연발생설이 옳다고 주장했다. 그는 닭과 콩 수프를 끓여 플라스크에 넣고 밀봉한 뒤 수일이 지나자 수프가 혼탁해지기 시작하는 것을 보고, 이는 미생물이 자라는 증거라 주장하였다. 하지만 이탈리아의 성직자 **라자로스팔란자니(Lazzaro Spallanzani)**는 니담의 해석에 의문을 제기했고 관을 밀봉하기 전에 공기로부터 플라스크 속으로 미생물이 들어갔을 것이라 생각했다. 자신의 실험에서도 마찬가지로 닭고기수프를 플라스크에 넣어 밀봉한 후 수프를 끓이기 전에 공기를 빼내었다. 결과적으로 미생물은 자라지 않았으며 그는 자연발생이란 존재하지 않는다고 해석하였다. 그러나 자연발생을 주장하는 과학자들은 스팔란자니가 공기가 없는 경우에는 자연발생이 일어나지 못한다는 점만 증명했다고 주장했다.

프랑스의 화학자 **루이파스퇴르(Louis Pasteur**, 1822-1895)가 이 논쟁의 종지부를 찍었다. 그는 1861년에 명확한 실험을 고안하여 실행하였는데, 고기수프를 플라스크에 넣고 끓인 다음 플라스크의 목에 열을 가해 S자 형태로 구부러지게 하였다(백조목플라스크). 따라서 플라스크 속으로 공기가 들어갈 수 있지만 S자 형태의 목에 갇힌 미생물들은 수프 속에 도달될 수 없었다. 미생물이 자란다는 증거는 전혀 없었지만, 그가 플라스크를 기울여 목에 있는 미생물이 수프에 닿을 수 있도록 하자 미생물이 자라게 되어 수프가 점차적으로 혼탁해지게 되었다(그림 1.8).

1877년 **존틴달(John Tyndall**, 1820-1893)은 미생물이 먼지 속에도 존재한다는 것을 증명하였다. 파스퇴르의 경우와 유사하지만 먼지가 없는 일련의 실험에서 수프는 공기에 노출된 경우에도 멸균상태를 유지하였다. 또한 틴달은 열에 저항적인 세균이 존재한다는 증거도 제시하였다.

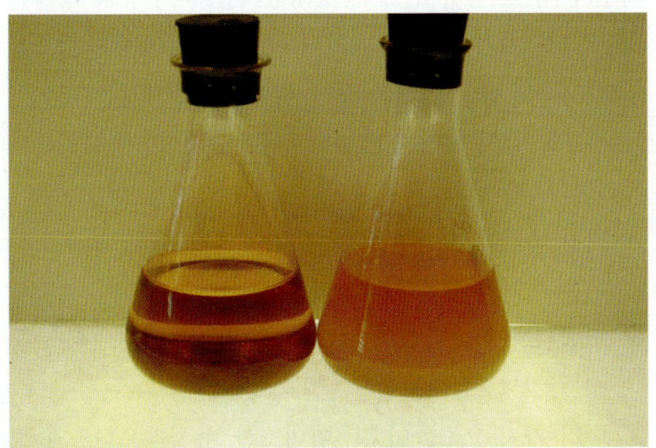

그림 1.8 **혼탁도와 성장.** 수프용기속에 세균이 많으면 많을수록 더 흐려지고 더 혼탁해진다. 왼쪽의 투명한 플라스크는 접종되지 않아 세균이 들어 있지 않다. 오른쪽의 혼탁한(흐린) 플라스크는 18시간 동안 성장한 수많은 세균들이 들어 있는 배양액이 들어 있다.

틴달의 연구와 무관하게, **페르디난도콘(Ferdinand Cohn**, 1828-1898) 역시 열저항성세균의 **내생포자(속홀씨, endospores)**에 대해 기술하였다(3장 참조).

4] 저온살균

파스퇴르는 우리가 **저온살균(pasteurization)**이라고 알고 있는 과정도 연구하였다(박스 1.1). 당시 황제였던 나폴레옹 3세(Emperor Napoleon III)는 파스퇴르에게 와인의 생산에 부정적인 영향을 미쳐 프랑스의 와인산업을 망치는 와인의 변질에 대해 조사하라고 지시하였다. 파스퇴르는 와인 변질(와인병)이 미생물에 의해 일어난다는 것을 발견한 뒤 미생물이 와인을 부패시키는 것을 막기에 충분한 55°C로 와인에 수분 동안 열을 가해 "저온살균"시켰다. 저온살균은 모든 미생물들을 죽이지는 않으며 다양한 미생물의 수를 줄여 이들이 부패, 즉 병을 일으키지 않도록 하였다. 반면 **멸균(sterilization)**(8장 참조)은 내생포자를 포함하여 모든 미생물들을 죽이게 된다.

5] 질병의 배종설

자연발생의 존재에 대해 논쟁이 있던 시기에 여러 의사들은 미생물이 변질과 부패를 일으킬 뿐만 아니라 감염병에도 영향을 미칠 것이라 추정하기 시작했다. 두 명의 의사들이 서로 다른 지역, 즉 미국과 비엔나에서 미생물이 감염병에서 역할을 할 것이라는 개념에 공헌하였다. 미국의

박스 1.1 파스퇴르의 공헌

미생물학의 발전분야에서 루이파스퇴르가 공헌한 것들은 다음과 같다:

- 서로 다른 미생물들은 각기 다른 발효산물들을 생산한다는 점
- 저온살균
- 감염원들이 질병을 야기함
- 자연발생에 대비되는 질병의 배종설
- 병원체들의 확산을 최소화시킴
  - 닭, 양, 소, 돼지 그리고 사람에서 여러 질병들을 예방하기 위한 백신의 개발.

이러한 업적들 때문에 파스퇴르는 *현대*미생물학의 아버지라고 부른다.

올리버웬델홈즈(**Oliver Wendell Holmes**, 1809-1894)는 출산 후의 죽음이 때로 조산사나 의사의 손에 있는 물질에 의해 야기된다는 것을 보여주었다. 비엔나의 **이그나즈 젬멜바이스**(**Ignaz Semmelweis**, 1818-1865)는 분만실에 있는 여성이 부검실에서 바로 오거나 감염 환자들을 검사한 직후의 의사 혹은 학생들이 검사한 후 감염되는 것을 관찰했다. 젬멜바이스는 또한 이 학생들이나 의사들의 손에서 부패의 냄새가 난다는 것과 그들이 분만실에서 환자를 검진하기 전에 손을 씻지 않았다는 것을 알게 되었다. 그는 또한 미생물이 냄새의 근원이라고 추정했으며, 결과적으로 어느 누구라도 분만실에 들어오기 전에 그리고 환자를 검진하기 전에 염소용액으로 손을 씻을 것을 요구했다. 그 결과 분만실에서의 사망률이 극적으로 감소하였다.

조셉리스터(**Joseph Lister**, 1827-1912)는 좀멜바이스의 관찰에 대해 연구하였으며 공기전파 미생물들이 수술 후의 감염에도 역할을 할 것이라는 가설을 세웠다. 그는 붕대에 석탄산(페놀, carbolic acid)을 가하고 수술실에 석탄산분무제를 사용하여 다수의 상처감염을 감소시킨다는 것을 발견하였다. 그는 **무균**법의 사용을 도입한 최초의 의사가 되었다.

파스퇴르와 **로버트코흐**(**Robert Koch**, 1843-1910)에 의해 제안된 질병의 배종설은 감염성미생물의 존재를 기반으로 한다. 파스퇴르는 미생물이 사람에게 질병을 일으킨다고 확신했지만, 특정의 미생물과 특정의 질병을 연결시키지는 못했다. 코흐의 연구는 미생물과 접촉한 사람과 동물에 심각한 영향을 미치는 감염병인 탄저병에 집중되었다. 코흐는 또한 탄저병이 감염동물이 죽은 후에도 지속되는 내생포자를 생산한다는 것도 발견하였다. 게다가 그는 이러한 포자들이 생존할 수 있고 후에 활성적인 탄저균으로 발생하여 다른 동물들을 감염시킬 수 있다는 점도 입증하였다. 이는 특이적인 세균이 특이적인 질병을 야기한다는 점을 확립시켰다. 실험 수년 후에 그는 특정 질병의 특정 원인으로서 세균이 확인되어야 하는 상태들을 설명하는 현재 우리가 **코흐법칙**(**Koch's postulates**)이라 부르는 것도 발전시켰다(박스 1.2).

면역학(**immunology**)은 **에드워드제너**(**Edward Jenner**, 1749-1823)의 업적과 함께 시작된다. 제너는 우두(cowpox)에 걸렸던 우유 짜는 여자들은 18세기의 주된 사망원인이었던 천연두(마마, smallpox)에 감염되지 않는다는 것을 관찰하였다. 그는 우두병변으로부터 얻은 우두바이러스(vaccinia virus)가 포함된 물질을 사람의 팔에 낸 작은 절개나 구멍 난 상처에 도포하였다. 이러한 피험자들에게는 천연두가 발생하지 않았으며 단지 때로 질환과 연관되는 경미한 발열만을 보였다. 이 시술과 함께 제너는 예방접종(종두, vaccination)을 통해 천연두에 대한 면역이 확립될 수 있음을 증명하였다.

박스 1.2 코흐법칙

코흐법칙은 다음을 설명한다:

- 미생물이 병든 모든 동물에 존재해야 하며 건강한 동물에는 없어야 한다.
- 미생물의 숙주의 바깥에서 동정되고 순수배양될 수 있다.
- 배양된 미생물이 접종된 동물들에서 동일한 질병이 발생되어야 한다.
- 그 후, 접종된 동물로부터 동일한 세균이 동정되어야 한다.

2 미생물의 기원과 진화
Origin and Evolution of Microorganisms

1] 기원

지구가 약 45억년 전에 형성되었지만, 지구상의 생물은 지구 역사 초기 아마도 35억년~40억년 사이에 놀랍도록 일찍 시작되었다. 언제 어떻게 생명이 시작되었는지는 어느 누구도 알지 못하지만 과학자들은 여러 가지 사항들에 동의한다:

- 가장 초기에 지구는 화산, 생명이 없는 대양 그리고 사나운 대기가 주를 이루었다.
- 광범위한 화학활성이 일어나고 대양은 육지, 대기, 유성들로부터 유기물질을 받아들였다.
- 여러 가지 요소들이 당, 아미노산, 뉴클레오티드와 같은 핵심분자들을 형성하였으며, 이들 모두는 생물을 위한 기초재료들이었다(2장 참조).

생명의 응용

빙하 속에서

펜실베니아주립대학교의 과학자들은 그린란드(Greenland)에 있는 약 3.2 km 깊이의 빙하 속에서 살아 있는 미생물들을 발견하였는데, 일부는 이전에 보지 못했던 것들이었다. 빙하에서 얻은 얼음핵 시료 속에서 과학자들이 발견한 대부분의 미생물은 크기가 1 μm 이하였으며, 이러한 미생물의 최소 80%는 여전히 살아 있을 것으로 추정되었다.

버클리 캘리포니아대학교의 과학자들 역시 그린란드의 빙하 속에 얼어 있는 메탄생성세균에 대한 연구를 수행하였다. 메탄은 지구와 화성 모두의 대기 속에 존재하는 온실가스(greenhous-gas)이며, 빙하의 극한 환경 속에서 메탄생성고세균[methan-ogenic (methane-producing) archaea]의 발견은 화성에도 그러한 메탄생성고세균들, 따라서 생명에 대한 가능성이 존재할 수 있다는 점을 시사한다.

미생물의 기원은 지질학적 연대에서 설명된다. 원핵생물의 풍부한 화석기록은 미생물이 아마도 지구상 최초의 생물이라는 점을 시사한다. 미생물은 사람의 출생으로부터 사망까지 영향을 미치며 지구상의 거의 모든 환경에서 발견된다. **스토로마톨라이트(Stromatolite)**(고대의 해변을 따라 층으로 된 언덕 모양의 침전물)는 가장 오래된 미생물 군집의 일부를 대표한다. 우리가 알고 있는 식물과 동물은 5,5억년 전에 나타났다.

2] 진화

진화는 미생물을 포함하여 모든 생물이 갖고 있는 중요한 개념이다. 진화는 생물이 수백만 년의 시간에 걸쳐 세대를 통해 구조적이고 기능적인 변화들을 일으켜 점진적으로 변화되는 것을 뜻한다. 지구상에 수백만의 각기 다른 종들 그리고 각기 다른 서식지에서 그들이 성공적으로 적응한 것은 진화과정의 지표들이다.

진화 역사의 처음 3/4에서 지구상의 유일한 생물은 미생물이었으며 대부분 단세포였다. **원핵생물**의 화석들은 35~40억년 전으로 거슬러 올라가며 약 22억년 전에 **진핵생물**이 그 뒤를 따랐다. 진핵생물은 원핵생물보다 더 크고 더 복잡하여 과학자들은 진핵생물이 원핵생물의 공생군집들로부터 진화해 온 것이라 생각한다. 현재 지구상에는 5백만~1000만의 종들이 있는 것으로 추산된다. 생물 사이의 진화적인 유연관계는 **계통분류학(phylogeny)**의 주제이다. 오늘날 생물 사이의 계통분류학적 유연관계는 핵산과 뉴클레오티드의 서열분석에 의해 결정될 수 있다. 리보솜리보핵산(ribosomal ribonucleic acid; rRNA)서열분석으로부터 나오는 결과들이 세균, 고세균 그리고 진핵생물로 분류되는 진화적으로 독특한 세 종류의 세포라인을 확인하게 한다. 이러한 세 독특한 라인들은 세포라인의 기원에 기반하여 **영역(domains)**이라고 부른다(그림 1.9).

3 미생물의 분류
Classification of Microorganisms

미생물의 서로 다른 종류들을 더 잘 이해하기 위해 이들은 다양한 방법들로 집단화, 즉 분류된다. 미생물은 수적으로 다양하며, 지구상의 생명이 가진 다양성의 대부분은 미생물에 의해 대표된다. 미생물의 각 집단들에 대한 더 자세한 기술과 설명은 4, 5, 6장에서 제공된다.

1] 원핵생물 대 진핵생물

더 정교한 현미경들을 이용하게 되면서 원핵생물(*pro*, 전에; *karyon*, 핵)과 진핵생물(*eu*, 좋은 혹은 함께; *karyon*, 핵) 사이의 구별이 크게 진보하여 과학자들은 단세포생물에서 막결합구조들을 확인할 수 있게 되었다. 중요한 것으로, 과학자들은 어떤 단세포생물은 핵과 같은 막결합소기관들을 포함하고 있는 반면 다른 것들은 그렇지 않다는 것을 발견하였다. 막결합소기관들이 없는 따라서 핵이 없는 세포들은 원핵생물로 분류되었으며 막결합소기관과 핵을 가진 세포들은 진핵생물이라고 부른다. 모든 세균세포들은 원핵생물인 반면, 조류, 균류 그리고 원생동물들은 진핵생물이다(3장 참조).

2] 세균, 고세균, 진핵생물

세균(bacteria), 고세균(archaea), 진핵생물(eukaryote)은 다양의 예들이며, 미생물 다양성의 뿌리는 진화이다. **세균**

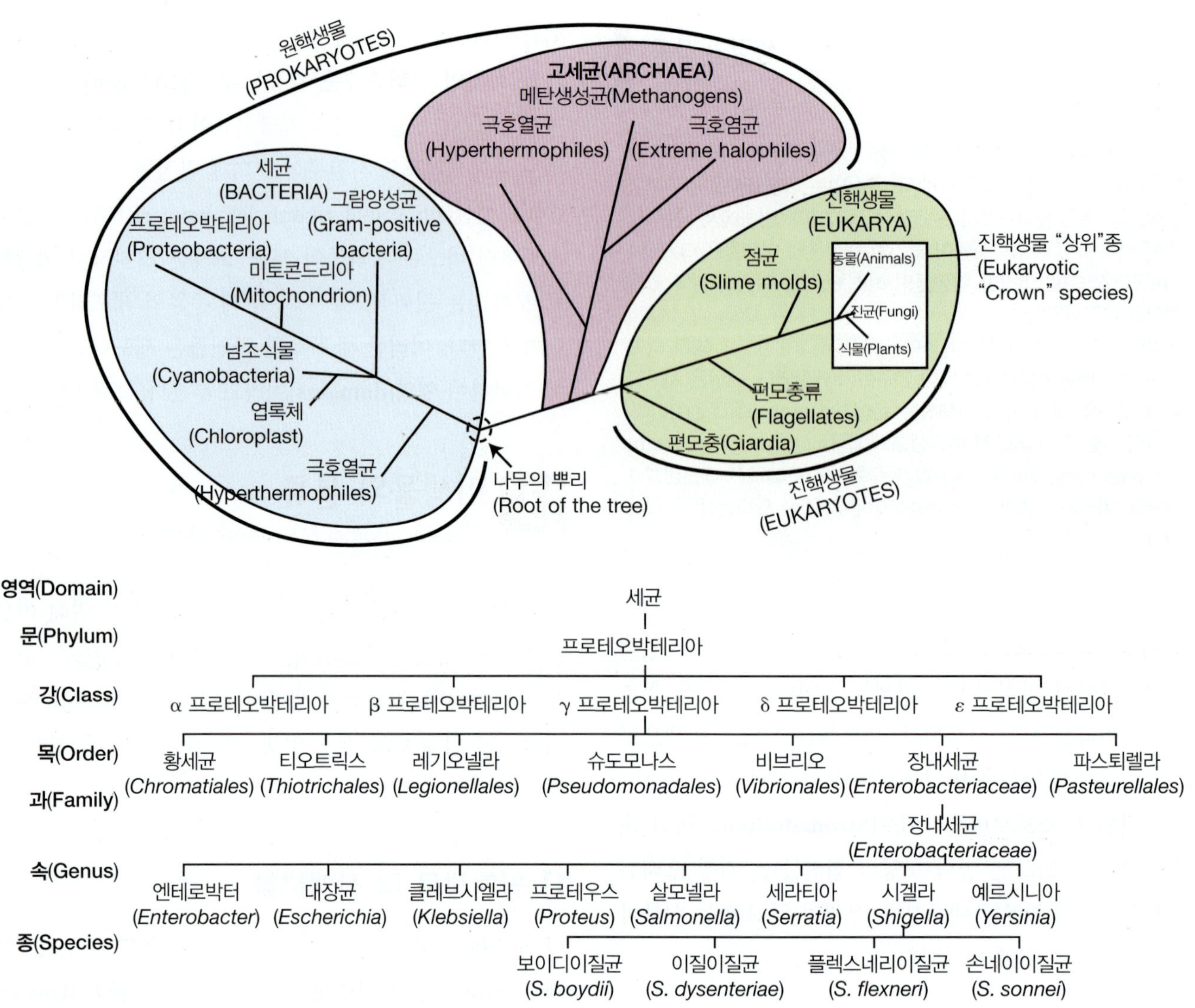

그림 1.9 생명계. 이 도표는 생명계의 현재의 구성과 계층을 보여준다. 세균 *손네이이질균*(*Shigella sonnei*)을 계로부터 종의 수준까지 추적하여 전반적인 체계 내에서의 그의 위치를 나타내었다.

에서 여러 진화적인 가지들이 존재하는데 여기에는 토양과 물에서, 동물의 소화관과 피부에서 그리고 많은 다른 환경에서 일어나는 어떤 **병원성**(질병을 일으키는) 세균이 포함된다. 또한 서로 다른 세균은 빛, 유기화학물질, 무기화학물질 혹은 이들의 복합과 같은 여러 다른 에너지원을 필요로 한다.

고세균 역시 원핵생물이기 때문에 세균과 유사한 일단의 단세포미생물이지만 진화적으로는 서로 다르다. 많은 고세균은 온천, 빙하 혹은 높은 염분 환경과 같은 극한환경에서 사는 것을 선호하는 특징이 있다(4장 참조).

진핵미생물에는 조류, 균류, 원생동물이 포함된다(6장 참조). **조류(algae)**는 단세포의 크고 다양한 집단으로 단세포로부터 다세포 형태까지의 범위에 이르며 광합성에 필요한 엽록소를 갖고 있다. 이들은 수생환경(담수와 해수 모두) 및 모든 종류의 토양에서 흔하지만 의학적 중요성은 제한적이다. **균류**에는 효모, 곰팡이, 버섯이 포함되는데 이들은 미생물이 아니다. 이들의 에너지원은 토양과 물에 있는 유기화합물이다. 균류는 환경 내 다양한 죽은 유기물질의 분해에서 주된 역할을 수행한다. 하지만 일부 균류는 병원성이며 사람과 동물에서 질병을 일으킬 수 있다. **원생동물**은 무색이며 이동성을 가진 생물로서 그들의 에너지원을 위해 다른 생물들을 잡아먹는다. 일반적으로 원생동물은 자유유영하는 미생물이며 이들 중 여러 가지들이 사람과 동물에게 병원성이기도 하다.

3] 바이러스

바이러스는 비세포성 초미세입자(오직 전자현미경으로만 볼 수 있음)이며 단백질피막으로 싸인 핵산으로 구성된다. 이들은 대사적으로 불활성이며 생합성 기능을 수행할 능력이 없고, 증식을 위해서는 숙주기구에 의존한다. 바이러스는 그들이 포함하고 있는 핵산[리보핵산(RNA) 혹은 데옥시리보핵산(DNA)]의 종류에 따라 분류된다. 많은 바이러스들이 병원성이며 그들의 숙주에 기반하여 동물바이러스, 식물바이러스, 세균바이러스로 분류될 수 있다(5장 참조).

4] 프리온

프리온(단백질성감염입자, *pro*teinaceous *in*fectious particles)은 세포성 생물이 아니며 또한 바이러스도 아니다. 프리온은 핵산이 없으며, 이들은 동물조직의 단백질합성 동안 잘못 접혀 감염원이 될 수 있는 정상 단백질이다.

5] 바이로이드

바이로이드(viroid)는 심각한 경제 문제를 야기할 수 있는 식물병원체이다. 이들은 바이러스보다 훨씬 작으며(15~100 nm) 작은 단일가닥의 노출된 RNA 고리로 구성된다. 바이로이드는 단백질을 생산할 수 없으며 단백질피막을 갖지도 않는다(5장 참조).

의학적 사건

전염성해면모양뇌병증

프리온은 *전염성해면모양뇌병증*(*transmissible spongiform encephalopathies*)이라 부르는 예를 들어 '*광우*(*mad cow*)'*병*이라는 소해면모양뇌병증을 포함하는 일단의 질환들과 연관된다. 캘리포니아대학교에서 스탠리프루시너(Stanley B. Prusiner)가 이끄는 한 연구팀은 감염성 물질을 순수분리하여 그 인자가 단백질임을 확인하였고 그것을 '프리온'이라 불렀다. 1997년, 프뤼너는 이 연구로 노벨상을 수상하였다.

6] 분류학

공식적으로 생물의 조직화, 분류 그리고 명명 체계를 **분류학**이라 부른다. 분류학은 상호유사성을 기반으로 생물을 **분류군(taxa)**이라 부르는 비중복집단으로 분류한다. 분류학의 목적은 용이하고 명확한 참고를 위해 **분류(classification)**하고, **명명(nomenclature)**하며, **동정(identification)**하는 것이다.

- 분류는 유사성을 기반으로 생물을 분류군으로 할당시킨다.
- 명명은 생물에 이름을 부여하는 규칙들을 다룬다.
- 동정은 생물의 특성들을 상술하고 확인하며 기록하는 과정이다.
- 분류학의 현재 체계는 스웨덴의 식물학자 카를로스린네(Carolus Linnaeus, 1707-1778)와 함께 시작되었다. 그는 공통적인 특성들을 기반으로 생물의 명명과 분류를 표준화하는 체계를 제공하였다. 린네의 체계는 유사한 종(species)을 속(genus)으로, 공통적인 특징들을 공유하는 속을 과(family)로, 유사한 과를 목(order)으로, 목을 강(class)으로, 강을 문(phylum)으로 그리고 문을 계(kingdom)로 집단화시킨다(그림 1.9 참조). 또한 1990년 칼우즈(Carl Woese, 1928-2012)와 그의 동료들은 형태학적 유사성보다는 유전적 유사성에 기반하여 분류학의 세 영역체계(고세균, 세균 그리고 진핵생물)를 도입하였다(그림 1.9 참조).

린네체계에서 이러한 모든 범주들은 분류군인데, 이는 계층적이어서 **종**과 **속**으로 시작되어 다음의 분류군으로 이어지며, 각각은 이전 것보다 더 광범위하게 기술된다. 분류군의 모든 이름은 라틴어이거나 라틴어화된다.

린네는 각 종을 그의 속의 기술적인 이름과 종의 특이적인 이름으로 할당하였다. 과학명을 할당하는 이 방법은 명명의 **이명명법**(두 이름의)체계[**binomial** (two-name) system]라고 부른다. **속**이 생물의 이름이며 흔히 단일의 대문자로 약칭하는 반면 종명은 절대로 약칭하지 않는다. 예를 들어 대장균(*Escherichia coli*)은 *E. coli*라고 줄일 수 있다. 일반적으로 속은 여러 종들을 포함하며 특정의 종은 각기 다른 품종들로 더욱 세분될 수 있다. 예를 들어 막대균(간균)(*Bacillus*)속에는 고초균(*B. subtilis*)과 세레우스균(*B. cereus*) 같은 여러 종들이 있다.

세균의 분류학적 근거는 다섯 권으로 출판된 계통세균학버지스매뉴얼(*Bergey's Manual of Systematic Bacteriology*) 제2판이다. 세균동정을 위한 많은 열쇠들 외에도 이 매뉴얼의 새로운 판들은 다양한 세균집단들에 대한 분자서열정보도 포함한다. 버지스매뉴얼은 이 책의 부록 A에서 약술하였다.

4 건강과 질병과 미생물
Microorganisms in Health and Disease

미생물들은 다른 생물들과 다양한 상리공생의 연관관계를 형성하며, 이 중 다수가 사람의 안녕에 중요한 영향을 미친다. 미생물생태학(*Microbial ecology*)은 미생물과 환경 사이의 상호관계에 대한 연구이다. 미생물은 환경 내 어디에나 존재하며 일반적으로 생태계를 유지하는 영향력을 가진다.

1] 환경미생물

자연에서 미생물은 흔히 **세균막(biofilm)**이라고 부르는 각기 다른 미생물들의 복잡한 군집으로 조직화된다. 세균막은 세포바깥중합체물질의 바탕질을 담고 있는 표면 연관 미생물세포(surface-associated microbial cell)들로 구성된다. 레벤후크는 치아 표면에 있는 미생물층을 관찰하여 기술하였는데 이는 미생물의 세균막을 대표한다(3장 참조). 하지만 미생물의 세균막에 대한 상세한 고배율은 전자현미경이 이용 가능해지면서 관찰할 수 있게 되었다. 세균막은 의료기구(표 1.2), 산업용수계의 배관, 자연수생계통, 음식과 같은 다양한 표면들에서 발견된다. 성립된 세균막구조는 세균막군집 내 각기 다른 미생물들 사이에서 유전물질의 교환을 위한 완벽한 환경을 제공한다.

자유유생하는 진균과 세균은 유기물질을 분해하며 미네랄과 기타 다른 영양소들을 토양으로 되돌려준다. 분해는 요소의 순환에서처럼 미생물에 의존한다. 자연에서 미생물을 필요로 하는 영양소순환의 예에는 질소순환, 산소순환, 황순환, 인순환이 있다.

표 1.2 의료기구 위의 세균막과 연관되는 미생물

기구	미생물
인공고관절(Hip prosthesis)	혈장응고효소-음성 포도알균(Coagulase-negative staphylococci) 창자알균속(장내구균속, *Enterococcus* spp.) 녹농균(*Pseudomonas aeruginosa*) 황색포도알균(*Staphylococcus aureus*)
자궁내장치(Intrauterine device)	칸디다알비칸스(*Candida albicans*) 혈장응고효소-음성 포도알균(Coagulase-negative staphylococci) 창자알균속(*Enterococcus* spp.) 황색포도알균(*Staphylococcus aureus*)
인공심장판막(Prosthetic heart valve)	혈장응고효소-음성 포도알균(Coagulase-negative staphylococci) 창자알균속(*Enterococcus* spp.) 황색포도알균(*Staphylococcus aureus*)
비뇨기도관(Urinary catheter)	혈장응고효소-음성 포도알균(Coagulase-negative staphylococci) 창자알균속(*Enterococcus* spp.) 폐렴막대균(폐렴간균)(*Klebsiella pneumoniae*) 녹농균(*Pseudomonas aeruginosa*)
정맥내도관(Venous catheter)	칸디다알비칸스(*Candida albicans*) 혈장응고효소-음성 포도알균(Coagulase-negative staphylococci) 창자알균속(*Enterococcus* spp.) 폐렴막대균(*Klebsiella pneumoniae*) 녹농균(*Pseudomonas aeruginosa*) 황색포도알균(*Staphylococcus aureus*)
인공후두(Voice prosthesis)	칸디다알비칸스(*Candida albicans*) 혈장응고효소-음성 포도알균(Coagulase-negative staphylococci)

군집 내 생물들 사이의 **상리공생(mutualism)**, **편리공생(commensalism)**, **상승작용(synergism)** 그리고 **기생생활(parasitism)**이 포함되는 생태학적인 상호작용들은 이들이 서로에 대해 취하는 이로움이나 해로움의 정도에 따라 구분된다. 상리공생의 경우 두 생물들이 이로움을 받으며, 편리공생의 경우 한 생물의 노폐산물은 다른 생물을 위한 유용한 영양소들을 제공하며, 상승작용의 경우 두 생물들은 단독으로는 분해되지 않는 영양소를 분해하기 위해 서로 의존한다. 그리고 기생생활의 경우 한 생물은 이

롭지만 다른 생물을 해롭다(12장 참조).

2] 균무리

혈액, 림프, 뇌척수액 그리고 내장기관들은 무균상태이다. 출생 전에 완전하게 건강한 몸은 미생물이 없다. 하지만 출생 시에 시작되는 미생물들은 이전의 이러한 무균환경의 일부를 오염시킨다. 예를 들어 세균과 일부 미생물은 상기도점막, 소화관 그리고 피부의 표면에 집락화된다. 건강한 사람에서 어떠한 해부학적 부위에서도 통상적으로 발견되며 감염이나 질병을 일으키지 않는 미생물들을 **정상균무리(정상세균총, normal flora)**라고 부른다. 정상균무리는 병원체가 숙주조직에 부착하는 것을 억제시킴으로써 그리고 동일한 영양소들을 위해 경쟁함으로써 병원체에 대한 보호를 제공한다. 만일 성공적이라면 병원체들은 번식하거나 집락화될 수 없으며 따라서 감염을 일으킬 정도의 충분한 수에 도달되지 못한다(12장 참조).

3] 병원체

인체는 미생물과 계속하여 접촉하며, 만일 특정 미생물이 병원성이고 집락화되어 충분한 수에 도달된다면 이 상호작용은 질병을 일으킬 수 있다. 전염성 미생물에 의해 야기되는 질병을 감염병(*infectious diseases*)이라 부른다. 이러한 질병의 조절은 무균기법의 적용, 항균제의 개발과 이용 그리고 면역접종을 통해 이루어질 수 있고, 이를 통해 미국에서 감염병으로부터 오는 사망률을 극적으로 감소시켜 왔다. 하지만 개발도상국에서는 부적절한 건강관리와 불량한 공중위생으로 인해 감염병으로부터 오는 사망률이 여전히 높다. 감염병은 직접적이거나 간접적인 접촉에 의해 전파될 수 있으며, 급성, 아급성 혹은 만성일 수 있다. 공동체 내에서 이들은 유행병, 범유행병, 풍토병 혹은 산발성 질환일 수 있다(12장 참조).

가축과 같은 경제적으로 중요한 종들에서의 감염병은 농업에서 큰 우려를 낳는다. 경제적인 영향뿐 아니라 질병이 일차동물숙주로부터 사람으로 전파될 수 있다는 의미인 인수공통병이 될 가능성도 존재한다. 광견병(rabies)과 황열(yellow fever)이 전형적인 예이다. 다행스럽게도 이러한 감염병의 많은 수가 예방접종에 의해 예방되고 공중보건과 위생의 조절실천으로 순응될 수 있다.

식품매개병(foodborne diseases)은 여러 각기 다른 병원성 세균, 바이러스, 기생충의 종들 혹은 미생물독소에 오염된 음식을 섭취하여 걸릴 수 있다. 소아, 노인, 임산부와 태아 그리고 면역계통이 쇠약해지거나 손상된 어느 누구라도 위험이 더 높다. 치료는 질환의 중증도에 따라 달라지며 수액보충과 전해질보충으로부터 중증인 경우의 입원까지 다양하다. 일반적으로 식품매개병은 다음과 같은 방법에 의해 예방될 수 있다.

- 음식을 준비하기 전, 용변 후 그리고 기저귀를 갈아준 후에 뜨거운 비눗물로 손을 씻는다.
- 날고기, 가금류, 해산물 및 그 액즙들은 바로 먹을 수 있는 인스턴트 음식과 멀리한다.
- 유해한 세균을 죽이고 독소를 파괴하기 위해 충분히 높은 온도로 음식을 철저히 조리한다.
- 요리 두 시간 전까지 음식을 냉동시킨다(저온은 세균이 성장과 증식을 늦춘다).
- 음식을 준비할 때 모든 표면들을 충분히 씻는다.

수인성질병(waterborne disease)은 오염된 식수로부터 얻게 되는 질병들을 설명하는 일반적인 용어이며, 이는 개발도상국에서 모든 질병의 80%를 차지하고 높은 유아사망률을 초래한다. 서벵갈(West Bengal)에서 발생했던 대홍수가 대규모 콜레라 유행에 기여했고, 1968, 1984, 1992, 1998, 2000년에 심각한 발생을 일으켰다. 수인성질병에 대한 위험인자는 여러 가지이며 여기에는 여행, 시골에서의 삶, 가난, 지리적 위치, 접촉환경(홍수, 대변, 밀집 그리고 위생불량), 부적절한 개인건강과 위생 그리고 식수의 처리와 이용의 불량이 전체 원인은 아니더라도 포함된다. 홍수로 인한 물에는 흔히 미처리된 하수오물, 토사, 기름 그리고 화학노폐물 등이 들어 있다. 기생충, 바이러스, 세균이 홍수로 넘친 물에 의해 쉽게 전파된다. 수인성질병에 대한 노출을 줄이기 위해, 다음 권고사항을 따라야 한다:

- 홍수로 인한 물을 마시거나 수영하거나, 목욕하거나 놀지 않는다.

- 홍수로 인한 물에 소아가 가까이 가지 않게 한다.
- 베인 상처나 개방된 상처를 홍수로 인한 물에 닿지 않게 한다.
- 자주 식수의 질을 모니터링한다.
- 물을 깨끗하게 유지하며 오염된 물을 사용하지 않는다.
- 끓이거나 염소소독되어 순수해진 물을 마신다.
- 과일이나 야채는 깨끗한 물로 헹군다.
- 호수, 강 혹은 수영장에 있는 물을 삼키지 않도록 한다.
- 음식을 준비하는 구역들은 사용 전에 깨끗한 물로 닦아낸다.
- 노출된 경우라면 손을 씻는다.

미국 질병관리본부(Centers for Disease Control and Prevention; CDC)는 매년 미국 내 약 90만 명이 오염된 물을 마시고 병에 걸리는 것으로 추산한다. 특히 후진국에서 깨끗한 물의 부족과 오수방출은 부적절한 개인건강과 위생실천과 맞물려 매년 1200만 명 이상이 사망하는 원인이 된다.

공기전파질병(airborne diseases)은 감염자로부터 기침, 재채기 혹은 대화에 의해 전파된다. 병원체는 에어로졸(aerosols)로서 부유된 작은 점액성의 침 입자들 속에 있다. 공기흐름의 이동과 방향이 결핵, 레기오넬라증 그리고 인플루엔자와 같은 공기전파호흡기질환의 전파에 중요한 역할을 한다. 여행과 공기전파질병과 관련되는 공중보건문제는 24장에서도 설명된다.

건강관리의 응용

식품매개병과 수인성 질병

병	생물	전파	증상
콜레라(Cholera)	콜레라균(*Vibrio cholerae*)	오염된 물, 날고기나 부분적으로 익힌 고기 혹은 조개의 섭취	구토의 돌연 발생, 물설사, 빠른 탈수, 산증, 순환허탈과 사망의 가능성
대장균(*E. coli*) 감염	대장균(*Escherichia coli*)	대변물질로 오염된 조리되지 않은 고기나 기타 음식, 오염된 물에서의 수영	중증의 피설사, 배의 경련
시겔라증(Shigellosis)	시겔라종(*Shigella* spp.)	감염된 사람이나 동물로부터 나온 대변의 손대입 접촉; 오염된 음식	설사, 발열, 위경련
살모넬라증 (Salmonellosis)	돼지콜레라균(*Salmonella choleraesuis*), 장염균(*S. enteritidis*)	오염된 가금류, 계란, 고기; 대변-입 경로	위창자염, 창자열, 패혈증
간염(Hepatitis)(간의 염증)	A형 간염바이러스 (Hepatitis A virus)	사람의 대변으로 오염된 물, 오염된 음식	발열, 식욕부진, 구역, 배의 불쾌감
위창자염(위장염, Gastroenteritis)	노르워크바이러스(Norwalk virus)	오염된 해산물의 섭취, 오염된 음식의 조작; 대변-입 경로에 의한 사람대 사람 전파	물설사, 구토
이질(Dysentery)	시겔라(*Shigella*)	오염된 물, 오염된 우유	복통, 물설사, 발열, 대변에는 항상 혈액과 점액이 있음
렙토스피라증 (Leptospirosis)	렙토스피라 인테로간스 (*Leptospira interrogans*)	감염동물로부터 온 소변, 오염된 물과의 접촉	고열, 중증의 두통, 오한과 구토; 콩팥과 간의 기능상실
장티푸스(Typhoid fever)[창자열 (enteric fever)]	장티푸스균(*Salmonella typhi*)	보인자로부터 온 대변과 소변에 오염된 물	패혈증
편모충증(Giardiasis)	람블편모충(*Giardia lamblia*)	감염된 사람이나 동물의 대변에 오염된 물	설사, 배의 경련

건강관리의 응용

공기전파질병

병	생물	전파	징후/증상
인플루엔자(Influenza)	인플루엔자바이러스(Influenza viruses)	에어로졸	발열, 오한, 두통, 근육통
결핵(Tuberculosis)	결핵균(*Mycobacterium tuberculosis*)	에어로졸	무증상으로부터 발열, 기침, 피로, 식욕결핍, 체중감소, 허파출혈까지의 범위
레기오넬라증(Legionellosis)	폐렴레기오넬라(*Legionella pneumophila*)	가습기, 에어컨으로부터 나오는 에어로졸	비정형성폐렴, 발열, 기침, 호흡곤란, 가슴의 통증
앵무새병(Psittacosis)	클라미디아시타시(*Chlamydia psittaci*)	에어로졸에 의해 조류로부터 사람으로 전파	두통, 발열, 마른기침, 때로 패혈증
감기(Common cold)	리노바이러스(Rhinoviruses), 아데노바이러스(adenoviruses), 코로나바이러스(coronaviruses) 그리고 기타 다른 바이러스들	에어로졸	경미한 발열, 두통, 인후통, 기침, 재채기, 콧물
볼거리(유행성귀밑샘염, Mumps)	파라믹소바이러스(Paramyxovirus)	감염된 사람의 침과 접촉되거나 공기전파방울	귀밑샘의 부종, 발열, 두통, 전신적인 근육통

5 응용미생물학
applied microbiology

응용미생물학(*applied microbiology*)은 삶의 어떤 면들을 개선시키기 위해 사람이 미생물을 사용하는 것이다. 미생물은 이러한 일환으로 식품, 약품, 농업 및 법의학과 기타 다른 시도들에서 사용된다.

1] 식품 생산에서의 미생물

식품에서 자연적으로 나타나는 많은 비병원성 미생물들이 이로우며, 식초, 사워크라우트(Sauerkraut), 피클, 발효우유, 요구르트, 치즈 및 빵과 같은 음식을 생산하기 위한 종균배양(starter cultures)에 이용되고 있다(박스 1.3). 예를 들어 식초는 녹말이나 더 작은 당류를 포함하는 음식으로부터 제조된다. 생산은 사과주스나 기타 다른 원재료들로 시작되는 두 가지 방식의 발효과정을 필요로 하며, 발효과정을 촉진시키기 위해 여기에 효모 효모균(*Saccharomyces cerevisiae*)을 첨가한다. 두 번째 단계에서 알코올을 초산으로 전환시키는 아세토박터아세티(*Acetobacter aceti*)와 같은 초산균의 배양이 이 알코올용액에 첨가된다. 미국에서 대부분의 식초는 사과로부터 생산되며 사과사이다식초(apple cider vinegar)라고 부른다.

사워크라우트는 채 썬 양배추를 소금이 있는 상태에서 발효시켜 제조한다. 채 썬 양배추는 무산소환경에서 단단히 채워 넣어 탈수시킨다. 소금의 첨가는 젖산균이 성장을 촉진시킨다.

버터, 버터밀크, 사워크림, 코티지치즈 그리고 요구르트는 발효된 우유로부터 생산된다. 생우유는 산을 생산하는 여러 미생물들 외에도 발효가 가능한 당인 락토오스가 들어 있다. 생우유의 자연적인 미생물무리(미생물총, microflora)는 때로 비효율적이고, 조절이 안 되며, 예기치 않은 결과를 낼 수 있다. 게다가 이러한 미생물들은 저온

박스 1.3 미생물을 사용하여 생산되는 주요 식품

- 빵
- 버터
- 버터밀크
- 치즈
- 코티지치즈(Cottage cheese)
- 피클
- 사워크라우트(Sauerkraut)
- 사워크림(Sour cream)
- 식초
- 요구르트

생명의 응용

낙농균(Dairy Bacteria)

낙농제품의 생산에서 사용되는 여러 종균배양들은 특별하게 선택하여 원하는 제품을 얻는다. 예를 들어 프로피오니박테륨스헤르마니이(*Propionibacterium shermanii*)는 스위스치즈의 제조에 이용되며, 브레비박테륨리넨스(*Brevibacterium linens*)는 림버거치즈(Limburger cheese)의 맛에 관여하고, 점균류[페니실륨(*Penicillium*)종]는 카망베르치즈(Camembert cheese), 로크포르치즈(Roquefort cheese) 그리고 스틸톤치즈(Stilton cheese)의 생산에 이용되며, 호산성락트산막대균(*Lactobacillus acidophilus*), 불가리아락트산막대균(*L. bulgaricus*), 락토바실루스락티스(*L. lactis*), 스위스락트산막대균(*L. helveticus*)은 버터밀크, 요구르트, 에멘탈치즈(Emmental cheese)와 이탈리안치즈(Italian cheese)의 생산을 위한 종균배양에 이용된다. 배양된 버터밀크, 사워크림, 코티지치즈, 익힌 크림버터는 류코노스톡시트로보룸(*Leuconostoc citrovorum*)과 류코노스톡덱스트라니쿰(*Leuconostoc dextranicum*)을 이용한다.

살균된 우유를 만들기 위해 필요한 열처리 동안 파괴된다. 따라서 보다 조절적이고 예측 가능한 발효가 될 수 있는 종균배양은 우유의 락토오스로부터 젖산을 생산하는 것이다. 다른 종균배양들은 맛, 향 그리고 알코올 생산에 도움이 된다.

2] 알코올음료 생산에서의 미생물

와인은 신선하게 수확한 포도, 복숭아, 딸기, 배 그리고 기타 다른 과일이나 식물(민들레 포함)에 들어 있는 탄수화물의 효모균발효에 의해 제조된다. 맥주의 생산에서는, 발효 가능한 탄수화물의 근원으로서 보리 혹은 다른 곡물이 사용된다. 효모가 더 이상의 발효를 하지 못하기 때문에 일반적으로 맥주와 와인은 약 15%로 제한된다. 알코올함량이 더 높은 음료들은 증류를 통해 생산되며 증류주(spirits 혹은 liquor)라고 부른다.

3] 급수원의 처리

깨끗하고 마실 수 있는 식수는 건강을 위해 필수적이다. 이러한 기준에 도달하기 위해서는 병원체, 독소, 냄새, 색깔 그리고 나쁜 맛이 없어야 한다. 물에 감염원이 없음을 확인

생명의 응용

증류주

증류주(주정)의 생산을 위해 발효되는 물질의 근원은 매우 다양하며 흔히 제품의 이름이 결정된다. 예를 들어 에일(ale)의 근원은 보리이며, 그 증류음료가 스카치위스키인 반면, 버본위스키는 옥수수를 발효시켜 만든 옥수수맥주로부터 증류된다. 브랜디와 꼬냑은 과일, 주로 포도의 발효에 의해 제조된 와인을 증류시킨다. 알코올의 함량이 높고 향을 첨가시킨 음류는 리큐어(liqueur)라고 부른다.

하기 위해서는 음용수의 미생물함량이 계속 모니터링되어야 한다. 대부분의 물에 대한 순도검사법은 병원체의 존재를 의미하는 대변물질의 검출에 초점을 맞춘다. 우물, 급수장 그리고 기타 수원들은 통상적인 검사실절차에 의해 쉽게 확인될 수 있는 지표세균의 존재가 분석될 수 있다.

4] 미생물과 약물의 생산

파스퇴르는 다른 미생물에 의해 형성된 산물에 의해 미생물이 억제되는 것을 관찰하였다. 이 현상은 항생작용(*antibiosis*)이라 부른다. 1920년대 알렉산더프레밍이 페니실린을 생산하는 점균류인 페니실륨(*Penicillium*)을 발견하면서 다른 항생물질-생산 미생물들의 성공적인 탐색을 시작하게 되었다. 현재 유전공학과 재조합 DNA 기술의 덕분으로 항생제와 반합성항생제뿐만 아니라 다양한 호르몬과 기타 다른 약물들이 상업적으로 이용 가능하다(11장 참조).

5] 농업에서의 미생물

농업미생물학은 미생물과 재배되고 사육되는 식물과 동물들과 미생물들 사이의 관계에 초점을 맞춘다. 농부는 특히 재조합 DNA 생명공학을 통한 작물관리에 대해 미생물과 그 산물들을 다양한 방식으로 사용한다(25장 참조). 식물미생물학은 식물의 질병, 토양의 비옥도 그리고 영양적 상호관계의 관리가 포함된다. 예를 들어 토양내 질소의 이용은 작물의 성장에 필수적이며, 따라서 토양의 질소순환에 관여하는 세균이 핵심이 된다(23장 참조). 동물의 경우 농업미생물학은 농장의 동물들에서의 감염성질병의

관리와 예방, 뿐만 아니라 동물과 연관성을 가진 미생물들을 다룬다.

6] 생물환경수복

생물환경수복은 미생물을 사용하여 독성물질, 유해물질 혹은 관리될 수 없는 화합물을 무해한 물질로 분해시키는 과정이다. 이러한 일을 수행하는 일부 미생물이 유전공학적으로 제조되어 특정 폐기물이나 오염물질을 청소한다. 예를 들어 유전공학적으로 제조된 석유소화세균은 유출된 기름의 청소에 일조한다. 오랜 동안 사용되어 온 또 다른 생물환경수복의 종류는 물과 오수의 처리이다. 깨끗한 담수원이 빠르게 고갈되고 있기 때문에, 오염된 물을 음용이 가능한 물로 처리하는 재생절차가 전세계적으로 보다 중요한 것으로 되고 있다. 또한 미생물은 폭발성의 트리니트로톨루엔(trinitrotoluene, TNT)에 오염된 토양을 재생시키기 위해서도 사용되어 왔다.

7] 미생물, 생물량, 에너지

생물전환(*bioconversion*)이라 부르는 과정에 의해 미생물은 유기물질과 사람, 농업 그리고 산업의 폐기물을 에탄올, 메탄 그리고 수소와 같은 대체연료로 전환시킬 수 있다.

발효 동안 생산되는 에탄올은 가솔린과 혼합되어 가소홀(gasohol)을 만들 수 있는 가장 단순한 대체연료원의 하나이다. 비록 현재는 옥수수와 같은 작물이 사용된다고 해도, 작물폐기물(예, 옥수수줄기)를 사용하는 것이 더 경제적일 것이다.

일부 국가에서는 이미 메탄의 무한한 자원으로 매립지를 이용하고 있는데, 매립지는 메탄생성균이 발효과정에 의해 폐기물을 메탄으로 전환시키는 곳이다. 메탄가스는 자연적인 가스관을 통해 뽑아낼 수 있으며 일반가정에서 에너지원으로 사용된다.

미생물을 연료전지의 동력원으로 사용한다는 개념은 새로운 것이 아니며, 2003년 과학자들은 단순당과 기타 탄수화물로 세균을 키워 전기를 생산하는 방법을 발견하였다. 이 연구에서 세균은 연료전지 속의 흑연음극 위에서 성장시켰다. 세균이 당을 먹을 때, 이들은 전자를 생성하고 이들 흑연음극으로 전이시켰다. 전자의 이러한 흐름은 축전지로 저장되는 전기를 생성하였다. 미생물에 의한 동력의 생산은 많은 과학자들로 하여금 세균연료전지를 개발하도록 만들었다. 2005년 펜실베니아주립대학교의 환경공학자들 그리고 (델라웨어의 뉴카슬에 있는) 이온파워사(Ion Power Inc.)의 과학자들은 세균이 일반적으로 발효과정 단독으로 생성할 수 있을 생물량을 초과하여 수소의 양을 4배 더 수확할 수 있다는 것을 보여주었다.

8] 미생물법의학

미생물법의학(microbial forensics)은 생물테러사건, 의료과실 그리고 식품매개병의 발생을 해결하기 위해 상대적으로 새롭게 적용된 분야이다. 미생물을 무기로 사용하는 것은 새로운 생각은 아니다. 이들은 2001년 탄저병공격에서처럼 테러리스트의 활동에서 선택되는 무기가 될 수 있다. 인간면역결핍바이러스 감염자가 의도적으로 다른 사람을 감염시키는 것에 관한 법의학적 사례들 또한 보고되어 왔다. 미생물은 의료인이 부적절하거나 부주의한 위생절차로 인해 수술 후의 감염이나 기타 다른 병원획득감염들에 관련되는 의료과실의 사례에서도 흥미를 끌고 있다. 식품매개병이나 의도적인 식품오염의 발생 사례의 경우, 기원이 되는 회사나 사람에서 원인이 되는 감염미생물을 추적하는 것이 핵심적이다. 미생물법의학은 자료들의 수집과 그들의 해석에서 필수적인 과정이 되고 있다. 판사와 배심원의 철저한 검토에 대해서뿐만 아니라 과학자와 의료전문가의 견해에 대한 연구가 지속되어야 한다.

요약 Summary

- 현미경의 발명은 육안으로는 보이지 않는 생물과 미생물의 자세한 구조들을 관찰할 수 있게 하였다.
- 각기 다른 종류의 현미경들이 여러 해를 걸쳐 발전해 왔으며 서로 다른 기능들을 수행하기 위해 계속해서 전문화되고 있다.
- 자연발생은 입증되지 못했으며 질병의 배종설이 등장

하였다. 이는 예방접종 그리고 감염을 감소시키기 위한 기타 다른 위생절차들 중에서 수술에서의 무균기법 사용을 촉진시켰다.

- 지구상의 첫 번째 생명은 34~40억년 전에 시작되었으며, 오늘날 지구상의 모든 환경내에서 여전히 존재하는 원핵생물이 대표적인 것이라 생각된다. 진화를 통해, 진핵생물이 약 22억년 전에 출현하였다.
- 미생물에는 세균, 바이러스, 프리온, 조류, 균류 그리고 원생동물이 포함된다.
- 분류학은 생물을 분류하고 명명하며 동정한다. 분류는 영역으로 시작되며 이어서 계, 문, 강, 목, 과 그리고 속이 뒤따른다.
- 미생물은 모든 환경에서 존재하며 다른 생물들과의 관계를 형성할 수 있으며, 흔히 세균막을 형성한다. 세균막은 건강관리를 포함하는 많은 산업들에서 문제들을 일으킨다.
- 사람에서 미생물은 감염이나 질병을 야기하기 않고 통상적으로 발견된다. 이러한 미생물은 정상세균무리의 일부이다.
- 감염성질병은 공기, 물, 음식 혹은 직접접촉으로 통해 전파될 수 있다.
- 미생물은 식품, 알코올음료 그리고 약물의 생산에서 주된 역할을 수행한다. 이들은 또한 물의 처리, 농업, 생물환경수복 그리고 법의학에서도 이용되며 그리고 연료전지로써도 이용된다.

복습문제

1. 시료의 삼차원영상을 제공하는 현미경의 종류는?

a. 위상차현미경
b. 투과전자현미경
c. 명시야현미경
d. 주사전자현미경

2. 살아 있는 미생물을 관찰할 수 있는 현미경의 한 종류는?

a. 명시야현미경
b. 위상차현미경
c. 형광현미경
d. 전자현미경

3. 자연발생설에 관한 논쟁에 종지부를 찍은 과학자는?

a. 존니담(John Needham)
b. 조셉리스터(Joseph Lister)
c. 루이파스퇴르(Louis Pasteur)
d. 로버트코흐(Robert Koch)

4. 원핵세포는 언제부터 출현했을까?

a. 40~50억년 전
b. 35~40억년 전
c. 25~30억년 전
d. 22~27억년 전

5. 다음 중 미생물이 아닌 것은?

a. 세균
b. 조류
c. 곤충
d. 균류

6. 분류학적인 범주들의 올바른 내림차순은?

a. 종, 영역, 문, 계, 강, 지류, 강, 속
b. 영역, 계, 문, 강, 과, 목, 속, 종
c. 영역, 계, 문, 강, 목, 과, 속, 종
d. 계, 영역, 문, 목, 강, 과, 속, 종

7. 표면의 위에서 미생물들의 복합적인 군집은 무엇인가?

a. 군집
b. 세균막
c. 생물권
d. 세균무리

8. 한 생물의 노폐물이 다른 생물의 영원소로 제공되는 생물들 사이의 관계는 무엇인가?

a. 상리공생
b. 경쟁
c. 상승작용
d. 공생관계

9. 다음 중 사람의 몸에서 정상세균무리가 없는 부위는?
a. 창자
b. 피부
c. 질
d. 혈액

10. 다음 중 미생물을 이용하는 산업 분야는?
a. 화학산업
b. 와인산업
c. 치즈산업
d. 위의 모두

11. 모든 세균은 세포구조들의 존재 유무에 기반하여 ______이다.

12. 핵을 가진 세포는 ______세포이다.

13. 세균에 대한 정보의 분류학적인 근원은 ______이다.

14. 해면모양뇌병증에 관여하는 단백질은 ______이다.

15. 각기 다른 산업폐기물의 청소는 ______라고 부른다.

16. 미생물의 각기 다른 종류들의 이름과 그에 대해 간단히 설명하시오.

17. 코흐법칙에 대해 설명하시오.

18. 전핵생물과 진핵생물을 비교하여 설명하시오.

19. 식품매개병의 예방법에 대해 설명하시오.

20. 식품 생산에서 미생물이 갖는 역할에 대해 설명하시오.

CHAPTER 02

생명화학

Chemistry of Life

학습목표

1. 물질, 원소, 원자, 이온을 정의하고 기술한다.
2. 원자핵을 정의하고 기술하며 원자량, 중성자, 양성자, 전자, 원자가 그리고 동위원소를 설명한다.
3. 화학결합의 서로 다른 종류들의 이름을 말하며, 설명하고, 등급을 정한다.
4. 서로 다른 종류의 화학반응에 대해 설명한다.
5. 화학기호법의 규칙에 대해 정의한다.
6. 산-염기평형과 pH 척도에 대해 설명한다.
7. 물의 특성을 설명하고 용매, 용질, 용액, 고장액, 저장액, 등장액, 친수성 그리고 소수성에 대해 설명한다.
8. 모든 유기분자의 공통적인 특성을 설명한다.
9. 탄수화물의 단량체의 이름을 말하며 이당류와 다당류의 구조와 기능을 설명한다.
10. 아미노산, 펩티드 그리고 단백질의 구조와 기능을 설명한다.
11. 각기 나른 지질의 구조와 기능을 멍명하고 설명힌다.
12. 핵산과 뉴클레오티드의 구조를 설명하며; 서로 다른 핵산의 기능을 명명하고 설명하며 상보적인 염기쌍에 관해 설명한다.

주요용어

가수분해(hydrolysis)
고장성(hypertonic)
공유결합(covalent bonds)
교환반응(exchange reactions)
극성(polar)
껍질(shells)
다당류(polysaccharides)
단당류(monosaccharides)
데옥시리보핵산[deoxyribonucleic acid (DNA)]
동위원소(isotopes)
동화대사(lism)
등장성(isotonic)
리보핵산[ribonucleic acid (RNA)]
물질(matter)
반데르발스힘(van der Waals forces)
발열반응(exergonic)
방사능(radioactivity)
분자(molecules)
비극성(nonpolar)
산(acids)
산화(oxidation)
산화환원(redox)
소수성(hydrophobic)
수소결합(hydrogen bonds)
스테로이드(steroids)
아데노신3인산염[adenosine triphosphate (ATP)]
양성자(protons)
양이온(cations)
염기(bases)
용매(solvent)
용액(solution)
용질(solutes)
원소(elements)
원자(atoms)
원자가(atomic number)
원자가전자(valence electrons)
원자량(atomic weight)
원자핵(atomic nucleus)
음이온(anions)
이당류(disaccharides)
이온(ions)
이온결합(ionic bonds)
이화대사(catabolism)
인지질(phospholipids)
저장성(hypotonic)
전자(electrons)
전해질(electrolyte)
중성자(neutrons)

중성지방(triglycerides)
친수성(hydrophilic)
콜레스테롤(cholesterol)
탈수합성(dehydration synthesis)
프로스타글란딘(prostaglandins)
pH 척도(pH scale)
합성(synthesis)
화학결합(chemical bond)
화학식(chemical formula)
화합물(chemical compounds)
환원(reduction)
흡열반응(endergonic)

왜 알아야 할까

역사

아우레올루스파라켈수스(Aureolus Paracelsus)[필리푸스 테오프라스투스 봄바스투스 폰 호엔하임(Philippus Theophrastus Bombastus von Hohenheim), 서기 1493~1541] 이전에, 서구의 의학적 치료원리는 주로 마법, 민간요법 그리고 종교적인 신비주의로부터 발전하였다. 그보다 더 이전에 진보적인 조직화된 단계는 의학의 아버지라고 알려진 그리스의 의사 히포크라테스(Hippocrates, 기원전 460~377)와 로마시대 또 다른 그리스의 의사 갈렌(Galen, 서기 131~201)과 함께 발전하였다. 히포크라테스는 선인들의 합리적인 개념 일부를 받아들였으며, 몸은 질병이나 손상에 반응하는 자연적인 자원들을 가지고 있다고 설파하였다. 게다가 그는 마사지, 배출, 관장, 치료 혹은 약물의 형태로 중재하는 것을 최소화하면서 신선한 공기, 물, 자연으로부터 오는 건강식을 이용함으로써 그 자체로 몸이 치유상태가 되어 손상이나 질병으로부터의 회복이 가장 잘 이루어진다고 생각했다. 의학적 치료에 대한 그의 개념들은 소위 '4대 기질', 즉 혈액질, 점액질, 흑담즙질 그리고 황담즙질의 균형에 기반하였으며, 여기에 갈렌은 4개의 '요소', 즉 흙, 공기, 불, 물을 더하였다. 또한 갈렌은 현재에도 일부가 여전히 사용되고 있는 '본초약'이라 부르는 수많은 약물들[예; 갈렌밀랍고약(Galen's cerate)이나 콜드크림(cold cream)] 그리고 통증을 완화시키는 아편팅크제(*tincture of opium*)라고 부르는 알코올추출물을 도입하였다.

훨씬 나중 시대의 파라켈수스는 그러한 이론에 기여하지는 않았다. 비록 의학을 공부했지만 그는 의사 학위는 받지 못했으며 화학과 연금술에 더 흥미를 가졌다. 그는 몸은 화학물질로 구성되며 질병은 치료하거나 교정될 수 있을 이러한 화학물질들의 불균형에서 오는 것이라 생각했다. 그는 복잡한 복합화학혼합물보다는 단순한 화학물질을 좋아했으며, 또한 알코올추출물이나 팅크제를 제조했다. 게다가 그는 화학물질의 용량이 치료로부터 치사에 이르는 효과를 결정하는 중요한 요인이라고 이해했으며 "독성의 성질이 없는 것은 아무 것도 없는 면에서 모든 것은 독물이다. 그것을 독물로 만드는 것은 단지 용량일 뿐이다"라고 기록하였다. 성공적이고 효과적인 형태의 의학적인 치료제는 그의 화학적인 개념으로부터 유래된다.

영향

건강과 질병에서 몸의 화학이 갖는 역할을 이해하고 수용하는 것은 현대의 의학적인 치료의 이해 및 논리적인 약물개발의 이해에 영향을 미치고 그 형태를 부여한다. 이러한 이해는 몸의 타고난 생리학적 반응까지 그리고 약물에 대한 반응까지 확대된다. 예컨대 화학분자구조(chemical molecular structure; CMS)의 개념에 따라 어떤 세포에 대한 특수분자의 모양이 다른 세포에 대한 특정분자(수용체)의 모양을 열쇠와 자물쇠 방식으로 인식하여 일치하게 된다. 이러한 화학적인 인식의 짝지움이 일어나는 경우 이는 특정의 반응을 이끄는 사건의 연쇄반응을 개시시키거나 방해할 수 있게 된다. 우리 세포에게 유전적으로 주어진 화학적 방향을 변화시키는 이러한 화학적인 교통은 우리 각각의 내부환경과 외부환경에 대한 반응의 기본이다. 만약 항생제와 같은 약물이 투여된다면 그 효능의 정도는 항생제의 화학분자구조가 얼마나 상보적인가, 즉 그 항생제에 대한 수용체분자와 얼마나 잘 일치하는가에 의해 결정된다. 따라서 항생제의 투여, 혈관계통을 통한 분포 그리고 반응은 모두 화학지식을 통해 이해된다. 미생물학은 생명화학의 얼기 속에서 화학을 이해함으로써 알게 된다.

미래

화학, 생화학, 분자생물학 그리고 (유전공학을 포함하는) 생명공학에서의 기술발전은 컴퓨터과학과 같은 다른 분야에서의 연구발전과 짝을 이루어 기존 감염병과 출현 감염병에 대한 새로운 약물의 개발을 크게 촉진시켜 왔다.

비록 질병의 표적에 도달하여 작용할 수 있는 새로운 분자를 찾고 검사하는 여전히 동일한 목적을 갖고 있다고 해도 약물개발화학자의 역할은 크게 변해 왔다.

현재의 감염병, 출현하고 있는 감염병 그리고 앞으로의 감염병은 새로운 기술이 그들의 화학과 몸의 화학에 대해 통찰력을 제공하면서 치료가 준비될 뿐만 아니라 가능하게 될 것이다.

1 원자와 이온
Atoms and Ions

모든 세포와 생물은 화학물질로 구성되며 모든 생물의 구조와 기능을 이해하기 위해서는 기본적인 화학원리를 이해하는 것이 필수적이다.

1] 원소

생명화학의 지식은 **물질(matter)** 속에서 발생하는 과정을 주관하는 화학원리를 이해하게 되면서 시작되었다. 물질은 공간을 점유하고 질량을 가진 것이라 정의된다. 이는 **원자(atoms)**라는 가장 작은 입자인 **원소(element)**로 구성되는 액체상태, 기체상태 혹은 고체상태일 수 있

표 2.1 생물이 갖고 있는 일반적인 원소

원소	기호	원자가	원자량
수소(Hydrogen)	H	1	1
탄소(Carbon)	C	6	12
질소(Nitrogen)	N	7	14
산소(Oxygen)	O	8	16
나트륨(Sodium)	Na	11	23
마그네슘(Magnesium)	Mg	12	24.3
인(Phosphorus)	P	15	31
황(Sulfur)	S	16	32.1
염소(Chlorine)	Cl	17	35.5
칼륨(Potassium)	K	19	39.1
칼슘(Calcium)	Ca	20	40.1
철(Iron)	Fe	26	55.8
코발트(Cobalt)	Co	27	58.9
구리(Copper)	Cu	29	63.5
아연(Zinc)	Zn	30	65.4
요오드(Iodine)	I	53	126.9

다. 원소는 자연적인 힘에 의해 더 이상 분해될 수 없다. 산소, 탄소, 수소, 질소, 인 그리고 황은 살아 있는 세포에서 일반적으로 가장 많이 존재하는 원소이다(표 2.1). 이러한 화학원소는 대개 자유형태로 존재하지 않지만, 이들은 **화합물(chemical compound)**이라 부르는 복합체를 형성한다. 화합물을 줄여서 표현하는 것이 **화학식(chemical formula)**이다. 예를 들어 식염, 즉 염화나트륨의 화학식은 NaCl이다(이 장의 뒤에 있는 화학기호법 참조).

2] 원자모델

모든 원자는 중심, 즉 원자핵 그리고 주위의 껍질로 구성되는 동일한 기본적인 구조를 가진다(그림 2.1). 아원자입자의 수가 다르기 때문에 각 원소는 자체의 특징적인 원자구조를 갖는다. 원자의 중심에 위치하는 것이 **원자핵(atomic nucleus)**인데, 이는 **양성자(proton)**라고 부르는 양으로 하전된 입자 그리고 **중성자(neutron)**라 부르는 전하가 없는 입자로 구성된다. 원자의 **원자량(atomic weight**, atomic mass)은 양성자와 중성자를 합한 것과 같다. **원자번호(atomic number)**는 원자핵 속의 양성자의 수를 의미한다. 원자핵을 둘러싸고 있는 껍질 속에는 **전자(electron)**라 부르는 음으로 하전된 입자가 있다. 전자는 높은 속도로 핵의 주위를 돌며 오비탈(*orbital*), 즉 전자구름(*electron cloud*)이라 부르는 공간의 부피를 차지한다. 이러한 오비탈은 대개 전자가 있는 **껍질(shell)**이라고도 부르는 에너지준위를 형성한다.

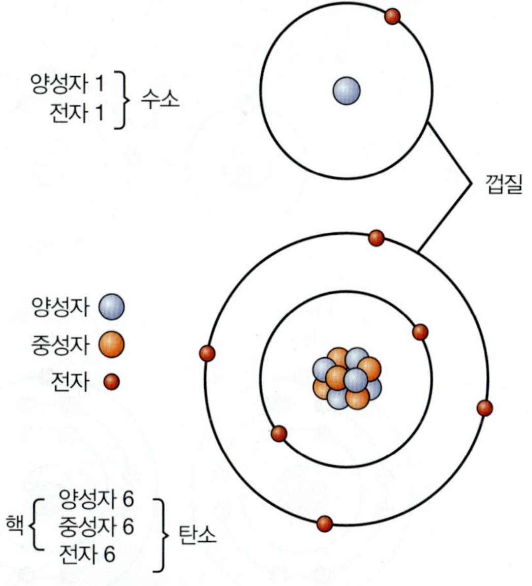

그림 2.1 원자구조모델. 수소원자와 탄소원자의 이 모식도는 원자의 중심에 양성자와 중성자를 포함하는 원자핵 그리고 주위의 껍질에 있는 전자를 보여준다.

특정 원자의 핵은 핵으로부터 점점 더 멀어지는 연속적인 껍질로 둘러싸여 있다. 전자의 에너지준위는 핵으로부터 그들의 껍질의 거리가 멀어지면서 증가된다. 가장 안쪽의 (첫 번째) 껍질은 하나의 오비탈 속에 두 개의 전자까지만 점유될 수 있으며, 두 번째 껍질은 4개의 오비탈 속에 8개까지 점유되고, 각각의 연속적인 껍질은 잠재적으로 더 많은 전자를 붙잡을 수 있다. 하지만 생물학적 중요성을 가진 대부분의 원소는 가장 바깥의 껍질을 채우기 위해 8개의 전자가 필요하다. 항상 껍질은 안쪽에서 바깥쪽으로 순차적으로 첫 번째 껍질에는 2개의 전자, 그 다음은 8개 등으로 채워진다. 예를 들어 6개의 전자를 가진 탄소는 첫 번째 껍질에 2개의 전자 그리고 두 번째 껍질에 4개의 전자를 가지며, 11개의 전자를 가진 나트륨은 첫 번

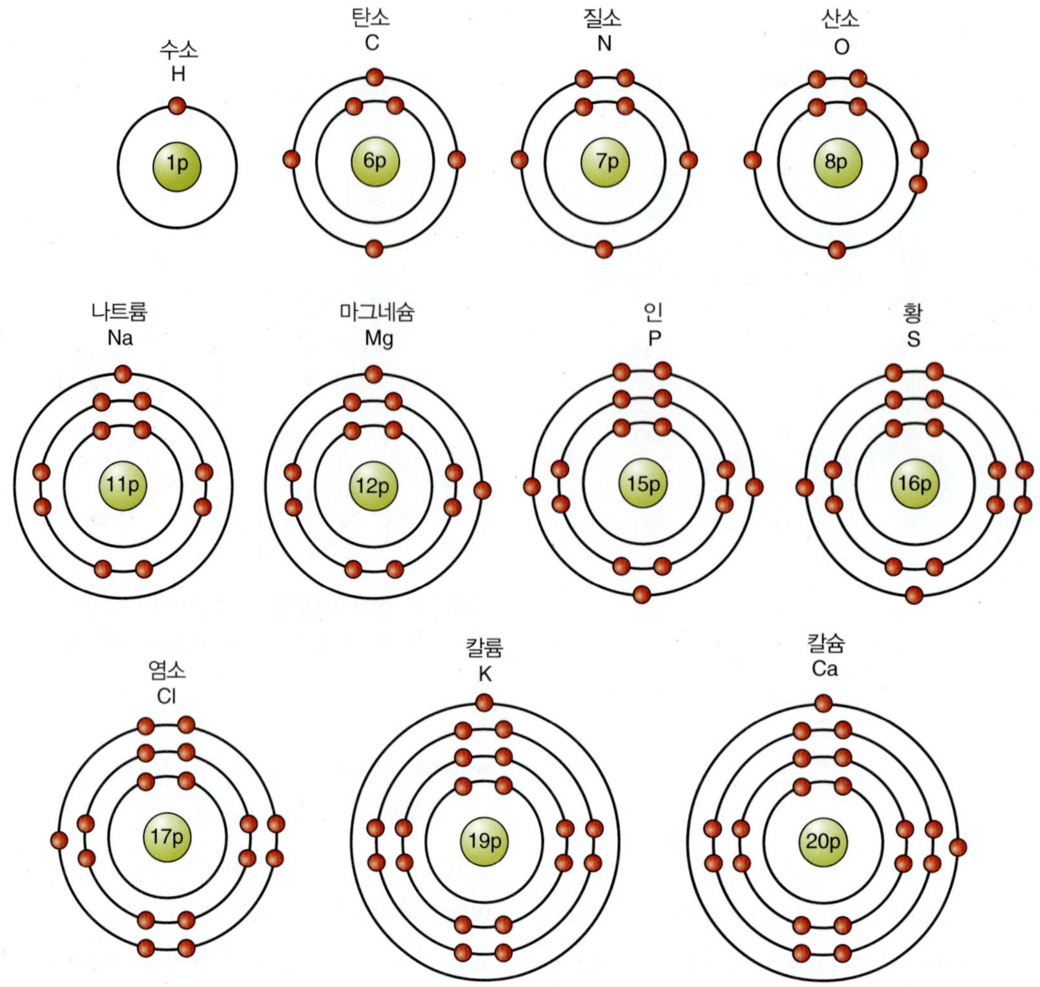

그림 2.2 생물계에서 중요한 여러 각기 다른 원자의 원자구조. 그림은 생물계와 연관되어 존재하는 이러한 원자의 각각에서 전자의 수와 동일한 양성자의 수를 보여준다.

째 껍질에 2개의 전자, 두 번째 껍질에 8개의 전자 그리고 세 번째 껍질에 1개의 전자를 갖는다(그림 2.2).

일반적으로 원자의 양성자와 전자의 수는 같아 원자를 전기적으로 중성인 단위로 만든다. 원자의 안정성은 가장 바깥껍질에 있는 전자의 수에 따른다. 만일 가장 바깥껍질이 그의 용량을 다 채운다면 그 원자는 가장 안정적이다. 수소는 가장 단순한 원소로서 원자번호가 1이며 따라서 가장 바깥껍질에는 1개의 전자가 있다. 원자번호가 2인 헬륨은 가장 바깥껍질에 2개의 전자를 가진다. 이 껍질은 완전히 채워졌으며 안정적이다. 헬륨원자는 서로 반응하지 않으며 다른 원소의 원자와도 결합할 수 없다. 따라서 헬륨은 불활성기체(*inert gas*)라고 부른다.

만일 가장 바깥껍질이 완전하지 않다면, 원자는 화학반응에 참여할 수 있으며 **화학결합(chemical bond)**을 형성한다. 원자의 가장 바깥껍질에 있는 화학결합에 이용 가능한 전자는 **원자가전자(valence electron)**라고 부른다. 만일 있다면 이러한 전자는 원자가 형성할 수 있는 화학결합의 종류를 결정한다.

동위원소(Isotope)는 양성자의 수는 동일하지만 중성자의 수가 다른 원자이다. 양성자의 수가 같고 오직 원자량이 차이가 있으므로 동위원소의 원자번호는 동일하다. 예를 들어, 수소원소는 2개의 동위원소를 가진다(그림 2.3).

- 수소(hydrogen)(1개의 양성자)
- 중수소(deuterium)(1개의 양성자와 1개의 중성자)
- 삼중수소(tritium)(1개의 양성자와 2개의 중성자)

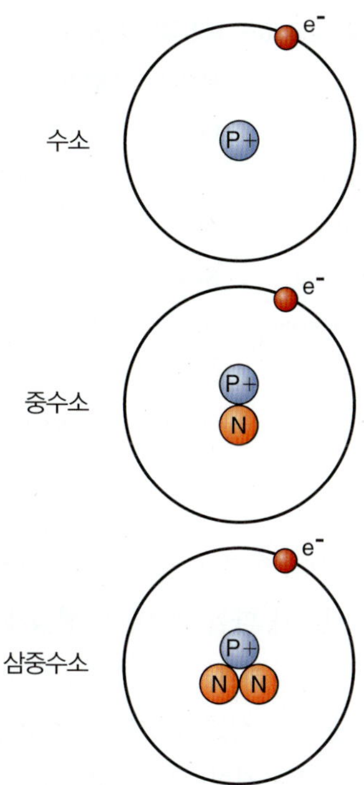

그림 2.3 수소의 동위원소. 수소는 오직 1개의 양성자만을 가지며, 중수소는 1개의 양성자 그리고 1개의 중성자를 가지며 그리고 삼중수소는 1개의 양성자와 2개의 중성자를 갖는다.

방사성동위원소(radioisotope)는 핵내 에너지의 불균형으로 인해 불안정하다. 핵이 중성자를 잃게 될 때 에너지를 방출하는데 이를 방사능이라고 부른다. **방사능(radioactivity)**은 원자핵의 변화로부터 기인되는 에너지와 물질의 방출이다. 삼중수소는 연구와 임상시술에서 사용되는 방사성동위원소의 한 예이다.

의학적 사건

방사성동위원소

방사성동위원소로부터 나오는 방사선이 생물에게 해로워서 조직을 손상시키기는 하지만, 여러 동위원소가 의학적으로 이용되며 연구에서도 중요하다. 미생물학 연구는 방사성동위원소를 이용하여 단백질을 확인하고 세균의 표면성분을 표지하며, 핵산과 단백질합성에서 전사단계와 번역단계를 추적한다. 게다가 방사성동위원소는 면역학적인 연구에서도 이용되며 특이 병원체의 동정에서도 사용된다.

치료에서 방사성동위원는 분자를 표지시키거나 추적하기 위해 이용되며 의료종사자에 의해 특수장비를 사용하여 환자의 신체조직 속으로 위치시킨다. 이 방법은 손상조직의 위치를 알 수 있게 하여 의사가 특정 암의 표적화나 사멸화를 포함하여 보다 정밀한 국소치료를 할 수 있게 해준다.

3] 이온

이온(ion)은 하나 이상의 원자가전자가 하나의 원자로부터 다른 원자로 운반될 때 형성되는 전기적으로 하전된 원자, 분자 혹은 아원자입자이다(이 장의 뒤에 있는 화학결합의 형성과 분류와 결합력 참조). 만일 한 원자가 다른 원자에게 하나 이상의 전자를 잃게 된다면 이는 양성(+)이 되며, 반면 전자를 얻은 원자는 음성(-)이 된다. 양으로 하전된 이온은 **양이온(cation)**이라 부르며, 전장에서 음극(negative pole, 즉 cathode)을 향해 이동한다. **음이온(anion)**이라 부르는 음으로 하전된 이온은 전장의 양극(positive pole, 즉 anode)을 향해 이동한다.

물과 같은 용매에 용해될 때 자유이온으로 해리되는 물질은 **전해질(electrolyte)**이라 부른다. 전해질을 용해시킨 용매는 그 다음 전류를 전도시키며 전기적으로 전도성인 매질이라고 부른다. 이러한 용매는 이온이나 전해질을 포함하고 있기 때문에 이들을 이온용액(*ionic solution*)이라고 부른다. 화학적으로 이들은 산, 염기 혹은 염이다(이 장의 뒤에 있는 산, 염기, pH 척도 참조).

여러 가지 양이온과 음이온(표 2.2)은 고등생물형태의 중요한 성분이다. 이러한 고등생물형태는 세포속액구획과 세포바깥액구획 사이의 삼투경사(*osmotic gradient*)라고 부르는 복잡한 전해질균형을 필요로 한다(3장 참조). 삼투기울기를 유지하기 위한 전해질의 정밀한 내적인 균형유지는 항상성(*homeostasis*)이라 부른다. 이는 생물의 수분공급, 혈액 pH 그리고 신경과 근육의 기능을 조절하는데 필요하다.

표 2.2 생물이 갖고 있는 일반적인 이온

양이온	음이온
나트륨(Na^+)	염소(Cl^-)
칼륨(K^+)	중탄산염(HCO_3^-)
칼슘(Ca^{2+})	인산염(PO_4^{3-})
마그네슘(Mg^{2+})	황산염(SO_4^{2-})

의학적 사건

수분보충요법

설사, 구토, 기아 혹은 기타 다른 극한 상태는 탈수를 초래하는 세균성 질병을 치료하기 위한 수분보충요법이 필요하며 경구나 정맥내로 투여될 수 있다. 정맥내방울주입(intravenous drip) 외에도, 몸의 수분을 보충하고 전해질균형을 맞추기 위해 나트륨과 칼륨염이 포함된 전해질음료가 투여될 수 있다. 현재 글루코스와 같은 탄수화물이 다량 함유되어 에너지를 제공하는 전해질음료인 스포츠음료는 쉽게 구할 수 있을 만큼 대중화되었다. 하지만 이러한 음료 속에는 높은 농도의 당이 들어 있기 때문에 소아에서는 습관적으로 이용하는 것이 권장되지 않는다. 대신에 특별하게 조제한 소아용전해질용액이 이용 가능하다.

2 화학결합과 분자
Chemical Bonds and Molecules

분자(molecule)는 둘 이상의 원자가 그들의 원자가전자에 의해 형성되는 화학결합에 의해 서로 연결된다. 앞에서 설명한 것처럼, 원자는 가장 바깥껍질이 채워질 때 가장 안정하다. 하나의 원자가 가질 수 있는 결합의 수는 얼마나 많은 전자가 가장 바깥껍질을 채우기 위해 필요한지에 따라 달라진다. 가장 바깥껍질에 1개의 전자를 가진 수소는 1개의 화학결합을 형성할 수 있고; 8(2 + 6)개(그리고 따라서 가장 바깥껍질에 6개)의 전자를 가진 산소는 2개의 결합을 형성할 수 있으며, 6(2 + 4)개(가장 바깥껍질에 4개)의 전자를 가진 탄소는 가장 바깥껍질을 채우기 위해 4개의 화학결합까지 형성할 수 있다. 가장 바깥껍질이 전자에 의해 완전히 채워지지 않은 경우, 원자는 다른 원자와 상호작용하여 화학결합을 형성함으로써 가장 높은 안정성을 취하려 하는 경향을 가진다. 그 다음 이러한 원자는 안정화되며 다른 원자와 반응할 수 없다.

1] 화학결합의 형성, 분류 및 결합력

각기 다른 원소의 원자로부터 형성되는 분자는 화합물(*compound*)이라고 부른다. 화합물은 화합물 속의 각 원소와는 다른 특성을 지닌다. 화합물 속에서 특이적인 실체를 일관되게 형성하는 일단의 원자는 작용기(*functional group*)라고 부른다. 일부 분자는 하나 이상의 작용기를 가지는데, 이는 서로가 다를 수 있다. 생명체에서 중요한 분자에서 가장 흔한 작용기는 표 2.3에 나열하였다.

표 2.3 생물이 갖고 있는 일반적인 작용기

작용기	분자식	작용기	분자식
아세틸(Acetyl)	CH_3	에틸(Ethyl)	C_2H_5
알데히드(Aldehyde)	CHO	수산(Hydroxyl)	OH
아미노(Amino)	NH_2	케토(Keto)	CO
암모늄(Ammonium)	NH_4	메틸(Methyl)	CH_3
중탄산염(Bicarbonate)	HCO_3	질산염(Nitrate)	NO_3
탄산염(Carbonate)	CO_3	인산염(Phosphate)	PO_4
카르복실(Carboxyl)	COOH	황산염(Sulfate)	SO_4

원자 또는 분자의 상호작용에 의해 형성되는 화학결합의 주된 유형은 공유결합, 이온결합, 수소결합 그리고 반데르발스힘이다. 공유결합과 수소결합은 원자 사이에서 일어나 분자를 형성하는 반면, 수소결합과 반데르발스힘은 분자 사이의 연결이다. 화학결합은 강도 면에서 다양하지만 일반적으로 공유결합이 가장 강한 결합으로 간주되며, 이어서 이온결합, 수소결합 그리고 가장 약한 연결인 반데르발스힘이 이어진다.

공유결합(covalent bond)은 동일한 원소의 원자 사이 혹은 서로 다른 원소의 원자 사이에서 전자가 공유됨으로써 형성된다. 산소와 수소 같은 동일한 원자 사이에서의 결합인 경우, 전자는 각 원자에 의해 동일하게 공유된다. 공유결합은 대개 가장 강력한 화학결합이다. 전자가 동일하게 분포하기 때문에, 분자는 결과적으로 비극성이며 이 결합은 **비극성**공유결합(**nonpolar** covalent bond)이라고 부른다(그림 2.4*A*). 탄소원자는 큰 유기분자에서 중요한 역할을 수행하는데 그 이유는 이들이 서로 안정적인 공유결합을 형성하기 때문이다. 이 안정적인 뼈대는 유기탄소에 기반하는 분자의 뼈대이며 유기화학과 생명화학의 기초를 제공한다.

크기가 다른 두 원소의 원자 사이의 공유결합은 **극성** 공유결합(**polar** covalent bond)이라 부르는데, 이 경우 전자는 더 큰 원자를 향해 당겨지기 때문에 불균일적으로

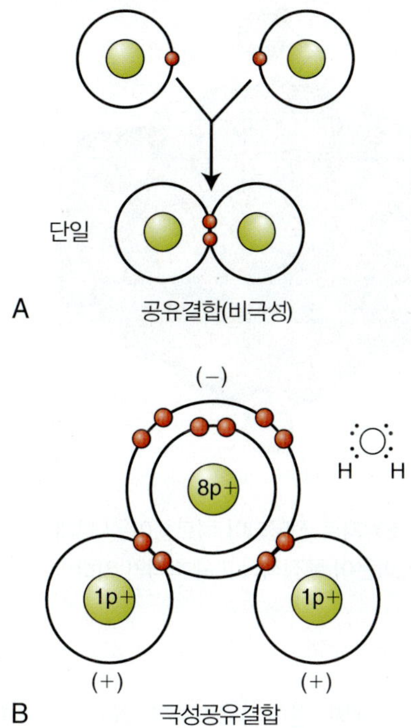

그림 2.4 공유결합: 전자의 공유. **A,** 두 수소원자 사이에서 전자를 동일하게 공유함으로써 형성되는 비극성공유결합(H_2). **B,** 산소원자 1개와 수소원자 2개 사이에서 전자를 동등하지 않게 공유함으로써 형성되는 극성공유결합(H_2O).

분포하게 된다. 결과적으로 분자의 한쪽 끝은 다른쪽 끝에 비해 더 음성으로 된다(그림 2.4*B*). 산소원자, 질소원자 그리고 인원자는 극성공유결합을 형성하는 경향을 가진다. 극성공유결합은 비극성공유결합보다 어느 정도 더 약하다. 암모니아로부터 암모늄이온의 형성에서 나타나는 것과 같은 배위공유결합(coordinate covalent bonds)은 두 전자가 하나의 원자로부터 나올 때 형성된다. 생물에게 없어서는 안 되는 분자가 물인데 이는 수소원자와 산소원자가 극성공유결합에 의해 서로 결합되어 있다. 물의 특성 일부는 이 결합형태로부터 나온다.

수소원자 사이의 결합과 같이 공유된 전자의 수에 따라 분자는 1쌍의 전자를 공유함으로써 단일공유결합을 형성할 수 있다. 단일공유결합은 1개의 실선으로 나타낸다(H—H). 이중공유결합은 산소원자 사이에서 보이는 것처럼 2쌍의 전자를 공유함으로써 형성된다. 이러한 결합은 2개의 실선으로 나타낸다(O=O). 삼중공유결합은 질소원자 사이에서처럼 3쌍의 전자를 공유하여 일어날 수 있다. 이러한 결합은 3개의 실선으로 나타낸다(N≡N).

이온결합(ionic bond)은 하나의 원자로부터 오는 하나 이상의 전자가 다른 원자로 전달될 때 형성된다. 이 과정에서 만일 원자가 1개의 전자를 잃게 된다면 이는 +1의 전하를 갖게 될 것이고; 만일 2개의 전자를 잃게 된다면 전하는 +2가 될 것인데, 그 이유는 핵 속의 양성자가 나머지 전자와 균형을 맞추지 못하기 때문이다. 결과적인 이온결합에서의 음이온과 양이온은 그들의 반대전하의 친화력에 의해 서로 결합되어 이온화합물을 형성하게 된다. 이온결합은 물속에서 쉽게 해리(분해)되어 전해질용액을 형성한다. 예를 들어 물속에서 Na^+와 같은 금속은 쉽게 전자를 내주며, Cl^-와 같은 비금속은 쉽게 전자를 취한다($Na^+ + Cl^- \rightarrow NaCl$). 물이 증발된다면 일반적으로 식염이라는 NaCl의 고체결정이 형성된다. 11(2 + 8 + 1)개의 전자를 가진 나트륨은 그의 가장 바깥껍질 속에 오직 1개의 전자를 가지는 반면, 총 17(2 + 8 + 7)개의 전자를 가진 염소는 가장 바깥껍질을 채우기 위해 오직 1개의 전자만을 필요로 한다. 나트륨의 가장 바깥껍질 속의 유일한 전자는 따라서 염소의 가장 바깥껍질로 유인되어 그 전달이 이온화합물을 형성하게 된다(그림 2.5*A*). 하전된 염화나트륨분자 그리고 기타 다른 염은 분자의 원자가 규칙적인 기하학적인 양상으로 교대되는 특징적인 커다란 결정구조를 형성한다(그림 2.5*B*). 물속에서 NaCl은 쉽게 해리되어 전해질을 형성한다.

수소결합(hydrogen bond)은 약한 화학결합으로 공유결합강도의 단지 약 5%에 불과하다. 하지만 두 분자 사이에서 많은 수소결합이 형성되는 경우, 결과적인 결합은 충분히 강하여 안정적으로 된다. 이 결합은 거대분자의 속에서 혹은 인접분자 사이에서 친화력에 의해 형성된다(그림 2.6). 수소결합은 항상 약한 양전하를 가진 수소원자 그리고 약한 음전하를 가진 산소원자나 질소원자를 포함한다. 수소결합이 분자를 형성하지는 않는다고 해도, 이들은 분자의 모양을 바꾸거나 다른 분자와 결합하게 할 수 있다. 수소결합의 예에는 물분자 사이의 결합, 초산분자, 아미노산분자 그리고 핵산분자가 포함된다. 수소결합은 항상 점선으로 나타낸다. 수소결합에 의해 만들어지는 인력은 넓

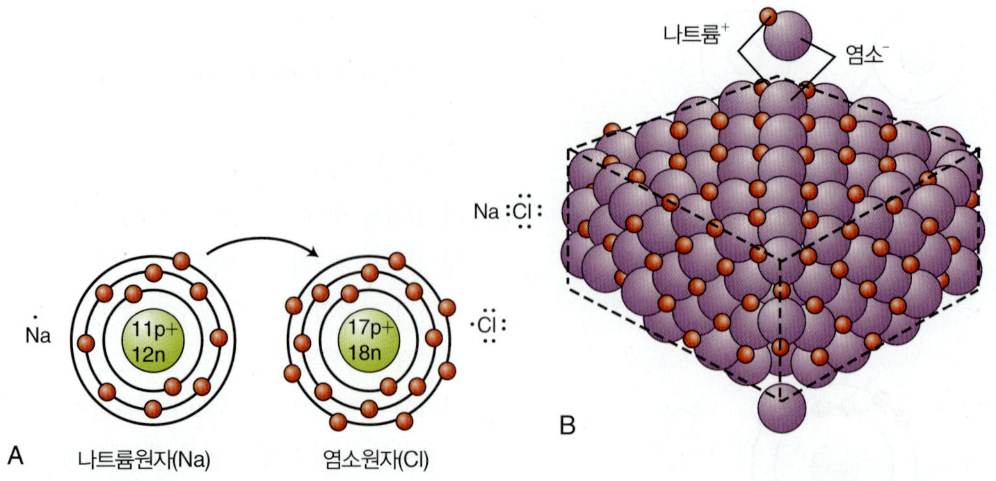

그림 2.5 이온결합. **A,** 나트륨원자의 가장 바깥껍질 속의 전자는 염소원자로 전달되어 나트륨이온(+)과 염소이온(-)으로 된다. **B,** 염화나트륨(식염)의 결정. 나트륨이온과 염소이온이 특징적이고 규칙적인 기하학적인 양상으로 교대로 배열된다.

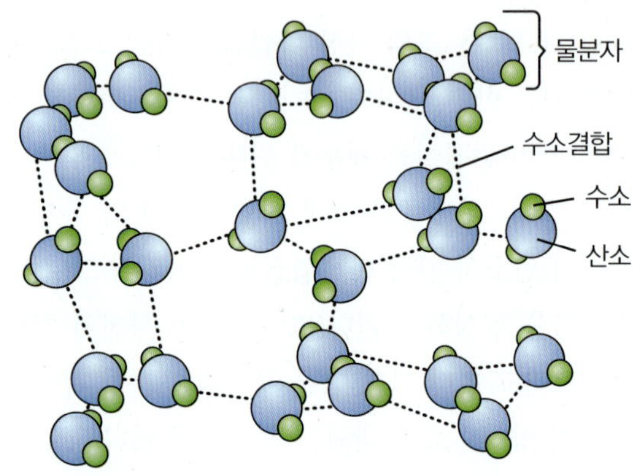

그림 2.6 물분자 사이의 수소결합. 하나의 물분자에서 양으로 하전된 수소부분이 다른 물분자의 음으로 하전된 산소부분으로 약하게 유인된다. 수소결합은 항상 점선으로 나타낸다.

은 범위의 온도에서 물을 액체상태로 유지시킨다.

반데르발스힘(Van der Waals forces)은 모든 화학반응에서 분자 사이의 가장 약한 힘이다. 인력의 반데르발스힘은 원자사이 거리의 7배로 반비례하는 반면, 이온결합의 힘은 거리의 제곱으로 감소한다. 따라서 원자의 원자사이 거리에서의 매우 작은 증가는 인력의 반데르발스힘을 현저하게 감소시킨다.

항원과 항체 그리고 약물과 그의 수용체 사이처럼 반응물과 그 수용체의 열쇠자물쇠개념 면에서, 반데르발스힘은 선택성과 특이성이라는 특성을 결정하는 최종적인 분자배열을 결정해 준다. 다르게 설명하면 만일 상호인력(선택성)이 있다면 얼마나 그것이 일치하는지(특이성)는 반데르발스힘의 작용에 의한다. 반데르발스힘은 거미가 천장으로부터 어떻게 거꾸로 매달려 있는지 어떻게 도마뱀붙이가 유리표면으로부터 한발가락으로 매달려 있을 수 있는지를 설명한다. 약물-수용체의 상호작용에 있어, 전자기적인 인력에 기반하는 이온결합은 아마도 약물을 수용체의 바로 곁으로 접근시키게 하며, 이어서 반데르발스힘에 기반하는 추가적인 인력이 있게 된다. 공유결합은 약물작용을 오래 지속시키는 그 이상의 요인이다.

2] 화학반응의 종류

생물에서 화학반응의 경로는 대사활성을 따른다. 이러한 경로 내에서 미생물을 포함하는 생물의 생존을 위해 필수적인 여러 화학반응이 일어난다. 이러한 반응은 다음과 같다.

- 탈수합성반응(축합)
- 가수분해반응(분해)
- 에너지흡수반응(에너지를 필요로 하는 반응)
- 에너지방출반응(에너지를 생산하는 반응)
- 산화환원반응(산화환원)
- 교환반응

탈수합성(dehydration synthesis) 혹은 축합(condensation)은 더 작은 분자(단량체)로부터 더 큰 화합물(중합체)을 형성하는 반응이다. 단량체는 중합체(polymer)라고 부르는 이러한 거대분자의 단위분자(구성요소)이다. 이러한 반응은 특이효소와 반응물로부터 물의 제거를 필요로 하는데, 즉 수산기(hydroxyl group, OH)가 하나의 단량체로부터 제거되고 다른 단량체로부터 오는 수소와 결합한다(그림 2.7). 효소(3장 참조)는 생물학적 촉매이며, 자신은 변화하지 않고 화학반응의 속도를 가속시킨다. 세포 속에서 새로운 화합물의 **합성(synthesis)**은 **동화대사(anabolism)** 동안 발생하는데 이는 **이화대사(catabolism)**에 의해 제공되는 에너지를 사용한다(3장의 세포대사 참조). 합성의 한 예는 단순당으로부터 복합당을 생산하는 것이다(이 장의 뒤에 있는 탄수화물 참조).

글루코스 + 글루코스 → 말토오스

단량체 + 단량체 → 중합체

가수분해(hydrolysis)(분해)는 거대분자(중합체)를 그들의 단위분자(단량체)로 분해한다. 가수분해의 한 예는 소화과정 동안 탄수화물, 단백질 그리고 지질과 같은 영양소분자를 더 작은 분자로 분해하는 것이 포함된다. 가수분해는 탈수합성의 반대이며 이화대사의 대사과정 동안 일어난다. 중합체를 분해하는 이 복합한 반응은 물을 필요로 하며 결과적인 단량체는 에너지의 생성을 위한 세포대사에서 사용될 수 있다.

에너지를 내는 반응은 **에너지방출**반응(**exergonic reactions**)이라고 부른다. 에너지를 사용하는 반응은 **에너지흡수**반응(**endergonic** reactions)이다. 이화대사 동안 일어나는 가수분해는 에너지방출반응이며 이는 에너지를 방출시킨다. 동화대사 동안 영양소분자의 탈수합성에서 일어나는 것처럼 에너지흡수반응은 에너지를 필요로 한다.

산화환원(redox)(*red*uction-*ox*idation)반응은 원자가 그들의 산화수(산화상태)가 변화되는 화학반응이다. 산화환원반응은 동시에 일어나는 환원반응이 없이는 일어나지 않는다. **산화(oxidation)**는 전자를 잃는 것이며 세포에너지의 생산에서 일어나는 흔한 반응이다. 전자의 전달은 대사경로내의 효소에 의해 촉매된다. 원자의 전기적인 상태는 산화상태로 확인되거나 혹은 산화수에 의해 확인된다. 원자는 중성이며 따라서 그의 산화상태는 0이다. 전자의 획득이나 소실 때문에 산화상태가 변하게 된다. 전자의 소실은 원자의 양성산화상태를 초래하며 전자의 획득은 음성산화상태를 초래한다. 칼슘을 예로 들어, 산화반응은 다음과 같이 나타낸다.

$$Ca \rightarrow Ca^{2+} 2e^{-}$$

산화환원(전자운반)반응은 짝반응이다. 다른 말로 하면, 산화반응은 환원반응과 함께 일어난다(그림 2.8). **환원(reduction)**은 전자의 획득이다. 이는 또한 효소반응에 의

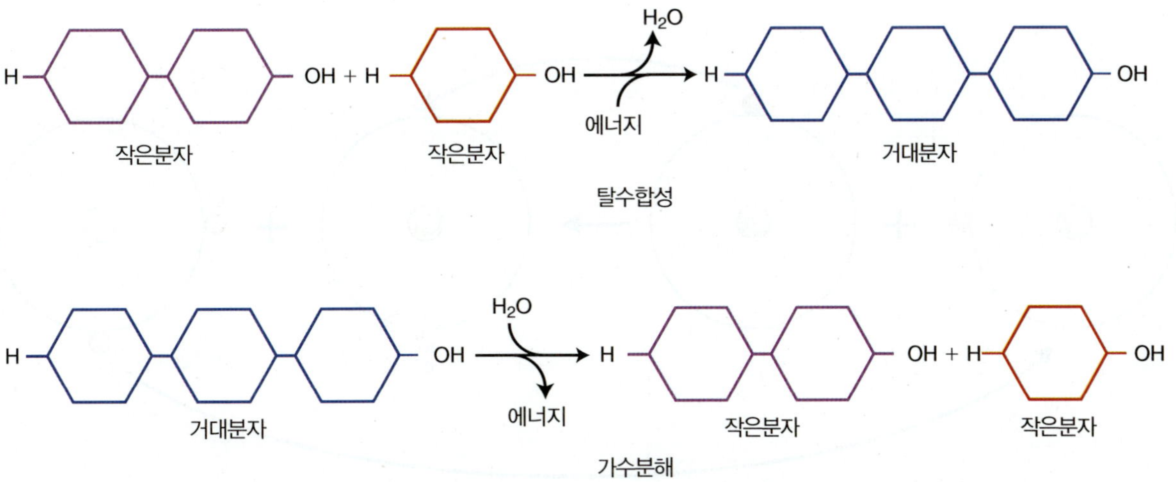

그림 2.7 탈수합성과 가수분해. 탈수합성은 물을 제거함으로써 단량체(작은분자)로부터 중합체(거대분자)를 생성하는 (에너지를 필요로 하는) 동화대사반응이다. 가수분해는 (에너지를 방출하는) 이화대사반응으로 중합체를 단량체로 분해시킨다. 이러한 반응은 물을 필요로 한다.

생명의 응용

표백

표백제의 탈색작용은 다양한 색깔을 만드는 빛에 의해 활성화된 전자를 부분적으로 제거하는 이들의 능력에 의한다. 대부분의 화학적인 표백은 산화제 차아염소산염나트륨(sodium hypochlorite, NaOCl)이나 과산화수소(hydrogen peroxide, H_2O_2)를 포함한다. 차아염소산염(hypochlorite, OCl^-)은 염소이온과 수산화이온을 환원시킨다:

$$OCl^- + 2e^- + HOH \rightarrow Cl^- + 2OH^-$$

표백은 때로 표백하고는 다르지만 사람이 맨눈으로 볼 수 없는 자외선의 파장을 흡수할 수 있는 다른 화합물과 복합된다. 이들은 파장을 반사되는 가시적인 청색이나 청녹색으로 전환시켜 직물을 더 밝게 보이게 만든다.

해 촉매되며 다음과 같이 나타낸다.

$$O + 2e^- \rightarrow O^{2-}$$

교환반응(exchange reactions)은 반응에서 동일한 분자를 다른 복합으로 운반한다. 즉, 반응의 성분과 산물은 동일하지만 이들의 복합이 다른 산물을 만든다.

$$AB + CD \rightarrow AD + CB$$

살아 있는 세포의 화학적인 활성의 균형은 연속적이며 동적인 과정이다. 하지만 일반적으로 결합을 깬다는 것은 합성에 필요한 에너지보다 더 많은 에너지를 필요로 한다.

생명의 응용

질소고정

지구의 대기 중에 가장 풍부한 요소인 질소는 생물계통에서 필수적인 많은 화합물 중 핵심적인 요소이다. 예를 들어 모든 녹색식물에서 질소는 주된 영양소이다. 하지만 이는 사용될 수 있기 전에 질소고정이라는 과정에 의해 변화되어야 한다. 질소고정은 질소를 암모니아, 질산염 그리고 이산화질소와 같은 질소화합물로 환원시키는 복잡한 과정이다. 이 과정은 토양 내에 존재하는 각기 다른 질소고정균에 의해 수행된다. 질소고정은 암모늄이온을 생성하기 위한 수많은 산화환원반응을 포함한다. 또한 암모늄 형태에서의 질소는 많은 유기화합물의 합성에서 생물이 이용한다. 부패하는 유기물질에서 방출되는 질산염과 아질산염이 토양에 존재하는 질산염화세균에 의해 암모늄이온으로 전환되는 동안의 질산염화(nitrification)의 과정에 의해서도 암모늄이 형성될 수 있다. 이 과정은 일련의 산화환원반응에 의해 달성할 수도 있다. 부패에 의해 생성되는 암모니아와 질산염에 작용하는 탈질산염화세균는 이러한 화합물을 자유질소로 재순환시켜 소위 질소순환을 완료시킨다.

살아 있는 세포는 복합분자를 분해(이화대사반응)하는 동안 세포에서 일어나는 것과 같이 에너지를 생산하려는 목적으로 계속해서 가수분해와 합성을 수행한다. 화학결합에는 결합이 깨졌을 때 방출되는 위치에너지(potential energy)가 들어 있다. 이 에너지가 포획되고 세포의 필수적인 기능을 위한 반응에 사용된다. 이화대사반응은 주로 산화환원이며 주로 해당과정, 크렙스회로(구연산회로) 그리고 전자전달사슬의 여러 경로로 나뉘게 된다(3장 참조).

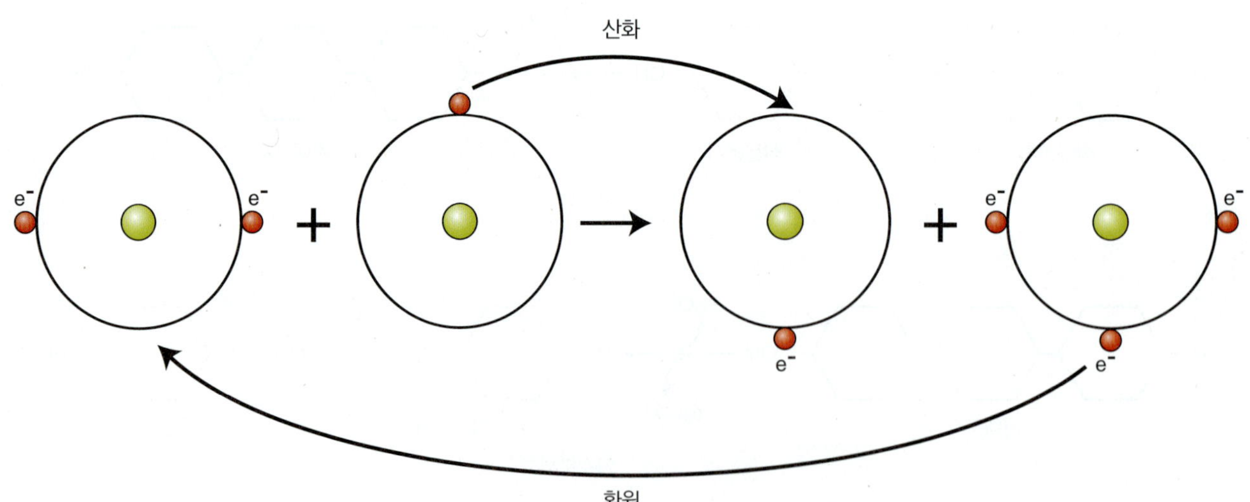

그림 2.8 산화환원(전자운반)반응. 산화는 전자를 잃는 반면 환원은 전자를 얻는 것이라 설명된다.

3] 화학기호법

화합물과 반응은 "화학적인 약칭", 즉 화학기호법으로 나타낸다. 화학기호법의 규칙은 다음과 같다(박스 2.1).

- 원소의 약어는 그 원소의 한 원자를 대표하며 그의 화학기호이다.
- 화학기호 앞의 숫자는 원자의 수이며, 화학식의 앞에 있는 숫자는 분자의 개수이다.
- 원소의 화학기호 뒤에 있는 아래숫자는 분자 내 그 원자의 수이다.
- 화학물질의 반응은 반응물이라고 부르는 성분의 상호작용을 설명한다. 화학반응은 하나 이상의 산물을 형성한다. 화학식에 있는 화살표는 반응물로부터 생성물까지 반응의 방향을 나타낸다. 양방향으로 있는 화살표는 각 방향으로 갈 수 있는 가역적인 화학반응을 의미한다. 예를 들어

$$2H + O \rightarrow H_2O$$

이 식은 수소원자 2개가 산소원자 1개와 결합하여 물(H_2O)을 형성하는 것을 나타낸다. 또 다른 예로,

$$NaOH + HCl \leftrightarrow NaCl + H_2O$$

여기에서 수산화나트륨(NaOH)분자 1개가 염화수소(HCl)분자 1개가 염화나트륨(NaCl)과 물(H_2O)을 형성하며; 이 반응은 가역적이다.

- 원자기호 다음의 + 혹은 –의 어깨숫자는 이온을 의미한다. 1개의 +나 –는 이온의 전하를 나타낸다. 만일 전자 1개 이상을 잃거나 얻는다면 이온의 전하는 +나 –의 앞에 숫자로 나타낸다.
- 화학반응은 원자를 파괴하거나 형성하지 않으며; 단지 새로운 조합으로 원자를 재배열시킨다. 어떤 특정의 화학식에서 각 원소의 원자수는 양쪽에서 동일하며 균형식을 만든다.

박스 2.1 화학기호법

기호
H: 수소원자
O: 산소원자
C: 탄소원자
N: 질소원자

접두사
2H: 각각의 수소원자 2개
2O: 각각의 산소원자 2개
3C: 각각의 탄소원자 3개
4N: 각각의 질소원자 4개

분자내 원자의 수
H_2: 2개의 수소원자를 가진 분자
O_2: 2개의 산소원자를 가진 원자
C_6: 6개의 탄소원자를 가진 분자
N_4: 4개의 질소원자를 가진 분자

첨자
Na^+: 1개의 전자를 잃은 나트륨원자. 양으로 하전된 이온으로 된다.
Cl^-: 1개의 전자를 얻은 염소원자. 음으로 하전된 이온으로 된다.
K^+: 칼륨이온
Ca^{2+}: 2개의 전자를 잃은 칼슘원자

화학식

균형식
$2H + O \rightarrow H_2O$
$2H_2 + O_2 \rightarrow 2H_2O$
$NaOH + HCl \rightarrow NaCl + H_2O$

불균형식
$H_2O_2 \rightarrow H_2O$
$2NaOH + HCl \rightarrow NaCl + H_2O$

3 무기화합물 Inorganic Compounds

무기화합물은 탄소를 포함하지 않은 분자로 구성되며, 이산화탄소(CO_2)와 일산화탄소(CO)처럼 비록 탄소를 함유하더라도 소수의 분자는 무기화합물로 분류된다.

1] 산, 염기, pH 척도

어떤 화합물은 물 속에서 해리되어 이온이 되고, 전류를 운반하며, 전하를 나타낸다. 수소이온(H^+)을 방출하는 물질은 **산(acid)**이며, 수산이온(OH^-)을 방출하는 물질은 **염기(base)**이다. 산과 염기의 세기는 이들을 해리시킨 물의 수소이온농도에 의해 결정된다. 용액 내 수소이온농도가 더 높을수록 용액은 더 산성으로 된다. 용액의 낮은 수소

박스 2.2 정의

산: 용액으로 H^+를 방출하는 분자; "양성자공여체"라고 부른다.
염기: H^+와 결합할 수 있고 용액으로부터 그를 제거하는 분자; "양성자수용체"라고 부른다.
pH: 용액의 H^+ 농도의 음의 로그. 중성에서 pH 7(25°C에서 순수한 물의 pH)과 함께 0에서부터 14까지 이어지는 pH 척도 상의 pH 단위를 나타낸다
완충용액: 용액의 H^+ 농도변화에 저항함으로써 용액의 pH를 안정화시키는 분자와 이온의 계통

이온농도는 염기성용액임을 의미한다(박스 2.2).

용액의 산성 농도와 알칼리 농도는 pH 척도["산도(potential hydrogens)"]에 의해 측정된다. 이는 0에서 14까지의 범위에 이르는 화학기호이며 수소이온농도의 음의 로그값이다(그림 2.9). 중성 pH를 가진 용액은 H^+ 이온농도와 OH^- 이온농도가 동일하며(10^{-7} M), 이 음의 로그값의 화학기호는 pH 7이다. 중성도의 지점이 25°C 에서의 순수한 물의 pH로 표준화된다. H+ 농도가 증가되면서, OH^- 농도가 감소하며 그 반대도 마찬가지이다. pH 척도(음성로그척도)에서 단위가 하나 바뀌는 것은 수소이온농도가 10배 변하는 것을 의미한다. 용액의 수소이온농도가 높으면 높을수록, pH 척도의 수치는 더 낮아지며, 용액은 더욱 산성으로 된다. 척도에서의 수치가 더 높으면 높을수록 수산이온농도가 더 높아지고 용액은 더욱 염기성(알칼리)으로 된다.

살아 있는 세포에서의 화학반응은 세포환경의 경미한 pH 변화에 반응한다. 대부분의 미생물뿐만 아니라 사람의 세포는 중성이거나 약간 염기성인 환경에서 더 잘 생존한다. pH의 변화에 대한 미생물의 감수성은 미생물의 성장조절과 식품보존에 이용된다(7장 참조). 하지만 1장에서 언급한 것처럼 일부 미생물은 모든 환경에서 성공적으로 살고 있으며, 황산균은 매우 산성인 환경을 선호하고, 효모는 약간 산성인 환경에서 번성한다.

2] 완충용액

완충용액(buffers)은 수소이온이나 수산이온을 흡수할 수 있는 화학물질이며 따라서 용액의 pH 변화에 대항한다. 생물에서 완충용액은 세포 생존에 필수적인 pH를 유지하는 핵심적인 역할을 한다. 세포 내 일반적인 내인성 완충용액은 중탄산염(icarbonate, HCO_3^-)이온이다. 중탄산염은 수소이온(H^+)을 취해 탄산(carbonic acid, H_2CO_3)을 형성한다:

$$HCO_3^- + H^+ \leftrightarrow H_2CO_3$$

이 반응은 매우 가역적이어서 주어진 환경 내 필요한 pH를 유지할 수 있도록 조절한다. 세포 속과 바깥의 모든 생물학적 체액은 엄밀하게 완충되어 있다.

3] 염

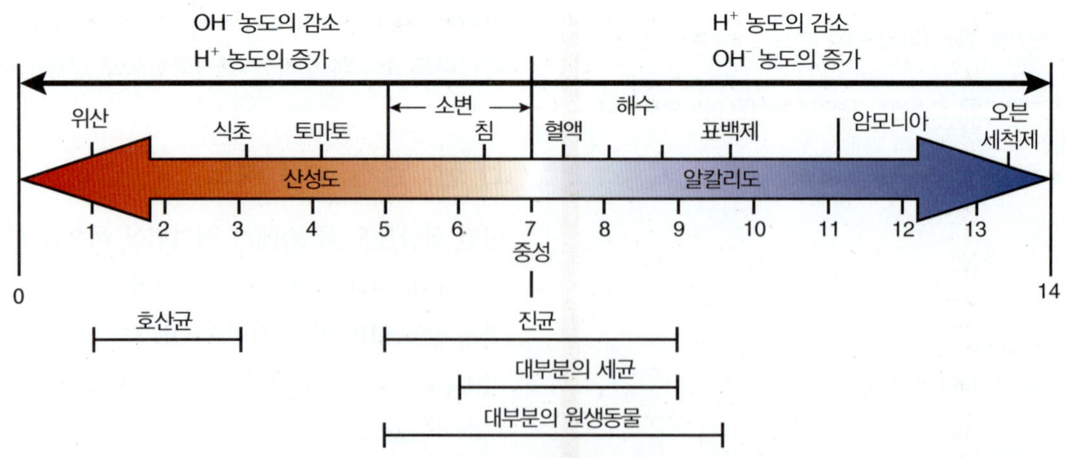

그림 2.9 pH 척도. 수소이온농도가 증가되면서 용액은 더욱 산성으로 되고 pH의 값이 낮아진다. 수소이온농도가 감소될 때 용액은 더 염기성으로 되며 pH의 값이 증가된다.

물에서 해리되어 정상적으로 수소이온이나 수산이온을 내지 않는 물질은 정상염(*normal salt*)이라 부른다. 나트론(Natron)은 [일반적으로 베이킹소다(baking soda)라고 부르는] 중탄산염나트륨(sodium bicarbonate), 탄산나트륨(sodium carbonate)[소다회(soda ash)], 소량의 염화나트륨(식염) 그리고 황산나트륨(sodium sulfate)의 혼합으로 구성된 염이다. 나트론은 염도를 잃어버렸기 때문에 불순염(*impure salt*)이라 부른다. 수산화이온을 포함하는 염은 염기성염이며 수소이온을 포함하는 염은 산성염이다. 염은 산과 염기가 반응할 때 형성된다. 물 속에 있는 염의 용액은 전해질(*electrolytes*)이라 부르며 이들은 전기를 전도한다.

염은 염기와 산 사이 혹은 금속과 산 사이의 화학반응에 의해 형성된다. 염의 명칭은 양이온(암모늄, 마그네슘)의 이름으로 시작하여 음이온(염화물, 황, 기타)의 이름이 그 뒤를 따른다. 예를 들어

$$NH_3 + HCl \rightarrow NH_4Cl$$ [염화암모늄 (ammonium chloride)]

$$Mg + H_2SO_4 \rightarrow MgSO_4 + H_2$$

염은 때로 양이온의 이름으로 덜 특이적으로 부르거나(예; 나트륨염, 암모늄염) 혹은 음이온의 이름(예; 염화물, 아세트산염)으로 부른다. 염을 형성하는 일반적인 양이온과 음이온은 표 2.4에서 볼 수 있다.

염은 대개 고형의 결정이지만 상온에서 액체로 존재할 수 있는데 이를 이온성액체(*ionic liquids*)라고 부른다. 각기 다른 염은 모든 5가지 기본적인 맛, 즉 짠맛(salty)(염화나트륨, sodium chloride), 단맛(sweet)(이초산납, lead diacetate), 신맛(sour)(칼륨중주석산염, (potassium bitartrate), 쓴맛(bitter)(황산마그네슘, magnesium sulfate) 그리고 우마미(umami)(글루탐산1나트륨, monosodium glutamate)의 감각을 자극할 수 있다. 순수한 염은 무색인 반면 불순한 염은 산(초산)이나 염기(암모늄염)의 냄새가 날 수 있다. 염은 맑거나 투명(염화나트륨)거나 불투명(이산화티타늄, titanium dioxide)하거나 금속성(이황화철, iron disulfate)일 수 있다. 이들은 또한 각기 다른 색깔로 존재한다(표 2.5). 대부분의 미네랄(광물질, mineral), 무기염료 그리고 많은 합성유기염료는 염이다.

표 2.4 염을 형성하는 일반적인 양이온과 음이온

염형성음이온*		염형성양이온	
이름	화학식	이름	화학식
아세트산염(아세트산)	CH_3COO^-	암모늄	NH_4^+
탄산염(탄산)	CO_3^{2-}	칼슘	Ca_2^+
염화물(염산)	Cl^-	철	Fe_2^+과 Fe_3^+
수산화물	OH^-	마그네슘	Mg_2^+
질화물(질산)	NO_3^-	칼륨	K^+
산화물	O_2^-	피리듐	$C_5H_5NH^+$
인산염(인산)	PO_4^{3-}	사원암모늄	NR_4^{+}†
황화물(황산)	SO_4^{2-}	나트륨	Na^+

*괄호속은 모체가 되는 산이다.
†결사슬/기

표 2.5 염의 색깔

염의 이름	화학식	색깔
염화나트륨(Sodium chloride)	NaCl	맑음, 투명
이산화티타늄(Titanium dioxide)	TiO_2	불투명, 백색
이황화철(Iron disulfide)	FeS_2	금속
크롬산나트륨(Sodium chromate)	$Na_2Cr_2O_4 \cdot 2H_2O$	황색
이크롬산나트륨 (Sodium dichromate)	$Na_2Cr_2O_7 \cdot 2H_2O$	오렌지색
황화수은(Mercury sulfide)	HgS	적색
이염화코발트6수화물(Cobalt dichloride hexahydrate)	$CoCl_2 \cdot 6H_2O$	연주자색
황산구리5수화물 (Copper sulfate pentahydrate)	$CuSO_4 \cdot 5H_2O$	청색
육청화철산염제2철 (Ferric hexacyanoferrate)	$Fe_4[Fe(CN)_6]_3$	청색
니켈산화물(Nickel oxide)	Ni_2O_3	녹색
황산마그네슘(Magnesium sulfate)	$MgSO_4$	무색
이산화망간(Manganese dioxide)	MnO_2	흑색

4] 물

지구상의 생명은 아마도 액체상태의 물이 풍부하기 때문에 존재한다. 물은 서로 다른 온도에 따르는 세 각기 다른 상태, 즉 기체(수증기), 액체, 고체(얼음)로 존재하기 때문에 특별하다. 물은 수소와 산소가 2:1의 비율로 존재하며 모든 형태의 생명을 위해 절대적으로 필요하다. 산소원자와 수소원자 사이의 결합은 극성공유결합이며, 분자가 약한 양극과 약한 음극을 갖게 만든다. 물분자는 수소결합에 의해 서로 연결된다. 물분자는 빠르게 붕괴되고 수소결합을 재형성할 수 있는데 이는 응집특성을 만든다. 물의 높은 응집상태, 즉 '점도'는 물체가 공기-물 경계의 표면에서 쉽게 뜰 수 있게 만들며, 또한 물이 비산될 때 물방울이 형성되도록 만든다. 이는 사람의 몸과 미생물에서 가장 풍부한 분자이며, 최소한 70%의 물을 포함하고, 지표면 71% 또한 물로 덮여 있다.

해수면에서 물의 어는점과 끓는점이 온도를 측정하는 기준선이다. 섭씨 0°C가 물의 어는점이며 100°C가 끓는점이다. 고체상태(얼음)의 물은 액체상태보다 덜 치밀하며 이는 얼음이 물에 뜨는 이유가 된다. 대부분의 액체가 더 냉각될수록 수축하는 데 반해 물은 고체(얼음)가 될 때까지 팽창한다.

물은 세포의 화학반응 대부분에 관여하며 가수분해에 의해 중합체를 단량체로 분해하는 데 있어 필수적이다. 대사활성을 위해 필요한 물의 양은 미생물 사이에서 서로 다르다. 물의 이용 가능성은 미생물의 성장률에 영향을 미친다(4장 참조). 물의 특성 일부는 박스 2.3에 나타내었다.

물은 **용매(solvent)**이며 많은 각기 다른 물질을 용해시킬 수 있으며, 그러므로 '범용용매(universal solvent)'라 부른다. 물이나 기타의 용매에 녹는 물질은 **용질(solute)**이며, 용매와 그의 용질이 복합된 것을 **용액(solution)**이라 부른다(그림 2.10). 분자의 용해도는 그의 분자구조에 의해 결정된다. 전기적인 특성에서 국소적인 차이, 즉 극성구역을 보이는 분자는 물에 녹으며 그렇지 않은 분자는 물에 녹지 않는다. 살아 있는 세포의 생존은 용액 내 용질의 적절한 농도에 달려 있다. 대부분의 생물은 용질의 농도가 그의 세포속환경보다 훨씬 더 큰 환경은 견디지 못한다. 세포 속이나 바깥에 있는 용질의 양에 따라 환경은 등장성(isotonic), 고장성(hypertonic) 혹은 저장성(hypotonic)일 수 있다.

- **등장성**: 용질의 농도, 따라서 세포 내 삼투압, 즉 세포 속 삼투압은 세포 외 삼투압, 즉 세포 바깥 삼투압과 동일하다. 등장액 속에 위치하는 세포는 부피가 변하지 않을 것이다.
- **고장성**: 세포 속의 용질농도가 세포바깥환경의 경우보다 더 적으며 이는 세포로부터 물의 순손실을 야기하여 결과적으로 세포가 수축된다. 세포의 형태는 V자이거나 톱니 모양으로 된다.
- **저장성**: 세포바깥환경의 용질농도가 세포 속의 경우보

생명의 응용

수서곤충

많은 곤충은 물의 큰 표면장력으로 인해 물의 표면에서 미끄러져 갈 수 있다. 가장 일반적인 예의 하나는 시냇물, 강물, 연못 그리고 심지어 바닷물의 위에서 미끄러지면서 물 표면을 절대로 부수지 않는 곤충, 즉 소금쟁이(water strider)이다. 물의 장거리 이동이 육상식물의 생존을 위해 필수적이다. 건조하고, 덥고, 맑은 날 잎은 매우 짧은 시간에 물을 거의 전부 잃어버릴 수 있다. 그러므로 잎으로부터 증발되는 물은 토양으로부터 물을 흡수함으로써 대체되어야 한다. 이러한 물의 운반은 응집장력론(cohesion-tension theory)에 의해 설명될 수 있는데, 이는 이러한 운반의 촉진력은 잎의 표면으로부터 물이 증발[증산(transpiration)]되는 것이다. 물분자는 서로 응집되어 잎의 표면에서의 증발에 의해 발휘되는 모세관작용(장력)에 의해 식물의 위쪽으로 끌려간다.

박스 2.3 물의 특성

- 물은 무색, 무미, 무취이다.
- 물은 젖는 느낌을 준다.
- 물을 방울져 떨어질 때 혹은 파도로 부서질 때 독특한 소리를 낸다
- 물은 액체, 고체 그리고 기체의 3가지 형태로 존재한다.
- 물은 많은 양의 열을 흡수할 수 있다.
- 물은 응집특성과 방울로 모이는 "점성"을 가진다.
- 물은 표면장력(응집 때문에 물분자가 표면에서 서로 부착하는 경향) 그리고 모세관작용(응집 때문에 물문자가 표면에서 서로 부착하여 함께 이동하는 경향)을 가진다.
- 물은 모든 생물의 일부이다.

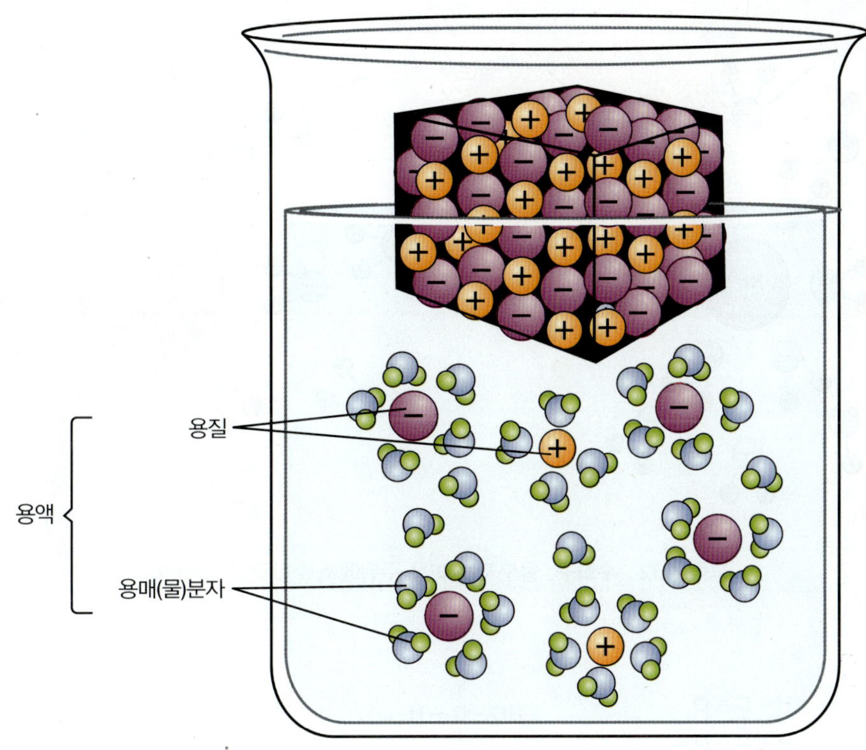

그림 2.10 용매, 용질 그리고 용액. 이 그림에서 물은 용매로 작용하며, 나트륨이온과 염소이온이 용질이고, 용질이 용매에 용해(해리)되는 경우 용액이 만들어진다.

용액	전	후
저장성	H_2O 이동	
고장성	H_2O 이동	세포막 세포벽
등장성		H_2O 이동

그림 2.11 긴장성. 저장성의 환경에 있는 세포는 물이 유입되어 팽창하고 그리고 결국 터질 수 있다. 고장성의 환경에 있는 세포는 물을 잃고 수축될 것이다. 등장성의 환경에 있는 세포는 변하지 않을 것이다.

다 더 낮아 세포 속으로 물이 유입되어 세포가 터지게 된다(그림 2.11).

극성 때문에 이온은 그를 둘러 싸고 있는 극성물분자를 끌어 당기며, 이는 이후에 다른 물분자를 유인하여 각 이온을 둘러싸는 수화구(hydration sphere)를 형성한다(그림 2.12). 수화구의 형성은 물에서의 이온용해도로 인한다. 글루코스, 아미노산 그리고 기타 유기분자는 만일 공유결합유형이 산소원자, 질소원자 그리고 인원자의 주위에 수화구를 형성시키게 한다면 물에 녹는다. 이러한 분자는 (물을 좋아하는) **친수성(hydrophilic)** 수용성화합물이다. 비극성공유결합에 의해 결합되어 있는 분자는 (물을 밀어내는) **소수성(hydrophobic)**이며 이들이 수화구를 형성하는 능력이 없으므로 물에 녹지 않는다. 약물분자의 일부는 그 약물에게 물에 녹는 특성을 부여하는 친수성일 수 있으며, 약물분자의 소수성부분에 대해서는 그 반대이다(10장 참조).

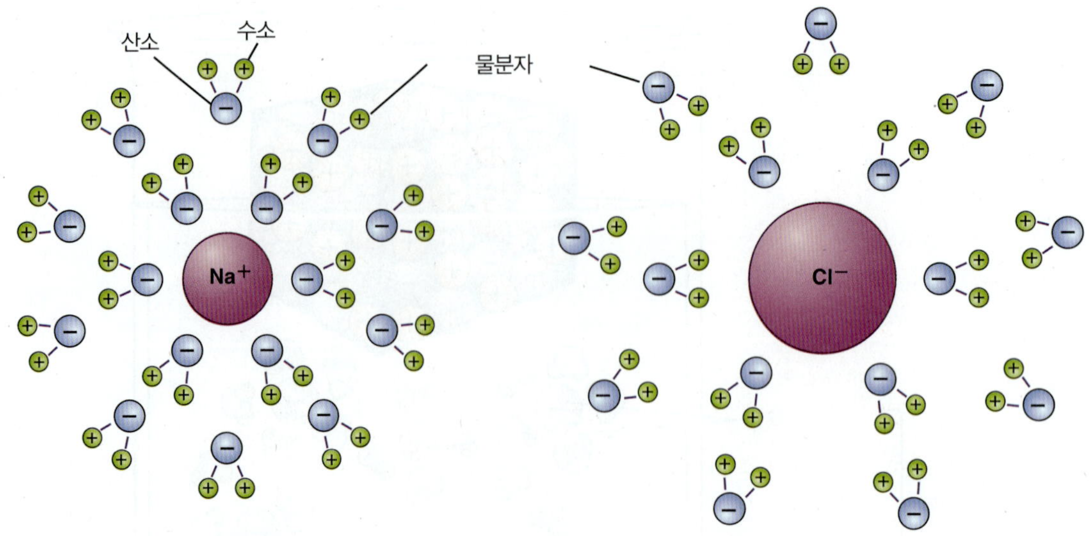

그림 2.12 수화구. 물분자는 이온 주위에서 수화구를 형성한다.

A B C

$C_6H_{12}O_6$

그림 2.13 유기분자의 탄소뼈대. 탄소원자는 **(A)** 사슬, **(B)** 고리 혹은 **(C)** 가지사슬로 배열될 수 있다.

4 유기분자
Organic Molecules

모든 유기분자는 탄소원자와 수소원자를 갖고 있다. 유기분자는 탄소원자와 수소원자에 의해 형성된 사슬이나 고리의 뼈대를 가지는데 이를 탄화수소뼈대(hydrocarbon backbone)라고 부른다. 일반적으로 탄소는 수소뿐만 아니라 산소, 질소, 황 그리고 인과 공유결합을 형성한다. 탄소의 다른 탄소와의 이 공유결합은 무한한 수의 다양한 유기분자를 만들고 사슬이나 고리로 각기 다르게 배열할 수 있게 한다(그림 2.13). 생물에서의 주된 유기분자는 탄수화물, 단백질, 지질 그리고 핵산이다. 이러한 화합물의 각각은 특이적인 단위분자, 즉 단량체로 구성된다(표 2.6).

표 2.6 유기분자와 그의 단량체

유기분자	단량체
탄수화물	단당류
단백질	아미노산
지질	글리세롤과 지방산
핵산	뉴클레오티드

1] 탄수화물

탄수화물(당)은 단당류(단량체), 이당류(2개의 단당류) 그리고 다당류(많은 단당류-중합체)를 포함하는데, 이들 모두는 독특한 비율(2:1:2)의 탄소원자, 수소원자 그리고 산소원자를 가진다. '탄수화물'(탄소의 수화물)이라는 이름은 이 비율에서 나왔다. 당은 탄소뿐만 아니라 이화반응 동안 추출된 많은 양의 에너지를 저장한다. 많은 미생물은 이용 가능한 경우 에너지원으로 당을 선호한다. 탄수화물은 또한 많은 다양한 세포구조에도 존재한다.

단당류(monosaccharide)는 3~7개의 탄소원자 그리고 하나의 알데히드기(aldehyde group)나 하나의 케토기(keto group)를 포함하는 단순당이다. 단당류에는 글루코스(glucose, $C_6H_{12}O_6$), 프룩토오스(fructose), 갈락토오스(galactose), 리보오스(ribose, $C_5H_{10}O_5$) 그리고 데옥시리보오스(deoxyribose, $C_5H_{10}O_4$)가 포함된다.

이당류(disaccharide)(그림 2.14*A*)는 2개의 단당류가 물분자 하나를 잃으면서 결합될 때 형성되는 화합물이다. 이당류에는 다음과 같은 것들이 포함된다.

- 글루코스와 프룩토오스로 구성되는 수크로스(sucrose)
- 글루코스와 갈락토오스로 구성되는 락토오스.
- 2개의 글루코스분자로 구성되는 말토오스.

다당류(polysaccharide)(그림 2.14*B*)는 많은 단당류가 결합하여 더 큰 화합물을 형성할 때 만들어진다. 식물의 녹말과 동물의 글리코겐은 글루코스의 다당류저장형이다. 가장 풍부한 다당류는 식물, 진균 그리고 조류의 대부분에서 세포벽의 주된 성분인 셀룰로오스이다.

2] 단백질

20개의 자연적으로 생성되는 아미노산(표 2.7)이 있으며, 이들은 단백질의 단량체이다. 모든 아미노산은 아미노기, 카르복실기 그리고 R(R기)이라 약칭되는 화학적으로 다양한 곁사슬로 구성된다(그림 2.15). 2개의 아미노산은 서로 결합하여 디펩티드(dipeptide)를 형성하며, 3개의 아미

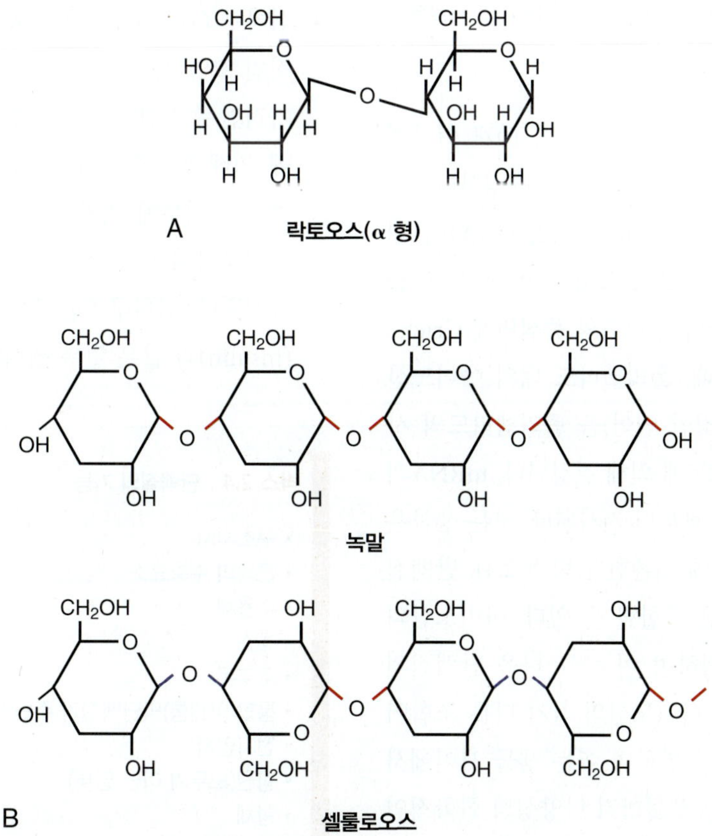

그림 2.14 **탄수화물. A,** 이당류(락토오스). **B,** 다당류(녹말과 셀루로오스).

표 2.7 자연적으로 생성되는 아미노산

아미노산	약어	아미노산	약어
알라닌(Alanine)	Ala	류신(Leucine)	Leu
아르기닌(Arginine)	Arg	리신(Lysine)	Lys
아스파라긴(Asparagine)	Asn	메티오닌(Methionine)	Met
아스파르트산 (Aspartic acid)	Asp	페닐알라닌 (Phenylalanine)	Phe
시스테인(Cysteine)	Cys	프롤린(Proline)	Pro
글루탐산(Glutamic acid)	Glu	세린(Serine)	Ser
글루타민(Glutamine)	Gln	트레오닌(Threonine)	Thr
글리신(Glycine)	Gly	트립토판(Tryptophan)	Trp
히스티딘(Histidine)	His	티로신(Tyrosine)	Tyr
이소류신(Isoleucine)	Ile	발린(Valine)	Val

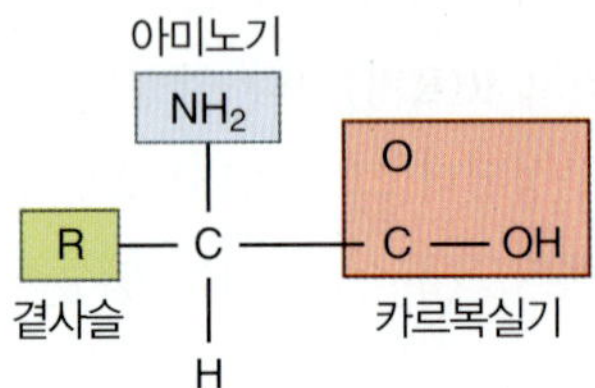

그림 2.15 아미노산의 일반구조. 아미노산은 아미노기와 카르복실기, 뿐만 아니라 다양한 R기 곁사슬을 포함한다.

노산은 트리펩티드(tripeptide)를 형성하고, 10개 이상의 아미노산사슬은 폴리펩티드(polypeptide)를 형성한다.

데옥시리보핵산(deoxyribonucleic acid; DNA)이 전령리보핵산(messenger ribonucleic acid; mRNA)을 만들고 mRNA가 단백질을 만든다는 크릭의 중심명제(Crick's central dogma)를 기억할 때, 폴리펩티드 내의 아미노산 서열은 코돈(3문자의 유전적인 언어)을 폴리펩티드의 사슬로 번역하는 mRNA의 코돈에 의해 결정된다. mRNA의 코돈은 DNA에 있는 코돈으로부터 전사된다. 모든 생물은 구조와 기능을 위해 단백질에 의존한다(박스 2.4). 단백질은 1만 개만큼의 아미노산을 포함할 수 있다. 아미노산의 서열과 접힘이 형태를 결정하며 이는 그 다음 단백질의 기능과 특이성을 결정한다. 아미노산의 각기 다른 조합이 무한히 다양한 폴리펩티드를 만들며 이는 생물 사이에서 구조와 기능의 믿을 수 없는 생물학적 다양성의 화학적인 기초를 제공한다.

단백질은 네 개의 각기 다른 구조적인 배열로 만들어진다(그림 2.16).

- 일차구조(*primary structure*)는 아미노산의 단일사슬로 표현된다. 일차구조단백질의 예는 생식샘자극호르몬분비호르몬(gonadotropin-releasing hormone)과 갑상샘자극호르몬분비호르몬(thyrotropin-releasing hormone)과 같은 작은 시상하부호르몬(hypothalamic hormones)이다.
- 이차구조(*secondary structure*)는 β 구조(β 입체구조)로 접히거나 혹은 α 나선을 형성하는 폴리펩티드사슬로 만들어진다. 오른손방향의 나선은 시계방향에서 매 3.6개의 아미노산이 완전하게 한 바퀴를 회전한다. α 나선은 수소결합에 의해 서로 연결된다. β 구조는 2개 이상의 옆에서 옆으로 위치하는 폴리펩티드사슬로 구성되며 수소결합에 의해 안정화된다. 그러한 나선단백질의 예는 각질(케라틴, keratin), 미오신(myosin) 그리고 아교질(콜라겐, collagen)이며; 비단은 β-병풍구조(pleated sheet)를 대표한다.
- 삼차구조(*tertiary structure*)는 이차구조단백질의 추가적인 꼬임 때문에 구형의 형태를 가진다. 이 구조는 추가적인 수소결합, 이온결합 그리고 이황화결합의 형성에 의해 안정화된다. 용해도의 특성은 일반적으로 단백질의 내부에 위치하는 소수성비극성사슬 그리고 단백질분자의 바깥에 위치하는 친수성극성사슬에 의해 결정된다. 삼차구조단백질의 예는 효소 그리고 인슐린(insulin)과 같은 일부 펩티드호르몬이다.

박스 2.4 단백질의 기능

- 구조지지
- 근육의 수축요소
- 수용체
- 효소
- 호르몬
- 통합(막관통)막단백질과 주변막단백질
- 전사인자
- 항원(모두가 아닌 일부)
- 항체
- 조직적합분자

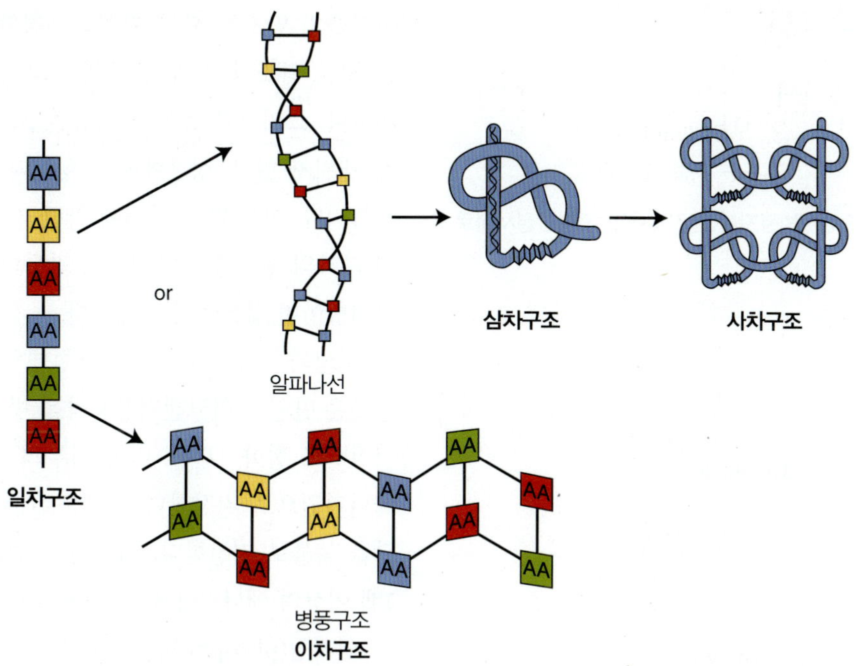

그림 2.16 단백질의 구조적인 배열. 일차구조는 아미노산(AA)의 사슬로 구성되며, 이차구조는 α 나선이나 β 구조일 수 있으며, 삼차구조는 구형의 형태를 가질 수 있고, 사차구조는 기능적인 단위를 형성하는 여러 서로 다른 폴리펩티드를 포함한다.

- 사차구조(*quaternary structure*)는 기능적인 단위를 형성하는 여러 폴리펩티드를 포함한다. 그러한 복합체는 동일한 폴리펩티드 혹은 서로 다른 폴리펩티드의 여러 복사체로 구성된다. 사차구조단백질의 예는 헤모글로빈분자(hemoglobin molecule)이다.

열, pH, 염, 방사선, 중금속은 단백질의 형태를 변화시킬 수 있으며, 단백질의 변성을 야기한다. 이 과정은 비기능성단백질화합물을 만든다. 변성된 효소(단백질)는 더 이상 생물학적 촉매의 기능을 수행할 수 없으며, 그 대사반응은 멈추게 된다. 변성된 항체는 더 이상 항원과 결합할 수 없으며, 면역반응에서 모든 중요한 항원항체복합체를 만들지 못하게 된다(13장 참조). 변성된 호르몬은 더 이상 그의 표적세포에 작용할 수 없으며, 변성된 세균단백질이나 바이러스단백질은 흔히 그 미생물을 제거시키게 될 것이다(11장 참조).

단백질이 무기화합물이나 유기비단백질화합물과 결합될 때 이는 결합단백질(*conjugated protein*)이라 부른다. 이러한 화합물은 당단백질(glycoprotein), 지질단백질(lipoprotein), 핵단백질(nucleoprotein) 그리고 인단백질(phosphoprotein)로 적절하게 부른다.

3] 지질

지질(lipid)은 화학구조가 현저하게 다양한 분자이다. 인지질은 예외로 하고, 지질은 소수성이며 에테르, 아세톤, 클로로포름, 벤젠 그리고 알코올과 같은 유기용매에 녹는다. 지질은 중성지방(triglyceride), 인지질, 스테로이드, 콜레스테롤, 프로스타글란딘 혹은 류코트리엔(leukotriene)처럼 탄화수소의 사슬과 고리로 구성된다.

중성지방(지방과 기름)은 글리세롤과 지방산의 사슬로 구성된다. 상온에서 지방은 고형인 반면 기름은 액체이다. 구조적으로 지방산은 긴 탄화수소사슬인 꼬리부분이며, 머리부분은 카르복실기(COOH)로 구성된다. 지방산의 꼬리는 소수성이며 머리는 친수성이다. 지방산의 머리 부분이 글리세롤분자와 결합할 때 지방이 형성되며 분자 전체는 소수성으로 되고 따라서 물에 녹지 않는다(그림 2.17).

지방산사슬의 탄소원자 사이에 이중결합의 존재 유무에 따라 지방은 포화지방, 단일불포화지방 혹은 다중불포화지방이라 부른다(그림 2.18). 동물성 지방의 경우, 지방

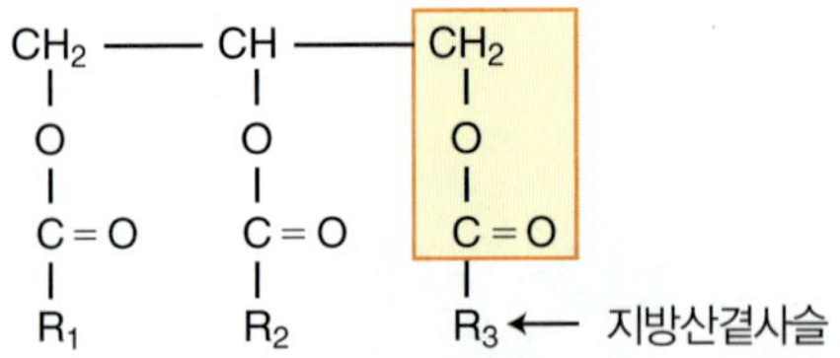

CH_2 — CH — CH_2

R_1 R_2 R_3 ← 지방산곁사슬

그림 2.17 중성지방. 중성지방분자는 글리세롤과 지방산곁사슬로 구성된다.

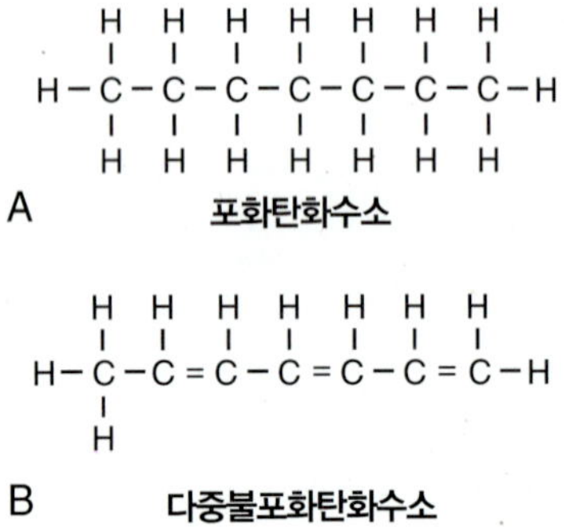

A 포화탄화수소

B 다중불포화탄화수소

그림 2.18 포화지방과 불포화지방. **A,** 탄소사슬내에 이중결합이 없는 포화지방. **B,** 탄소사슬내에 여러 개의 이중결합을 가진 다중불포화지방.

산사슬의 탄소는 모두 단일공유결합으로 결합되는데, 이는 모든 탄소가 최대 수의 수소와 결합되었다는 점을 의미한다. 그러므로 동물성 지방은 포화되어 서로가 치밀하게 채워져 있고, 상온에서 고형이다. 반면 식물성 지질은 기름이다. 이는 탄소 사이에 약간의 이중결합을 가지고 있어 분자의 형태를 구부러지게 만든다. 이러한 기름은 불포화지방이며 상온에서 액체이다.

지방과 기름은 필수적인 형태의 에너지 저장소이다. 동물은 만일 글리코겐저장용량을 벗어난다면 과도한 당을 지방으로 전화시킨다. 비록 일부의 종자나 과일이 기름을 에너지원으로 저장한다고 해도, 대부분의 식물은 과도한 당을 녹물로 저장한다. 지방은 탄수화물(3.89 kcal/g)보다 2배 이상의 에너지량을 저장한다(9.3 kcal/g).

인지질(phospholipid)은 글리세롤, 2개의 지방산사슬 그리고 한쪽 끝에 인산기를 가진다(그림 2.19). 이 분자는 극성(친수성)머리와 비극성(소수성)꼬리로 구성된다. 지방산기는 소수성인 반면 인산기는 친수성이다. 그러므로 인지질은 물에 녹는 극성머리와 비극성소수성꼬리를 가진다. 예를 들어 세포막은 서로 꼬리를 맞대고 있고 머리가

건강관리의 응용

지질저장병

병	원인	증상	치료
고셔병(Gaucher disease)(일반적인 임상적인 3가지 아형)	글루코세레브로시다아제결핍증 (Glucocerebrosidase deficiency)	지라와 간의 비대, 간기능부전, 뼈대질환, 신경학적인 합병증, 림프절부종, 복부팽만, 저혈소판치, 눈의 황색반점	효소치환술, 비신경학적인 증상에 대해서는 뼈속질이식(골수이식); 지라절제술이 필요할 수 있음; 빈혈에 대해서는 혈액수혈; 중증의 뇌손상에 대해서는 효과적인 치료가 없음
니만-픽병(Niemann-Pick disease) (4가지 범주)	간, 지라(비장), 뼈속질(골수), 허파(폐) 그리고 어떤 경우 뇌에 있는 세포에 지방과 콜레스테롤이 축적됨; 상염색체열성방식으로 유전됨	지라와 간의 비대, 눈의 선홍색반점, 신경학적인 장애, 운동기능의 감퇴	치료 없음, 증상의 지지요법
파브리병(Fabry disease)	α-갈락토시다아제(galactosidase)-A 결핍증; 자율신경계통, 눈, 콩팥 그리고 심장혈관계통에 지방물질이 축적됨	팔과 다리의 작열감, 시야흐림, 순환결함, 심장비대, 진행성콩판결함, 위창자장애, 발열	통증에 대한 약물요법(페니토인, 카르바마제핀); 콩팥이식 혹은 투석; 효소치환술
파버병(Farber's disease)	세라미다아제(ceramidase)결핍증; 관절, 조직 그리고 중추신경계통에 지방물질이 축적됨	정신기능결함; 간, 심장 그리고 콩팥이 병발될 수 있음; 구토, 관절염, 림프절부종, 관절부종, 관절구축	특이적인 치료 없음; 통증완화를 위한 코르티코스테로이드

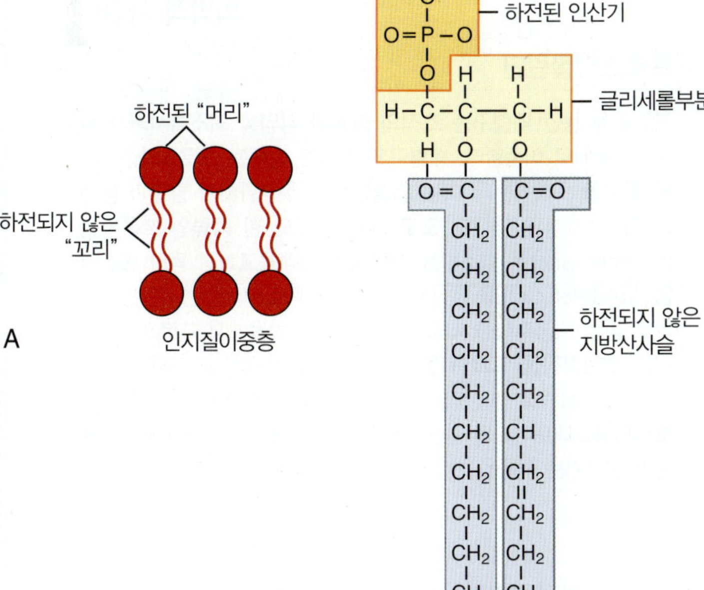

그림 2.19 **인지질.** A, 원형질에서 보이는 인지질이중층. B, 인지질 분자는 극성의 친수성머리와 비극성소수성꼬리로 구성된다.

바깥쪽으로 향하는 인지질이중층으로 구성되어 표면은 친수성이고, 속은 소수성이다. 이러한 배열은 생물막의 특성을 위한 기본이다.

스테로이드(steroid)(그림 2.20)는 다양한 작용기가 부착된 4개의 융합된 고리로 구성되는 탄소뼈대를 가진다.

> ### 생명의 응용
> **손씻기**
>
> 지방산은 비누의 주요 성분이며, 중요한 유화제이다. 유화제는 기름과 물 모두에 녹는 물질이며 둘을 혼합시킬 수 있다. 지방산의 꼬리부분은 기름에 녹고 머리부분은 물에 녹는다. 머리는 기름과 기름때를 유화시키며 씻겨나가게 한다.
>
> 비누와 물로 손을 씻는 것은 병의 확산을 억제하는 중요한 위생관리이다. 이그나츠젬멜바이스(Dr. Ignaz Semmelweis)박사가 1847년 처음으로 일상적인 손씻기가 손을 매개로 하는 질환을 예방할 수 있다는 것을 증명하였다(1장 참조). 이는 공중보건을 위한 기념비적 업적이었다. 현재 건강관리전문가는 손씻기가 질병의 전파를 막는 가장 효과적인 방법의 하나라고 말한다.

콜레스테롤

에스트로겐

테스토스테론

그림 2.20 **스테로이드.** 다양한 스테로이드분자를 볼 수 있는데 모두는 4개의 융합된 탄소고리를 갖지만 그의 작용기가 다르다.

수백 개의 각기 다른 스테로이드가 식물, 동물 그리고 진균에 존재한다. 범주는 다음과 같다.

- 동화대사스테로이드(*anabolic steroids*)는 안드로겐수용체와 상호작용하여 근육량과 뼈질량을 증가시킨다. 자연적으로 생성되는 동화대사스테로이드 외에, 운동선수들에 의해 그들의 능력을 항진시키려는 시도로(때로 불법적으로) 사용되는 합성동화대사스테로이드가 있다.
- 성스테로이드(*sex steroids*)는 남성과 여성의 이차성징

에 관여한다. 여기에는 안드로겐, 에스트로겐 그리고 프로게스테론이 포함된다.

- 미네랄로코르티코이드(*mineralocorticoids*)는 전해질의 콩팥분비를 조절함으로써 혈액량, 전해질균형 그리고 삼투압농도의 유지에 일조한다.
- 글루코코르티코이드(*glucocorticoids*)는 대사와 면역기능 면에서 많은 역할을 수행한다. 이들은 흔히 염증상태를 완화시키기 위해 처방된다.
- 피토스테롤(*phytosterol*)은 효모, 진균 그리고 식물에서 자연적으로 생성되는 일단의 스테로이드알코올이다. 식물은 동물세포에서 콜레스테롤과 동일한 기능을 제공하는 세포막의 구조성분인 피토스테롤을 광범위하게 가지고 있다. 피토스테롤인 에르고스테롤(ergosterol)은 프로비타민 D_2라고도 부른다. 이는 자외선에 의해 에르고칼시페롤(ergocalciferol), 즉 비타민 D_2로 전환되는 생물학적인 전구분자이다.

의학적 사건

피토스테롤과 에르고스테롤

피토스테롤은 창자에서 콜레스테롤의 흡수를 감소시킴으로써 콜레스테롤을 낮추기 때문에 식품첨가제로 사용된다. 이는 암을 예방하는 작용도 할 수 있다. 소량의 피토스테롤이 식물성기름, 특히 콩기름에 존재한다.

에르고스테롤억제제는 이들이 진균막에서 막의 기능을 파괴하고 고등진핵세포의 막에 영향을 미치기 때문에 항진균제로 사용된다(11장 참조).

콜레스테롤($C_{27}H_{45}OH$)은 스테로이드와 알코올이 결합된 스테롤이다. 콜레스테롤은 지용성비타민(비타민A, D, E, K)의 대사에서와 같은 많은 생화학적 과정에서 중요한 역할을 하며, 비타민D의 전구분자로 작용한다. 콜레스테롤은 또한 스테로이드호르몬합성을 위한 전구분자이며 세포막의 중요한 성분이기도 하다.

프로스타글란딘은 지방산과 고리탄화수소기로 구성된다. 다양한 프로스타글란딘이 확인되어 왔으며, 이들 모두는 다양한 조직에서 각기 다른 역할을 수행한다. 프로스타글란딘은 화학전령자로로 작용하고 다른 부위로 이동하지 않기 때문에 국소호르몬(*local hormones*)이라고 부른다. 이들은 혈액응고와 염증과 같은 방어기전에 관여하는 것과 같은 몸과 세포의 다양한 조절과정에서 중요한 역할을 수행한다.

의학적 사건

프로스타글란딘

조직손상 동안 백혈구는 조직의 파괴와 감염을 최소화시키기 위해 그 부위로 이동한다. 백혈구의 이러한 침투는 프로스타글란딘의 분비를 초래하는데 이는 염증반응을 활성화시켜 발열과 통증을 일으킨다(13장 참조). 프로스타글란딘의 한 종류인 트롬복산(thromboxane)은 혈소판을 자극하여 혈액응고과정 동안 혈소판덩이(platelet clot)를 형성시킨다. 다른 프로스타글란딘은 분만의 유도 동안 자궁수축을 자극한다. 알레르기반응에서 프로스타글란딘은 혈관확장을 일으켜 혈관투과성을 증가시키고, 기관지를 수축시키며, 통증에 대한 감수성을 증가시킨다. 아스피린(aspirin)과 코르티코스테로이드와 같은 항염증약물은 프로스타글린딘의 작용을 억제시키는 작용을 한다(10장과 11장 참조).

4] 핵산

핵산의 단량체는 뉴클레오티드이며, 이는 탄소, 수소, 산소, 질소, 인을 포함한다. 핵산의 주된 기능은 유전정보의 저장(DNA), 단백질합성의 촉진(RNA) 그리고 에너지의 전환[아데노신3인산염(ATP)과 니코틴아미드아데닌디뉴클레오티드]이 포함된다. 뉴클레오티드는 펜토오스당, 인산염, 질소염기의 세 단위로 구성된다(그림 2.21). 뉴클레오티드의 구조는 두 주된 기능적인 부분, 즉 당-인산염의 뼈대와 염기로 나눌 수 있다. 각각의 핵산은 이들이 포함하는 당, 즉 리보오스(RNA) 혹은 데옥시리보오스(DNA)에 따라 이름이 정해진다. 두 주된 무리를 5개의 가능한 질소염기, 즉 독특한 2개의 고리구조인 아데닌(adenine, A)과 구아닌(guanine, G)을 포함하는 퓨린 그리고 1개의 고리구조를 가진 시토신(cytosine, C), 티민(thymine, T), 우라실(uracil, U)을 가진 피리미딘으로 세분한다(그림 2.21 참조). 핵산중합체 내의 염기는 상보성염기짝짓기(*complementary base pairing*)라 부르는 과정에 의해 인

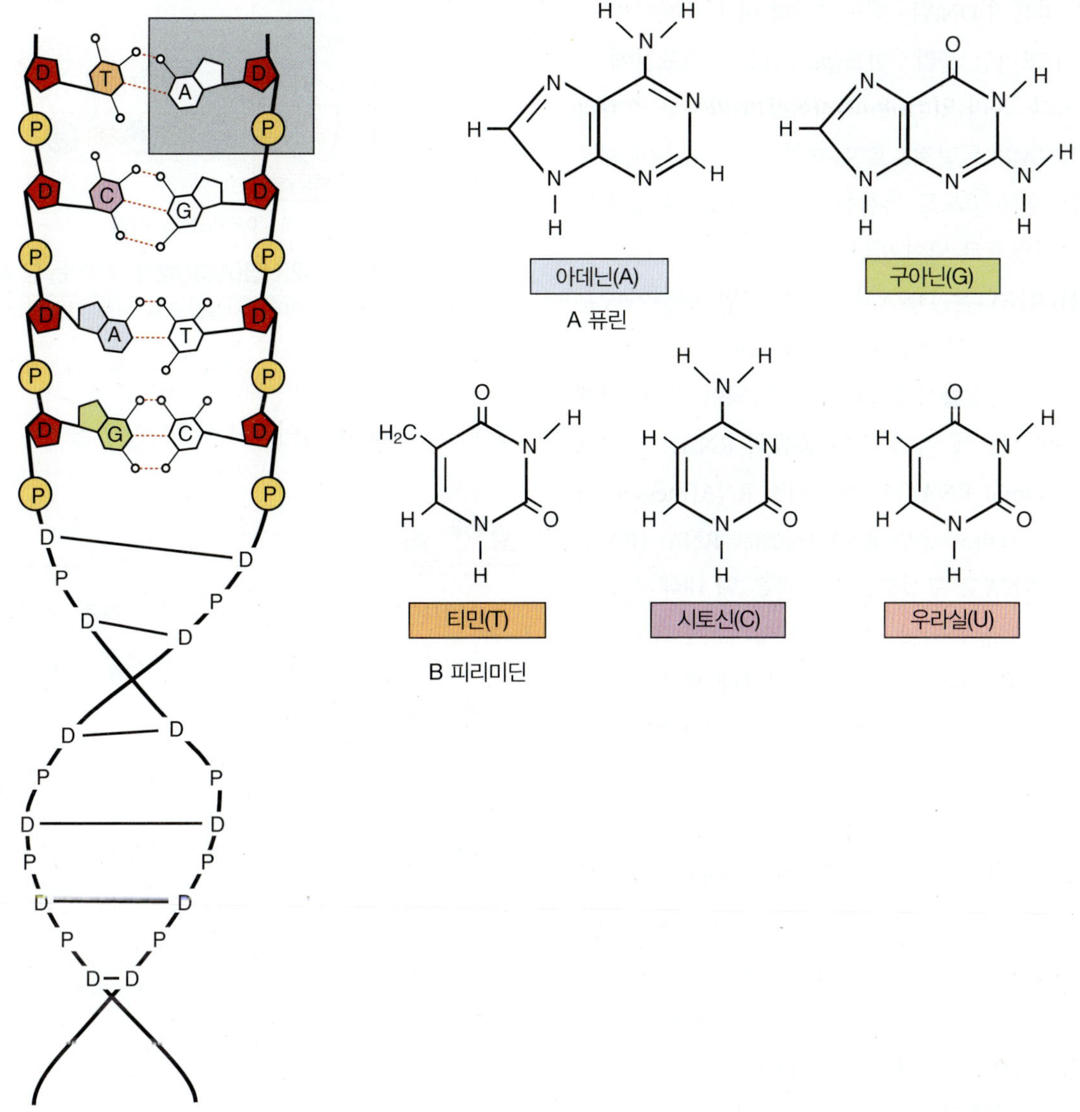

그림 2.21 DNA 분자. 데옥시리보핵산(DNA)은 각각이 인산염, 펜토오스당(데옥시리보로스) 그리고 질소염기(음영구역)로 구성되는 뉴클레오티드로 구성된다. 핵산의 질소염기는 **(A)** 퓨린(purine)이거나 혹은 **(B)** 피리미딘(pyrimidine)이다. 피리미딘 우라실은 오직 RNA에만 존재한다.

접 염기와 수소결합을 형성할 수 있다. DNA 분자에서 아데닌은 항상 티민과 짝을 이루며 구아닌은 시토신과 짝을 이룬다. RNA 분자에서, 티민은 우라실과 짝을 이룬다.

데옥시리보핵산(DNA)은 당 데옥시리보오스와 1회전당 10개의 염기를 포함하는 이중나선구조를 가진 핵산이다(그림 2.21 참조). DNA 중합체는 수천 개의 염기길이일 수 있다. DNA는 유전암호를 포함하며 따라서 정보저장기능을 한다. DNA는 유전적인 특징, 성장 그리고 세포생식에 관여한다. 이는 원핵세포와 진핵세포 모두뿐만 아니라 일단의 바이러스에 존재한다. DNA는 단백질합성에 필요한 정보를 포함한다. DNA의 언어, 즉 유전암호는 질소염기로 표현되는 4개의 문자, 즉 C, G, A 그리고 T로 구성되며 20개의 자연적으로 생성되는 아미노산을 나타내기 위해 코돈(*codon*)이라 부르는 3문자 '단어'를 사용한다. 코돈의 조합은 무한히 다양한 '문장'을 만들 수 있다. 각 코돈은 특정의 아미노산을 나타내며 아미노산의 조합은 각기 다른 폴리펩티드를 만든다(표 3.6 참조).

염색체(chromosome)는 세포의 핵 내에서 DNA를 운반하는 미세구조이다. 하나의 염색체는 DNA 한 분자를 나타낸다. 세균의 경우 두 종류의 DNA를 가진 염색체가 존재하는데, 염색체 DNA는 핵모양구역 내에 존재하며 단순한 DNA의 고리인 플라스미드(*plasmid*)는 세포질에 자유로이 떠 있다. 플라스미드는 자가복제가 가능하며 따라서 염색체 DNA와 독립적으로 복제할 수 있다. 진핵세포의 경우, 염색체는 고도로 복합한 구조이며 DNA 분자는 고리가 아니 선형으로 되어 있다.

리보핵산(RNA)은 DNA와 유사하지만 단일가닥분자이며, 이의 당은 리보오스이고, 우라실이 티민과 대체된다. RNA는 단백질합성을 위해 특수화되어 있다. 단백질합성을 위해서는 세 각기 다른 종류의 RNA, 즉 리보솜 RNA(ribosomal RNA; rRNA), 전령 RNA(messenger RNA; mRNA) 그리고 운반 RNA(transfer RNA; tRNA)가 필요하다. rRNA로 구성되는 리보솜은 핵 내에서 만들어지며 세포질로 운반되어 그곳에서 조면소포체(rough endoplasmic reticulum; rER)에 부착하거나 세포질 내에 폴리리보솜으로 자유로이 남게 된다. 폴리리보솜과 rER 위의 리보솜(3장 참조)은 모두 단백질 합성부위이다. 전령 RNA는 아미노산서열을 단백질로 해독하는 유전정보를 포함한다. 코돈이라 부르는 염기세짝(base triplet)은 폴리펩티드사슬 내 아미노산서열을 이끌게 된다. RNA의 세 번째 종류인 tRNA는 안티코돈(anticodon)이라고 부르는 질소염기세짝을 포함한다. 안티코돈은 mRNA에 있는 코돈과 상보적인 염기를 포함하며 폴리펩티드의 합성을 위해 필수적이다(3장 참조).

아데노신3인산염(ATP)은 세포의 에너지분자이다. 이화대사 동안 에너지가 방출될 때 이는 ATP의 고에너지결합으로 포획된다(그림 2.22). 다른 분자로 에너지를 전달하면서, ATP는 그의 인산기 1~2개를 잃게 되며 아데노신2인산염(adenosine diphosphate, ADP)이나 아데노신1인산염(adenosine monophosphate, AMP)으로 된다. 이는 에너지방출반응이다. ADP와 AMP 모두는 광합성에 의해 혹은 동화대사 동안의 화학에너지를 통해 다시 ATP로 전환될 수 있다. 광합성미생물은 동화대사 동안 에너지원으로 태양빛을 사용한다. ATP 생산을 위한 영양소분자를 필요로 하는 미생물은 화학합성영양생물(*chemotrophs*)이라 부르며 에너지를 위해 태양빛을 사용하는 미생물은 광영

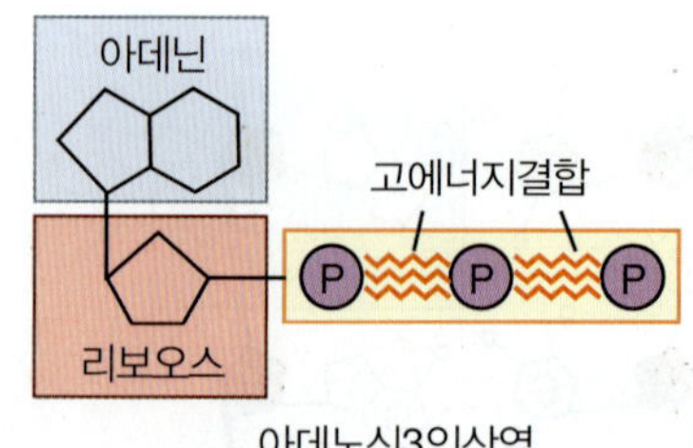

그림 2.22 아데노신3인산염(ATP)분자. ATP는 당 리보오스, 질소염기 아데닌 그리고 고에너지결합으로 서로 연결된 3개의 인산염을 가진 핵산이다.

양생물(*phototrophs*)이라고 부른다(4장 참조).

요약 Summary

- 물질은 공간을 점유하며 질량을 가진 어떤 것이다. 이는 고체, 액체 혹은 기체의 종류일 수 있다. 모든 생물과 무생물은 원소로 구성된다.
- 원자는 양으로 하전된 양성자 그리고 전하가 없는 중성자를 포함하는 원자핵을 갖고 있다. 핵은 음으로 하전된 전자가 위치하는 동심원적인 껍질로 둘러 싸여 있다. 원자가 동일한 수의 양성자와 전자를 갖고 있기 때문에 이는 전기적으로 중성이다.
- 둘 이상의 원자가 공유결합, 이온결합 혹은 수소결합으로 결합될 때 분자가 형성된다.
- 생물에서의 모든 화학반응은 대사경로에서 조직화되는 대사의 일부분이다. 이러한 화학반응에는 합성반응, 가수분해반응, 교환반응, 산화환원반응 그리고 에너지흡수반응과 에너지방출반응이 포함된다. 화학적인 '약칭'은 화학기호법으로 표현하는데 이는 각기 다른 화학반응을 기술하는 데 도움이 된다.
- 약간의 무기화합물이 탄소를 포함할지라도, 대부분의 무기화합물은 탄소를 갖지 않는다. 유기화합물은 항상 탄소와 수소를 포함하는 거대한 분자이다.
- 산, 염기, 완충용액, 염 그리고 물은 모두 생명에 필수적인 무기분자이다. pH는 용액의 산성도와 알칼리도를 0에서 14까지의 척도로 측정하며 pH 7이 중성이 된다.
- 탄수화물은 탄소와 에너지를 저장하며 세포구조의 일

부를 제공한다. 유기화합물의 이 부류에는 단당류, 이당류 그리고 다당류가 포함된다. 세균은 이용 가능한 경우 에너지원으로 탄수화물을 선호한다.

- 단백질은 그의 단위분자인 각기 다른 아미노산으로 구성된다. 단백질은 1만 개만큼의 아미노산을 포함할 수 있으며 서열과 접힘의 유형이 형태를 결정하는데 이는 그 후 단백질의 기능을 결정하게 된다.
- 지질의 범주는 중성지방, 인지질, 스테로이드, 콜레스테롤 그리고 프로스타글란딘이다. 기능적으로, 지방은 에너지를 제공하고 저장하며 세포막의 일부이고 그리고 호르몬으로써 조절적인 역할을 수행한다.
- 핵산의 단량체는 뉴클레오티드인데, 이는 인산염, 당 그리고 질소염기로 구성된다. 핵산의 기능에는 유전정보의 저장(DNA), 단백질의 합성(RNA) 그리고 에너지의 전환(ATP와 NAD)이 포함된다.

복습문제

1. 원자번호는 다음의 어느 것과 동일한가?

a. 양성자
b. 중성자
c. 전자
d. 양성자와 전자

2. 다음 중 전자를 동일하게 공유하는 화학결합은?

a. 이온결합
b. 극성공유결합
c. 비극성공유결합
d. 수소결합

3. 물분자 사이의 결합은?

a. 이온결합
b. 극성공유결합
c. 비극성공유결합
d. 수소결합

4. 원자의 가장 바깥껍질은 전자를 몇 개까지 가질 수 있을까?

a. 2
b. 6
c. 8
d. 10

5. 염화나트륨에서 나트륨원자와 염소원자 사이의 결합은 무엇일까?

a. 수소결합
b. 이온결합
c. 극성공유결합
d. 비극성공유결합

6. 수크로오스는 다음 중 어느 것으로 구성될까?

a. 글루코스와 갈락토오스
b. 글루코스와 프룩토오스
c. 프룩토오스와 말토오스
d. 글루코스와 말토오스

7. 탄수화물의 단위분자(단량체)는?

a. 단당류
b. 아미노산
c. 핵산
d. 지방산

8. 아미노산 사이의 결합은?

a. 이온결합
b. 펩티드결합
c. 수소결합
d. 공유결합

9. DNA의 아데닌과 짝을 이루는 RNA 뉴클레오티드염기는?

a. 시토신
b. 구아닌
c. 티민
d. 우라실

10. 글루코스와 프룩토오스는 다음 중 어느 것의 예일까?

a. 단당류
b. 이당류

c. 다당류

d. 지질

11. 중성자가 얼마의 전하를 가진 입자일까?

12. 양성자의 수는 동일하지만 중성자의 수가 다른 원자는 무엇이라 부를까?

13. 양으로 하전된 이온은 무엇이라 부를까?

14. 물이 존재하는 경우, 거대분자가 더 작은 분자로 분해되는 것은 무엇이라 부를까?

15. 수소이온을 받을 수 있는 분자는 무엇이라 부를까?

16. 가장 강한 것부터 가장 약한 것까지 화학결합의 각기 다른 유형의 이름을 말하고 그에 대해 설명해 보라.

17. 동화대사와 이화대사에 대해 설명해 보라.

18. 단백질기능의 명칭을 쓰고 설명해 보라..

19. 포화지방과 불포화지방을 비교하고 대조해 보라.

20. 상보성짝짓기를 설명하고 DNA와 RNA를 비교해 보라.

CHAPTER 03

세포의 구조와 기능

Cell Structure and Function

학습목표

1. 원핵세포와 진핵세포의 구조를 설명하고 그 차이를 확인한다.
2. 그람양성세포벽과 그람음성세포벽의 구조를 설명하고 그 차이를 기술한다.
3. 세균막의 형성에 대해 설명하고 건강관리에서 그의 중요성에 대해 논의한다.
4. 세포바깥액구역과 세포속액구역 사이를 구별한다.
5. 세포막을 통과하는 각기 다른 막수송기전에 대해 명칭을 쓰고 설명한다.
6. 효소의 기능과 구조 그리고 효소의 활성에 영향을 미치는 요인에 대해 설명한다.
7. 산소호흡, 무산소호흡, 발효 그리고 광합성에 대해 설명한다.
8. 전사과정, 번역과정 그리고 단백질합성 동안 RNA의 역할을 설명한다.
9. DNA의 복제기전을 설명한다.
10. 세포주기의 각기 다른 단계에 대해 설명하고 유사분열의 각기 다른 단계에서 일어나는 사건을 나열한다.
11. 감수분열에 대해 설명하고 유성생식에서의 그 중요성을 논의한다.
12. 세균의 돌연변이와 유전자전달에 대해 설명한다.

주요용어

가수분해효소(hydrolases)
감수분열(meiosis)
경쟁(competition)
경쟁효소억제(competitive enzyme inhibition)
고세균(archaea)
광영양생물(phototrophs)
광합성(photosynthesis)
그람양성균(gram-positive bacteria)
그람음성균(gram-negative bacteria)
기본원리(central dogma)
내효소(endoenzymes)
능동수송(active transport)
단모성(monotrichous)
당분해(해당작용)glycolysis
당질층(당피)(glycocalyx)
대변이(macrolesion)
돌연변이(mutations)
동화대사(anabolism)
말총모양(lophotrichous)
무산소세포호흡(anaerobic cellular respiration)
발효(fermentation)
보인자(cofactors)
보효소(coenzymes)
복귀(reversions)
봉입체(inclusions)
분해효소(lyases)
비가역억제(irreversible inhibition)
비경쟁억제(noncompetitive inhibition)
빛비의존반응(light-independent reactions)
빛의존반응(light-dependent reaction)
산소세포호흡(aerobic cellular respiration)
산화환원효소(oxidoreductases)
삼투(osmosis)
선모(pili)
세균막(biofilm)
세포내이입(endocytosis)
세포뼈대(cytoskeleton)
세포소기관(cell organelles)
세포외유출(exocytosis)
세포질(cytoplasm)
세포질액(cytosol)
세포호흡(cellular respiration)
소변이(microlesion)
수동수송(passive transport)
수용체매개세포내이입(receptor-mediated endocytosis)

술(채)(fimbriae)
스트로마(stroma)
식물(plant)
아포효소(apoenzyme)
안티코돈(anticodon)
알로스테리부위(allosteric site)
양극모성(amphitrichous)
S기(S phase)
에피솜(episome)
M기(M phase)
연결효소(ligases)
열역학 제1법칙(first law of thermodynamics)
염색체(chromosome)
엽록체(chloroplast)
완전효소(holoenzymes)
외효소(exoenzymes)
운동성(motility)
원형질막(plasma membrane)
유사분열(mitosis)
유전자(gene)
유전자형(genotype)
이분법(binary fission)
이성화효소(isomerases)
이화대사(catabolism)
자리바꿈(역위)(inversions)
전이효소(transferases)
전자수송사슬(chain)
점돌연변이(point mutations)
접합(conjugation)
조류(algae)
종료서열(terminator sequence)
주모성(털복숭)(peritrichous)
주변단백질(peripheral proteins)
주성(taxis)
G1기(G1 phase)
G2기(G2 phase)
진균(fungi)
체액구역(fluid compartments)
친화력(affinity)
크렙스회로(Krebs cycle)
통합단백질(integral proteins)
트란스포손(transposons)
특이단백질운반체(specific protein carrier)
틀이동돌연변이(frameshift mutations)
틸라코이드막(thylakoid membranes)
펩티도글리칸(peptidoglycan)
편모(flagella)
포스포글루콘산경로(phosphogluconate pathway)
포식작용(phagocytosis)
포음작용(pinocytosis)
포화(saturated)
표현형(phenotype)
프라이머 RNA(primer RNA)
프로모터(promoter)
플라스미드(plasmid)
핵막(nuclear envelope)
핵모양구역(nucleoid area)
헬리카제(helicase)
형질도입(transduction)
형질전환(transformation)
화학합성영양생물(chemotrophs)
확산(diffusion)
활성자리(active site)
효소(enzymes)

왜 알아야 할까

역사

아리스토텔레스(Aristotle, 기원전 384-322), 파라켈수스(Paracelsus, 1493-1541) 그리고 기타 고대의 과학자와 철학자는 식물과 동물의 거시부분에서 연속성이 존재한다는 것을 인식하였다. 그들은 동물로부터 동물로, 식물로부터 식물로 그리고 세대로부터 세대로 스스로를 유지시키는 구조를 관찰하였다. 수세기가 지난 후, 확대경 및 로버트후크(Robert Hooke, 1635-1703)와 얀 스와메르담(Jan Swammerdam, 1637-1680)에 의해 제작된 복합현미경의 출현과 함께, 20~30배로 확대된 사물을 기술하는 것이 가능해졌다. 이후 렌즈 연마기술과 빛을 사용하여 레벤후크(van Leeuwenhoek, 1632-1723)는 현미경의 해상도를 200배로 개선시켰다. 신설된 런던왕립협회(Royal Society of London)에 보낸 서신에서 그는 자신과 다른 사람의 입안에서 채취한 시료 속에 "매우 귀엽게 움직이는 매우 작은 살아 있는 미세생물"이라고 기술하였다. 이는 살아 있는 세균에 관한 첫 번째 기술 중 하나였다. 레벤후크가 그의 현미경으로 처음 관찰한 것은 혈구세포의 발견, 뱀장어 모세혈관에서의 순환, 살아 있는 정자세포, 선충, 윤충이었으며 짧게 기술하였다. 후에 크로드버나드(Claude Bernard, 1813-1878)는 세포를 생명의 주된 표현이라고 기술하였다. 세포는 원생동물과 같은 단세포생물이든 혹은 세포무리가 분화하여 조직과 기관으로 되는 다세포생물이든 간에 생명의 기본단위이다.

영향

이러한 미세구조가 기능을 가진다는 개념이 출현한 것은 독립된 단위로서의 세포에 대한 연구, 즉 세포화학과 세포유전학 같은 이후의 분과와 함께 세포학(cytology)을 태동시키게 되었다. 게다가 기능적 단위로서의 세포통합성이 필수적인 것으로 되었는데, 그 이유는 만일 질병이나 물리적인 파괴로 인해 세포가 심하게 손상되거나 파괴된다면 세포는 심지어 효소활성과 같은 기능의 일부가 남아 있다고 하더라도 죽기 때문이다. 세포기능의 이러한 지속성은 세포통합성이 본질적으로 손상된 무세포분획과 세포 내용물에 대해 연구하게 하였다. 게다가 세포는 환경에 대한 반응과 산물에 대한 요구가 변화한다. 이는 화학공장이며, 산물이나 생산물이 조직과 생물을 위해서뿐만 아니라 세포 자체의 유지와 보수를 위해 필수적이다. 생명은 단세포이건 다세포이건 세포 형태로 존재하며, 각각의 세포는 그 자체로 존재할 수 있고, 모든 세포는 기존의 세포로부터 나온다는 세포론은 생물에서 세포의 역할에 대한 과학적인 연구를 이끈다. 과학은 오래 지속되는 문제와 새로운 문제를 살펴보기 위해 새로운 방식을 만드는 기술의 진보에 의존한다.

미래

과학에서 최근의 발전 중 하나는 분화하여 사람의 신체조직을 형성하는 전구다능세포에 초점이 맞춰져 있다. 다시 말해서 줄기세포는 특수한 기능을 가진 분화된 특수한 세포 종류로 발생한다. 과학자와 대중은 줄기세포의 연구가 의학에 혁명을 일으킬 것으로 생각한다. 줄기세포의 잠재성을 밝히기 위해 세포의 구조와 기능을 이해하는 것이 인간 생존에 있어 핵심이다.

미생물은 비록 작다고 해도 사람의 세포, 조직, 기관, 따라서 생명을 쉽게 파괴할 수 있다. 만일 과학이 항상 그랬듯이 합리적으로 적절하고 알맞게 조절하고 제한시킬 수 있다면 미래는 밝을 것이다. 이러한 능력이 없다면 항상 그랬듯이 미래는 많은 문제를 낳게 될 것이다.

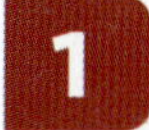

원핵세포와 진핵세포의 일반구조
General Structure of Prokaryotic and Eukaryotic Cells

세포는 모든 생물의 구조적 그리고 기능적 기본단위이다. 세포(*cell*)라는 명칭은 작은 방을 뜻하는 라틴어 'cella'에서 유래된다. 1655년 로버트후크(Robert Hooke)(1장 참조)가 그의 현미경으로 코르크조각에서 세포를 발견하여 코르크세포를 작은 방에 비유했을 때 이 용어를 선택했다. 1838년 쉴덴(Schleiden)과 슈반(Schwann)은 현대세포생물의 시초로 기록되는 세포설, 즉 세포론을 공식적으로 제안하였다. 현대의 세포설은 다음을 기술한다:

- 세포는 생명의 가장 작은 형태이다.
- 모든 형태의 생명은 하나 이상의 세포로 구성된다.
- 모든 세포는 기존의 세포로부터 나온다.

오늘날 세포생물학의 지식으로 이어진 주요 사건은 표 3.1에 정리하였다.

표 3.1 세포생물학에서의 주요 사건

년도	이름	사건
1655	로버트후크(Robert Hooke)	코르크의 세포를 관찰
1674	안토니반레벤후크(Antony van Leeuwenhoek)	원생동물을 발견
1683	안토니반레벤후크(Antony van Leeuwenhoek)	세균을 발견
1838	쉴덴(Schleiden)과 슈반(Schwann)	세포설을 제안
1855	칼내겔리(Carl Naegeli)와 칼크래머(Carl Cramer)	삼투를 설명하기 위해 필요한 장벽으로써 세포막을 기술함
1857	루돌프알버트본쾰리커(Rudolph Albert von Kölliker)	근육세포에서 미토콘드리아를 발견하였으며, 이들을 근육세포의 가로무늬근육원섬유 사이에 배열된 이채로운 과립이라고 기술함
1890	리챠드알트만(Richard Altman)	미토콘드리아의 염색법을 개발하고 유전적인 자율성을 생각함
1898	칼벤다(Carl Benda)	미토콘드리아의 특이염색으로 크리스탈바이올렛(crystal violet)을 개발하여 명칭함
1882	로버트코흐(Robert Koch)	아닐린염료(aniline dye)와 함께 결핵과 콜레라를 일으키는 세균을 동정함
1898	카밀로골지(Camillo Golgi)	실버착은염색(silver nitrate stain)(골지염색)과 함께 골지장치를 발견함
1931	에른스트루스카(Ernst Ruska)	첫 번째 투과전자현미경을 제작함
1965	캠브리지인스트루먼트 컴퍼니(Cambridge Instrument Company)	첫 번째 주사전자현미경을 시판함
1978	진텍(Genetech)	재조합 DNA 기술을 사용하여 사람 인슐린을 생산함
1978	마틴에반스(Martin Evans), 마튜카우프만(Mathew Kaufman) 그리고 가일 R. 마틴(Gail R. Martin)	사람의 배꼽혈액에서 줄기세포를 발견함
1980	케리뮬리스(Kerry Mullis)	중합효소연쇄반응(polymerase chain reaction, PCR)을 발명함
1984	알렉제프리(Alec Jeffreys)	유전자지문
1986	어플라이드 바이오시스템즈(Applied Biosystems)	첫 번째 자동 DNA 서열분석기
1988	NIH	미국국립생명공학정보센터(National Center for Biotechnology Information)
1997	스코틀랜드, 로슬린연구소(Roslin Institute)	양을 복제함(돌리)
2002	세레라제노믹(Celera Genomic)	사람유전체를 제시함

구조적으로 그리고 기능적으로 서로 다른 두 종류의 세포, 즉 원핵세포와 진핵세포가 있다(표 3.2). 하지만 두 형태의 세포는 다음과 같은 특성을 공유한다.

- 생식 방법—세포분열, **이분법(binary fission)**, 유사분열 혹은 감수분열
- 단백질합성을 위한 DNA와 RNA의 존재
- 특이적인 대사경로로 조직화되는 세포대사

표 3.2 원핵세포와 진핵세포의 비교

특징	원핵세포	사람진핵세포
크기	0.2~60 μm	5~100 μm
염색체	하나	다수
세포막	있음	있음
세포벽	있음	있음(원핵생물) 없음(진핵생물)
핵	없음	있음(적혈구제외)
핵모양구역	있음	없음
미토콘드리아	없음	있음
소포체	없음	있음
골지장치	없음	있음
세포뼈대	없음	있음
리보솜	70S	80S
생식방식	무성생식	무성생식과 유성생식

- 바깥과 속의 자극(온도, pH 그리고 영양소수준에서의 변화)에 대한 반응
- 원형질(세포)막

1] 원형질막과 세포벽

모든 살아 있는 세포는 생존하기 위해 끊임 없이 변화하는 주위환경으로부터 보호될 필요가 있다. 이는 **원형질막(plasma membrane)**에 의해 이루어지며 일부 세포에서는 추가적인 구조, 즉 세포벽에 의해 이루어진다.

원형질막

원핵세포와 진핵세포 모두 모든 살아 있는 세포는 세포속 환경/구역과 세포바깥 환경/구역을 만드는 약 8 nm 두께의 원형질막으로 싸여 있다. 세포 속과 바깥의 **체액구역(fluid compartments)**은 액체상태이며, 원형질막이 이들 사이에 장벽을 제공한다. 막은 주로 인지질과 단백질로 구성된다. 인지질은 극성(친수성) 머리와 비극성(소수성) 꼬리를 가진 극성 분자이다(2장 참조). 원형질막의 각 면이 접하는 환경이 액체성이므로, 소수성 꼬리는 서로를 마주보며 친수성 머리는 막의 양면상에서 물과 접촉된다. 이는 그림 3.1에 나타낸 인지질이중층을 형성시킨다.

인지질이중층 내에 박혀 있는 것은 주변단백질과 통합(막관통)단백질 그리고 콜레스테롤이다. **주변단백질(peripheral protein)**은 막의 한 면에 부분적으로 박혀 있는 반면 **통합단백질(integral protein)**은 막을 통과하여 한쪽 면에서 다른 쪽 면으로 신장된다. 비록 특이적인 지질성분과 단백질성분이 막 사이에서 서로 다르다고는 해도 원형질막의 기본구조와 성분은 세포소기관을 싸고 있는 그러한 막과 동일하다. 인지질이 세포막의 주된 지질성분인 반면, 콜레스테롤은 또 다른 중요한 세포막성분이며 그 양은 원형질막의 종류에 따라 변한다. 예를 들어 동물세포의 원형질막은 인지질분자당 약 1개의 콜레스테롤을 포함하며, 식물세포는 훨씬 덜 포함하고, 원핵세포는 콜레스테롤이 없는 대신 호파노이드(hopanoid)라고 부르는 스테롤유사분자를 포함한다. 스테로이드와 호파노이드(5개의 고리를 가진 스테롤유사화합물)는 인지질분자의 첫 번째 소수의 탄화수소기를 부동화시킨다. 이는 인지질이중층의 유연성을 감소시키며 작은 수용성분자의 투과성을 낮춘다.

막의 한 성분이기도 한 당지질(glycolipid)은 세포바깥공간으로 돌출된다. 기능적으로 이들은 보호와 절연 그리고 수용체결합부위로 작용한다. 또한 그람음성세포벽의 바깥막(4장 참조)은 이러한 세포가 용해되면서 방출되는 지질다당류세균내독소(lipopolysaccharide bacterial endotoxin)를 포함한다.

막단백질의 기능은 그의 조성과 원형질막내 그의 위치에 따라 달라진다. 이들은 다음과 같은 기능을 수행할 수 있다.

- 구조적 지지를 제공

의학적 사건

내독소쇼크

내독소는 그람음성세포벽 내에 위치하며 면역반응이나 항생제의 작용에 의해 세포가 용해될 때 방출된다. 내독소쇼크(endotoxin shock)는 일반적으로 그람음성균의 전신파종과 연관되며, 이 경우 다량의 내독소방출이 발열원(pyrogen)(13장 참조)으로 작용하여 심각하게 생명을 위협할 수 있는 전신염증반응을 야기한다.

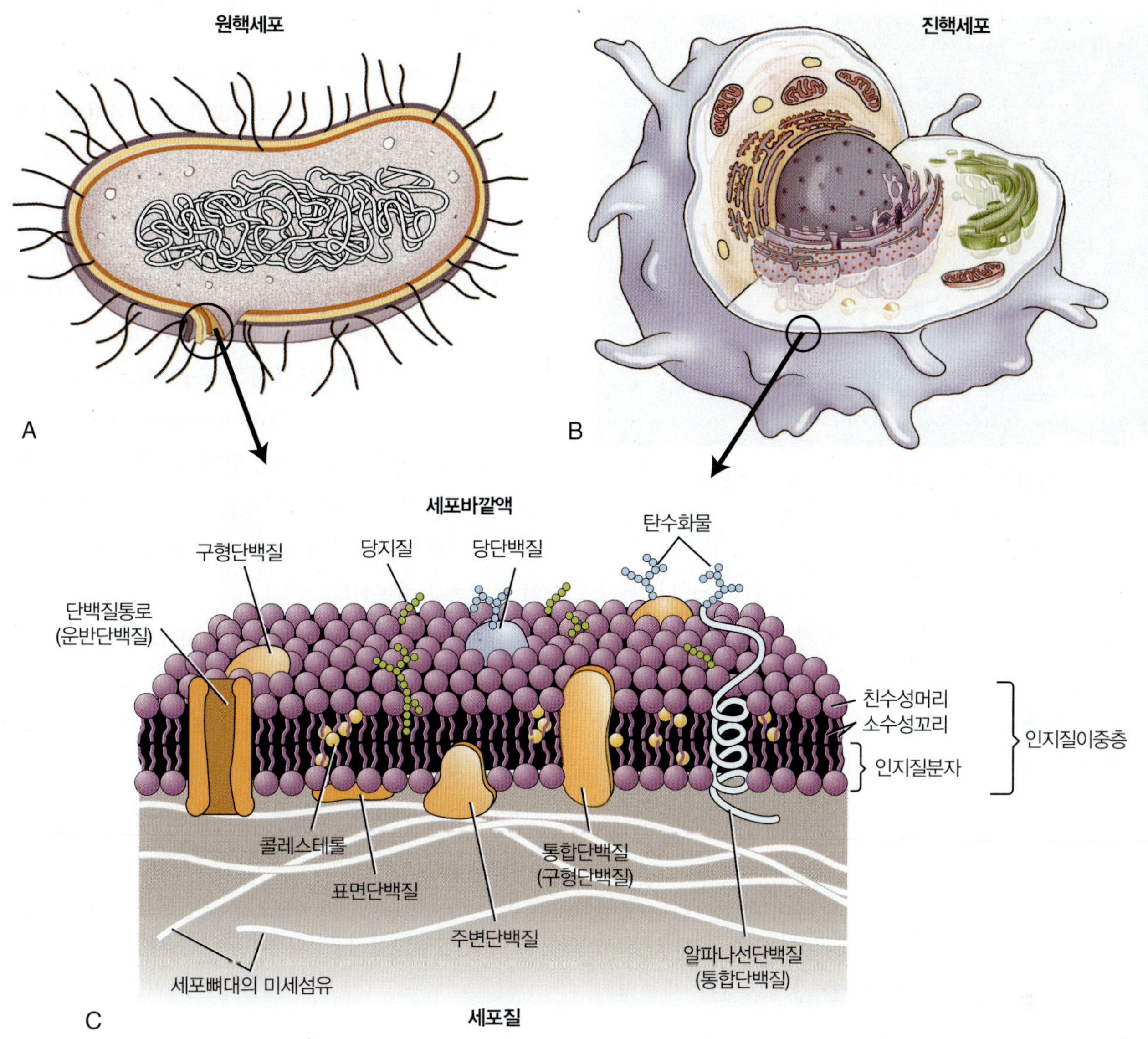

그림 3.1 원형질막. 원핵세포(A)와 진핵세포(B) 모두는 인지질이중층, 콜레스테롤, 단백질 그리고 탄수화물로 구성된 원형질막으로 싸여 있다.

- 막을 통과하여 분자를 운반
- 화학반응을 조절하기 위한 효소조절자로 작용
- 호르몬과 기타 조절물질에 대한 특이수용체로 작용
- 표면항원으로 작용(13장 참조)

당질층

많은 세포는 원형질막의 바깥에 형성되는 바탕질을 가지고 있다. 이 세포바깥구조는 동일한 세균, 상피 그리고 기타 세포에 의해 생산되는 **당질층(당피, glycocalyx)**이라 부르는 다량체물질로 구성된다. 일반적으로 당질층은 세포표면으로부터 돌출되는 다당류의 그물이며 다음과 같은 기능을 가진다.

- 세포와 세포의 소통
- 다른 세포바깥바탕과의 상호작용
- 세포를 세포바깥바탕질에 고정
- 병원체로부터의 보호
- 면역반응의 조정
- 불활성표면에 대한 세균의 부착부위(세균막의 형성)

세균의 경우, 당질층은 세포를 보호하고 때로 세균이 그의 환경에 부착하는 것을 돕는 거대분자의 막이다. 당질

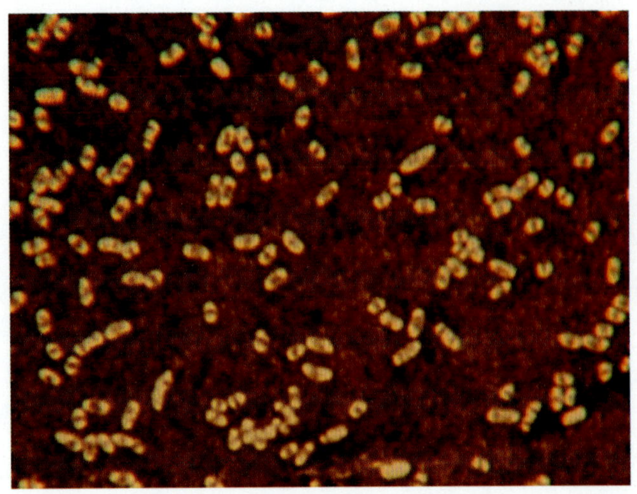

그림 3.2 **당질층.** 이 현미경사진은 폐렴막대균(*Klebsiella pneumoniae*)을 싸고 있는 세균피막을 보여준다.

층의 조성, 두께 그리고 조직화는 세균마다 다르다. 세균 당질층의 한 특수화된 기능은 피막의 형성이다(그림 3.2). 피막은 백혈구에 의한 포식작용으로부터 폐렴균과 항산막대균(*Bacillus anthracis*)과 같은 병원체를 보호하며, 따라서 이들이 병원성을 갖게 한다.

세포벽

세포벽은 원형질막을 싸고 있는 당질층의 바로 아래에 위치한다. 세균, 고세균, 진균, 식물 그리고 조류는 모두 서로 다른 화학적인 조성의 세포벽을 가지고 있다. 세포벽의 목적은 세포의 형태를 유지시키고 어떤 물리적이거나 화학적인 손상으로부터 세포를 보호하기 위함이다.

세균의 세포벽은 독특한 견고한 구조이며 세포의 형태를 유지하고 숙주의 면역계통으로부터의 보호를 포함하여 이들을 적대적인 환경으로부터 보호한다(13장 참조). 세포벽의 강도는 짧은 펩티드조각과 교차연결된 헥소오스당(hexose sugar)[*N*-아세틸글루코사민(*N*-acetylglucosamine)과 *N*-아세틸뮤라믹산(N-acetylmuramic acid)]의 혼합중합체인 **펩티도글리칸(peptidoglycan)**[뮤코펩티드(mucopeptide) 혹은 뮤레인(murein)]의 존재로 인한다(그림 3.3). 펩티도글리칸의 양과 조성은 주요 세균무리 사이에서 달라지며 세균을 소위 그람양성균과 그람음성균으로 구분하는 그람염색법(Gram staining)(8장 참조)을 위한 기초를 제공한다.

하지만 일부 세균은 특징적인 세포벽의 구조를 갖지 않으며, 일부는 세포벽이 모두 없다(즉, 미코박테륨과 미코플라스마; 4장 참조). 세포벽의 조성에서의 차이는 세균 질환의 치료용법에서 항균제를 선정하는 경우 중요한 고려사항이 된다. 또한 세포벽의 구조는 다양한 환경에서 미생물의 성장을 조절하는 특수한 방법을 선택하는 경우에서도 중요하다(7장 참조).

여러 미생물에서 세포벽의 특징은 다음과 같다.

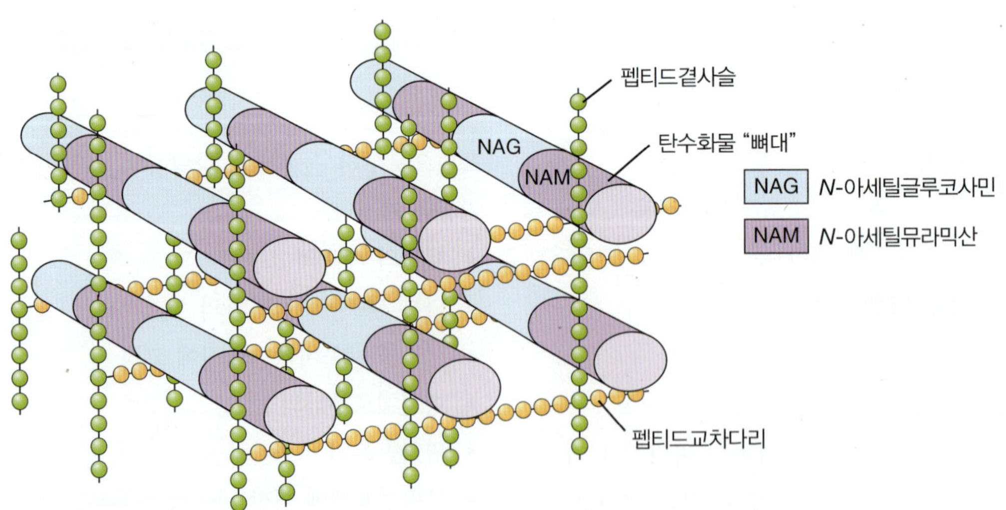

그림 3.3 **펩티도글리칸의 구조.** 펩티도글리칸은 펩티드연결다리 그리고 상대적으로 견고한 구조를 형성하는 펩티드곁사슬에 의해 연결된 *N*-아세틸글루코사민(NAG)과 *N*-아세틸뮤라믹산(NAM)의 사슬로 구성된다. 펩티도글리칸의 양과 정확한 조성은 세균 종 사이에서 달라진다.

그람양성균은 세포막의 바깥에 위치하는 두꺼운 펩티도글리칸층(20~80 nm)을 가진다(그림 3.4*A*). 이는 또한 세포벽 유지하고 산성세포 표면에 기여하는 테이코산(teichoic acid)이나 리포테이코산(lipoteichoic acid)과 같은 산성다당류를 포함한다. 원형질막과 세포벽 사이의 작은 공간은 원형질막주위공간(periplasmic space)인데, 이는 일부 그람양성균에서는 가장 적을 수 있다.

그람음성균은 덮고 있는 바깥막이 펩티도글리칸층의 지질단백질분자에 고정되어 있기 때문에 더 복잡한 얇은(5~10 nm) 펩티드글리칸층을 가진다(그림 3.4*B*). 바깥막은 원형질막과 유사한 구조이지만 이는 그의 표면으로부터 신장된 지질다당류를 포함한다. 이 지질다당류는 수용체 혹은 항원으로 기능할 수 있다. 또한 막은 포린(porin)단백질을 포함하는데, 이는 오직 작은 분자

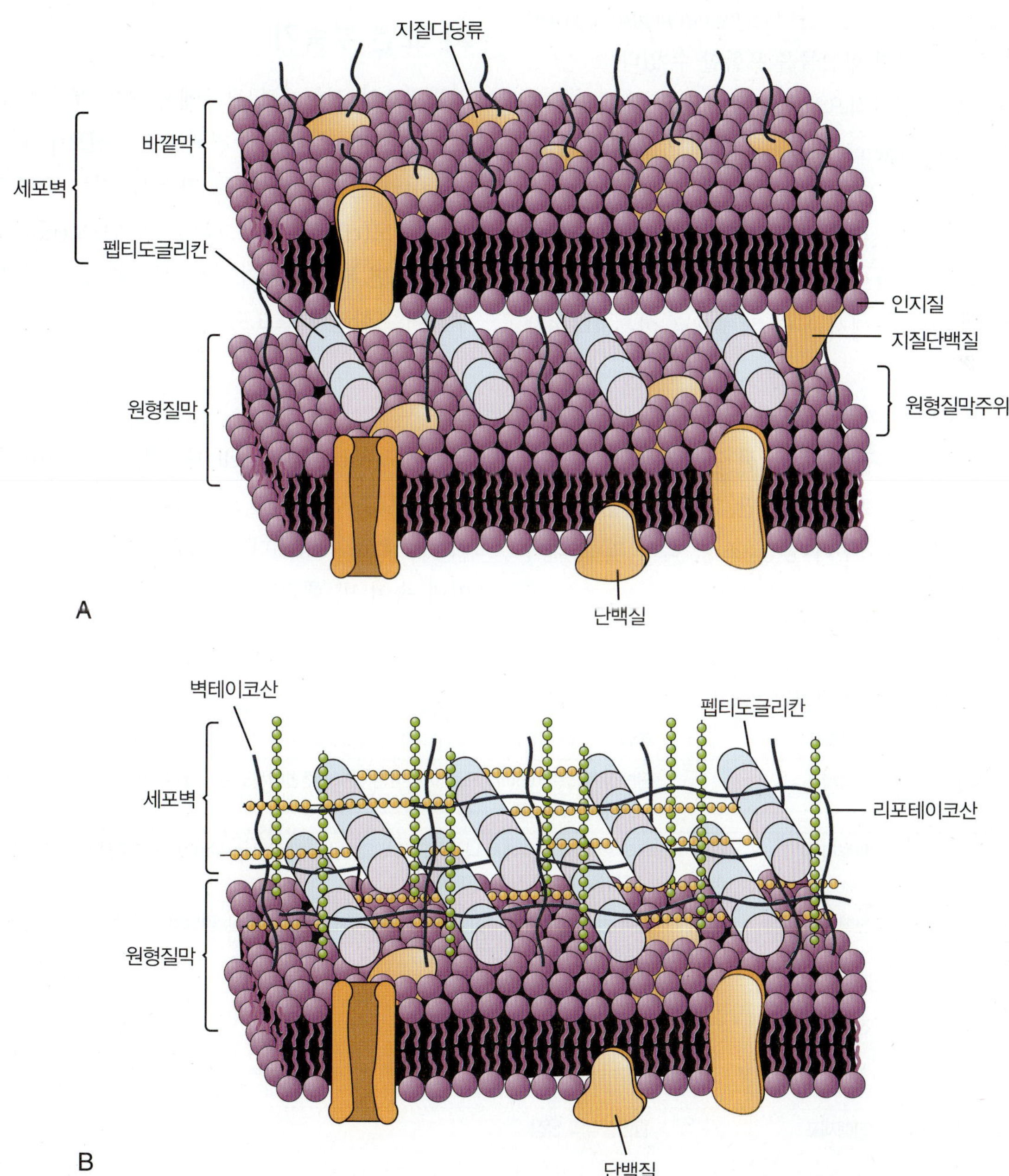

그림 3.4 세균의 세포벽. 이 그림은 그람양성세포벽과 그람음성세포벽에 있는 이들의 구조에 독특한 특징과 함께 펩티도글리칸층의 위치를 보여준다. **A,** 그람음성세포벽. **B,** 그람양성세포벽.

만 통과하게 한다. 이는 항생제와 같은 거대분자에 대한 방어기전으로 작용한다. 원형질막과 바깥막 사이의 원형질막주위공간(periplasmic space)은 전체 세포부피의 40~60%를 차지할 수 있다. 이 공간은 영양소의 획득, 펩티도글리칸의 합성, 전자운반 그리고 세포에게 해로운 기타 물질의 해독을 위한 생화학적인 경로를 담고 있다.

- **고세균**의 세포벽은 펩티도글리칸을 포함하지 않지만 어떤 세포는 거짓펩티도글리칸(*pseudopeptidoglycan*)이라 부르는 유사한 화합물을 포함할 수 있다.
- **식물**세포벽은 일반적으로 다당류, 주로 셀룰로오스, 헤미셀룰로오스(hemicellulose) 그리고 펙틴(pectin)으로 구성된다.
- **조류**는 셀룰로오스와 다양한 당단백질이 포함된 세포벽을 가진다. 그의 세포벽 내 추가적인 다당류봉입체가 조류분류학에서 동정 특징으로 이용된다(6장 참조).
- **진균**의 세포벽은 키틴(chitin), 글루칸(glucan) 그리고 기타 중합체로 구성된 복잡한 구조이다. 모든 진균이 세포벽을 가진 것은 아니지만, 가지고 있는 경우에는 성장상태와 세포주기 동안 조성, 특성 및 형태가 변한다.

의학적 사건

페니실린과 원형질막주위공간

다양한 기전이 항생제저항균주를 만들 수 있지만, 원형질막주위공간이 임상적으로 중요한데 그 이유는 일부 그람음성균이 이 공간 속으로 β-락타마제(lactamase)를 분비하기 때문이다. β-락타마제는 항생제의 페니실린기를 분해하는 효소이며, 결과적으로 페니실린에 저항하게 만든다. β-락타마제는 염색체나 플라스미드에 의해 매개되어 발현될 수 있다.

2] 표면 부속기

원핵세포와 진핵세포 모두에서 표면 부속기(surface appendages)가 존재한다. 원핵세포는 선모(pili)[술(채, fimbriae)]와 **편모(flagella)**를 가질 수 있는 반면 진핵세포에서는 섬모(cilia), 편모 그리고 미세융모(microvilli)를 갖는다. 표면 부속기의 기능은 이동, 부착, 흡수 그리고 감각수용이 포함된다(표 3.3).

세균편모

세균편모(bacterial flagella)는 긴(3~12 μm) 나선형의 지름이 약 12~30 nm인 미세섬유이며, 이는 환경 내에서의 이동을 위해 사용된다. 단백질 성분은 플라겔린(flagellin)이며 속이 빈 핵과 조립되어 원통형의 구조를 형성한다.

표 3.3 원핵세포와 진핵세포의 표면 부속기

표면 부속기	세포종류	조성	기능
편모(Flagella)	진핵세포	단백질 튜블린(tubulin)으로 이루어진 9쌍의 주변미세소관 + 2개의 중심미세소관	채찍 같은 작용을 통한 이동
	원핵세포	속이 빈 중심 주위에서 나선형으로 배열된 플라겔린(flagellin) 아단위로 이루어진 단일미세소관	프로펠러 같은 회전을 통한 이동
선모(Pili)	원핵세포	속이 빈 중심주위에 나선형으로 배열된 필린(pilin)단백질; 편모와 유사하지만 더 짧고 더 견고함	부착(술) 고형표면을 통과하는 연축이동 접합(성선모)
섬모(Cilia)	진핵세포	편모와 유사하지만 훨씬 더 짧음	이동 세포표면 위에서 체액의 이동 감각
미세융모(Microvilli)	진핵세포	원형질막의 신장	흡수 분비 부착 이동

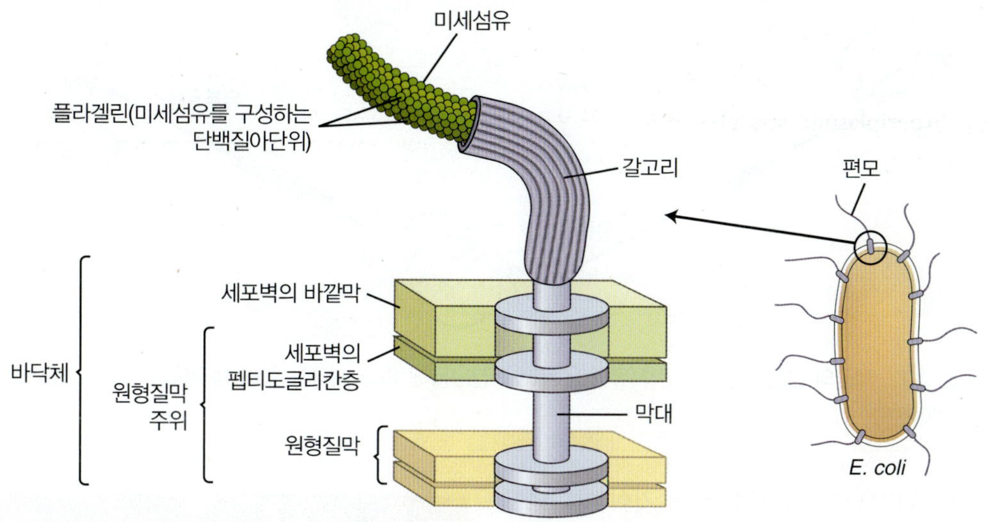

그림 3.5 원핵생물 편모의 구조. 그림은 그람음성균에서 편모의 부분들과 부착을 보여준다.

편모는 다음의 세 부분으로 구성된다(그림 3.5).

- 세포표면 바깥으로 위치하는 긴 미세섬유
- 미세섬유의 끝에 위치하는 갈고리(hook)
- 갈고리가 고정된 바닥체(기저체, basal body); 바닥체는 하나의 막대와 2쌍의 원반으로 구성된다

플라젤린은 면역원성이며 *H* 항원이라 부르는 일단의 항원으로 발현된다. 이 항원은 종, 균주 혹은 변이형에 특이적이다. 플라젤린의 종특이성은 단백질의 일차구조가 차이가 나는 결과이다(2장 참조). 편모는 세균의 한쪽 끝[**단모성(monotrichous)**] 혹은 양쪽 끝[**양극모성(amphitrichous)**]에 있는 단일의 극성구조로서 존재할 수 있다. 편모는 또한 세균의 양쪽 끝이나 한쪽 끝에서 뭉치로 존재할 수 있는데 그러한 세균의 경우는 **말총모양(lophotrichous)**이다. 만일 편모가 세포표면에 전반적으로 분포한다면 이들은 **주모성(털복숭, peritrichous)**이다(그림 3.6).

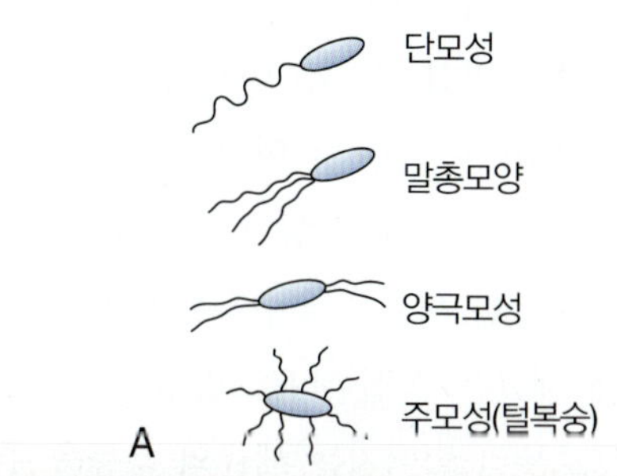

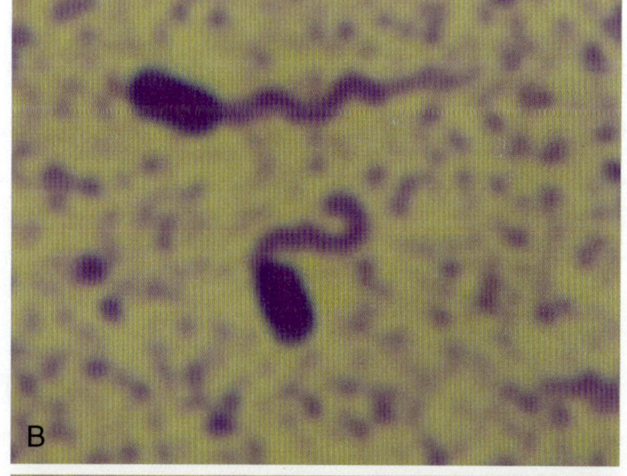

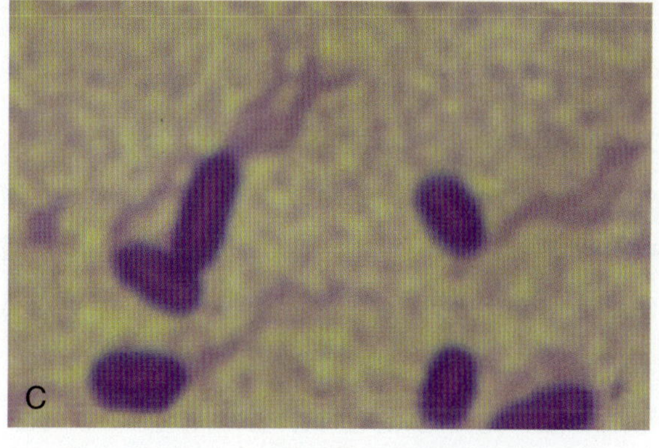

세균의 이동

세균세포를 나아가게 하는 편모에 의한 추진력은 바닥체의 시계방향이나 반시계방향의 회전에 의해 만들어진다.

그림 3.6 세균의 편모. A, 세균편모의 기본적인 4가지 배열. B, 극성편포. C, 말총모양. D, 프로테우스 종(Proteus species)의 주모성(털복숭)편모.

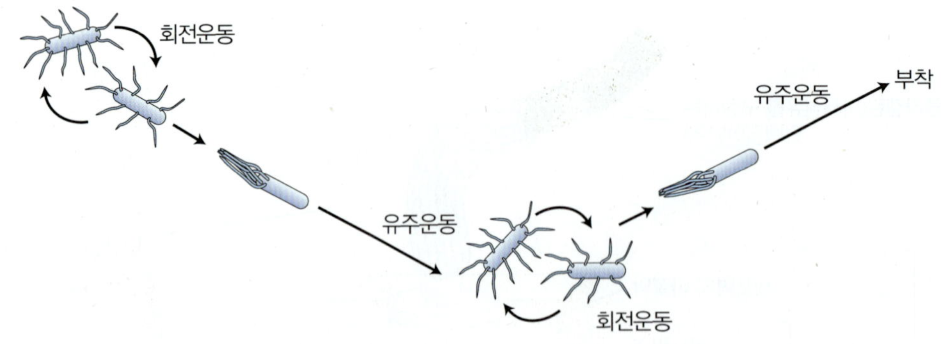

그림 3.7 세균의 운동. 세균은 유주(유영)운동과 회전운동에 의해 자극을 향해 움직이거나 혹은 그로부터 멀어진다.

아데노신-5′-3인산(ATP)으로부터 직접 오는 것이 아니라 양성자구동력으로부터 오는 에너지에 의해 구동된다. 세균의 편모는 일정한 속도로 회전하지 않으며, 회전의 속도는 세포가 생성하는 에너지에 따른다. 세균은 그 편모운동의 속도와 방향을 변화시킬 수 있으며, 그 결과 다양한 유형은 **운동(motility)**을 할 수 있다. 운동은 유주(유영, swim)운동이나 회전(tumble)운동으로 설명된다. 일정 시간 한 방향으로 이동한 세균은 유주운동이라 부르며, 방향을 변화시킬 때 세균은 회전한다(그림 3.7). 특정 자극을 향해 가거나 그로부터 멀어지는 세균의 운동을 **주성(taxis)**이라 부른다. 유주운동을 하면서 세균은 화학주성(화학자극에 대한 반응) 혹은 광주성(빛에 대한 반응)의 특성을 나타낼 수 있다. 이들 둘 모두는 세포 표면과 원형질막 주위에 위치하는 정교한 감각수용기(sensory receptor)를 필요로 한다.

모든 원핵생물이 편모를 갖지 않으며 일부는 활주과정에 의해 운동을 할 수 있다. 일반적으로 활주원핵생물은 고형 표면에 접촉하는 실모양 또는 막대모양이다(예; 실모양남세균).

선모

선모(술)[pili (fimbriae)]는 세균표면돌기의 또 다른 종류이며(그림 3.8) 편모보다 더 견고하다. 이는 필린(pilin) 단백질로 구성된다. 이질균 종(*Shigella* species)이나 대장균(*Escherichia coli*)과 같은 일부 세균의 경우, 단일세포의 표면 위에 200개만큼의 선모가 분포한다. 선모에는 두 유형, 즉 짧고 풍부한 일반적인 선모 그리고 더 적은 수(1~6개)의 매우 긴 성선모(sex pili)가 있다. 성선모는 접합(conjugation) 동안 암세균과 숫세균을 부착시킨다. 많은 장내세균의 선모는 다양한 상피표면과 효모와 진균세포의 표면에 부착할 수 있는 부착 특성을 가진다. 선모세균의 이러한 부착 특성은 상피표면에서의 집락화 요소로서의 중요한 역할을 수행한다. 숙주세포에 대한 부착은 숙주세포막 내 분자와 부착소(adhesin) 사이의 특이적인 상호작용에 따른다. 예를 들어 대장균(*E. coli*)의 부착소는 창자상피세포 위의 만노스(당단량체)분자와 상호작용한다.

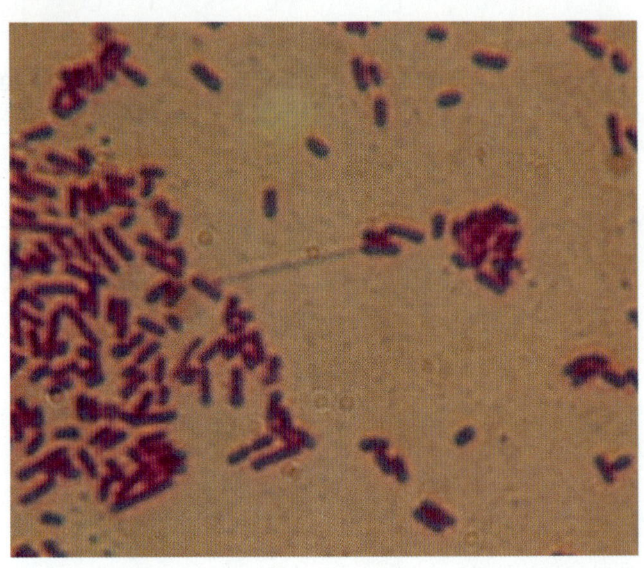

그림 3.8 선모. 두 대장균(*Escherichia coli*) 사이의 접합선모.

섬모

섬모(cilia)와 진핵생물의 편모는 구조적으로 동일한 털모양의 부속기이며 지름이 약 0.25 μm이고 미세소관(mi-

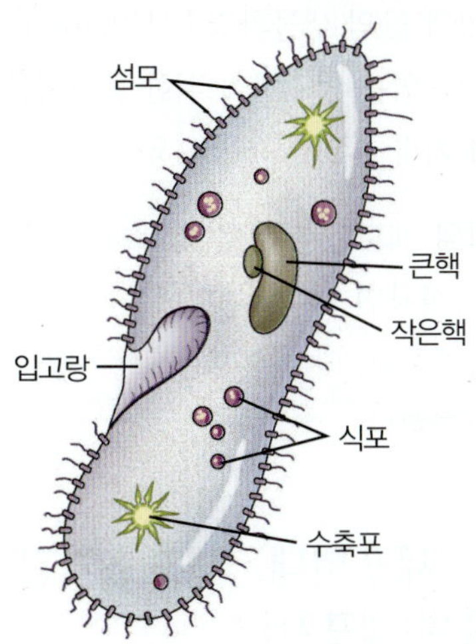

그림 3.9 짚신벌레의 원형질막을 싸고 있는 섬모.

crotubule)으로 구성된다(그림 3.9). 섬모는 운동성이 있으며 세포를 움직이거나 세포의 주위나 그 위에 있는 물질을 이동시킬 수 있다. 원생동물은 섬모를 사용하여 음식입자를 모으고 이동을 한다(6장 참조). 동물 종 대부분에서 섬모의 주된 작용은 체액, 점액 혹은 그의 표면 위의 세포를 이동시키는 것이다. 섬모와 진핵생물의 편모 사이의 주된 차이는 그의 길이인데, 편모가 훨씬 더 길다. 섬모는 한쪽 방향으로 끊임 없이 박동하면서 이동성일 수 있거나 비운동성이고 무박동성인 센서(감지기, sensor)일 수 있다. 운동섬모는 거의 하나로 있지 않으며 대개 세포 표면에서 많은 수로 존재하고 협동된 파형에서 박동한다. 반면 비운동성의 섬모는 일반적으로 세포당 단일의 구조로 있다.

미세융모

미세융모(microvilli)는 진핵세포의 표면 위에 있는 원형질막돌기이다. 이들은 콩팥과 창자와 같은 흡수상피세포

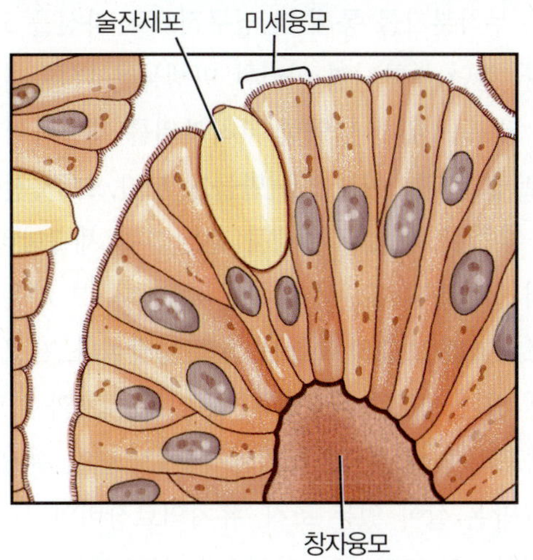

그림 3.10 미세융모. 창자상피세포의 끝부분을 싸고 있는 미세융모.

와 분비상피세포의 표면 위에서 주로 무리로 존재한다(그림 3.10). 이들은 지름이 약 0.08 μm이며 길이는 1 μm이고, 흡수와 분비를 촉진시키기 위해 세포의 표면적을 크게 증가시킨다. 미세융모는 백혈구의 표면에서도 존재하며 세포의 이동을 돕는다.

2] 세균막

세균막(biofilm)은 세포 바깥의 주로 다당류중합체바탕질로 싸인 미생물의 군집이다(그림 3.11). 무기질결정, 부식입자, 혈액 그리고 기타 물질과 같은 비세포성의 물질 역시 세균막바탕질 내에 존재할 수 있다. 봉입체의 종류는 세균막이 발생한 곳의 환경에 따른다. 세균막은 자유세균이 표면에 부착될 때 발생한다. 첫 번째 집락은 먼저 반데르발스힘(2장 참조)에 의해 특정 표면에 부착한다. 그 표면으로부터 즉각적으로 분리되지 않는다면 세균은 선모

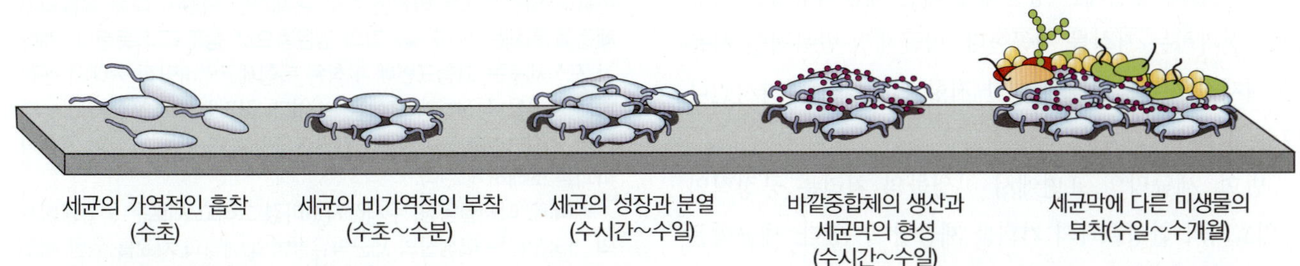

그림 3.11 세균막의 형성. 세균은 초기에 표면에 부착하고 만일 제거되지 않으면 영구적으로 부착하여 분열하고 다른 미생물을 모으고 그리고 결국 세균막을 형성한다.

와 같은 부착분자를 통해 더 영구적으로 자신을 고정시킬 수 있다. 일단 부착되면 이러한 미생물은 다른 새로이 유입되는 세포를 위한 다양한 부착부위를 제공하여 세균막이 서로 결합되는 바탕질을 만들게 된다. 그 자신이 특정 표면에 부착할 수 없는 미생물 종은 흔히 세균막바탕질이나 먼저 집락화된 세균에 부착할 수 있다. 그 다음 세균막은 세포분열과 보충의 복합을 통해 성장한다. 세균막의 표면 위에 있는 세포는 바탕질 내에 있는 세포와 다르며, 매몰된 세포의 습성은 세균막의 층 내에서 변할 수 있다.

세균막은 살아 있는 조직, 유치의료장비와 삽관, 산업용수나 식수의 도관계통, 자연수생계통 그리고 바위나 자갈뿐만 아니라 물이 고여 있는 웅덩이의 표면 위를 포함하는 대단히 광범위한 표면 위에서 형성될 수 있다. 게다가 세균막은 강과 하천의 생물에 의해 형성되는 먹이사슬의 중요한 성분이다.

미생물의 세균막은 장비의 손상을 야기할 수 있으며 따라서 제품오염과 미생물감염의 근원이 될 수 있다. 이들은 천연물질, 표면, 사람, 동물, 심지어 공기로부터 발생될 수 있기 때문에 식품산업에서 관심을 끈다. 일단 식품이나 식품가공공장의 표면이 오염되면 미생물집락과 결과적으로 세균막이 형성될 수 있다. 주방용 조리대를 깨끗이 하기 위해 사용되는 상업적 청결제는 부유세균이나 단일의 세균세포는 죽일 것이지만 세균막을 통과할 수는 없다. 예를 들어 세균막의 염소소독은 소독제가 바깥층에만 영향을 미치기 때문에 흔히 성공적이지 못하고, 세균막의 속층은 건강하게 남게 되며 세균막을 재형성시킬 수 있다.

세균막은 또한 플라스미드(세균의 염색체바깥 DNA, 4장 참조)의 교환을 위한 이상적인 환경을 제공한다. 특정 플라스미드는 항균제에 대한 저항성을 암호화하며, 세균막 내 이들의 봉입체는 항균제에 대한 세균저항성을 촉진하고 전파하는 기회를 제공한다. 항균제의 반복적인 사용은 실제적으로 항균제에 대한 저항 가능성을 증가시킨다(7장 참조).

반면, 세균막의 표면에서 미생물의 처리는 긍정적인 산업효과와 환경효과의 기회를 제공할 수 있다. 세균막은 다음의 경우에 이용될 수 있다.

- 오염된 토양과 물의 생물환경수복(Bioremediation)
- 산업용 공기오염을 억제하기 위한 증기생물필터
- 폐수처리와 기타 새로운 개발사용

세균막처리의 새로운 이용을 탐색하는 연구조사는 현재 약간만 언급하자면 공학자, 미생물학자, 생화학자, 컴퓨터과학자, 통계학자, 의사가 포함되는 여러 분야에서 오는 과학자를 포함한다.

3] 세포질, 세포뼈대, 세포소기관, 봉입체 그리고 속홑씨(내포자)

세포의 기능과 보호에 특이적인 역할을 수행하는 원형질막, 세포벽, 부속기 그리고 당질층 외에, 특이적인 화학적 과정(대사)이 세포 속에서 일어난다. 세포 내 모든 대사과정은 경로로 조직화되며 세포바탕질 내의 세포소기관과 화학물질에 의해 보조된다.

의학적 사건

세균막과 감염병

미국국립보건원에 따르면 몸속 미생물감염의 80% 이상은 세균막과 관련이 있다. 여기에는 요로감염, 카테터감염(catheter infections), 가운데귀감염(중이감염, middle ear infections), 치태(dental plaque)형성, 잇몸염(치은염, gingivitis), 콘택트렌즈의 코팅으로부터 오는 감염, 배막(복막, peritoneal membrane)과 복막장치, 심지어 심장내막염과 같은 치명적인 상태 그리고 영구유치 관절보철물과 심장판막장치의 감염이 포함된다.

또한 세균막 속에 매몰된 세균은 항균제에 대한 저항성이 현저하게 증가된다. 이 저항성은 자유유생상태의 동일한 세균에서 나타나는 것보다 1000배나 더 높다. 이러한 세균은 또한 몸의 비특이적이거나 특이적인 병적 방어기전에 저항한다(13장 참조). 면역반응이 일반적으로 바깥면 위에 존재하는 항원에 대해 유발되기 때문에 항체는 흔히 세균막의 깊은층으로 침투되지 못한다. 게다가 포식세포는 고형표면에 부착된 복합세균막바탕질 속에서 성장하는 세균을 적절하게 포식할 수 없다. 결과적으로 포식세포는 다량의 향염증성효소와 사이토카인을 분비하여 이웃 조직의 염증과 파괴를 초래하게 된다.

레이저, 디지털영상, 주사전자현미경 그리고 새로운 형광탐침자의 기술진보는 미생물의 세균막유발병의 예방과 치료를 위한 새로운 전략을 개발하는 데 있어 각기 다른 전공의 과학자를 돕기 위해 이용될 것이다.

세포질

세포질(cytoplasm)은 치밀한 젤라틴성의 바탕질로 70~80%의 물로 구성되며 원형질막으로 싸여 있다. 이는 생화학적 활성을 위한 장소이며, 따라서 당, 아미노산, 지질, 핵산, 염의 복잡한 혼합을 포함한다. 세포질은 또한 모두가 액체 같은 **세포질액(cytosol)** 내에 채워진 다양한 **세포소기관(cell organelle)**과 **봉입체(inclusion)**가 있다. 광학현미경으로, 세포질은 균일한 용액으로 보이지만, 전자현미경은 복잡한 격자로 배열된 미세섬유와 미세소관으로 구성된 고도로 조직화된 구조, 즉 세포뼈대(세포골격, cytoskeleton)를 보여준다.

세포뼈대

이전에는 오직 진핵세포에서만 **세포뼈대(cytoskeleton)**가 존재하는 것으로 생각되었지만, 최근 연구에서 진핵세포 내 존재하는 세포뼈대단백질의 상동체가 원핵세포에도 존재한다는 것이 밝혀졌다. 오늘날 진핵세포의 세포뼈대[튜블린(tubulin)과 악틴(actin)]는 현재의 세균단백질과 밀접한 관련이 있는 원핵세포의 전구분자로부터 진화된 것으로 생각된다. 연구는 세균에서 형태를 보존하는 세포뼈대가 전반적으로 존재한다는 점을 말해 준다.

구조적으로 세포뼈대(그림 3.12)는 견고하지는 않지만 역동적으로 빠르게 재조직화될 수 있다. 이는 소포와

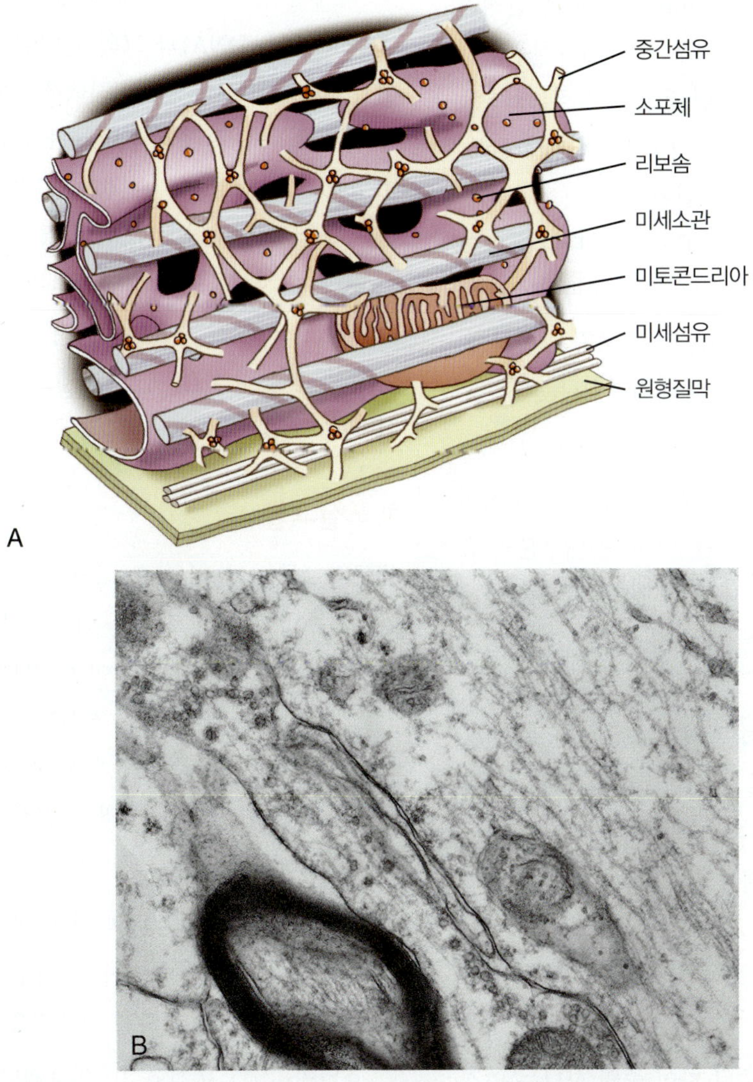

그림 3.12 진핵세포의 세포뼈대. A, 미세소관, 미세섬유 그리고 중간섬유를 보여주는 세포뼈대성분의 모식도. **B,** 신경세포의 세포뼈대성분의 전자현미경사진.

거대분자의 세포속운반뿐만 아니라 세포소기관의 재배열을 위해 필수적이다. 세포뼈대는 세포분열 동안 방추장치(spindle apparatus)를 형성하는데, 이에 대해서는 이 장의 뒤에서 설명한다. 세포뼈대는 악틴미세섬유, 중간미세섬유(intermediate filament) 그리고 미세소관(microtubule)으로 구성된다.

- 악틴미세섬유(actin filament)[미세섬유(microfilament)]는 미세섬유를 형성하기 위해 나선형으로 중합체를 형성하는 구형단백질 악틴으로 이루어진다. 이는 지름이 약 7 nm이며 세포를 위한 기계적인 지지를 제공하고 세포의 형태를 결정하며 세포의 이동을 가능하게 해준다.
- 중간미세섬유는 지름이 8~11 nm이며, 보다 안정적인 세포뼈대성분이다. 이는 세포 속의 3차원구조를 조직화시킨다. 중간미세섬유단백질은 각질(케라틴, keratin), 비멘틴(vimentins), 신경미세섬유(neurofilament) 그리고 라민(lamin)이 포함된다.
- 미세소관은 지름이 약 24 nm이고 길이가 다양한 속이 빈 원통으로 튜블린단백질로 구성된다. 이는 세포 내 구조성분을 지지하고 유사분열, 세포질분열 그리고 소포운반과 같은 많은 세포 내 과정에 참여한다.

중심소체(centriole)와 중심체(centrosome) 역시 세포뼈대의 성분이며 진핵세포에서 세포분열 동안 필수적이다. 중심소체는 통 모양의 미세소관구조이며 대부분의 동물세포 및 진균과 조류의 세포 내에 존재하지만 식물에서는 존재하지 않는다. 2개의 중심소체가 수직으로 배열되어 추가적인 단백질로 싸이게 될 때 이는 중심체를 형성한다. 중심체는 미세소관조직화중심(*microtubule-organizing center*)이라 알려져 있으며 세포의 미세소관조직화에서 중요한 역할을 수행한다. 유사분열방추(mitotic spindle)로부터 오는 중심소체는 세포분열과정 동안 염색체를 당겨 분리시킨다.

세포소기관

원핵세포와 진핵세포 사이의 주된 차이 중의 하나는 막결합세포소기관으로 이는 진핵세포에는 있지만 원핵세포에는 없다.

핵

핵(그림 3.13)은 진핵세포에서 DNA를 포함하고 있는 조절중심이다. 이중막인 **핵막(nuclear envelope)**은 핵을 둘러싸며, 사이사이에 핵구멍(핵공, nuclear pore)이 있다. 핵구멍은 핵과 세포질 사이의 분자운반을 조절한다. 핵구멍의 바깥막은 세포의 세포질그물(소포체, endoplasmic reticulum; ER)과 연결된다. 핵 내에는 두드러진 구조인 핵소체(nucleolus)가 있는데, 이는 리보솜리보핵산(ribosomal ribonucleic acid, rRNA)을 합성하고 rRNA를 단백질과 결합시켜 리보솜(ribosome)의 아단위를 형성한다.

핵에서 관찰되는 것에는 데옥시리보핵산(deoxyribonucleic acid; DNA)과 그의 단백질복합체로 구성되는 염색질(chromatin)이 있다. 진핵세포에는 두 개의 각기 다른 염색질, 즉 진정염색질(euchromatin)과 이질염색질(heterochromatin)이 존재한다. 진정염색질은 가장 치밀하게 포개진 형태의 DNA이며 특정세포에서 발현되는 유전자(예; 이자세포에서의 인슐린유전자)를 포함한다. 이질염색질은 보다 견고하게 포개져 있으며 특정세포에서 발현되지 않는 유전자(예; 이자세포에서의 갑상샘호르몬유전자)를 포함한다.

세포질그물

세포질그물(endoplasmic reticulum; ER)은 진핵세포의 내막계통의 일부이다. 이는 막으로 이루어진 세관과 수조(cisternae)의 정교한 그물이며, 핵막의 바깥막과 연속되고 세포뼈대에 의해 서로 결합되어 있다(그림 3.14). 세포질그물에는 두 종류가 있는데 거친세포질그물[조면소포체(rough ER; rER)]과 매끈세포질그물[활면소포체(smooth ER; sER)]이 그것이다.

- 거친세포질그물(rER)은 그의 막의 세포질쪽 면 위에 리보솜이 부착되어 있어 거친(*rough*)이라고 표현한다. 거친세포질그물은 막과 단백질을 만들며, 단백질을 가공하고, 이를 골지장치(Golgi apparatus)로 보낸다. 거친세포질그물에 의해 생산된 분비단백질은 주로 세포

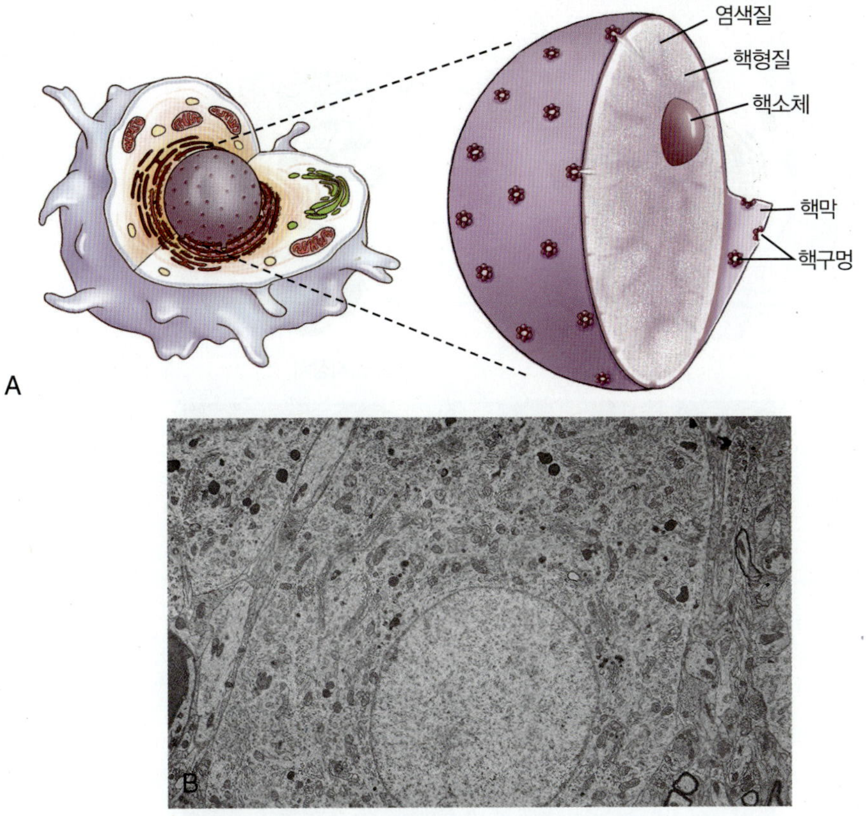

그림 3.13 **세포핵.** A, 핵성분의 모식도. B, 전자현미경사진.

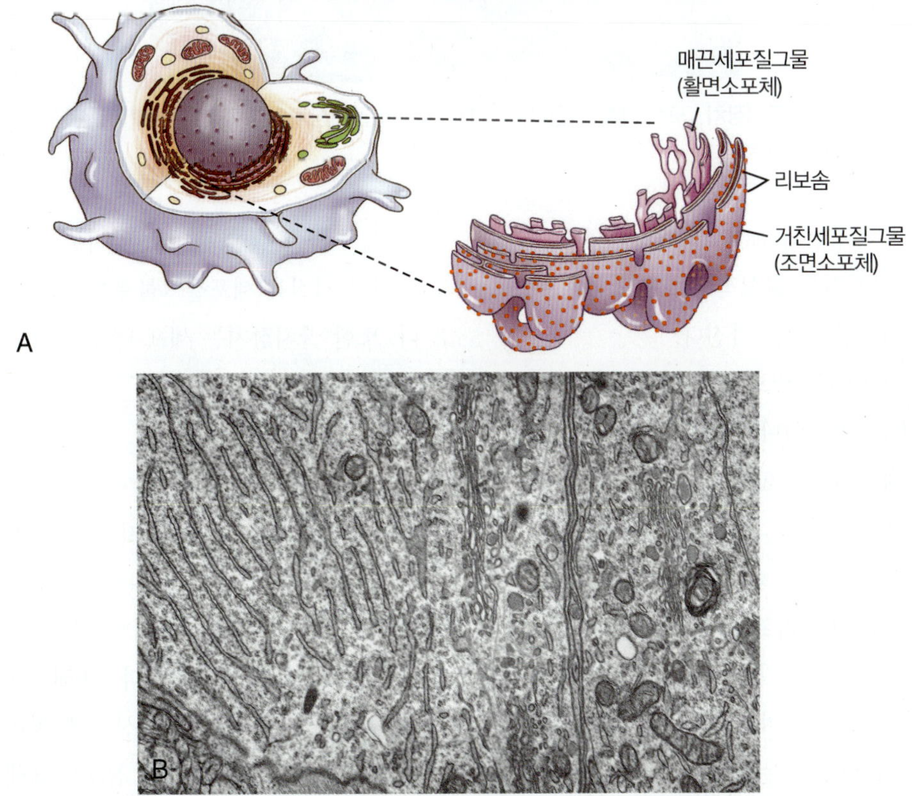

그림 3.14 **세포질그물.** 두 모식도(A)와 전자현미경사진(B)에서, 거친세포질그물(rough endoplasmic reticulum, rER)은 그의 수조 위에 있는 리보솜의 존재에 의해 쉽게 확인된다.

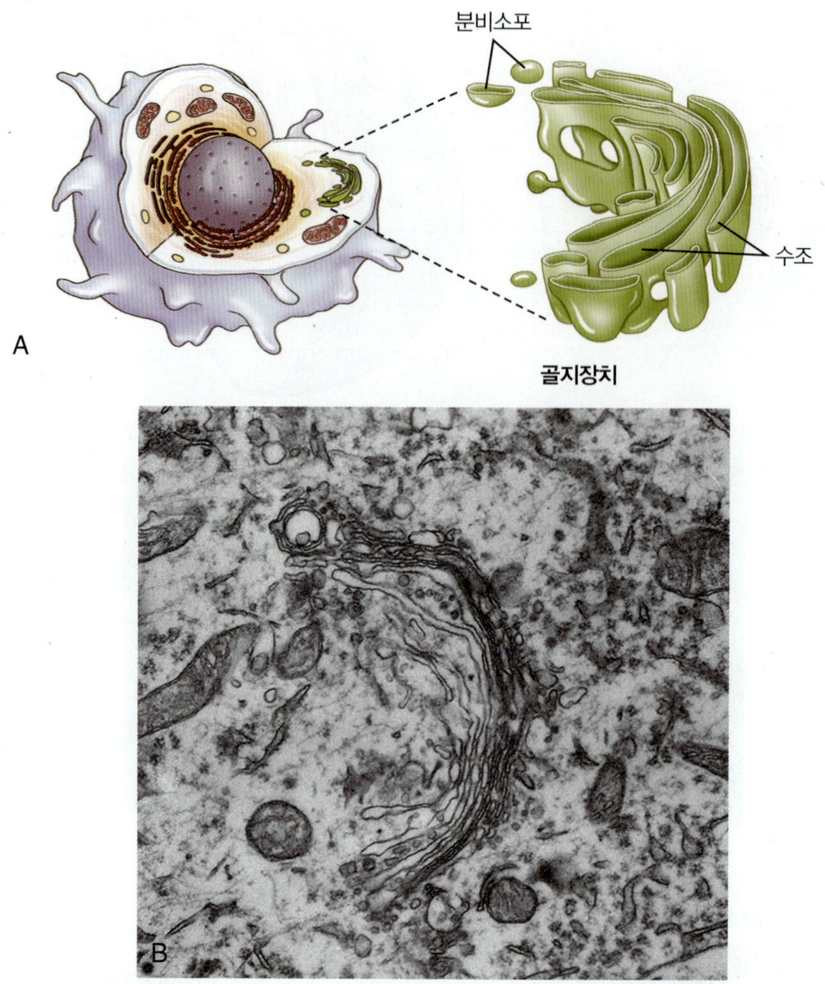

그림 3.15 골지장치. 모식도(A)와 전자현미경사진(B)은 골지장치의 수조와 떨어져 나온 분비소포를 명확하게 보여준다.

바깥액구역으로 '수출(export)'되고 다른 세포에 의해 사용된다. 분비단백질을 활성적으로 합성하는 세포는 두드러진 거친세포질그물을 가진다.

- 매끈세포질그물(sER)은 리보솜이 없으며, 지질합성이나 탄수화물합성, 약물이나 독소의 해독작용과 같은 다양한 대사과정에서 기능한다.

골지장치

[골지복합체(*Golgi complex*)라고도 부르는] 골지장치는 어떤 면에서 팽창된 테두리를 가진 수조라 부르는 편평한 원반형태의 주머니로 구성되며, 다양한 분비소포와 용해소체(리소좀, lysosome)를 만든다(그림 3.15). 골지장치는 유기분자의 합성부위인 세포질그물과 늘 밀접하게 연관된다. 수출을 위한 준비로 골지복합체는 단백질, 탄수화물 그리고 지질을 세포질그물로부터 받아 변형시키고 포장한다. 또한 골지장치는 세포 내에서 사용되는 용해소체를 생산한다.

용해소체

용해소체(lysosome)는 골지장치로부터 떨어져 나오는 막결합소기관이다. 용해소체는 세포찌꺼기와 음식입자의 세포속소화뿐만 아니라 침입한 미생물의 분해를 위한 가수분해(소화)효소를 포함한다. 용해소체의 또 다른 기능은 수용체매개세포내이입의 산물을 처리하는 것이다(이 장의 뒤에 있는 세포내이입 참조). 용해소체는 일차용해소체(primary lysosome)와 이차용해소체(secondary lysosome) 그리고 잔류소체(residual body)로 구분될 수 있다. 용해소체의 크기와 형태는 분해활성의 정도에 따라 달라진다.

- 일차용해소체는 이들이 소화효소만을 포함하고 있기 때문에 (크기가) 작다.
- 이차용해소체는 이들이 분해가 필요한 입자와 융합하기 때문에 (크기가) 더 커진다(그림 3.16*A*).
- 잔류소체는 용해소체내 효소가 불충분하거나 구조 속의 물질이 분해될 수 없는 경우에 생겨난다(그림 3.16*B*).

용해소체막이 파열되는 경우, 결과적으로 이의 효소가 방출되어 세포가 죽게 된다.

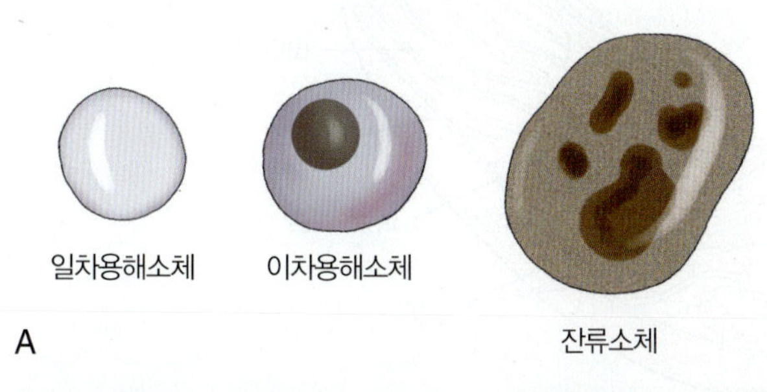

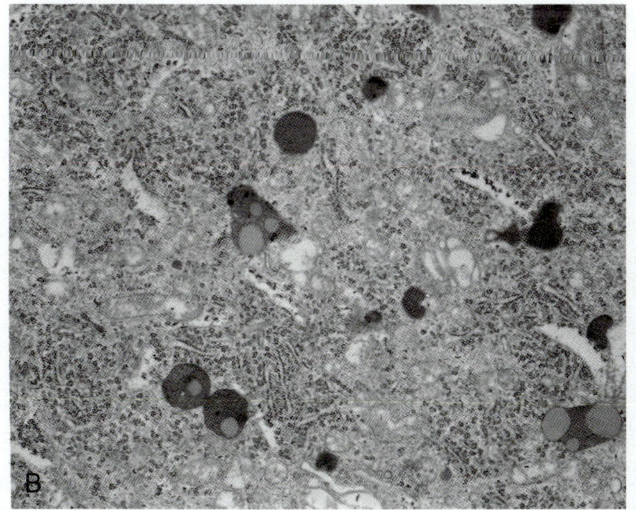

그림 3.16 용해소체. A, 모식도는 효소만을 포함하고 있는 일차용해소체, 소화될 물질을 가진 이차용해소체 그리고 더 이상 분해될 수 없는 물질을 포함한 잔류소체(residual body)를 보여준다. **B,** 전자현미경사진.

과산화소체

과산화소체(퍼옥시좀, peroxisome)는 자가복제하는 작은 소포성소기관이며 과산화수소나 기타 대사산물과 같은 독성물질을 산화시킬 수 있는 산화효소를 포함한다. 이들은 소포 내 결정구조에 의해 용해소체와 감별된다. 중요하게도, 과산화소체는 해독작용이 일어나는 간의 간세포에서 풍부하다.

미토콘드리아

미토콘드리아는 세포의 에너지를 위한 동력원이며 이것이 없다면 어떠한 세포활동도 진행될 수 없을 것이다. 이의 이중막구조는 세포소기관 중에서 독특한 것이다. 바깥막(외막, outer membrane)은 이 소기관의 전체를 싸고 있으며 인지질대 단백질의 비율은 원형질막의 경우와 유사하며 주름을 가진 속막(내막, inner membrane)은 안쪽으로 신장되어 수많은 수조를 형성한다(그림 3.17). 이 소기관은 ATP 생산을 위한 호흡사슬의 반응을 수행하는 단백질을 포함하여 각기 다른 기능을 가지는 단백질을 포함한다. 미토콘드리아의 바탕질은 속막으로 싸인 공간이며 수백 가지의 효소, 미토콘드리아 리보솜, 운반 RNA (tRNA) 그리고 미토콘드리아 DNA 유전체의 여러 복사체가 혼합되어 들어 있다. 미토콘드리아의 유전체는 주로 산화적인 산화를 위한 단백질뿐만 아니라 rRNA, tRNA 그리고 단백질합성에 관여하는 단백질을 암호화한다. 미토콘드리아 리보솜은 (세균에서도 존재하는) 70S 형으로 진핵세포에서 널리 발견되는 80S 리보솜과는 다르다.

미토콘드리아는 주로 세포의 에너지요구에 대한 반응으로 그의 DNA를 복제하고 분열한다. 따라서 미토콘드리아의 성장과 분열은 세포주기가 아닌 세포의 에너지필요성에 따른다. 미토콘드리아는 세균의 세포분열과 유사한 이분법(binary fission)으로 분열한다. 미토콘드리아 DNA는 핵내유전자의 DNA와는 다르다. 미토콘드리아 DNA는 난자로부터 오는데, 그 이유는 정자의 미토콘드리아는 수정시 정자가 난자 속으로 들어오면서 대개 파괴되기 때문이다.

생명의 응용

미토콘드리아 DNA와 모계라인

미토콘드리아 DNA(mtDNA)의 서열분석은 법의학자, 진화생물학자, 계보학자 그리고 사람의 이동양식, 진화, 모계와 연결되는 관계 그리고 동정을 연구하는 인류학자에게 유용한 도구이다. 부계검사법에 이용되는 핵내 DNA와 달리, 모든 사람은 mtDNA를 자신의 어머니로부터 유전 받는다. 그러므로 mtDNA 검사는 모계유전특성의 증거를 제공한다. 또한, 이러한 모계라인에 대한 자료는 복잡한 부계와 유전문제에 대한 증거 뿐만 아니라 오직 소량의 시료만이 이용 가능한 사건에서 증거를 제공할 수 있다. 또한 모계라인검사자료는 법원과 기타 정부기관에 의해 법적으로 인정 가능한 검사자료로 만드는 문서화과정인 "관리체제(chain of custody)"에서 유용하다.

엽록체

엽록체(chloroplast)는 조류와 식물의 세포 속에 존재하는 소기관이며 광합성(photosynthesis)의 과정을 통해 태양에너지를 화학에너지로 전환시킬 수 있다(이 장의 뒤에 있는 광합성 참조). 엽록체는 구형이거나 계란형이며, 지름이 약 3~8 μm로 측정되며, 속막계통과 바깥막계통으로 싸여 있다(그림 3.18). 속막계통의 주요 성분은 평행한 배열로 쌓여진 편평한 원반으로 구성되는 틸라코이드(thylakoid)이다. 이는 광합성에 필요한 엽록소(chlorophyll)와 같은 색소와 효소를 포함한다 스트로마(stroma)는 엽록체 속의 액체이며 엽록체유전체가 들어 있는 작은

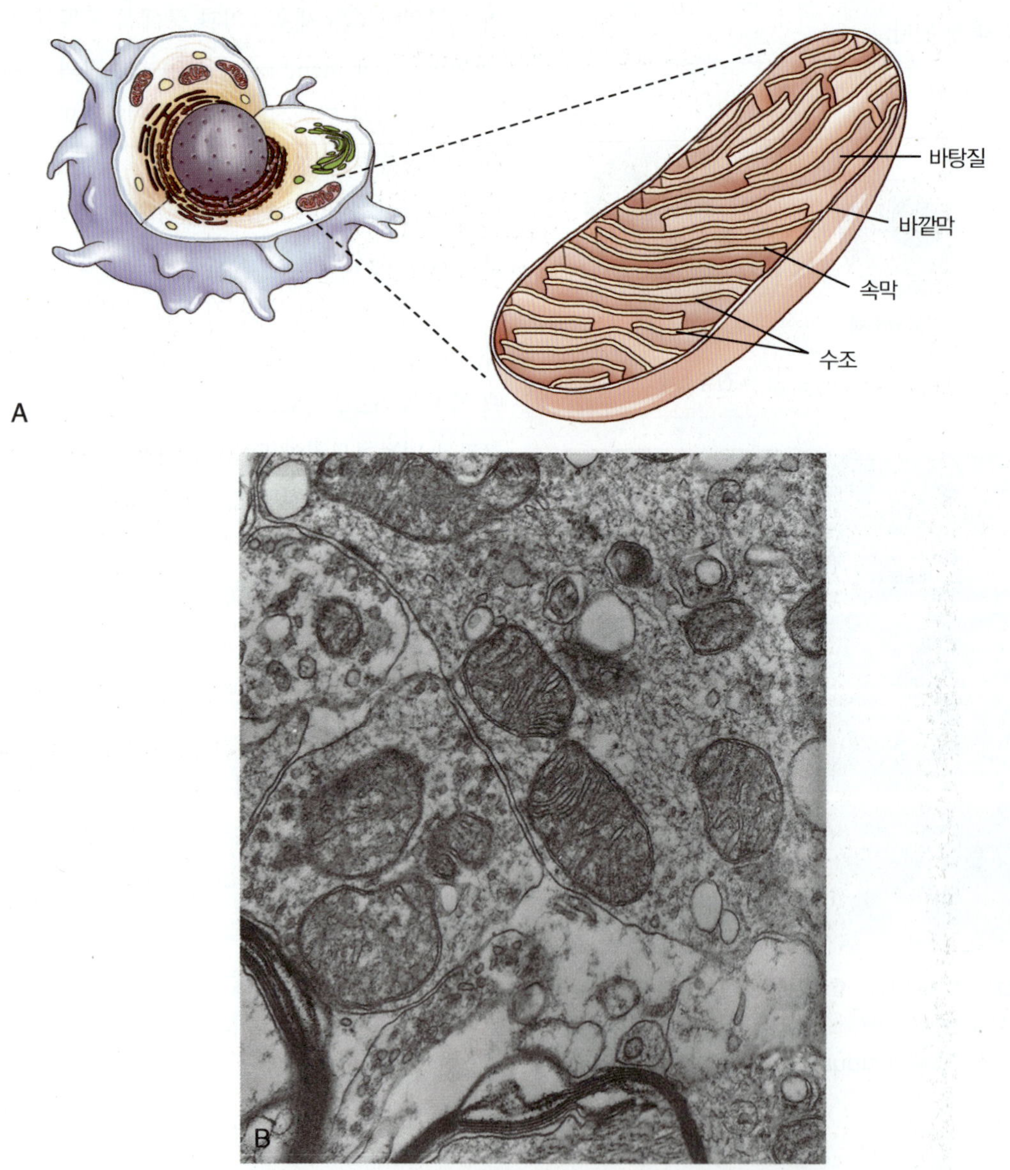

그림 3.17 미토콘드리아. A, 미토콘드리아의 주된 구조적인 성분을 보여주는 모식도. **B,** 여러 미토콘드리아를 보여주는 전자현미경사진.

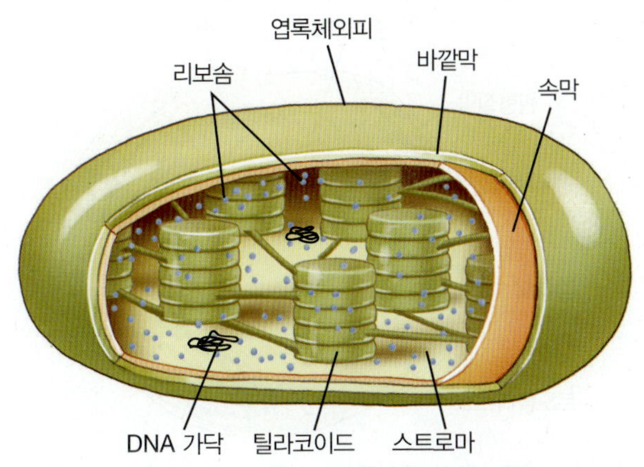

그림 3.18 엽록체. 엽록체 속에서 광합성이 일어난다. 이 소기관은 속막과 바깥막이라 부르는 2개의 막 그리고 이들 사이의 공간으로 구성되는 외피로 싸여 있다. 스트로마는 엽록체내 체액이며 광합성이 일어나는 구조가 틸라코이드이다.

환상 DNA와 리보솜을 포함한다. 엽록체유전자는 광합성과 자가영양을 위해 암호화되어 있다. 엽록체유전체내 기타 다른 유전자는 엽록체의 리보솜에 이용되는 rRNA, 번역에 이용되는 tRNA, 전사와 번역에 사용되는 일부 단백질 그리고 일부의 기타 단백질을 암호화한다. 하지만 엽록체의 기능을 위해 필요한 일부의 단백질은 핵내 유전자 내에 암호화되어 있다.

리보솜

리보솜은 원핵세포와 진핵세포 모두에 공통적인 세포소기관이다. 이는 리보솜 RNA와 리보솜 단백질의 두 아단위로 구성된다(그림 3.19). 아단위는 서로 꼭 들어맞으며 단백질 합성 동안 tRNA와 화합하여 mRNA를 폴리펩티드 사슬로 번역한다. 진핵세포의 리보솜은 거친세포질세망으로 확인되는 ER에 부착하거나 세포질 속에서 자유로이 떠 있다. 자유리보솜은 세포내 유지와 복구를 위한 단백질을 만들거나 이들이 생성된 소기관(예, 미토콘드리아) 속에 있다. 진핵세포의 리보솜은 80S인 반면 원핵세포는 엽록체와 미토콘드리아에서 발견되는 것과 같이 70S의 리보솜을 가진다.

공포

공포(vacuoles)는 진핵세포에 있는 다양한 기능을 수행

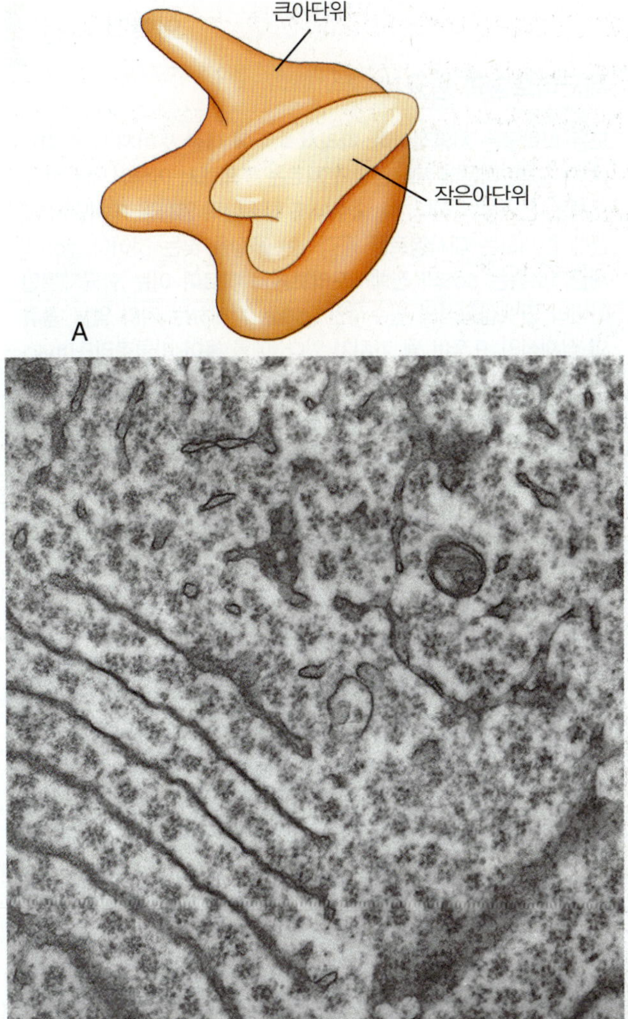

그림 3.19 리보솜. A, 2개의 리보솜아단위를 보여주는 모식도. B, 전자현미경사진.

하는 막결합구조이다. 일반적으로 동물세포에 있는 공포는 식물에 있는 것보다 더 작다. 공포는 다양한 액체, 수용성의 물질 그리고 섭식한 입자를 저장한다. 많은 담수원생동물은 과도한 물을 세포의 바깥으로 퍼내는 수축포(contractive vacuole)를 가진다. 성숙한 식물세포는 토노플라스트(*tonoplast*)라고 부르는 단일의 막으로 둘러 싸인 중심공포를 가진다(그림 3.20). 이 경우, 중심공포는 흔히 세포 내부의 80% 이상을 차지하며 세포질의 나머지는 토노플라스트와 원형질막 사이의 공간에 국한된다. 세포질의 크기는 최소로 증가하면서 세포의 크기를 증가시키기 위해 공포가 물을 흡수하면서 세포가 신장되는 면에서 공

의학적 사건

세균리보솜과 항균제

모든 화합물은 치명적이며; 따라서 숙주에 대한 뜻하지 않은 결과(치사 포함) 때문에 세균감염의 치료는 주의해서 이루어져야 한다. 문제는 선택성의 하나, 즉 숙주에게 최소한의 영향을 미치면서 세균에 존재하는 대사경로를 공격하는 물질을 찾는 것이다. 70S의 세균리보솜은 80S의 진핵세포리보솜과 다르며 이는 항균제뿐만 아니라 단백질합성의 필수적인 단계를 방해하는 기타 약물 종류의 잠재적인 표적이 될 가치가 있다. 예를 들어 마클로리드(macrolides)[예, 에리트로마이신(erythromycin)]는 rRNA의 큰아단위에 있는 특이적인 부위에 결합함으로써 세균의 단백질합성을 억제하는 항균제이다. 또한, 세균리보솜의 30S 아단위에 선택적으로 결합하는 아미노글리코시드(aminoglycosides)[스트렙토마이신(streptomycin)]는 개시복합체(initiation complex)의 형성을 방해하여 mRNA가 잘못 판독되게 만든다(자세한 내용은 11장 참조).

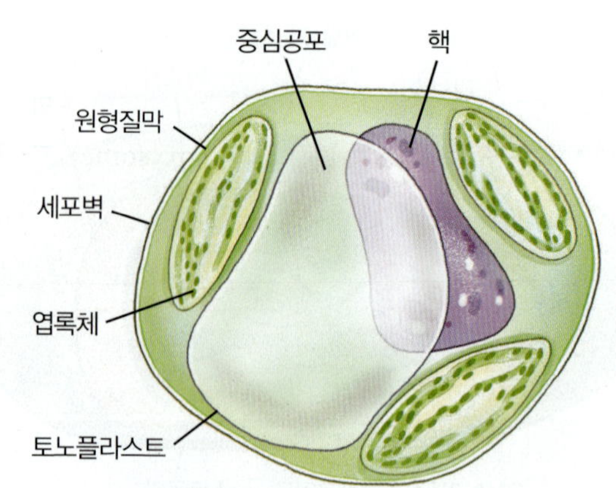

그림 3.20 식물세포의 중심공포. 식물세포의 중심공포는 토노플라스트(tonoplast)라고 부르는 막으로 둘러 싸여 있다. 세포가 성숙하면서 더 작은 공포들이 융합하여 커다란 공포가 만들어진다.

포는 식물세포의 성장에서 중요한 역할을 한다. 또한 일부의 공포에는 색소가 들어 있어 세포가 색깔을 띠게 된다.

소포

소포(vesicles)는 대사의 조직화와 효소저장을 위한 수송에서 그리고 화학반응을 위한 공간으로서 세포에 의해 이용되는 상대적으로 작은(일반적으로 1 μm 이하) 막결합 구역이다. 이는 골지장치, 세포질그물 혹은 원형질막에 의해 형성될 수 있다. 이에 대한 예는 다음과 같다:

- 세포 속의 부위 사이에서 분자를 이동시키는 운반소포(transport vesicle)(예, 거친세포질그물로부터 골지장치로 단백질의 운반)
- 분비될 물질(예, 호르몬)이 골지장치에 의해 포장된 분비소포(secretory vesicle)
- 화학적인 신경전달 동안 분비되기 전에 신경전달물질을 저장하며 연전이전축삭종말에 위치하는 연접소포(synaptic vesicle)

봉입체

봉입체(inclusions 혹은 inclusion bodies)는 원핵세포와

건강관리의 응용

진핵세포를 손상시키는 일부 독소생성균

세균/독소	표적	손상	질병
에어로모나스하이드로필라(*Aeromonashydrophila*)/에어로신(aerolysin)	글리코포린	원형질막	설사
클로스트리듐퍼프린젠스(*Clostridium perfringens*)/퍼프린골리신(perfringolysin) O	콜레스테롤	원형질막	가스괴저
대장균(*Escherichia coli*)/용혈소(헤모리신, hemolysins)	원형질막	원형질막	요로감염
황색포도알균(*Staphylococcus aureus*)/α-독소(toxin)	원형질막	원형질막	고름집
폐렴사슬알균(*Streptococcus pneumoniae*)/뉴모리신(pneumolysin)	콜레스테롤	원형질막	폐렴
고름사슬알균(*Streptococcus pyogenes*)/스트렙토리신(streptolysin) O	콜레스테롤	원형질막	패혈성인두염
디프테리아균(*Corynebacterium diphtheriae*)/디프테리아독소(diphtheria toxin)	신장인자-2	단백질합성	디프테리아
대장균(*E. coli*), 이질이질균(*Shigella dysenteriae*)/시가독소(Shiga toxins)	28S rRNA	단백질합성	출혈성대장염; 용혈성요독증후군

진핵세포에 존재하는 잔류침착물이다. 세균의 봉입체는 이염색성의 과립(무기인산), 다당류과립(글리코겐, 녹막), 지질봉입체, 황과립, 카르복시솜(carboxysome), 마그네토솜(magnetosome) 혹은 가스공포일 수 있다. 앞에서 설명한 공포에 비해, 세균의 가스공포는 세균이 물 속에서 원하는 깊이로 뜨기 위해 가스는 통과시키지만 물은 통과시키지 않는 한 층의 단일단백질로 싸여 있다. 지질봉입체와 다당류과립은 진핵세포에서도 발견된다.

속홀씨

세균의 속홀씨(내포자, endospore)는 소기관은 아니지만 대신에 일부 세균(주로 그람양성막대균)이 가혹한 조건에서 생존하기 위해 형성할 수 있는 특수구조이다. 여기에는 멸균 그리고 세균조절에 이용되는 기타 방법(7장 참조)으로부터 생존하는 것이 포함되며, 이는 포자형성균의 경우에는 특히 조절되기 어렵게 만든다. 이 과정은 세균세포 속의 유전체 주위에 강력한 단백질외피가 형성되는 일련의 복잡한 단계를 포함한다. 이 속홀씨는 기본적으로 DNA, 소량의 세포질 그리고 보호외막으로 싸인 약간의 리보솜으로 구성된다. 이 구조는 일반적으로 모세포가 용해되면서 방출될 것이며 이는 내용물을 보호하고 바깥환경이 좋아질 때까지 잠복상태로 온전하게 유지될 것이다. 환경이 다시 좋아지면, 속홀씨는 붕괴되고 포자외막이 열리면서 내용물이 방출될 것이며 이는 다시 활성화되어 새로운 생장세포를 형성할 것이다. 속홀씨는 본질적으로 염료를 포함하는 많은 물질에 대해 투과성이 없으며; 따라서 특수한 포자염색법이 개발되어 이러한 구조를 확인해 오고 있다(그림 3.21).

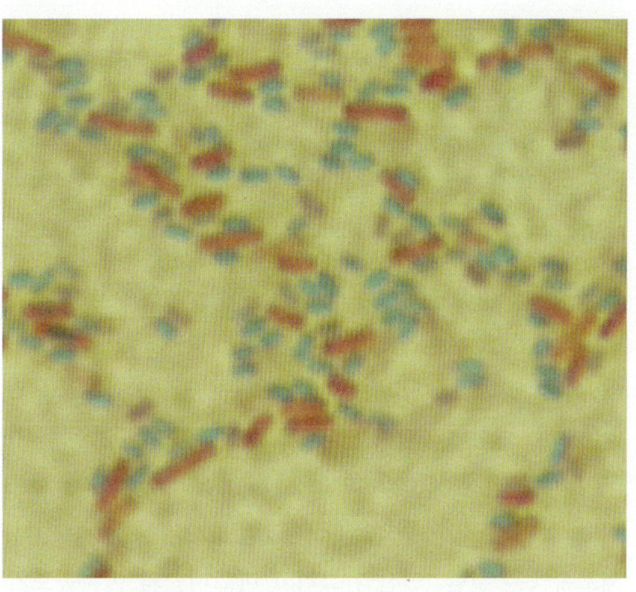

그림 3.21 세균의 속홀씨(내포자, endospore). 이는 막대균 종(Bacillus species)의 속홀씨를 섀퍼-풀톤염색(Schaeffer-Fulton endospore stain)한 현미경사진이다. 분홍색의 막대균이 생장세포이며 세포의 속과 바깥 모두에 있는 녹색의 계란형이 포자이다.

2 체액구역과 막운반기전

Fluid Compartments and Membrane Transport Mechanisms

앞에서 설명한 것처럼 살아 있는 모든 세포는 원형질막에 의해 그리고 일부 생물은 추가적으로 세포벽에 의해 바깥환경으로부터 분리된다. 원핵세포와 단세포생물은 바깥환경과 직접적으로 접촉하는 반면 다세포생물은 조직, 기관 그리고 기관계통을 형성하여 환경과 직접적으로 접촉하지 않는다. 생존하기 위해서 세포는 상대적으로 안정되고 조절 가능하며 반응성을 가지는 내부환경을 유지해야 하며 이를 항상성(homeostasis)이라고 부른다. 사람의 몸에서 세포는 집합적으로 세포바깥액구역(*extracellular fluid compartment* 혹은 *ECF compartment*)이라 부르는 세포바깥액(extracellular fluid, ECF)과 닿아 있다. 세포 속에 있는 액체는 세포속액(intracellular fluid, ICF)인데 이는 집합적으로 세포속액구역(intracellular fluid compartment 혹은 ICF compartment)을 형성한다. 이상적인 조건에서 몸무게가 70 kg인 사람의 경우, 이상적인 ICF 구역용적은 약 28 L이며 ECF 구역은 약 12 L이다. 이는 침입한 병원체와 치료항균제가 분포하고 효과적인 수준의 농도에 도달하여 병을 야기하거나 치료에 대한 치료적인 수준을 얻을 수 있는 체액의 부피이다. 몸에 대한 감염병과 약물요법의 발생과 영향을 이해하기 위해, 몸의 체액구역의 조성에 대해 이해할 필요가 있다. 더욱이, 체액과 전해질의 역동적이고 균형적인 분포를 유지(항상성)하는 데 필요한 세포수송기전을 아는 것이 필수적이다.

1] 세포속액구역

가장 큰 구역인 세포속액은 사람의 체액에 있는 물의 2/3를 차지한다. 전체 몸무게에 대한 백분률로 나타내는 체액에 대한 정상적인 값은 45~75%로 다양하다. 이러한 차이는 나이, 몸의 지방함량 그리고 성별 때문이다. 지방조직은 몸의 조직에서 가장 적은 양을 물을 포함하고 있으며 따라서 비만인 사람은 마른 사람보다 체중 1kg당 체액이 더 적다. 반면, 근육조직은 가장 많은 양의 물을 갖고 있다(65%). 노화와 함께 근육량이 소실되며 체지방이 증가하여 때로 전체 체중의 45%까지 체액량이 현저하게 감소된다. 몸의 구역내 물의 분포는 그림 3.22에서 볼 수 있다. 세포속액은 칼륨, 인산염 그리고 마그네슘의 이온농도가 높고 나트륨, 염소, 중탄산염의 이온이 더 적은 양으로 들어 있다.

2] 세포바깥구역

세포바깥액은 대략적으로 말해서 혈장, 림프 그리고 사이질액(세포를 둘러 싸고 있는 액체) 그리고 뇌척수액, 관절액, 눈의 방수, 소화액 그리고 점액과 같은 세포관통액으로 구성된다. 세포바깥액은 나트륨, 염소 그리고 중탄산염의 이온농도가 높으며 칼륨, 칼슘, 마그네슘, 인산염 그리고 황의 이온농도가 더 적다.

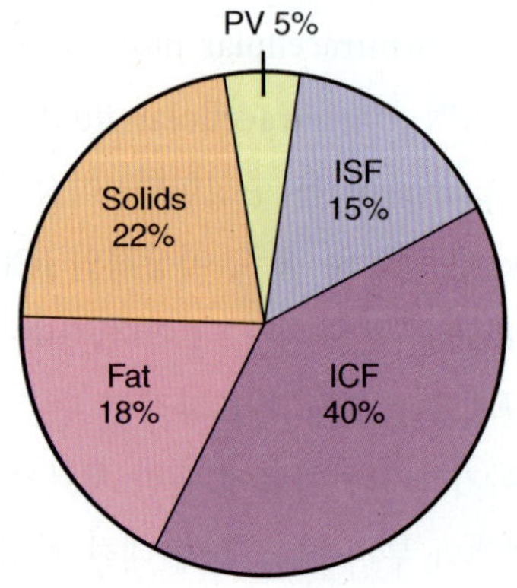

그림 3.22 성인의 몸구역내 물의 분포. 40%는 세포속액(intracellular fluid, ICF)구역에 있고, 15%는 사이질액(interstitial fluid, ISF)에 있으며 15%는 혈장용적(plasma volume, PV)이다. 세포속액과 혈장용적은 세포바깥액(extracellular fluid, ECF)구역을 포함한다. 이 분포는 근육량의 소실 때문에 노화과정 동안 달라진다.

삼투압은 몸의 체액구역을 통한 물과 전해질의 이동에 크게 영향을 미친다. 세포바깥액과 세포속액의 조성이 다른 반면 전체적인 용질농도와 물의 양은 정상적으로는 동일하다. 따라서, 삼투적으로 물이나 용질의 순획득은 편위를 일으켜 세포속액과 세포바깥액에서의 균형에 영향을 미치게 된다. 이러한 편위는 항생제나 기타 약물이나 화학물질을 포함하는 물질의 흡수, 재분포 혹은 제거에 현저한 영향을 미칠 수 있다(10장 참조).

3] 수동수송

수동수송(passive transport)에서, 분자는 세포에너지(ATP)를 사용하지 않고 더 높은 농도의 구역으로부터 더 낮은 농도의 구역으로 이동한다. 수동수송의 구동력은 원자와 분자가 일정하게 무작위적으로 운동하는 자연적인 경향성, 즉 원자운동과 분자운동(브라운운동)이다. 이러한 운동은 액체에 부유된 작은 입자의 브라운운동에 의해 확인된다. 예를 들어, 과망간산칼륨(potassium permanganate)의 작은 결정을 물이 담긴 비이커에 넣은 다음 흔들지 않고 놓아두게 되면 확산과정에 의해 비이커 전체의 물의 색깔이 서서히 변하게 될 것이다.

확산

다른 수동수송기전과 마찬가지로 확산은 더 높은 농도의 구역으로부터 더 낮은 농도의 구역으로 분자가 농도기울기를 사용하여 이동한다(그림 3.23). 확산은 세포가 쉽게 산소와 같은 확산성물질을 얻을 수 있고 바깥환경으로 이산화탄소노폐분자를 방출할 수 있는 중요한 기전이다.

촉진확산

촉진확산은 세포막장벽을 통해 쉽게 확산될 수 없는 분자를 위해 필요한 과정이며, 막을 통한 이동을 위해 막수송분자를 필요로 한다. 이러한 종류의 수송은 확산과 마찬가지로 ATP로부터 오는 에너지를 필요로 하지 않는다. 필요한 운반분자는 특이적인 막운반체이거나 막관통통로가 된다. 운반체매개수송(그림 3.24)은:

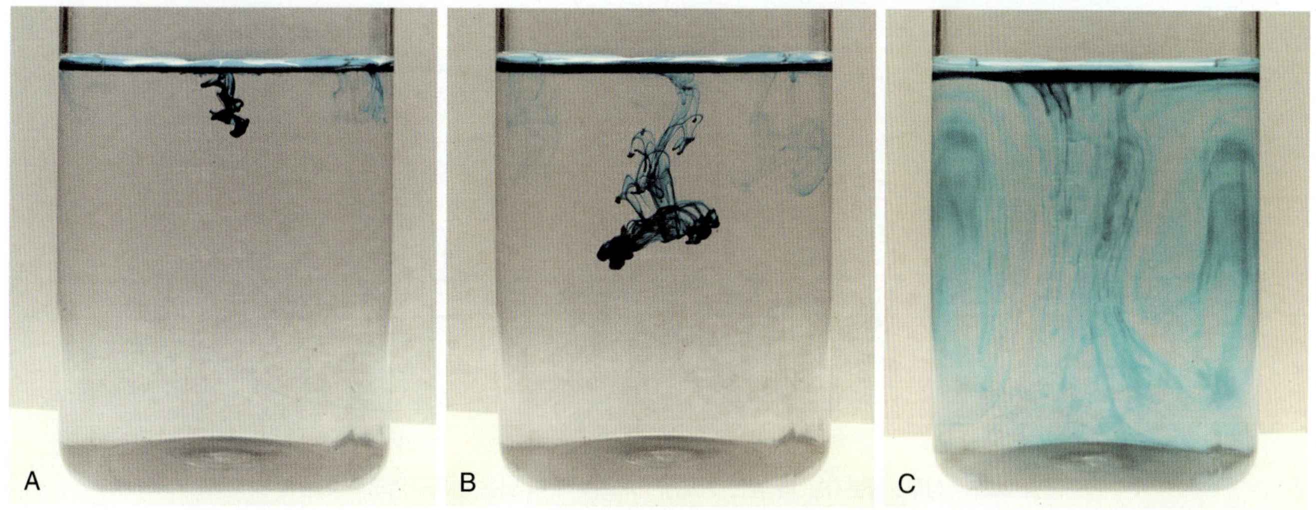

그림 3.23 **확산.** 이 연속적인 3장의 사진은 상온에서 물이 든 용기에 한 방울의 염료가 확산되는 것을 보여준다.

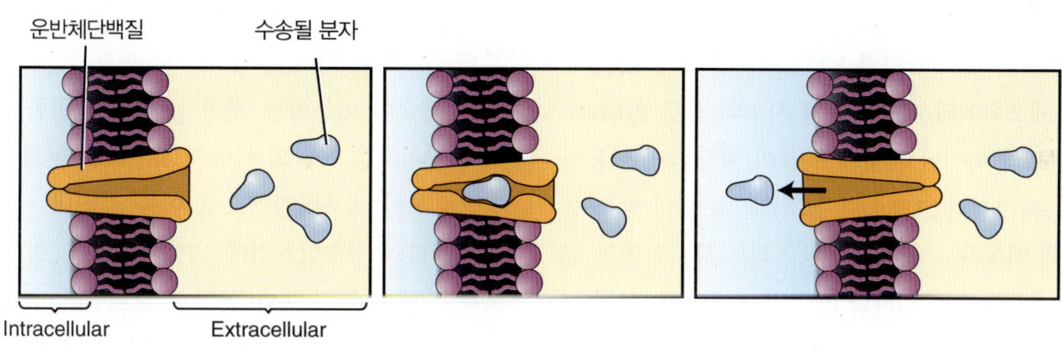

그림 3.24 **운반체매개수송.** 이 수송기전은 원형질막에 위치하는 운반체단백질을 필요로 한다. 운반체단백질은 동시에 하나의 분자만을 수송할 수 있으며 수송되는 분자는 운반체에 대해 경쟁할 것이다.

- 특정의 분자(예, 글루코스, 나트륨이온)에 대한 결합부위를 가진 **특이단백질운반체**분자를 필요로 한다.
- 운반체분자의 수가 제한되기 때문에 **포화될** 수 있으며, 동시에 운반될 수 있는 분자의 수가 제한된다.
- 두 유사한 형태의 분자가 동일한 결합부위에 대해 경쟁하는 경우 운반체분자의 결합부위에 대해 **경쟁**을 나타낼 수 있다.

비록 더 잘 들어맞는 분자가 결합부위에 대한 우세성 즉 **친화력(affinity)**을 보인다고 해도, 친화력이 덜한 분자의 농도가 증가되면 이의 수송이 촉진될 수 있다.

단백질통로에 의해 매개되는 막수송은 특정의 이온이나 기타 작은 수용성분자에 대한 선택적인 경로를 제공한다. 예를 들어, 나트륨이온은 나트륨통로만을 통해 지나며 칼륨이온은 오직 칼륨통로만을 통해 지날 수 있다. 게다가, 이러한 통로는 열리거나 닫힐 수 있는 관문이다. 관문통로(gated channel)는 전압, 빛, 기계적인 자극이나 화학적인 자극에 의해 촉발되어 열리거나 닫힐 수 있으며, 이들은 이들을 활성화시킨 자극에 따라 명명된다(나트륨통로, 전압관문통로, 압력관문통로 등).

삼투

삼투는 선택적인 투과막을 통한 물의 확산이다. 세포의 원형질막은 물분자에 대해 선택적인 투과성을 가지며 물은 투과하지만 물에 녹아 있는 물질은 배제시킨다. 원형질막의 한쪽 면에서 물의 농도가 다른쪽 면보다 더 높은 경우, 물은 그의 농도기울기를 따를 것이며 물의 농도가 낮

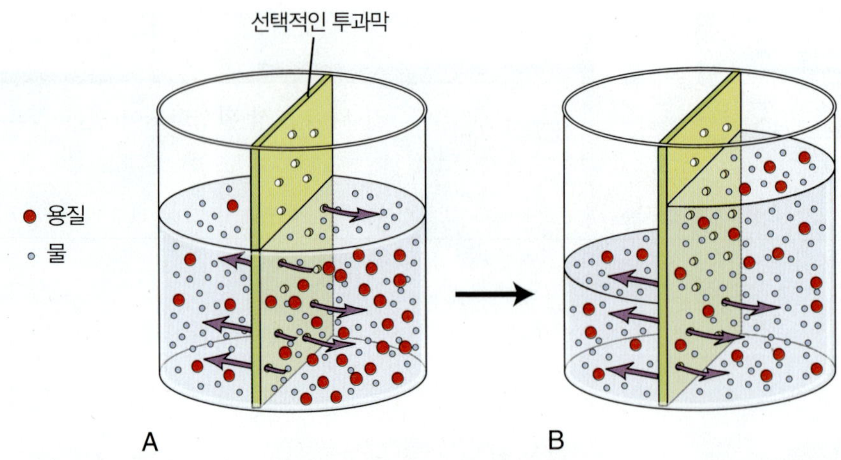

그림 3.25 **삼투.** 물분자는 더 높은 농도구역으로부터 더 낮은 농도구역으로 이동할 것이다. **A,** 선택적인 투과막의 왼쪽은 용질보다 물을 더 많이 포함하고 있는 반면, 막의 오른쪽은 물분자가 적고 용질이 더 많다. 따라서, 물분자는 평형에 도달될 때까지 막의 왼쪽으로부터 오른쪽으로 이동할 것이다. **B,** 용질은 선택적인 투과막을 통과할 수 없다.

은 곳으로 확산될 것이다(그림 3.25). 하지만 살아 있는 세포의 경우, 세포속액과 세포바깥액 사이의 등장성(isotonicity)이 세포의 속이나 바깥으로 물이 과도하게 이동하는 것을 막는다(2장의 그림 2.11 참조). 비록 물이 삼투 동안 막을 통해 이동하는 용매분자라고 해도 세포속액과 세포바깥액의 용질농도는 얼마나 많은 물이 확산을 위해 이용 가능한지를 말해 준다. 예를 들어, 30%의 용액은 용질부분이 30이고 물부분이 70이며, 3%의 용액은 용질부분이 3이고 물부분이 97이다. 이러한 두 용액이 선택적인 투과막을 사이에 두고 서로 반대편쪽에 위치한다면, 물은 물분자가 더 높은 농도의 구역(3% 용액)으로부터 물분자가 더 낮은 농도로 있는 구역(30% 용액)으로 확산될 것이다.

게다가, 등장성의 조건은 세포에 스트레스를 야기하지 않는 반면, 저장성이거나 고장성의 환경을 그렇게 한다. 저장성의 환경인 담수연못에 사는 아메바에서 확인되는 바와 같이 어떤 특정의 미생물은 각기 다른 삼투환경에 적응된다. 이 경우, 원형질막은 통해 물이 계속 세포로 들어온다. 세포의 결과적인 파열을 억제하기 위해 물은 **능동수송(active transport)**의 과정에 의해 수축포의 도움으로 세포의 바깥으로 능동적으로 배출된다.

여과

여과는 정수압(hydrostatic pressure)이 더 높은 구역으로부터 정수압이 더 낮은 구역으로 농도기울기를 따라 막을 통해 물질이 이동하는 것이다. 여과를 위한 구동력은 중력이거나 혹은 사람의 몸에서 확인되는 바와 같이 모세혈관으로부터 세포바깥액으로 이를 걸러내는 혈장에 대한 혈액압력의 정수압효과에 의할 수 있다. 또 다른 중요한 예는 소변의 형성 동안 콩팥의 모세혈관으로부터 집합관(collecting duct)으로 여과하는 것이다. 미생물학에서, 여과계통은 액체환경으로부터 미생물을 제거시킬 수 있다(8장 참조).

4] 능동수송

수동수송기전을 위한 구동력은 농도기울기이다. 능동수송(active transport)의 경우, 농도기울기에 대항하여 분자를 위쪽방향으로 이동시키기 위해서는 세포에너지(ATP)가 필요하다. 능동수송은 또한 분자가 수동수송으로 가능한 것보다 더 빠른 속도로 운반될 필요가 있는 경우에도 필요하다. 예를 들어, 일부 담수조류는 주위환경에 있는 것보다 훨씬 더 높은 세포속농도로 영양소를 효과적으로 운반하는 능동수송계통을 가진다. 능동수송기전에는 펌프수송 혹은 세포내이입(endocytosis)과 세포외유출(exocytosis)에서 일어나는 것과 같은 소포수송이 포함된다.

펌프수송

이온이나 분자의 능동수송은 주로 기울기에 역행하여 작동하는 펌프수송기전으로 인한다. 이 작업은 ATP의 가수분해에 의해 획득되는 에너지를 필요로 한다. 능동수송의 운반체는 막관통단백질로 구성된다. 펌프수송과정은 다음을 필요로 한다:

- 운반체단백질 상의 특이적인 인식부위나 수용체에 대한 수송될 이온이나 분자의 결합
- 운반체단백질을 인산화시키는 ATP 가수분해의 개시
- 수송기능을 활성화시키게 되는 수송체단백질의 형태변화
- 방출될 막의 반대쪽으로 이온이나 분자의 운반

능동펌프계통은 이들이 세포가 필요한 이온과 기타 분자를 특정의 구역으로 이동시킬 수 있기 때문에 중요하다. 예를 들어, 칼슘펌프는 근육의 수축과 이완 동안 근육세포내 특정구역으로 칼슘을 이동시킨다. 나트륨-칼륨펌프는 3개의 나트륨이온(Na^+)을 세포바깥으로 제거하고 동시에 세포속으로 2개의 칼륨이온(K^+)을 운반한다. 이들 두 이온은 그들의 농도기울기에 대항하여 수송되며 이는 세포막의 전하를 유지시키는데, 이를 막전위(membrane potential)라고 부른다. 대부분의 세포는 막전위를 유지하기 위해 항상 활성화되어 있는 많은 Na^+/K^+ 펌프를 갖고 있다. 세포막을 통한 나트륨이온과 칼륨이온의 가파른 기울기는 신경세포와 근육세포에서 전기화학적인 충격의 전도와 운반을 위해 필수적이다. Na^+의 능동적인 배출이 차단되거나 현저하게 손상된다면, 세포속에서 농도가 증가된 Na^+는 삼투를 촉진시켜 막의 파열이나 톱모양형성을 포함하는 세포손상을 초래할 수 있을 등장성상태를 만든다(2장의 그림 2.11 참조).

세포내이입

세포바깥물질은 소포를 이용하는 대량운반기전인 **세포내이입**에 의해 세포 속으로 가져올 수 있다. 일부 진핵세포는 이 과정을 통해 거대분자, 입자, 액체 혹은 다른 세포를 세포막을 통과하여 수송한다. 일반적으로, 세포가 그의 막으로 입자를 둘러싸고 포획하여 세포내이입소포를 형성한 다음 이를 섭식한다. 세포전체 혹은 고형물질의 커다란 입자는 **포식작용(phagocytosis)**["세포포식(cell eating)"; 그림 3.26*A*]의 과정에 의해 세포 속으로 들어온다(13장 참

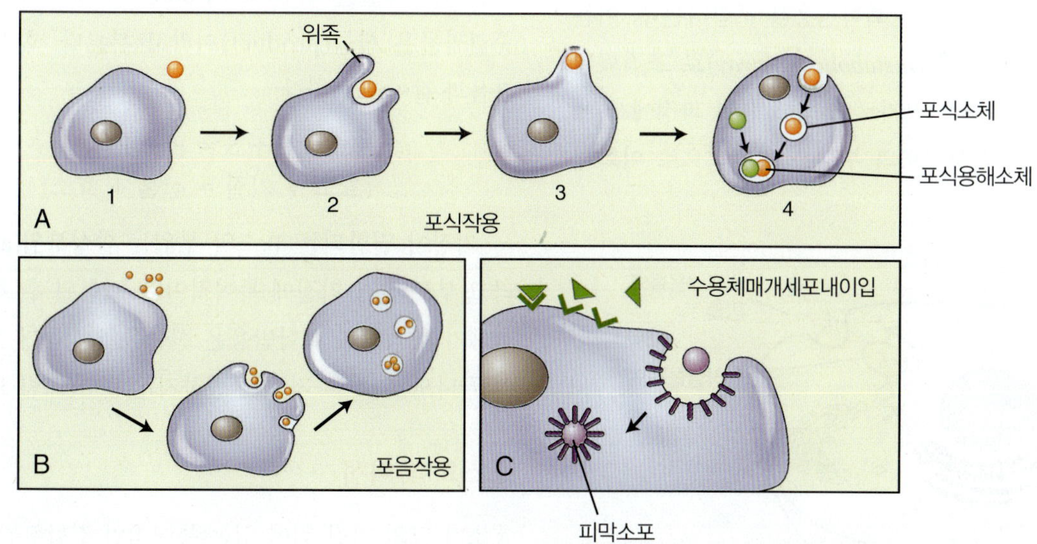

그림 3.26 세포내이입. A, 포식작용: 커다란 입자*(1)*(예, 세균)이 위족(pseudopod)*(2)*에 의해 둘러 싸이고, 섭식되며*(3)* 그리고 포식소체(phagosome)*(4)*가 형성된다. 포식소체는 용해소체와 결합하여 포식용해소체를 형성하며 커다란 입자의 소화가 시작될 수 있다. **B,** 포음작용: 액체는 포음소포를 형성하는 세포막의 작은 돌출로 음세포작용을 한다. **C,** 수용체매개세포내이입: 세포바깥공간에 있는 분자는 막수용체에 결합하며 원형질막이 세포뼈대에 의해 안쪽으로 당겨지게 되고 세포 속으로 운반될 물질주위에 주머니를 형성한다. 그 다음 주머니의 모서리가 융합하여 피막소포(coated vesicle)가 형성된다.

조). 액체 혹은 액체에 녹은 분자는 **포음작용**(**pinocytosis**)("세포포음(cell drinking)"; 그림 3.26*B*)에 의해 세포 속으로 운반된다. 만일 세포내이입이 일어나기 전에 막수용체에 분자가 결합될 필요가 있는 경우라면 이는 **수용체매개세포내이입**(**receptor-mediated endocytosis**)이라고 부른다(그림 3.26*C*).

세포외유출

폴리펩티드, 단백질 그리고 기타의 거대분자는 **세포외유출**의 과정을 통해 세포로부터 배출될 수 있다(그림 3.27). 단세포생물(예, 원생동물)은 노폐산물의 제거를 위해 세포외유출을 이용한다. 다세포생물의 경우, 세포외유출은 신호전달기능이나 조절기능을 가진다. 세포외유출을 위한 소포는 골지장치에 의해 만들어지며 이로부터 이들은 세포막으로 운반된다. 여기에서 소포는 세포막과 융합하고 그의 내용물이 세포바깥공간이나 모세혈관 속으로 비워지게 된다.

3 세포대사 Cellular Metabolism

세포대사는 세포 속의 모든 화학반응을 포함하는데, 이는 연속적인 소위 대사경로(*metabolic pathway*)로 조직화된다. 거대분자를 더 작은 분자로 분해하며 이 과정에서 에너지를 방출하는 대사경로의 부분은 집합적으로 **이화대사**(**catabolism**)이다. 더 작은 분자로부터 더 큰 분자를 만드는 경로는 **동화대사**(**anabolism**)의 부분이며 이화대사반응 동안 방출된 에너지를 이용한다(2장 참조). 영양소나 햇빛은 ATP 분자를 생성하는 데 필요한 에너지를 공급한다. 영양소분자의 분해로부터 오는 에너지를 이용하는 생물은 **화학합성영양생물**(**chemotroph**)이며; 광합성을 위해 햇빛을 이용하는 생물은 **광영양생물**(**phototroph**)이고 이들은 이 과정 동안 에너지를 방출한다. **열역학 제1법칙**(**first law of thermodynamics**)에 따르면, 에너지는 창조되거나 소멸되지 않으며; 이는 다만 한 형태에서 다른 형태로 전환된다. 이는 세포대사를 위한 에너지와 일반적인 에너지를 포함한다.

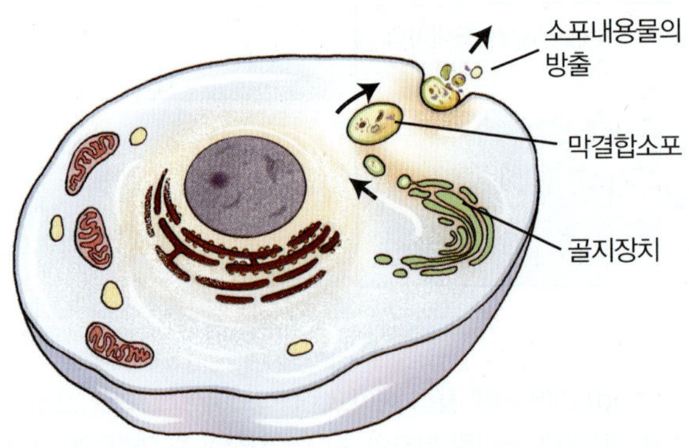

그림 3.27 **세포외유출.** 세포로부터 배출될 단백질은 분류되고, 변형되며, 골지장치에 의해 포장된다. 그 후, 막결합소포는 원형질막과 융합하여 소포의 내용물이 세포바깥환경으로 방출된다.

1] 효소

효소(**enzyme**)는 세포의 대사경로내에서 필요한 화학반응을 개시시키는 생물학적인 촉매이다. 세포내 모든 화학반응은 효소를 필요로 한다. 효소작용기전은 화학반응을 개시하는데 필요한 활성화에너지를 더 낮추는 것이다(그림 3.28). 화학적으로, 효소는 특이적인 구조를 가진 단백질이며 대개 삼차구조나 사차구조이다(2장 참조). 효소가 작용하는 물질은 기질(substrate)이라 부르며, 반응의 최종결과물은 산물(product)이라고 부른다. 화학식으로는 다음과 같이 표현한다:

$$E + S = P + E$$

(효소 + 기질 = 산물 + 효소)

기질이 결합되는 효소의 부위는 **활성부위**(**active site**)라고 부르며 각 기질에 특이적이다. 결합된 후 효소기질복합체가 형성되며 화학반응은 산물을 생성하게 된다. 반응이 끝나도 효소 그 자체는 변하지 않는다(그림 3.29).

효소의 특이성

효소가 그의 기질 위에 있는 특이적인 결합부위에 결합하는 정도가 효소의 특이성을 결정한다. 효소와 기질 사이의 초기접촉은 전자기적인 힘 사이의 인력을 통해 발생하기가 쉽다. 자물쇠에 들어 맞는 열쇠처럼, 효소의 형태가 기질 위에 있는 결합부위와 얼마나 잘 들어 맞는지(상보성)

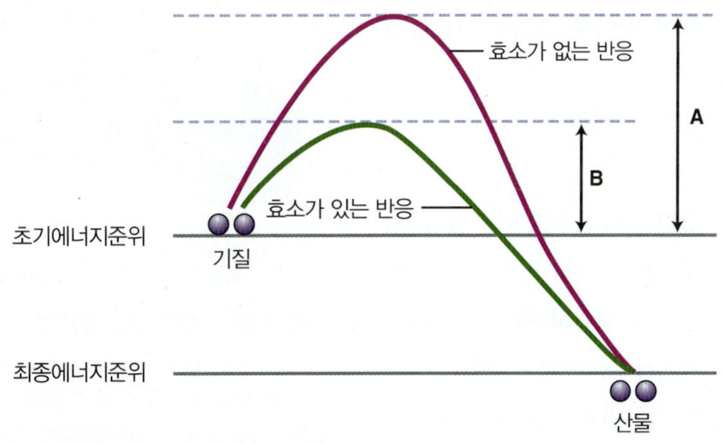

그림 3.28 효소작용기전. 어떤 에너지준위에서 일어나는 화학반응은 기질에 의해 반응이 개시되는 준위로 도달되어야만 한다. 이 그림은 효소가 없이 필요한 에너지준위(A)와 효소가 존재할 때의 에너지준위(B)를 보여준다. 효소가 반응을 위한 활성화에너지를 낮춤으로써 화학반응의 속도를 높이는 점에 주목하라.

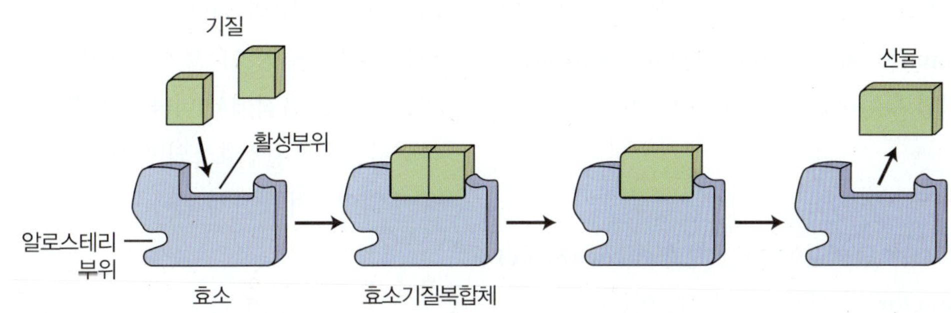

그림 3.29 효소의 구조와 작용. 효소활성부위의 형태는 그의 기질(들)에 특이적이다. 효소활성부위와 결합된 기질(들)은 효소기질복합체를 형성하며 기질(들)은 산물로 전환된다. 효소는 화학반응 후에도 동일하게 남게 된다.

가 특이성이다. 마치 자물쇠를 열기 위해 열쇠를 "좌우로 움직거리는 것처럼" 효소형태의 어떤 추가적인 변화가 때로 필요하다. 효소와 그의 기질 사이에서의 이러한 과정은 다음과 같이 종합하여 설명될 수 있다:

- 분자 상의 전하 차이
- 약한 결합의 형성
- 가까운 거리의 원자/분자 사이의 인력(반데르발스힘)

효소의 분류와 명명

따라서 각각의 효소는 일반적으로 접미사 -ase를 사용하여 이들이 촉매하는 반응의 종류, 이들이 작용하는 기질의 이름에 따라 명명된다.

- **산화환원효소(oxidoreductase)**는 산화환원반응에서 전자의 운반을 촉매한다.
- **전이효소(transferase)**는 분자를 변화시켜 고에너지결합을 한 분자로부터 다른 분자로 운반한다. 이는 작용기가 한 기질에서 다른 기질로 운반되는 합성반응과 분해반응에서 일어난다.
- **가수분해효소(hydrolase)**는 물의 존재하에서 화학결합을 깨고 에너지를 방출시키는 가수분해반응을 촉매한다.
- **분해효소(lyase)**는 물의 첨가 없이 기질로부터 작용기를 제거하거나 혹은 이중결합에 작용기를 첨가시킨다.
- **이성화효소(isomerase)**는 원자의 형태를 변화시킴으로써 분자 속의 원자를 재배열시킨다.

- **연결효소(ligase)**는 각 단량체 사이를 연결하여 중합체를 형성한다.

외효소와 내효소

효소는 또한 이들이 작용한 부위에 따라서도 명명된다. **외효소(exoenzyme)**는 세포에 의해 세포바깥공간으로 분비되어 거대분자를 더 작은 분자로 분해하고 세포가 섭취할 수 있게 한다. 일부 미생물에 의해 생산되는 외효소 아밀라제(amylase)는 녹말을 단당류로 가수분해하며 이는 그 다음 그 미생물의 원형질막을 통해 운반될 수 있다. 기타 외효소는 세포속환경으로 분비되어 세포내에서 대사과정에 이용된다. 여기에는 셀룰로오스분해효소(cellulase), 카제인분해효소(caseinase), 지질분해효소(lipase) 그리고 뉴클레오티드분해효소(nucleotidase)가 포함된다. 반면, **내효소(endoenzyme)**는 **세포호흡(cellular respiration)**에 이용되는 효소처럼 특이적인 생물막내에서 작용한다.

보인자와 보효소

많은 경우에, 효소는 단백질이 아닌 **보효소(coenzyme)** 혹은 **보인자(cofactor)**를 필요로 하는데, 이들은 반응을 촉매하기 위한 기타의 이온이나 분자이다. 효소의 단백질부분은 **아포효소(apoenzyme)**이며 비단백질부분은 만일 그것이 유기분자라면 (대개 수용성비타민으로부터 유래되는) 보효소이며; 만일 그것이 금속이온이라면 보인자이다. **완전효소(holoenzyme)**는 결합될 때 하나 이상의 보인자나 보효소가 필요할 수 있는 효소이다(그림 3.30).

미생물은 생존을 위해 어떤 유기성장인자와 미량원소로써 특이적인 금속이온을 필요로 한다(4장 참조). 이러한 물질에 대한 필요성은 그의 역할이 보인자이기 때문이다. 보인자를 필요로 하는 효소는 효소가 보인자와 결합하기 전에는 활성부위의 형태가 적절하지 못하다. 그러므로, 금속은 활성부위와 기질을 서로 가깝게 위치시킨 다음 효소기질복합체의 일부로써 화학반응에 직접적으로 참여한다. 반면, 보효소는 한 기질분자로부터 작용기를 제거하여 그것을 다른 기질에 첨가시킨다. 보효소는 때로 수소원자, 전자, 이산화탄소 그리고 아미노산의 중간운반체로 기능

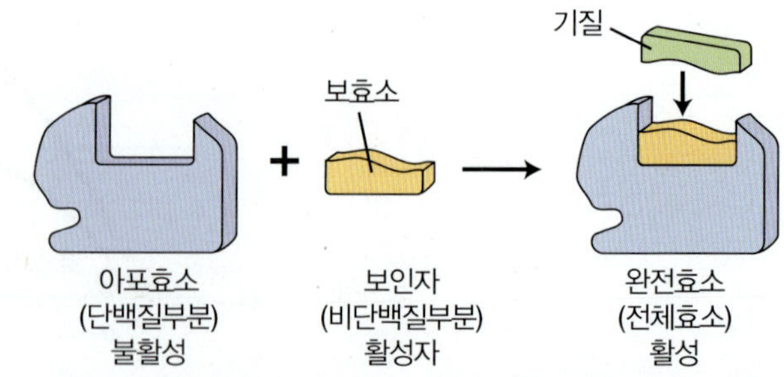

그림 3.30 완전효소. 많은 효소는 반응을 촉매하기 위해 보효소나 보인자를 필요로 한다. 그러한 효소의 단백질부분은 아포효소(*apoenzyme*)라고 부르며 불활성인데; 보효소(*coenzyme*)나 보인자(cofactor)는 비단백질부분이다. 아포효소와 보효소/보인자는 함께 활성적인 완전효소(holoenzyme)를 만든다.

한다. 산화환원의 짝반응에서 전자를 운반하는 니코틴아미드아데닌디뉴클레오티드(nicotinamide adenine dinucleotide, NAD)의 역할이 예가 될 수 있다(이 장의 뒤에 있는 세포호흡 참조). 보효소가 비타민유도체이기 때문에, 이는 우리의 음식에서 비타민의 중요성을 설명해 주며; 비타민결핍증은 완전효소의 형성을 억제하고 촉매될 화학반응이 일어나지 못하게 한다.

효소활성의 조절

대사경로에서 효소반응이 진행되는 속도는 온도; pH; 기질, 효소 그리고 산물의 농도; 그리고 보인자와 보효소의 존재나 부재에 의해 영향을 받는다.

- 온도: 화학반응의 속도 대부분은 더 높은 온도에서 가속화되며, 더 낮은 온도에서는 느려진다. 하지만 높은 온도는 효소의 단백질부분을 변성(형태를 변화)시킬 수 있어 효소의 특이성과 기능성을 잃게 만든다(2장 참조).
- *pH*: 효소는 가장 빨리 화학반응을 촉진하기 위한 최적의 pH 범위에서 가장 잘 작용한다. 미생물의 효소 대부분에서, 이는 pH 7(중성)에 가깝다.
- 기질농도: 만일 효소의 양이 정해져 있다면, 기질의 더 높은 농도는 효소의 활성부위가 기질로 포화될 때까지 반응속도가 증가된다.
- 효소농도: 만일 기질의 양이 일정하다면, 초기반응속도는 증가하지만 반응에서 이용 가능한 기질이 효소와

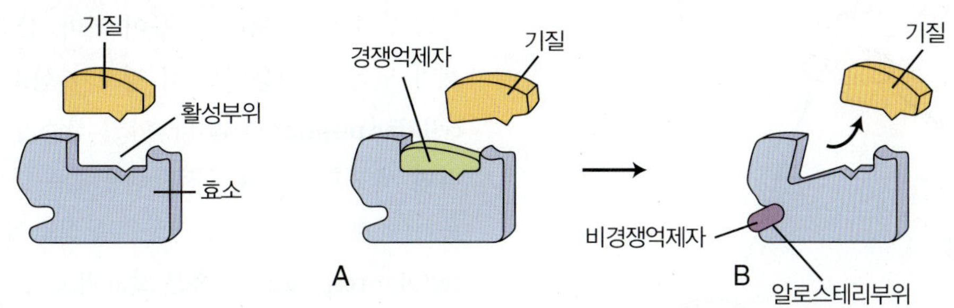

그림 3.31 효소억제. 그림의 왼쪽에서 억제되지 않은 효소와 그의 기질이 보인다. 효소반응은 2가지 방식, 즉 **A,** 효소의 활성부위를 차단하여 기질이 결합할 수 없게 만드는 경쟁억제; **B,** 물질이 효소의 알로스테리부위에 결합하여 기질이 결합할 수 없도록 활성부위의 형태를 변화시키는 비경쟁억제로 억제될 수 있다:

결합함으로써 속도가 낮아진다.

- 산물농도: 많은 효소가 정방향과 역방향 모두에서 반응을 촉매하기 때문에, 높은 농도는 효소가 역방향으로 촉매하게 할 수 있다. 하지만 기질이 다른 반응에서 이용된다면 첫 번째 효소반응의 방향은 정방향으로 된다.
- 보인자와 보효소: 보인자와 보효소의 존재(충분한 수에서) 혹은 부재에 따라, 효소반응의 속도는 증가되거나 감소될 것이다.

또한 약물과 같은 다양한 기타 물질은 반응속도를 억제하거나 감소시킬 수 있다. 그러한 억제물질의 효능은 효소에 대한 그의 가역적인 결합이나 비가역적인 결합의 특성에 따른다. 예를 들어, **비가역억제(irreversible inhibition)**의 경우, 억제자는 효소의 활성부위에 대한 기질과 경쟁한다(그림 3.31*A*). 억제의 정도는 억제자와 기질의 상대적인 농도에 따르며; 기질의 양이 증가되면 가역억제가 일어날 수 있다. **경쟁효소억제(competitive enzyme inhibition)**는 사람에게는 필요 없지만 병원체가 필요로 하다는 특이적인 대사경로를 선택적으로 억제시킴으로써 감염병의 일부를 치료하는 기본이 된다. 항대사제가 이러한 방식으로 기능을 하며, 그렇게 함으로써 이들은 감염병에 대항하는 효과적인 무기를 제공하게 된다.

효소반응속도에 영향을 미치는 또 다른 기전은 물질이 효소의 **알로스테리부위(allosteric site)**에 결합하여 효소의 활성부위를 입체구조적으로 변화시키는 **비경쟁억제(noncompetitive inhibition)**이다(그림 3.31*B*). 이 과정은 비가역적이며 억제의 정도는 억제자의 농도에 의존한다. 또한, 효소활성은 흔히 최종산물억제과정, 즉 형성된 산물의 양이 충분히 반응을 차단하는 경우에 의해 대사경로의 특이적인 지점에서 조절된다. 이것이 음성되먹임억제(negative feedback inhibition)이며 알로스테리억제의 한 예가 된다. 다시 말하면, 최종산물억제에서, 억제물질은 최초 효소활성에 의해 형성된 산물이다. 형성된 산물의 양은 반응을 늦추도록 되먹임하여 더 많은 최종산물이 과도하게 축적되는 것을 방지한다(그림 3.32).

> **의학적 사건**
>
> **술파제(술폰아미드)**
>
> 술폰아미드는 그람양성균과 그람음성균 모두에 대항하는 광범위한 활성을 가진 합성항균제이다(10장과 11장 참조). 이 약물은 대사길항제의 한 예이다. 모든 세포는 성장을 위해 엽산(folic acid)을 필요로 한다. 엽산(음식내 비타민)은 사람세포를 통과하여 운반될 수 있지만 세균세포벽은 통과할 수 없으며, 따라서 세균에 의해 합성되어야만 한다. 술폰아미드는 세균의 엽산합성에서 필요한 중간대사산물 파라아미노벤조산(*para*-aminobenzoic acid, PABA)과 유사하여 서로 경쟁하며 따라서 세균을 죽인다.

2] 세포호흡과 광합성

원핵세포와 진핵세포는 호흡(respiration), 발효(fermentation) 그리고 광합성(photosynthesis)에 의해 ATP를 생산하기 위해 영양소를 대사시킨다. ATP가 세포호흡에서 사용될 고에너지인산결합을 포함하고 있기 때문에 이는

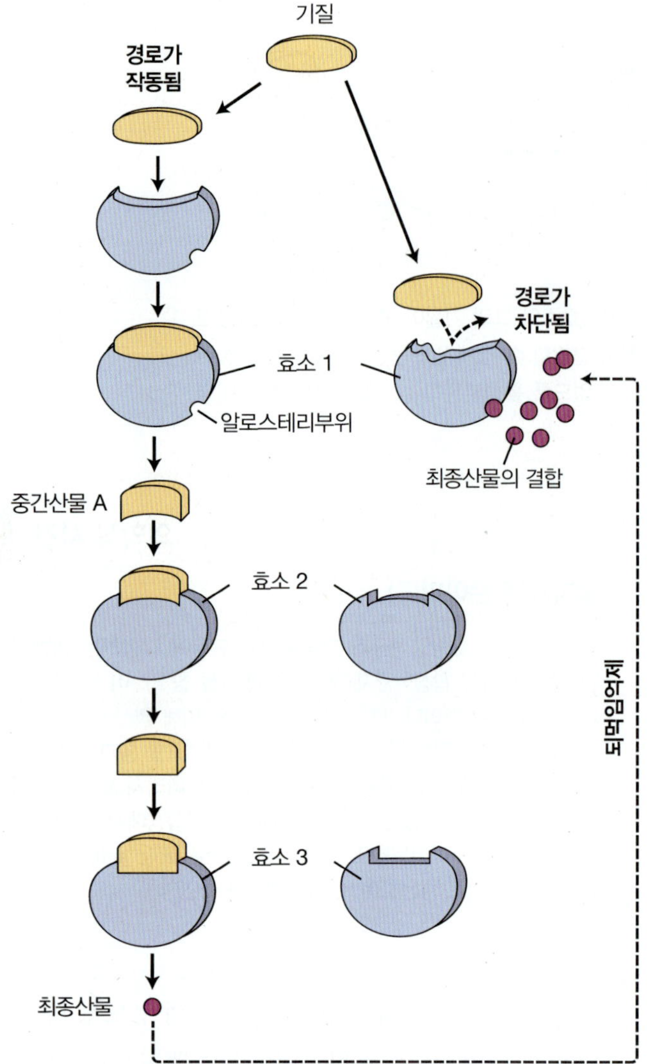

그림 3.32 최종산물억제. 최종산물억제의 과정은 특정 분자의 생산을 조절하기 위해 이용되는 음성되먹임기전(negative feed-back mechanism)이다.

에너지의 필수적인 근원이며, 미생물은 ATP를 생산하기 위해 하나 이상의 과정을 이용한다.

세포호흡

세포호흡(cellular respiration)은 영양소분자의 화학에너지가 방출되어 ATP의 형태로 포획되는 반응이다. 이러한 에너지전환은 일련의 산화환원반응을 포함한다. 글루코스와 기타 영양소분자의 분해에서, 이러한 분자내에 원래 존재하는 전자의 일부가 중간대사운반체로 운반되고 그 다음 최종전자수용체로 운반된다. 분해가 완료되면 최종산물과 함께 이산화탄소와 물이 되며, 산소가 최종전자수용체가 되는데, 이용되는 이 경로가 **산소세포호흡(aerobic cellular respiration)**이다. 만일 산소가 이용 가능하지 않다면 세포호흡은 최종전자수용체로 다른 유기분자를 사용하여 계속되는데, 이 과정은 **무산소세포호흡(anaerobic cellular respiration)** 혹은 발효라고 부른다.

산소세포호흡은 세 가지 연속적인 경로, 즉 당분해(해당작용, glycolysis), 크렙스회로(Krebs cycle)(구연산회로) 그리고 전자수송사슬(산화적인산화)을 필요로 한다. 글루코스의 전체적인 산소세포호흡반응은 다음과 같다.

$$C_6H_{12}O_6 + 6O_2 \rightarrow 6CO_2 + 6H_2O + \text{에너지}$$

반응의 첫 번째 경로인 **당분해(해당작용)**는 세포질에서 일어나며 글루코스를 분해하여 2분자의 피루브산(pyruvic acid), 2분자의 ATP 그리고 2분자의 환원 NAD를 생성하는 10개의 효소반응을 이용한다(그림 3.33). ATP를 형성하는 당분해(해당작용)의 주요 단계의 순서는 다음과 같다.

1. 글루코스의 인산화(분자에 인산기의 첨가)는 글루코스 6-인산(glucose 6-phosphate)을 형성한다.
2. 글루코스 6-인산이 프룩토오스 6-인산(fructose 6-phosphate)으로 전환된다.
3. ATP 분자를 더 사용하여 프룩토오스 6-인산을 프룩토오스 1,6-2인산(fructose 1,6-diphosphate)으로 전환시킨다.
4. 프룩토오스 1,6-2인산을 2개의 삼탄소분자 3-포스포글리세르알데히드(3-phosphoglyceraldehyde)로 분해한다.
5. 3-포스포글리세르알데히드 각각을 1,3-비포스포글리세르산(1,3-biphosphoglyceric acid)으로 전환시킨다[보효소 NAD가 각각의 3-포스포글리세르산분자로부터 수소를 취해 무기인산염(inorganic phosphate, P_i)이 첨가되는 NADH를 형성한다].
6. 비스포스포글리세르산이 기질수준인산화를 통해 고에너지인산을 ADP에 제공하여 ATP 분자를 형성한다. 이 반응의 산물은 3-포스포글리세르산(3-phosphoglyceric acid)이다.

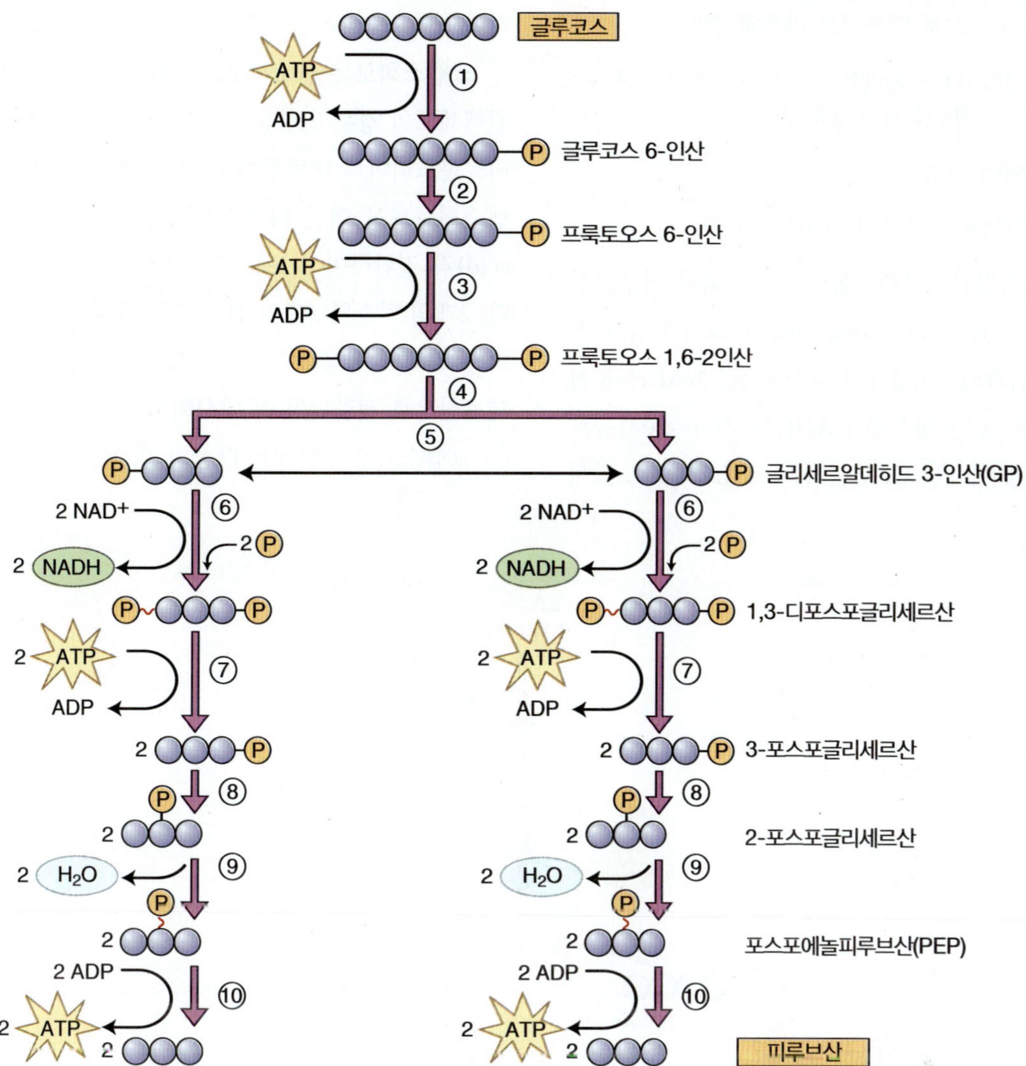

그림 3.33 당분해(해당작용). *(1)* 먼저 세포내 글루코스가 1분자의 ATP를 사용하여 글루코스 6-인산(glucose 6-phosphate)으로 인산화된다. *(2)* 글루코스 6-인산은 프룩토오스 6-인산(fructose 6-phosphate)으로 전환된다. *(3)* ATP를 사용하여 프룩토오스 6-인산이 프룩토오스 1,6-2인산(fructose 1,6-diphosphate)으로 인산화된다. *(4)* 이 단계는 프룩토오스 1,6-2인산이 2개의 삼탄소분자, 즉 디하이드록시아세톤인산(dihydroxyacetone phosphate)과 글리세르알데히드 3-인산(glyceraldehyde 3-phosphate, GP)으로 효소적으로 전환되어 나타난다. *(5)* 디하이드록시아세톤인산은 글리세르알데히드 3-인산으로 쉽게 전환된다. *(6)* 각각의 GP 분자는 그 다음 1,3-디포스포글리세르산(1,3-diphosphoglyceric acid)으로 전환되며 2개의 NADH가 형성된다. *(7)* 각각의 1,3-디포스포글리세르산분자로부터 1개의 인산염이 제거되어 ATP와 3-포스포글리세르산이 형성된다. *(8)* 3-포스포글리세르산의 인산염이 효소작용에 의해 재위치된다. *(9)* 3-포스포글리세르산으로부터 물이 제거되고 포스포에놀피루브산(phosphoenolpyruvic acid, PEP)이 형성된다. *(10)* PEP로부터 인산염이 제거되어 ATP와 피루브산이 형성된다.

7. 3-포스포글리세르산의 이성화(주어진 화합물내에서 화합물의 재배열)로 2-포스포글리세르산이 생성된다.
8. 2-포스포글리세르산으로부터 물이 제거되어 포스포에놀피루브산(phosphoenolpyruvic acid)이 생성된다.
9. 당분해(해당작용)의 최종단계에서 인산기가 각각의 포스포에놀피루브산분자로부터 제거되고 ADP에 전달되어 또 다른 ATP 분자를 형성한다. 이 반응의 산물이 피루브산(pyruvic acid)이다.

당분해(해당작용)의 전체 반응식은 다음과 같다.

$$\text{글루코스} + 2NAD + 2ATP + 2P_i \rightarrow 2\ \text{피루브산} + 2NADH + 2ATP$$

이는 다음으로 이어진다:

$$\text{피루브산} \rightarrow \text{아세틸}-CoA + CO_2$$

당분해(해당작용)는 크렙스회로로 연결되어 피루브산이 아세틸-보효소 A (acetyl-coenzyme A, acetyl-CoA)와 이산화탄소로 전환되면서 2개의 수소이온을 NADH에 전달한다. 이 반응 동안 형성된 NADH는 전자수송사슬로 보내진다. 각각의 아세틸-CoA 분자는 크렙스회로로 들어간다.

크렙스회로는 산소세포호흡의 두 번째 단계이다. 이는 원핵세포의 경우 원형질막에서 일어나며 진핵세포의 경우 미토콘드리아의 바탕질에서 일어난다. 아세틸-Co-A가 크렙스회로로 들어간 다음 이는 옥살아세트산(oxaloacetic acid)과 결합하여 시트르산(구연산, citric acid)을 형성한다. 2개의 탄소와 4개의 산소(즉, 2개의 CO_2 분자)를 제거하는 일련의 반응을 통해 시트르산은 결과적으로 옥살아세트산으로 전환되어 이 대사회로가 종료된다(그림 3.34).

크렙스회로의 단계는 다음이 포함된다:

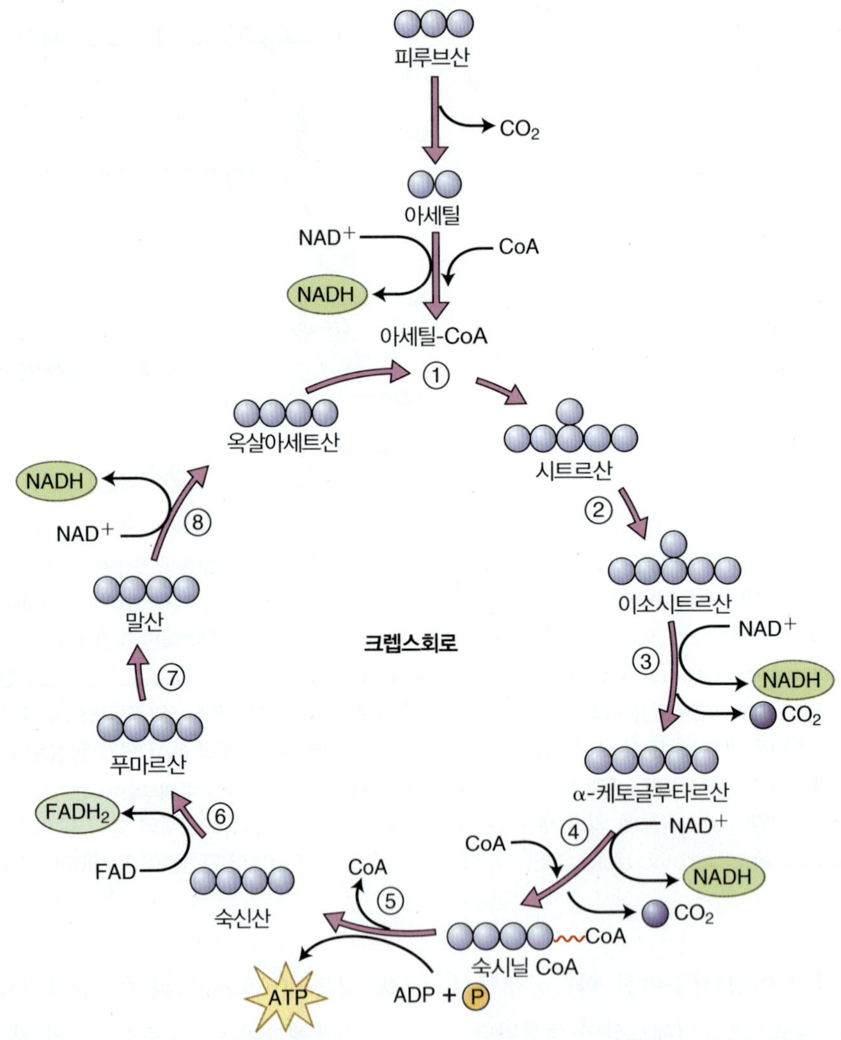

그림 3.34 크렙스회로. 아세틸-CoA가 크렙스회로로 들어가며 옥살아세트산(oxaloacetic acid)과 결합하여 시트르산(구연산, citric acid)을 형성한다. 회로의 전체적인 단계를 통해 시트르산은 최종적으로 옥살아세트산으로 전환되며 또 다른 회로가 시작될 수 있다.

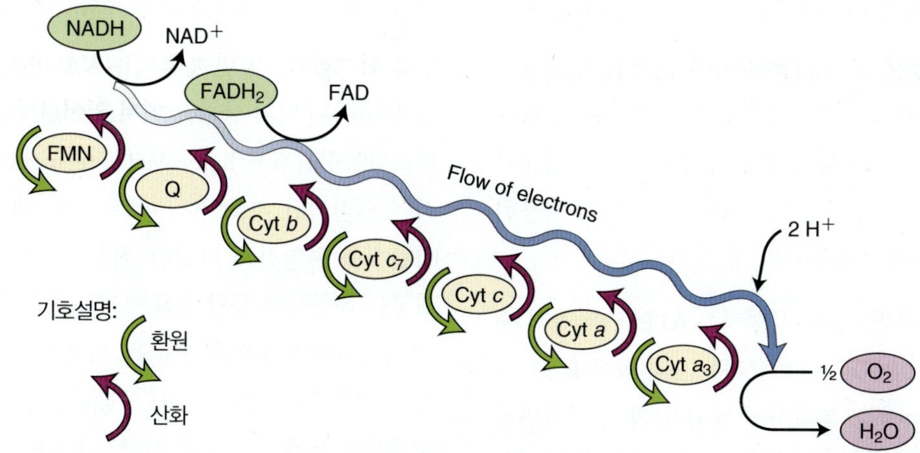

그림 3.35 전자수송사슬. 이는 산소세포호흡의 최종반응이며 산화환원반응을 수행할 수 있는 일련의 운반체분자로 구성된다. 전자는 사슬의 아래로 지나며 이 각 단계의 반응에서 에너지를 방출하고 그 후에 ATP를 형성하기 위해 사용된다. 최종적인 전자수용체는 산소이다.

- 제5단계에서 생산되는 구아노신 3인산(guanosine triphosphate, GTP)분자는 ADP에 인산기를 더해 1개의 ATP 분자를 형성함
- 제3단계와 제4단계에서 CO_2의 방출은 에너지흡수반응경로에서 사용됨(여분의 CO_2는 환경으로 기체로 방출됨)
- 제4, 5 그리고 8단계에서, NAD 3분자의 환원 → NADH
- 제6단계에서, 플라빈아데닌디뉴클레오티드(flavin adenine dinucleotide, FAD) 1분자의 환원 → $FADH_2$

산호호흡에 들어가는 각 글루코스분자에 대해 당분해(해당작용)가 2분자의 피루브산을 생산하기 때문에 크렙스회로가 2번 돌아간다. 당분해(해당작용)와 크렙스회로에서 NAD와 FAD 분자는 수소와 전자를 취하기 위해 필요하다. 이러한 분자의 환원형이 그 다음 전자수송사슬로 들어가 일련의 산화환원반응에서 산화되어 ATP, 산소 그리고 물을 생산하면서 보효소로 재생된다.

산소세포호흡의 최종단계인 **전자수송사슬**은 미토콘드리아속막의 크리스타에서 일어난다. NAD^+와 FAD^+를 재생하기 위해, 전자와 수소이온이 환원형 NAD와 FAD 분자로부터 전자수송사슬의 운반체분자로 전달된다. 이러한 분자에는 플라빈단백질(flavoproteins), 보효소 Q (coenzyme Q), 철-황효소(iron-sulfur enzymes) 그리고 사이토크롬(cytochromes)이 포함된다. 마지막 운반체는 전자를 산소호흡의 최종전자수용체인 산소로 전달한다. 수소이온과 전자가 단계별의 방식으로 NADH로부터 운반체의 사슬로 전달되면서 에너지가 방출된다. 이 에너지는 ADP에 의해 포획되어 각 글루코스분자로부터 많은 ATP 분자가 생성된다(그림 3.35).

표 3.4 글루코스분자당 산소세포호흡의 요약

생산	당분해(해당작용)	크렙스회로	호흡사슬	순결과
ATP	4 (2개는 사용됨)	2	34	38
NADH	2	8	0	10
FADH	0	2	0	2
CO_2	6	0	0	6
H_2O	2	2 (사용됨)	6	6

산호호흡에서 1개의 글루코스분자가 분해되는 과정을 표 3.4에 요약하였다:

- 호흡사슬로 들어가는 NADH와 FADH는 약 36개의 ATP 분자를 생산하며 여기에 당분해(해당작용)로부터 생성되는 4개의 ATP를 더해 40개의 ATP가 만들어진다. 하지만 2개의 ATP가 당분해(해당작용)에서 소비되어 글루코스분자당 생성되는 ATP의 최대수는 38개가 된다.

- 크렙스회로 동안 6개의 이산화탄소분자가 생성된다.
- 전자수송사슬에서 6개의 산소분자가 사용된다.
- 순 6개의 물분자가 전자수송사슬에서 생성된다. 당분해(해당작용)에서 2개를 포함하여 전체 8개의 물분자가 생성되지만 이 중에 2개는 크렙스회로에서 사용된다. 따라서 순 6개의 물분자가 생성된다.

실제적으로 진핵세포에서 생성되는 ATP가 더 적기 때문에 생산되는 총 38개의 ATP 분자는 이론적인데, 그 이유는 미토콘드리아막을 통과하여 NADH가 운반되면서 에너지가 소비되기 때문이다. 하지만 이 이론적인 전체수를 달성하는 일부 산소균이 있는데 그 이유는 이 세균은 미토콘드리아가 없고 미토콘드리아를 통과하여 NADH를 운반하기 위해 ATP를 사용할 필요가 없기 때문이다.

포스포글루콘산경로(phosphogluconate pathway)[펜토오스인산경로(*pentose phosphate pathway*) 혹은 헥소오스 1인산지름길(or *hexosemonophosphate shunt*)이라고도 부름]는 일부 세균이 이용하는 대체이화대사경로이다. 이 경로는 분리된 2단계에서 NADPH를 생성하며 펜토오스당을 합성한다. 첫 번째 단계는 NADPH를 생성하는 산화단계이며 두 번째 단계는 펜토오스당을 합성한다. 이는 헤테로락트산발효균(heterolactic fermentative bacteria)에서는 일반적인 경로이다. 이는 젖산, 에탄올 그리고 이산화탄소를 포함하는 다양한 최종산물을 만든다. 또한, 이 경로는 핵산합성 동안 중요한 펜토오스근원이 된다.

무산소세포호흡은 산소를 이용할 수 없을 때 글루코스가 젖산으로 전환되는 대사경로이다. 일부 세균은 에너지생산을 위해 무산소호흡(무산소균)을 이용하며 최종적인 전자수용체는 산소가 아니라 무기분자가 된다. 실제적으로, 무산소미생물에게는 산소가 유독하며 산소에 노출되는 경우 그러한 세균의 대부분이 죽는다. 반면, 융통무산소균(통성혐기균, facultatively anaerobic bacteria)은 산소가 없거나 혹은 제한된 양으로만 있는 경우 무산소호흡을 이용할 수 있다. 무산소균의 최종적인 전자수용체는 CO_2, SO_4^{2-} 이온 혹은 NO^{3-}일 수 있다.

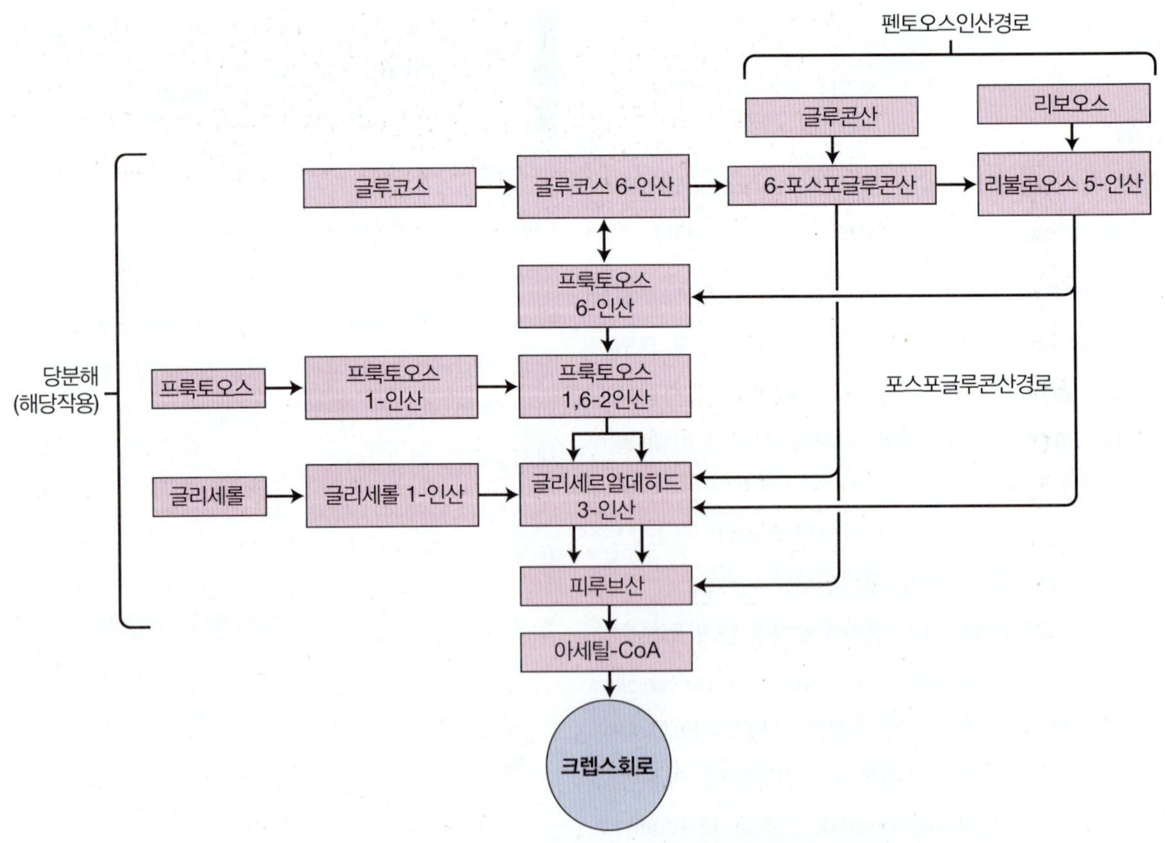

그림 3.36 **포스포글루콘산경로.** 이 경로는 당분해(해당작용)에 대한 헤테로락트산발효균(heterolactic fermentative bacteria)이 이용하는 대체경로이다. 그림은 각기 다른 분자가 어떻게 NADH를 생산할 수 있는지를 보여준다.

최종적인 전자수용체가 유기분자라면 발효가 일어난다. 이 과정은 당분해(해당작용)로 시작되지만 최종전자수용체로 작용할 수 있는 유기분자의 다양성 때문에 최종산물이 달라진다. 발효균과 효모는 당분해(해당작용)의 최종산물, 주로 피루브산을 최종산물로 대사하기 위한 특이적인 효소를 사용한다. 이 과정에서 전자수송계통은 이용되지 않으며 당분해(해당작용)로부터 나오는 환원형 NAD는 전자와 수소를 수용하는 유기분자에 의해 산화된다. 이 경로와 함께 세포는 산소가 없이도 당을 이화대사할 수 있지만 이 과정은 ATP의 생성을 위한 산소세포호흡에 비해 효율성이 훨씬 떨어진다.

미생물에 의해 생산되는 발효최종산물은 사람의 생활과 다양한 산업(예, 낙농과 양조)에 이로울 수 있다. 세균과 그의 발효최종산물의 예에는 다음이 포함된다:

- 사슬알균(*Streptococcus*)과 유산균(젖산균, *Lactobacillus*): 젖산, 에틸알코올 그리고 초산
- 대장균(*Escherichia coli*): 초산, 젖산, 숙신산, 에틸알코올, CO_2 그리고 H_2
- 클로스트리듐(*Clostridium*): 부틸산, 부틸알코올, 아세톤, 초산, 이소프로필알코올, 에틸알코올, CO_2 그리고 H2
- 엔테로박터(*Enterobacter*): 포름산, 에틸알코올, 2,3-부탄디올, 젖산, CO_2 그리고 H_2
- 바퀏살균(방선균, *Actinomyces*): 포름산, 초산 그리고 에틸알코올
- 효모균(*Saccharomyces*)(효모): 에틸알코올, 아세트알데히드 그리고 CO_2

광합성

광합성은 식물, 대부분의 조류, 남세균(cyanobacteria) 그리고 일부 광합성세균이 빛에너지를 ATP를 통해 화학에너지로 전환시키는 기본적인 생화학적 과정이다. 식물과 조류의 엽록체(그림 3.37*A*)에 존재하는 엽록소(chlorophyll)가 광합성이 일어나는 부위이다. 광합성세균은 엽록체가 없으며 세포 속에서 직접 광합성이 일어난다. 남세균은 엽록체의 경우와 유사한 **틸라코이드막(thylakoid membrane)**을 갖고 있으며 이는 산소생성광합성을 일으키는 유일한 원핵생물이다(그림 3.37*B*). 기타 광합성세균은 세균엽록소(박테리오클로로필, bacteriochlorophyll)라고 부르는 여러 각기 다른 색소를 포함하지만 이들은 산소를 생성하지는 않는다. 광합성은 산화를 위해 물을 필요로 하지만 일부 세균은 대신에 황화수소를 산화시키며 노폐산물로 황을 생성한다. 광합성의 속도는 이산화탄소, 빛의 세기 그리고 온도에 영향을 받는다.

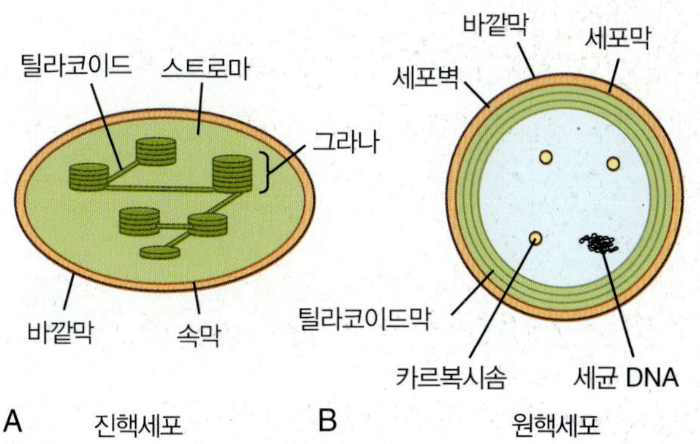

그림 3.37 진핵세포에서의 광합성은 엽록체의 틸라코이드내에서 일어나는 반면 원핵세포는 세포막의 아래에 위치하는 틸라코이드막을 사용한다.

광합성과정은 두 범주, 즉 빛이 필요한 반응 그리고 어둠 속에서 빛에 의존하지 않고 일어나는 반응으로 구분된다. 광합성의 일반적인 단순식은 다음과 같다:

$$6CO_2 + 12H_2O + 빛 \rightarrow C_6H_{12}O_6 + 6O_2 + 6H_2O$$
(이산화탄소 + 물 + 빛에너지 → 글루코스 + 산소 + 물)

광합성의 첫 번째 단계는 **빛의존반응(light-dependent reaction)**으로 화학에너지로 전환될 빛에너지를 필요로 한다. 엽록소는 빛을 흡수하고 전자의 전달과 물로부터 수소를 NADP+[니코틴아미드아데닌디뉴클레오티드인산(*nicotinamide adenine dinucleotide phosphate*)]라고 부르는 수용체로 전달시키는데, 이 NADP+는 짧은 시간 동안 들뜬전자를 저장한다. 이 과정 동안 물이 분해되고 산소기체가 방출된다. 햇빛으로부터 ATP를 생산하는 과정은 광인산화(*photophosphorylation*)라고 부른다. 광인산화에는 두 가지 종류, 즉 비순환광인산화(noncyclic photophosphorylation)(그림 3.38*A*)와 순환광인산화(cyclic

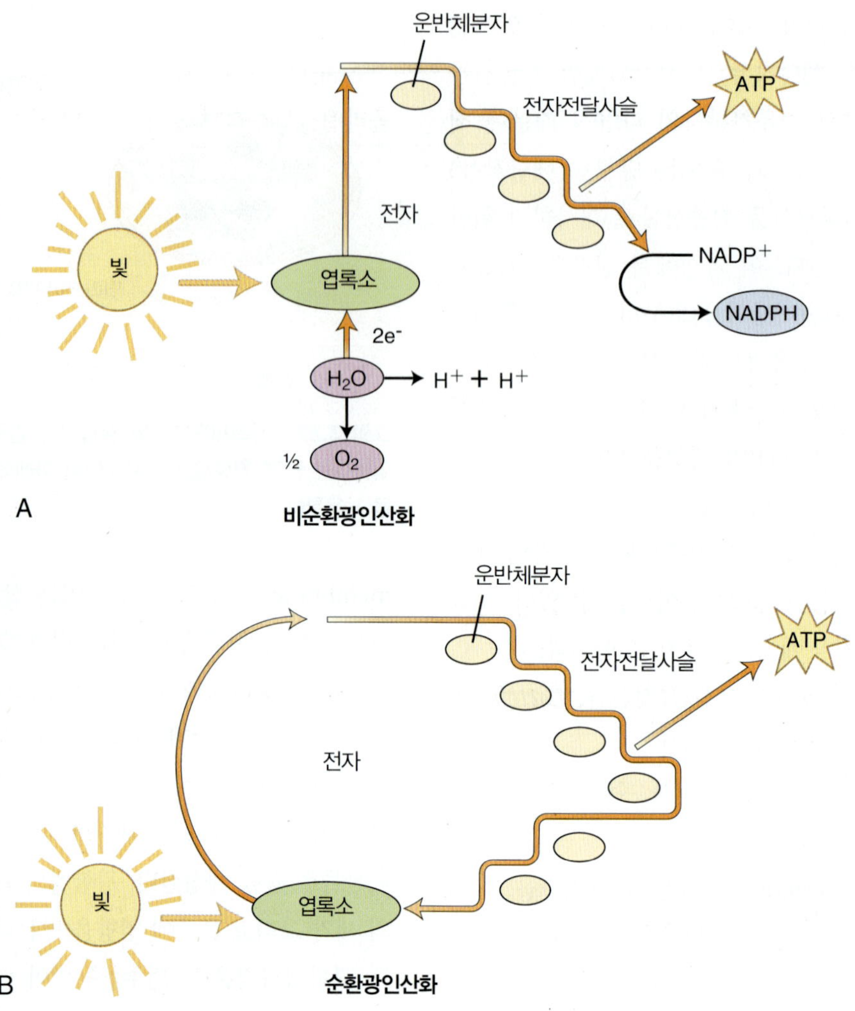

그림 3.38 광합성의 빛의존반응. **A,** 엽록소에서 방출된 전자가 물에서 나온 전자와 대체되는 보다 일반적인 과정인 비순환광인산화. **B,** 순환광인산화의 경우, 방출된 전자가 전자수송사슬을 통해 지난 후 엽록소로 다시 돌아간다. 두 경로 모두 전자수송사슬을 통해 방출된 에너지로 ATP 분자를 생산한다.

photophosphorylation)(그림 3.38*B*)가 있다.

주된 경로인 비순환광인산화는 광계 I(*photosystem I*, PSI)과 광계 II(*photosystem II*, PSII)라고 부르는 두 세트의 색소를 포함한다. 이들 색소는 빛의 약간 다른 파장에 민감하여 들뜨게(여기) 된다. 약 700 nm의 파장은 PSI내 엽록소(P700)를 들뜨게 하는 반면 PSII의 엽록소(P680)는 680 nm 이하의 파장에 의해 여기된다. 비순환광인산화의 단계는 다음과 같다:

1. PSII 내 엽록소의 빛에 의한 산화는 전자를 고에너지 준위로 상승시키게 한다. 이 전자는 일차전자수용체에 의해 포획된다. 이 산화된 P680 엽록소는 이제 채워질 필요가 있게끔 "비워"진다.
2. 전자가 물로부터 효소적으로 제거되어 P680으로 운반되어 빛이 엽록소에 의해 흡수될 때 잃어버린 전자를 대체시킨다. 그 다음 물분자가 2개의 수소이온과 1개의 산소원자로 분해된다. 산소원자는 또 다른 산소원자와 결합하여 O_2를 형성한다.
3. PSII의 일차전자수용체로부터 오는 각각의 여기된 전자는 전자수송사슬을 통해 PSI으로 이동한다.
4. 전자수송사슬의 아래방향 연쇄반응 동안 전자에 의해 방출된 에너지가 틸라코이드막에 의해 포획된다. 이 에너지는 두 번째 단계의 광합성, 즉 캘빈회로(Calvin

cycle) 동안 당의 합성을 위한 ATP를 생산하기 위해 이용된다.

5. PSI의 일차수용체로 전자를 보내는 빛에너지에 의해 생성된 PSI의 P700내 전자의 "빈곳"이 채워진다.
6. 두 번째 전자수송사슬에서 전자는 일차수용체에 의해 철을 함유한 단백질 페레독신(ferredoxin, Fd)으로 간다. 효소 $NADP^+$ 환원효소는 Fd로부터 $NADP^+$로 전자를 운반한다. 이 환원반응은 캘빈회로에서 당의 합성을 위해 에너지를 제공할 NADPH에 전자를 저장한다.

빛에 의해 여기된 전자가 광계 I에서 대체경로로 이용될 때 순환광인산화가 일어난다. 전자는 Fd로부터 사이토크롬복합체로 다시 순환되고 이후에 P700 엽록소로 되돌아간다. 이 순환계통은 ATP를 생성하지만 NADPH는 생성하지 못하며 산소도 방출하지 않는다.

광합성의 두 번째 단계, 즉 **빛비의존반응(light-independent reaction)** 혹은 암반응(dark reaction)은 엽록체내 스트로마에서 일어난다. 효소 RuBisCO [리불로스-1,5-비포스페이트 카르복실라아제/옥시게나아(ribulose-1,5-biphosphate carboxylase/oxygenase)]가 대기로부터 CO_2를 포획하고 캘빈-벤슨회로(*Calvin-Benson cycle*)라고 부르는 복잡한 과정에서 삼탄당을 방출한다. 캘빈 벤슨회로는 개시물질이 분자가 회로로 들어가 나온 후에 재생되기 때문에 크렙스회로와 유사하다. 탄소는 CO2의 형태로 회로로 들어가 당의 형태로 나온다. 회로를 돌리는 에너지원은 ATP이며, NADPH는 후에 글루코스로 결합되는 삼탄당(글리세르알데히드 3-인산)을 만들기 위해 고에너지전자를 결합시키려는 환원력이 있다. 캘빈-벤슨회로는 3단계, 즉 탄소고정, 환원 그리고 CO_2 수용체의 재생으로 조직화된다(그림 3.39).

3] 단백질합성

세포의 구조와 기능은 단백질에 의존한다(2장 참조). 아미노산은 단백질의 단량체이며 각기 다른 폴리펩티드사슬의 합성에서 20개의 아미노산이 기본재료이다. 폴리펩티드와 단백질내 아미노산서열의 암호는 DNA의 유전자에 위치하며 단백질합성을 위해서는 반드시 복사되어야 한다. 발현될 유전자에 대해, 복사체가 DNA 주형으로부터 제작되어야 한다. 이 복사과정은 전사(*transcription*)라고 부르며 폴리펩티드사슬내 특정의 아미노산서열의 계속적인 생산은 번역(*translation*)이라고 부른다.

전사

원핵세포의 전사(transcription)는 세포질 내에서 일어나고 진핵세포의 전사는 핵 내에서 일어난다. 유전물질로부터 나오는 정보의 흐름에 관한 설명 즉 **기본원리(central dogma)**는 1958년 프란시스클릭(Francis Crick)에 의해 처음으로 도입되었다(그림 3.40). 이는 DNA가 RNA로 정보를 전달하고 그 다음 RNA는 단백질합성을 조절한다고 설명하거나 또는 DNA가 RNA를 만들고 RNA는 단백질을 만든다고 설명한다(이 장의 뒤에 있는 DNA 복제 참조). DNA와 RNA의 구조는 2장에서 설명되었다.

〈〈〈그림 3.40 삽입〉〉〉

전사개시는 유전자의 처음에 있는 특정 DNA 서열에서 mRNA의 합성을 시작할 수 있도록 유전자의 처음을 인식하는 효소 RNA 중합효소(RNA polymerase)에 의해 조절된다. 이 서열은 **프로모터(promoter)**라고 부른다. 프로모터는 DNA 한 가닥의 한방향서열(unidirectional sequence)이며, RNA 중합효소가 어디에서 개시할지를 나타내고 그 방향으로 계속 합성이 일어나게 한다. RNA 중합효소는 이중나선을 벌려서 연 다음 mRNA의 합성을 시작한다. mRNA의 이러한 합성은 상보성염기짝지움(complementary base pairing)의 원리를 따른다(2장 참조). 중합효소가 **종료서열(terminator sequence)**이라 알려진 DNA 서열을 인식할 때 전사가 종료된다. 원핵세포에서, 리보솜은 mRNA가 합성되면서 즉시 단백질합성을 개시하는 반면, 진핵세포의 경우에는 mRNA가 핵을 떠나 세포질에 있는 리보솜과 결합되어야 한다. 이 장의 앞에서 설명한 대로, 진핵세포의 리보솜은 세포질에 자유로이 존재하거나 혹은 세포질세망(ER)에 결합되어 있다.

각각의 mRNA 분자는 DNA 주형과 상보적인 수백 개 이상의 뉴클레오티드를 갖고 있다. 매 3개의 염기가 염기세짝(base triplet) 즉 코돈을 형성하며 각각의 코돈은 특

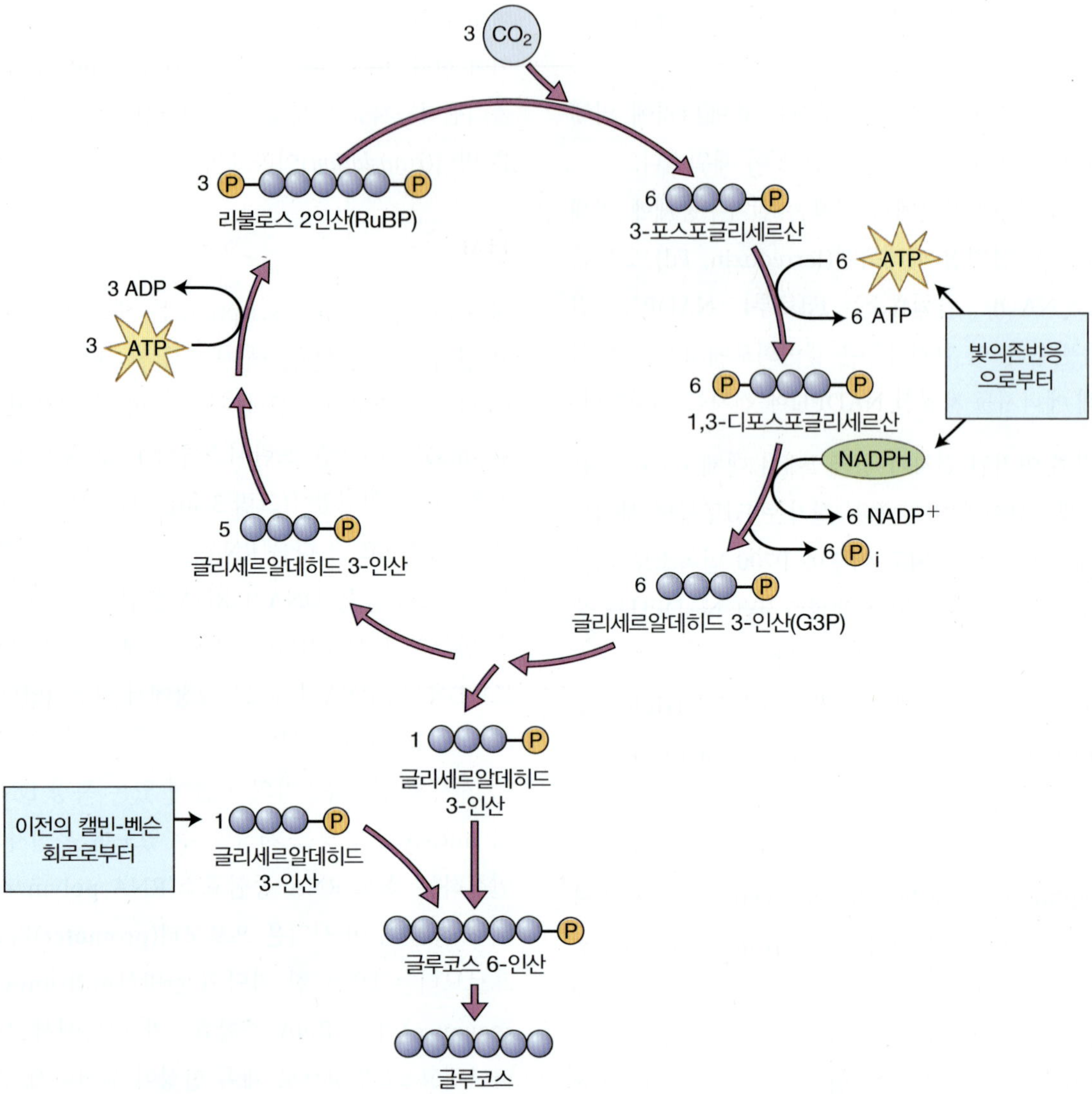

3 CO_2

3 P-○○○○○-P
리불로스 2인산(RuBP)

6 ○○○-P
3-포스포글리세르산

6 ATP
6 ATP

빛의존반응으로부터

6 P-○○○-P
1,3-디포스포글리세르산

NADPH
6 $NADP^+$
6 P_i

6 ○○○-P
글리세르알데히드 3-인산(G3P)

5 ○○○-P
글리세르알데히드 3-인산

3 ADP
3 ATP

1 ○○○-P
글리세르알데히드 3-인산

이전의 캘빈-벤슨 회로로부터

1 ○○○-P
글리세르알데히드 3-인산

○○○○○○-P
글루코스 6-인산

○○○○○○
글루코스

그림 3.39 광합성의 빛의존반응, 캘빈-벤슨회로. 대기로부터 오는 3개의 이산화탄소분자가 고정되어 3분자의 리불로스 1,5-2인산(RuBP)으로 결합된다. 결과적인 분자는 이후에 환원되어 6분자의 글리세르알데히트 3-인산(G3P)을 형성한다. G3P 분자의 5개가 3개의 RuBP로 전환되면서 회로가 완료된다. 다른 G3P 분자가 남게 되며 또 다른 G3P 분자와 결합하여 글루코스 6-인산을 형성하는데, 이는 이후에 글루코스로 전환된다. 그러므로, 1개의 글루코스 6-인산분자를 합성하기 위해 캘빈-벤슨회로가 2회 회전된다.

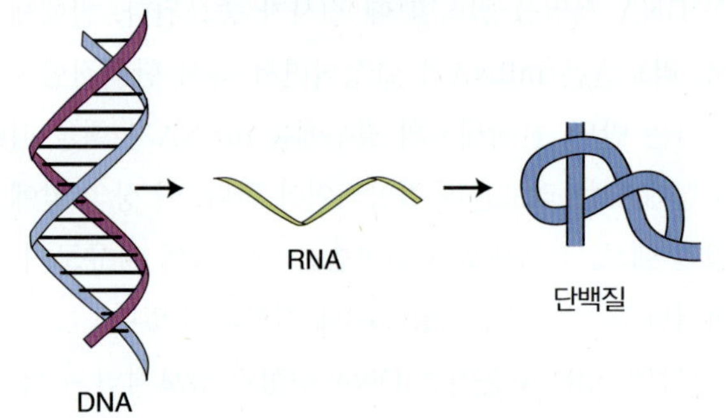

그림 3.40 기본원리. 이 그림은 단백질합성에서 정보흐름의 기본을 보여준다. DNA의 유전정보는 단백질을 형성하기 위해 RNA로 전사되고 번역된다.

정 아미노산을 암호화한다. DNA 세짝, RNA 코돈 그리고 아미노산번역은 표 3.5에 나타내었다. 하지만 일부의 아미노산은 표 3.6에 나타낸 각기 다른 코돈서열에 의해 번역될 수 있다. mRNA가 리보솜을 따라 이동하면서, 코돈의 서열은 아미노산의 서열로 번역된다.

번역

특정의 효소와 tRNA가 코돈을 번역한다. 다른 RNA 분자

표 3.5 DNA 염기세짝, mRNA 코돈 그리고 이들의 아미노산

DNA 세짝	mRNA 코돈	아미노산
TAC	AUG	"개시"(메티오닌)
ATC	UAG	"종료"
CGT	GCA	알라닌(Alanine)
GCT	CGA	아르기닌(Arginine)
ACA	UGU	시스테인(Cysteine)
CCG	GGC	글리신(Glycine)
CTC	GAG	글루탐산(Glutamic acid)
GTG	CAC	히스티딘(Histidine)
GAA	CUU	류신(Leucine)
AAA	UUU	페닐알라닌(Phenylalanine)
GGG	CCC	프롤린(Proline)
AGG	UCC	세린(Serine)
ACC	UGG	트립토판(Tryptophan)

표 3.6 여러 mRNA 코돈에 의해 암호화되는 아미노산

아미노산	mRNA 코돈
알라닌(Alanine)	GCA GCC GCG GCU
아르기닌(Arginine)	AGA AGG CGA CGC CGG CGU
아스파라긴(Asparagine)	AAC AAU
아스파르트산(Aspartic acid)	GAC GAU
시스테인(Cysteine)	UGC UGU
글루탐산(Glutamic acid)	GAA GAG
글루타민(Glutamine)	CAA CAG
글리신(Glycine)	GGA GGC GGG GGU
히스티딘(Histidine)	CAC CAU
이소류신(Isoleucine)	AUA AUC AUU
Leucine	UUA UUG CUA CUC CUG CUU
류신(Lysine)	AAA AAG
메티오닌(Methionine)	AUG
페닐알라닌(Phenylalanine)	UUC UUU
프롤린(Proline)	CCA CCC CCG CCU
세린(Serine)	AGC AGU UCA UCC UCG UCU
트레오닌(Threonine)	ACA ACC ACG ACU
트립토판(Tryptophan)	UGG
티로신(Tyrosine)	UAC UAU
발린(Valine)	GUA GUC GUG GUU

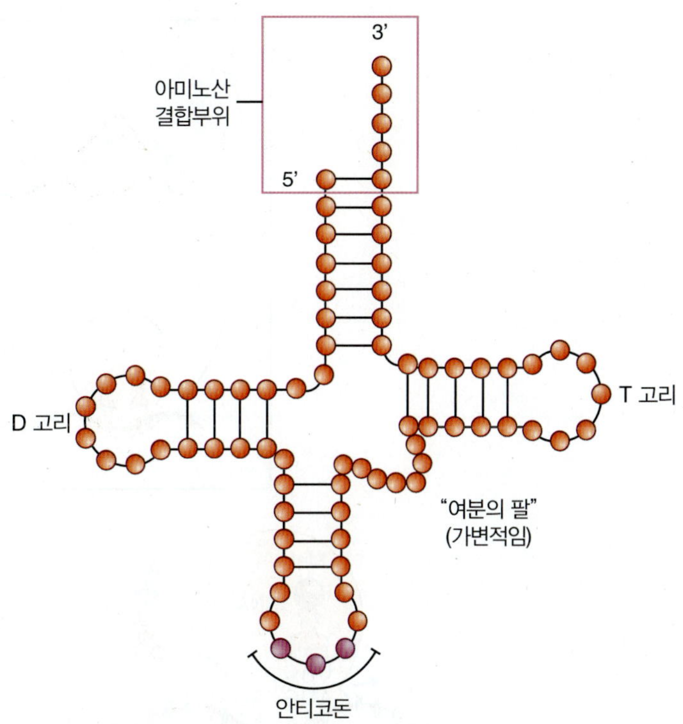

그림 3.41 tRNA 분자. 운반 RNA (tRNA)는 작은 클로버잎모양의 RNA이며 특정 아미노산을 운반하는 분자이다. 이 분자는 전령 RNA (mRNA)의 대응되는 코돈부위와 염기쌍을 형성할 수 있는 아미노산결합부위(수용체줄기)와 3염기부위, 즉 안티코돈을 가진다.

와 마찬가지로 tRNA는 단일가닥의 분자이지만, 이는 뒤로 구부러져 그 자체로 한쪽 끝에 **안티코돈(anticodon)**을 갖는 클로버잎 구조를 형성한다(그림 3.41). 안티코돈은 mRNA 분자에 있는 특이적인 코돈과 상보적인 3개의 뉴클레오티드로 구성된다. 세포질내 특정의 효소[아미노아실-tRNA 합성효소(aminoacyl-tRNAsynthetase)]가 tRNA의 끝에 특정의 아미노산을 결합시키며, 특정의 안티코돈을 가진 tRNA는 특정의 아미노산과 결합할 수 있다. 각각의 tRNA 분자는 따라서 하나의 특이적인 아미노산과 결합한다.

리보솜을 통해 이동하면서, mRNA의 코돈과 tRNA 안티코돈의 결합은 폴리펩티드사슬을 형성한다. 번역은 개시, 신장 그리고 종료의 3단계로 일어난다.

- 개시(*initiation*): 리보솜이 mRNA내 확인된 개시코돈(AUG—메티오닌)과 결합한 다음 각각의 순차적인 염기쌍이 다음 코돈을 형성한다. 개시코돈의 위치는 개방해독틀(open reading frame), 즉 단백질을 형성하기

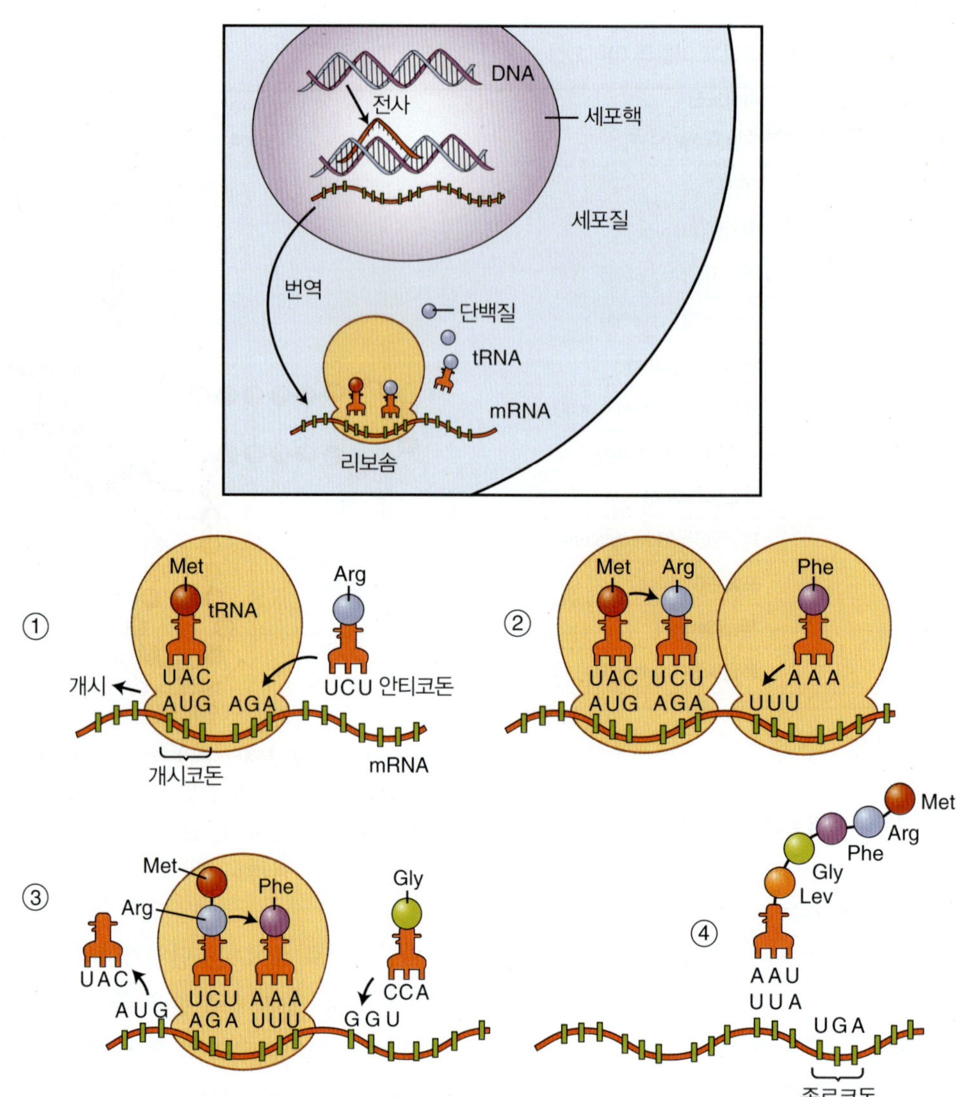

그림 3.42 번역. *(1)* 리보솜에서 첫 번째 아미노산을 운반하는 tRNA 분자의 안티코돈이 mRNA 상의 개시코돈과 결합된다. 두 번째 아미노산을 운반하는 tRNA가 그의 코돈에 접근한다. *(2)* 리보솜이 mRNA를 따라 이동하여 두 번째 tRNA가 부착될 수 있게 만든다. 두 번째 tRNA가 부착될 때 처음의 두 아미노산 사이에서 펩티드결합이 형성되며 세 번째 tRNA가 접근한다. *(3)* 일단 펩티드결합이 형성되면 첫 번째 tRNA가 분리되어 세 번째 tRNA가 그의 코돈에 결합할 수 있게 하며, 인접된 아미노산은 또 다른 펩티드결합을 형성하며 네 번째 tRNA가 접근한다. *(4)* 이러한 펩티스사슬의 형성과정은 종료코돈과 만날 때까지 계속된다.

위해 해독될 코돈순서를 결정한다.

- 신장(*elongation*): 첫 번째와 두 번째의 tRNA가 첫 번째의 아미노산과 두 번째의 아미노산을 가깝게 위치시킨다. 첫 번째의 아미노산이 그의 tRNA로부터 분리되고 인접된 두 번째 tRNA의 아미노산과 펩티드결합을 형성하여 디펩티드(dipeptide)가 만들어진다. 세 번째의 tRNA가 세 번째의 코돈과 결합될 때, 그의 아미노산은 두 번째의 아미노산과 결합하며 이는 그 다음 그의 tRNA로부터 분리된다. 새로운 아미노산이 동일한 과정에 의해 이 트리펩티드(tripeptide)에 결합될 때 폴리펩티드사슬이 길어지게 된다. 이 성장하는 폴리펩티드사슬은 오직 하나의 tRNA에 의해 mRNA의 가닥에 부착하게 된다(그림 3.42).
- 종료(*termination*): 지정된 단백질의 신장은 "종료"코

돈(UAA, UGA 혹은 UAG)이 과정의 종료를 알릴 때까지 계속된다. 단백질의 합성은 종료코돈과 상보적인 tRNA 분자가 없기 때문에 종료된다. 방출효소는 새로이 형성된 폴리펩티드사슬을 마지막 tRNA로부터 유리시키며, mRNA는 리보솜으로부터 방출된다.

4 DNA 복제와 세포분열
DNA Replication and Cell Division

1] DNA 복제

세포가 분열하려 준비할 때, DNA가 복제되며, 따라서 세포분열 후에 각각의 세포는 동일한 DNA를 갖게 된다. 이 과정은 복제(*replication*), 즉 DNA 합성이라고 부른다. 진핵세포의 경우, 이는 세포주기의 S기 동안에 일어나며 따라서 유사분열(mitosis)과 감수분열(meiosis)(이 장의 뒷부분 참조)에 앞서 일어난다. 결과적인 2개의 이중가닥은 동일하며; 이들의 각각은 유전물질의 처음 가닥 하나와 새로이 합성된 가닥 하나로 구성된다. 이 과정은 반보존복제(*semiconservative replication*)라 부른다.

DNA의 사슬풀림은 DNA의 두 가닥을 분리시키는 효소 **헬리카제(helicase)**의 작용을 통해 일어난다. 분리되는 부위가 복제포크(replication fork)이다(그림 3.43). DNA의 합성은 짧은 상보적인 RNA 가닥[**프라이머(primer) RNA**]이 DNA의 각 모가닥과 결합될 때 개시된다. 프라이머 RNA는 상보적인 DNA의 합성을 개시하는 효소 DNA 중합효소 III을 위한 부착점으로 기능한다. DNA 사슬이 신장되면서, DNA 중합효소 I이 프라이머 RNA와 대체된다. 상보적인 뉴클레오티드가 모가닥 위에서 각 뉴클레오티드의 반대쪽에 위치할 때 새로운 사슬의 인접된 데옥시리보뉴클레오티드(deoxyribonucleotide)의 당과 인산기 사이에서 공유결합이 형성된다. 수소결합이 형성되어 모 DNA 가닥과 새로운 DNA 가닥 사이에 상보적인 염기쌍을 연결시킨다. DNA 중합효소는 오직 5′ → 3′ 방향으로만 DNA를 합성할 수 있다. 이는 양방향으로 일어나며 한 가닥이 연속적으로 복제되는 동안 다른 가닥은 불연속적으로 복제된다. DNA의 연속적인 가닥이 선도가닥(leading strand)이며 불연속적인 가닥이 뒤진가닥(lagging strand)이다. DNA의 뒤진가닥은 약 100~1000 염기쌍의 새로이 합성된 DNA와 RNA 프라이머의 짧은 가닥으로 이루어진다. 이러한 DNA 조각이 DNA 연결효소의 작용에 의해 뒤진가닥이 부착하게 되는 오카자키조각(Okazaki fragment)이다. 복제는 전체 염색체가 복제될 때까지 계속되어 2개의 동일한 DNA 분자가 만들어진다.

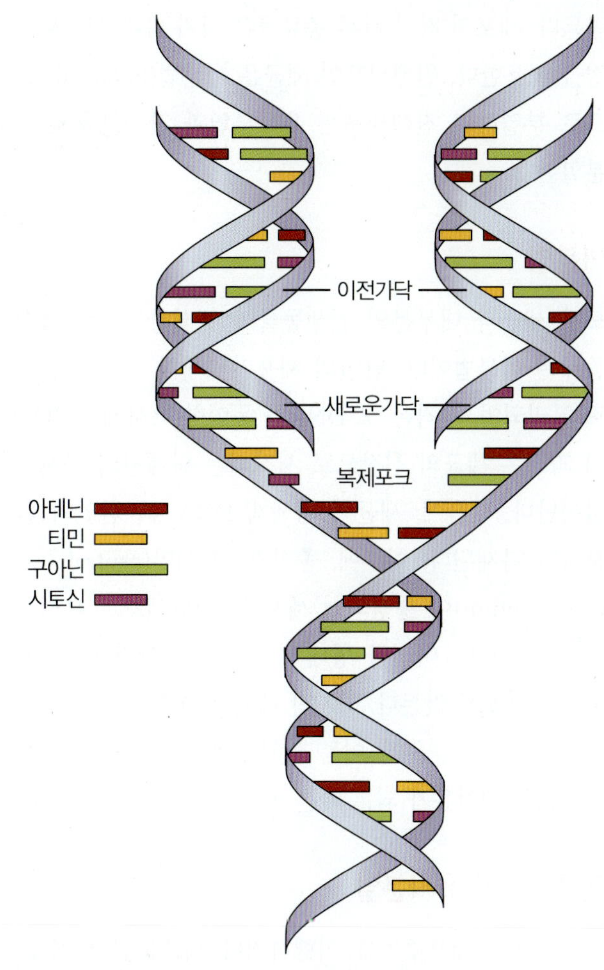

그림 3.43 DNA의 복제. DNA 이중나선이 풀리면서 복제포크에서 DNA의 두 가닥이 분리된다. DNA의 새로운 가닥이 상보적인 염기쌍형성에 의해 각각의 이전가닥에서 형성된다. 각각의 새로운 DNA 분자는 따라서 이전의 가닥과 새로운 가닥을 갖게 된다.

2] 세포분열

모세포가 2개의 딸세포로 분리되는 과정은 세포분열이라고 부른다. 이는 생명의 생물학적인 기초이다. 원생동물과 같은 단세포생물에서, 한 번의 세포분열이 그 생물 전체를 만든다. 세포의 각기 다른 종류들은 각기 다른 세포분열과정을 이용한다. 원핵세포인 세균은 이분법(binary fission)으로 분열하고 진핵세포는 유사분열과 감수분열에 의해 분열한다.

이분법

모든 세균과 대부분의 원생동물이 생식하는 무성생식의 종류는 이분법이다. 단일의 세포가 2개의 동일한 딸세포로 분리되며, 각각은 모 DNA와 동일한 복사체를 갖는다. 이 과정은 세균의 신장으로 시작되는 단계별의 방식으로 일어난다. 다음에, 세균의 염색체 DNA, 즉 단일의 환상 분자가 복제된다. 이후에, 중심가로사이막(central transverse septum)이 형성되어 세포를 두 딸세포로 분리시킨다(그림 3.44). 이러한 형태의 생식은 정상적으로 2개의 동일한 세포를 만든다. 하지만 세균의 DNA는 상대적으로 돌연변이율이 높은데, 이는 항생제에 저항적인 균주가 발생하는 선행이유가 되는 빠른 속도의 유전적인 변화이다.

세포주기와 유사분열

진핵세포는 세포주기를 이행하거나 세포분열 사이에 순차적인 일련의 사건을 이행한다. 세포분열의 빈도는 각기 다른 종류의 세포 사이에서 다양하며 일부 세포는 분화된 이후 전혀 분열하지 않는다(예, 신경세포와 근육세포). 세포주기는 G_1기, S기, G_2기 그리고 M기라는 독특한

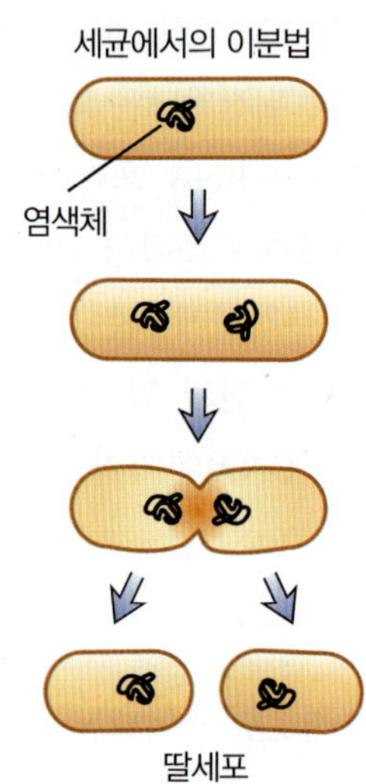

그림 3.44 이분법. 단일의 세포는 2개의 동일한 딸세포로 분리되며, 각각은 모세포 DNA와 동일한 복사체를 가진다.

4단계로 구성된다. G_1기, S기 그리고 G_2기는 집합적으로 세포주기의 간기(*interphase*) 혹은 비분열기(*nondividing stage*)라고 부른다(그림 3.45). M기는 두 밀접하게 짝지움되는 과정, 즉 유사분열과 세포질분열(cytokinesis)로 이루어진다.

- **G_1기** 동안, 세포는 이들이 속하는 조직의 특징적인 대사활동을 수행한다. 세포분열의 준비에서, 세포는 세포질의 양과 세포소기관의 수를 증가시킬 것이다. 염색체는 그의 신장된 형태로 있으며, 이들의 유전자는 활성적으로 DNA 합성을 촉진시킨다. G1기의 끝에서, 세포는 분열할 준비가 되어 있고 "돌이키지 못할 지점"에 도달한다. 효모에서 이는 START라고 부르며, 다세포진핵생물에서는 제한점(*restriction point*)이라고 부른다.
- **S기** 동안 DNA가 복제된다.
- **G_2기** 동안 세포는 계속하여 성장하고 그의 대사활성은 유사분열을 준비한다. DNA의 양이 증가하고 염색체가

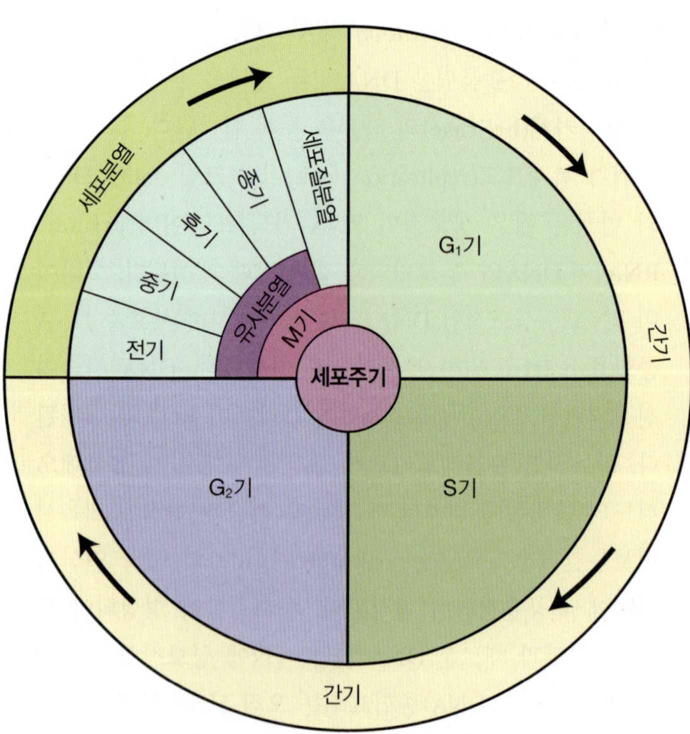

그림 3.45 세포주기. 세포주기는 G_1기, S기, G_2기 그리고 M기라는 독특한 4단계로 구성된다. G_1기, S기 그리고 G_2기는 집합적으로 세포주기의 간기 혹은 비분열기라고 부른다. M기는 짝지움된 두 과정, 즉 유사분열과 세포질분열(세포질의 분리)로 이루어진다.

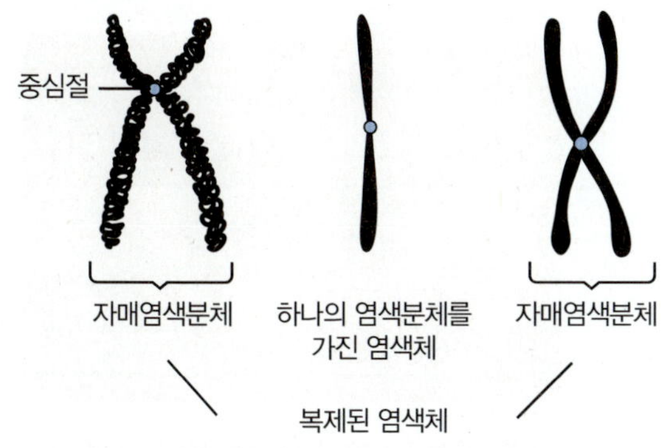

그림 3.46 염색체와 자매염색분체. 복제된 DNA는 G2기 동안 염색체로 응집하며 각각의 염색체는 중심절(centromere)에 의해 서로 연결된 염색분체라고 부르는 두 가닥으로 구성된다. 유사분열이 끝난 후, 각각의 염색분체는 분리된 염색체로 된다.

응축하여 짧고 두터운 구조를 형성하는데 이는 G2기의 끝을 의미한다. 이제, 각각의 염색체는 중심절(centromere)에 의해 서로 연결된 염색분체(chromatid)라고 부르는 두 가닥으로 구성된다(그림 3.46). 두 염색분체는 각각이 DNA의 반보존복제에 의해 생성되었기 때문에 동일한 DNA 염기서열을 갖고 있다. 유사세포분열 이후에 각 염색분체는 분리된 염색체로 된다.

- **M기** 동안, 유사분열과 세포질분열이 일어난다. **유사분열**은 전기(prophase), 중기(metaphase), 후기(anaphase) 그리고 종기(telophase)의 4단계로 나뉜다(그림 3.47). 이러한 단계의 가시적인 특징은 다음과 같다:
  - 전기: 광학현미경으로 염색체가 뚜렷하게 보인다. 중심소체(centriole)가 세포의 반대편 극을 향해 이동하며 각각의 중심절은 그로부터 신장된 방추사(spindle fiber)를 갖는다. 핵막이 사라지기 시작하고 핵소체가 더 이상 보이지 않게 된다.
  - 중기: 염색체가 세포의 적도판에 정렬된다. 각 중심소체로부터 오는 방추사가 염색체의 중심절에 부착한다. 핵막은 이제 존재하지 않는다.
  - 후기: 중심절이 분열하고 자매염색분체(sister chromatid)가 반대편 극으로 끌려가면서 분리된다.
  - 종기: 중심절이 더 길어지고 더 얇아지며 덜 뚜렷하게 된다. 새로운 핵막이 형성되고 핵소체가 다시 나타난다. 세포막은 세포의 중간선에서 독특한 만입(furrowing)을 발달시킨다. 두 분리된 핵은 이제 동일한 세포내에서 뚜렷해진다.
  - 세포질분열: 세포질분열은 세포주기를 완료시킨다.

감수분열

진핵세포는 그 종에 특징적인 특이적인 수의 염색체를 유지한다. 염색체 세트는 (단일의 쌍을 이루지 않은) 반수체(haploid)상태이거나 혹은 이배체(diploid)(결합된 쌍)로 존재한다. 대부분의 진균, 많은 조류 그리고 일부의 원생동물의 세포는 그들의 생활사 대부분에 걸쳐 반수체상태(haploid state)로 존재한다. 유성생식을 하는 생물의 배우자(gamete)는 반수체이다. 동물, 식물, 일부 원생동물, 진균 그리고 조류의 세포는 그들의 생활사 대부분에 걸쳐 이배체이다. 이 상태는 수정시 암컷반수체배우자(알)가 수컷반수체배우자(정자)와 융합하여 이배체의 자손을 만들면서 시작된다(반수체 + 반수체 = 이배체). 하지만 유사분열은 모든 진핵세포에서 정상적인 수의 염색체를 유지시킨다. 게다가, 이배체생물에서의 유성생식은 이배체의 자손을 생산하기 위해 반수체의 염색체를 필요로 한다. 이배체염색체의 수가 배우자에서 반수체상태로 감소하는 것은 감수분열(reduction division 혹은 meiosis) 동안에 일어난다.

감수분열에서, 염색체는 1회 복제하고 2회의 세포분열이 뒤따른다. 이러한 종류의 세포분열은 본질적으로 이배체 → 반수체, 즉 생식세포(sex cell)이며 배우자의 생산 동안에만 일어난다. 생식기관내 이배체세포는 반수체의 생식세포를 생산하기 위해 2회 세포분열을 이행한다. 감수분열의 단계는 이들이 제1 감수세포분열이냐 혹은 제2 감수세포분열이냐에 따라 세분된다. 이러한 단계는 전기 I, 중기 I, 후기 I 그리고 종기 I; 그리고 전기 II, 중기 II, 후기 II 그리고 종기 II이다(그림 3.48).

- 제1 감수분열의 중기 I에서, 이배체 모세포의 상동염색체쌍이 세포의 특정 극을 향해 각 염색체가 정렬한다. 상동염색체의 모염색체와 부염색체는 무작위적으로 섞이고 각 딸세포는 상동염색체쌍의 한짝을 갖게

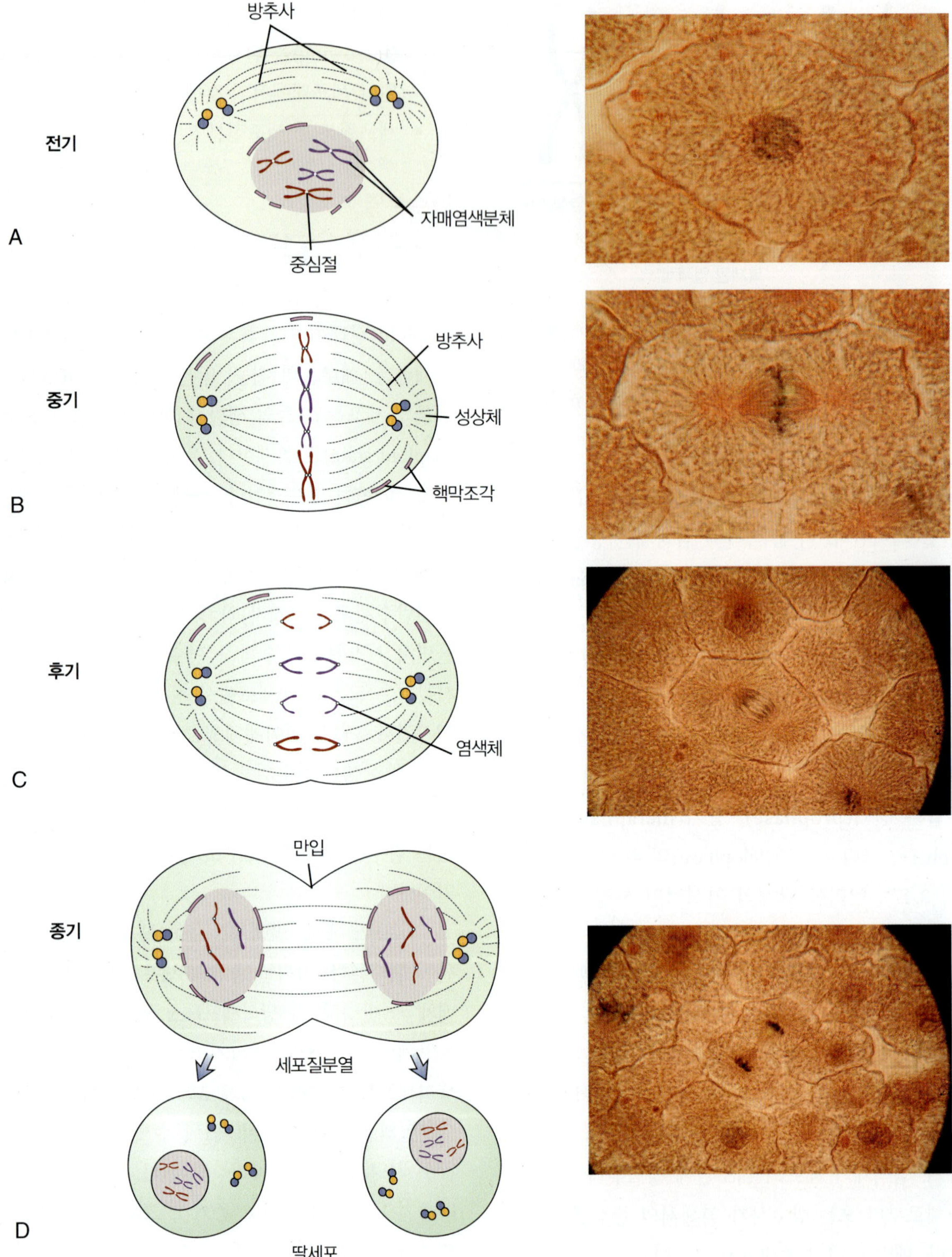

그림 3.47 유사분열. 이 그림은 진핵세포의 유사세포분열의 단계에 대한 모식도와 현미경사진을 보여준다. **A,** 전기—염색체가 뚜렷하게 보이며, 중심소체가 세포의 반대편 극으로 이동하며, 방추사가 형성된다. **B,** 중기—염색체가 세포의 적도판에 정렬하고, 핵막이 사라진다. **C,** 후기—염색체가 분리되며 자매염색분체가 분리되고 반대편 극으로 끌려간다. **D,** 종기—염색체가 반대편 극에 있으며, 핵막이 이들 주위에서 형성되고 그리고 세포막은 세포질분열전에 세포중간선에서 뚜렷한 만입을 형성한다.

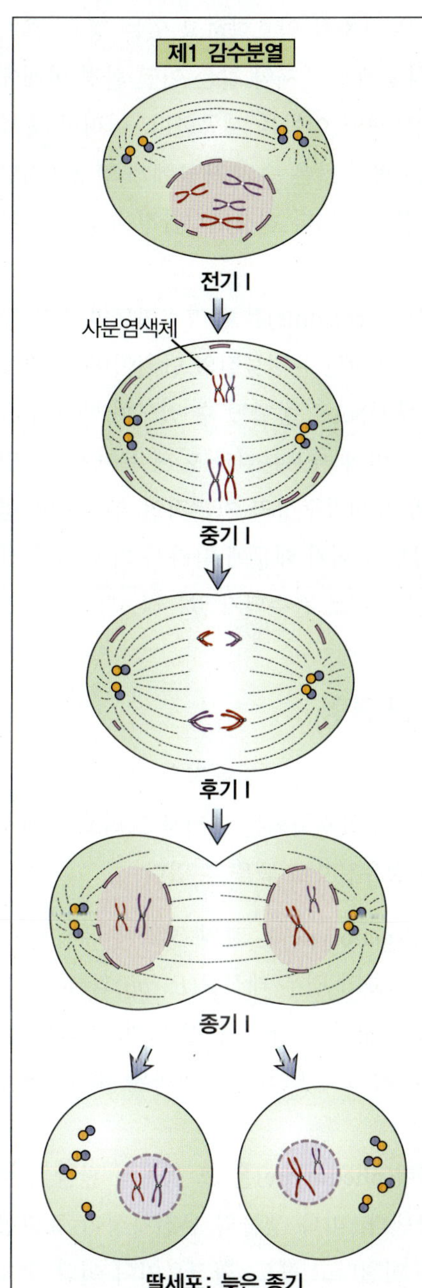

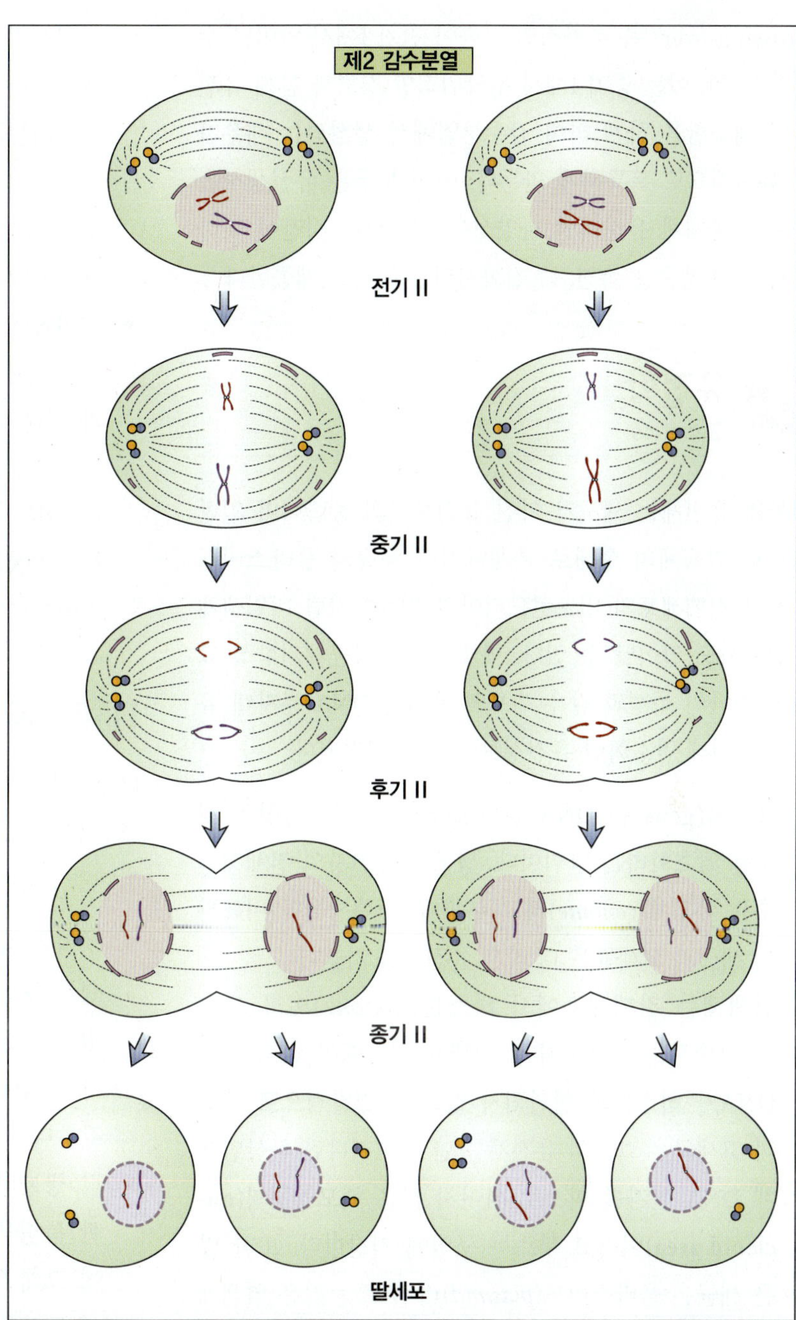

그림 3.48 감수분열. 감수분열은 제1 감수분열과 제2 감수분열이라 부르는 일련의 2회 분열로 일어난다. 제1 감수분열 동안의 중기 I에서 이배체모세포의 상동염색체쌍이 세포의 특정 극을 향해 각 구성염색체가 정렬된다. 상동염색체의 모염색체와 부염색체가 무작위적으로 섞이고 각 딸세포는 상동염색체쌍으로부터 오는 한짝을 갖게 된다. 복제된 가닥(염색분체)을 포함하는 염색체의 각각을 가지는 제2 감수분열 동안, 가닥은 분리되고 각 딸세포는 염색체의 반수를 받는다. 각 모세포는 감수분열을 이행하여 4개의 딸세포를 만드는 점에 주목하라.

된다.

- 복제된 가닥을 갖고 있는 염색체의 각각(염색분체)을 가진 제2 감수분열 동안, 가닥은 분리되고 각 딸세포는 염색체의 반수를 받게 된다.

이는 감수분열 동안 진화과정의 유전적인 기초가 일어나므로 중요하다. 다시 말하면, 유성생식에서 감수분열은 염색체의 수를 감소시키는 것 이상으로 중요하다. 첫째, 중기 I에서 상동염색체의 쌍이 정렬해 있는 동안 부와 모로부터 온 짝의 각각은 무작위적으로 섞여 그 중 한 짝이 딸세포로 간다. 둘째, 상동염색체의 부분들이 교차

(crossing-over) 즉 추가적인 교환이 전기 I에서 일어날 수 있다. 또한, 이는 중기 I에서 무작위적인 정렬과 함께 유전적인 재조합을 하게 하여 감수분열에서 생성되는 배우자를 유전적으로 독특하게 만든다. 이의 모두는 유성생식을 하는 생물에게 유전적인 다양성을 제공하여 시간이 지나면서 종의 생존을 촉진, 즉 진화시키는 특성을 제공한다.

5 유전학 Genetics

생물의 유전체는 세포가 가진 유전물질의 총합이며 일반적으로 염색체의 형태로 존재하지만 세균의 플라스미드 그리고 진핵세포의 미토콘드리아와 엽록체처럼 비염색체 부위에서도 일어날 수 있다. 형태, 대사, 항균제저항성 그리고 기타의 특성과 같은 세포의 특성은 DNA 분자내 유전자에 의해 암호화된 유전정보에 의해 결정된다.

- **유전자(gene)**는 DNA 분자상에 위치하는 특정의 정보를 암호화하는 단위이다. 생물내 유전자의 전체적인 수는 유전체(*genome*)라고 부른다. 진핵생물과 비교하여 세균과 고세균은 더 작은 유전체를 가진다
- **염색체**는 진핵세포에서 히스톤(*histone*)이라 부르는 단백질을 포함하지만, 원핵세포는 핵이 없고 그의 DNA가 히스톤과 연관되지 않는다. 일반적으로 세균과 고세균은 그들의 유전체를 단일의 커다란 환상염색체 DNA 분자를 막으로 싸이지 않은 **핵모양구역(nucleoid area)**이라고 부르는 구역에 저장한다. 또한 많은 세균은 플라스미드(*plasmid*)라 부르는 작은 염색체 바깥(비염색체) DNA 분자를 갖고 있다. 이전에는 알지 못했던 선형염색체와 플라스미드가 현재는 그람양성균과 그람음성균의 일부 종에서 발견되고 있다.
- **플라스미드**는 세균의 염색체 DNA와는 별개이며; 이는 일반적으로 환상이고, 자가복제하며 그리고 대개 5~100개의 유전자를 갖고 있다. 플라스미드는 세균의 정상적인 성장을 위해 필수적이지 않으며 따라서 세균은 플라스미드를 얻거나 잃어도 해를 입지 않는다. 하지만 플라스미드내 항생제저항성유전자가 항생제를 변성시킬 수 있는 효소를 암호화하고 있는 경우, 흔히 플라스미드는 항생제의 존재와 같은 어떤 환경 아래에서 세균에게 선택적인 이득을 제공한다. 이러한 종류의 플라스미드는 점점 많은 수의 세균에게 항생제저항성을 제공하여 병원과 기타 건강보건환경에 중대한 문제를 야기한다.
- **에피솜**(염색체부체, episome)은 플라스미드와 같은 일련의 유전자로 구성되는 유전물질의 단위이며 그 자체가 세균의 염색체 DNA로 통합될 수 있으며 따라서 온전하게 머물며 매번의 세포분열과 함께 복제될 수 있다. 이는 세균의 유전자구성의 기본적인 부분이며 염색체 DNA의 일부가 되기 때문에 따라서 더 이상 플라스미드나 분리된 단위로 간주되지 않는다.

1] 유전자형과 표현형

DNA 분자에 위치하는 유전자는 단백질을 암호화하는 구조유전자, RNA를 위해 암호화되는 유전자 그리고 유전자 발현을 조절하는 조절유전자로 묶을 수 있다.

- 생물의 **유전자형(genotype)**은 그의 정확한 유전적 구성을 표현하며, 세균의 경우 대장균(*E. coli*)과 같은 특정의 종은 다양한 균주를 가질 수 있으며, 각 균주는 그의 특이적인 흔히 오직 약간만이 변화된 유전자형을 갖는다.
- 각 생물의 **표현형(phenotype)**은 그 생물의 관찰 가능한 특징을 나타낸다. 비록 생물의 유전자형이 표현형에 크게 영향을 미친다고 해도, 환경요인이 어떤 면에서 특징을 변화시킬 수 있다. 이 현상은 생물의 표현형이 그의 유전자형에 의해 결정된다는 정도를 기술하기 위해 표현형적 가소성(*phenotypic plasticity*)이라고 부른다. 세균의 경우, 높은 수준의 가소성은 pH 혹은 온도와 같은 환경요인 혹은 이들이 성장하는 배지의 종류가 세균배양의 특징에 강한 영향을 미친다는 점을 의미한다.
- 유전자형과 표현형 사이의 관계는 단순하게 유전자형 + 환경 = 표현형이라고 표현할 수 있다.

2] 돌연변이

돌연변이(mutation)는 DNA나 RNA의 염기쌍서열이 바뀌고 세포분열에 의해 전달되는 것이다. 돌연변이는 예측할 수 없는 무작위적인 사건이다. 돌연변이율은 유전적인 변화율의 척도이며 흔히 돌연변이체빈도(*mutant frequency*)라고 부른다. 돌연변이의 종류는 자연돌연변이(spontaneous mutation)와 유도돌연변이(induced mutation)로 분류될 수 있다.

- 자연돌연변이는 어떤 알려진 원인이 없이 자연적으로 발생한다.
- 유도돌연변이는 DNA에 영향을 미치는 방사선이나 화학물질에 대한 노출을 통해 발생한다. 유전적인 변화는 또한 실험실에서 발생시킬 수 있다. DNA를 변화시키는 물리적, 화학적 혹은 생물학적 원인은 돌연변이원(*mutagen* 혹은 *mutagenic agent*)이라고 부른다.
- **소변이(microlesion)**는 오직 하나의 염기쌍만이 포함되는 DNA의 손상이다. 하나 이상의 염기쌍 혹은 여러 유전자들이 영향을 받는 경우, 그러한 손상은 **대변이(macrolesion)**라고 부른다. 돌연변이는 유전자내에서 발생된 변화의 종류에 따라 분류될 수 있는데; 여기에는 점돌연변이(point mutation), 틀이동돌연변이(frameshift mutation), 자리바꿈(역위, inversion), 전위유전단위(transposon) 그리고 복귀(reversion)가 포함된다.
- **점돌연변이**는 단일의 뉴클레오티드염기가 변화될 때 일어난다. 염기의 치환은 한 염기쌍이 다른 것으로 대체된다. 이 점돌연변이유형이 가장 흔한 종류이다. 퓨린염기나 피리미딘염기가 다른 퓨린염기나 피리미딘염기로 바뀔 때, 이 치환은 천이(*transition*)라고 부른다. 만일 퓨린이 피리미딘으로 혹은 그 반대로 대체된다면 그러한 치환은 변환(*transversion*)이라 부른다. 침묵돌연변이(silent mutation)는 코돈(3개의 뉴클레오티드서열, 2장 참조)이 하나의 염기의 치환으로 바뀔 때 일어나지만 코돈은 여전히 동일한 아미노산에 대한 암호를 가지며 따라서 단백질합성의 최종산물은 동일하다. 하지만 염기치환이 다른 아미노산을 암호화한다면 최종산물이 달라져서 단백질의 형태와 기능이 바뀌게 된다. 그 결과는 경미하거나, 유해하거나 혹은 치명적이다.
- **틀이동돌연변이**는 하나 이상의 염기가 결실(deletion)되거나 삽입(insertion)되는 것이다. 이 돌연변이는 유전자암호의 해독오류 혹은 해독에서의 변위(이동, shift)를 초래하고 최종산물이 달라지게 만든다. 예를 들어, 원래의 암호가 "The dog was bad"에서 문자(염기) "o"가 결실된다면, 코돈이 삼문자언어이기 때문에 해독은 무의미한 말이 될 것이다.

  The dog was bad

  The dgwasb ad
- 자연적으로 작은 결실이 일어날 수 있다. 방사선이나 화학돌연변이원에 대한 노출은 흔히 DNA의 여러 분절을 소실시킨다. 자외선은 티민이량체(thymine dimer)의 형성을 촉진시키는데 이는 DNA 가닥에서 인접된 두 티민 사이의 결합이다. 이는 유전자의 염기서열로부터 티민을 기능적으로 결실시키는데 그 이유는 인접된 이량체가 서로 결합하여 DNA 분자를 비틀리게 만들고 따라서 그 지점에서 전사가 억제되기 때문이다. 이온화방사선(x-선 혹은 γ-선)의 경우 거대분자가 파괴되어 전기적으로 하전된(이온화된) 작은 분자를 만든다. 핵산과 단백질이 이러한 종류의 방사선에 특히 감수성이 있다. 치사돌연변이의 경우, 장기적인 방사선은 충분히 그 세포를 죽일 수 있을 세포손상을 야기할 것이다. 결실의 경우, 뉴클레오티드가 DNA 가닥으로부터 제거되어 돌연변이가 일어난다. 결실을 일으키는 돌연변이원에는 과산화수소(hydrogen peroxide), *N*-메틸-*N*-니트로구아니딘(*N*-methyl-*N*-nitrosoguanidine) 그리고 염화제일망간(manganous chloride)이 포함된다. 하나 혹은 여러 염기가 첨가되는 것은 삽입돌연변이이며 삽입제(*intercalating agent*)라고 부르는 돌연변이원에 의해 야기된다.
- **자리바꿈(역위)**은 염기의 순서가 연결되거나 뒤집히는 대변이이다. 자리바꿈(역위)에 의한 염기서열의 변화는 유전자기능부전의 높은 가능성을 가진 무의미코돈

을 만든다.

- **전위유전단위**(점핑유전자)는 염색체상에서, 플라스미드상에서 혹은 바이러스내에서 한 DNA 분절로부터 다른 분절로 유전자가 이동하는 것이다. 이들은 말단에서 그리고 전위유전단위효소(transposonase)에서 자리바꿈된 반복염기분절을 갖는다. 전위유전단위효소(transposonase)는 서열을 바꾸는데 필요한 효소이다. 전위유전단위는 약물저항성유전자와 같은 기타 유전자를 포함할 수 있다. 전위유전단위는 그 자체가 염색체 DNA로 삽입되어 유전자서열에 끼어들 수 있으며 따라서 잠재적인 돌연변이원이다.
- **복귀**는 야생형의 표현형으로 되돌아갈 수 있는 돌연변이체이다. 이 복귀돌연변이는 원래의 표현형을 회복하는데 이는 돌연변이원의 작용으로 인할 수 있다.

3] 원핵세포내 유전자전환

세균은 밀접하게 연관되는 다른 세균으로부터 새로운 유전물질을 획득할 수 있다. 이는 형질전환(transformation), 형질도입(transduction) 혹은 접합을 통해 일어난다. 공여체는 DNA를 전달하는 세포이며 수용체는 DNA를 받아들이는 세포이다.

- **형질전환**은 자유 DNA 혹은 유전인자가 한 세포로부터 다른 세포로 전달되는 것이다. 이 과정은 많은 세균종에서 자연적으로 일어난다. 형질전환은 실험실환경에서 시행되는 세균유전자조작의 중요한 도구이다. 이 과정은 유전공학에서 통상적으로 이용된다.
- **형질도입**은 박테리오파지(바이러스)를 통해 한 세균으로부터 다른 세균으로 DNA가 전달되는 것이다. 유전물질을 전달하는 박테리오파지는 형질도입입자(*transducing particle*)라고 부른다. 제한적인 수의 특이유전자를 전달하는 것은 특정형질도입(specialized transduction)이라 부르며 DNA의 어떤 분절을 전달하는 것은 일반형질도입(*generalized transduction*)이라 부른다.
- **접합**은 세포-세포접촉 동안 유전물질이 전달되는 것이다. 이 과정은 동일 종의 접합세포 사이에서 혹은 서로 가까운 종 사이에서 일어날 수 있다. 접합형인 경우 공여체는 성선모(sex pilus, F-pilus)를 갖지만 수용체는 그렇지 않다.

요약 Summary

- 세포는 모든 생물의 구조적 그리고 기능적 기본단위이다. 핵이 없는 원핵세포 그리고 막에 결합된 핵을 가진 진핵세포라는 두 주된 범주의 세포가 있다.
- 모든 세포는 인지질이중층 그리고 그곳에 박혀 있는 단백질로 구성되는 원형질막으로 싸여 있다. 기능적으로, 원형질막은 선택적인 투과성이며 세포를 출입하는 물질의 이동을 조절한다. 많은 세포가 원형질막, 다기능성의 당질층으로 싸인 바탕질을 갖고 있다.
- 세포벽은 많은 유형의 세포에서 원형질막 주위에 존재한다. 세균의 세포벽은 세균의 견고한 형태를 유지하고 적대적인 환경으로부터 이들을 보호하는 독특한 구조이다. 세포벽의 조성에 기반하여 그람염색으로 염색하는 경우 대부분의 세균은 그람양성이거나 혹은 그람음성이다. 이 분류는 세균을 동정하기 위한 주된 도구가 된다.
- 표면 부속기는 원핵세포와 진핵세포 모두에 존재한다. 원핵세포는 선모나 편모를 가질 수 있는 반면 진핵세포에서는 섬모, 편모 그리고 미세융모가 일반적이다.
- 세균막은 세포바깥바탕질로 싸인 표면결합미생물의 집단이다. 세균막은 광범위한 표면 위에서 형성될 수 있으며 제품의 오염과 미생물의 감염에 대한 근원이 될 수 있다.
- 원형질막으로 둘러 싸인 세포질은 젤라틴성의 바탕질이고 세포의 생화학적인 활성을 위한 장소이다. 세포질내에 핵, 기타 세포소기관, 봉입체 그리고 지지하는 세포뼈대가 존재한다.
- 원핵세포와 단세포생물은 바깥환경과 직접적으로 접촉하는 반면 다세포생물의 조직은 집합적으로 세포바깥액구역이라 부르는 세포바깥액(ECF)과 접촉한다. 세포내 액체는 세포속액, 즉 ICF이며 이는 집합적으로 세포속액구역이다.

- 세포는 원형질막을 통과하여 물질을 이동시킬 수 있는 수동수송기전과 능동수송기전을 가진다. 이러한 기전에는 확산, 촉진확산, 삼투, 여과, 펌프수송, 세포내이입 그리고 세포외유출이 포함된다.
- 세포대사는 세포내 모든 화학반응을 포함하며 대사경로로 조직화되어 있다. 분자를 분해하여 에너지를 방출시키는 대사경로는 이화대사의 일부이며, 에너지를 사용하여 작은 분자로부터 더 큰 분자를 만드는 경로는 동화대사경로이다.
- 모든 대사경로는 생화학적인 반응을 개시하기 위해 효소라고 부르는 생물학적인 촉매를 필요로 한다. 효소는 작용하기 위해 흔히 보효소나 보인자와 같은 비단백질성분을 필요로 하는 단백질이다.
- 원핵세포와 진핵세포는 호흡, 발효 그리고 광합성에 의해 ATP를 생성하기 위해 영양소를 대사한다. 산소의 존재하에서의 세포호흡은 당분해(해당작용), 크렙스회로 그리고 호흡사슬을 가진 산소세포호흡이다. 산소가 없는 경우, 세포는 발효가 포함되는 무산소세포호흡을 이용한다. 일부 세포와 생물은 광합성이라는 과정에서 빛에너지를 ATP를 통해 화학에너지로 전환시킬 수 있다.
- 세포의 구조와 기능은 많은 각기 다른 종류의 단백질에 의존한다. 단백질은 각기 다른 아미노산서열로 구성되며 특정 단백질의 아미노산서열은 세포의 DNA에 암호화된다. 단백질합성과정은 RNA를 필요로 하고 전사와 번역이라는 두 과정을 포함한다.
- 분열하기 전에 세포는 그의 DNA를 복제하여 분열후 각각의 세포가 동일한 DNA를 갖게 만든다. 이 과정은 복제 혹은 DNA 합성이라 부른다.
- 각기 다른 종류의 세포는 세포분열을 위해 각기 다른 과정을 이용한다. 원핵세포, 즉 세균은 이분법으로 분열하며 진핵세포는 유사분열과 감수분열로 분열한다.
- 세균과 고세균의 염색체 DNA는 단일의 커다란 환상의 분자이다. 이러한 세균은 또한 염색체 DNA와는 별개의 플라스미드라 부르는 DNA를 갖는데 이는 일반적으로 더 작고 환상이며 자가복제하고 세포분열과는 무관하다.
- 세균내 돌연변이는 DNA에서 일어나는 변화의 종류에 따라 분류된다. 이러한 변화에는 점돌연변이, 틀이동돌연변이, 자리바꿈, 전위유전단위 그리고 복귀가 포함된다.
- 세균은 다른 밀접하게 연관된 세균으로부터 형질전환, 형질도입 혹은 접합에 의해 새로운 유전물질을 획득한다.

복습문제

1. 다음 중 모든 세균세포에서 찾아볼 수 없는 것은?
   a. 리보솜
   b. 피막
   c. 원형질막
   d. DNA

2. 세균피막은 다음 중 어디에서 중요한걸까?
   a. 저장
   b. 단백질합성
   c. 생식
   d. 생존

3. 단백질의 포장에 관여하는 세포소기관은?
   a. 리보솜
   b. 골지복합체
   c. rER
   d. 용해소체

4. 오직 조류와 식물에만 존재하는 세포소기관은?
   a. 엽록체
   b. 미토콘드리아
   c. 공포
   d. 소포

5. 다음중 세포속액에 높은 농도로 존재하는 것은?
   a. 나트륨
   b. 칼륨
   c. 중탄산염
   d. 황화물

6. 다음 중 어느 것이 능동수송기전일까?
   a. 삼투
   b. 촉진확산
   c. 여과
   d. 포음작용

7. 다음 중 효소인 것은?
   a. 프룩토오스
   b. 연결효소
   c. 덱스트로스
   d. 락토오스

8. 크렙스회로로 들어가 옥살아세트산과 결합하는 것은?
   a. 시트르산(구연산)
   b. 피루브산
   c. 아세틸-CoA
   d. 포스포글리세르알데히드

9. 안티코돈은 다음 중 어디에 위치할까?
   a. tRNA
   b. rRNA
   c. mRNA
   d. 리보솜

10. 염색분체가 분리되는 유사분열단계는?
    a. 전기
    b. 중기
    c. 후기
    d. 종기

11. 핵이 없는 세포는 __________ (이)다.

12. 세균의 원형질막에서 스테롤유사분자는 __________ (이)다.

13. 소화효소를 포함하고 있는 세포소기관은 __________ (이)다.

14. 알로스테리부위는 __________ 에 존재한다.

15. 광합성을 위해 필요한 소기관은 __________ (이)다.

16. 원핵세포와 진핵세포를 비교하고 대조해 보라.

17. 그람양성균과 그람음성균의 세포벽에 대해 설명해 보라.

18. 효소활성의 조절에 관해 설명해 보라.

19. 산소세포호흡의 경로에 대해 명칭을 쓰고 설명해 보라.

20. 세포주기와 유사분열의 단계에 대해 설명해 보라.

21. 세균에서 비염색체 DNA 분자는 __________ (이)다.

22. 세포-세포접촉 동안 유전물질이 전달되는 것은 __________ (이)다.

23. 유전자형과 표현형 사이를 구별해 보라.

CHAPTER 04

세균과 고세균

Bacteria and Archaea

학습목표

1. 세균의 형태와 배열을 확인한다.
2. 세균성장의 기초에 관해 논의한다.
3. 세균의 집단성장곡선을 설명한다.
4. 미생물의 성장에 영향을 주는 요인에 대해 논의한다.
5. 미생물의 성장을 측정하는 방법을 설명한다.
6. 세균성장을 위한 영양요구성을 논의한다.
7. 세균 DNA의 복제와 발현을 설명한다.
8. 세균의 분류에 이용되는 기준을 설명한다.
9. 의학적으로 중요한 세균 그리고 계통세균학버지스매뉴얼(Bergey's Manual of Systematic Bacteriology)에 따른 이들의 분류를 설명한다.

주요용어

광영양생물(phototrophs)
광자가영양생물(photoautotrophs)
광종속영양생물(photoheterotrophs)
균주(strain)
나선균(spirilla)
나선형(spirals)
내기성무산소균(aerotolerant anaerobes)
다형태성(pleomorphic)
대수성장기(logarithmic growth phase)
막대균(간균)(bacilli)
무기질(minerals)
미세산소균(microaerophiles)
비브리오(vibrios)
사륜구균(tetrads)
사르시나(sarcina)
사멸기(death phase)
사슬알균(streptococci)
성장인자(growth factors)
스피로헤타(spirochetes)
쌍알균(쌍구균)(diplococci)
알균(구균)(cocci)
압력내성균(barotolerant)
원형(prototype)
융통무산소균(통성혐기균)(facultative anaerobes)
융통호염균(통성호염균)(facultative halophiles)
이명법체계(binomial system)
자가영양생물(autotrophs)
저온균(psychrotrophs)
절대혐기균(obligate anaerobes)
절대호기균(obligate aerobes)
절대호염균(obligate halophiles)
정체기(stationary phase)
종속영양생물(heterotrophs)
중온균(mesophiles)
지수성장기(exponential growth phase)
지체기(lag phase)
질소(nitrogen)
탄소(carbon)
포도알균(staphylococci)
화학자가영양생물(chemoautotrophs)
화학종속영양생물(chemoheterotrophs)
화학합성영양생물(chemotrophs)
호냉균(cryophiles)
호냉균(psychrophiles)
호삼투균(osmophiles)
호압균(barophiles)
호열균(thermophiles)
호이산화탄소균(capneic)
황(sulfur)

왜 알아야 할까

역사

세균은 태초부터 존재해 왔다. 이 단세포생물은 물, 토양 그리고 우리 환경의 모든 상태에서 존재한다. 눈에 보이지 않는 물질의 존재는 진작에 고려되었으며 이 실체는 현미경을 통해 반레벤후크(van Leeuwenhoek)가 "미세동물(animalcules)"을 관찰한 후에 확인되었다(1장 참조). 치아에서 긁어낸 것을 현미경으로 관찰한 반레벤후크의 설명은 지금은 세균이라 부르는 것을 관찰했다는 것을 시사한다. 세균이라는 용어는 "작은 막대나 지팡이"를 의미하는 그리스어에서 기원하였는데, 이는 세균의 형태학적인 기술에 일조하는 형태(막대균)의 하나이다. 파스테르는 배종설로 이어지는 그의 유창한 담론에서 우리가 줄여서 세균(복수는 *bacteria*, 단수는 *bacterium*)이라 부르는 용어인 박테리듐(*bacteridium*)을 언급하였다.

영향

병원성세균과 배종설은 질병과 연관되는 특정의 세균, 즉 병원체에서 발견된다. 항생제, 병에 대한 약물과 화학요법, 보건진료와 위생적인 실천의 기초, 세균질환의 돌발발생의 잠재적인 원인 그리고 이들을 조절하는데 필요한 단계 모두는 세균학의 과학분과로 발전하게 된 세균에 관한 지식의 성장에 기반한다. 또한, 발효에 대한 파스테르의 연구는 세균의 근원이 자연발생된다는 자연발생설을 부정하기에 이른다(1장 참조). 질소고정 그리고 식품제조에서 세균이 가지는 유용한 역할도 알게 되었다.

미래

신흥세균감염병, 현재의 항생제에 저항할 수 있거나 저항하지 않는 감염병의 재출현 그리고 생물테러가능성의 세균처럼, 세균에 관해 우려되는 해결할 필요가 있는 세 가지 영역이 있다(23장과 24장 참조). 신흥세균감염병의 예가 되는 일부는 황색포도알균(*Staphylococcus aureus*)에 의해 유발되는 독성쇼크증후군(toxic shock syndrome), 대장균(*Escherichia coli*) O157:H7 출혈성대장염(hemorrhagic colitis)과 용혈성요독증후군(hemolytic uremic syndrome) 그리고 새로운 콜레라균주인 비브리오콜레라(*Vibrio cholerae*) O139가 포함되지만, 이 뿐만은 아니다. 페스트(흑사병, plague)와 같은 일부 재출현세균병[페스트균(*Yersinia pestis*)] 역시 건강관리전문가가 다루어야 할 문제일 것이다. 또한, 의도적으로 방출하는 생물테러 혹은 구역, 음식, 물 그리고 우리의 환경을 (세균, 바이러스 혹은 이들의 독소를 포함하는) 생물학적인 제제로 오염시키는 위협은 인류의 미래에 위협이 되는 현실적인 위협이다(23장 참조).

한편, 세균은 또한 음식의 근원, 식품생산, 다양한 약물의 생산에서 그리고 미생물연료세포로 탐구하려는 다양한 산업과 연구에서 여전히 이용되고 있다. 세균은 최근에 석유유출의 생물환경수복에 이용되며, 심지어 다양한 무기의 폭발로 인한 토양내 질산염의 환경수복에도 이용된다. 농업에서도 효과적인 천연살충제인 화학산물을 생산할 세균을 포함한 종자를 개발하는데 있어 세균이 관여하는 이점을 누리고 있다(1장 참조).

1 세균의 구조
Bacterial Structure

세균은 원핵단세포독립생물이며 단일의 세포로 생존하거나 혹은 세균막(biofilm)처럼 다른 것과 부착하여 집락이나 무리를 형성하여 생존할 수 있다. 그러한 집락내 각각의 세포는 통상적인 세포대사와 생식과 같이 생존을 위해 필수적인 모든 활동을 수행할 수 있다.

1] 형태

세균세포의 형태학은 광범위하게 다른 형태와 크기를 보여주며(그림 4.1), 세포는 일반적으로 진핵세포보다 훨씬 더 작다. 이들의 형태학적인 특징에 따라 세균의 대부분은 서로 다른 기본적인 형태, 즉 알균, 막대균, 나선균 그리고 다형태균으로 분류된다(8장 참조).

- **알균(구균, cocci)**(단수, *coccus*)은 전체적인 모양이 구형이거나 거의 구형인 세균이다(그림 4.2). 여러 알균이 사람의 병원체이며 예를 들어, 요로감염, 식중독, 독성쇼크증후군, 임질, 어떤 형태의 수막염, 인후감염, 폐렴 그리고 굴염(부비동염, sinusitis)을 일으킨다.
- **막대균(간균, bacilli)**(단수, *bacillus*)은 막대모양의 세균이며 이의 일부는 속홀씨(내포자, endospore)를 형성한다(그림 4.3). 막대균에 의해 야기되는 질병은 탄저병(anthrax), 보툴리눔증(botulism) 그리고 파상풍(tetanus)이 포함되며 또한 대장균(*Escherichia coli*)과 살모넬라(*Salmonella*)와 같은 막대균에 의해 야기되는 위창자감염이 포함된다.
- **다형태**세균(**pleomorphic** bacteria)은 형태학적으로 독특하거나 환경상태에 따라 변하는 세균 종이다. 이 무리에는 형태가 길 뿐만 아니라 구형인 짧은막대균(구간균, *Coccobacillus*)(복수, coccobacilli)이 포함된다(그림 4.4).
- **나선균(Spirals)**에는 비브리오(vibrios), 스필리룸(spirilla) 혹은 스피로헤타(spirochetes)에서 나타난다.
- **비브리오**는 굽은형이거나 혹은 콤마모양의 막대균(그림 4.5)이고, 여러 종이 사람의 위창자염(gastroenteri-

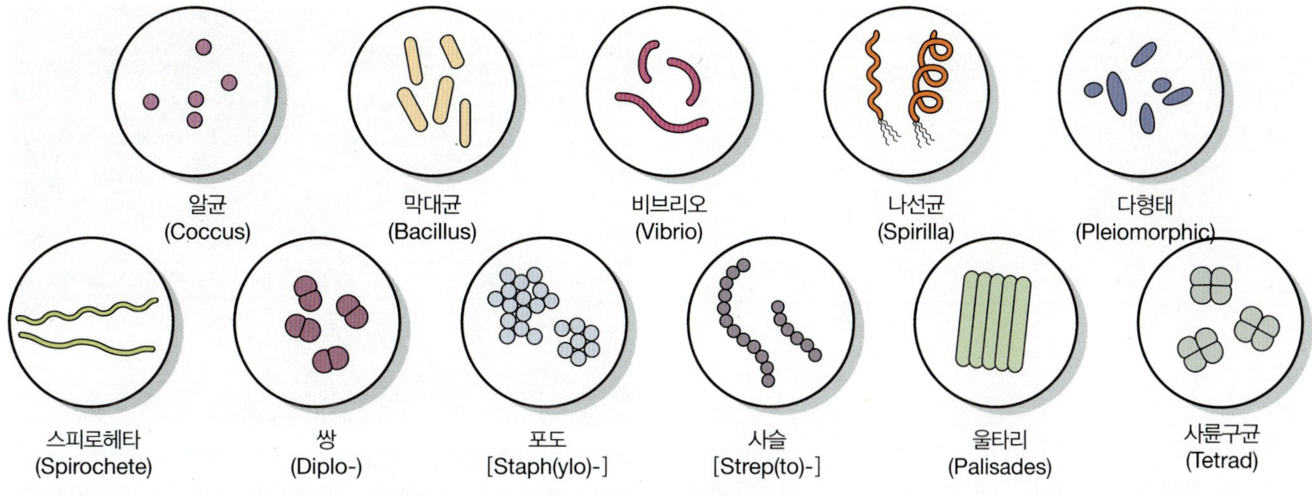

그림 4.1 세균세포의 형태학.

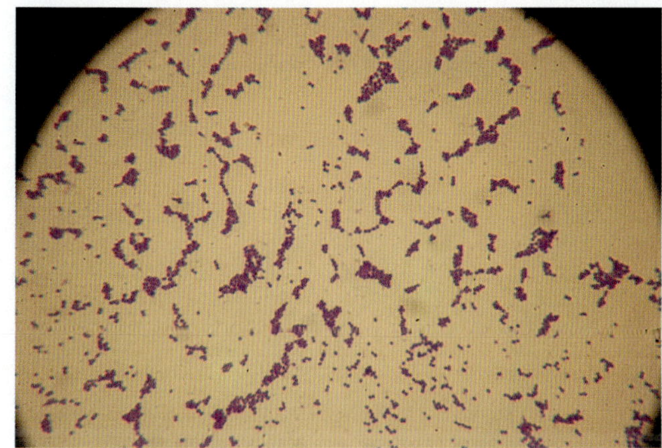

그림 4.2 황색포도알균(*Staphylococcus aureus*). 포도모양의 다발로 보이는 이 그람양성알균은 슈퍼버그(staph)의 가장 흔한 원인 중의 하나이다.

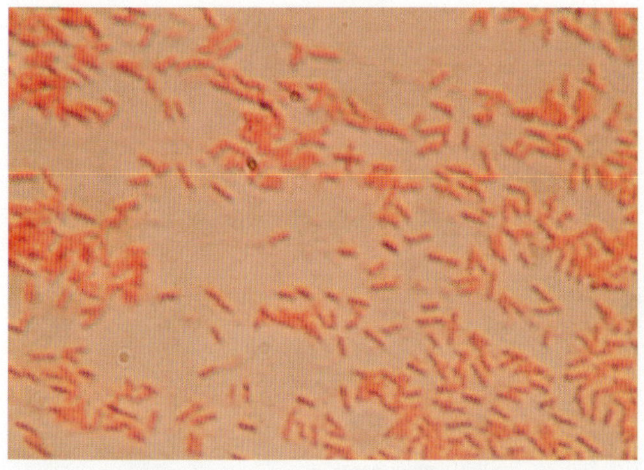

그림 4.3 대장균(*Escherichia coli*). 이 현미경사진은 전형적인 그람음성막대균인 대장균(*E. coli*)의 그람염색을 보여준다.

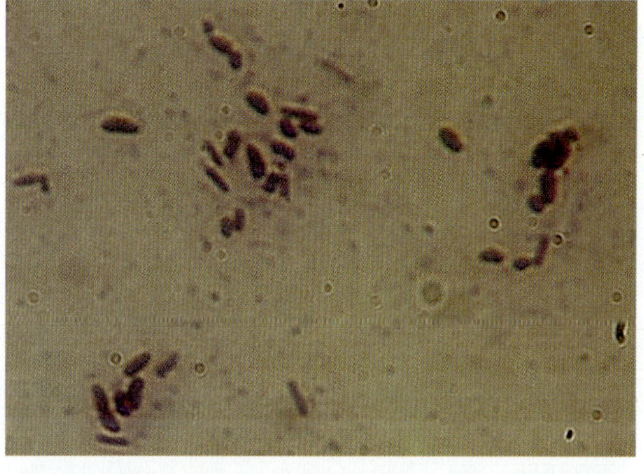

그림 4.4 짧은막대균(coccobacilli). 이 사진은 코리네박테륨(*Corynebacterium*)(속)인 세균의 그람염색을 보여준다. 세포는 형태가 알형부터 짧은막대까지 다양하며, 따라서 다형태성(다양하거나 독특한 형태를 지닌 세포)으로 간주된다.

tis), 식중독 그리고 패혈증(septicemia)과 연관되는 병원체이다. 발광박테리아(*Vibrio fischeri*)와 비브리오하베이(*V. harveyi*)는 해파리와 같은 해양생물의 공생생물이며 생물발광(bioluminescence)을 통해 빛을 생성한다.

- **스피릴룸(spirillum)**(복수, spirilla)은 두껍고 견고한 나선형의 세균(그림 4.6)이며, 흔하지는 않지만 전세계적으로 설치류에 물림으로써 야기되는 상태인 쥐물림열(서교열, rat bite fever)을 일으킬 수 있다. 이 세균은 건강한 야생쥐와 실험실쥐 약 50%에서뿐만 아니라 다

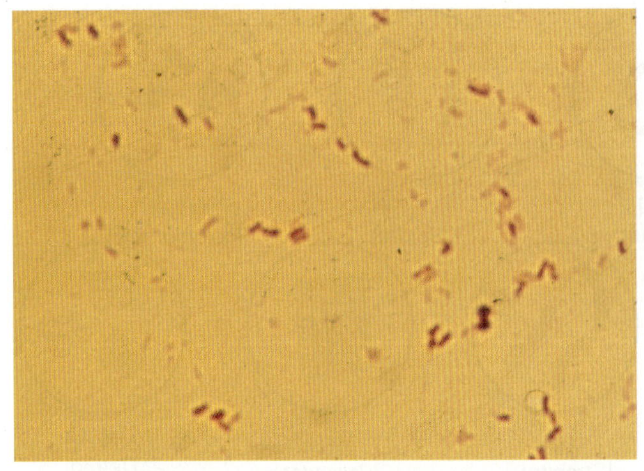

그림 4.5 비브리오(*vibrio*). 현미경사진은 비브리오의 단순하게 구부러진 막대형태를 확인하기 위한 비브리오나트리에겐스(*Vibrio natriegens*)의 그람염색을 보여준다. 세포의 오목/볼록면이 관찰자를 직접 향하거나 멀어지는 것과 함께 세포의 옆면이 보일 수도 있기 때문에 모든 세포가 구부러진 것으로 보이지 않는 점에 주목하라.

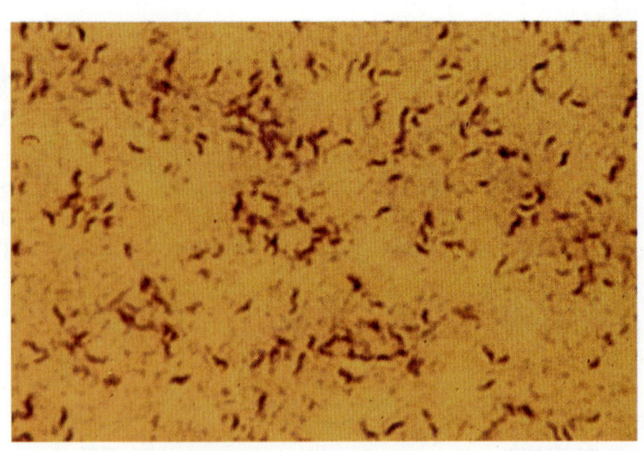

그림 4.6 스피릴룸(spirillum). 이 현미경사진은 스필리라(*spirilla*)라고 부르는 코르크마개뽑이나 "뱀모양"의 형태를 보여주는 캄필로박터(*Campylobacter*)(속)의 그람염색을 촬영한 것이다. 비록 스피릴라와 스피로헤타가 전체적인 형태에서 매우 유사하게 보일지라도, 스피릴라는 흔히 이동을 위한 편모를 가진 반면 스피로헤타는 이동을 촉진시키기 위한 축미세섬유(*axial filament*)라 부르는 구조를 가지며 편모가 없다.

건강관리의 응용

형태로 본 병원체와 기회병원체의 예

세균	형태	매개체	질병(들)
황색포도알균 (*Staphylococcus aureus*)	알균	사람의 피부, 코, 위창자관과 비뇨생식관에 흔함	독소매개: 식중독, 비늘피부증후군(scaled skin syndrome), 털집염(모낭염, folliculitis), 큰종기(carbuncles), 고름딱지증(농가진, impetigo), 상처감염, 세균혈증, 기타
표피포도알균 (*Staphylococcus epidermidis*)	알균	사람의 피부에 흔함	세균혈증, 심장내막염, 요로감염, 도관, 지름길, 보철물장치의 기회감염, 기타
대변장내구균 (*Enterococcus faecalis*)	알균	사람의 위창자관에 흔함	세균혈증, 심장내막염, 요로감염, 상처감염
탄저균(*Bacillus anthracis*)	막대균	토양세균	탄저병(anthrax)
세레우스균(*Bacillus cereus*)	막대균	토양세균	독소매개: 위창자염(구토성, 설사성), 눈감염, 기회감염
바실러스튜링기엔스 (*Bacillus thuringiensis*)	막대균	없음(토양, 쐐기벌레, 나비, 나방의 창자)	위창자염, 기회감염
인플루엔자균 (*Haemophilus influenzae*)	다형태성	사람의 점막	수막염, 후두염, 폐렴, 세균혈증, 기회감염
클라미디아트라코마티스 (*Chlamydia trachomatis*)	다형태성	사람의 절대세포내병원체	성전파: 전립샘염, 부고환염, 자궁경부염, 골반염증질환, 요도염, 기타
콜레라균(*Vibrio cholerae*)	나선형(비브리오)	강하귀와 해양환경	독소매개: 급성설사병(acute diarrheal illness)
소스피릴룸(*Spirillum minus*)	나선형(스리릴룸)	설치류	쥐물림열(Rat bite fever)
보렐리아부르그도르페리 (*Borrelia burgdorferi*)	나선형(스피로헤타)	매개체유래, 진드기에 의해 전파	라임병(Lyme disease)

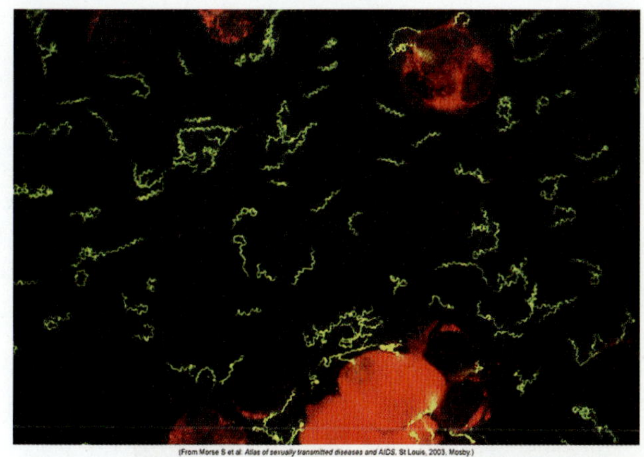

그림 4.7 **스피로헤타(spirochete).** 이 현미경사진은 매독의 원인균인 매독균(*Treponema pallidum*)을 보여준다. (출처: Morse S, et al: Atlas of sexually transmitted diseases and AIDS, St Louis, 2003, Mosby

른 설치류의 입인두정상균무리로 존재한다.

- **스피로헤타(spirochetes)**는 얇고 유연성이 있는 나선형이며(그림 4.7) 렙토스피라증(leptospirosis), 라임병(Lyme disease) 그리고 매독(syphilis)을 일으킬 수 있다.

2] 배열

세균은 형태 외에도 그의 배열이나 세포분열후의 집락화 방식에 따라서도 분류될 수 있다. 세포분열후 알균의 응집은 다음과 같이 분류될 수 있다(그림 4.8).

- 쌍(*diplo-*)이란 접두어는 일반적으로 2개의 세포가 하나의 평면만으로 연결된 쌍으로 나타나는 경우를 지칭한다. **쌍알균(diplococci)**의 예는 폐렴사슬알균(*Streptococcus pneumoniae*), 임균(*Neisseria gonorrhoeae*) 그리고 수막염균(*Neisseria meningitidis*)이다.
- 사슬(*strepto-*)이라는 접두어는 세포분열이 여러 축을 따라 분열하는 포도알균(staphylococci)에 비해 단일의 축을 따라 일어나기 때문에 세포가 염주모양의 사슬로 배열되는 것을 나타내기 위해 사용된다. **사슬알균(연쇄상구균, streptococci)**은 주로 혈청우무배지(blood agar)상에서 그의 용혈특성을 기반으로 동정된다. 고름사슬알균(화농연쇄구균)(*Streptococcus pyogenes*)(종)은 패혈증인두염(strep throat), 수막염의 많

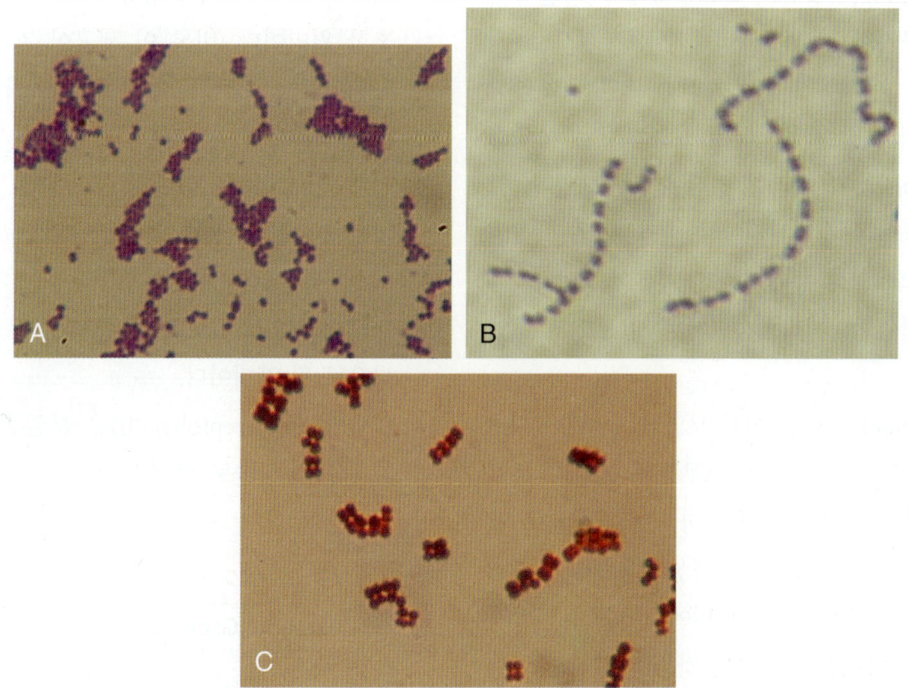

그림 4.8 **알균의 배열.** 알균은 5가지의 기본적인 배열, 즉 쌍(diplo), 쌍으로; 포도[staph(ylo)], 포도모양의 불규칙한 다발로; 사슬[strep(to)], 사슬로; 사륜구균(tetrads), 4개의 사각형으로; 그리고 사르시나(sarcinae), 3차원의 입방체로 생성된다. **A,** 포도알균(*Staphylococcus*); **B,** 사슬알균(*Streptococcus*); **C,** 사륜구균의 마이크로코쿠스(*Micrococcus*).

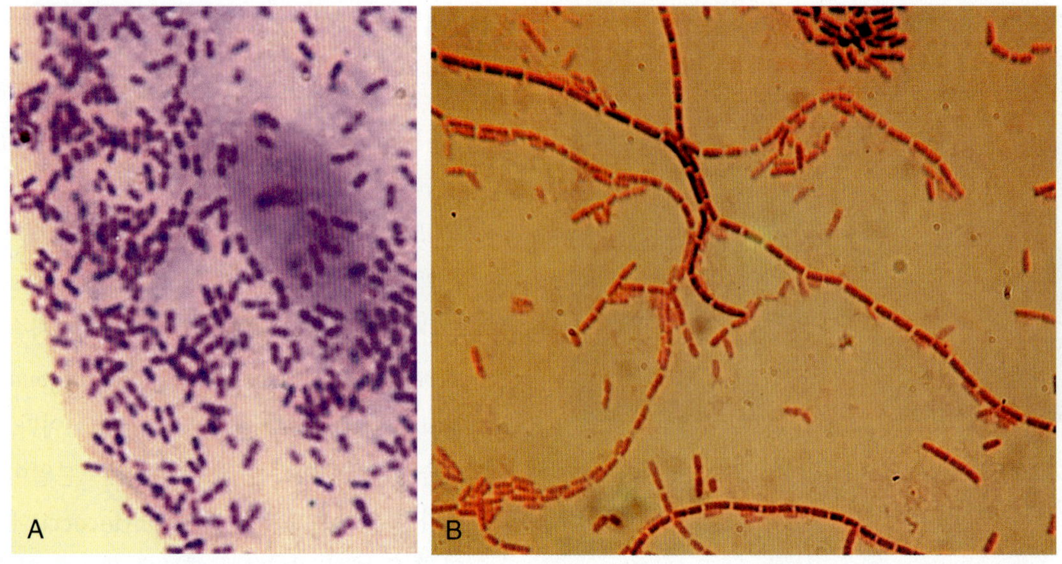

그림 4.9 막대균의 배열. 막대균은 세 기본적인, 즉 **A,** 쌍(diplo), 쌍으로; **B,** 사슬[strep(to)], 사슬로; 혹은 울타리(palisades), 그들의 긴 면을 따라 서로 이웃하여 위치하는 배열로 존재할 수 있다.

은 증례, 세균성폐렴, 심장내막염(endocarditis), 얕은 연조직염(단독, erysipelas)(급성피부감염) 그리고 괴사성근막염(necrotizing fasciitis)["살파먹는(flesh-eating)"감염]을 일으킨다.

- **사륜구균(tetrads)**은 알균이 2평면내에서 분열하여 생성되며, 불규칙한 다발에서 4개가 사각형으로 배열된다. 사람의 피부, 물, 먼지 그리고 토양을 포함하는 여러 구역에서 발견되는 마이크로코쿠스루테우스(*Micrococcus luteus*)가 이러한 성장유형을 보인다. 이는 무해한 세균이라 간주되지만 마이크로코쿠스(*Micrococcus*)감염의 일부 증례가 면역계통이 악화된 사람(예, 인간면역결핍바이러스감염자)에서 보고되고 있다.
- **사르시나(sarcinae)**는 3평면에서 분열하는 결과로써 8면체로 배열된 알균이다. 이 알균무리는 이들이 분열한 후 어떠한 알균이 분리되지 못하고 결과적으로 딸세포가 부착된 채로 있는 경우에 생성된다.
- 포도(*staphylo-*)는 무작위적인 평면에서 세포분열하여 형성되는 포도모양다발로 배열된 것을 의미하는 접두어이다. 포도알균(*Staphylococcus*)(속)에 속하는 세균의 대부분은 무해하며 사람의 피부와 점막의 정상균무리의 일부이다. 포도알균(Staphylococcus)의 적은 비율 역시 토양미생물의 정상균무리의 일부이기도 하다. 이 세균은 침입에 의해 그리고 또한 독소생산에 의해 사람과 기타 동물에서 여러 질병을 야기할 수 있다. 포도알균(*Staphylococcus*)의 독소는 부적절하게 보관된 식품에서 이 세균이 성장할 수 있기 때문에 식중독의 흔한 원인이다. 비록 이 세균이 조리과정에서 죽는다고는 하지만, 창자독소(장독소, enterotoxin)는 열에 저항적이며 수분 동안 끓여도 생존이 가능하다.
- 막대균(bacilli)은 하나의 평면에서 분열하여 쌍막대균(diplobacill)과 사슬막대균(연쇄간균, streptobacilli)을 생성한다(그림 4.9).
- 쌍막대균(diplobacill)은 분열후에 쌍으로 남게 되는 쌍으로 된 막대이다.
- 사슬막대균(streptobacilli)은 분열후에 분리되지 못하고 세포의 사슬로 남게 된다.

2 세균성장
Bacterial Growth

성장은 세포내용물의 양적인 증가이며 세포가 이용 가능한 영양소로부터 새로운 원형질을 형성하는 능력에 따른다. 세균의 성장은 단백질합성과 세균대사를 위한 에너지

의학적 사건

방추균: 치아식객

방추균(*Fusobacterium*)(속)의 세균은 끝이 뾰족한 막대 혹은 방추모양의 독특한 형태를 가진다. 하지만 이는 이 세균의 재미 있는 유일한 특징은 아니다. 푸소박테륨누클레아툼(*Fusobacterium nucleatum*)은 일반적으로 입안에서 사는 정상균무리의 일부인 사람의 병원체이며, 치태형성과 충치를 일으킨다. 이 방추모양의 세균에 관한 독특한 특징 중의 하나는 치아나 점막의 표면위에 이미 확립된 세균막을 가진 기타 치태형성그람음성균에 부착할 수 있는 능력을 가진 점이다. 일단 기존의 세균막에 추가되면, 푸소박테륨누클레아툼(*F. nucleatum*)은 그 세균막을 처음 만든 세균이 누리는 환경이점과 충치와 잇몸주위질환을 일으키는 대사적인 산성의 부산물을 같이 나누게 된다. 비록 주로 입안과 연관되지만, 이 병원체는 또한 소화관, 허파 그리고 간에서의 감염과도 연관된다.

원을 필요로 한다. 세균은 세포의 기본재료로 사용될 핵산, 탄수화물 그리고 지질을 얻거나 합성해야만 한다. 성장을 위한 최소요구성은 탄소원과 질소원, 에너지원, 물 그리고 다양한 이온과 무기질이다. 일부 세균에서는 산소를 필요로 하지만 다른 세균에서는 산소가 치명적일 수 있다(이 장의 뒤에 있는 대기조건 참조).

1] 세균성장의 기초: 이분법

세균의 복제는 주로 이분법에 의해 이루어지는 협동적인 과정이다. 이분법은 2개의 동일한 딸세포를 만든다(그림 4.10). 성장이 일어나기 위해서는 세균성분의 합성을 지지하기 위해 충분한 대사물이 필요하다. 복제를 개시하기 위해 조절적인 사건의 연쇄반응이 일어나야만 한다. 일단 복제가 시작되면, 데옥시리보핵산(deoxyribonucleic acid, DNA)의 합성이 완료되도록 계속되어야 한다. 염색체의 복제는 원형질막에서 시작되며 각 딸염색체는 막의 서로 다른 부분에 고정되어 있다. 막, 펩티도글리칸의 합성 그리고 세포분열은 서로 연결되어 있으며 세균의 막이 자람에 따라 딸염색체가 서로 멀어진다. 염색체복제의 끝에서 가로막이 딸세포 사이에서 형성되기 시작하여 세포분열을 나타내게 된다(3장 참조). 심지어 염색체의 복제와 세포분열이 완료되기 전이라도 새로운 개시가 시작될 수 있다.

대사물이 고갈되거나 독성의 부산물이 축적되는 시점

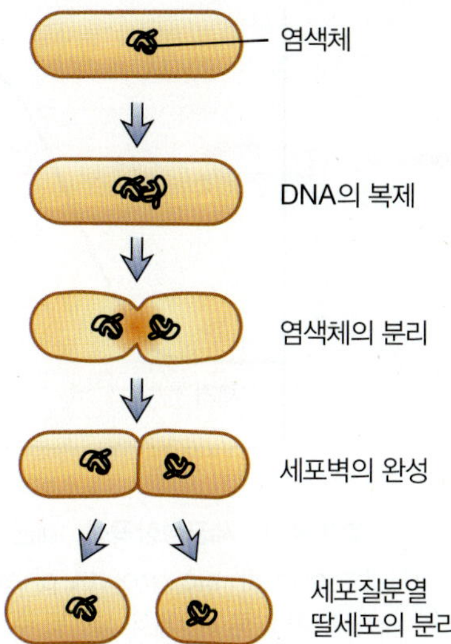

그림 4.10 이분법. 세균의 복제는 주로 이분법에 의해 이루어지는 협동적인 과정이다. 환상 DNA 분자가 복제되고, 세포가 길어지며 그리고 세포가 2개의 동일한 세포로 분리되며, 각각은 원래 DNA의 정확한 복사체를 포함하게 된다.

에서 합성을 중지시키는 화학적인 알라르몬(alarmone)이 생성된다. 개시된 모든 염색체가 완료될 때까지 DNA의 합성과 분해과정이 계속된다. 분해과정 동안, 리보솜이 분해되어 데옥리보뉴클레오티드의 전구체로 제공된다. 펩티도글리칸과 단백질은 분해되어 대사물로 사용되고 세포가 수축되는 반응이 일어날 수 있다. 세포분열이 완료되지 않으며 세포는 결국 죽을 수 있다. 분해과정에서 홀씨형성(포자형성, sporulation)이, 이 과정이 이용 가능한 종에서, 일어날 수 있다.

2] 집단성장곡선

실험실환경에서 세균배양을 하기 위해서는 세균이 배지에 첨가되어야 한다(8장 배양배지의 종류 참조). 양호한 조건에서 성장하는 세균배양은 규칙적인 간격으로 2배가 된다. 이상적인 조건 아래에서, 세균의 성장은 지체기(lag phase), 지수(대수)성장기(exponential 혹은 logarithmic growth phase), 정체기(stationary phase) 그리고 사멸기(death phase)의 각기 다른 4단계로 설명될 수 있다(그림 4.11). 이러한 성장은 어떠한 영양소가 초기배지에 더 이상 첨가되지 않고 노폐산물이 제거되거나 중화되지 않는 "폐쇄계통(closed system)", 즉 성장이 일어나면서 외부에

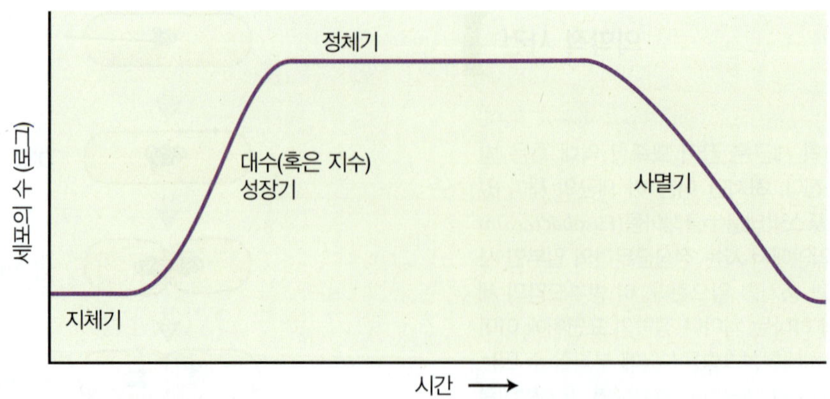

그림 4.11 세균성장곡선. 세균의 성장은 지체기(lag phase), 지수(대수)성장기(exponential 혹은 logarithmic growth phase), 정체기(stationary phase) 그리고 사멸기(death phase)의 각기 다른 4단계로 설명될 수 있다.

서 조절을 해주지 않은 조건에서 일어난다.

- **지체기**: 세균은 세포분열을 개시하기 전에 배지에 적응되어야 한다. 이 동안의 시간은 세균성장곡선의 지체기라고 부른다. 이 단계 동안 세포는 대사적으로 활성적이며 세포분열에 필요한 분자를 생산하고; 각각의 세균이 성숙하지만, 아직 이들은 이 시기에는 분열할 수 없다.
- **대수(지수)성장기**: 성장률이 소위 대수(지수)성장기로 시간과 함께 증가한다. 배지에 접종된 세포의 각각이 이분법에 의해 분열하여 2개의 세포로 된다. 성장조건이 좋은 한 각각의 연속적인 이분법으로 세균세포가 2배로 된다. 집단이 배가되는데 필요한 시간은 세대시간(*generation time*)이라 부른다. 다시 말하면, 단위시간 당 새로운 세균의 수는 기존의 집단에 비례하고 실제적인 성장률은 직접적으로 세포분열의 빈도에 영향을 미치는 성장조건에 따른다.
- **정체기**: 정체기는 필수영양소가 고갈되거나 대사부산물이 축적될 때 일어난다. 영양소의 고갈은 세포의 크기를 감소시키며 독성대사부산물은 세포분열을 이행할 능력을 제한시킨다. 이 단계 동안, 전체 살아 있는 세포의 수는 일정하다. 집단성장의 이 단계는 환경조건과 세균의 종류에 따라 수시간에서 수일 동안 지속될 수 있다.
- **사멸기**: 끝으로, 사멸기는 성장이 멈추고 죽은 세포의 수가 살아 있는 세포의 수보다 더 많은 경우에 일어난다. 이 단계의 기간은 조건과 세균의 종류에 따라 극적으로 다를 수 있다.

3] 성장측정

다양한 시료 내에서 존재하는 미생물의 수와 종류는 다양한 방법으로 측정될 수 있다. 이는 우유, 음식, 물 그리고 토양 그리고 소변과 같은 임상시료 내에 존재하는 미생물의 수와 종류를 확인하는데 중요하다. 세균의 성장은 세포량이나 세포수의 증가로 측정될 수 있다.

세포량의 측정

세포량의 측정은 건조무게(dry weight)나 젖은무게(wet weight)를 측정하거나 혹은 액체배지의 혼탁도(turbidity)(가시적인 혼탁성)를 측정함으로써 결정될 수 있다.

- 건조무게측정은 세포량을 보다 정확하게 측정하게 하지만 시간이 더 걸리며 오직 대량의 세포집단을 다룰 때에만 유용하다. 이 방법은 세포를 철저하게 세척한 다음 건조시켜 무게를 측정해야 한다. 세포의 건조무게는 그의 젖은무게의 약 20~25%이다.
- 액체배지에서의 미생물성장은 혼탁도를 야기하며 분광광도계(spectrophotometer)로 측정될 수 있다. 혼탁도는 빛이 (시료를 통과하여) 지난 양에 대해 혼탁액을

때린 빛의 세기의 비율에 대한 로그값인 흡광도(*optical density*; OD)단위로 측정된다. 세포량이 많으면 많을 수록 빛은 빛의 세기를 측정할 수 있는 장치인 분광광도계를 덜 통과할 것이다. 매우 많은 집단의 측정은 세포량의 정확한 측정치를 얻기 위해 희석을 시킬 필요가 있다.

세포수의 측정

시료내 세포의 수를 측정하는 것은 미생물학연구실에서 주된 역할을 한다. 미생물군집내 세포를 직접적으로 계수하는 것은 현미경법이나 전자장치로 추산할 수 있는 반면, 살아 있는 세포치는 특이적인 배양기법으로 확인된다. 간접적인 측정은 특정최종산물의 측정이나 염료감소량의 측정이 포함되며 정량적이거나 반정량적인 정보를 제공하게 된다.

- 직접적인 (총)세포측정은 페트로프-하우서계측실(*Petroff-Hausser chambers*)이라 부르는 계측실에서 현미경으로 측정된다(그림 4.12). 그러한 계측실은 커버슬립(coverslip) 아래에 1 mm2으로 시각된 25개의 작은방으로 이루어진다.
- 생균수는 배양에서 살아 있는 세포만을 계수하며 다음으로 시행될 수 있다:
    - 주입평판법(pour plating)
    - 확산평판법(spread plating)
    - 최적확수법(most probable number method)

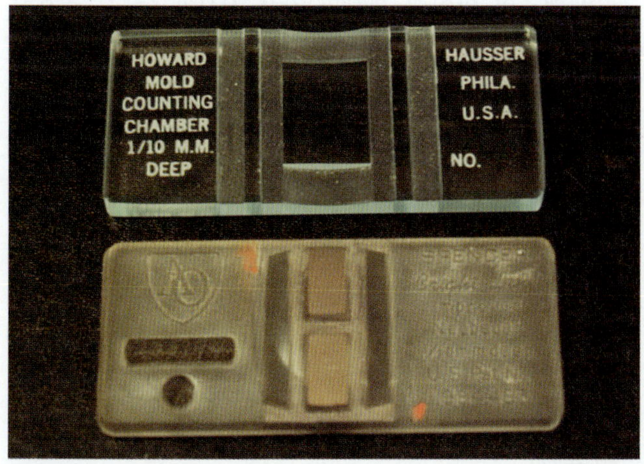

그림 4.12 **슬라이드계측실(slide counting chamber).** 페트로프-하우서계측실(Petroff-Hausser chamber), (사진에 있는) 세드그빅-라프터계측실(Sedgwick-Rafter chamber) 그리고 노이바우에르계측실(Neubauer chamber)을 포함하는 여러 각기 다른 슬라이드계측실이 이용 가능하다.

3 미생물의 성장에 영향을 미치는 요인 Factors Influencing Microbial Growth

원핵세포는 광범위한 물리적인 조건에서도 존재한다. 이러한 환경조건에는 영양요구성, 온도, 삼투압 그리고 기타 대기조건이 포함되는데 이들 모두는 미생물의 성장에 크게 영향을 미친다. 존재하는 미생물의 생활유형은 주어진 환경의 물리화학적인 조건을 반영한다. 일부 미생물은 극한의 온도, 높은 삼투압 그리고 기타 극한의 화학조건과 대기조건을 견딜 수 있는 반면, 다른 미생물은 오직 제한적인 범위의 환경조건에서만 성장하고 생식할 수 있다. 이러한 조건은 한 미생물의 성장을 지지할 수 있는 반면 다른 미생물의 성장을 억제할 수 있다.

1] 영양요구성

각기 다른 미생물에 대한 영양요구성은 각각이 크게 다르다. 빛으로부터 에너지를 얻는 미생물은 **광영양생물(phototroph)**이라고 부르며 에너지를 위해 화학화합물을 필요로 하는 미생물은 **화학합성영양생물(chemotroph)**이라고 부른다. 세포에너지의 생성을 위한 경로는 광합성, 발효 그리고 호흡이다(3장 참조).

탄소원자는 모든 유기화합물의 뼈대를 제공하며 모든 형태의 생명을 위해 필수적이다. **자가영양생물(autotroph)**이라 부르는 미생물은 탄소를 대기의 이산화탄소로부터 얻을 수 있으며, **종속영양생물(heterotroph)**은 유기화합물로부터 오는 탄소를 이용하는 생물이다. 탄소원과 에너지원에 따라 세균은 광자가영양생물(photoautotroph), 화학자가영양생물(chemoautotroph), 광종속영양생물(photoheterotroph) 그리고 화학종속영양생물(chemoheterotroph)로 분류된다.

- **광자가영양생물**은 에너지원으로 햇빛을 이용하며 탄

소원으로 대기의 이산화탄소를 사용한다. 광자가영양생물에는 광합성세균, 조류 그리고 녹색식물이 포함된다. 이들은 광합성의 방법으로 이산화탄소와 물을 탄수화물과 산소로 전환시킨다.

- **화학자가영양생물**은 무기화학화합물을 에너지원으로 사용하고 탄소원으로 이산화탄소를 사용한다.
- **광종속영양생물**은 에너지로 햇빛을 이용하지만 이산화탄소를 에너지로 전환시킬 수 없으며; 대신에 이들은 탄소원으로 유기화합물을 이용한다.
- **화학종속영양생물**은 에너지원과 탄소원 모두를 위해 유기화합물을 이용한다. 슈도모나스(*Pseudomonas*)와 같은 일부의 화학종속영양생물은 에너지원과 탄소원으로 많은 각기 다른 유기화합물을 이용할 수 있으며 따라서 비누분사기(soap dispenser)와 같은 많은 각기 다른 환경에서 성장할 수 있다. 이는 슈도모나스(*Pseudomonas*)가 호흡장비에서도 성장할 수 있는 병원환경에서 이 세균이 특히 문제가 되도록 만든다.

질소(nitrogen)는 질소가 아미노산과 핵산과 같은 많은 유기분자의 성분이기 때문에 모든 형태의 생물을 위한 또 다른 필수적인 요소가 된다. 많은 세균은 단백질을 아미노산으로 분해하기 위한 효소를 생산한다. 일부 세균은 질소를 아질산염(nitrites), 질산염(nitrate) 그리고 암모늄(ammonium)과 같은 무기화합물로부터 얻을 수 있다. 극히 일부의 세균은 대기에 있거나 식물과 연관되는 질소를 독립적으로 환원시킬 수 있다. 이 과정은 질소고정(*nitrogen fixation*)이라 부르는데 이는 농업에서 중요하다.

황(sulfur)과 인(phosphorus)의 요구성은 유기화합물, 무기황산염, 황화물 그리고 티오황산염(thiosulfate)으로 충족될 수 있다. 만일 수용성의 인산염이 환경에서 이용가능하지 않다면, 이는 자연에서 미생물성장을 위한 제한인자(limiting factor)가 될 수 있다.

미생물에 의해 미량으로 필요한 무기질(mineral)에는 칼륨, 마그네슘, 칼슘, 철, 3가철, 몰리브덴, 망간 그리고 아연이 포함된다. 작은 유기화합물은 세균에 의해 합성되지 않거나 충분하지 않은 양으로 합성되는 **성장인자**이다. 이러한 성장인자에는 비타민, 아미노산, 퓨린, 피리미딘 그리고 포르피린(porphyrin)이 포함된다.

토양시료에 존재하는 많은 세균개체군은 그들의 대사요구성의 면에서 믿을 수 없는 세균다양성을 보여준다. 위노그라드스키컬럼(Winogradsky column)은 광범위하게 다른 대사능력을 가진 다양한 토양미생물을 추가적인 연구를 위해 이들을 분리할 수 있도록 성장시키는 방법이다 (23장, 그림 23.6 참조).

2] 온도

대부분의 미생물은 광범위하게 다른 범위의 온도에서 성장할 수 있지만, 최적의 성장은 좁은 범위내에서 일어난다. 최소성장온도는 생물의 성장을 지지하는 가장 낮은 온도이며, 최대성장온도는 성장을 허용하는 가장 높은 온도이다. 최적성장온도는 특정 미생물의 성장을 위한 이상적인 조건을 제공하는 범위의 온도이다. 미생물이 성장하게 될 온도의 범위에 따라 이들은 중온균(mesophiles), 호열균(thermophiles), 호냉균(psychrophiles, cryophiles) 그리고 저온균(psychrotrophs)으로 분류된다(표 4.1).

- **중온균**: 중온균은 중간 정도의 온도, 일반적으로 20~40°C에서 최적성장을 하는 미생물이다. 이러한 세균의 서식지에는 토양, 사람의 몸 그리고 동물이 포함된다. 이들은 또한 치즈와 요구르트의 생산뿐만 아니라 맥주와 와인의 생산과 같은 식물제조에서 중요한 역할을 수행한다. 의학적으로 가장 중요한 세균이 중온균이며, 병원성세균은 숙주세포에서 일반적으로 최적온도에서 가장 잘 자란다. 연구실환경에서, 이러한 미생물은 일반적으로 37°C의 배양기(사람의 체온)에서 성장한다. 정상적인 사람의 정상균무리의 세균이 중온균이다.
- **호열균**: 열을 좋아하는 이러한 세균은 45°C 이상의 온도에서 가장 잘 자란다. 그러한 환경의 예에는 온천, 심해열수구, 열대토양퇴비 그리고 부패하는 건초더미가 포함된다. 그러한 세균은 110°C 이상의 끓는 물에서도 성장한다. 대부분의 광합성원핵생물은 70~73°C의 환경에 국한되며, 대부분의 진핵미생물은 60°C 이상에서는 생존할 수 없다.

표 4.1 각기 다른 온도에서 성장하는 세균의 예

	병원체	비병원체
중온균 (Mesophiles)	장티푸스균(Salmonella typhi)	마이크로코쿠스루테우스 (*Micrococcus luteus*)
호열균 (Thermophiles)	캄필로박터 (*Campylobacter* spp.)	호열막대균(*Bacillus thermophilus*)
한냉균 (Psychrophiles)	예르시니아엔테로콜리티카(*Yersinia enterocolitica*)	슈도모나스 (*Pseudomonas* spp.)
저온발육균 (Psychrotrophs)	단구성리스테리아(*Listeria monocytogenes*)	막대균(*Bacillus* spp.)

- **호냉균**: 이러한 세균은 추운 것을 좋아하며 15°C 주위에서 최적성장을 하면서 0°C 이하에서도 성장할 수 있다. 이들은 대개 북극지역과 남극지역 그리고 빙하에 의해 침식된 시냇물에서 발견된다.
- **저온균**: 이러한 세균은 0°C 이하에서 매우 느리게 성장하지만 최적성장온도는 25~30°C의 범위이다. 저온균은 호냉균으로 간주되지 않는다. 이들은 자연에 풍부하고 냉장온도에서 식품을 변질시킬 수 있다.

3] 삼투압

세포벽을 가진 미생물은 어떤 삼투압에 견딜 수 있지만 대부분의 미생물은 용질의 농도가 세포의 바깥이 더 높은(고장성의) 환경은 견디지 못한다. 고장성의 환경에서, 물이 세포로부터 빠져나가 주위의 액체로 이동한다. 만일, 충분히 많은 물이 세포를 빠져나간다면 세포질이 수축하고 세포막이 세포벽으로부터 멀리 당겨져 세포가 파괴될 수 있다. 세포벽으로부터 이렇게 막이 분리되는 것은 원형질분리(plasmolysis)라고 부른다. 삼투저항성인 미생물은 고장성 환경의 압력 아래에서도 성장할 수 있으며, **호삼투균(osmophiles)**은 최적성장을 위해 환경 내 높은 용질농도를 필요로 한다.

앞에서 설명한 대로, 대부분의 미생물은 염화나트륨(NaCl)의 고장성 농도를 견디지 못하지만 이들의 일부는 최적성장을 위해 그것을 필요로 한다. 할로박테륨(*Halobacterium*)(속)과 할로콕쿠스(*Halococcus*)(속)은 NaCl의 농도가 포화수준에 근접하는 염호와 연못에서 산다(그림 4.13). 바다에서 발견되는 기타 **절대호염균(obligate halophiles)**은 약 3.5%의 NaCl에서 최적성장을 보인다. **융통호염균(통성호염균, facultative halophiles)**은 염에 견디며 10%까지의 NaCl 농도에서 생존할 수 있다. 예는 황색포도알균(*Staphylococcus aureus*)과 대변장내구균(*Enterococcus faecalis*)이다.

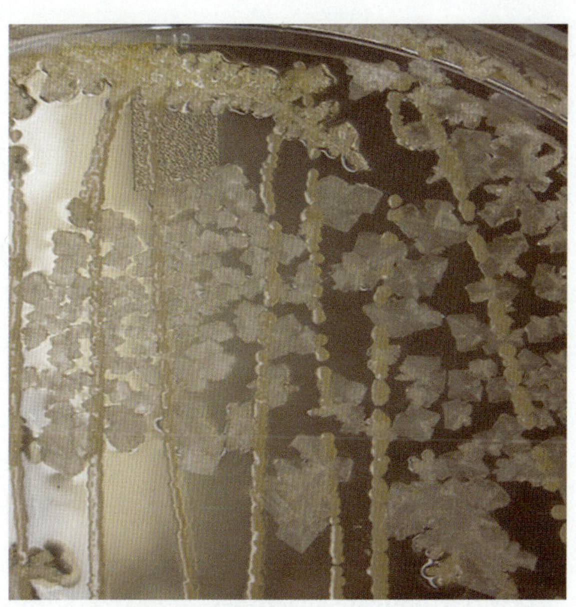

그림 4.13 호염균(halophiles). 이 사진은 20%의 NaCl이 든 평판(Tryptic Soy Agar plate)에서 성장하는 호염균의 집락을 보여준다. 이 그림은 배지가 마르기 시작하면서 형성된 소금결정과 직접 접촉하여 성장하는 세균을 보여준다.

4] 정수압

정수압은 제한적인 공간에서 용액이 나타내는 일종의 환경압력이다. 이 압력은 물의 무게 때문에 수생미생물에 가해진다.

- **압력내성균(barotolerant** microorganism)은 정수압이 증가된 조건에서 생존할 수 있는 반면 대부분의 세균은 200~600기압의 정수압에 의해 성장이 억제된다.
- **호압균(barophiles)**은 높은 정수압 아래서 최적성장하며 대양의 가장 깊은 부분에서만 발견된다.

5] 대기조건

자연에서 원핵생물은 대기의 각기 다른 산소농도를 포함하는 다양한 물리적인 조건 아래에서 존재한다(표 4.2). 미생물을 채취하고 운반하고 배양할 때 미생물의 대기요구성을 아는 것이 필요하다. 대사경로나 세균은 흔히 ATP 분자를 생성하기 위해 산소를 필요로 하지만 어떤 경로는 산소가 없이도 에너지를 생산할 수 있으며 일부의 세균은 산소가 있으면 죽게 될 것이다.

- **절대호기균(obligate aerobes)**은 오직 산소가 있어야만 성장하며 따라서 산소호흡을 통해 그의 에너지를 얻는다.
- **절대혐기균(obligate anaerobes)**은 산소가 없어야만 성장하며 흔히 산소가 있으면 억제되거나 죽게 된다. 이들은 무산소호흡이나 발효를 통해 그의 에너지를 얻는다.
- **내기성무산소균(aerotolerant anaerobes)**은 에너지요구량을 위해 산소를 사용할 수 없지만 산소의 존재하에서도 성장할 수 있다. 이들은 에너지를 발효에 의해서만 전환시킬 수 있으며 절대발효균(*obligate fermenters*)이라고도 부른다.
- **융통무산소균(통성혐기균, facultative anaerobes)**은 산소가 있으나 없으나 자랄 수 있다. 이들은 산소가 있으면 산소호흡을 이용하고 산소가 없으면 무산소호흡이나 발효를 이용한다.
- **미세산소균(microaerophiles)**은 (대기중의 약 21%인 산소보다 훨씬 더 적은) 약 2~10%의 낮은 산소농도를 필요로 하는 세균이며; 산소농도가 더 높으면 이들의 성장이 억제된다. 이들은 산소세포호흡을 통해 에너지를 얻는다.
- **호이산화탄소균(Capneic** bacteria)[호탄산가스균(capnophiles)]은 지구의 표면대기에 존재하는 것보다 더 많은 이산화탄소를 필요로 한다.

6] pH

자연환경의 pH는 산성토양의 약 0.5부터 알칼리호수의 약 10.5까지의 범위에 이른다. 세균의 pH 범위는 이들이 성장할 수 있는 최소의 pH로부터 이들이 성장할 수 없는 최대의 pH까지 다양하다. 미생물은 그들의 최적 pH 요구성에 기반하여 호중성균(neutrophiles)(pH 범위는 5~8), 호산성균(acidophiles)(pH 5.5 이하에서 최적성장) 그리고 호염기균(alkaliphiles)(pH 8.5 이상에서 최적성장)으로 분류될 수 있다. 대부분의 미생물은 pH 7의 근처에서 최적성장하지만; 일부의 종은 최적성장을 위해 산성환경을 선호한다. 예를 들어, 위나선균(위염균, 헬리코박터필로리)(*Helicobacter pylori*)은 내강내 높은 산성도에도 불구하고 위의 상피층에서 성장한다. 열호산균(thermoacidophiles)은 낮은 pH와 높은 온도에서 성장한다. 고세균의 여러 무리가 이 범주에 속한다. 콜레라균(Vibrio cholerae)과 같은 일부 세균은 염기성의 환경을 선호하며 pH 8.5 이상에서 성장한다. 진균은 일반적으로 산성환경에 보다 잘 견디며 pH 5나 6에서 최적성장한다.

표 4.2 서로 다른 대기조건 아래에서 성장하는 세균의 예

	병원체	비병원체
절대호기균(Obligate aerobes)	나병균(*Mycobacterium leprae*)	슈도모나스플루오레센스(*Pseudomonas fluorescens*)
절대혐기균(Obligate anaerobes)	클로스트리듐보툴리눔(*Clostridium botulinum*)	크로스트리듐스포로게네스(*Clostridium sporogenes*)
내기성무산소균(Aerotolerant anaerobes)	푸소박테륨(*Fusobacterium* spp.)	비피도박테륨(*Bifidobacterium* spp.)
융통무산소균(Facultative anaerobes)	대장균(*Escherichia coli*)	표피포도알균(*Staphylococcus epidermidis*)
미세산소균(Microaerophiles)	캄필로박터제주니(*Campylobacter jejunae*)	티오불룸마주스(*Thiovuhlum majus*)
호이산화탄소균(Capnophiles)	임균(*Neisseria gonorrhoeae*)	맨하이미아숙시니시프로듀센스(*Mannheimia succiniciproducens*)

의학적 사건

위궤양

위나선균

위궤양은 위나 샘창자(십이지장, duodenum)의 내벽에서 발생하는 개방성 미란(open sore)이다. 위궤양은 흔하며 오랜 동안 스트레스에 의하거나 혹은 매운 음식을 먹음으로써 야기되는 것으로 생각해 왔다. 비록 이러한 것들이 궤양을 악화시킬 수 있다고는 해도, 위궤양 대부분의 진짜 원인은 위나선균(*Helicobacter pylori*)이다. 위나선균(*H. pylori*)감염이 미국에서는 흔하지만; 그러나 대부분의 감염된 사람은 궤양이 생기지 않는다. 이 세균은 잠재적으로 위와 샘창자의 점막을 약화시켜 위산이 조직을 침투하여 세균과 함께 미란이나 궤양을 일으킨다. 위나선균(*H. pylori*)감염은 혈액, 대변 그리고 조직시료 뿐만 아니라 요소날숨검사(요소호기검사, urea breath test)에 의해 진단된다. 이러한 궤양은 항생제, 제산제 그리고 위보호제의 복합으로 치료된다.

4 세균과 고세균의 분류
Classification of Bacteria and Archaea

원핵생물은 세균과 고세균으로 분류된다. 세균에 관해서는 많은 양의 정보가 이용 가능하지만 고세균에 관해서는 훨씬 덜 알려져 있다. 고세균은 쉽게 접근할 수 없는 구역에서 살고 있으며 따라서 사람의 일생에서 매일 접하지 못한다. 반면, 세균 특히 병원체는 광범위하게 연구되어 왔다.

고세균의 구성원은 다른 세균과는 다른 특징을 가진 일단의 세균이다. 뜨거운 산성의 연못에서 발견되는 호열산균을 제외하고 나머지 고세균은 펩티도글리칸이 없는 세포벽을 가진다. 고세균은 주로 특이적이거나 극한의 서식지에서 살며, 그들의 서식지에 기반하여 다음과 같이 분류된다:

- 메탄생성균(methanogen): 메탄을 생성하는 고세균
- 호열균: 열을 좋아하는 고세균
- 호염균: 염을 좋아하는 고세균

1] 분류기준

세균은 구조적으로 다양하고 널리 분포하는 단세포생물이다. 약간의 예외가 있지만 세균은 그들이 선호하는 환경 조건 아래에서 독립적으로 생존할 수 있다. 세균을 종으로 분류하는 것은 식물계와 동물계에서 종을 분류하는 동일한 원리에 기반하지 않는다. 세균이 이분법으로 분열하기 때문에 세균종은 상호교배하는 무리에서 나오지 않으며 따라서 세균은 집단교배의 수단으로는 분류될 수 없다. 자손은 돌연변이, 유전자전달 혹은 선택환경압을 통해 각기 다른 방향으로 진화된다. 한 세균으로부터 다른 세균으로의 유전자전달은 발생빈도를 모르기 때문에 평가하기가 어렵다.

세균종은 많은 유사한 특성을 나타내는 세균의 집단으로 정의된다. 처음 기술된 세균은 **원형(prototype)**이라고 부른다. 그 이후에 원형과 약간 다른 어떤 세균이 분리되었다면 처음 원형종의 **균주(strain)**라고 부른다. 세균은 "현대분류학의 아버지"라고 간주되는 스웨덴의 식물학자, 의사 그리고 동물학자 카를로스(칼)린네[Carolus (Carl) Linnaeus (1707-1778]가 처음 제안한 명명법의 **이명법체계**를 따라 명명된다. 그는 자연을 계(kingdom)로 시작하여 문(phylum), 강(class), 목(order), 과(family), 속(genus) 그리고 종(species)으로 나뉘게 되는 계통으로 분류하였다(그림 4.14).

세균의 표현형적 분류는 미세구조와 거시구조를 포함하며 세균을 확인하기 위해 먼저 사용된다. 예를 들어, 세균은 그람염색특성에 의해 그리고 각 세균의 형태에 의해 그람양성알균처럼 분류될 수 있다. 세균집락의 형태(8장 참조) 또한 세균의 동정을 위해 이용된다. 그 다음 더 특

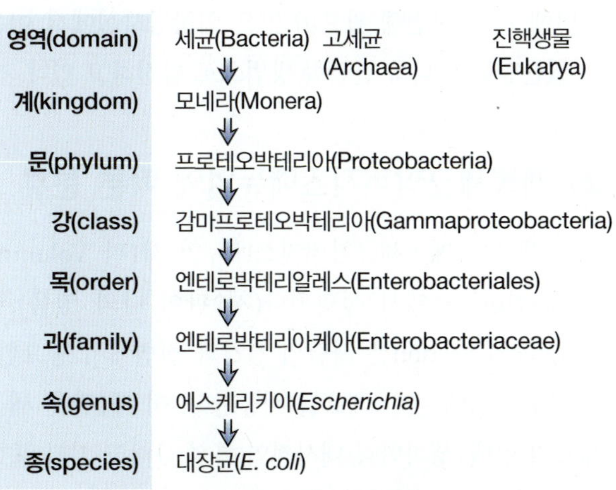

그림 4.14 카를로스린네가 만든 이명법명명체계.

이적으로 동정하기 위해 더욱 식별하는 방법이 적용될 수 있다.

특이적인 탄수화물발효 혹은 특이적인 효소의 존재와 같은 특이적인 생화학적 표지자의 존재 유무를 측정하는 것 또한 동정의 목적을 위해 이용된다. 선정된 생화학적인 검사를 사용함으로써 대부분의 분리주에 대해 높은 정도의 정밀한 동정이 가능할 수 있다. 이러한 방법은 또한 동일한 종으로부터 나온 세균무리를 이들이 공통된 근원으로부터 유래되었는지를 확인하기 위해 세분하기 위해서도 유용하다. 이러한 방법은 생물형결정(biotyping)이라 부르며 역학(epidemiology)에서 주로 사용된다.

혈청형결정법(serotyping)은 특이세포의 항원을 표지항체로 확인하는 방법이다. 이 방법은 생화학적인 조건에서 불활성이거나 성장시키기 어렵거나 혹은 빠르게 동정할 필요가 있는 미생물을 확인하기 위해 주로 이용되는 방법이다. 생물형결정법(biotyping)과 함께, 혈청형결정은 또한 역학목적으로 아종의 수준을 분류하기 위해서도 이용된다. 세균의 파지형결정법(phage typing)과 다양한 항생제에 대한 감수성검사 역시 종의 동정을 위해 이용된다. 감수성검사는 항생제감수성검사법(*antibiogram pattern method*)이라 부르며 항생제에 대한 세균의 감수성을 검사하지만 식별력은 한계가 있다.

세균의 분석특성은 속, 종 혹은 아종을 분류하는데 이용될 수 있다. 이 방법은 정확하지만 노력이 많이 들고 사용하는 장비가 고가이다. 현재 유전형분류가 세균동정을 위한 가장 정밀한 방법이다. 유전형결정법(genotyping)이 수년에 걸쳐 발전해 왔으며 많은 임상검사실에서 이용될 수 있을만큼의 더욱 간단한 방법으로 발전하고 있다.

2] 계통세균학버지스매뉴얼에 따른 분류

"원핵세포는 계통세균학버지스매뉴얼 제1판 Volumne 4의 Section 33에서 설명된다(제2판이 나와 있음)." 이 Chapter의 Section은 사람의 건강과 질병에서 중요한 주된 세균무리에 관한 개요를 제공한다. 이 제1판은 세균을 세포의 형태, 생화학적/대사적인 특성 그리고 기타 표현형적인 정보를 바탕으로 분류한다.

Volume 1의 서문에서 요약한 바와 같이, 제2판은 작은 리보솜단위 RNA의 뉴클레오티드서열분석에 따라 세균을 계통학적인 뼈대에 기반하여 분류한다. 보다 완전한 구조적인 체제는 부록 A에 예시하였다.

스피로헤타

스피로헤타(Spirochetes)는 나선형의 이동성 세균군으로 길이가 5~500 μm이다. 스페로헤타는 유연하며 그의 축원섬유(axial fibrils)의 비틀림운동으로 이동한다. 이러한 원섬유는 그의 세포체주위를 감고 있는 일종의 세포내편모이다. 자유유생하는 스피로헤타는 다양한 수생환경에서 발견되며 사람이나 동물의 숙주와 연관된다. 병원성인 스피로헤타에는 매독균(*Treponema pallidum*), 보렐리아부르고도르페리(*Borrelia burgdorferi*) 그리고 렙토스피라인테로간스(*Leptospira interrogans*)가 포함된다(그림 4.15). 트레포네마(*Treponema*)는 매독의 원인균이다(21장 참조). 보렐리아부르고도르페리(*Borrelia burgdorferi*)는 라임병(Lyme disease)의 원인균이며, 렙토스피라인테로간스(*Leptospira interrogans*)는 렙토스피라증의 원인균이다.

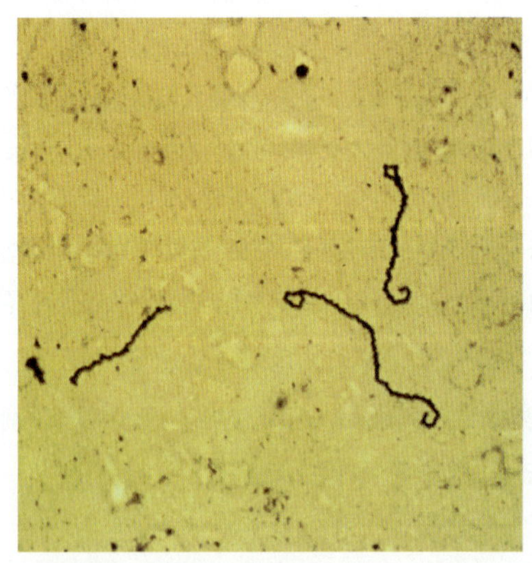

그림 4.15 렙토스피라(Leptospira). 착은염색은 갈고리끝을 가진 치밀하게 꼬인 몸을 보여준다(출처: Emond R, Rowland H: Color atlas of infectious diseases, ed 3, London, 1995, Wolfe.)

건강관리의 응용

병원성 스피로헤타

병/감염	세균	전파	표적	징후/증상	치료
라임병(Lyme disease)	보렐리아부르고도르페리(*Borrelia burgdorferi*)	진드기에 물린 사슴	여러 계통; 심장혈관계통, 근육뼈대계통, 중추신경계통	초기에는 국소성; 물린 부위의 발진이 원형으로 바깥쪽으로 확장됨 파종성; 중증의 두통, 목의 경직, 빛에 대한 민감성, 인지결함, 얼굴마비, 현기증	독시사이클린(doxycycline), 아목시실린(amoxicillin), 아지트로마이신(azithromycin), 세포탁심(cefotaxime)
매독(syphilis)	매독균(*Treponema pallidum*)	주로 성접촉	주로 비뇨생식관, 중추신경계통	1차, 2차, 3차 그리고 잠복*	1차와 2차 단계에서 항생제; 페니실린(penicillin), 독시사이클린, 세프트리악손(ceftriaxone) 혹은 아지티오마이신
렙토스피라증(leptospirosis)	렙토스피라인테로간스(*Leptospira interrogans*)	감염동물의 소변으로 오염된 물, 음식 혹은 토양	다양한/여러 계통에 침범; 신경계통, 비뇨기계통, 심장혈관계통, 위창자계통, 피부	인플루엔자-유사 증상; 간염, 황달, 간에서의 출혈, 요독증, 세균혈증, 결막염의 합병증	독시사이클린, 페니실린

*21장 참조.

산소/미세산소 나선형 비브로이드그람음성균

나선형/비브로이드그람음성균은 약간 굽은형이거나 여러 나선형 회전이 있다. 이들은 그의 편모의 도움으로 이동한다. 이 세균은 담수나 해변가에서 살 수 있으며 일부는 사람이나 동물에 병을 일으킨다. 이 무리의 세균에는 캄필로박터(*Campylobacter*)와 헬리코박터(*Helicobacter*)(표 4.3)뿐만 아니라 델루비브리오(*Bdellovibrio*)와 밤피로비브리오(*Vampirovibrio*)가 포함된다. 델로비브리오(*Bdellovibrio*)와 밤피로비브리오(*Vampirovibrio*)는 다른 그람음성균과 조류를 잡아먹는다.

그람음성산소막대균과 알균

그람음성산소막대균과 알균은 광범위하게 연구되어 온 광범위한 세균집단이다. 이들은 자연에 널리 분포하며 많은 것들이 사람과 농물의 병원체이다. 자연에서 이들은 호흡대사를 하며 발효에 의존하지 않는다. 이 범주에 속하는 세균에는 리조비움(*Rhizobium*), 레기오넬라(*Legionella*), 보르데텔라(*Bordetella*) 그리고 프란시셀라(*Francisella*)가 포함된다. 리조비움(Rhizobium)은 콩과식물(legume)의 뿌리 속에 정착한 후 질소를 고정하는 토양세균이다(그림 4.16). 이들은 독립적으로 질소를 고정하지 않으며 식물숙주를 필요로 하여 농업에서 중요한 역할을 한다. 의학적으

표 4.3 의학적으로 중요한 산소/미세산소 나선형비브로이드그람음성균

병/감염	세균	전파	표적	징후/증상	치료
위장관감염(Gastrointestinal tract infections)	캄필로박터(*Campylobacter* spp.)	대변/구강, 오염된 음식(특히 가금류)이나 물	위창자관	설사, 발열 그리고 경련	전해질보충, 에리트로마이신(erythromycin), 테트라사이클린(tetracycline)
위궤양, 위염, 샘창자염	위나선균(*Helicobacter pylori*)	사람대 사람, 구강/대변, 오염된 음식이나 물	위, 창자	복통, 구역, 식욕상실, 복부팽창(고창)	오메프라졸(omeprazole), 시메티딘(cimetidine)[타가메트(Tagamet)], 차살리실산비스무트(bismuth subsalicylate)

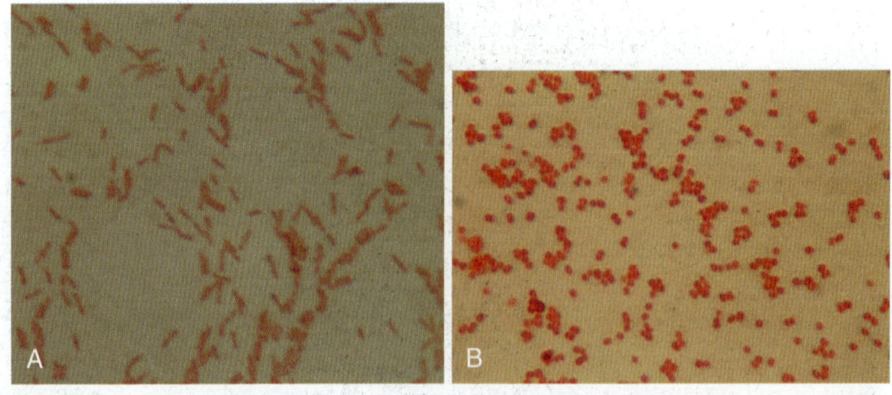

그림 4.16 그람음성산소막대균과 알균. A, 그람음성산소막대균 녹농균(*Pseudomonas aeruginosa*)의 그람염색. B, 그람음성산소알균 나이세리아식카(*Neisseria sicca*)의 그람염색.

생명의 응용

농업에서의 리조비움(Rhizobium)

단백질이 풍부한 공물을 경작한다는 것은 토양에서 많은 양의 질소를 제거시키지만, 일반적으로 다음의 경작을 위해 충분한 양이 남겨져 있다. 콩과식물에 리조비아(rhizobia)를 접종시키는 것은 외부에서 질소비료를 사용하지 않아도 생산역량을 강화시킬 수 있는 최대의 생물학적 질소고정이 보장되도록 농업에서 흔히 시행된다. 그러한 접종물이 분말형, 액체형 그리고 과립형으로 시판되고 있다.

리조비움(*Rhizobium*)의 적절한 종으로 콩과식물의 뿌리에 이렇게 접종하는 것은 질소고정과정을 통해 기체상태의 질소를 복합질소로 전환시킬 수 있는 뿌리혹을 형성시키게 된다. 콩과식물은 콩(대두, soybean), 토끼풀(clover), 알파파(alfalfa), 완두(pea) 그리고 콩(bean)과 같은 경제적으로 중요한 식물을 포함한다. 콩과식물-리조비아공생은 상호공생(*mutualism*)의 예가 되며, 이 경우 세균은 암모늄이나 아미노산을 식물에게 제공하고 유기산을 탄소원과 에너지원으로 다시 돌려 받게 된다.

로 중요한 세균은 표 4.4에 정리하였다.

융통무산소 그람음성막대균

융통무산소 그람음성막대균은 단순한 영양요구성을 가진 세균의 커다란 집단이다. 타투멜라(Tatumella)(속)의 예외가 있지만, 이 무리에 속하는 모든 이동성 세균은 주모성(털복숭) 편모(peritrichous flagella)를 가진다. 막대균은 토양, 물 그리고 동물과 사람의 창자관 속에서 서식한다). 사람과 동물의 창자관에서 발견되는 세균은 장내세균(enteric bacteria)이라 부르며 대장균(*Escherichia*)(속), 살모넬라(*Salmonella*)(속), 시겔라(*Shigella*)(속), 엔테로박터(*Enterobacter*)(속), 프로테우스(*Proteus*)(속) 그리고 프로비덴시아(*Providencia*)(속)이 포함된다(표 4.5). 가장 잘 알려진 장내세균은 대장균(*E. coli*)인데(그림 4.17), 이는 유전공학과 재조합 DNA 기술에서 대단히 가치 있게 사용되는 도구이다. 이는 흔히 분자생물학의 "일꾼(work-horse)"이라 지칭된다.

사람의 위창자관에서 발견되는 세균의 일부는 흔히 대장균군(coliform)이라 부른다. 대장균군은 반드시 장내세균일 필요는 없지만 6가지의 분류기준에 부합되는 아래와 같은 세균무리가 대장균군으로 분류된다:

- 그람음성
- 막대형태
- 융통무산소균
- 비홀씨형성
- 젖산이용
- 가스생성

폐렴막대균(*Klebsiella pneumoniae*)은 입과 피부의 정상균무리로 발견되지만 또한 창자에서도 발견되며 세균성폐렴을 일으킬 수 있다(15장 참조). 시트로박터(*Citrobacter*)(속)은 토양, 물 그리고 폐수, 뿐만 아니라 사람의 창자를 포함하는 많은 각기 다른 환경에서 발견될 수 있다. 일반적으로, 시트로박터(*Citrobacter*)(속)은 병을 일으키지는 않지만 때로 요로감염과 신생아 수막염의 원인일 수 있다.

표 4.4 의학적으로 중요한 그람음성산소막대균과 알균

병/감염	세균	전파	표적	징후/증상	치료
레기오넬라증(Legionellosis): 폰티악열(Pontiac fever)	폐렴레기오넬라(*Legionella pneumophila*)	비말로 호흡계통으로	Lungs, kidneys, liver	Cough, shortness of breath, high fever, headaches, muscle aches	레보플록사신(Levofloxacin), 아지트로마이신, 리팜피신
임질(Gonorrhea)	임균(*Neisseria gonorrhoeae*) (그람음성알균)	사람대 사람의 성적접촉	생식기	배뇨통, 음경/질로부터의 배농	세프트리악손, 아지트로마이신, 독시사이클린
수막염(Meningitis)	수막염균(Neisseria meningitides) (그람음성알균) *gram-negative coccus*)	호흡기/목분비물(주로 침)의 전파	신경계통이 최종 표적임	중증의 두통, 구역/구토, 착란, 졸림/목의 경직, 고열	벤질페니실린(benzylpenicillin), 클로람페니콜(chloramphenicol), 세팔로스포린(cephalosporins)
백일해(Whooping cough)	보르데텔라백일해(*Bordetella pertussis*)	비말방울	허파	호흡울혈, 중증의 지속성기침발작, 발열	에리트로마이신, 아지트로마이신
야생토끼병(Tularemia)	프란시셀라툴라렌시스(*Francisella tularensis*)	흡입, 진드기와 곤충에 물림, 오염된 물/음식	허파, 간, 피부, 지라, 림프계통	피부/점막궤양, 자극성/염증성의 눈, 림프절종대, 폐렴증상, 고열	스르렙토마이신(streptomycin), 겐타마이신(gentamicin), 독시사이클린 그리고 시프로프록사신
화상감염(Burn infections)	녹농균(*Pseudomonas aeruginosa*)	피부의 바깥층이 파괴된 개방병변과 노출된 조직	피부, 전신쇼크	상처구역을 덮는 녹색의 세균성장, 전신쇼크	카르복시페니실린(carboxypenicillins), 폴리믹신(polymyxins), 퀴놀론(quinolones), 세필로스포린, 아미노글리코시드(aminoglycosides)

의학적 사건

대장균(*E. coli*) O157:H7: 나쁜 종자

대장균(*Escherichia coli*)은 어디에나 존재하는 그람음성 융통무산소막대균이며 사람을 포함하는 많은 동물의 창자관에서 발견될 수 있다. 이 종의 균주 대부분은 무해하지만 대개 위창자관감염이나 병원내 감염과 연관되는 다양한 질병의 원인일 수 있는 몇몇의 균주가 있다. 가장 악명 높은 것이 창자출혈대장균(*enterohemorrhagic E. coli*, EHEC)이라고 부르는 대장균(*E. coli*) O157:H7이다. 매체에서 보도되는 대장균(*E. coli*)의 유행 대부분은 이 특정의 균주에 관한 것이다. 기원이 대변인 이 균주는 일반적으로 오염된 음식이나 물을 통해 확산된다. 호수에서 수영하는 동안 한 모금의 물을 삼키면서 혹은 용변 후 손을 씻지 않은 사람이 만든 음식을 먹음으로써 감염이 시작될 수 있다. 유행은 같은 소고기로부터 상추와 토마토까지의 범위에 이르는 다양한 오염된 음식을 먹는 것과 연관되고 있다. 증상은 다양하지만 흔히 위경련, 피설사 그리고 구토가 포함된다. 대부분의 사람은 5~7일내에 회복될 것이지만; 그러나 감염자의 5~7%는 생명을 위협하는 용혈성요독증후군(*hemolytic uremic syndrome*, HUS)이라 부르는 합병증이 발생한다. 신속하게 치료되지 않는다면, 용혈성요독증후군(HUS)은 콩팥에 심각한 손상을 야기할 수 있으며, 이는 잠재적으로 치명적이다. 적절한 치료와 함께, 용혈성요독증후군(HUS)을 가진 대부분의 사람은 수주내에 회복될 것이지만; 이들은 어떤 영구적인 콩팥손상으로 고통을 겪게 될 것이다. 창자출혈대장균(EHEC)감염을 막는 최선의 방법은 손을 씻고, 고기를 철저하게 익히며; 먹기 전에 날음식을 세척하고; 사용하기 전후에 특히 고기나 날음식을 조리할 때 도마를 세척하며; 저온살균되지 않은 낙농제품과 쥬스를 피하고; 그리고 호수나 수영장과 같이 오염될 수 있는 근원으로부터 물을 마시지 않도록 하는 것이다.

표 4.5 의학적으로 중요한 융통무산소그람음성막대균

병/감염	세균	전파	표적	징후/증상	치료
요로감염(urinary tract infections), 배막염(peritonitis), 패혈증(septicemia)	에스케리키아(*Escherichia*) 엔테로박터(*Enterobacter*) 프로테우스(*Proteus*) 프로비덴시아(*Providencia*)	성접촉, 삽관	요로, 호흡계통	배뇨통/배뇨곤란, 탁하고/혈액 섞인 소변, 권태감, 발열	트리메토프림(trimethoprim), 아목시실린/클라부란산(amoxicillin/clavulanic acid), 니트로푸란토인(nitrofurantoin), 플루오로퀴놀론(fluoroquinolones), 세팔로스포린
세균이질-시겔라증(Bacillary dysentery-shigellosis)	시겔라(*Shigella*)	오염된 음식과 물	위창자관	복통, 물설사, 구역, 구토, 탈수	클로람페니콜, 전해질보충
식품매개병(foodborne illnesses); 장티프스-살모넬라증(typhoid fever-salmonellosis)	살모넬라(*Salmonella*)	오염된 음식과 물	위창자관, 림프계통	복통, 물설사, 구역, 구토, 발열, 패혈쇼크	플루오로퀴놀론, 세팔로스포린, 암피실린, 전해질교체
폐렴(pneumonia)	폐렴막대균(*Klebsiella pneumoniae*)	비말흡인, 사람 대 사람의 직접접촉	호흡기, 전신감염	붉은 가래를 수반하는 중증의 기침, 발열	아미노글리코시드, 세팔로스포린

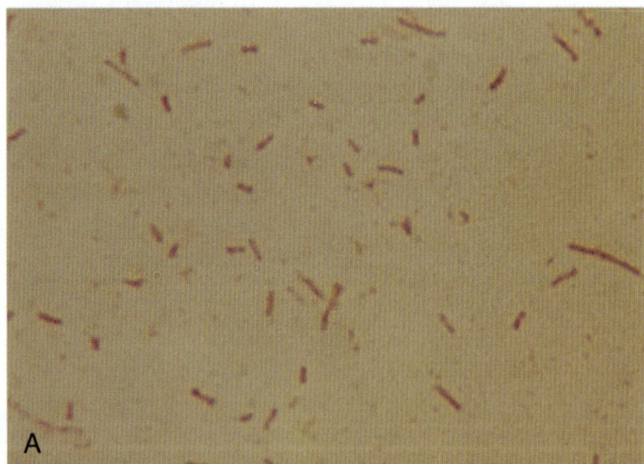

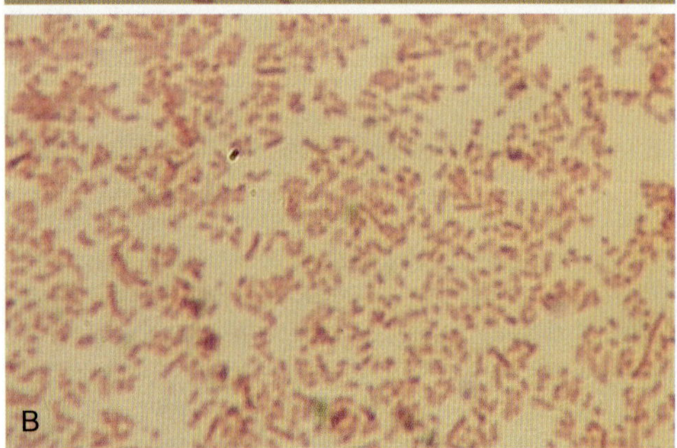

그림 4.17 융통무산소 그람음성막대균. A, 대장균(*Escherichia coli*)의 그람염색. **B,** 프로테우스불가리스(*Proteus vulgaris*)의 그람염색.

생명의 응용

대장균군지수와 수질검사

물은 생명과 생태계에 필수적이다. 미국환경보호청(U.S. Environmental Protection Agency, EPA)은 연방청정수와 안전한 음용수에 관한 법을 강화하여 지방의 폐수처리시설에 대한 지원을 제공한다. 두 종류의 무리, 즉 대장균군과 대변내 사슬알균은 이러한 세균이 사람과 동물의 대변에서 발견되기 때문에 오수가 오염되었는지에 대한 지표로 이용된다. 대장균군지수(Coliform Index)는 대변세균치를 기반으로 물의 순도를 정하기 위해 이용된다. 비록 대장균군이 일반적으로 그 자체로는 무해하다고는 하지만, 이들은 사람과 동물의 소화계통에서도 살고 있는 가능한 병원성세균의 존재에 대한 지표가 된다.

무산소그람음성막대균

무산소그람음성막대균은 직선형, 굽은형, 나선형, 이동형 혹은 비이동형일 수 있다. 이러한 세균은 사람과 동물의 창자관에 존재한다. 구강렙토트리키아(*Leptotrichia buccalis*)와 푸소박테륨(*Fusobacterium*)(종)은 흔히 잇몸선과 치아표면을 따라 존재한다. 박테로이데스(*Bacteroides*)(속)은 정상적으로 공생균이며 포유류 위창자의 정상균무리의 실질적인 부분을 차지하고 창자에 집락화하는 잠재적인 병원체를 억제하지만; 그러나 어떤 종은 기회병원체이다.

무산소그람음성알균

무산소그람음성알균은 흔히 쌍으로 존재하며 입, 창자 그리고 질에서 발견된다. 베일로넬라(*Veillonella*)은 희귀한 기회감염을 야기하며 발병력의 가능성은 낮고; 흔히 치과 환자에서 장기적인 잇몸염(치은염, gingivitis)과 연관된다. 하지만 뼈속질염(골수염, osteomyelitis), 세균성심장내막염 그리고 내부장기의 고름집(농양, abscesses)의 증례가 보고되어 왔다.

리케차와 클라미디아

리케차(rickettsias)와 클라미디아(chlamydias)는 매우 작은 그람음성균이다. 이러한 세균의 대부분은 복제를 위해 숙주를 필요로 한다. 일반적으로 리케차와 클라미디아는 막대모양이며 또한 알균모양으로 보일 수도 있다(그림 4.18). 숙주에 의존하는 세균은 흔히 사람과 동물에서 질병을 일으킨다. 리케차(rickettsias)는 척추동물과 절지동물의 숙주를 필요로 하는 반면 클라미디아스(chlamydias)

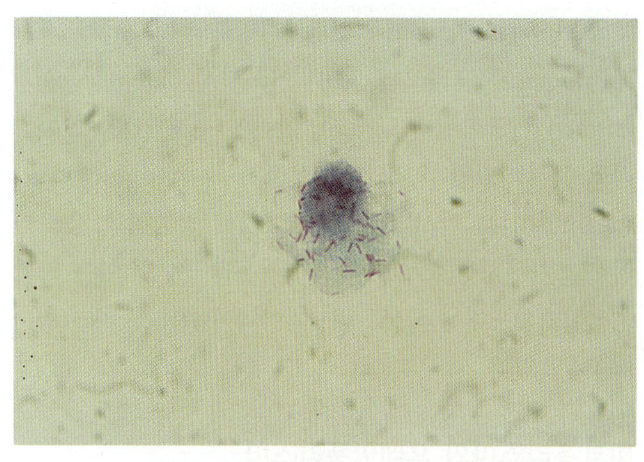

그림 4.18 리케차(*Rickettsia*). 리케차(*Rickettsia*)에 감염된 조직배양세포의 기메네즈염색(Gimenez stain). (출처: Cohen J, Powderly WG: Infectious diseases, ed 2, St Louis, 2004, Mosby)

는 무척추동물을 감염시키지는 않지만 복잡한 발생주기를 가진다. 의학적으로 중요한 세균에는 리케차리케치(*Rickettsia rickettsii*), 리케차프로바제키(*Rickettsia prowazekii*), 리케차티피(*Rickettsia typhi*), 클라미디아트라코마티스

표 4.6 의학적으로 중요한 리케차와 클라미디아

병/감염	세균	전파	표적	징후/증상	치료
록키산홍반열(Rocky Mountain spotted fever)	리케차리케치(*Rickettsia rickettsii*)	진드기에 물림	전신효과: 위창자계통, 중추신경계통, 호흡계통 그리고 비뇨계통	발열, 발진, 다리의 부분마비, 괴저, 창자/방광조절상실, 운동장애와 언어장애	독시사이클린, 클로람페니콜
장티푸스(Typhus)	리케차프로바제키(*Rickettsia prowazekii*) 리케차티피(*Rickettsia typhi*)	절지동물에 물림	전신효과: 비뇨계통, 호흡계통, 신경계통	풍토성: 복통, 심한 열, 구역, 구토, 요통, 두통, 둔한 붉은발진 유행성: 심한 열, 섬망, 심한 근육통, 착란, 기침, 발진, 마비	독시사이클린, 테트라사이클린, 클로람페니콜
비뇨생식기감염; 자궁목염(자궁경부염, cervicitis); 요도염(urethritis); 성병림프육아종(lymphogranuloma venereum)	클라미디아트라코마티스(*Chlamydia trachomatis*)	성접촉, 산도에서의 접촉(신생아)	비뇨생식관, 눈	여성(흔히 무증상): 골반통, 배뇨통 남성: 배뇨통, 요도분비물, 붓고 누르면 아픈 고환, 발열 아기: 중증의 눈감염	아지트로마이신, 독시사이클린, 에리트로마이신
호흡기감염 Respiratory infections	폐렴클라미디아(*Chlamydophila pneumoniae*) 클라미디아시타시(*Chlamydophila psittaci*)	비말방울의 흡인	허파	기침, 호흡곤란, 발열	마크롤리드, 테트라사이클린, 플루오로퀴놀논

(*Chlamydia trachomatis*), 폐렴클라미디아(*Chlamydophila pneumoniae*) 그리고 클라미디아시타시(*Chlamydophila psittaci*)가 포함된다(표 4.6). 이전에 리케차(*Rickettsia*)라고 분류되었던 오리엔티아쯔쯔가무시(Orientia tsutsugamushi)는 아시아태평양지역에서 광범위한 풍토병인 쯔쯔가무시병(scrub typhus)의 유발원이다. 이는 그람음성절대세포내세균으로 리케치아세아에(Rickettsiaceae)(과)에 속한다.

미코플라스마와 우레아플라스마

미코플라스마(*Mycoplasma*)와 우레아플라스마(*Ureaplasma*) 세균은 가장 작은 자유유생세균이다. 이들은 이들이 세포벽이 없어 다양하거나 독특한 형태를 가지며 따라서 다형태성이기 때문에 세균 중에서 독특하다. 이들은 지름이 0.3~0.8 μm이며, 구형으로부터 배모양이며 가지가 있거나 나선형인 미세섬유를 가진다. 미코플라스마는 세포벽이 없기 때문에 세포벽의 합성을 억제하는 페니실린, 세팔로스포린, 반코마이신(vancomycin) 그리고 기타 항생체에 저항적이다. 미코플라스마는 특이적인 성장요구량을 가지며 대부분의 병원성 종은 숙주에 특이적이다. 이러한 세균은 사람(표 4.7), 동물 그리고 식물에서 병을 야기할 수 있다.

그람양성알균

그람양성알균에는 무해형부터 감염형까지의 범위에 이르는 산소/무산소구형세포가 포함된다. 이러한 알균에는 작은알균(*Micrococcus*)(속), 포도알균(*Staphylococcus*)(속), 사슬알균(*Streptococcus*)(속) 그리고 펩토코쿠스(*Peptococcus*)(속)이 포함된다. 의학적으로 중요한 일부의 그람양성알균은 표 4.8에서 볼 수 있다.

- 작은알균(*Micrococci*)은 병과는 연관되지 않는 산소세균이지만, 이들은 악화된 면역계통을 가진 숙주에서는 기회병원체일 수 있다. 이러한 세균은 토양, 물, 먼지 그리고 낙농제품에서 발견되며 피부의 정상균무리의 일부이다.
- 포도알균(*Staphylococci*)은 그람양성융통무산소균이다. 이들은 사람과 기타 동물에서 조직침투나 독소생산을 통해 대단히 광범위한 질병을 일으킬 수 있다. 포도알균(*Staphylococcus*)의 독소는 식중독을 일으키는 흔한 원인인데 그 이유는 창자독소(장독소, enterotoxin)가 열에 저항적이며 포도알균(Staphylococcus)이 상대적으로 물기가 없은 음식에서 성장하는 능력이 있기 때문이다. 표피포도알균(*Staphylococcus epidermidis*)(그림 4.19)은 피부의 공생균이지만, 면역저하환자에서, 중심동맥에 삽관을 한 환자에서 그리고 보철물팔다리를 한 환자에서 중증의 감염을 야기할 수 있다. 병원

표 4.7 의학적으로 중요한 미코플라스마

병/감염	세균	전파	표적	징후/증상	치료
위쪽과 아래쪽의 호흡기감염	폐렴미코플라스마(*Mycoplasma pneumoniae*)	직접접촉, 비말흡인	호흡관	기침, 재채기, 두통, 인후통, 발열	마크롤리드, 테트라사이클린, 케토리드(ketolides), 플루오로퀴놀론
비임균성요도염	미코플라스마 제니탈리움(*Mycoplasma genitalium*)	성교	비뇨생식관	음경/질분비물, 배뇨통, 성교통, 관절염	아지트로마이신, 독시사이클린, 에리트로마이신, 오플록사신(ofloxacin), 레보프록사신
깔대기콩팥염(신우신염, pyelonephritis), 골반염증질환, 분만 후 발열	미코플라스마 호미니스(*Mycoplasma hominis*)	성접촉, 출산 동안 자궁목과 질의 접촉	비뇨생식관	둔한 복통, 성교통과 배뇨통, 고열, 오한, 구역과 구토, 비정상적인 질분비물	세로테탄(cefotetan), 독시사이클린

표 4.8 의학적으로 중요한 일부의 그람양성알균

병/감염	세균	전파	표적	징후/증상	치료
경미한 피부감염, 폐렴, 수막염, 심장내막염, 독성쇼크증후군, 패혈증	황색포도알균(*Staphylococcus aureus*)	직접접촉: 병변/상처를 통한 사람대 사람 혹은 매개물	전신효과: 여러 기관계통	침범된 계통에 따라 크게 다양함 발열, 조직염증	세팔로스포린, 나프실린(nafcillin), 반코마이신(vancomycin)
인두염, 성홍열, 고름피부증, 얕은연조직염, 연조직염, 괴사성근막염,포도알균독성증후군	고름사슬알균(*Streptococcus pyogenes*)	비말흡인, 상처/병변을 통한 직접피부접촉	국소효과(피부, 입안점막)와 전신효과	침범된 계통에 따라 크게 다양함 발열, 조직염증/손상	페니실린, 마크롤린드, 클로람페니콜, 테트라사이클린
폐렴, 수막염, 세균혈증	폐렴사슬알균(*Streptococcus pneumoniae*)	비말흡인, 정상균무리의 불균형으로 인한 기회감염	호흡계통, 신경계통	호흡계통: 발열, 진한가래를 수반하는 기침, 구역, 가슴의 통증, 쇠약 신경계통: 심한 두통, 착란, 발작, 구토, 목의 경직	페니실린, 세팔로스포린, 반코마이신
다양한 연조직감염	펩토사슬알균(*Peptostreptococcus*)	기회감염으로 되는 정상적인 위창자와 비뇨생식기의 정상균무리	전신효과, 연조직의 궤양과 괴사	침범된 기관/조직에 따라 다양함	페니실린 G, 기타 페니실린, 세팔로스포린, 클로람페니콜, 클린다마이신(clindamycin), 반코마이신

성인 종 황색포도알균(*Staphylococcus aureus*)은 사람과 동물숙주에 유해할 수 있는 18가지에 달하는 세포바깥산물을 생산한다. 메티실린저항성 황색포도알균(Methicillin-resistant *S. aureus*, MRSA)은 모든 페니실린에 내성이 생긴 특정의 균주이다. 메티실린저항성 황색포도알균(MRSA)의 감염은 병원과 건강관리환경에서 흔히 발생하며 일반적으로 "슈퍼버그(superbug)" 감염이라 부른다.

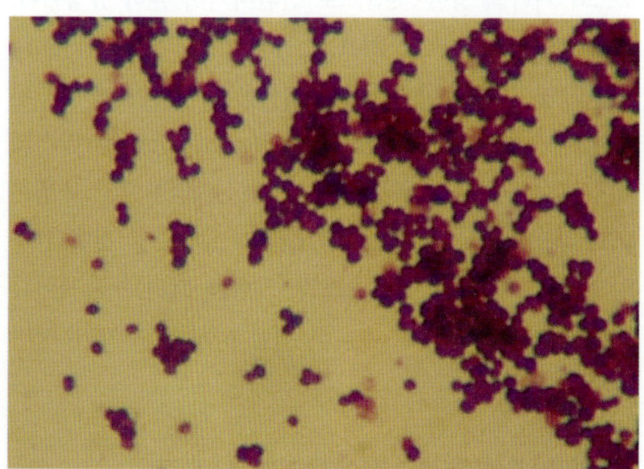

그림 4.19 표피포도알균(*Staphylococcus epidermidis*). 이는 그람양성균이며 사람의 피부에 정상적으로 상주하고; 이는 기회병원체가 될 수 있다.

- 사슬알균(*Streptococci*)은 미세산소균이거나 혹은 융통무산소균으로 젖산을 생산한다. 사슬알균(*Streptococcus*)의 분류는 혈액우무배지(blood agar)에서 이들의 집락이 갖는 용혈양상에 기반한다. 알파용혈(alpha hemolysis)은 헤모글로빈에 있는 철의 감소로 인하며 부분적인 용혈을 일으키며 혈액우무배지의 색깔을 녹색으로 만든다. 베타용혈(beta hemolysis)은 적혈구가 완전히 파괴된 결과이며 혈액우무배지위의 세균집락주위를 투명한 구역으로 만든다. 비용혈성, 즉 감마용혈균주(gamma-hemolytic strains)는 어떠한 용혈작용도 일으키지 않는다. 비록, 사슬알균(*Streptococcus*)에 속한 많은 종이 병원성이라고 해도(표 4.8 참조), 많은 종이 비병원성이며 입, 피부, 창자 그리고 위쪽호흡관의 정상균무리의 일부인데, 그러나 기회병원체가 될 수 있다. 호열사슬알균(Streptococcus thermophilus)

은 병원체가 아니며 스위스치즈의 생산에 이용된다.

- 펩토콕쿠스(Peptococcus)와 펩토스테렙토콕쿠스(Peptostreptococcus)는 무산소그람양성알균이며 입, 피부 그리고 위창자관과 비뇨관내 정상균무리의 일부이다. 이들은 악화된 면역계통이나 손상된 조직을 가진 정상 숙주를 감염시킬 수 있다. 이러한 상태에서, 세균은 병원성일 수 있으며 패혈증으로 인해 뇌, 간, 유방 그리고 허파에 고름집을 야기할 수 있다.

속홀씨형성그람양성막대균과 알균

속홀씨형성막대균에는 막대균(*Bacillus*)(속)(그림 4.20)과 클로스트리듐(*Clostridium*)(속)이 포함되는데, 이들 모두는 의학과 식품산업에서 중요한 역할을 수행할 수 있다. 이러한 속에 속하는 세균의 홀씨는 열과 소독제에 저항하며 두 종류의 속 모두는 토양에 광범위하게 분포한다. 막대균(*Bacillus*)(종)은 절대산소균이거나 융통무산소균이며; 이들에는 자유유생하는 종과 병원성인 종이 포함된다. 탄저균(*B. anthracis*)과 세레우스균(*B. cereus*)은 의학적으로 중요한 막대균(*Bacillus*)(종)이다(표 4.9). 바실러스코아굴란스(*Bacillus coagulans*)는 식품의 부패와 연관되며, 바실러스투린지엔시스(*B. thuringiensis*)는 곤충의 병원체이고 그리고 고초균(*B. subtilis*)은 중요한 모델세균이다.

클로스트리듐퍼프린젠스(*Clostridium perfringens*)는 환경에 널리 분포하며 부패물질, 해양침전물 그리고 사람과 기타 동물의 창자관내에서 정상적인 성분으로 발견될 수 있다. 이 세균에 의한 식중독은 세균이 생산하는 독소에 의해 일어나는 아주 흔한 창자중독이다. 이러한 문제의 원인은 대개 토양이나 대변에 의한 음식의 오염이거나 혹은 가열이나 재가열이 적절하지 않았던 음식이다(16장 참조).

일반적으로 알균은 속홀씨를 형성하지 않지만; 그러나 적절한 조건 아래에서 속홀씨를 형성할 수 있는 알균형태인 그람양성세균의 드문 예가 있다.

규칙비홀씨형성그람양성균

규칙비홀씨형성그람양성막대균은 절대무산소균이거나 융통무산소균이며 복잡한 영양요구성을 가진다. 이 무리에는 카르노박테륨(*Carnobacterium*), 유산균(젖산균)(*Lactobacillus*) 그리고 리스테리아(*Listeria*)가 포함된다. 카르노박테륨플리이스토세늄(*Carnobacterium pleistocenium*)은 알래스카의 북극지방에서 발견되었다. 이 극한세균은 영구동토에서 발견되어 얼음이 녹자 성장하는 생육상태로 되돌아왔다. 이 세균의 발견에 흥미를 가진 나사의 과학자들은 화성의 영구동토에서 (서식할지도 모를) 세균의 삶에 대해 연구하게 되었다. 유산균(Lactobacilli)은 락토오스와 기타의 당을 젖산으로 전환시키며 흔히 양성이다. 일부의 종은 요구르트, 치즈, 소금절임양배추(sauerkraut), 픽클 그리고 기타 발효식품의 생산을 위한 산업에 이용된다. 단구성리스테리아(*Listeria monocytogenes*)는 리스테리아증(listeriosis)의 원인균이다. 리스테리아증의 유행은 핫도그, 델리미트(deli meats), 생우유, 치즈, 날 것이나 구운 가금류, 생고기, 아이스크림, 생야채 그리고 훈제어류의 섭취와 관련이 있으며 다른 식품매개질병에 비해 사망률이 더 높다.

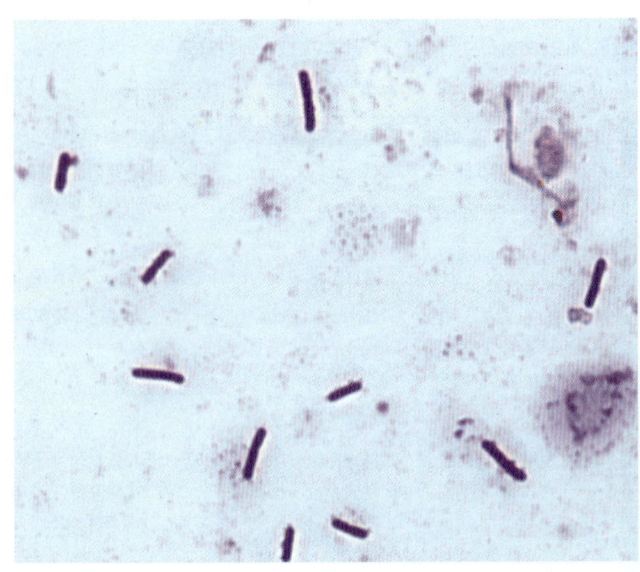

그림 4.20 막대균(*Bacillus*). 이 현미경사진은 그람양성, 홀씨형성 세레우스균(*Bacillus cereus*)을 보여준다.

불규칙비홀씨형성그람양성막대균

불규칙비홀씨형성그람양성막대균은 특이한 형태(흔히 곤

표 4.9 의학적으로 중요한 일부의 속홀씨형성그람양성막대균과 알균

병/감염	세균	전파	표적	징후/증상	치료
탄저병(anthrax)(피부, 위창자, 흡인)	탄저균(*Bacillus anthracis*)	직접접촉, 홀씨의 흡인이나 섭식	피부, 위창자관, 허파	피부: 괴사딱지(가피, eschar)라고 부르는 병변 위창자관: 복통, 중증의 창자출혈 호흡계통: 초기 플루유사증상, 발열, 출혈기침, 호흡곤란, 쇼크	시프로프록사신, 독시사이클린
위창자염(gastroenteritis)	세레우스균(*Bacillus cereus*)	오염된 음식/물	위창자관	심한 구역과 구토, 설사	자기제한적 감염: 수액보충을 포함하는 지지요법
보툴리눔증(Botulism)	클로스트리듐보툴리눔 (*Clostridium botulinum*)	개방상처/병변, 오염된 음식을 통해	신경계통, 호흡계통, 근육뼈대계통	시야결함, 어눌한 말투, 삼킴곤란, 근육마비, 호흡곤란	인공호흡, 보툴리눔항독소
항생제-연관 설사, 거짓막성대장염(pseudomembranous colitis)	클로스트리듐디피실레 (*Clostridium difficile*)	대변-입경로	위창자관	심한 설사, 복통, 최근의 항생제 사용, 발열	반코마이신, 피닥소마이신(fidaxomicin), 메츠로니다졸(metronidazole)
가스괴저(gas gangrene), 화농성근육염, 근육괴사증(myonecrosis)	클로스트리듐퍼프린젠스 (*Clostridium perfringens*)	피부상처/병변과 토양의 접촉, 오염된 음식의 섭취	상처: 국소연조직 위창자관	상처: 조직괴사 위창자관: 복부경련, 설사, 구토, 발열	상처: 상처의 철저한 세척, 페니실린, 괴사조직의 절단/절제 위창자: 체액보충, 지지요법
파상풍(tetanus)	클로스트리듐테타니(*Clostridium tetani*)	상처와 토양의 접촉	신경계통, 호흡계통, 근육뼈대계통	장기적으로 수축되기 만드는 근육경련, 호흡곤란, 턱잠김(개구장애, locked jaw), 심하게 휘는 등, 침흘림, 과도한 땀, 삼킴곤란	경증: 메트로니다졸, 다이아제팜, 파상풍항독소 중증: 파상풍항독소, 마그네슘, 다이아제팜, 기관절개술과 인공호흡기

봉모양)를 가진 다형태성이며, 약간의 절대산소균이 있지만 주로 융통무산소균이다. 사람에게 중요한 세균은 바큇살균(방선균)(*Actinomyces*), 코리네박테륨(*Corynebacterium*) 그리고 프로피오니박테륨(*Propionibacterium*)이 포함되지만 이에 국한되지는 않는다. 프로피오니박테륨셔마니(*Propionibacterium shermanii*)는 스위스치즈의 생산에 이용된다. 이 무리의 의학적으로 중요한 세균은 표 4.10에서 나타내었다.

미코박테리아

미코박테륨(*Mycobacterium*)(속)은 미세섬유를 형성하는 경향을 가진 그람양성균, 산소균, 항산막대균이 포함된다(그림 4.21). 이들은 일부는 사람과 동물에서 절대세포내기생균(대개 단핵포식세포를 감염시킴)이지만 물, 토양 그리고 음식원에서 광범위하게 존재한다. 비록 미코박테리아(mycobacteria)가 배양으로 성장시키기가 어렵다고는 해도, 이들은 연구실에서의 성장특성에 기반하여 두 범주, 즉 빠르게 성장하는 종류와 느리게 성장하는 종

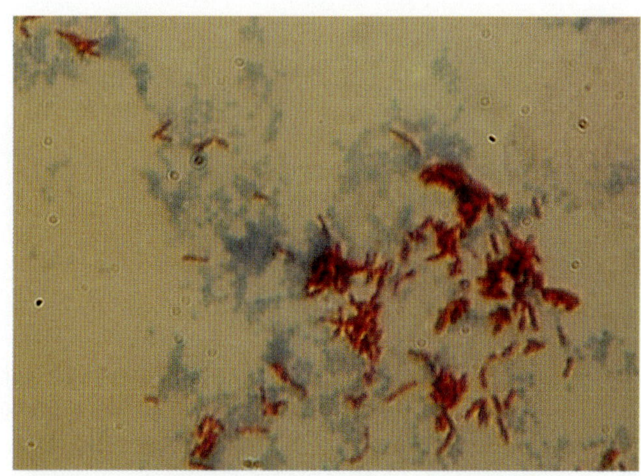

그림 4.21 항산막대균인 치구항산균(*Mycobacterium smegmatis*).

표 4.10 의학적으로 중요한 일부의 불규칙비홀씨형성그람양성막대균

병/감염	세균	전파	표적	징후/증상	치료
입안의 기회감염, 입, 허파 혹은 위장관내 고름집	바퀏살균(방선균) (*Actinomyces*)	입과 질내 정상균무리의 일부, 만일 병변/외상이 연조직에서 일어났다면 기회균이 될 수 있음	입안, 허파/기도, 위/창자, 자궁의 연조직	침범된 조직/기관에 따라 다양함, 모든 형태는 발열이 포함됨	페니실린 G
디프테리아 (diphtheria)	디프테리아균 (*Corynebacterium diphtheriae*)	직접적인 신체접촉, 비말흡인	위쪽호흡관	발열, 오한, 피로, 청색증, 삼킴곤란과 호흡곤란, 인후통, 두통, 빠른호흡, 콧물	디프테리아항독소, 메트로니다졸, 에리트로마이신, 페니실린 G, 리팜핀, 클린다마이신
여드름(acne)	프로피오니박테륨아크네 (*Propionibacterium acnes*)	피부의 정상균무리, 만일 소포가 막히거나 피지생산이 과도하다면 기회균일 수 있음	피부	피부의 염증성고름물집	에리트로마이신, 클린다마이신, 독시사이클린, 미노사이클린 (minocycline)

류로 구분된다. 일반적으로, 미코박테리아(mycobacteria)는 숙주감염의 징후와 증상을 나타내지 않고 숙주내에서 집락화할 수 있다. 전세계적으로 많은 사람이 결핵균(*M. tuberculosis*)에 감염되어 있지만 증상이 발생하지는 않지만 이들은 보균자이다. 미코박테리아(mycobacteria)감염은 대개 치료하기가 어려운데, 그 이유는 이들의 세포벽구조가 진성그람음성이거나 진성그람양성이 아니기 때문이다. 이는 세포벽을 파괴하는 작용기전을 가진 많은 항생제(예, 페니실린)에 대해 이들을 자연적으로 저항하게 만든다. 일부 의학적으로 중요한 미코박테리아(mycobacteria)는 표 4.11에 정리하였다.

노카르디아형

노카르디아형균(Nocardioforms)은 산소그람양성의 카탈라아제(catalase)-양성막대균이며 얇은 가지가 쳐진 미세섬유를 형성한다. 이들은 환경내에 광범위하게 존재하며 기회균으로 특이 어린환자, 노인환자 그리고 면역저하환자에서 여러 가지 질병을 일으킬 수 있다. 비록 노카르디아(*Nocardia*)감염이 드물다고는 해도, 이는 일반적으로 허파에서 기원되어 다른 기관계통으로 확산되는 만성세균감염이다. 주로 침범되는 다른 계통은 뇌와 피부이지만 콩팥, 관절, 심장, 눈 그리고 뼈도 침범될 수 있다. 감염증상은 다양하며 침범된 기관에 따라 다르다.

표 4.11 의학적으로 중요한 일부의 미코박테륨

병/감염	세균	전파	표적	징후/증상	치료
결핵(tuberculosis)	결핵균(*Mycobacterium tuberculosis*)	비말흡인	주로 허파	발열, 오한, 야간발열, 피로, 식욕감퇴, 곤봉손가락, 가슴통증, 장기적인 기침	이소니아지드 (Isoniazid), 리팜피신
나병(leprosy)	나병균(*Mycobacterium leprae*)	정확한 기전은 모름, 코비말이나 장기적인 직접접촉이 포함되는 것으로 생각됨	말초신경, 위쪽호흡관, 피부	눈의 문제, 피부병, 근육쇠약, 적색피부, 얼굴피부, 귀 그리고 손의 비후, 팔다리에서의 감각소실	다프손 (dapsone), 리팜피신, 클로파지민 (clofazimine)

표 4.12 스트렙토미세테스(Streptomycetes): 항생제의 근원

세균	항생제
스트렙토미세스그리세우스 (*Streptomyces griseus*)	스트렙토마이신(Streptomycin)
아미콜라톱시스메디테라네이 (*Amycolatopsis mediterranei*)	리파마이신(Rifamycin)
사카로폴리스포라에리트라에아 (*Saccharopolyspora erythraea*)	에리트로마이신(Erythromycin)
스트렙토미세스안티비오티쿠스 (*Streptomyces antibioticus*)	올레안도마이신(Oleandomycin)

스트렙토미세테스

스트렙토미세테스(Streptomycetes)는 그람양성균으로 주로 토양과 부패하는 식물에서 발견되며 대부분이 홀씨를 형성한다. 일반적으로 이들은 병원성이 아니지만 많은 종이 중요한 항생제의 근원이다(표 4.12). 아주 드물게 이들은 사람의 질병을 일으킬 수 있으며 주로 국소적이고 만성적인 피부와 그 아래 연조직의 감염 그 자체로 발현된다. 침습성의 스트렙토미세스(*Streptomyces*)감염은 극히 드물다.

메탄생성균

메탄생성균은 늪지, 습지, 해양퇴적물, 진흙 그리고 열수분출구와 같은 무산소환경에서 성장하는 고세균이며, 대사부산물로 메탄을 생성한다. 이들은 습지와 반추동물과 사람의 창자관에서 일반적이며 또한 산소가 없는 토양에서도 존재한다. 이들은 산소가 있으면 빠르게 사멸한다. 50 종 이상의 메탄생성균이 있으며 이들 중의 일부는 그린란드의 얼음 수 킬로미터 아래와 같은 극한환경(1장의 생명의 응용: 빙하 속에서 참조) 혹은 뜨겁고 건조한 사막의 토양에서도 발견되고 있다 비록 메탄생성균이 사람의 병원체라고는 간주되지 않고 있다고 해도 여러 연구진은 메탄생성균이 특히 치아뿌리관감염과 연관되는 잠재적인 사람병원체라고 연구하고 있다. 일부의 메탄생성균은 원생동물과 내공생관계(endosymbionic relationships)에 있다. 내공생(endosymbiosis)은 한 세균이 다른 것으로 싸이게 될 때 생기며 세균의 각각이 그 관계로부터 이익을 얻게 된다.

극한호열균

극한호열균은 이들이 50°C 이상의 온도에서 최적성장을 하고 일부는 심해의 온천과 같은 극한의 정수압 아래 150°C 이상의 온도에서도 성장할 수 있는 것처럼 극한의 열에서도 번성하기 때문에 호열균과는 다르다. 이들 중의 일부는 또한 고도로 산성인 환경에서도 성장할 수 있다. 호열균으로부터 분리한 효소가 정상적으로는 다른 생물에서 효소를 변성시킬 수 있는 온도에서도 작용할 수 있기 때문에 이러한 생물은 생물공학에서 대단히 유용하다. 이러한 효소의 일부는 소량의 DNA나 RNA 조각을 효소적으로 복제시킬 수 있는 기법, 즉 중합효소연쇄반응(polymerase chain reaction, PCR)에서 이용된다(25장 참조). PCR은 일반적으로 의학연구와 생물학연구를 위한 연구실에서 유전병의 확인, DNA 지문의 동정, 감염병의 진단, 유전자의 클로닝, 친자확인, 등에 이용된다.

극한호염균

고세균호염균은 대략 바다의 염분 10배인 높은 농도의 염화나트륨의 환경에서 살고 있는 산소미생물이다. 호염균은 오직 어떤 수준의 염만이 세포속으로 들어오게 하는 특수단백질로 입혀져 있다. 가장 많고 가장 많이 연구되는 두 고염분환경은 그레이트솔트호(Great Salt Lake in Utah)와 중동아시아의 사해(Dead Sea)이다. 극한호염균은 이러한 환경에서 번성하며 때로 그레이트솔트호를 짙은 적색으로 만들어 우주에서도 보일 수 있게 한다. 이러한 지구상의 극한호염균을 연구하는 학자들은 우주의 다른 곳에서 생명을 찾는 것에 영감을 얻기를 바라고 있다.

요약 Summary

- 세균은 원핵단세포생물이며 세포 혼자 혹은 다른 것과 연결되어 집락이나 무리로 살아갈 수 있다.
- 형태학적인 특성을 바탕으로 세균은 기본적인 형태,

즉 구형인 알균; 막대모양인 막대균, 꼬이거나 나선형의 막대인 나선균; 혹은 모양이 다양하거나 명확하지 않은 다형태균으로 분류된다.

- 세포분열후 이들의 배열과 모임에 따라 세균은 쌍으로 있는 쌍균; 사슬로 있는 사슬균; 4개가 하나의 다발인 사륜구균; 입방체인 사르시나균; 불규칙한 덩이이거나 집단인 포도균으로 분류된다.
- 세균은 주로 이분법으로 분열하며 그의 집단성장곡선은 지체기, 대수(지수)성장기, 정체기 그리고 사멸기로 나뉠 수 있다.
- 세균성장은 세포량이나 세포수의 증가로 측정될 수 있다. 방법에는 건조량측정법, 액체배지내 혼탁도, 직접적인 세포계수 그리고 다양한 평판측정이 포함된다.
- 세균성장은 영양소의 이용 가능성 뿐만 아니라 산소의 존재나 부재에 의존한다. 산소의 필요성에 따라 세균은 산소가 치명적인 절대무산소균; 산소가 필요한 절대산소균; 산소가 필요하지는 않지만 산소가 있으면 세균의 성장에 이익이 되는 융통무산소균(융통산소균); 소량의 산소만이 필요한 미세산소균; 혹은 산소가 필요하지 않으며 산소의 존재가 세균의 성장을 억제하거나 도움이 되지 않는 내기성무산소균으로 이루어진다.
- 세균성장에 필요한 탄소원에 따라, 세균은 광자가영양생물, 화학자가영양생물, 광종속영양생물 그리고 화학종속영양생물로 분류된다.
- 세균이 성장할 온도의 범위에 따라, 세균은 25~40°C의 중온균; 45°C 이상의 호열균; 0~15°C의 호냉균; 그리고 25~30°C의 저온균으로 분류된다.
- 세균은 명명법의 이명법체계에 따라 명명되며 일반적으로 계통세균학버지스매뉴얼에 따라 분류된다.

복습문제

1. 곧고 막대모양이며 일부는 속홀씨를 형성하는 세균은 무엇이라 부를까?

a. 알균
b. 막대균
c. 나선균
d. 비브리오

2. 단일 축을 따르는 세포분열후 염주모양의 사슬이 형성되는 알균은 무엇이라 부를까?

a. 쌍알균
b. 사슬알균
c. 사륜구균
d. 사르시나

3. 산소를 이용하지만 오직 낮은 농도에서만 이용하는 세균은 무엇이라고 분류될까?

a. 절대산소균
b. 미세산소균
c. 절대무산소균
d. 내기성무산소균

4. 탄소원과 에너지원 모두를 위해 유기화합물을 이용하는 세균은 무엇이라 부를까?

a. 광자가영양생물
b. 화학자가영양생물
c. 광종속영양생물
d. 화학종속영양생물

5. 중간 정도의 온도(25~40°C)에서 최적성장을 보이는 미생물은 무엇이라 부를까?

a. 호열균
b. 호냉균
c. 중온균
d. 저온균

6. 매독균(Treponema pallidum)과 보렐리아부르그도르페리(Borrelia burgdorferi)는 다음의 어느 무리에 속할까?

a. 그람음성산소막대균과 알균

b. 무산소그람음성막대균

c. 무산소그람음성알균

d. 스피로헤타(Spirochetes)

7. 레기오넬라(Legionella)와 나이세리아(Neisseria)는 다음 중 어느 것의 예일까?

a. 융통무산소그람음성막대균

b. 그람음성산소막대균과 알균

c. 스피로헤타(Spirochetes)

d. 무산소그람음성알균

8. 포도알균(staphylococci)과 사슬알균(streptococci)은 다음의 어느 무리로 분류되는 것이 올바를까?

a. 그람양성알균

b. 그람음성알균

c. 그람음성산소막대균과 알균

d. 산소그람음성알균

9. 다음 중 어떤 것이 숙주에 의존하는 세균일까?

a. 미코플라스마(Mycoplasma)

b. 우레아플라스마(Ureaplasma)

c. 리케차(Rickettsia)

d. 마이크로콕쿠스(Micrococcus)

10. 전체적인 형태가 구형이거나 거의 구형인 세균은 __________ (이)라 부른다.

11. 빛으로부터 에너지를 얻는 미생물은 __________ (이)라 부른다.

12. 산소의 존재하에서만 성장하는 미생물은 __________ (이)라 부른다.

13. 세균집단성장곡선의 각기 다른 단계에 대해 설명해 보라.

14. 세균성장이 측정법에 대해 설명해 보라.

15. 세균성장에서의 영양요구성에 대해 탄소와 관련하여 설명해 보라.

16. 세균성장에 미치는 pH의 영향에 대해 논의하라.

CHAPTER 05

바이러스

Viruses

학습목표

1. 바이러스를 분류하기 위해 일반적으로 사용하는 2가지 방법에 대해 기술한다.
2. 캡시드, 캡소미어, 뉴클레오캡시드, 바이리온 그리고 외피에 대해 정의하고 기술한다.
3. 바이러스유전체의 종류를 구분하고 기술한다.
4. 박테리오파지와 동물바이러스의 증식단계를 기술하고 설명한다.
5. 바이러스감염의 가능한 효과에 대해 논의한다.
6. 바이러스감염에 의해 야기되는 숙주세포손상의 각기 다른 종류를 설명한다.
7. 사람에 감염하여 결과적으로 질병을 일으키는 DNA 바이러스의 명칭을 쓴다.
8. 사람에 감염하여 결과적으로 질병을 일으키는 RNA 바이러스의 명칭을 쓴다.
9. 바이로이드와 바이루소이드를 비교하고 대비한다.
10. 프리온과 이들에 의한 감염/질병을 기술한다.

주요용어

국제바이러스분류위원회(International Committee on Taxonomy of Viruses, ICTV)
나선바이러스(helical virus)
뉴클레오캡시드(nucleocapsid)
독성(virulent)
돌기(spikes)
미숙감염(부전감염)(abortive infections)
바이러스피막(viral envelope)
바이로이드(viroids)
바이루소이드(virusoids)
바이리온(virion)
박테리오파지(bacteriophage)
발암성(oncogenic)
발티모어분류체계(Baltimore classification system)
세포내축적기(intracellular accumulation phase)
세포병변효과(cytopathic effects)
세포파괴감염(cytocidal infections)
숙주범위(host range)
용균(lysis)
용균과 방출기(lysis and release phase)
용균성(lytic)
용원성(lysogeny)
용원성의(lysogenic)
용원성파지(temperate phage)
위성체(satellites)
잠복기(eclipse period)
정20면체(icosahedrons)
중증급성호흡기증후군(severe acute respiratory syndrome, SARS)
증식불허세포(nonpermissive cells)
증식허용세포(permissive cells)
지속감염(persistent infections)
캡소미어(capsomeres)
캡시드(capsid)
캡시드형성과정(encapsidation)
탈외피(uncoating)
프로바이러스(provirus)
프로토미어(protomeres)
프로파지(prophage)
프리온(prions)
흡착(adsorption)

왜 알아야 할까

역사

마마(천연두)에 걸린 얼굴병변 뿐만 아니라 여기 저기 흩어져 있는 상형문자가 이 살인자에 대한 접종을 설명하는 미이라가 발견되었을 때 현미경수준 이하의 입자가 추정되었다. 결국, 후에 에드워드제너(Edward Jenner) 그리고 우유 짜는 여자 사라넬메스(Sarah Nelmes)는 18세기 후반 성공적인 예방접종에 대해 보고하였으며, 1980년 세계보건기구(World Health Organization, WHO)는 마마(천연두)의 박멸을 선언하기에 이르렀다. 이 역사는 가시적인 세균보다 더 작은 생물을 시사한다.

병원성미생물은 광학현미경으로 보기에는 너무 작았으며 독일의 식물학자·미생물학자 마티누스빌렘베이저링크(Martinus Willem Beijerinck, 1851-1931)는 바이러스(*virus*)(독소를 의미하는 라틴어의 virus로부터 유래됨)라는 용어를 만들었다. 동시대 동안(19세기 후반), 찰스캄버란드(Charles Chamberland)는 이러한 현미경수준 이하의 바이러스를 분리하기 위한 도자기필터를 만들었다. 담배모자이크병바이러스(tobacco mosaic virus)가 이러한 필터로 행한 첫 번째 연구의 일부를 위해 사용되었다. 여과된 바이러스의 크기는 세균크기 이하로 여러 계층의 크기를 보여 주었다. 디미트리이바노프스키(Dimitri Ivanovski)는 여과를 통해 세균을 제거시킨 후에도 여과성바이러스병을 야기하는 원인체의 감염본질이 보존된다는 것을 증명하는 실험을 발표하였다. 게다가, 1900년대 초, 세균은 박테리오파지에 의한 바이러스공격에 취약하다는 점이 확인되었다. 1935년, 담배모자이크병바이러스는 웬델스탠리(Wendell Stanley)에 의해 결정화되었으며 대부분 단백질성 물질로 구성된 것이 확인되었으며, 곧 단백질과 핵산성분으로 분리되었다.

영향

기대한 바대로, 전자현미경의 발명과 함께 해상도가 개선되어 처음으로 바이러스를 눈으로 볼 수 있게 되었다. 생물공학의 진보와 짝을 이루어, 바이러스 성분의 화학적인 본질이 밝혀지기 시작했으며, 다양한 크기의 바이러스위협에 대한 새로운 접근이 모색되었다. 여과성바이러스가 기능적으로 설명되기 시작했으며 이에 대한 치료방법의 연구가 이루어지게 되었다. 회색질척수염(소아마비, polio), 인플루엔자, 후천성면역결핍증 그리고 광견병은 이제 검사실검사에서 더 자주 만날 수 있으며 사람에 노출되기 전에 그의 효과를 약화시키기 위한 (비록 세균에 대해서는 효과적이지만, 불행하게도 바이러스에 대해서는 효과적이지 않은 항생제) 치료가 가능하게 되었다. 전자현미경의 발명은 바이러스를 볼 수 있게 했으며 예방접종이나 가능한 화학요법에 대한 이들의 반응에 대해 연구할 수 있게 하였다.

미래

바이러스의 본질이 가시화된 다음, 합성화학, 유전공학 그리고 원하는 화학물질에 대한 컴퓨터보조영상법을 통한 생물공학적인 접근이 곧 이루어지게 되었다(10장 신약 참조). 이러한 접근은 사용되고 있는 현재의 치료를 개선하고 검증하기 위해 적용될 수 있을 뿐만 아니라 새로운 치료물질과 예방물질을 검증하기 위해서도 사용될 수 있다. 바이러스 그리고 그의 독성요인에 대해 완전하게 확인하는 것은 미래의 바이러스위협에 대한 예방접종과 치료의 새로운 접근법을 고안하는데 일조할 것이다. 이러한 위협에는 예방접종의 결여로 인한 바이러스병의 재출현이 포함된다. 예를 들어, 최근 미국에서 홍역의 유행은 다른 국가에서 병을 얻은 미접종 미국인이 바이러스를 가지고 귀국한 때문이다. 게다가, 돌연변이 또는 사람동물공통전파의 결과로써 새로운 바이러스병이 계속하여 발생하고 있다.

1 일반구조와 분류
General Structure and Classification

바이러스는 세포나 다른 생물을 감염시키는 미세한 입자이다. 이들은 구조, 생물학 그리고 생식이 다른 미생물과는 다르다. 바이러스는 통상적인 유전물질을 데옥시리보핵산(deoxyribonucleic acid, DNA)이나 리보핵산(ribonucleic acid, RNA)의 형태로 운반하지만 그 자신을 생식할 수는 없다. 이들은 복제에 필요한 생화학적인 기구를 갖고 있지 못하다. 그러므로 바이러스는 진핵생물과 원핵생물 모두를 감염시킬 수 있는 절대세포내기생체이다. 세균에 감염되는 바이러스는 **박테리오파지(bacteriophage)** 혹은 줄여서 파지(*phage*)라고 부른다. 바이러스가 생식하기 위해서는, 바이러스의 각 성분이 숙주세포에 의해 합성된 다음 그 세포내에서 조립되어야 한다. 다시 말하면, 바이러스는 그의 숙주세포에 있는 생화학적인 기구를 사용하여 그 자신을 복제한다.

1] 분류

오늘날, 화석기록이 부족하고 이들이 살아 있는 생물인지 살아 있지 않는 생물인지에 대해 논쟁이 계속되고 있기 때문에 바이러스를 분류학적으로 분류하는 것은 어렵다. 현재, 바이러스의 분류는 주로 형태학, 핵산종류, 복제방식, 숙주생물 그리고 이들이 야기하는 질병 종류에 기반한다.

국제바이러스분류위원회(International Committee on Taxonomy of Viruses, ICTV)는 현재의 바이러스분류체계를 발전시키는 역할을 하고 있다. 1990년대, 국제바이러스분류위원회(ICTV)는 바이러스의 명명과 분류에 대한 규칙을 고안하여 발표하였다. 이 체계는 세포성의 생물에 대한 분류군(taxon)구조와 같은 분류체계와 여러 특징을 공유한다. 공유되는 특성에 기반하여, 바이러스는 목, 과, 아과(subfamily), 속 그리고 종의 계층적인 수준으로 구분된다. 다음의 라틴어화된 접미어가 분류군에 이탤릭체로 주어진다.

목 (-비랄레스, *virales*)

과 (-비리다에, *viridae*)

아과 (-비리니아에, *virinae*)

속 (-비루스, *virus*)

종 (-비루스, *virus*)

목을 결정하기 위해, DNA 혹은 RNA의 종류, 단일가닥 혹은 이중가닥 그리고 외피의 존재유무가 이용된다. 또한, 숙주의 종류, 캡시드의 형태, 면역학적인 특성 그리고 바이러스가 야기하는 질병의 종류 역시 자세한 바이러스 분류를 위해 추가적으로 고려된다. 추가적인 분류체계는 **발티모어분류체계(Baltimore classification system)**이며 이는 데이비드발티모어(David Baltimore)에 의해 고안되었다. 이 체계는 바이러스를 바이러스유전체와 전령 RNA 사이의 관계를 기반으로 바이러스를 구별하는 7가지 무리의 하나로 위치시킨다(박스 5.1). 현대 바이러스분류에서, 국제바이러스분류위원회(ICTV)체계가 발티모어분류체계와 병합되어 사용된다. 동물바이러스학자와 식물바이러스학자가 이러한 체계를 이용한다고 해도, 바이러스의 다양성으로 인해 분류과정에서 실제적으로 적용하는 것은 매우 다르다.

박스 5.1 바이러스의 발티모어분류

GROUP I; 이중가닥 DNA(dsDNA) 바이러스

목: 카우도바이러스(목)(*Caudovirales*)(꼬리 달린 박테리오파지)

과: 미오바이러스(과)(*Myoviridae*)

포도바이러스(과)(*Podoviridae*)

시포바이러스(과)(*Siphoviridae*)

미분류 속

과: 아스코바이러스(과)(*Ascoviridae*)

아데노바이러스(과)(*Adenoviridae*)

아스파르바이러스(과)(*Asfarviridae*)

바쿨로바이러스(과)(*Baculoviridae*)

코르티코바이러스(과)(*Corticoviridae*)

푸셀로바이러스(과)(*Fuselloviridae*)

구타바이러스(과)(*Guttaviridae*)

헤르페스바이러스(과)(*Herpesviridae*)

이리도바이러스(과)(*Iridoviridae*)

리포트릭스바이러스(과)(*Lipothrixviridae*)

니마바이러스(과)(*Nimaviridae*)

유두종바이러스(과)(*Papillomaviridae*)

파이코드나바이러스(과)(*Phycodnaviridae*)

플라스마바이러스(과)(*Plasmaviridae*)

폴리오마바이러스(과)(*Polyomaviridae*)

폭스바이러스(과)(*Poxviridae*)

루디바이러스(과)(*Rudiviridae*)

텍티바이러스(과)(*Tectiviridae*)

미분류 속

미미바이러스(*Mimivirus*)

GROUP II: 단일가닥 DNA(ssDNA) 바이러스

미분류 박테리오파지

과: 이노바이러스(과)(*Inoviridae*)

마이크로바이러스(과)(*Microviridae*)

미분류 바이러스

과: 제미니바이러스(과)(*Geminiviridae*)

시르코바이러스(과)(*Circoviridae*)

나노바이러스(과)(*Nanoviridae*)

파르보바이러스(과)(*Parvoviridae*)

미분류 속

아넬로바이러스(*Anellovirus*)

GROUP III: 이중가닥 RNA(dsRNA) 바이러스

GROUP IV: 양성단일가닥 RNA[(+)ssRNA] 바이러스

목: 니도바이러스(목)(*Nidovirales*)

과: 아르테리바이러스(과)(*Arteriviridae*)

코로나바이러스(과)(*Coronaviridae*)

미분류 속

과: 아스트로바이러스(과)(*Astroviridae*)

바르나바이러스(과)(*Barnaviridae*)

브로모바이러스(과)(*Bromoviridae*)

칼리시바이러스(과)(*Caliciviridae*)

클로스테로바이러스(과)(*Closteroviridae*)

코모바이러스(과)(*Comoviridae*)

딕시스트로바이러스(과)(*Dicistroviridae*)

플라비바이러스(과)(*Flaviviridae*)

플렉시바이러스(과)(*Flexiviridae*)

헤르페스바이러스(과)(*Herpesviridae*)

레비바이러스(과)(*Leviviridae*)

루테오바이러스(과)(*Luteoviridae*)

박스 5.1 바이러스의 발티모어분류(계속)

마르나바이러스(과)(*Marnaviridae*)
노다바이러스(과)(*Nodaviridae*)
피코르나바이러스(과)(*Picornaviridae*)
포티바이러스(과)(*Potyviridae*)
세쿠이바이러스(과)(*Sequiviridae*)
테트라바이러스(과)(*Tetraviridae*)
토가바이러스(과)(*Togaviridae*)
톰부스바이러스(과)(*Tombusviridae*)
티모바이러스(과)(*Tymoviridae*)

미분류 속

속: 베니바이러스(*Benyvirus*)
체라바이러스(*Cheravirus*)
푸로바이러스(*Furovirus*)
호르데이바이러스(*Hordeivirus*)
이다에바이러스(*Idaeovirus*)
마클로모바이러스(*Machlomovirus*)
오우르미바이러스(*Ourmiavirus*)
펙클라바이러스(*Peclavirus*)
포모바이러스(*Pomovirus*)
사드와바이러스(*Sadwavirus*)
소베모바이러스(*Sobemovirus*)
토바모바이러스(*Tobamovirus*)
토브라바이러스(*Tobravirus*)
움브라바이러스(*Umbravirus*)

GROUP V: 음성단일가닥 RNA[(-)ssRNA] 바이러스

목: 모노네가바이러스(목)(*Mononegavirales*)
과: 보르나바이러스(과)(*Bornaviridae*)
필로바이러스(과)(*Filoviridae*)
파라믹소바이러스(과)(*Paramyxoviridae*)
라브도바이러스(과)(*Rhabdoviridae*)

분절성 음성가닥바이러스

과: 아레노바이러스(과)(*Arenoviridae*)
부니야바이러스(과)(*Bunyaviridae*)
오르토믹소바이러스(과)(*Orthomyxoviridae*)

미분류 속

속: 델타바이러스(*Deltavirus*)
오피오바이러스(*Ophiovirus*)
테누이바이러스(*Tenuivirus*)
바리코사바이러스(*Varicosavirus*)

GROUP VI: 역전사이배체단일가닥 RNA(ssRNA-RT) 바이러스

과: 메타바이러스(과)(*Metaviridae*)
슈도바이러스(과)(*Pseudoviridae*)
레트로바이러스(과)(*Retroviridae*)

GROUP VII: 역전사환상이중가닥 DNA(dsDNA-RT) 바이러스

과: 헤파드나바이러스(과)(*Hepadnaviridae*)
카울리모바이러스(과)(*Caulimoviridae*)

건강관리의 응용

의학적으로 중요한 바이러스

과	속(혹은 아과)	전형적인 구성 종	감염/병
DNA 바이러스			
파르보바이러스(과) (*Parvoviridae*)	에리트로바이러스 (*Erythrovirus*)	B19 바이러스	감염홍반(Erythema infectiosum)
유두종바이러스(과) (*Papillomaviridae*)	유두종바이러스 (*Papillomavirus*)	인간유두종바이러스(Human papillomavirus, HPV)	60가지 이상의 HPV형; 보통사마귀, 발바닥사마귀, 편평피부사마귀
폴리오마바이러스(과) (*Polyomaviridae*)	폴리오마바이러스 (*Polyomavirus*)	폴리오마바이러스(Polyomavirus)	JC 바이러스: 호흡기계통, 콩팥 혹은 뇌의 감염 BK 바이러스: 경증의 호흡기감염
아데노바이러스(과) (*Adenoviridae*)	마스트아데노바이러스 (*Mastadenovirus*)	제2형 인간아데노바이러스(Human adenovirus 2)	위창자관감염, 결막감염, 중추신경계통감염, 요로감염

의학적으로 중요한 바이러스(계속)

과	속(혹은 아과)	전형적인 구성 종	감염/병
헤르페스바이러스(과) (*Herpesviridae*)	알파헤르페스바이러스(아과) (*Alphaherpesvirinae*)	제1형 단순헤르페스바이러스(Herpes simplex virus 1, HSV-1); 제1형 인간헤르페스바이러스(human herpesvirus 1, HHV-1) 제2형 단순헤르페스바이러스(Herpes simplex virus 2, HSV-2); 제2형 인간헤르페스바이러스(human herpesvirus 2, HHV-2)	HSV-1: 입 또는 생식기헤르페스(주로 입얼굴) HSV-2: 입 또는 생식기헤르페스(주로 생식기)
	바리셀로바이러스 (*Varicellovirus*)	수두대상포진바이러스(Varicella-zoster virus)[제3형 인간헤르페스바이러스 (human herpesvirus 3, HHV-3]	수두(Chickenpox)와 대상포진(Shingles)
	감마헤르페스바이러스(아과) (*Gammaherpesvirinae*)	엡스타인바바이러스(Epstein-Barr virus, EBV) 림포크립토바이러스(Lymphocryptovirus, HHV-4) 카포시육종연관 헤르페스바이러스(Kaposi's sarcoma–associated herpesvirus, HHV-8)	HHV-4: AIDS 환자에서 감염단핵구증, 버키트림포종, CNS 림프종, 이식후림프구증식증후군, 코인두암종 HHV-8: AIDS 환자에서 카포시육종, 원발성삼출림프종, 어떤 형태의 다중심캐슬맨병(Multicentric Castleman's disease)
	베타헤르페스바이러스(아과) (*Betaherpesvirinae*)	거대세포바이러스(Cytomegalovirus, HHV-5)	감염단핵구증, 망막염
	로세올로바이러스 (*Roseolovirus*)	로세올로바이러스(Roseolovirus, HHV-6, HHV-7)	제6병(Sixth disease) [영아장미진(돌발발진, Roseola infantum) 혹은 돌발피진(Exanthema subitum)]
폭스바이러스(과) (*Poxviridae*)	오르토폭스바이러스 (*Orthopoxvirus*)	마마(천연두, Smallpox)[진성마마(variola vera)] 바시니아바이러스(Vaccinia virus)	마마(천연두, Smallpox)-박멸됨 바시니아감염
	파라폭스바이러스 (*Parapoxvirus*)	입인바이러스(Oral virus)	피부병변
	몰루스시폭스바이러스 (*Molluscipoxvirus*)	물사마귀(전염물렁종)바이러스(Molluscum contagiosum virus)	사마귀모양피부병변
헤파드나바이러스(과) (*Hepadnaviridae*)	오르토헤파드나바이러스 (*Orthohepadnavirus*)	B형 간염바이러스(Hepatitis B virus)	B형 간염
RNA 바이러스			
피코르나바이러스(과) (*Picornaviridae*)	엔테로바이러스 (*Enterovirus*)	폴리오바이러스(Poliovirus)	회색질척수염(Poliomyelitis)
	리노바이러스(*Rhinovirus*)	인간리노바이러스(Human rhinovirus A)	감기
	헤파토바이러스 (*Hepatovirus*)	A형 간염바이러스(Hepatitis A virus)	A형 간염
	아프토바이러스 (*Aphthovirus*)	구제역(입발병)바이러스(Foot-and-mouth disease virus)	구제역
칼리시바이러스(과) (*Caliciviridae*)	칼리시바이러스(*Calicivirus*)	노로바이러스(Norovirus)	위창자염

의학적으로 중요한 바이러스(계속)

과	속(혹은 아과)	전형적인 구성 종	감염/병
아스트로바이러스(과) (*Astroviridae*)	아스트로바이러스 (*Astrovirus*)	인간아스트로바이러스(Human astroviruses)(5가지 혈청형)(five serotypes)	위창자염
토가바이러스(과) (*Togaviridae*)	알파바이러스(*Alphavirus*)	신드비스바이러스(Sindbis virus)	신드비스바이러스병, 여러관절염 그리고 발진
		로스강바이러스(Ross River virus)	유행성여러관절염
		치쿤구니야바이러스(Chikungunya virus)	발열, 점상발진 혹은 반구진발진(팔다리와 몸통), 관절통이나 관절염
	루비바이러스(*Rubivirus*)	풍진바이러스(Rubella virus)	풍진(rubella)
플라비바이러스(과) (*Flaviviridae*)	플라비바이러스(*Flavivirus*)	황열바이러스(Yellow fever virus)	황열(yellow fever)
		뎅기바이러스(Dengue virus)	뎅기출혈열(Dengue hemorrhagic fever)
		진드기매개 뇌염바이러스(Tick-borne encephalitis virus)	뇌염(encephalitis)
	C형 간염바이러스(*Hepatitis C viruses*)	C형 간염바이러스(Hepatitis C virus)	C형 간염 Hepatitis C
레오바이러스(과) (*Reoviridae*)	레오바이러스(*Reovirus*)	제1~3형 레오바이러스(Reoviruses 1-3)	위창자감염과 호흡기감염
	로타바이러스(*Rotavirus*)	A형, B형 그리고 C형 인간로타바이러스 (Human rotavirus A, B, and C)	위창자감염
	오르비바이러스(*Orbivirus*)	콜로라도진드기열바이러스(Colorado tick fever virus)	콜로라도진드기열[산악진드기열(Mountain tick fever)]
오르토믹소 바이러스(과) (*Orthomyxoviridae*)	A형, B형 인플루엔자바이러스(Influenzavirus A, B)	A형과 B형 인플루엔자바이러스(Influenza A and B)	인플루엔자
	C형 인플루엔자바이러스 (Influenza virus C)	C형 인플루엔자바이러스(Influenza C virus)	인플루엔자
파라믹소바이러스(과) (*Paramyxoviridae*)	파라믹소바이러스 (*Paramyxovirus*)	뉴캐슬병바이러스(Newcastle disease virus)	사람동물공통: (인플루엔자유사) 파라인플루엔자 (Parainfluenza)
	모르빌리바이러스 (*Morbillivirus*)	홍역바이러스(Measles virus)(rubeola virus)	홍역(measles)
	루불라바이러스 (*Rubulavirus*)	볼거리바이러스(Mumps virus)	볼거리(유행귀밑샘염, Mumps)
	뉴모바이러스(*Pneumovirus*)	호흡기세포융합바이러스(Respiratory syncytial virus)	호흡관감염
라브도바이러스(과) (*Rhabdoviridae*)	베시큘로바이러스 (*Vesiculovirus*)	물집입안염(소수포구내염)바이러스 (Vesicular stomatitis virus)	인플루엔자유사증상; 권태감, 구역, 팔다리통증과 요통, 입, 입술 그리고 손의 수포성병변의 가능성, 백혈구감소증
	리사바이러스(Lyssavirus)	광견병바이러스(Rabies virus)	광견병(rabies)
부니야바이러스(과) (*Bunyaviridae*)	부니야바이러스(*Bunyavirus*)	부니얌베라바이러스(Bunyamwera virus) 라크로스바이러스(La Crosse virus)	다양한 절지동물매개병
	한타바이러스(*Hantavirus*)	한타바이러스(Hantavirus), 푸우말라바이러스(Puumala virus), 서울바이러스(Seoul virus)	콩팥증후군을 동반하는 출혈열
	나이로바이러스(*Nairovirus*)	크리미아-콩고출혈열바이러스(Crimean-Congo hemorrhagic fever virus)	크리미아-콩고출혈열(Crimean-Congo hemorrhagic fever)

AIDS, 후천성면역결핍증후군(acquired immunodeficiency syndrome); *CNS*, 중추신경계통(central nervous system).

2] 형태학

바이러스의 크기는 약 20 nm인 파르보바이러스(parvovirus)와 30 nm인 폴리오바이러스(poliovirus)처럼 매우 작은 것부터 400 nm인 바시니아바이러스(vaccinia virus)와 450 nm까지 클 수 있는 폭스바이러스(poxvirus)처럼 매우 커다란 것까지 실로 다양하다. 대부분의 바이러스는 광학현미경으로 관찰할 수 없으며, 따라서 이들의 구조를 보기 위해서는 전자현미경이 사용된다(1장 참조). 하지만 일부 바이러스는 고배율의 광학현미경으로 볼 수 있을 정도로 크거나 가장 작은 세균만큼 크다(그림 5.1).

예외적인 크기의 미미바이러스(*mimivirus*)라는 이름의 바이러스가 2003년 프랑스연구팀에 의해 발견되었다. 이 바이러스는 자유유생 아메바에서 발견되었는데 미코플라스라(*Mycoplasma*)세균보다 더 커서 지름이 750 nm에 달한다. 이러한 개체는 또한 가장 크다고 알려진 바이러스유전제를 가지는데, 이중가닥 환상 DNA에 약 1000개의 유전자가 포함된다. 미미바이러스(mimivirus)는 지름이 400 nm이고, 피막이 없으며 그리고 80 nm의 원섬유로 둘러 싸인 정20면체의 입자로 관찰된다.

바이러스는 바이러스외피(*viral coat*) 혹은 **캡시드(capsid)**라고 부르는 "껍질(shell)"이 운반하는 유전물질로 구성된다. 캡시드는 바이러스유전체에 의해 암호화되는 단백질로 구성된다. 캡시드는 복잡하며 고도로 조직화된 실

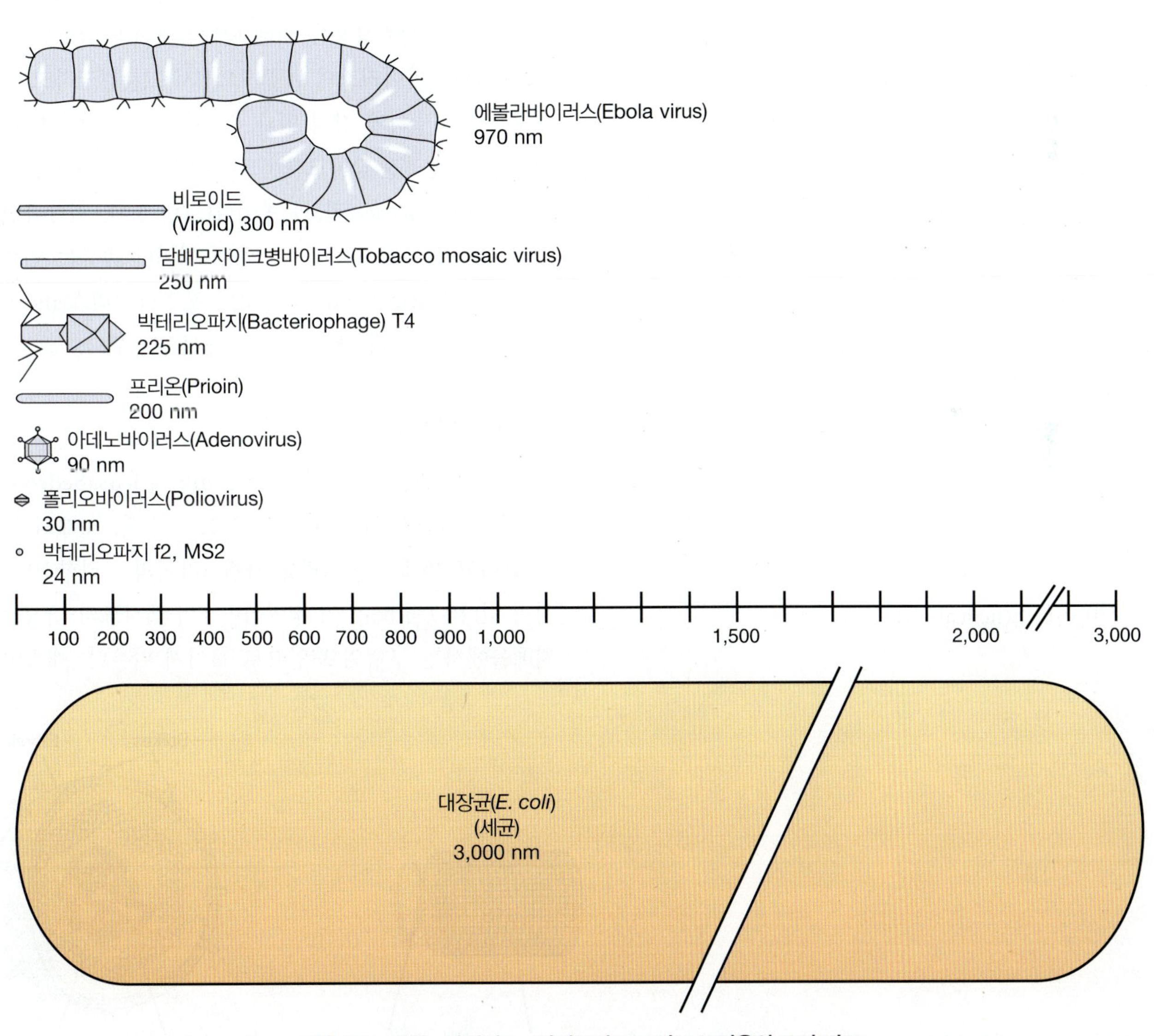

그림 5.1 세균, 바이러스, 바이로이드 그리고 프리온의 크기 비교.

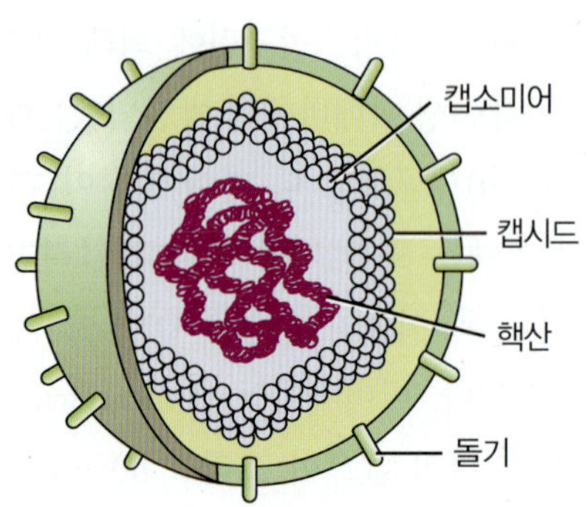

그림 5.2 동물바이러스의 일반구조.

체로써 바이러스의 형태를 제공하며 형태학적인 구별을 위한 기초가 된다. **프로토미어(protomere)**라 부르는 아단위가 조립되어 **캡소미어(capsomere)**를 형성하는데, 이는 이후 자발적으로 응집되어 캡시드를 형성한다. 핵산과 연관되는 단백질은 **핵산단백질(nucleoprotein)**이라 부르며, 바이러스핵산과 바이러스캡시드단백질의 결합은 뉴클레오캡시드(nucleocapsid)로 부른다. 캡소미어의 이음부에서, 뉴클레오캡시드로부터 나오는 긴 돌출인 **돌기(spike)**가 흔히 부착된다(그림 5.2). 이러한 돌기는 숙주세포막수용체에 대한 부착에 일조한다. 일부의 바이러스는 외피주위에 피막(envelope)을 가지며 일단 바이러스가 완전히 조립되면 이제는 **바이리온(virion)**이라 부른다. 피막의 존재 유무에 따라 바이러스는 노출바이러스(*naked* virus) 혹은 피막바이러스(*enveloped* virus)라고 부른다(그림 5.3).

캡소미어의 형태와 배열에 따라 그리고 피막의 존재에 따라, 바이러스는 형태학적으로 독특한 4가지의 유형으로 분류된다:

- 나선바이러스(helical virus)
- 정20면체바이러스(icosahedral virus)
- 피막바이러스(enveloped virus)
- 복합바이러스(complex virus)

나선바이러스

나선캡시드는 막대모양의 캡소미어를 가지는데, 이는 속이 빈 관인 중심강소와 나선구조를 형성하여 중심축주위에 포개진 넓은 리본모양이 그들의 긴 축을 따라 연결된다. 결과적으로, 이러한 바이리온은 많은 식물이러스에서처럼 막대모양이거나 미세섬유모양이며 짧거나 매우 견고할 수 있거나 혹은 많은 동물바이러스처럼 길거나 매우 유연하다. 유전물질은 단일가닥 RNA(ssRNA)이거나 단일가닥 DNA(ssDNA)이며, 핵산의 음전하와 단백질의 양전하 사이의 상호작용에 의해 단백질나선과 결합되어 있다. 노출**나선바이러스**의 뉴클레오캡시드는 견고하고 원통형구조로 치밀하게 감겨 있다. 그 예는 주로 담배잎에 감염하는 잘 알려진 담배모자이크병바이러스 그리고 솔라나케아에(*Solanaceae*)(과)의 종이다(그림 5.4). 피막나선뉴클레오캡시드는 보다 더 유연하며 이러한 종류는 인플루엔자바이러스(influenza virus)와 홍역바이러스(measles virus)와 같은 여러 사람바이러스에서 발견된다.

정20면체바이러스

많은 바이러스(과)의 캡시드는 **정20면체(icosahedron)**라고 부르는 다면구조이다. 이들은 12개의 각, 20개의 세모면 그리고 30개의 모서리를 가진 3차원의 기하학적인 특징이 있다(그림 5.5). 이 정이십면체의 캡시드의 대칭성은 저배율에서는 구형의 모양으로 보이게 만든다. 캐소미어

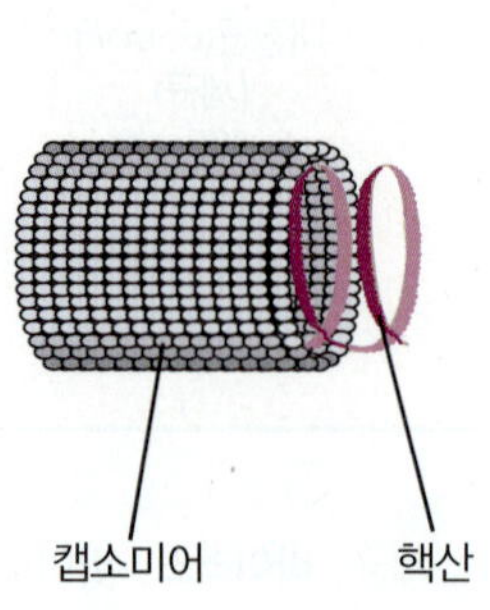

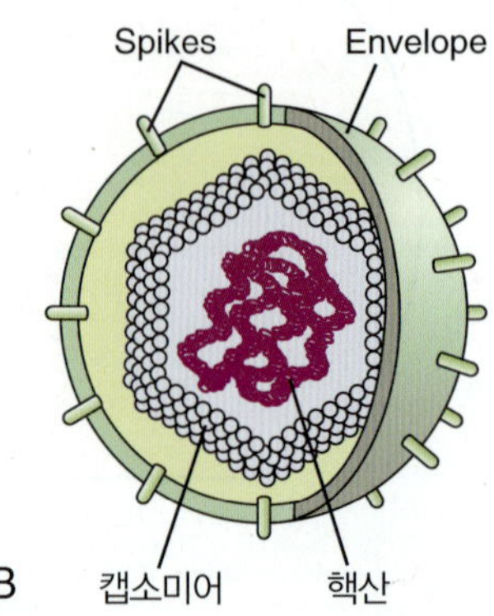

그림 5.3 (A) 노출바이러스와 (B) 피막바이러스의 구조.

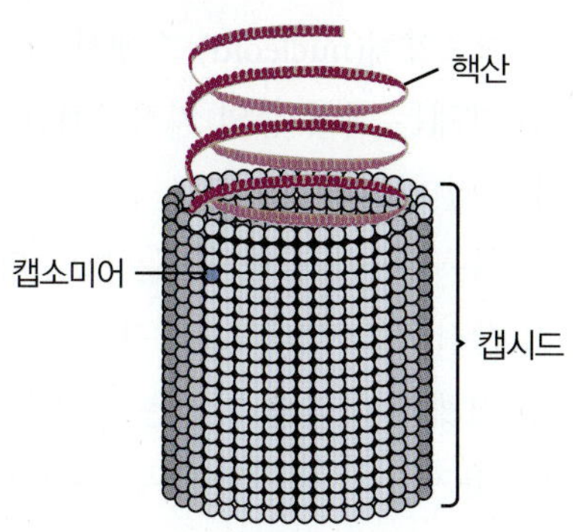

그림 5.4 담배모자이크병바이러스의 구조. 이 노출나선바이러스의 캡소미어는 견고하고 원통형의 구조를 견고하게 감고 있다.

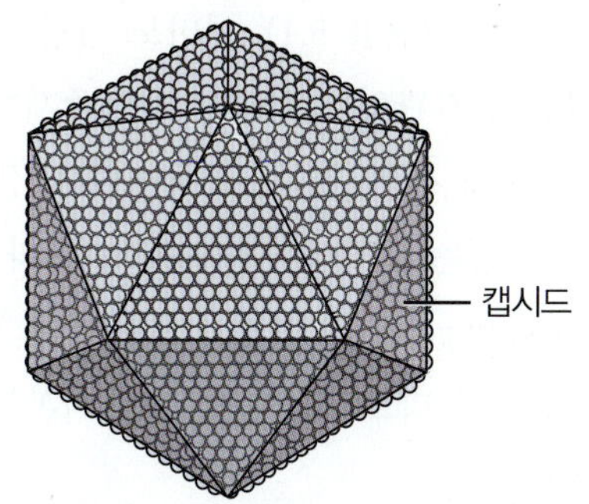

그림 5.5 정이십면체바이러스. 이 바이러스의 캡시드는 정이십면체(icosahedron)라고 부르며; 12개의 각, 20개의 삼각형표면 그리고 30개의 모서리를 가진 기하학적인 모양이다.

의 배열은 바이러스마다 다르며 정이십면체의 형태와 크기는 그의 프로토미어의 특성에 따른다. 비록 정이십면체 바이러스의 기본적인 대칭성은 동일하다고 해도, 캡소미어의 수에서는 큰 차이가 있으며, 따라서 바이러스의 크기가 달라진다. 작은 바이러스의 기본적인 세모면은 3개의 프로토미어로 만들어지며 이러한 아단위 60개가 전체 캡시드를 형성한다. 예를 들어, 폴리오바이러스(poliovirus)는 32개의 캡소미어를 갖는 반면, 아데노바이러스(adenovirus)는 240개의 캡소미어를 가진다. 정20면체바이러스가 조립되는 동안 핵산이 중심에 포장되어 뉴클레오캡시드가 형성된다. 정20면체바이러스는 아데노바이러스(adenovirus)처럼 노출될 수도 있고 단순헤르페스바이러스(herpes simplex virus)처럼 피막에 쌓일 수도 있다(그림 5.6). 이러한 형태학적인 무리에 속하는 것에는 이리도바이러스(과)(*Iridoviridae*)(주로 무척추동물에 감염됨), 헤르페스바이러스(과)(*Herpesviridae*), 아데노바이러스(과)

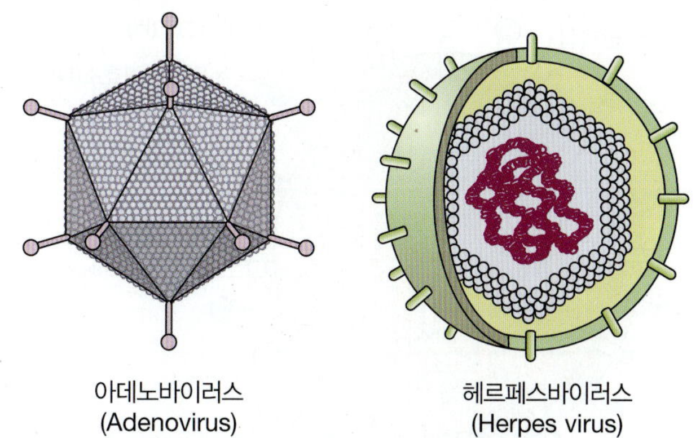

그림 5.6 노출정이십면체바이러스와 피막정이십면체바이러스.

(*Adenoviridae*), 파포바바이러스(과)(*Papovaviridae*) 그리고 파르보바이러스(과)(*Parvoviridae*)가 있다.

피막바이러스

많은 바이러스는 뉴클레오캡시드를 싸고 있는 바깥구조인 **바이러스피막(viral envelope)**을 가진다. 피막바이러스는 일반적으로 숙주의 원형질막을 통해 출아함으로써 피막을 얻지만(3장의 원형질막 참조), 또한 어떤 종류의 바이러스 당단백질을 포함할 수 있다. 어떤 경우 바이러스피막은 숙주세포내 세포질그물이나 핵막 등의 다른 막으로부터 유래된다. 출아과정을 통해 바이러스피막이 만들어지는 것은 바이러스입자가 원형질막을 파괴하지 않고 숙주세포로부터 떠나며 따라서 세포를 죽이지 않는다. 결과적으로 어떤 출아바이러스는 지속감염을 일으킬 수 있다.

피막을 형성하는 동안, 숙주의 막단백질의 일부 혹은 전부가 바이러스단백질로 대체되며 일부는 캡시드와 피막 사이에 층을 형성한다. 이러한 피막단백질은 당단백질이며, 이들은 돌기로써 피막의 바깥으로 노출된다. 피막의 지질이중층은 대단히 숙주특이적인 반면 당단백질의 대부분 혹은 전부는 바이러스특이적이다. 피막표면의 당단백질은 숙주원형질막위의 수용체부위를 확인하고 그에 결합하게 만든다. 바이러스캡시드 또는 피막의 일부 역시 숙주의 면역계통을 자극할 수 있어 바이러스를 중화시키고 더 이상의 감염을 억제할 수 있는 항체를 생산하게 만든다(13장 참조). 바이러스피막은 특정 효소와 화학물질로부터 바이리온을 보호하도록 할 수 있지만; 피막바이러스가

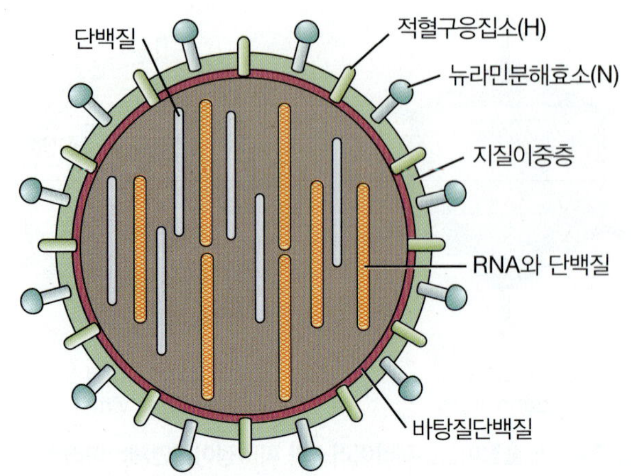

그림 5.7 인플루엔자바이러스(Influenza virus). 두 각기 다른 돌기, 즉 적혈구응집소(헤마글루티닌, hemagglutinin, H)과 뉴라민분해효소(뉴라미니다제, neuraminidase, N)를 가진 피막바이러스의 예.

감염성이 되기 위해서는 그의 온전한 피막에 의존하기 때문에 피막을 손상시키는 알코올과 세척제처럼 피막을 손상시키는 제제는 바이러스의 감염성을 크게 감소시킨다(7장 참조). 피막단백질의 예는 그림 5.7에 나타낸 인플루엔자바이러스(influenza virus)이다.

복합바이러스

복합바이러스는 진성의 나선형이나 완전한 정20면체가 아닌 캡시드로 구성되는 특이적인 무리이며 단백질꼬리나 복잡한 바깥벽과 같은 여분의 구조를 가진다. 폭스바이러스(poxviruses)는 특이적인 형태를 가진 복잡한 커다란 DNA 바이러스이다. 이 바이러스는 규칙적인 캡시드가 없으며 바이러스유전체는 중심원반구조, 즉 막과 2개의 가쪽소체로 싸인 핵모양체(nucleoid) 속에서 단백질과 결합되어 있다. 핵모양체는 여러 층의 지질단백질과 원섬유의 거친면으로 싸여 있다(그림 5.8*A*).

박테리오파지는 세균을 감염시키는 보다 더 복잡한 바이러스이다. 일반적으로 박테리오파지는 다면체의 꼬리에 부착된 정20면체의 머리를 가지는데, 이는 많은 돌출된 단백질꼬리섬유가 있는 바닥판에 부착된다(그림 5.8*B*). 박테리오파지의 대부분은 이중가닥 DNA(dsDNA)를 갖지만, ssDNA와 ssRNA를 가진 파지도 존재한다. 구조적으로 그리고 유전적으로 다른 최소한 12가지 이상의 박테리오파지무리가 있다(표 5.1). 아마도 가장 널리 연구된 박테리오파지는 창자관의 정상균무리에 존재하는 대장균(*Escherichia coli*)에 감염시키는 종류이다(12장 참조). 이러한 박테리오파지는 대장균파지(*coliphage*)라 부르며 람다파지(lambda phage)와 T 파지가 포함된다. 박테리오파지는 크기와 형태가 다르지만 구조적인 기본특징은 동일하다(그림 5.9).

- 머리(*head*) 혹은 캡시드: 모든 박테리오파지는 크기와 형태가 다양한 머리구조를 갖고 있다. 이는 하나 이상의 각기 다른 단백질의 많은 복사체 그리고 이 구조내에 위치하는 핵산으로 이루어진다. 따라서, 머리 혹은 캡시드는 핵산을 위한 보호덮개로 작용한다.
- 꼬리(*tail*): 많은 박테리오파지는 머리에 부착된 꼬리를 갖지만, 다른 것은 그렇지 않다. 꼬리는 세균감염과정 동안 그를 통해 핵산이 지나는 통로로 작용한다. 그의 크기 또한 파지종류에 따라 다양하다. 보다 복잡한

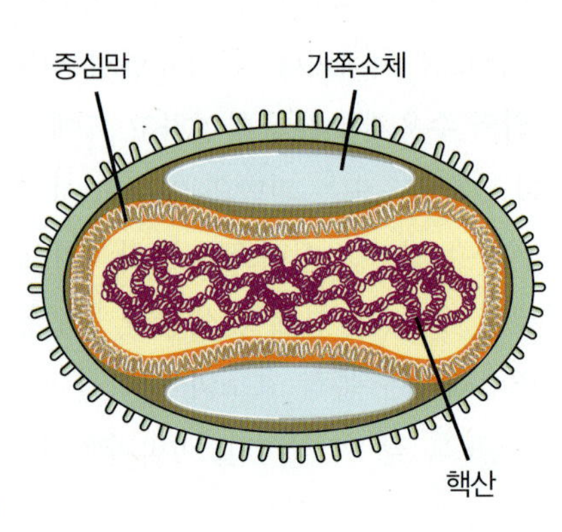

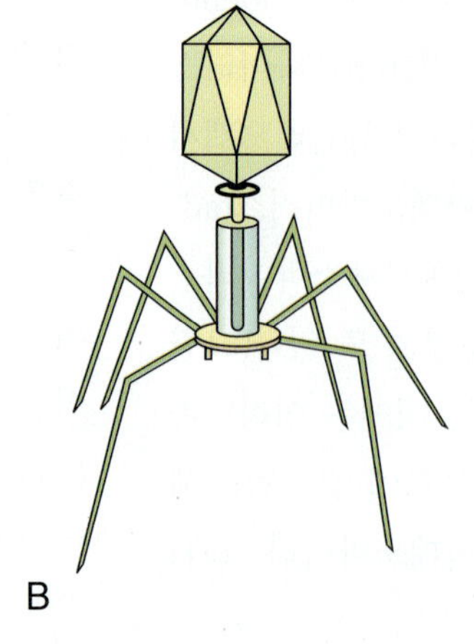

그림 5.8 복합바이러스. **A,** 바시니아바이러스(vaccinia virus)[폭스바이러스(과)(*Poxviridae*)]의 절단면. **B,** 박테리오파지.

표 5.1 박테리오파지의 무리

과 혹은 Group	속	구성형	입자의 형태	피막	유전체
코르티코바이러스(과) (*Corticoviridae*)	코르티코바이러스(*Corticovirus*)	PM2	같은 크기	없음	슈퍼코일 dsDNA
시스토바이러스(과) (*Cystoviridae*)	시스토바이러스(*Cystovirus*)	ϕ6	같은 크기	있음	3개의 분절, dsDNA
이노바이러스(과) (*Inoviridae*)	이노바이러스(*Inovirus*)	대장균파지(coliphages)fd	막대	없음	환상 ssDNA
	플렉트로바이스(*Plectrovirus*)	아콜레플라스마파지(Acholeplasma phage)			
레비바이러스(과) (*Leviviridae*)	레비바이러스(*Levivirus*)	MS2 대장균파지(Coliphage MS2)	정20면체	없음	1(+) 가닥 (+) ssRNA
	알로레바이러스(*Allolevirus*)	Q베타 대장균파지(Coliphage Qbeta)			
리포트릭스바이러스(과) (*Lipothrixiviridae*)	리포트릭스바이러스 (*Lipothrixvirus*)	더모프로테우스파지(Thermoproteus phage) 1	막대	있음	선형 dsDNA
마이크로바이러스(과) (*Microviridae*)	마이크로바이러스(*Microvirus*)	ϕX174 대장균파지(Coliphages ϕX174)	정20면체	없음	환상 ssDNA
	스피로바이러스(*Spirovirus*)	스피로플라스마파지(Spiroplasma phages)			
		Mac-1 파지			
미오바이러스(과) (*Myoviridae*)		T4 대장균파지(Coliphages T4)	꼬리 달린 파지	없음	선형 dsDNA
플라스마바이러스(과) (*Plasmaviridae*)	플라스마바이러스(*Plasmavirus*)	아코레플라스마파지(Acholeplasma phage)	다형태	있음	환상 dsDNA Circular dsDNA
포도바이러스(과) (*Podoviridae*)		T7 대장균파지(Coliphage T7)	꼬리 달린 파지	없음	선형 dsDNA
시포바이러스(과) (*Siphoviridae*)	람다파지 Group (Lambda phage group)	람다 대장균파지(Coliphage lambda)	꼬리 달린 파지	없음	선형 dsDNA
술포로부스시바타에바이러스(*Sulfolobus Shibatae* virus)		SSV-1	레몬모양	없음	환상 dsDNA
텍티바이러스(과) (*Tectiviridae*)	텍티바이러스(*Tectivirus*)	PRD1 파지	정20면체	없음	선형 dsDNA

dsDNA, 이중가닥 DNA; dsRNA, 이중가닥 RNA; ssDNA, 단일가닥 DNA

파지의 일부는 싸개(집, sheath)로 싸인 꼬리를 갖는데 이는 세균감염 동안 수축한다. 이러한 파지는 또한 꼬리의 끝에 바닥판(기저판, base plate)을 갖고 있으며 하나 이상의 꼬리섬유가 그에 부착되어 있다. 바닥판과 꼬리섬유는 박테리오파지가 세균에 부착할 때 중요한 역할을 한다. 바닥판과 꼬리섬유가 없는 파지는 세균에 파지가 결합하는 동안 관여하는 다른 구조를 가진다.

3] 유전체의 종류

바이러스의 유전정보는 DNA 혹은 RNA의 형태로 전달될 수 있다. 이는 dsDNA, ssDNA, dsRNA 혹은 ssRNA일 수 있다. 게다가, 핵산은 선형이거나 폐쇄고리일 수 있다. 비록 DNA와 RNA 모두가 바이러스종에 존재한다고 해도 일반적으로 종은 그 중 하나만 포함할 것이다. 예외 하나는 헤르페스바이러스(속)(herpesviruses)]사람에서는 사람헤르페스바이러스(*human herpesvirus*) 5라고 부름]의

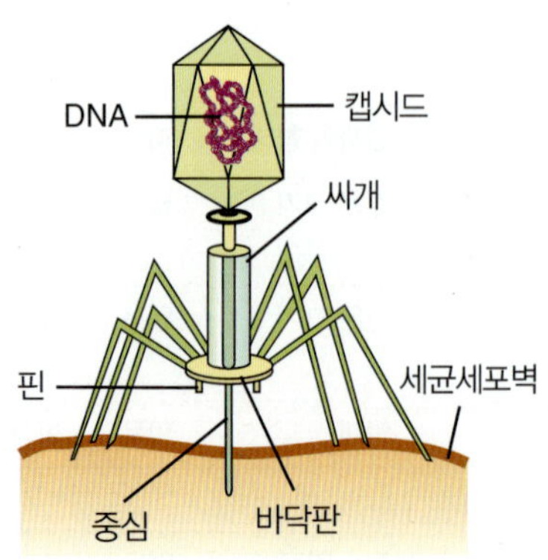

그림 5.9 박테리오파지의 기본구조. 크기와 형태는 다르지만 모든 박테리오파지는 핵산이 포함된 캡시드를 갖고 있다. 많은 박테리오파지 역시 박테리오파지가 숙주에 부착하여 핵산을 주입할 수 있는 복잡한 꼬리를 갖고 있다.

사람거대세포바이러스(human cytomegalovirus)인데, 이는 DNA 중심과 여러 mRNA 분절을 갖고 있다. 유전체의 크기는 종 사이에서 상당히 다르다.

DNA 바이러스

DNA 유전체를 포함하지만 RNA 중간산물을 통해 복제하기 때문에 역전사바이러스라고 분류되는 Group VII 바이러스를 제외한 대부분의 DNA 바이러스는 발티모어 분류체계(Baltimore classification system)의 Group I이나 Group II에 속한다. 이들의 유전물질은 DNA이며 이들은 복제를 위해 DNA-의존 DNA 중합효소를 사용한다. Group I 바이러스에서의 DNA는 dsDNA인 반면 Group II 바이러스는 ssDNA를 가진다. DNA 바이러스(과)에는 헤르페스바이러스(과)(*Herpesviridae*)(생식기헤르페스) 그리고 폭스바이러스(과)(*Poxviridae*)(천연두)가 포함된다.

RNA 바이러스

RNA 바이러스는 유전물질로 RNA를 사용하며 DNA를 사용하여 복제하지 않는다. 이들은 발티모어분류체계의 Group III, IV 혹은 V에 속한다. 유일한 dsRNA 바이러스 무리인 레오바이러스(reoviruses)를 제외하고 이들의 핵산은 대개 ssRNA이다.

RNA 바이러스는 이들의 핵산이 바이러스 mRNA와 상보적인지 아닌지에 따라 음성가닥(negative-sense)(–s; negative-strand) RNA 바이러스와 양성가닥(positive-sense)(+s; positive-strand) RNA 바이러스로 세분된다. +s RNA인 경우, 바이러스 RNA는 바이러스 mRNA와 동일하며 따라서 숙주세포에 의한 번역이 즉시 시작될 수 있다. 반면, –s 바이러스 RNA는 mRNA와 상보적이며 번역이 개시되기 전에 반드시 RNA 중합효소에 의해 +s RNA로 전환되어야 한다. 유전물질에서 오류를 찾고 발견하고 교정하는 DNA 중합효소가 없는 관계로 RNA 바이러스는 흔히 돌연변이율이 높다. RNA 바이러스(과)에는 피코르나바이러스(과)(*Picornaviridae*)(회색질척수염), 필로바이러스(과)(*Filoviridae*)(에볼라) 그리고 파라믹소바이러스(과)(*Paramyxoviridae*)(홍역 그리고 "감기")가 포함된다.

역전사바이러스

Group VI 바이러스 모두는 RNA 유전체를 갖지만 이들은 DNA 중간산물을 통해 복제한다. 이러한 바이러스는 역전사효소(reverse transcriptase)에 의존하여 그의 유전체를 RNA로부터 DNA로 역전사시키게 된다. 이 DNA는 그 다음 통합효소(integrase enzyme)에 의해 숙주의 유전체내로 통합될 수 있다. 이 시점에서, 역전사 DNA는 프로바이러스(provirus)라고 부른다. Group VI 바이러스에는 메타바이러스(과)(*Metaviridae*), 슈도바이러스(과)(*Pseudoviridae*) 그리고 레트로바이러스(과)(*Retroviridae*)가 포함된다.

Group VII 바이러스는 침입된 바이러스입자내에 DNA 유전체를 가진다. DNA 유전체는 mRNA로 전사되어 단백질합성을 위한 주형으로 제공되고 유전체복제 동안 주형으로 이용될 전유전체(pregenomic) RNA가 된다. 바이러스에 의해 암호화된 역전사효소는 전유전체 RNA를 주형으로 사용하여 유전체 DNA를 생산한다. Group VII에는 헤파드나바이러스(과)(*Hepadnaviridae*)와 카울리모바이러스(과)(*Caulimoviridae*)가 포함된다.

4] 유전체의 변화

바이러스는 다양한 특성을 가지며 수십년 동안 바이러스

의 기원과 이들의 유전체에 대해 연구되어 왔다. 유전학분야의 발전과 유전체서열분석이 가능해지면서 이러한 의문에 대한 답이 주어지기 시작하고 있다. 사람헤르페스바이러스(human herpesviruses)를 포함하는 일부 DNA 바이러스에서 숙주세포유전체와 바이러스유전체 사이의 유전자전달이 보고되어 왔다. 비교유전체연구는 30가지 이상의 헤르페스바이러스단백질이 사람단백질과 대단히 유사하다는 것을 보여준다. 이러한 단백질을 암호화하는 유전자는 사람유전체로부터 유래되었을 수 있다. 이 현상은 헤르페스바이러스(herpesviruses)에서 돌연변이율이 높은 이유가 된다. DNA 바이러스 사이에서의 유전자전달과 재조합 역시 보고되어 왔으며, 이는 바이러스의 유전적인 다양성에 대한 또 다른 근원을 제공한다.

RNA 바이러스는 새로운 RNA 유전체를 합성하기 위해 RNA-의존 RNA 중합효소를 필요로 한다. DNA 중합효소와 달리, RNA-의존 RNA 중합효소는 아무런 교정능력이 없으며 따라서 오류가 흔히 발생한다. 이러한 효소는 매 10,000개의 뉴클레오티드당 약 1개의 돌연변이가 가능하여 각 복제주기에서 유전체당 최소 1개의 돌연변이를 초래한다. RNA 바이러스의 이러한 특성은 이러한 바이러스의 다양성이 대단히 크고 빠르게 진화하는 이유 중의 하나가 된다. 게다가, RNA 바이러스는 감염세포내 둘 이상의 다른 RNA 유전체가 있는 경우 RNA 합성 동안 유전체가 재조합될 수 있다. 바이러스유전체의 교환과 관련이 있는 예의 하나는 중증급성호흡기증후군(severe acute respiratory syndrome, SARS)의 원인인 새로이 출현한 코로나바이러스(coronavirus)형인 SARS-연관 코로나바이러스(SARS-associated coronavirus)이다. 정리하면, 진핵세포를 공격하는 바이러스는 빠르게 돌연변이되며 다른 바이러스와 세균과 유전자분절을 교환한다.

의학적 사건

사람에서의 조류인플루엔자

비록, 조류인플루엔자 A 바이러스가 대개 사람을 감염시키지는 않는다고 해도, 세계보건기구(World Health Organization, WHO)는 H_5N_1 바이러스가 조류로부터 사람을 포함한 포유류까지 종의 장벽을 뛰어 넘는다고 보고하였다. 사람에서의 감염은 드물며 대부분이 감염된 가금류와 직접 접촉한 뒤에 발생한다. 사람에서, 조류인플루엔자 A 바이러스로 인한 임상증상은 결막염부터 사망으로 이어지는 중증호흡기병까지 다양하다. 과학자들은 돌연변이 혹은 다른 인플루엔자바이러스와의 재조합을 통해 이 바이러스가 사람대 사람 사이의 접촉으로 사람집단에 전파될 유행병이 될 가능성을 획득할지 모른다고 우려한다.

2003년 11월과 2008년 6월 사이에 H_5N_1 바이러스가 사람에 감염된 약 400건의 증례가 보고되었다. WHO는 상황갱신과 사람에서의 조류인플루엔자 A의 누적증례를 그의 웹사이트(www.who.int/csr/disease/avian_influenza/en)에서 게시하고 있다.

2 바이러스의 조작
Viral Multiplication

바이러스는 무세포생물이며 세포분열을 통해 복제하지 않고 대신에 이들은 그 자신의 많은 복사체를 만들기 위해 숙주세포기구와 대사를 이용한다. 바이러스는 숙주세포의 바깥에서는 불활성의 입자이다. 각각의 바이러스 종류에 대한 숙주는 종특이적이며 때로는 심지어 조직특이적이다.

1] 박테리오파지의 증식

박테리오파지(혹은 줄여서 파지)는 세균을 감염시키는 바이러스이며 세포 속에서 증식한다. 박테리오파지는 세균처럼 모든 자연환경에서 흔하며 그의 존재는 존재하는 많은 세균과 직접적으로 관련이 있다. 세균유전자가 하나의 세균으로부터 다른 세균으로 전달되는 기전의 하나를 이해하기 위해서는 파지생활사에 대해 알 필요가 있다. 각 파지는 그가 침범할 세균에 고도로 특이적이기 때문에 흔히 파지형결정(phage typing)을 통해 병원성세균의 감염을 확인하기 위한 진단검사에 박테리오파지가 이용된다. 박테리오파지는 그의 핵산으로 DNA 혹은 DNA를 가질 수 있으며 핵산의 크기는 파지에 따라 다양하다. 단순한 파지는 3~5개의 평균크기의 유전자산물을 암호화하기 충분한 핵산만을 가질 수 있는 반면 다른 것은 100개 이상의 유전자산물을 암호화할 수 있다. 그러므로, 각기 다른 단백질의 수와 각각의 양은 박테리오파지에 따라 다르다.

박테리오파지의 증식주기에서 일어나는 사건은 흡착(*adsorption*), 침투(*penetration*), 복제(*replication*), 조립

(*assembly*), 성숙(*maturation*) 그리고 방출(*release*)이 포함된다. 흡착은 파지와 세균 사이의 인식과정을 의미하며 부착으로 이어지고 그리고 그 다음 파지 DNA가 세균속으로 침투하게 된다. 복제는 파지의 핵산이 복제되는 것을 의미하며 이어서 파지부분들의 조립과 새로이 형성된 박테리오파지의 성숙이 그 뒤를 따른다. 그 다음, 성숙파지는 숙주세포부터 방출되어 다른 세포를 감염시킬 준비가 된다. 이러한 사건은 그림 5.10에 나타내었다.

흡착

성공적인 세균감염의 첫 번째 단계에서, 파지는 감수성이 있는 숙주를 찾아 세균벽에 부착해야 한다. 이 **흡착**(**adsorption**)은 세균세포벽 위에 있는 특이수용체에 결합될 꼬리섬유(혹은 꼬리섬유가 없는 파지에 있는 상동구조)에 의해 매개된다. 파지수용체로 작용하는 세균구조은 세포벽의 표면분자, 선모 그리고 편모가 포함된다. 파지의 숙주특이성은 일반적으로 파지의 꼬리섬유종류에 의해 결정

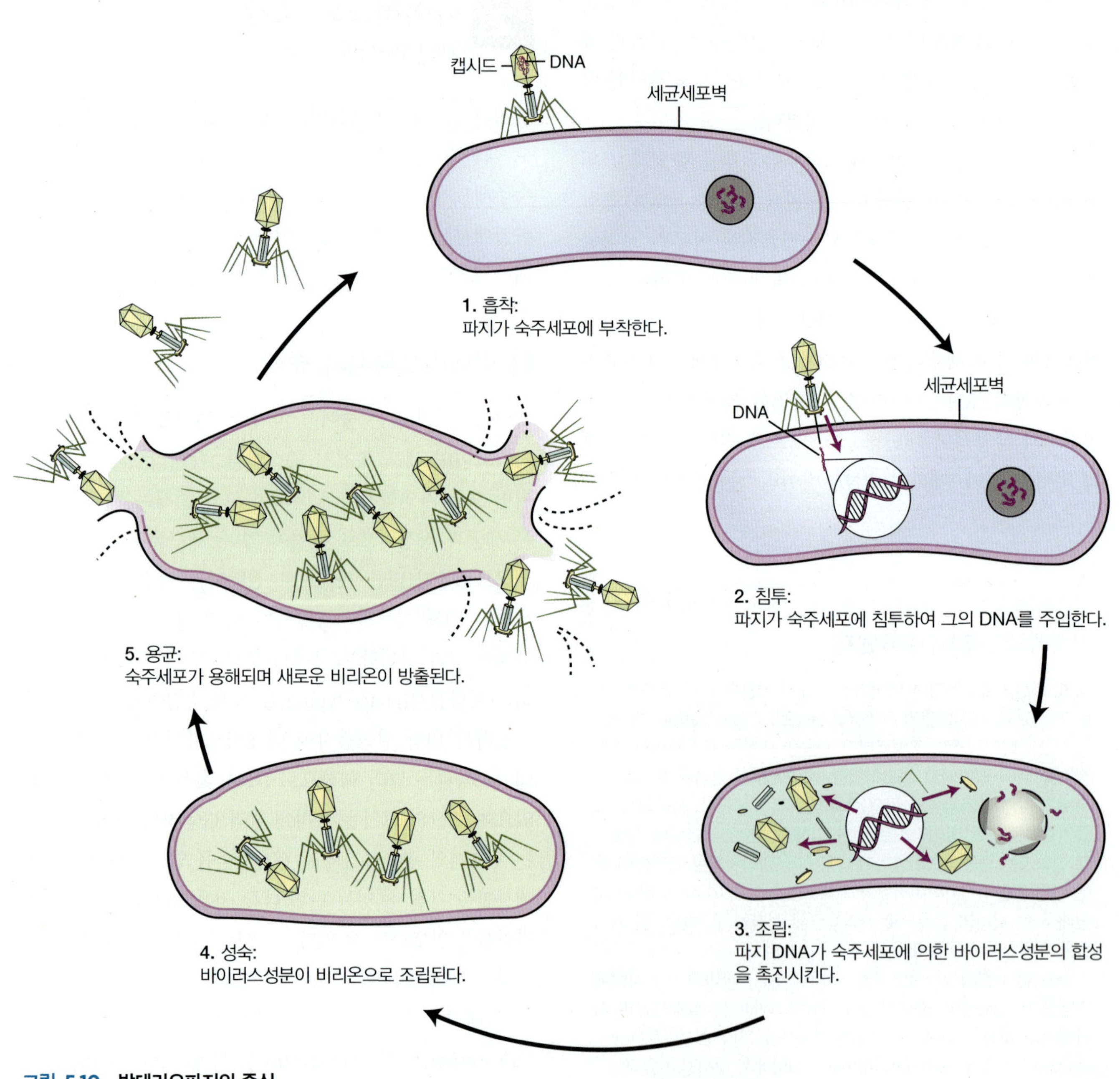

그림 5.10 박테리오파지의 증식.

된다. 세균에 대한 박테리오파지의 꼬리섬유에 의한 이 첫 번째 부착단계는 약하고 가역적이다. 두 번째 단계는 파지가 세균에 비가역적으로 결합하는 것이다. 이는 바닥판의 성분에 의해 매개되거나 혹은 이러한 바닥판이 없는 박테리오파지에서 사용되는 대체방법에 의해 매개된다. 세균에 대한 이 견고한 부착은 비가역적이며 파지는 침투를 위해 위치하게 된다.

침투

비가역적으로 결합한 후, 박테리오파지는 여전히 세균의 바깥에 있으며 세균세포벽을 통해 그의 핵산을 주입하여 숙주의 세포질 내에 들어가야 한다. 파지는 흡착 후에 세균의 세포벽과 세포막을 통해 "압축"하여 밀어 넣을 수 있는 수축성의 싸개를 가질 수 있다. 이는 파지의 핵산을 세포막은 통해 지나게 해서 세균세포로 들어가게 만든다. 수축성의 싸개가 없는 박테리오파지는 세균세포벽의 일부를 소화시키는 다른 기전을 사용하여 세포질로 들어가게 된다. 일반적으로 오직 핵산만이 숙주세포로 들어가며, 파지의 나머지는 세균의 바깥에 남게 된다. 세포벽이 아니라 선모에 부착하는 어떤 DNA 박테리오파지에 의한 침투(penetration)는 유전체 DNA와 캡시드 모두가 숙주세포의 세포질로 들어간다.

조립

일단 파지의 핵산이 세균으로 들어가면 세균의 대사는 그 자신의 분자를 합성하지 않고 바이러스유전체가닥의 유전발현을 높이는 방향으로 바뀌게 된다. 숙주세포의 이러한 대사활성의 변화는 아래와 같은 바이러스분자를 형성시킨다:

- 세균세포가 조기에 사멸하지 않도록 손상된 세균세포벽을 봉합시키는 단백질
- 박테리오파지유전체를 복사하는데 필요한 효소
- 캡시드머리와 꼬리섬유부분의 형성에 필요한 단백질
- 세균세포를 용균하고 새로이 조립된 박테리오파지를 방출시키기 위해 세균세포벽을 약화시키는 데 필요한 효소

박테리오파지의 증식은 감염세균의 **용균(lysis)**("파열")이나 혹은 **용원성(lysogeny)**이라 부르는 잠복바이러스감염을 초래한다.

- **용균성**파지(**lytic** phage 혹은 **viluent** phage)는 증식 후에 증식주기의 끝에서 용균에 의해 세균을 파괴하고 새로이 형성된 파지를 환경으로 방출시키는 파지이다. 이 용균성의 생활사는 잠복기(eclipse period), 세포내 축적기(intracellular accumulation phase) 그리고 용균방출기(lysis and release phase)의 3단계로 구분할 수 있다.
- **잠복기**: 이 단계에서는 숙주세포내에 어떠한 감염성의 파지입자가 발견되지 않는다. 바이러스합성과정은 숙주의 재원을 사용하며 파지핵산이 파지특이적인 mRNA가 단백질을 만들도록 생합성기구를 빼앗게 된다. 이 단계의 초기에, 초기 mRNA는 파지 DNA의 합성에 필요한 단백질을 암호화하며, 숙주의 DNA, RNA 그리고 단백질의 합성이 중지하게 된다. 파지 DNA가 생산된 다음, 후기 mRNA와 이들의 상응하는 단백질이 만들어진다. 이러한 후기의 단백질은 파지를 위한 구조단백질 그리고 또한 숙주세포를 용균시키기 위해 필요한 단백질이다.
- **세포내축적기**: 전 단계에서 만들어진 핵산과 구조단백질이 숙주세포내에 축적되어 완전한 감염성의 파지로 조립된다.
- **용균방출기**: 파지용균단백질의 축적으로 인해 이 단계 동안 세균이 용해되며 파지는 세균주위의 환경으로 방출된다. 감염세균은 1000개만큼의 박테리오파지를 방출한다.
- **용원성파지(lysogenic phage** 혹은 **temperate phage)**는 용균주기에 의해 증식하거나 혹은 흡착과 침투로 세균숙주로 들어가지만 복제하지 않거나 그 시기에 방출될 수 있는 파지이다. 파지유전자가 전사하지 않는 대신 파지유전체는 억제된 상태로 존재한다. 이 단계에서 파지 DNA는 **프로파지(prophage)**라고 부르는데, 그 이유는 이는 파지는 아니지만 잠재적으로 파지를 생산할 수 있기 때문이다. 일반적으로, 박테리오파

지 DNA는 숙주염색체 속으로 통합되며 세균의 딸세포로 전달된다. 프로파지를 전달하는 숙주세포는 전혀 해를 입지 않고 용원성의 상태가 무한히 지속될 수 있거나 혹은 결국 용균을 초래할 것이다. 용원성은 덜 치사적인 형태의 기생으로 바이러스가 숙주를 죽이지 않고 확산될 수 있게 만든다. 때로, 용원성의 세포내 프로파지가 활성화될 수 있는데, 이는 결과적으로 바이러스의 복제와 용균주기를 초래하게 된다.

2] 동물바이러스의 증식

동물바이러스증식의 기본단계는 박테리오파지의 경우와 유사하다. 하지만 숙주세포, 이들의 바이러스 그리고 증식주기의 어떤 단계 사이에는 여러 가지 차이가 있다. 동물바이러스의 증식주기단계에는 흡착, 침투, 탈외피(uncoating), 복제, 조립 그리고 결과적으로 숙주세포로부터의 방출이 포함된다. 증식주기의 기간은 동물바이러스마다 다르다. 노출바이러스와 피막바이러스의 기본적인 주기단계는 그림 5.11에 나타내었다.

흡착

증식의 첫 번째 단계는 바이러스가 감수성이 있는 숙주에 부착(흡착)하는 것이다. 박테리오파지처럼, 동물바이러스는 숙주세포에 특이적이며 이들은 오직 하나 혹은 제한적인 범위의 숙주 종을 감염시킨다. 이러한 제한은 **숙주범위(host range)**라고 부른다. 예를 들어, 간염바이러스(hepatitis viruses)는 간세포를 공격하며, 볼거리(유행성귀밑샘, 유행성이하선염, 항아리손님)바이러스(mumps virus)는 침샘을 공격하며, 사람면역결핍바이러스(human immunodeficiency virus, HIV)는 도움 T 세포의 CD4 단백질에 부착한다(13장 참조). 이들은 그의 숙주원형질막에 박혀있는 일반적으로 숙주가 그의 정상적인 세포기능에 필요로 하는 당단백질인 특이수용체부위에 흡착된다. 바이러스 위에 있는 부착부위(바이러스수용체)는 바이러스의 캡시드 혹은 피막 위에 분포되며 일반적으로 당단백질이거나 단백질이다. 특이바이러스에 대한 수용체가 없는 동물세포는 저항적이며 그 바이러스에 감염될 수 없다. 노출바이러스와 피막바이러스는 숙주세포에 대한 그들의 부착방식이 다르다. 노출바이러스는 숙주세포막수용체에

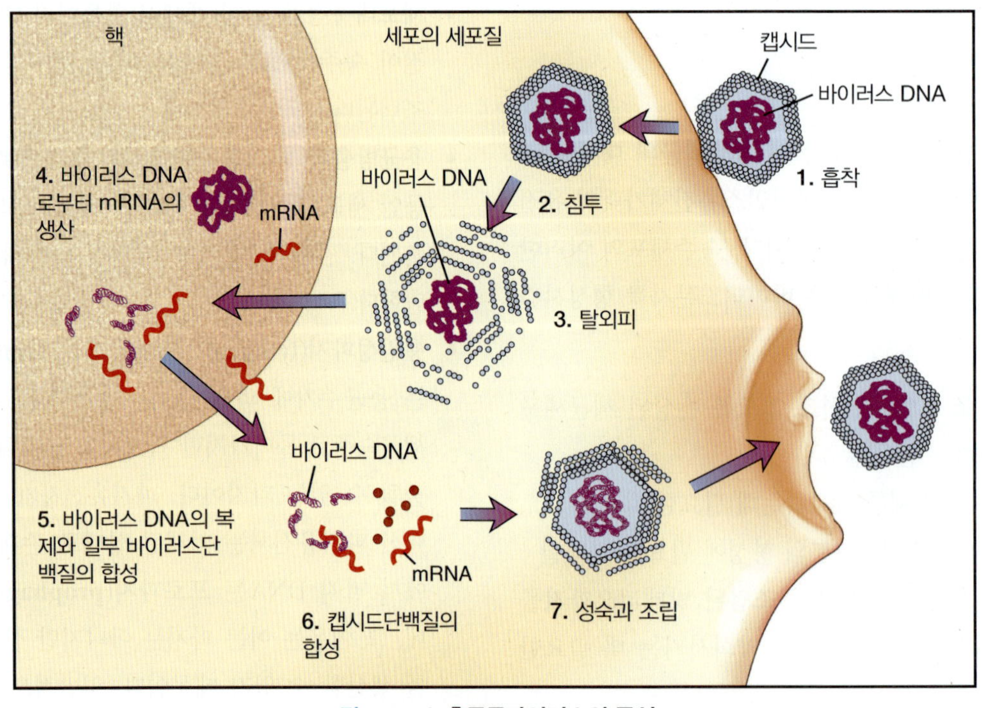

그림 5.11 노출동물바이러스의 증식.

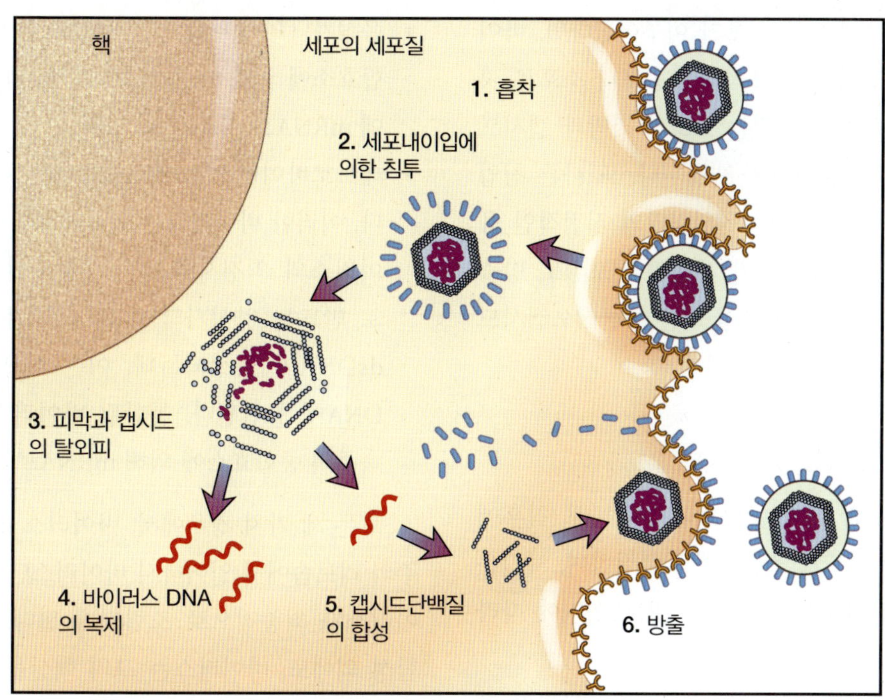

그림 5.12 **피막동물바이러스의 증식.**

부착될 표면분자를 갖는 반면 피막바이러스는 숙주세포원형질막에 결합될 당단백질돌기를 가진다(그림 5.12). 바이러스가 그의 숙주세포에 부착하는 것은 바이러스부착부위 혹은 숙주세포수용체에 결합할 수 있는 항체분자로 억제시킬 수 있다. 숙주내 이러한 항체의 존재는 바이러스감염에 대한 면역을 위한 가장 중요한 기초가 된다(13장 참조).

의학적 사건

치료용박테리오파지

치료용박테리오파지라는 용어는 병원성세균감염의 치료를 위해 용균성박테리오파지를 사용하는 치료를 말한다. 일반적으로, 박테리오파지의 숙주범위는 임상환경에서 사용되는 항생제의 경우보다 더 좁다. 대부분의 박테리오파지는 한 종의 세균에 대해 특이적이며 그 종내 특정의 균주만을 용균시킬 수 있다. 많은 세균이 모든 이용 가능한 항생제에 저항적인 어떤 병원획득감염(12장 참조)과 같은 치료 불가능한 감염의 형태에서 그리고 유행가능성의 기초에서의 문제를 야기한다.

파지요법은 1900년대 초에 먼저 개발되었지만 1941년 항생제의 출현으로 인해 서구사회는 파지요법의 이용과 연구에 흥미를 잃게 되었다. 서구에서 항생제생산이 진보하여 이들이 소외되었기 때문에, 러시아의 과학자들이 이미 성공적인 파지요법을 계속 개발하여 야전병원에서 부상군인을 치료하였다. 결과적으로 동유럽에서 파지요법의 광범위한 임상연구와 시술이 계속 이루어지게 되었다.

2006년, 한 생물약물제조회사(GangaGen, Inc.)는 항생제저항성세균감염의 치료를 위한 파지기술을 개발하기 시작했으며, 항생제저항성세균 등의 병원성세균의 파괴에 이용하기 위한 "면역원성이 감소된 용해소(리신, lysin)-결핍 박테리오파지"의 개발로 미국특허를 획득했다. 이 특허는 의학과 수의학 모두에서 이용되는 파지요법에 대한 기회를 제공한다.

침투

흡착단계 이후에 바이러스는 바이러스 전체의 세포내이입(포식)을 통해 혹은 오직 바이러스의 뉴클레오캡시드만이 세포 속으로 들어가는 원형질막과 바이러스외피의 융합에 의해 숙주의 세포질 속으로 침투한다. 박테리오파지와 달리, 동물바이러스는 일반적으로 그의 핵산을 숙주세포 속으로 "주입"하지 않지만; 그러나 때로, 무피막바이러스는 유전체가 세포 속으로 들어가면서 그의 피막을 세포의 바깥에 남긴다.

탈외피

뉴클레오캡시드가 숙주세포의 세포질내에 있을 때, 바이러스핵산이 **탈외피(uncoating)**라는 과정에 의해 방출된다. 탈외피과정은 바이러스마다 다르다. 만일 수용체매개

세포내이입(3장 참조)에 의해 침투가 이루어졌다면, 바이러스 전체가 숙주세포에 의해 포식되며 공포나 소포로 싸이게 된다. 공포나 소포 속에 있는 효소가 피막과 캡시드를 용해시키며 바이러스유전체가 방출된다. 또 다른 침입 방법은 바이러스피막과 숙주세포원형질막의 직접적인 융합이며, 따라서 뉴클레오캡시드가 세포의 세포질로 방출된다. 일부 항바이러스약물(11장 참조)은 뉴클레오캡시드의 탈외피를 억제하는 작용을 가진다.

복제

동물바이러스의 합성과 복제는 탈외피과정 바로 직후에 일어난다. 이 단계는 고도로 조절적이고 복잡하며, 사건은 감염바이러스의 핵산이 DNA인지 혹은 RNA인지에 따라 진행된다.

DNA 바이러스인 경우, 숙주세포의 핵으로 들어간 바이러스 DNA는 초기 mRNA를 전사하며 이는 핵을 떠나 세포질로 간다. 초기 mRNA는 초기바이러스단백질로 번역된다. 초기바이러스단백질은 바이러스 DNA의 복제에 관여하며 따라서 핵으로 다시 운반된다. 핵으로 가면 곧 이러한 단백질은 숙주의 DNA 중합효소를 이용하여 다수의 바이러스 DNA의 복사체의 합성에 관여한다. 바이러스유전체의 복사체는 그 다음 주형이 되어 후기 mRNA를 전사하는데, 이는 핵을 떠나 세포질에서 후기바이러스단백질로 번역된다. 후기단백질은 외피단백질과 피막단백질 같은 구조단백질이거나 다음 단계의 복제기를 위해 핵으로 다시 운반될 효소와 같은 핵심단백질이다.

RNA 바이러스는 DNA 바이러스와 동일한 방식으로 전사할 수 없는데, 그 이유는 숙주의 중합효소가 RNA에 대해서는 일을 하지 않기 때문이다. 다시 말하면 RNA 바이러스는 만일 전사가 필요하다면 그 자신의 중합효소를 제공해야만 한다. dsRNA 바이러스인 경우, 하나의 가닥이 먼저 바이러스의 중합효소에 의해 mRNA로 전사된다. ssRNA 바이러스에 일어나는 mRNA의 형성에는 분리된 3가지 경로가 있다:

- 양성가닥의 형태를 가진 ssRNA는 mRNA로 직접 사용될 수 있다.
- 음성가닥의 형태를 가진 ssRNA는 먼저 바이러스의 중합효소에 의해 양성가닥으로 전사되어야 하며 그 다음에 mRNA로 사용될 수 있다.
- 레트로바이러스(retroviruses)는 다른 경로를 이용한다. 이러한 바이러스는 뉴클레오캡시드에 존재하는 바이러스의 역전사효소를 사용하여 음성가닥 ssDNA로 만드는 양성가닥 ssRNA를 가진다. 이 과정으로 dsDNA가 형성되는데, 이는 핵으로 들어가서 숙주 DNA에 통합된다. 통합된 바이러스 DNA는 그 다음 숙주의 중합효소에 의해 mRNA로 전사된다.

모든 세 가지 경우에서, 바이러스 mRNA의 번역은 숙주의 리보솜에서 일어나서 바이러스단백질이 생산되고 바이러스가 최종적으로 조립되게 된다. 바이러스단백질의 합성 외에도, 바이러스는 그의 핵산을 복제해야 한다. 초기단계에서, 생산된 단백질은 효소와 조절분자이며 이는 바이러스핵산의 계속적인 복제를 가능하게 할 것이다. 후기단계는 캡시드를 형성하는데 필요한 단백질의 합성에 관여한다.

조립

바이러스성분의 합성이 완료되면 조립단계가 시작된다. 이 단계에서, 바이러스성분의 양이 많아지면서 성숙한 바이러스입자가 만들어진다. 일반적으로, 빈껍질로써 캡시드가 먼저 생산되어 핵산을 위한 용기가 된다. 이 과정은 **캡시드형성과정(encapsidation)**이라 부른다.

방출

바이러스증식의 최종단계는 성숙한 바이리온이 숙주세포로부터 방출되는 방출단계이다. 이 과정은 출아법(세포외유출) 혹은 세포사멸(용균)이라는 두 방식 중의 하나로 발생한다. 무피막바이러스는 핵이나 세포질에서 성숙하며 세포가 파열되거나 용균될 때 방출된다. 반면, 피막바이러스는 세포를 사멸시키지 않고 원형질막, 핵막 혹은 세포질 그물로부터 출아법으로 방출되거나 소포형성에 의해 방출된다.

입자주위에서 구부러져 작은 주머니(피막)을 형성하는

막과 뉴클레오캡시드가 결합한다. 바이러스가 세포를 벗어나기 위해 숙주의 막을 이용할 때마다, 이는 항상 특이 바이러스단백질피막으로 삽입되어 특이바이러스항원임을 나타내게 된다. 이러한 항원은 바이러스가 새로운 숙주세포와 만나기 위해 이용된다. 게다가, 바이러스분자가 숙주의 원형질막으로 삽입되면서 숙주세포를 항원적으로 다른 세포로 만들게 된다. 바이러스항원의 이러한 발현은 항바이러스면역반응의 개발에 있어 중요한 요인이다.

비록, 피막바이러스의 출아가 갑작스러운 세포사멸이 없이 긴 시간에 걸쳐 점진적으로 이들을 방출하게 한다지만, 가장 활성적인 바이러스감염은 결국 바이러스에 의해 손상이 축적되기 때문에 세포가 죽게 된다.

3] 바이러스감염

동물세포에서 바이러스감염의 단기효과와 장기효과가 연구가 잘 되어 있으며, 바이러스감염은 다음의 결과를 가져온다:

- **미숙감염(부전감염, abortive infection)**은 어떠한 바이러스도 생산되지 않는 **증식불허세포(nonpermissive cell)**의 감염이다.
- 용균감염(lytic infection) 혹은 **세포파괴감염(cytocidal infection)**은 숙주세포를 죽인다. 이러한 감염의 유형은 세포가 바이러스의 완전한 복세주기를 지원할 생합성기구를 제공하는 **증식허용세포(permissive cell)**에서 일어난다.
- **지속감염(persistent infection)**은 세포사멸을 야기하지 않는 감염이다. 이는 다음의 형태로 발생될 수 있다:
  - 용균성은 아니지만 생산적인 만성감염(chronic infection). 바이러스의 생산이 더 느리거나 간헐적이거나 혹은 단지 소수의 세포에만 국한되는 것을 제외하고, 만성감염의 세포효과는 주로 급성세포파괴감염과 동일하다.
  - 거대분자는 제한적으로 합성되지만 바이러스는 합성되지 않는 잠복감염(latent infection). 다시 말하면, 바이러스유전체의 제한적인 발현은 일어난다. 바이러스유전자산물은 감염세포에서 일어나는 어떠한 변화와도 거의 변화되지 않는다.
- 숙주세포에 대한 뚜렷한 형태학적 그리고 생리학적 변화 없이 오랜 기간의 잠복기가 특징인 지연감염(slow infection). 비록 세포손상의 진행이 수년에 걸친다고는 해도 이는 광범위한 세포손상과 질병으로 이어진다.
- 특정의 진핵숙주세포에 바이러스가 생산되거나 생산되지 않고 영구적으로 바이러스핵산이 남아 있을 수 있는 형질전환감염(transforming infection). **발암성**형질전환(**oncogenic** transformation)이라는 용어는 세포가 암성으로 되도록 세포증식의 조절이 유전적으로 변화되는 것을 지칭한다. DNA(혹은 RNA) 종양바이러스는 정상세포를 악성종양세포로 전환시키는 여러 변화를 개시할 수 있다(이 장의 뒤에 있는 유전독성효과 참조). 감염세포는 형태학적, 생리학적 그리고 생화학적인 비발암성변화를 초래할 기타 형태의 유전적인 변화를 이행할 수 있다. 다시 말하면, 만일 바이러스가 진핵세포에 감염되고 그 세포의 특성을 변화시킨다면, 그 세포는 형질전환세포라고 부른다.

숙주세포의 손상

바이러스감염은 대개 세포의 형태, 생리 그리고 생합성에서의 변화와 연관된다.

형태학적 효과. 숙주세포가 바이러스감염에 의해 형태학적으로 변화되는 것은 **세포병변효과(cytopathic effect)**라고 부른다. 세포병변효과는 다음을 포함한다:

- 형태의 변화(예, 세포가 둥그러지는 것)
- 조직면으로부터의 분리
- 용해
- 막의 융합
- 막투과성의 변화
- 봉입체(변화된 숙주세포의 구조 혹은 바이러스성분의 축적)
- 세포자멸사(apoptosis)(프로그램된 세포사멸)

각기 다른 바이러스에 의해 야기되는 특이적인 세포병변효과는 바이러스 그리고 그 바이러스가 감염시킨 세포에 따라 달라진다. 임상바이러스학(clinical virology)에서 이용되는 세포병변효과의 관찰은 바이러스주의 동정을 목적으로 한다. 선정된 바이러스의 세포병변효과는 표 5.2에 나열하였다.

생리학적 효과. 원형질막 혹은 세포속의 막과 바이러스의 상호작용 그리고 바이러스단백질의 첨가와 같은 어떤 그 이후의 변화는 숙주세포의 생리학적인 특성을 변화시킬 수 있다. 이는 이온의 이동, 이차전령자(secondary messenger)의 형성 그리고 세포활성의 변화를 일으키게 되는 활성의 촉발이 포함된다. 숙주세포의 원형질막으로 통합되는 바이러스단백질은 또한 그의 항원특성이나 면역특성을 변화시킬 수 있다.

생화학적 효과. 많은 수의 바이러스는 감염된 세포자신의 거대분자 예컨대 DNA, RNA 그리고 다양한 단백질의 합성을 억제시키거나 변화시킨다. 세포의 전사 그리고 단백질-단백질 상호작용은 또한 새로운 바이러스의 생산을 촉진시키도록 바뀔 수 있다. 게다가, 일부 바이러스는 세포의 특이적인 생화학적인 활성을 자극하여 바이러스의 복제를 증가시킬 수 있다.

유전독성효과. 유전독성물질이 직접적으로 DNA에 결합함으로써 혹은 DNA의 복제에 관여하는 효소에 영향을 미쳐 간접적으로 DNA의 손상을 야기함으로써 DNA를 손상시킬 수 있다. 이러한 물질은 따라서 암을 유발하거나 유발하지 않을 수 있는 돌연변이를 일으킬 수 있다(건강관리의 응용: 발암성바이러스와 관련암 참조). 바이러스에 감염된 이후에 숙주 DNA에서 손상, 분절화, 재배열 혹은 기타의 변화가 일어날 수 있다. 이중가닥 DNA 바이러스는 숙주 DNA와 직접적으로 상호작용하며 바이러스 DNA의 어떤 경우는 숙주유전체의 특정부위로 통합된다. 바이러스유전체의 모든 부분이 증식허용세포에서 발현되어 바이러스의 복제, 용해 그리고 세포사멸이 야기된다. 바이러스 DNA가 증식불허세포의 유전체에 무작위적인 부위로 통합되는 경우에는 바이러스유전체의 일부만이 발현된다. 이러한 경우, 바이러스의 초기조절기능은 발현되지만 바이러스의 구조단백질을 생산되지 않는다. B형 간염바이러스(hepatitis B virus), 헤르페스바이러스(herpesviruses) 그리고 유두종바이러스(papillomaviruses)와 같은 여러 DNA 바이러스는 잠재적으로 암을 일으킨다. RNA 종양바이러스(레트로바이러스, retroviruses)는 그 자신의 핵산을 숙주세포유전체에 통합시킴으로써 대개 세포를 악성세포로 변화시키고 심지어 감염성의 새로운 바이러스도 생산한다. RNA가 성숙한 바이러스입자의 유전체이기 때문에 숙주 DNA 속으로 통합되기 전에 이는 먼저 DNA로 복사되어야 한다(이 장의 앞에 있는 바이러스의 증식 참조).

표 5.2 선정된 바이러스의 세포병변효과

바이러스	세포병변효과
아데노바이러스(Adenovirus)	핵내 봉입체; 세포응집
단순헤르페스바이러스(Herpes simplex virus)	다핵거대세포를 만드는 세포융합; 핵내 봉입체
HIV	다핵거대세포
인플루엔자바이러스(Influenza virus)	세포가 둥그러짐
폴리오바이러스(Poliovirus)	세포용해
광견병바이러스(Rabies virus)	세포질내 봉입체: 네그리소체(Negri body)
레오바이러스(Reovirus)	세포확장; 세포질내 공포와 봉입체
천연두바이러스(Smallpox virus)	세포의 둥그러짐; 세포질내 봉입체

3 척추동물바이러스의 주요 그룹
Major Groups of Viruses in Vertebrates

척추동물바이러스는 이들이 자연적인 보호장벽을 침입하고 그리고 아래의 조직과 기관에 접촉한 뒤에 질병을 일으킨다. 대부분의 바이러스는 특정 종류의 세포나 조직에 특이적이지만, 특정의 질병은 공통적인 조직선호성을 가진 여러 바이러스에 의해 야기될 수 있다. 바이러스의 유전체는 DNA 혹은 RNA로 이루어질 수 있다.

1] DNA 바이러스

아데노바이러스

아데노바이러스(adenoviruses)는 아데노바이러스(과)(*Adenoviridae*)에 속하며 주로 호흡기병을 일으킨다. 아데노바이러스(adenoviruses)는 중간크기(90~100 nm)의 선형 dsDNA 바이러스이며 피막이 없고 그리고 정20면체 뉴클레오캡시드를 가진다. 바이러스는 대개 화학적이거나 물리적인 약물 그리고 유해한 pH 조건에 대해서도 특이하게 안정적이다. 이는 이러한 바이러스가 사람의 몸 바깥에서도 오랜 시간 생존할 수 있게 만든다. 현재, 사람에서 감기증상으로부터 폐렴, 크루프(croup) 그리고 기관지염까지의 범위에 이르는 광범위하게 다양한 질병을 야기하는 57가지의 아데노바이러스혈청형이 확인되었다.

- 또한, 이러한 바이러스는 위창자염, 결막염, 방광염 그리고 발진과 같은 다양한 기타 질병도 일으킨다.
- 바이러스는 여러 기관계통에 감염될 수 있다. 감염의 대부분은 무증상적이다.
- 소아에서, 아데노바이러스(adenoviruses)는 일반적으로 호흡관과 위창자관에 감염을 일으킨다.
- 면역저하자는 아데노바이러스감염의 중증합병증에 특히 취약하고 감수성이 있다.
- 최근, 아데노바이러스(adenoviruses)를 예방접종과 유전자요법의 벡터역할로 이용하는 면이 관심을 끌고 있다.

헤파드나바이러스

헤파드나바이러스(hepadnaviruses)는 헤파드나바이러스(과)(*Hepadnaviridae*)에 속하며 사람과 동물에서 간염을 일으킨다. 이러한 바이러스는 부분적으로 이중가닥이고 부분적으로 단일가닥인 DNA의 작은 환상유전체를 가진 피막바이러스이다. 바이러스가 숙주세포에 침입할 때, 단일가닥부분은 중심에 존재하는 DNA 중합효소에 의해 이중가닥에 보존된다. 간세포에 감염하여 지속되는 경우 간염을 일으키며 간세포암종의 요인일 수도 있는 B형 간염바이러스(hepatitis B virus, HBV)가 이 무리에 속하는 바이러스이다. HBV는 급성(혹은 만성)의 증상성(혹은 무증상성)인 병을 일으킬 수 있다(16장 참조).

헤르페스바이러스

헤르페스바이러스(herpesviruses)[헤르페스바이러스(과)(*Herpesviridae*)]는 사람과 동물에서 병을 일으키는 DNA 바이러스의 커다란 과(family)이다. 사람헤르페스바이러스는 알파헤르페스바이러스(아과)(*Alphaherpesvirinae*), 베타헤르페스바이러스(아과)(*Betaherpesvirinae*) 그리고 감마헤르페스바이러스(아과)(*Gammaherpesvirinae*)의 3 아과로 분류된다. 이 분류는 유전체구조, 조직친화성(tissue tropism), 세포병리학 그리고 잠복감염부위뿐만 아니라 병의 발병기전과 같은 바이러스의 특성차이에 기반한다(표 5.3). 사람헤르페스바이러스는 아래와 같다:

- 제1, 2형 단순헤르페스바이러스(herpes simplex viruses 1 and 2, HSV-1 and HSV-2)
- 수두대상포진바이러스(varicella-zoster virus, VZV)
- 엡스타인바바이러스(Epstein-Barr virus, EBV)
- 거대세포바이러스(cytomegalovirus, CMV)
- 제6, 7, 8형 사람헤르페스바이러스(human herpesviruses 6, 7, and 8, HHV-6, HHV-7, and HHV-8)

헤르페스바이러스(herpesviruses)는 커다란 피막 dsDNA(선형) 바이러스이며 이들의 피막은 숙주세포의 핵막과 원형질막으로부터 출아시에 획득한다. 이들은 감염세포의 핵내에서 복제하며 특징적으로 잠복성을 나타내는데, 이는 이들이 숙주조직의 일생 동안 잠복상태로 존재하게 한다. 활성화되는 경우, 이들은 숙주에 재발성의 질환을 일으킨다(예, VZV; 14장 참조). 바이러스의 재활성화는 자외선, x-레이, 열, 냉온, 호르몬변화, (신체적 그리고 정서적 모두의) 스트레스 그리고 면역결핍증과 같은 환경변화에 반응하여 일어난다.

유두종바이러스와 폴리오마바이러스

유두종바이러스(papillomaviruses)와 폴리오마바이러스(polyomaviruses)는 이전에 파포바바이러스(과)(*Papovaviridae*)에 속하는 것으로 분류되었지만 유두종바이러

발암성바이러스와 관련암

바이러스	핵산	질병	암
파보바바이러스(과)(*Papovaviridae*) 유두종바이러스(Papillomavirus)(일부)	dsDNA	사마귀(warts), 생식기사마귀(genital warts)	자궁목암(cervical cancer)
헤르페스바이러스(과)(*Herpesviridae*) 림포크립토바이러스(*Lymphocryptovirus*)[엡스타인바바이러스(Epstein-Barr virus)]	dsDNA	감염단핵구증(infectious mononucleosis)	버키트림프종(Burkitt's lymphoma); 코인두암종(nasopharyngeal carcinoma); 호지킨병(Hodgkin's disease)의 발생에 관여할 수 있음
헤르페스바이러스(과)(*Herpesviridae*) 단순헤르페스바이러스(Herpes simplex virus) (HSV-2, HSV-8)	dsDNA	생식기헤르페스(genital herpes)	자궁목암 카포시육종(Kaposi's sarcoma)
헤파드나바이러스(*Hepadnavirus*) B형 간염바이러스(Hepatitis B virus)	dsDNA	B형 간염	간암
아데노바이러스(과)(*Adenoviridae*)	dsDNA	급성호흡기병; 감기	샘암종
폭스바이러스(과)(*Poxviridae*)	dsDNA	천연두; 우두	기타
레트로바이러스(과)(*Retroviridae*)	ssRNA	성인 T 세포백혈병; HIV 감염	성인 T 세포백혈병(adult T-cell lymphoma); AIDS

AIDS, 후천성면역결핍증후군(acquired immunodeficiency syndrome); HIV, 사람면역결핍바이러스(human immunodeficiency virus)

표 5.3 헤르페스바이러스의 특성

아과	바이러스	병태생리학	전파
알파헤르페스바이러스(아과)(Alphaherpesvirinae)			
제1형 사람헤르페스바이러스 (Human herpesvirus 1)	제1형 단순헤르페스바이러스(Herpes simplex virus 1, HSV-1)	입안(또는 생식기)헤르페스(주로 입얼굴)	근접접촉
제2형 사람헤르페스바이러스 (Human herpesvirus 2)	제2형 단순헤르페스바이러스(Herpes simplex virus 2, HSV-2)	입안(또는 생식기)헤르페스(주로 생식기)	성전파
제3형 사람헤르페스바이러스 (Human herpesvirus 3)	수두대상포진바이러스(Varicella-zoster virus, VZV)	수두와 대상포진	호흡기와 근접접촉
감마헤르페스바이러스(아과)(Gammaherpesvirinae)			
제4형 사람헤르페스바이러스 (Human herpesvirus 4)	엡스타인바바이러스(Epstein-Barr virus, EBV), 림포크립토바이러스(lymphocryptovirus)	감염성단핵구증, 버키트림프종, AIDS 환자의 CNS 림프종, 이식후 림프증식증후군, 코인두암종	EBV: 침(키스병)
제8형 사람헤르페스바이러스 (Human herpesvirus 8)	카포시육종-연관 헤르페스바이러스(Kaposi's sarcoma – associated herpesvirus)	카포시육종, 원발성삼출림프종, 어떤 형태의 다중심캐슬맨병	근접접촉(성적), 침?
베타헤르페스바이러스(아과)(Betaherpesvirinae)			
제4형 사람헤르페스바이러스 (Human herpesvirus 4)	거대세포바이러스(Cytomegalovirus)	감염성단핵구증, 망막염, 기타.	근접접촉, 수혈, 조직이식, 선천성
제6형 사람헤르페스바이러스 (Human herpesvirus 6) 제7형 사람헤르페스바이러스 (Human herpesvirus 7)	로세올로바이러스(Roseolovirus)	제6병[영아장미진(돌발발진) 혹은 돌발피진]	호흡기와 근접접촉?

AIDS, 후천성면역결핍증후군(acquired immunodeficiency syndrome); *CNS*, 중추신경계통(central nervous system).

스(과)(*Papillomaviridae*)와 폴리오마바이러스(과)(*Polyomaviridae*)의 두 과로 분류되고 있다. 이들 두 과는 숙주에 의존적인 용균감염, 만성감염, 잠복감염 그리고 유전자 전환감염을 일으킬 수 있다. 유두종바이러스(papillomaviruses)와 폴리오마바이러스(polyomaviruses)는 작은 무피막바이러스이며 환상의 dsDNA와 정20면체의 캡시드를 가진다. 사람유두종바이러스는 사마귀를 일으키며 여러 종류가 자궁목암종과 같은 암과 연관된다.

파르보바이러스

파르보바이러스(과)(*Parvoviridae*)의 종은 가장 작은 DNA 바이러스(지름 18~26 nm)이며, 사람세포에 감염되는 것으로 알려진 것은 B19 바이러스 하나뿐이다. 모든 다른 구성원은 동물에서 질병을 야기하는 것으로 가장 잘 알려져 있다. 파르보바이러스(parvoviruses)는 무피막의 정20면체 캡시드를 가지며 B19 바이러스유전체는 하나의 선형 ssDNA 분자를 포함한다. B19 바이러스는 사람의 뼈속질세포(골수세포, bone marrow cell), 적혈구계세포(erythroid cells) 그리고 적혈구계백혈병세포(erythroid leukemia cells)와 같이 유사분열적으로 활성이 있는 세포에서 복제하는 것을 선호한다. B19는 다른 4개의 질병, 즉 홍역, 풍진, 성홍열 그리고 듀크병(Dukes' disease)과 유사하게 얼굴에 발진을 발생시키기 때문에 흔히 제5병(*fifth disease*)이라 부르는 접촉성감염홍반(contagious erythema infectiosum)의 발생원이다.

폭스바이러스

폭스바이러스(poxviruses)는 지름이 약 200 nm이고 길이가 약 300 nm인 가장 큰 바이러스이며 대칭성의 복잡한 뉴클레오캡시드를 가진다. 이들은 종에 따라 다양한 형태를 가지지만 대부분 이들은 벽돌모양 혹은 계란모양이으로 둥근벽돌과 비슷하다. 바이러스유전체는 커다란 이중가닥선형 DNA이며 양끝이 융합되어 있다. 사람폭스바이러스에는 천연두(이의 병명은 마마와 두창, 영어명은 variola와 smallpox 등으로 부름, 역주)의 병원체인 마마(variola)바이러스[오르토폭스바이러스(속)(*Orthopoxvirus*)] 그리고 사람에서 양성종양을 일으키는 물사마귀(전염물렁종, molluscum contagiosum)바이러스[몰루스시폭스바이러스(속)(*Molluscipoxvirus*)]가 포함된다.

마마바이러스(smallpox virus)와 관련이 있는 또 다른 폭스바이러스(poxvirus)인 바시니아바이러스(vaccinia virus)는 마마백신에서 사용되는 "생바이러스"이다. 백신으로 사람에게 투여한 경우, 이는 몸에서 마마에 대한 면역성의 발생에 일조할 것이다. 바시니아바이러스(vaccinia virus)는 1980년 세계보건기구가 발표했던 천연두의 박멸을 위해 가장 잘 알려져 있다.

2] RNA 바이러스

부니야바이러스(과)

부니야바이러스(과)(Bunyaviridae)의 종은 그의 핵산으로 커다란 음성가닥 RNA를 가진 피막바이러스이다. 이들은 동물사람공통감염증(zoonosis)을 일으키며 일반적으로 동물에서 발견되지만 이 과에 속하는 어떤 종은 사람을 감염시킬 수 있다(표 5.4). 부니야바이러스(과)(*Bunyaviridae*)는 구조적인 특성과 생화학적인 특성에 기반하여 부니야바이러스(속)(*Bunyavirus*), 플레보바이러스(속)(*Phlebovirus*), 우우쿠바이러스(속)(*Uukuvirus*), 나이로바이러스(속)(*Nairovirus*) 그리고 한타바이러스(속)(*Hantavirus*)의 5속으로 분류되는 척수 200개의 바이러스무리이다. 설치류가 옮기는 한타바이러스(hantavirus)를 제외하고, 부니야바이러스(과)(*Bunyaviridae*)의 종은 절지동물매개바이러스이다.

코로나바이러스

코로나바이러스(coronaviruses)는 코로나바이러스(과)(*Coronaviridae*)에 속하며 발티모어분류체계의 Group IV에 속한다. 이러한 바이러스는 지름이 80~160 nm이며, 가장 큰 RNA 바이러스이다. 코로나바이러스(coronaviruses)는 (+)ssRNA 유전체를 가진 나선대칭형의 피막바이러스이다. 이들은 사람과 동물에 감염되어 호흡기병과 창자병을 일으킨다. 코로나바이러스(coronaviruses)는 감

표 5.4 사람에 감염될 수 있는 부니야바이러스(과)(Bunyaviridae)의 예

속	감염벡터	척추동물숙주	사람병리학
부니야바이러스(*Bunyavirus*)	모기	설치류, 작은 포유류, 영장류, 조류, 유대류	열병(febrile illness), 뇌염(encephalitis)
한타바이러스(*Hantavirus*)	없음	설치류	콩팥증후군을 수반하는 출혈열, 성인호흡곤란증후군, 한타바이러스허파증후군, 쇼크, 허파부종
나이로바이러스(*Nairovirus*)	진드기	토끼, 소, 염소, 바다새	출혈열(hemorrhagic fever)
프레보바이러스(*Phlebovirus*)	파리	양, 소, 가축	리프트계곡열(Rift Valley fever), 모래파리열(sandfly fever), 출혈열, 뇌염, 결막염, 근육염

기의 두 번째 원인이며, 리노바이러스(rhinovirus)가 가장 흔한 종류이다.

중증급성호흡기증후군(SARS)는 코로나바이러스 SARS-CoV에 의해 야기된다(15장과 24장 참조).

간염바이러스

총체적으로 간염(*hepatitis*)이라 부르는 많은 간질환은 광범위한 바이러스(과)로부터 오는 바이러스에 의해 야기된다(표 5.5). 간염바이러스의 각각은 간에 감염되어 간을 손상시켜 황달을 일으키고 간효소를 방출시킨다. 만성활동성간염, 경화증 그리고 간세포암종을 포함하는 급성감염과 만성감염 모두의 바이러스성간염은 사람집단에서 심각한 사망률와 이환율의 원인이다. 바이러스간염은 전세계적으로 수억 명의 사람에 영향을 미치는 주된 공중보건 문제이다.

오르토믹소바이러스

오로토믹소바이러스(orthomyxoviruses)는 오르토믹소바이러스(과)(*Orthomyxoviridae*)에 속하며 A형, B형 그리고 C형 인플루엔자바이러스(influenza virus)가 포함된다.

의학적 사건

K22 화합물

2003년 SARS 유형은 코로나바이러스(coronaviruses)와 그의 감염병출현능력에 대해 자세하게 살펴보게 했다. 2014년 중동아시아호흡기증후군(Middle East respiratory syndrome, MERS)의 출현은 코로바바이러스(coronavirus)의 위협을 강조한다. 비록 현재 코로나바이러스에 대항할 수 있는 특정의 약물은 없지만 트리발라(Trybala)[스웨덴의 고텐부르크대학교(University of Gothenburg)]와 티엘(Thiel)(스위스의 베른대학교(University of Berne)]의 국제연구팀이 상대적으로 무해한 코로나바이러스(coronavirus)에 대항하는 항바이러스특성을 가진 화합물을 확인하였다. 추가연구는 K22 화합물이 SARS와 MERS 코로나바이러스(coronavirus)를 포함하는 모든 검사된 다른 코로나바이러스(coronavirus)에도 효과적이라는 것을 보여주었다.

[PLOS: 새로운 코로나바이러스억제제가 숙주의 바이러스감염을 차단하는 항바이러스효과를 보인다(New coronavirus inhibitor exhibits antiviral activity by blocking viral hijacking of host). Science*Daily*, May 29, 2014.]

생명의 응용

생물무기로서의 천연두

천연두는 인도와 이집트에서 3000년 이상의 과거에 출현한 것으로 보이며, 인류에게 가장 파멸적인 질환의 하나로 알려져 있다. 에드워드제너(Edward Jenner)는 천연두로부터 사람을 보호할 우두접종을 발견하였다. 1796년, 첫 번째 천연두에 대한 생백신이 개발되었고, 후에 전세계적으로 시행되어 1980년 천연두바이러스가 박멸되었고, 결과적으로 세계보건기구연구실에서 참고용 보관(바이러스)가 폐기되었다. 하지만 바이러스는 사라지지 않았으며 미국과 러시아가 여전히 보관하고 있다. 자연적인 천연두바이러스는 성공적으로 제거되었지만, 예전의 소비에트연맹은 생물학전에 사용할 목적으로 대단히 많은 양의 천연두바이러스를 보관하였다. 미국질병통제예방센터(U.S. Centers for Disease Control and Prevention, CDC)는 탄저병(anthrax), 페스트(plague), 보툴리눔증(botulism), 야생토끼병(tularemia) 그리고 바이러스성출혈열(viral hemorrhagic fever)과 함께 천연두를 Category A로 분류한다. 이러한 병원체는 테러리스트 또는 적대국가가 갖게 되는 경우 생물테러-생물학전의 높은 가능성을 가진다. 이러한 병원체 모두가 광범위하게 퍼지게 된다면 심각한 질병유행이 야기될 것이다. 이러한 잠재적인 위협은 새로운 천연두백신을 개발하려는 프로그램 그리고 잠재적인 항바이러스제의 개발을 다루는 프로그램에 관심이 다시 모아지고 있다.

표 5.5 간염바이러스

바이러스	아과	구조	전파
A형 간염(Hepatitis A)	피코르나바이러스 (Picornavirus)	양성가닥 RNA, 무피막 정20면체 캡시드	대변구강경로, 수인성 혹은 식물매개
B형 간염(Hepatitis B)	헤파드나바이러스 (Hepadnavirus)	피막 DNA	세습적으로 혈액이나 주사바늘, 성접촉, 출생전후
C형 간염(Hepatitis C)	플라비바이러스 (Flavivirus)	양성가닥 RNA, 피막	혈액-혈액접촉, 감염혈액, 정맥내약물남용, 성적으로, 수혈과 기관이식
D형 간염(Hepatitis D)	델타병원체바이러스 (Delta agent, virus)	음성가닥, 단일가닥, 폐쇄환상 RNA	B형 간염바이러스가 있어야 하며, B형 간염감염자에서 나타남
E형 간염(Hepatitis E)	헤르페스바이러스 (Herpesvirus)	무피막, 양성가닥, 단일가닥 RNA	대변구강경로, 특히 오염된 물

바이러스는 분절적인 음성가닥 RNA 유전체를 가진 피막 바이러스이다. A형과 C형 인플루엔자바이러스(influenza virus)는 여러 종을 감염시키는 반면 B형 인플루엔자바이러스는 주로 사람을 감염시킨다. 중요한 사람질병은 오직 A형과 B형 인플루엔자바이러스에 의한다. 이 무리에서 A형 바이러스가 가장 병원성인 사람병원체이며 대부분의 중증질환을 일으킨다. 인플루엔자바이러스는 전형적인 독감유사증상인 발열, 권태감, 두통 그리고 몸의 통증(근육통)을 일으키는 호흡기바이러스(15장 참조)이다. 인플루엔자는 가장 널리 유행하는 바이러스감염의 하나이다. 인플루엔자바이러스가 분절적인 특성의 유전체를 가지고 있어 사람과 동물 사이에서 균주의 돌연변이와 새로운 분설의 재배열을 통해 새로운 균주가 만들어지게 된다. 이러한 유전적인 불안정성 그리고 결과적인 새로운 균주의 출현이 매년 독감이 만연하고 주기적으로 유행되게 만든다(24장 참조). 위험을 가진 사람에서 현재 이용 가능한 예방백신과 항바이러스제가 심각한 질병의 합병증을 예방할 수 있게 만든다. 알려진 (전세계적인) 독감유행의 예는 표 5.6에 있다.

표 5.6 알려진 독감유행

유행명	시기	추산 사망자수
아시아(러시아)독감 [Asiatic (Russian) flu]	1889~1890	100만 명
스페인독감(Spanish flu)	1918~1920	4000만 명
아시아독감(Asian flu)	1957~1958	100~150만 명
홍콩독감(Hong Kong flu)	1968~1969	75만~100만 명

파라믹소바이러스

파라믹소바이러스(paramyxovirus)는 파라믹소바이러스(과)(*Paramyxoviridae*)에 속하며 모르빌리바이러스(속)(*Morbillivirus*), 파라믹소바이러스(속)(*Paramyxovirus*) 그리고 뉴모바이러스(속)(*Pneumovirus*)으로 구성된다.

- 모르빌리바이러스(속)(*Morbillivirus*)은 홍역바이러스(measles virus)가 포함된다.
- 파라믹소바이러스(속)(*Paramyxovirus*)는 파라인플루엔자바이러스(parainfluenza virus)와 볼거리바이러스(mumps virus)가 포함된다.
- 뉴모바이러스(속)(*Pneumovirus*)은 호흡기세포융합바이러스(respiratory syncytial virus)가 포함된다.

파라믹소바이러스(paramyxoviruses)는 (−)ssRNA 유전체를 가지며 고도로 다형태성이고 피막이 있으며 나선대칭형의 뉴클레오캡시드를 가진다. 사람동물공통감염증(인수전염병)을 일으키는 바이러스인 니파바이러스(Nipah virus)와 헨드라바이러스(Hendra virus)는 말레이지아와 싱가포르에서 1998년 돌발발생된 후에 확인된 고도로 전염성인 파라믹소바이러스(paramyxoviruses)이다.

미국과 선진국에서는 효과적인 생백신으로 홍역바이러스와 볼거리바이러스에 대한 보호가 제공된다. 이러한 국가에서의 예방접종프로그램은 홍역과 볼거리가 거의 발생되지 않게 한다.

피코르나바이러스

피코르나바이러스(picornaviruses)는 피코르나바이러스(과)(*Picornaviridae*)에 속한다. 이들은 가장 큰 바이러스(과)이며 가장 작은 RNA 바이러스이다. 피코르나바이러스(picornaviruses)는 무피막바이러스이며 유전체로 정20면체 뉴클레오캡시드을 포함하는 (+)ssRNA 바이러스이다. 이 RNA는 mRNA와 유사하여 mRNA로 작용하거나 혹은 복제형태를 위한 주형이 될 수 있다. 피코르나바이러스(picornaviruses)는 9개의 특징적인 속으로 분류되는데 이의 많은 것들이 사람과 동물에서의 주된 병원체이다. 여기에는 엔테로바이러스(속)(*Enterovirus*), 리노바이러스(속)(*Rhinovirus*), 헤파토바이러스(속)(*Hepatovirus*), 카르디오바이러스(속)(*Cardiovirus*), 아프토바이러스(속)(*Aphthovirus*), 파레코바이러스(속)(*Parechovirus*), 에르보바이러스(속)(*Erbovirus*), 코부바이러스(속)(*Kobuvirus*) 그리고 테스초바이러스(속)(*Teschovirus*)이 포함된다.

사람에서 다양한 감염을 야기하는 주된 2범주는 엔테로바이러스(enteroviruses)와 리노바이러스(rhinoviruses)이다. 이들은 낮은 pH에서 뿐만 아니라 성장을 위한 최적 온도에서 캡시드의 안정성이 독특하게 다르다. 엔테로바이러스(enteroviruses)의 캡시드는 pH 3에서 안정적이며 위창자관과 하수도계통과 같은 거친 환경조건에서 생존할 수 있게 한다. 이들은 대변구강경로로 전파된다. 반면, 리노바이러스(rhinoviruses)는 산성에 취약하며 이들은 주로 코와 목에 감염되고 33°C 이하(코안의 온도)에서 가장 잘 자란다. 엔테로바이러스(enteroviruses)는 37°C에서 복제한다. 침입문(12장 참조)은 위쪽기도(상기도), 입인두 그리고 위창자관일 수 있다. 대부분의 엔테로바이러스(enteroviruses)는 세포용해성이며; 이들은 빠르게 복제하여 감염세포에 직접적으로 손상을 입힌다. 폴리오바이러스(poliovirus)의 경우, 바이러스는 뼈대근육에 감염되며 신경지배하는 신경섬유를 따라 신경계통으로 침범한다(7장 참조). 리노바이러스(rhinoviruses)는 감기와 위쪽기관 감염의 가장 흔한 유발원이다. 리노바이러스(rhinovirus)의 115개 이상의 혈청형이 있으며, 이들의 감염은 자기제한적이고 일반적으로 중증의 질병을 일으키지는 않는다.

라브도바이러스

라브도바이러스(과)(*Rhabdoviridae*)에 속하는 바이러스는 식물, 곤충, 어류, 조류 그리고 사람을 포함하는 포유류에 감염된다. 라브도바이러스(rhabdoviruses)는 (−)ssRNA 형태로 유전체를 전달하는 단순한 바이러스이다. 이들은 5개의 단백질만을 암호화하며 피막이 있고 그리고 특징적인 총알모양의 형태를 가진다. 이 무리에서 가장 중요한 병원체는 광견병바이러스(rabies virus)이며 거의 항상 광견병(*rabies*)이라는 치명적인 질병을 일으킨다. 루이파스퇴르(Louis Pasteur)가 광병견백신을 개발할 때까지 광견병에 걸린 동물에 물리는 것은 사망으로 이어졌다. 드물기는 해도, 이는 광견병에 걸린 동물로부터 나온 침과 같은 감염물질이 눈, 코, 입 혹은 상처로 직접 침입하는 경우 사람이 광견병에 걸릴 수 있다. 예방목적으로 고위험에 처한 사람들에게 광견병백신이 투여되고 있다. 예방접종을 받지 않은 사람과 동물에 물린 사람 혹은 다른 면으로 광견병에 노출된 사람은 노출된 후에 병을 예방하기 위해 예방접종을 받을 수 있다.

레오바이러스

레오바이러스(*reovirus*)라는 명칭은 특정의 질병과 연관되지 않는 창자와 호흡기의 바이러스무리에 주어졌으며 "호흡기, 창자, 고아(respiratory, enteric, orphans)(그래서 REO, 역주)"로 간주되었다. 레오바이러스(reoviruses)는 정20면체 뉴클레오캡시드와 dsRNA 유전체를 가진 무피막바이러스이다. 바이리온은 pH와 온도의 변화, 세정제 그리고 건조와 같은 나쁜 환경조건과 위창자조건에 대단히 저항적이다. 레오바이러스의 속 하나가 소아에서 흔한 병인 영아위창자염(16장 참조)의 원인병원체인 로타바이러스(속)(*Rotavirus*)이다. 바이러스는 탈수 때문에 입원을

표 5.7 레트로바이러스의 아과

아과	특징
온코바이러스(아과) (*Oncovirinae*)	암과 신경장애와 연관
B형	성숙바이러스에 예외적인 뉴클레오캡시드
C형	성숙바이리온에서 중심에 위치하는 뉴클레오캡시드
D형	원통형의 뉴클레오캡시드중심
렌티바이러스(아과) (*Lentivirinae*)	느린질병발병: 신경장애와 면역억제; D형 바이러스(원통형의 뉴클레오캡시드중심)
스푸마바이러스(아과) (*Spumavirinae*)	임상적인 병을 일으키지 않지만, 특징적인 공포화된 "거품"세포병리
내인성 바이러스 (Endogenous viruses)	사람유전체 속으로 통합될 수 있는 레트로바이러스서열

요하는 소아설사의 모든 원인 가운데 약 50%를 차지한다. 개발도상국에서 로타바이러스감염은 주된 문제이며 이 바이러스에 의해 매년 100만 명 이상이 사망한다. 로타바이러스(rotaviruses)는 또한 "여행자"의 설사를 일으키는 원인의 하나이다.

레트로바이러스

레트로바이러스(retroviruses)는 이들이 일으키는 질병, 조직친화성과 숙주범위, 바이리온의 형태 그리고 유전체의 복잡성에 따라 분류된다. 사람레트로바이러스의 아과는 온코바이러스(아과)(*Oncovirinae*), 렌티바이러스(아과)(*Lentivirinae*) 그리고 스푸마바이러스(아과)(*Spumavirinae*)이다(표 5.7). 바이러스는 피막바이러스이며 형태가 어느 정도 구형이고 이들의 유전체는 두 동일한 (+)ssRNA 복사체로 이루어진다. 이러한 바이러스는 독특한 복제주기를 가진다: 이들은 DNA 중간산물로부터 이들을 복제할 수 있는 RNA-의존 DNA 중합효소(역전사효소)를 암호화한다. 바이러스유전체의 DNA 복사체, 즉 **프로바이러스**가 숙주세포 DNA로 통합되며 따라서 세포유전자로 된다.

토가바이러스

토가바이러스(과)(*Togaviridae*)에 속하는 바이러스는 정20면체 뉴클레오캡시드대칭성을 가진 피막 (+)ssRNA 바이러스이다. 이들에는 알파바이러스(속)(*Alphavirus*)과 루비바이러스(속)(*Rubivirus*)이 포함된다. 알파바이러스(al-

건강관리의 응용

사람프리온병의 예

병	전파	임상적인 징후와 증상	치료
크로이츠펠트-야곱병 (Creutzfeldt-Jacob disease)	정상프리온단백질의 자연적인 변화; 10~15%는 (상염색체우성)유전성	치매(dementia) 초기신경징후: 뇌전도에서 주기적인 파형; 신경병리학에서 "개화성판(florid plaques)"의 존재; 림프조직에서 병원체의 존재	알려지지 않음; 빠르게 진행되며 항상 치명적임
변이형 크로이츠펠트-야곱병(Variant Creutzfeldt-Jacob disease)	"광우"병("Mad cow" disease): 소해면모양뇌병증오염음식에 노출되면 위축됨	현저한 정신/행동증상; 통증성이상감각(촉감의 왜곡); 지연성신경징후; 신경병리학에서 다량의 "개화성판"	지지요법: 특수치료 없음; 치명적임
게르스트만-스트라우저-쉐인커증후군(Gerstmann-Sträussler-Scheinker syndrome)	유전성(Inherited)	다양한 수준의 조화운동실조증; 말더듬증(조음장애, dysarthria)(어눌한 말), 치매, 눈떨림, 경련, 시각장애	치유 안됨, 치료방법 모름, 오직 지지요법
쿠루(Kuru)	식인증(cannibalism)	불안정한 보행, 떨림, 어눌한 말	치유 안됨, 치료방법 모름, 오직 지지요법

phaviruses)는 전세계적으로 존재하며 이들의 많은 것들이 사람에게 병원성이다. 알파바이러스감염의 주된 결과에는 감염성관절염, 뇌염, 발진 그리고 발열이 포함된다. 알파바이러스(alphaviruses)는 유전자전달을 위한 바이러스벡터로 개발하기 위해 유전자요법연구실에서 흥미를 가지는 바이러스이다.

루비바이러스(*rubivirus*)는 오직 하나의 확인된 종, 즉 풍진(rubella, German measles)의 원인병원체인 풍진바이러스(rubella virus)만이 포함된다. 다른 토가바이러스(togaviruses)와 달리, 풍진바이러스(rubella virus)는 호흡기바이러스이다(15장 참조).

플라비바이러스

플라비바이러스(flaviviruses)는 (+)ssRNA와 정20면체 뉴클레오캡시드대칭성을 가진 피막바이러스이며, 토가바이러스(togaviruses)와 유사하지만 복제방식이 다르다. 플라비바이러스(flaviviruses)는 황열(yellow fever), 뇌염, 뎅기열(Dengue fever) 그리고 C형 간염의 원인병원체이다.

4 바이러스이하의 병원체 Subviral Agents

바이러스이하의 병원체는 바이러스보다 작은 물질이지만 일부의 바이러스특성을 가진다. 이들은 특징적으로 작은 유전체를 가진 흔하지 않은 감염원이며 바이로이드(viroid), 바이루소이드(위성체)[virusoid (satellite)] 그리고 프리온(prion)이 포함된다.

1] 바이로이드

바이로이드(viroids)는 지름이 15~100 nm의 크기이며, 이들의 RNA 유전체는 246~375 뉴클레오티드의 길이이다. 이들은 모두 단일가닥의 환상이며; 복제는 도움바이러스의 존재에 의존하지 않고, 어떠한 단백질도 암호화하지 않는다. 이들은 흔한 식물병원체이며 심각한 경제 문제를 일으킨다. 비록 이들이 핵산주위에 보호단백질외피가 없다고 해도, 이러한 노출 RNA 병원체는 감수성이 있는 식물에 병을 일으킬 수 있다. 이러한 식물에는 감자, 토마토, 오이, 야자수 그리고 일부의 과일나무가 포함된다. 현재의 바이로이드분류는 표 5.8에 나타내었다.

2] 바이루소이드(위성체)

바이루소이드(virusoid) 혹은 **위성체(satellite)** RNA는 220~388 뉴클레오티드의 길이인 유전체를 가지며 이들의 유전체는 환상이고 단일가닥이며 리보자임활성(ribozyme activity)을 갖고 있다. 바이루소이드는 숙주의 세포질내에서 RNA-의존 RNA 중합효소를 사용하여 복제한다. 비록 RNA 복제가 바이로이드의 경우와 비슷하다고는 해도, 바이루소이드는 특이적인 도움바이러스가 숙주세포에 감염될 필요가 있다. 바이루소이드는 일반적으로 식물의 병과 연관되지만 동물에 감염되는 비슷한 병원체도 있다. 사람에 감염되는 이러한 병원체의 하나는 델타간염바이러스(hepatitis delta virus, HDV)이다. D형 간염바이루소이드가 기능하려면 세포가 B형 감염바이러스에 동시에 감염되어야 한다. 하지만 바이로이드와 델타간염바이

표 5.8 바이로이드의 분류

과(아과)	속	종	숙주
포스피바이로이드(과) (*Pospiviroidae*)	포스피바이로이드(*Pospiviroid*)	감자갈쭉병바이로이드(Potato spindle tuber viroid)	식물
	호스투바이로이드(*Hostuviroid*)	호프왜화바이로이드(Hop stunt viroid)	
	코카드바이로이드(*Cocadviroid*)	코코넛카당카당바이로이드(Coconut cadang-cadang viroid)	
	앞스카바이로이드(*Apscaviroid*)	사과녹과병바이로이드(Apple scar skin viroid)	
	콜레바이로이드(*Coleviroid*)	콜레우스블루메이바이로이드 1 (Coleus blumei viroid 1)	
아브순바이로이드(과) (*Avsunviroidae*)	아브순바이로이드(*Avsunviroid*)	아보카드나무갈색무늬병 바이로이드(Avocado sunblotch viroid)	식물
	펠라몬바이로이드(Pelamonviroid)	배잠복모자이크바이로이드(Peach latent mosaic viroid)	

러스(HDV) 사이에는 현저한 차이가 있다: 바이로이드는 단백질을 생산하지 못하는 반면 델타간염바이러스(HDV)는 작은델타항원(small delta antigen)과 큰델타항원(large delta antigen)이라 부르는 2개의 단백질을 생산한다.

3] 프리온

프리온(prion)[단백질성감염입자(proteinaceous infectious particles)]은 핵산유전체가 없는 감염원이다. 프리온은 동물조직내 정상단백질이지만 이러한 입자는 비정상적으로 접혀져서 세포내의 생물도 아니고 바이러스입자도 아닌 단백질성감염입자의 형태로 된다. 비감염단계에 있는 경우, 이는 세포-세포소통에 관여하는 정상단백질이다. 일단, 이들이 감염성프리온으로 되어 생리학적으로 정상형태의 단백질과 접촉하면, 이러한 입자가 정상단백질을 비정상적인 형태의 프리온으로 전환시킨다. 프리온은 느리게 발병하고 이전에 느린 바이러스에 의하는 것이라 생각되었던 다양한 신경퇴행병과 연관된다. 프리온병은 한 종의 숙주에서 숙주로 전파되거나 때로 한 종에서 다른 종으로 전파된다. 이들은 뇌조직을 파괴하여 해면모양으로 만들며 따라서 "광우병(mad cow disease)"과 같은 전염성해면모양뇌병증(transmissible spongiform encephalopathies)이라 부른다.

요약 Summary

- 바이러스는 형태학, 핵산유형, 복제방식, 숙주생물 그리고 일으키는 질병종류에 따라 분류된다. 주로 사용되는 분류체계는 국제바이러스분류위원회(ICTV)체계와 발티모어체계이다.
- 바이러스는 세균, 식물 그리고 동물을 감염시킬 수 있다.
- 일반적으로, 바이러스는 숙주특이적일 뿐만 아니라 조직과 세포에도 특이적이다.
- 캡소미어의 형태와 배열 그리고 피막의 존재 유무에 따라 바이러스는 독특한 형태학적인 4가지 종류, 즉 나선형, 정20면체형, 피막형 그리고 복합형으로 구분될 수 있다.
- 바이러스유전체는 단일가닥이거나 이중가닥의 분자일 수 있는 RNA나 DNA의 핵산이다.
- 바이러스는 세포분열을 통해 복제하지 않으며; 이들은 숙주세포의 기구와 대사를 이용하여 그 자신의 복사체 다수를 만든다. 복제의 기전은 박테리오파지와 동물바이러스에서 유사하지만 다른 기전을 가진다.
- 동물세포의 바이러스감염은 서로 다른 결과를 가질 수 있으며; 이는 미숙감염, 용균감염 혹은 지속감염일 수 있다.
- 대개, 바이러스감염은 숙주세포에서의 변화와 연관되며 형태학적, 생리학적 그리고 생화학적인 전환이 포함된다.
- 식물, 사람 그리고 동물에 감염을 일으키는 바이러스 이하의 병원체는 바이로이드, 바이루소이드(위성체) 그리고 프리온으로 분류된다.

복습문제

1. 바이러스가 감염시킬 수 있는 것은?
   - **a.** 식물
   - **b.** 세균
   - **c.** 동물
   - **d.** 모든 생물

2. 바이러스분류에 대한 올바른 체계는?
   - **a.** 목, 속, 과, 아과, 종
   - **b.** 종, 속, 과, 아과, 목
   - **c.** 목, 과, 아과, 속, 종
   - **d.** 속, 목, 과, 아과, 종

3. 바이러스캡소미어는 무엇이라 부르는 아단위로 구성될까?
   a. 피막
   b. 프로토미어
   c. 캡시드
   d. 핵모양체

4. 발티모어분류체계에 따라 RNA 바이러스는 다음 중 어느 Group에 속할까?
   a. I, II, III
   b. II, III, IV
   c. I, IV, V
   d. II, IV, V

5. 억제된 상태로 있는 파지는 무엇이라고 부를까?
   a. 안티파지
   b. 프로파지
   c. 병원성파지
   d. 잠복파지

6. 동물바이러스증식의 올바른 순서는?
   a. 흡착, 침투, 탈외피, 복제, 조립, 방출
   b. 침투, 흡착, 조립, 탈외피, 복제, 방출
   c. 흡착, 탈외피, 침투, 복제, 조립, 방출
   d. 침투, 탈외피, 흡착, 복제, 조립, 방출

7. 용균성이 아니지만 생산성인 지속감염은 __________ 감염이라 부른다.
   a. 만성
   b. 잠복
   c. 느린
   d. 전환

8. 다음 중 바이러스감염의 세포병변효과가 아닌 것은?
   a. 형태변화
   b. 용균
   c. 항원변화
   d. 막융합

9. 다음 중 헤르페스바이러스(과)(*Herpesviridae*)에 속하는 바이러스는?
   a. 엡스타인바바이러스
   b. 폭스바이러스
   c. SARS-CoV
   d. HIV

10. 전염성해면모양뇌병증은 무엇에 의해 야기될까?
    a. 플라비바이러스
    b. 바이루소이드
    c. 프리온
    d. 오르토믹소바이러스

11. 세균을 감염시키는 바이러스는 __________ (이)라 부른다.

12. 카포시육종은 사람헤르페스바이러스인 __________ 에 의해 야기된다.

13. 피코르나바이러스(과)(*Picornaviridae*)에 속하는 바이러스는 __________ (이)다.

14. 완전히 조립된 바이러스는 __________ (이)라 부른다.

15. 발티모어분류체계에 따르면, Group VI 바이러스에는 메타바이러스(과)(*Metaviridae*), 슈도바이러스(과)(*Pseudoviridae*) 그리고 __________ (이)가 포함된다.

16. 바이러스분류의 2가지 방법에 대해 논의해 보라.

17. 바이러스감염으로부터 초래되는 숙주세포의 손상에 대해 설명해 보라.

18. 바이러스의 각기 다른 형태학적인 종류의 명칭을 쓰고 설명해 보라.

19. 박테리오파지와 동물바이러스의 증식을 비교하여 설명해 보라.

20. 바이러스이하병원체의 구조와 병원성에 대해 설명하고 논의해 보라.

CHAPTER 06

진핵미생물

Eukaryotic Microorganisms

학습목표

1. 진균, 조류, 원생동물 그리고 연충의 특성을 설명하고 비교하고 구분한다.
2. 진균의 특성에 대한 정의를 설명하고 유성생식과 무성생식 사이의 차이를 설명한다.
3. 의학적으로 중요한 진균을 확인한다.
4. 조류의 특성을 정의하는 명칭을 쓰고, 이들을 분류하고 분류의 차이에 대해 설명한다.
5. 조류의 유성생식과 무성생식의 일반적인 특징을 기술한다.
6. 원생동물의 일반적인 특성과 3가지 특징을 확인한다.
7. 원생동물의 일반적인 생활사를 설명하고 큰핵과 소핵의 중요성을 설명한다.
8. 세포성점균류와 변형체성점균류 사이의 기본적인 차이를 논의한다.
9. 기생충인 연충의 주된 특성을 기술한다.
10. 흡충, 촌충 그리고 회충의 생활사를 기술하고 적절한 범주로 이들을 분류한다.

주요용어

국립환경보건센터(National Center for Environmental Health, NCEH)
균사(hyphae)
균근(mycorrhizae)
균사체(mycelium)
균학(mycology)
머리마디(두절)(scolex)
무격벽(coenocytic)
미토솜(mitosomes)
부생균(saprobes)
분열생식(schizogony)
분열소체(merozoites)
열원충(plasmodium)
엽상체(thallus)
영양소체(trophozoite)
유격벽균사(septate hyphae)
유해조류대발생(harmful algal blooms, HABs)
유해조류대발생관련질병감시체계(Harmful Algal Bloom-related Illness Surveillance System, HABISS)
이핵체(dikaryon)
작은핵(소핵)(micronucleus)
정단복합체(첨복체)(apical complex)
종속영양생물(heterotrophic)
중간숙주(intermediate hosts)
촌충(조충)(tapeworms)
최종숙주(definitive host)
큰핵(대핵)(macronucleus)
편형동물(flatworms)
포낭(cyst)
포자낭(홀씨주머니)(sporangia)
포자낭(홀씨주머니)(sporangium)
포자소체(홀씨소체)(sporozoite)
회충(roundworms)

왜 알아야 할까

역사

세균병원체 페스트균(*Yersinia pestis*)은 중세의 여러 세기 동안 당시의 세계인구 약 1/3이 사망하게 한 "흑사병", 즉 림프절페스트의 원인균으로 확인되어 왔다. 1918년 인플루엔자대유행을 야기했던 바이러스병원체(A형 인플루엔자 바이러스 H1N1 아형)은 1918년~1919년 약 9개월의 기간에 걸쳐 3000~3500만 명의 목숨을 앗아갔다. 때로, 관련된 현재의 조류독감과 림프절페스트도 있다. 이러한 대유행의 위협은 너무 끔찍하여 다른 무리의 미생물에 대한 중요성이 간과되는 경향이 있다.

하지만 진균, 조류, 원생동물 그리고 연충 역시 사람병원체에서 중요한 역할을 한다는 것이 입증되어 왔다. 예를 들어, 신경독소를 가진 조류의 일종은 태평양, 뉴잉글랜드 그리고 걸프만에 있는 국가의 해변에서 주기적으로 일어나 어류를 죽이는 "적조"를 일으킨다. 이러한 조류는 세포산물 삭시톡신(saxitoxin)을 방출하는데 이는 어류와 기타 해양생물에 독성이 있다. 오염된 물에서 나온 조개를 사람이 먹게 되면, 이는 심각한 신경근육문제를 일으킬 수 있거나 또는 그 상태가 치료되지 않는다면 사망을 초래할 수 있다. 기타 원생동물이 아메바성이질, 말라리아 그리고 톡소플라스마증과 같은 질병을 야기하며 그러한 예는 더 많다. 연충과 사람 사이의 상호작용 역시 선모충증(trichinosis), 촌충감염, 코끼리피부병(상피병, elephantiasis) 그리고 주혈흡충증(schistosomiasis)과 같은 병을 일으킨다. 언급된 거의 모든 병은 사람질병의 역사에서 기록되어 왔다.

게다가, 말라리아와 같은 경우는 일단 개체[열원충(종)(*Plasmodium* spp.)]의 복잡한 생활사 그리고 그의 숙주[얼룩날개모기(종)(*Anopheles* spp.)]가 밝혀지고 이해되면서, 선진국에서는 이 병을 박멸하기 위한 대단히 많은 연구가 이루어졌다. 말라리아는 전세계 많은 지역에서 정복되지 않은 채 유행하며 많은 비용이 많이 드는 사람질병의 하나로 남겨져 있다. 이 병에 관해 처음으로 기록된 것 중의 하나가 초기의 중국과 힌두의 기록에서 찾을 수 있다. 말라리아라는 병명은 중세시대 로마 근처 습지의 악취가 나는 냄새와 연관되었기 때문에 나쁜 공기 즉 말 아리아(*mal aria*)라는 이탈리아어에서 유래되었으며, 유사시대를 통털어 사람의 병원체가 되어왔다. 기원전 5세기 말, 히포크라테스(Hippocrates)는 그의 저서에서 병에 관한 면을 기술하였다. 1800년대 말 독립적인 연구자와 의사가 일련의 연구를 통해 말라리아를 일으키는 생물인 열원충(*Plasmodium*)의 생활사를 완전하게 밝힐 수 있었다. 영국군대의 의사인 로날드로스경(Sir Ronald Ross)은 실험모델로 조류를 사용하여 생활사 단계의 대부분을 밝혔으며, 1902년 그는 그의 연구로 노벨상을 수상하였다. 말라리아는 미국남북전쟁, 스페인-미국전쟁, 제2차 세계대전, 한국전쟁 그리고 베트남전쟁에 참전한 군인 사이에서 많은 고통과 사망을 초래하였다. 말라리아가 없는 세상을 만들기 위한 시도로 1955년 세계보건기구(World Health Organization, WHO)는 병의 박멸을 위한 전세계적인 프로그램을 시작하였다. 불행하게도, 그 프로그램은 생활사에서 필수적인 역할을 하는 모기숙주가 디클로로페닐3염화에탄(dichlorodiphenyltrichloroethane, DDT)에 저항성인 것이 출현하고 그리고 원인이 되는 원생동물 열원충(*Plasmodium*)에 대항하는 약물 클로로퀸(chloroquine)에 대한 저항성이 발생한 관계로 실패하였다.

영향

말라리아는 열대기후와 아열대기후에 있는 대략 적도부근의 지역에 연이어 있는 국가에서는 풍토병이다. 이러한 적도국가에는 남미와 중미, 아프리카, 중국, 중동, 인도 그리고 아시아가 포함된다. 이 병은 매년 약 5억명이 감염되고 매년 100~300만명이 사망하며, 여러분이 이 글을 읽는 동안에 30초마다 약 1명이 사망하고 있다. 만일 이 병이 조절되지 않는다면, 이 사망률은 20년 안에 2배가 될 것으로 추산된다.

빈곤과 연관되는 병인 말라리아는 또한 특히 풍토병인 개발도상국에서의 경제성장을 방해한다. 이 병은 관광으로부터의 투자손실은 말할 것도 없고 수일~수주 동안 (환자를 돌보아야 하는) 보호자(간병인)가 직장을 휴직해야 하고 근로일수와 수업일수를 누락시키게 한다. 예를 들어, 사망률이 90%에 달하는 사하라이남의 아프리카와 같은 영향권의 지역은 매년 전체 공중보건 지출의 약 40%인 아프리카 120억불을 지불한다.

1980년대 적혈구바깥(간잠복)형이 알려지면서, 더 우수한 치료 또는 잠재적인 치유 혹은 백신을 개발하려는 새로운 전략이 검토되어 왔다.

미래

말라리아와 같은 중증의 풍토병으로부터 보호되려면 백신을 가지고 시행하는 것이 가장 좋다. 백신의 이상적인 특징에는 안전성, 단순적용성, 평생보호, 저비용 그리고 분배용이성이 포함되며 그 외에도 많이 있다. 이러한 특징 모두를 다 가질 수는 없으며 일반적으로 다양한 정도로 가능하다. 말라리아의 예방과 치료는 암컷 얼룩날개모기(*Anopheles*)숙주의 박멸로 시작되며 이어서 간단계인 포자소체(홀씨소체, sporozoite) 혹은 유성단계인 분열소체(merozoite)를 공격할 수 있는 백신과 치료가 뒤따른다. 빌게이츠와 멜린다게이츠재단(Bill and Melinda Gates Foundation)에 의해 후원을 받는 말라리아백신기구(Malaria Vaccine Initiative); 롤백말라리아(Roll Back Malaria); 그리고 세계보건기구(WHO)의 말라리아의학벤처(Medicines for Malaria Venture)가 현재 말라리아의 박멸과 치료를 위해 활동중인 프로그램의 예이다. 원생동물만이 사람의 건강문제에 대해 최근에 관여하는 유일한 진핵생물은 아니다. 2012년, 미국질병통제예방센터(Centers for Disease Control and Prevention), 식품의약품국(Food and Drug Administration) 그리고 기타 건강기구는 매사추세츠에 있는 회사가 생산한 오염된 스테로이드주사제의 사용으로 여러 주에 걸쳐 발병한 진균성수막염에 대해 조사하기 시작했다. 이 특별한 발병으로 20개 주에 걸쳐 751명이 발병하여 64명이 사망하였다.

1 서론 Introduction

진핵생물은 세포의 크기, 내부의 구조 그리고 유전적인 특성을 포함하는 많은 방식에서 세균과 고세균과는 다르다(3장 참조). 모든 생물을 식물과 동물로 분류했던 린네(Linnaeus)와 함께 18세기 말에 시작되었던 진핵생물의 분류는 수 세기에 걸쳐 바뀌어 왔다. 현재, 전통적인 분류체계 대신에 많은 분류학자는 분자수준에서 구별되는 특징에 기반하는 분류체계를 선호한다. 현대분류학은 미생

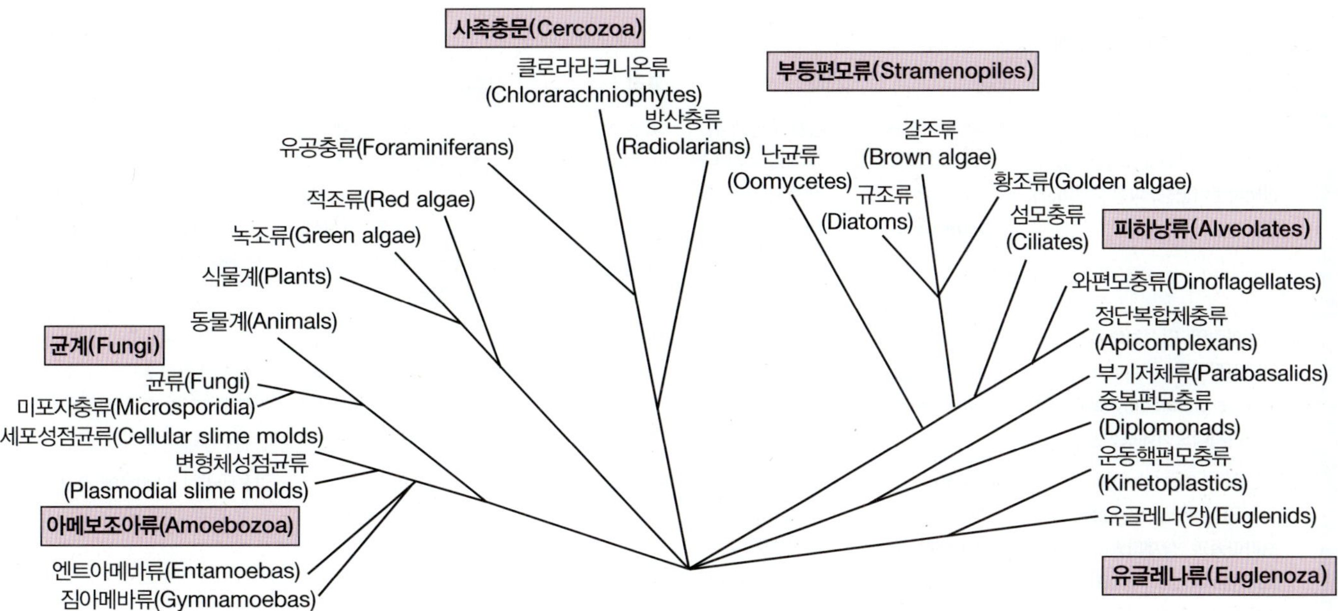

그림 6.1 진핵생물의 계통수. 진핵생물의 이 계통수는 생화학적, 대사적 그리고 유전적인 특성 뿐만 아니라 미세구조에 대한 현재의 지식에 기반한다.

물의 유전적인 상관관계를 설명하려 하며 이들은 생화학적인 특성과 대사적인 특성, 그의 뉴클레오티드서열 그리고 전자현미경으로 확인되는 그의 세포미세구조에서의 유사성에 기반하여 분류한다. 비록, 항상 지지되는 특정의 분류체계에는 도달되지 못했지만, 많은 분류학자는 그림 6.1에 나타낸 것과 유사한 체계를 선호한다.

많은 진핵생물이 병원체이며, 세계보건기구(WHO)에 따라 기생충병은 전세계 특히 개발도상국에서 미생물이 원인인 20가지의 사망 중에 상위를 차지한다. 이러한 병원체는 진균(균류), 조류, 원생동물뿐만 아니라 기생연충도 포함된다. 비록, 연충이 미생물은 아니지만 이들은 감염병에서 중요한 역할을 하므로 그러한 이유로 우리는 이 장에서 같이 다루려 한다.

2 진균 Fungi

진균에 대한 학문은 **균학(mycology)**이라 부르며, 진균 종은 10만 종 이상이 알려져 있지만 단지 약 200 종만이 사람과 동물에 병원성이며 상대적으로 극히 소수의 진균이 일차병원체로 간주되기에 충분한 병독성이 있다(표 6.1). 게다가, 특히 병원 혹은 요양보호시설 그리고 악화된 면역계통을 가진 사람들이 있는 기타 시설에서 획득되는 진균 감염빈생률이 증가되고 있다.

진균은 다른 생물과 중요한 공생관계를 가지고 있으며 따라서 일반적으로 생물에게 이득이 된다. 예를 들어, 이들은 죽은 식물물질의 분해에 중요한 역할을 수행하며 그리고 이들은 동물에 의해 분해되지 않는 섬유소(cellulose)와 같은 물질의 주된 분해자이다. 식물의 대부분은 **균근(mycorrhizae)**(토양으로부터 무기질과 물을 흡수하도록 식물을 돕는 진균)과 공생관계에 의존한다. 진균은 버섯과 송로버섯의 형태로 사람에서 음식을 제공하며, 이들은 빵, 알코올음료, 시트르산(구연산), 콩소스 그리고 일부 치즈를 포함하는 식품과 음료의 생산에서도 이용된다. 진균은 또한 항생제 페니실린(penicillin)과 세팔로스포린(cephalosporin)과 같은 약물을 생산한다(자세한 사항은 11장 참조). 진균은 또한 기관이식환자를 위한 면역억제제인 사이클로스포린(cyclosporine) 그리고 콜레스테롤강하제인 메발론산(mevinic acid)을 생산하는데도 이용된다.

표 6.1 진균감염의 선정된 예

감염/병	진균	전파	표적	징후/증상	치료
원발성허파분아균증(primary pulmonary blastomycosis); 만성허파분아균증; 파종성분아균증	블라스토마이세스 데르마티티디스(*Blastomyces dermatitidis*)	오염된 토양과 유기부패물로부터 분생포자(conidia)의 흡인	피부, 뼈, 비뇨생식관, 뇌	공통적인 증상에는 체중감소, 발열, 야간발한 그리고 화농성가래가 나오는 기침이 포함됨; 만성적인 수막염, 전립샘염 혹은 부고환염	암포테리신(amphotericin) B, 아졸요법(azole therapy)[예, 이트라코나졸(itraconazole), 플루코나졸(fluconazole)]
초기 허파감염; 만성허파콕시디오이데스진균증(chronic pulmonary coccidioidomycosis); 파종성콕시디오이데스진균증	콕시디오이데스이미티스(*Coccidioides immitis*)	주로 사막토양으로부터 분생포자의 흡인	수막, 뼈, 관절, 비뇨생식관, 피부, 눈	발열, 기침, 두통, 발진, 근육통 그리고 관절통을 수반하는 인플루엔자유사질환	경구용 플루콘아졸과 정맥내 암포테리신 B 이트라콘아졸 혹은 케토콘아졸(ketoconazole)
히스토플라스마증(histoplasmosis): 임상적으로 무증상적인 허파파종과 "잠재파종(cryptic dissemination)"; 급성허파히스토플라스마증, 세로칸염(종격염, mediastinitis), 심장막염(pericarditis); 만성허파히스토플라스마증	히스토플라스마캡슐라툼(Histoplasma capsulatum)	조류/박쥐의 구아노(guano)에서 성장한 분생포자의 흡인; 미국의 동부 1/2; 남미의 대부분; 아시아, 유럽, 중동의 일부	주로 허파; 파종성감염이 간, 부신을 침범할 수 있고, 망막에 손상을 줄 수 있음	흔히 잠행성의 소견 기침과 독감유사증상이 발생할 수 있음	암포테리신 B, 이후에 경구용 이트라콘아졸
파라콕시디오이데스진균증(paracoccidioidomycosis)	브라질파라콕시디오이데스(*Paracoccidioides brasiliensis*)	분생포자의 흡인; 주로 남미에서 발견됨	점막, 림프절, 뼈 그리고 허파에 침범함	발열, 기침, 체중감소, 입술과 입안점막의 병변	술폰아미드(sulfonamides), 암포테리신 B, 이트라콘아졸 그리고 케토콘아졸
기회진균에 이한 감염					
칸디다증(candidiasis): 점막칸디다증; 입/질아구창(thrush); 혈행전파; 간지라칸디다증; 눈속염(안구내염, endophthalmitis)	칸디다(종)(*Candida* spp.) 특히 칸디다알비칸스(*Candida albicans*)	위창자전위(gastrointestinal translocation), 혈관내삽관(intravascular catheters)	위창자점막, 질점막, 피부, 손톱	침범구역에 따른 증상 입아구창: 혀위의 백색반점 혹은 백색판 생식기아구창: 부종, 자극, 가려움증, 작열감, 생식기통증, 전신감염	국소용 클로트리마졸(clotrimazole), 국소용 니스아틴(nysatin), 플루콘아졸 그리고 국소용 케토콘아졸; 국소용 이미다졸(imidazole) 혹은 트리아졸(triazole) 암포테리신 B
크립토콕쿠스증(cryptococcosis): 원발성크립토콕쿠스폐렴; 수막염(특히 HIV 감염자에서); 혈행전파; 비뇨생식기크립토콕쿠스증; 원발성피부(상처)크립토콕쿠스증	크립토콕쿠스네오포르만스(*Cryptococcus neoformans*), 크립토콕쿠스가티(*Cryptococcus gattii*)	비말효모의 흡인; 조류구아노로 오염된 토양으로부터의 피부경유파종	수막, 허파, 피부, 점막	종류에 따름, 증상에는 발열, 피로, 가슴통증, 마른기침, 배의 부종, 두통, 시야흐림 그리고 착란이 포함됨	경구용 플루사이토신(flucytosine)과 복합된 정맥내 암포테리신 B
아스페르길루스증(aspergillosis): 알레르기성기관지허파아스페르길루스증; 코곁굴염(부비동염, sinusitis); 아스페르길루스종(aspergilloma); 침습성아스페르길루스증	아스페르길루스(종)(*Aspergillus* spp.)	분생포자의 흡인; 오염된 토양, 식물, 물, 박하, 공기로부터 오염된 붕대 또는 테이프를 통해 상처로 전달	허파, 뇌, 피부, 위창자관, 심장	국소허파감염: 피를 토하는 반복적인 기침, 가슴통증 그리고 때로 중증이고 심지어 치명적인 출혈 전신감염: 발열, 오한, 쇼크, 섬망, 발작 그리고 혈액응고	외과적인 죽은조직제거술, 이트라콘아졸과 복합하여 하루밤에 두번, 보리콘아졸레안드리포소말 암포테리신(voriconazoleandliposomal amphotericin)

HIV, 사람면역결핍바이러스(Human immunodeficiency virus).

1] 진균의 특성

진균은 진핵생물이지만 식물과 동물과는 매우 다르다. 진균집락은 이들이 분해대사와 성장에 관여하는 세포로 구성되기 때문에 영양구조(vegetative structure)이다. 미세하게 혹은 거시적으로 이들은 일반적으로 **균사(hyphae)** 라고 부르는 실모양의 미세섬유를 형성하는 잔섬유성의 다핵생물로 성장하거나 혹은 단세포진균으로 성장한다(그림 6.2*A*). 형태학적으로 진균은 흔히 세 무리로 구분된다.

- 버섯(*mushroom*): 대부분 거시적임
- 효모(*yeast*): 대부분 미세함
- 곰팡이(사상균, *mold*): 미세하거나 거시적임

사람의 병원체라고 확인된 진균의 대부분은 미세하다. 균사는 길고, 가지가 쳐진 실모양의 진균세포이며 이들이 그의 주된 영양성장을 나타낸다. 실모양 균사의 전체적인 덩이는 **균사체(mycelium)**라고 부른다(그림 6.2*B*). 균사체는 작으며, 맨눈으로 보기에는 너무 작은 군체를 형성하거나 혹은 삼림토양의 37에이커(약, 45,294평) 전체로 뻗어나가고 무게가 최소 9,700kg으로 추정되는 천마버섯(*Armillaria gallica*)처럼 클 수 있다.

온도와 같은 환경조건에 따라, 진균은 각기 다른 형태학적인 특징을 갖는데, 이러한 상태는 두형태성(*dimorphism*)이라고 부른다. 이들은 효모, 곰팡이(사상균, mold) 혹은 다육성진균으로 존재할 수 있다. 예를 들어, 진균의 일부는 상온(약 25°C)에서는 곰팡이로 자라며 37°C에서는 효모로 자란다. 진균은 흔히 세균이 싫어하는 환경에도 적응한다. 이들은 자유유생하며 (탄소원으로 유기화합물을 이용하는) **종속영양**생물(**heterotrophic** organisms)이다. 비록, 진균이 영양소를 섭식하는 것이 아니라 세균처럼 흡수한다고 해도, 이들은 여러 영양특성이 다르다:

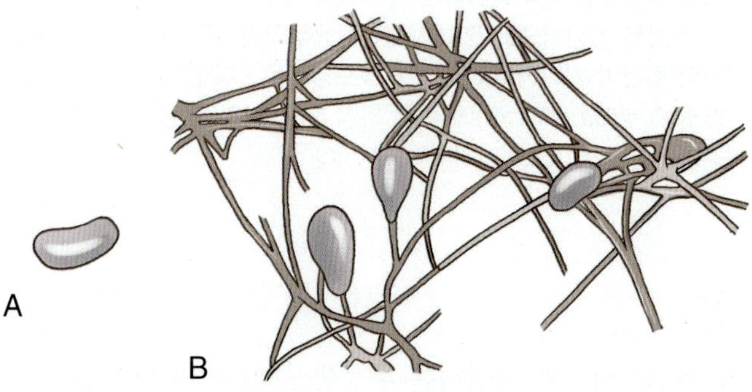

그림 6.2 진균. 진균(A)은 단세포생물로 존재할 수 있거나, (B) 계속하여 성장하는 균사의 덩이인 균사체를 형성한다.

- 진균의 대부분은 세균이 성장하기에는 너무 산성인 약 pH 5인 어느 정도의 산성환경에서 최대로 성장하는 경향이 있다[사람 위의 pH에서 성장할 수 있는 나선균(*Helicobacter pylori*)은 제외(16장 참조)]
- 진균의 대부분은 세균의 경우보다 삼투압에 더 저항하며 상대적으로 높은 농도의 당이나 염에서도 성장할 수 있다.
- 진균은 세균성장을 지지하기에는 너무 낮은 수분함량을 가진 물질에서도 성장할 수 있다.
- 진균은 세균보다 더 복잡한 탄수화물을 대사한다.

진균은 일반적으로 강하고 유연한 질소함유다당류인 키틴(*chitin*) 그리고 에르고스테롤(ergosterol)이 포함된 원형질막으로 구성된 세포벽을 가진다. 진균은 이들이 엽록소가 없으며 따라서 대사과정에서 광합성을 사용하지 않는 면에서 식물과 다르다. 게다가, 이들의 리보솜 RNA는 80S rRNA인데 이는 사람과 동물도 마찬가지이다. 의학적/치료적 목적을 위한 진균대사의 중요한 면은 다음과 같다.

- 키친의 합성과 세포벽에서 이용되는 기타 화합물은 과민을 유발하는 물질이다(13장 참조).
- 원형질막을 위한 에르고스테롤의 합성은 에르고스테롤의 합성이나 원형질막으로 에르고스테롤이 통합되는 것을 표적으로 하는 항균제에 대해 원형질막을 취약하게 만든다(11장 참조).
- 독소합성.
- 맥각알칼로이드(ergot alkaloids).
- 저온제(psychotropic agents)
- 아플라톡신(aflatoxins).
- 리보솜합성.

진균병원체는 이들의 성장유형, 즉 실모양, 효모 혹은 두형태성에 따라 그리고 이들이 야기하는 감염의 종류에

박스 6.1 질병을 일으키는 진균

얕은진균증(표재성진균증, Superficial mycoses)
- 표피사상균(*Epidermophyton*)
- 미포자균(*Microsporum*)
- 백선균(*Trichophyton*)
- 스포로트릭스(*Sporothrix*)

깊은진균증(심부진균증, Deep mycoses)
- 아스페로길루스(*Aspergillus*)
- 분아균(*Blastomyces*)
- 칸디다(*Candida*)
- 콕시디오이데스(*Coccidioides*)
- 크립토콕쿠스(*Cryptococcus*)
- 히스토플라스마(*Histoplasma*)
- 파라콕시디오이데스(*Paracoccidioides*)

따라 분류될 수 있다. 예를 들어, 얕은진균증(표재성진균증, superficial mycoses)인 경우, 진균은 피부나 머리카락의 표면 위에서 성장한다. 진피진균증과 피부밑진균증의 경우, 손톱과 피부깊은층이 침범되며, 전신[깊은(심부)]진균증[systemic (deep) mycoses]의 경우, 진균은 내부기관으로 확산된다(박스 6.1). 면역계통이 악화된 환자가 특히 진균감염에 감수성이 있다. 얕은진균증과 피부진균증은 일반적으로 경증인 반면, 전신진균증은 중증이고 치료하기가 어렵다.

효모

효모(yeast)는 출아법으로 생식하는 단일의 세포이다. 하지만 일부 종은 출아된 세포를 연결시키는 거짓균사(가성균사, *pseudohyphae*) 혹은 참균사(진성균사, *true hyphae*)를 형성하여 다세포성으로 될 수 있다(그림 6.3). 이들은 피막(capsule)의 존재유무, 세포의 크기와 형태, 딸세포의 형성기전, 균사의 형성, 유성포자의 존재 그리고 기타 생리학적/유전적인 자료에 기반하여 분류될 수 있다. 효모는 절대산소생물로서 그의 대사활성을 위해 산소를 필요로 하며 산소가 없이도 융통무산소생물로써 그의 대사활성을 이어갈 수 있다. 효모는 성장을 위해 빛을 필요로 하지 않는다.

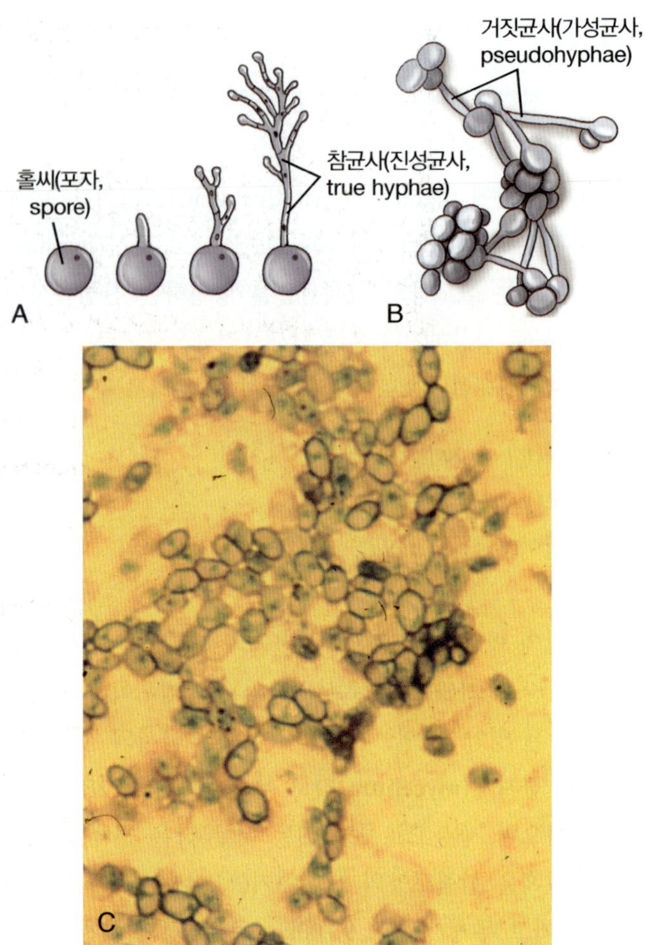

그림 6.3 효모. 단일의 효모세포는 **(A)** 출아법에 의해 생식할 수 있거나 혹은 **(B)** 거짓균사(가성균사, pseudohyphae)의 형성을 통해 다세포성으로 된다. **C,** 전형적인 단세포성 효모배양의 현미경 사진.

의학적 사건

효모감염-칸디다증: 우리가 갖고 있는 진균

칸디다증은 20종 이상의 칸디다(*Candida*)에 의해 야기될 수 있는 감염으로 주로 칸디다알비칸스(*Candida albicans*)에 의한다. 이러한 진균은 정상적으로 흔히 사람정상균무리의 일부이지만 어떤 특정의 조건이 기회생물로 만들어 효모감염을 일으킨다. 칸디다알비칸스(*Candida albicans*)에 의한 가장 흔한 감염은 질효모감염, 아구창(입안감염) 그리고 기저귀발진이다.

곰팡이

곰팡이는 빠르게 성장하는 무성생식진균이며 다양한 물질의 표면에서 성장한다. 이들은 균사(세포를 서로 연결하는

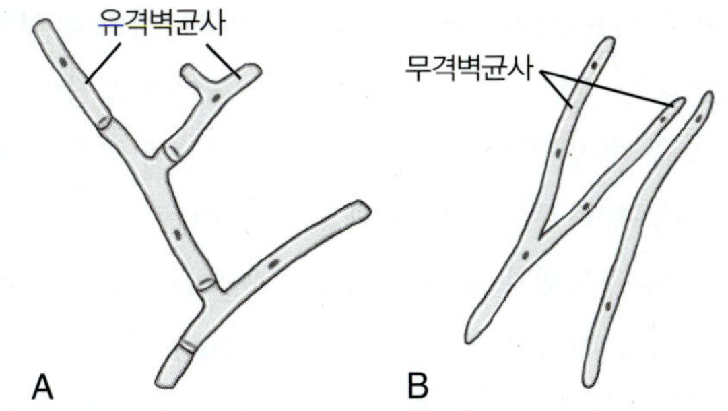

그림 6.4 **균사.** A, 유격벽균사; B, 무격벽균사.

긴 잔섬유)를 만드는 것이 특징이며, 이는 동정목적으로 사용될 수 있는 균체특성을 만든다. 균사는 무한한 비율로 성장할 수 있다[이 장의 앞에 있는 천마버섯(*Armillaria gallica*) 참조]. 일반적으로, 곰팡이의 균사는 격벽(*septa*)이라고 부르는 교차벽이 들어 있는데, 이는 균사를 **유격벽균사**(**사이막팡이실, septate hyphae**)라 부르는 분리된 단핵세포유사단위로 만든다. 어떤 진균(강)은 **무격벽**균사(**무격벽**팡이실, **coenocytic** hyphae)를 가지는데, 이는 격벽을 갖지 않으며 많은 핵을 가진 길고 연속적인 세포를 포함한다(그림 6.4). 적절한 환경에서, 균사는 성장하여 육안으로 보이는 균사체(mycelium)를 형성한다.

두형태진균

일반적으로, 미세한 진균은 형태학적으로 두 기본적인 종류, 즉 효모와 곰팡이(균사)로 나눌 수 있다. 일부의 진균은 성장하는 조건 특히 온도에 따라 두 가지 성장형을 나타낸다. 이러한 진균은 두형태진균이라고 부른다. 이들의 성장양상은 다음과 같다.

- 자연서식처(예, 토양) 그리고 통상적인 진균배지에서 25°C로 실험실에서 배양되는 경우, 격벽균사를 가진 곰팡이
- 사람이나 기타 동물 혹은 (예, 뇌심장주입우무) 영양강화배지에서 배양할 때의 효모

여러 두형태진균이 전신진균증(표 6.1 참조)을 일으킬 수 있는데, 이는 대개 곰팡이형태로부터 나온 포자를 흡인하여 걸리게 되며 이 포자는 허파에서 발아하고 진균은 효모로 성장하게 된다. 이러한 진균에는 스포로트릭스쉔키아이(*Sporothrix schenckii*)[스포로트릭스증(sporotrichosis)], 히스토플라스마캡슐라툼(*Histoplasma capsulatum*)[히스토플라스마증(histoplasmosis)], 블라스토마이세스데르마티티디스(*Blastomyces dermatitidis*)[분아균증(blastomycosis)], 브라질파라콕시디오이데스(*Paracoccidioides brasiliensis*)[파라콕시디오이데스진균증(paracoccidioidomycosis)] 그리고 콕시디오이데스(종)(*Coccidioides* species)[콕시디오이데스진균증(coccidioidomycosis)]이 포함되지만 이 외의 것들도 포함한다.

2] 진균의 생활사

모든 진균이 어떤 무생생식(유사분열)의 수단을 가진다고는 해도, 진균의 대부분은 유성생식도 할 수 있다. 무성생식은 두 유성형 사이에서 유전자재조합이 일어나지 않는 반면, 유성생식은 유전자재조합이 일어난다. 유성생식은 당연하게도 집단내에 변이를 도입시킨다.

무성생식

일반적으로, 효모는 원핵생물의 이분법과 유사한 방식으로 출아한다(3장과 4장 참조). 실모양 진균은 균사의 분절화(framentation)에 의해 무성생식할 수 있거나 포자형성에 의해 무성생식과 유성생식 모두를 할 수 있다. 무성생식은 **포자낭**(**홀씨주머니, sporangia**)을 형성시키는데, 이는 결국 환경으로 포자(홀씨)를 방출한다. 호흡관으로 침입된 포자는 감염의 흔한 원인이다(15장 참조). 이러함 무성포자는 흔히 포자발생의 방식과 본질에 기반하여 분류된다.

- **포자낭포자**(**홀씨주머니홀씨, sporangiospore**)가 안에 주머니 즉 포자낭(홀씨주머니)을 형성하는데 이는 줄기, 즉 포자낭병(홀씨주머니자루, sporangiophore)에 부착하여 균사의 꼭대기나 양쪽에 위치한다. 포자낭이 파열될 때 포자가 방출된다.
- 균사의 꼭대기나 양쪽에서 분생포자(conidia, conidiospore)가 생성되지만 주머니모양이 구조에 담겨있지는 않다. 이들은 기존 영양균사의 분절이나 영양균사

의 끝이 탈락되어 발생하다. 이들은 가장 흔한 무성생식포자이며 각기 다른 형태로 존재한다(그림 6.5).

- 분절포자(분절홀씨, arthrospores): 유격벽균사가 교차벽에서 분리될 때 형성되는 4각형의 포자
- 후막포자(후막홀씨, chlamydospore): 주위의 균사에 균열이 있는 경우 방출되는 균사세포가 두꺼워져 생성되는 구형의 분생포자
- 분아포자(분아홀씨, blastospores): 모세포로부터 출아되는 포자
- 분생포자(소병자홀씨, phialospores): 포자를 담고 있는 꽃병모양인 세포의 입으로부터 출아되는 포자
- 소분생포자(작은분생홀씨, microconidia)와 대분생포자(큰분생홀씨, macroconidia): 각기 다른 조건에서 세포 1개(소분생포자) 혹은 2개 이상인 세포(대분생포자)로 동일한 진균에 의해 형성되는 포자
- 포로포자(포로홀씨, porospore): 포자를 담고 있는 세포의 작은 구멍을 통해 성장해 나오는 포자

유성생식

유성생식은 유전적인 변이를 개체군에 도입시킨다. 진균의 유성생식단계는 무성생식 포자형성과 달리 개체군내에 다양한 특성을 도입시킨다. 게다가, 진균에서의 유성생식은 영양소가 제한적이거나 또는 기타 조건이 성장에 유리하지 않을 때 발생한다. 그러므로, 이 기전에 의해 유전적인 변이를 통한 종의 생존이 가능하게 된다.

진균의 균사체가 형태학적으로 구별이 되지 않기 때문에 수컷과 암컷이라 부르는 대신 진균의 교미형은 "+"와 "–"로 나타낸다. 진균의 유성생식은 무리 사이에 어떤 차이가 있지만 다음과 같은 기본적인 4단계로 요약될 수 있다.

- \+ 균사체와 – 균사체로부터 온 반수체(n)세포가 융합하여 **이핵체(dikaryon)**를 형성한다. 이 단계는 이배체나 반수체로 보지 않고 단지 $(n + n)$이라 표현한다.
- 수 시간에서 수 년, 심지어 수 세기가 걸리는 일정 시간이 지난 후, 이핵체내 1쌍의 핵이 최종적으로 융합하여 이배체($2n$)의 핵을 형성한다.
- 세포의 감수분열이 일어나 반수체상태가 회복된다.
- 반수체핵이 + 포자와 – 포자로 분열하여 + 균사체와 – 균사체가 다시 만들어진다.

진균의 포자는 작고 가벼우므로 이들은 공기, 물 그리고 다른 생물에 의한 이동으로 환경 전반적으로 광범위하게 확산될 수 있다. 적합한 환경에 도달한 포자는 발아하

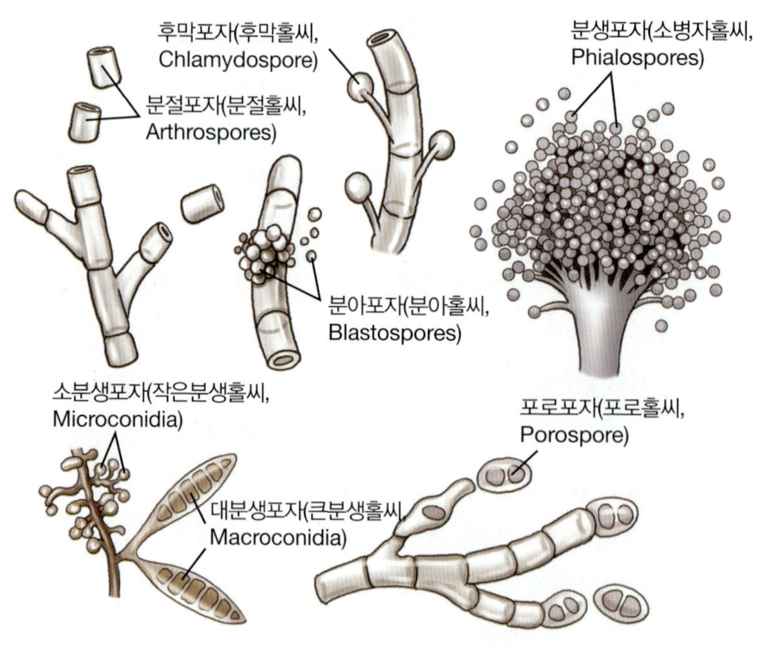

그림 6.5 무성생식 진균포자의 종류.

의학적 사건

허리케인 카트리나와 솜털 같은 집안침입자

2005년 8월/9월 초, 미국 멕시코만에 허리케린 카트리나(Hurricane Katrina)가 맹습한 후 홍수가 가라앉기 시작하면서 폭풍으로 황폐해진 지역에 새로운 문제, 즉 곰팡이가 나타나게 되었다. 정리작업을 담당하는 당국은 어떤 지역에서는 검사된 구조물의 46%가 다양한 정도의 눈에 띄는 곰팡이가 자라고 있다고 추산했다.

특히 천식이 있는 사람 그리고 곰팡이에 대한 알레르기가 있는 사람처럼 면역계통이 약화된 집단 사이에 곰팡이로 인한 건강문제의 가능성은 미국질병통제예방센터(Centers for Disease Control and Prevention, CDC)와 미국환경보호국(Environmental Protection Agency, EPA)으로 하여금 이 문제에 대처하고 해결하는 경보를 발령하게 하였다. 곰팡이에 대해 우려할 건강문제의 대부분은 때로 전신감염을 야기할 수 있는 호흡기문제와 관련되었다. 지역당국과 연방당국은 물에 찼던 집과 직장으로 복귀하기 시작했던 주민에게 심각한 문제인 곰팡이로 인한 잠재적인 건강위협에 관해 주민교육이 도움이 될 정보를 배포하였다.

사람들이 안전하고 효과적으로 곰팡이를 평가하고 자신의 물건을 다루는데 도움이 되도록 절차에 관한 점검목록이 만들어 졌고, 여기에는 곰팡이의 존재로 인해 나타날 수 있을 건강문제의 가능한 증상목록도 포함되었다.

며 따라서 짧은 시간내에 새로운 진균군체가 형성된다.

3] 진균의 분류

전통적으로, 진균은 주된 4아집단, 즉 접합균(문)(Zygomycota), 자낭균(문)(Ascomycota), 담자균(문)(Basidiomycota) 그리고 불완전균(문)(Deuteromycota)으로 분류된다. 일부의 진균은 녹조류 혹은 남세균으로 분류되었던 동반관계로부터 분리된 무리, 즉 지의류(이끼, lichen)라고 간주된다.

- **접합균(문)(*Zygomycota*)**은 무격벽(다핵)곰팡이이며, 이의 대부분은 **부생균(saprobes)**(무생물유기물질로부터 영양소를 얻는 진균)이고; 나머지는 곤충이나 혹은 다른 진균의 절대기생생물이다.
- **자낭균(문)(*Ascomycota*)**은 음식을 부패시키는 주된 진균이다. 이 무리에는 경제에 부정적인 영향을 미치는 식물병원체도 포함된다. 하지만 자낭균문의 많은 것들이 유용하며 아마도 이 범주에서 가장 잘 알려진 것이 항생제 페니실린(11장 참조)을 생산하는 곰팡이 페니실륨(*Penicillium*)이다(그림 6.6*A*). 이 무리에 속하는 또 다른 진균은 제빵산업과 양조산업에 필요한 기본적인 과정인 당을 발효하여 알코올과 이산화탄소를 생산하는 효모균(속)(*Saccharomyces*)이 포함된다(그림 6.6*B*). 게다가 분홍색의 빵곰팡이인 붉은빵곰팡

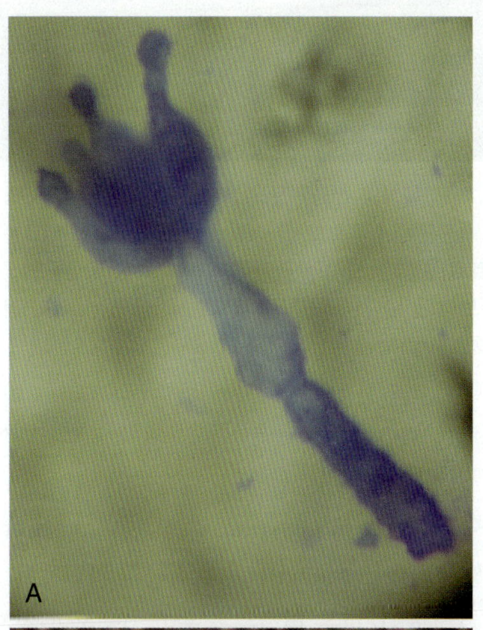

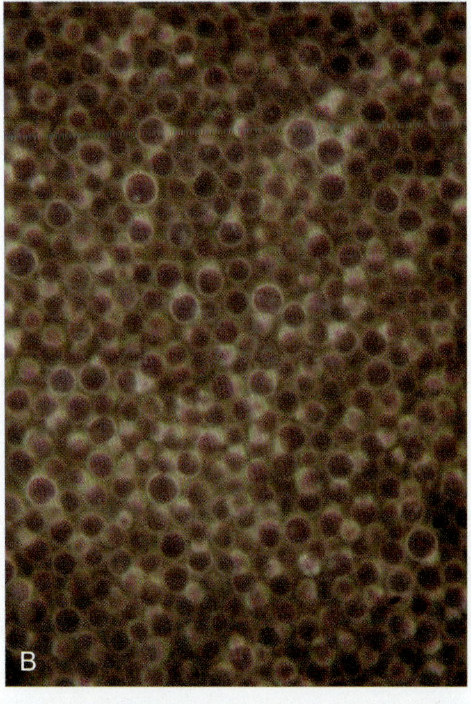

그림 6.6 페니실륨(*Penicillium*)과 효모균(속)(*Saccharomyces*). **A,** 이는 진균 페니실륨의 자실체구조를 단순염색한 것이다. **B,** 이 현미경사진은 효모인 효모균(속)의 암시야사진이다.

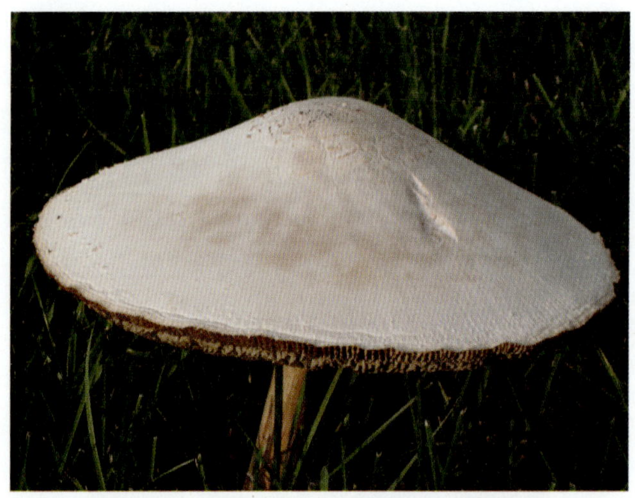

그림 6.7 **다육성의 진균.** 진균은 광범위하게 다양한 구조를 보인다. 이 사진은 집합적으로 균사체(*mycelium*)라고 부르는 두터운 균사매트로 형성된 모자와 줄기를 가진 다육성의 진균인 전형적인 버섯을 보여준다. 전반적인 영양구조는 엽상체(*thallus*)라고 부른다. (출처: Andrew W. VanMeter)

이(속)(*Neurospora*)은 유전학과 생화학 연구에서 중요한 진균이다.

- **담자균(문)(*Basidiomycota*)**에는 버섯(mushroom)[다육성진균(fleshy fungi)] 기타 진균의 자실체가 포함된다(그림 6.7). 많은 버섯은 식용이 가능하며 일부는 독소나 또는 환각성의 화학물질을 생산한다. 또한, 진균 크립토콕쿠스네오포르만스(*Cryptococcus neoformans*)는 사람에서 효모의 형태로 자라며 진균수막염의 가장 큰 원인이다. 식용형과 독성형 외에도, 담자균문(Basidiomycota)은 중요한 분해자이며 죽은 식물의 섬유소와 리그닌(lignin)을 소화시키는데, 이는 토양으로 필수적인 영양소로 되돌아간다.
- **불완전균(문)(*Deuteromycota*)**은 다른 아집단과는 약간 다르며 때로 "불완전진균"이라고 부른다. 앞에서 설명된 무리에서 유성생식이 잘 알려져 있는데 비해 불완전균문의 유성단계는 모른다. 이 진균무리에서는 유성포자가 생성되지 않거나 혹은 그의 유성포자가 아직까지 확인되지 않았다(유성포자가 수 세기 동안 이배체핵을 형성하지 않을 수도 있다는 점을 상기하자).
- **지의류**(그림 6.8)는 진균과 남세균 혹은 녹조류의 균사(곰팡이)로 이루어진다. 흔히 자낭균류인 곰팡이가 광합성세포를 둘러 싸서 영양소, 물 그리고 건조와 과도한 빛으로부터의 보호를 제공한다. 반면, 조류와 남세균은 광합성의 부산물인 이산화탄소와 산소를 진균에게 공급한다.

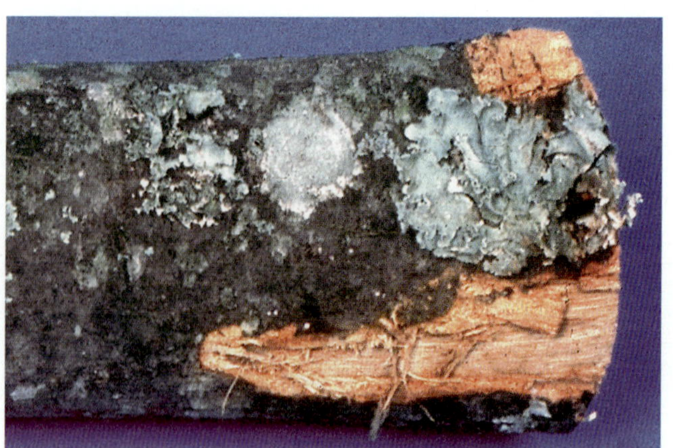

그림 6.8 **나무껍질에서 자라는 지의류는 진균과 조류 사이에 공생관계가 있다.** (출처: Hendrix CM, Robinson E: *Diagnostic Parasitology for Veterinary Technicians*, ed 4, St. Louis, 2012, Elsevier.)

3 조류
Algae

조류는 담수와 해수에 널리 퍼져 있는 미세한 광합성생물이다. 이들이 주된 플랑크톤의 성분인데, 플랑크톤은 수중 먹이사슬에서 핵심적인 역할을 하는 자유유생미세생물이다. 기타 조류는 토양내에서, 바위위에서 그리고 식물에서 발견되며, 심지어 어떤 것은 온천수나 눈더미에서도 발견된다. 사람과 동물에서 피부감염과 피부밑감염에 연관되는 흔하지 않은 비광합성조류인 프로토테카(속)(*Prototheca*)을 제외하고, 조류는 거의 감염을 일으키지 않는다.

조류에 대해 의학적으로 우려하는 것은 주로 와편모조류(dinoflagellates)와 같은 해양조류의 독소에 의해 야기되는 식품오염이다. 이러한 이동성의 생물이 매년 특정 시기에 과다하게 번식하면 이들이 물을 짙은 적색으로 바꾸기 때문에 그렇게 부르는 "적조(red tide)"를 일으킨다. 해양동물이 먹음에 따라, 이들은 조류에서 방출된 독소가 축적되게 되고 그리고 이 독소가 수 개월 동안 지속된다. 이

생명의 응용

유해조류대발생: 맹독

해수와 담수는 미세한 생물로 가득 차 있으며 이의 대부분은 무해하고 먹이사슬에서 필수적인 연결점을 제공한다. 하지만 식물성플랑크톤(광합성플랑크톤)의 일부 종은 특정의 기회성장조건에서 강력한 독소를 생산하여 **유해조류대발생**(harmful algal bloom, HAB)을 일으킨다. 이러한 조류대발생은 특정의 조류 종이 다른 종과의 경쟁에서 이기고 빠르게 생식할 때의 담수환경과 해수환경 모두에서 발생할 수 있다. 유해조류대발생은 식물과 동물에게 해로울 수 있는 독소를 생산하는 대발생이며; 이는 어류와 기타 수생생물을 죽일 수 있고 그리고 오염된 물이나 어류와 접한 사람에게도 해를 미칠 수 있다. 대발생은 농업배수, 비료 그리고 수질, 온도, 영양소와 같은 기타의 환경변화 그리고 햇빛에 대한 노출변화를 포함하는 여러 요인에 의해 야기될 수 있다. 조류대발생은 녹색, 갈색 혹은 적오렌지색이거나 혹은 피에스테리아피시시다(*Pfiesteria piscicida*)의 경우처럼 무색으로 나타날 수 있다. **국립환경보건센터**(National Center for Environmental Health, NCEH; www.cdc.gov/nceh/Information/about.htm)는 **유해조류대발생관련질병감시체계**(Harmful Algal Bloom-related Illness Surveillance System, HABISS)(www.cdc.gov/ 참조)를 만들어 미국의 특정지역내에서 발생한 조류대발생에서 공중보건의 의사결정을 지원하고 있다.

러한 사건은 여과섭식하는 조개가 조류독소 때문에 사람에게 독성을 미치게 되므로 물이 오염되어 수산업을 크게 망치게 만든다. 사람이 이 마비성의 조개에 중독되는 것은 독소에 노출된 게, 조개 혹은 기타 무척추동물을 먹은 뒤에 발생한다. 중독은 사망을 초래할 수 있는 중증의 신경학적인 증상이 특징이다. 중요한 점은, 익혀도 독소를 파괴하지 못하여 현재까지 해독제도 없다.

또 다른 독성조류형은 피에스테리아피시시다(*Pfiesteria piscicida*)인데, 이는 미국에서 여러 번 대량으로 어류폐사사건을 일으켜 왔다. 비록 병이 어류에서 최초로 보고되었다고는 해도, 이는 특히 이 생물이 풍부하게 존재하는 물 주위에서 작업하는 사람에서도 관찰되어 왔다. 이 새로이 확인된 종은 최소 20종류가 발견되는데, 이들 모두는 독소를 방출할 수 있으며 어류와 사람에서 신경학적인 증상과 출혈성의 피부병변을 발생시킨다. 영양소가 풍부한 농업배수가 피에스테리아(*Pfiesteria*)의 갑작스런 증가를 촉진시키는 것으로 나타나고 있다.

1] 조류의 특성

조류는 일반적으로 모두가 광합성생물이며 모두가 수생생물이라는 2가지 공통성을 갖고 있다. 그 외에는, 이들이 분포, 형태, 생식 그리고 생화학적인 선호도에서 차이가 있으며; 이들은 단일의 무리가 아니다. 조류의 분류는 문제가 있으며 완전하게 결정되지도 않고 있다. 역사적으로, 광합성색소, 저장산물 그리고 세포벽의 성분이 조류를 여러 무리로 분류하는 데에 이용되어 왔다. 광합성색소에 따라 이들은 녹조류(green algae), 홍조류(red algae), 갈조류(brown algae), 황조류(golden algae) 그리고 황녹조류(yellow-green algae)로 분류된다.

2] 조류의 생활사

모든 조류는 유성생식이 가능하다. 단세포조류의 경우, 핵은 유사분열에 의해 분리되고 새로이 형성된 핵이 세포의 반대쪽 끝으로 이동할 때, 세포는 세포질분열에 의해 2개의 새로운 세포로 분리된다(3장 참조). 다세포조류 역시 분절화에 의해 무성생식할 수도 있으며, 각각의 분절이 새로운 **엽상체**(**thallus**)(전체영양구조)나 사상체(filament)를 형성할 수 있다.

단세포조류 역시 유성생식할 수 있으며 각각의 조류세포가 이후에 배우자로 기능하여 다른 배우자와 융합하고 접합자를 형성할 수 있다. 이 접합자는 이후에 감수분열하여 반수체상태로 된다. 다세포조류가 유성생식할 때, 조류의 생식구조내 모든 세포가 배우자로 된다. 많은 조류의 유성생식은 반수체와 이배체의 세대교번에 의해 일어날 수 있다(그림 6.9). 이러한 생활사에서, 이배체생물은 감수분열하여 암컷과 수컷의 반수체 포자를 형성하는데, 이는 이 후에 반수체 수컷과 암컷 엽상체로 발생한다. 어떤 조류의 경우, 이들의 각각은 생산된 배우자를 융합하여 접합자를 형성하고 새로운 이배체 엽상체를 만든다.

일부의 조류 종에서, 이용 가능한 성장조건에 따라 무성생식과 유성생식이 교대로 일어날 수 있다. 기타 종은 세대교번을 할 수 있는 데, 이 경우 유성생식으로부터 나오는 자손이 무성생식하고 그 다음 세대는 유성생식하게 된다.

3] 조류의 분류

앞에서 설명한 바와 같이, 조류의 분류는 문제가 있다. 이 절에서 설명된 조류무리 그리고 그의 특성은 표 6.2에 요약하였다.

- 녹조식물(문)(Chlorophyta)은 색소가 엽록소(chlorophyll) *a*와 *b*인 녹조류이다. 이들은 음식저장으로 당과 녹말을 이용한다. 식물과의 이러한 유사성과 기타의 유사성 때문에, 녹조류는 흔히 식물의 조상이라고 간주된다. 대부분의 녹조류는 단세포성이거나 실모양이며, 담수의 연못, 호수 그리고 웅덩이에서 살고 있다(그림 6.10). 이들은 특징적인 녹색에서 황색의 부유물을 형성한다.
- 홍조식물(문)(Rhodophyta)(홍조류)은 적색의 보조색소(따라서 그렇게 부름)를 갖고 있으며 에너지분자로 글리코겐을 저장한다. 홍조류는 미생물배양배지에서 고형물질로 사용되는 젤라틴성의 성분인 우무(agar)가 포함된 세포벽을 가진다. 이 다당류는 몇 가지만 예를 들어 수프, 젤리 그리고 아이스크림의 경화제로 사용되는 것처럼 훨씬 더 많이 응용되고 있다.
- 갈조식물(문)(Phaeophyta)은 엽록소와 카로틴(carotene) 외에도 갈색의 색소[엽황소(xanthophyll)]를 가지고 있기 때문에 일반적으로 갈조류라고 부른다. 갈색색소의 양에 따라, 갈조류는 갈색, 적갈색, 황갈색, 녹갈색 혹은 녹색으로 보일 수 있다. 대부분의 갈조류

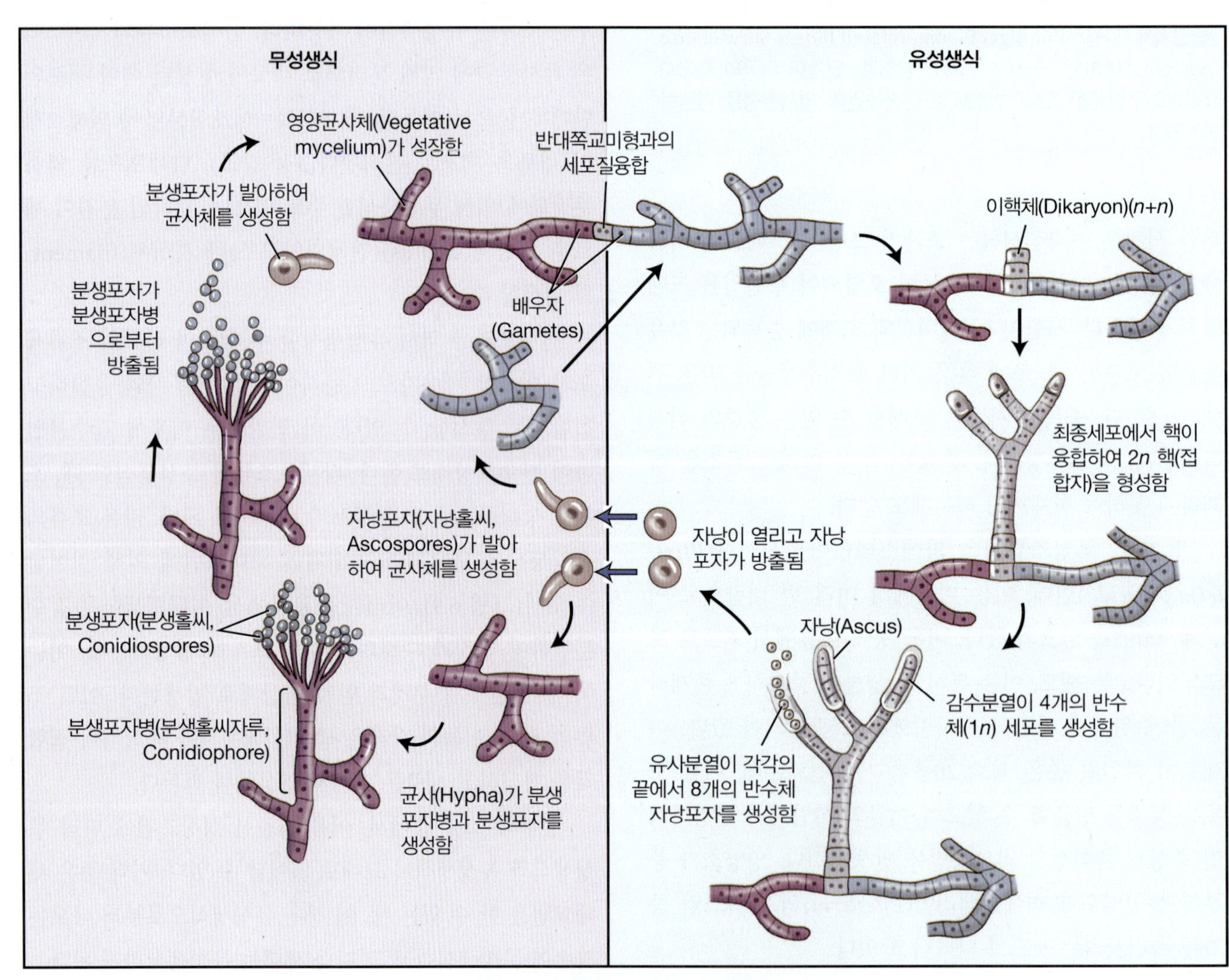

그림 6.9 조류의 유성생식과 무성생식

표 6.2 조류의 요약

무리(일반명)	구성	색소	저장산물	세포벽	습성
녹조식물(문)(Chlorophyta)[녹조류(green algae)]	단세포성, 집락성, 실모양으로부터 다세포성까지 다양함	엽록소(chlorophyll) *a*와 *b*, 카로틴(carotene), 엽황소(xanthophyll)	당, 녹말	섬유소 혹은 단백질, 일부에서는 없음	담수(freshwater), 기수(blackish water) 그리고 염수(saltwater); 육상
홍조식물(문)(Rhodophyta)[홍조류(red algae)]	다세포성	엽록소 *a*, 조황소(phycoerythrin), 조청소(phycocyanin), 엽황소	글리코겐[홍조전분(floridean starch)]	우무(agar) 혹은 카라지넌(carrageenan), 일부는 탄산칼슘염(calcium carbonate)을 가짐	주로 염수
갈조식물(문)(Phaeophyta)[갈조류(brown algae)]	다세포성, 맥관계통, 흡착기관	엽록소 *a*와 *b*, 엽황소	라미나린(laminarin), 기름	섬유소와 알긴산(alginic acid)	기수와 염수
황갈조식물(문)(Chrysophyta)[황조류(golden algae), 황녹조류(yellow-green algae), 규조류(diatoms)]	주로 단세포성, 일부는 실모양의 형태, 대개 일부 이동형	엽록소, 조황소, 조청소, 엽황소	크리소라미나린(chrysolaminarin)	섬유소, 이산화규소(silica), 탄산칼슘염	담수, 기수 그리고 염수; 육상; 얼음

는 해양생물이다.

- 황갈조식물(문)(Chrysophyta)은 다양한 조류의 무리이며, 최근 일부 분류학자는 뉴클레오티드서열과 편모구조에서의 유사성 때문에 이들을 갈조류로 묶고 있다. 이 Group의 한 분류군인 규조류(diatom)(그림 6.11)는 이산화규소로 구성된 독특한 세포벽을 가지며 해양식물성플랑크톤의 주된 성분이다. 식물성플랑크톤은 바다에서 먹이사슬의 기초를 이루는 광합성미생물이 포함된다. 중요한 것으로, 이들의 수가 많기 때문에 규조류는 전세계 산소의 주된 근원이 된다.

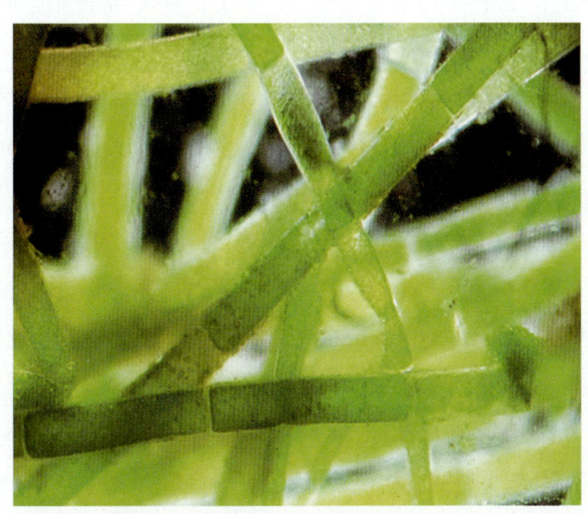

그림 6.10 **연못물 시료에 있는 실모양 녹조류의 암시야현미경사진.**

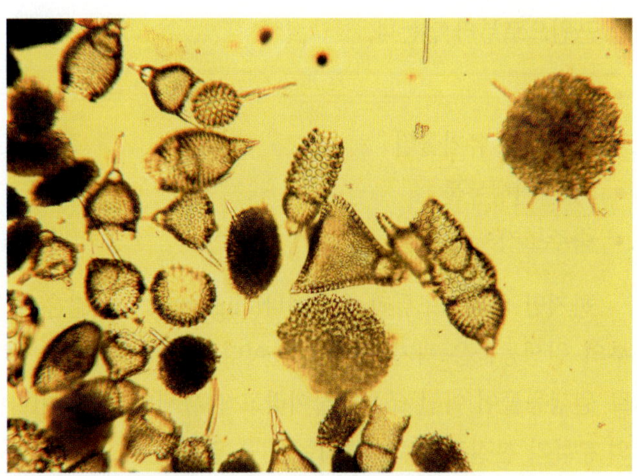

그림 6.11 **규조류(Diatoms).** 이는 황갈조식물(문)에 속하는 조류인 규조류의 이산화규소 "뼈대"의 현미경사진이다.

4 원생동물
Protozoans

원생동물은 (1) 진핵생물, (2) 단세포생물 그리고 (3) 세포벽이 없다는 3가지 일반적인 특성을 가진 미생물무리이다. 많은 원생동물이 자유유생생물인 반면 기타의 원생동물은 사람과 기타 동물에 잠재적인 기생생물이다. 중요하게도, 면역약화된 사람은 원생동물을 포함한 모든 기회생물에 대한 감수성이 있다. 대부분, 원생동물에 의한 감염은 열대와 아열대에 있는 국가에서 발생하지만, 온대지역에서도 일어난다(표 6.3).

1] 원생동물의 특징

원생동물은 다양한 크기의 단세포생물이며 앞의 절에서 설명한 3가지 특성을 가진다. 원생동물은 섬모, 편모, 또는 위족(pseudopodia)(3장 참조)으로 이동하는 하나의 아부류를 제외하고 다양한 미생물의 무리로 구성된다. 원생동물은 크기가 다양하지만 모두는 생존하기 위해 습기가 있는 환경을 필요로 한다. 대부분의 종은 연못, 개울, 호수 그리고 바다에서 사는 반면, 기타의 것들은 촉촉한 토양, 해변가의 모래 그리고 부패하는 유기물에서 산다. 수생원생동물은 중요한 플랑크톤성분이며 수생동물의 먹이사슬에서 기초가 된다.

대부분의 원생동물은 화학종속영양생물이며 그의 영양소를 다음 중의 하나 이상을 포식하는 것과 같은 다양한 근원으로부터 얻는다.

- 세균
- 부패하는 유기물질
- 다른 원생동물
- 숙주조직

하지만 와편모조류과 유글레나(euglenoids)와 같은 일부의 원생동물은 광자가영양생물이다. 이러한 생물은 때로 원생동물이 아닌 조류식물이라고 분류되며, 이는 이들의 분류가 본질적으로 어렵다는 점을 말해 준다.

원생동물은 음식이 많고 습기가 있는 동안은 이동하면서 활성적으로 음식을 먹는 **영양소체(trophozoite)**라 부르는 상태로 존재한다. 만일 환경이 섭식, 따라서 성장에 불리하다면, 원생동물의 많은 종은 그 생물이 **포낭(cyst)**으로 존재하게 되는 잠복상태로 들어갈 수 있다. 이 단계에서, 그 생물은 공기로 확산될 수 있으며 이는 아메바성 이질과 같은 병을 전파하는 역할을 할 수 있다. 적절한 습도와 영양소가 주어진다면, 포낭은 개방되고 활성적인 영양소체로 된다.

소수의 원생동물은 세포속기생충 혹은 세포바깥기생충으로 사람의 몸을 감염시키는 병원체이다. 세포속기생충은 적혈구, 대식세포, 상피세포, 근육세포 그리고 신경계통의 세포를 포함하는 다양한 세포에 감염된다. 세포바깥기생충은 혈액, 창자 혹은 비뇨생식기계통에 상주한다(표 6.4).

2] 원생동물의 생활사

원생동물의 생활사는 단순한 것부터 복잡한 것까지 다양하며; 일부는 영양소체로만 존재하는 반면 다른 것은 영양소체단계와 포낭단계 사이를 번갈아 진행된다. 원생동물에서의 주된 생식방법은 분열법(fission), 출아법(budding) 혹은 **분열생식(schizogony)**이다. 분열생식은 세포가 분열하기 전에 핵이 여러 번 분열하는 다중분열을 지칭하는 용어이다. 다핵과 각 핵을 싸고 있는 소량의 세포질이 형성된 후, 초기의 단일 핵은 여러 개의 딸세포로 분리된다. 일부의 기생충 종은 이 방법에 의해 숙주세포내에서 무성생식한다.

섬모충 짚신벌레(속)(*Paramecium*)(다음 절에 있는 원생동물의 분류 참조)에서 보듯이 일부의 종은 접합(conjugation)에 의해 유성생식한다. 접합은 두 각기 다른 교미형이 일시적으로 융합하여 핵을 교환하는 일종의 유전자교환이다. 세포의 각각은 2개의 핵, 즉 성장에 관여하는 **큰핵(대핵, macronucleus)** 그리고 접합과정에서 운반되도록 특수화된 **작은핵(소핵, micronucleus)**을 가진다(그림 6.12). 두 세포가 융합할 때, 각 세포의 작은핵이 다른 세포로 이동하여 그 세포에 있는 작은핵과 융합한다. 이 과정이 완료되면 모세포가 분리되며; 이제는 각각이 수정

표 6.3 선정된 원생동물감염

감염/병	원생동물	표적	전파	징후/증상	치료
아메바증(Amebiasis); 아메바성이질(amoebic dysentery)	이질아메바(*Entamoeba histolytica*)	위창자관	오염된 음식이나 물을 통해 성숙포낭의 섭취	때로 피 또는 점액이 섞인 심한 설사; 중증의 배경련과 누름 통증, 경미한 체중감소, 중등도에서 중증의 빈혈(혈변의 효과), 경증에서 중등도의 발열, 경증에서 중등도의 피로(탈수의 효과) 그리고 경미한 오한	요오드퀴놀(iodoquinol), 파로모마이신(paromomycin), 메트로니다졸(metronidazole), 티니다졸(tinidazole)
아메바성수막뇌염(Amoebic meningoencephalitis)	파울러자유아메바(*Naegleria fowleri*)	수막, 뇌	수영장 혹은 미지근한 물, 염소처리가 덜 된 수영장에서 다이빙할 때 코를 통해 감염됨	구토, 섬망, 발작 그리고 결국 회복불능의 혼수로 진행되는 두통, 구역 그리고 목근육의 경직	암포테리신(amphotericin) B, 리팜피신(rifampicin), 밀테포신(miltefosine), 플루코나졸(fluconazole) 그리고 알벤다졸(albendazole)
대장섬모충증(Balantidiasis)	대장섬모충(*Balantidium coli*)	위창자관, 창자점막	대변-구강경로; 대변에 오염된 물; 돼지 매개체	설사, 변비	테트라사이이클린(Tetracycline), 카르바손(carbarsone), 메트로니다졸 혹은 2요오드수산퀴닌(diiodohydroxyquin)
편모충증(Giardiasis)	람블편모충(*Giardia lamblia*)[장편모충(*G. intestinalis*)]	위창자관, 창자점막	사람동물공통: 오염된 물과 음식	식욕감퇴, 설사, 물설사, 위경련, 위연동운동이상항진, 복부팽만, 가스과다	메트로니다졸, 티니다졸(tinidazole), 니타족사니드(nitazoxanide)
리슈만편모충증(Leishmaniasis): 피부리슈만편모충증, 점액피부리슈만편모충증 그리고 창자리슈만편모충증	리슈만편모충(종)(*Leishmania* spp.)	피부, 이자, 간	모래벼룩(sandflea)에 물림	피부/점막피부: 개방피부통증, 궤양 창자: 발열, 빈혈, 이자와 간의 손상	스티보글루콘산염나트륨(sodium stibogluconate), 리포솜 암포테리신 B, 파로모마이신, 밀테포신, 경구용 플루코나졸 혹은 이트라코나졸(traconazole)
톡소포자충증(Toxoplasmosis): 급성, 잠복성 그리고 피부의 톡소포자충증	톡소포자충(*Toxoplasma gondii*)	피부, 뇌, 심장, 간, 속귀, 림프절, 눈	감염고양이의 화장실; 오염된 날고기나 덜 익힌 고기의 섭취; 오염된 식수	초기의 독감증상, 림프절종대, 뇌의 염증, 근육내 낭종 피부: 피부병변	급성: 피리메타민(pyrimethamine), 술파디아진(sulfadiazine), 클린다마이신(clindamycin) 잠복: 아토바쿠온(atovaquone)
말라리아(Malaria)	열원충(종)(*Plasmodium* spp.)	순환계통, 간	감염모기에 물림	두통, 발열, 오한(발작), 관절통, 구토, 용혈성빈혈, 황달, 소변 내 헤모글로빈, 망막손상 그리고 경련; 발작과 혼수 등의 신경학적인 증상	아르테미신복합요법(artemisinin-combination therapy): 아모디아퀸(amodiaquine), 루메판트린(lumefantrine), 메플로퀸(mefloquine), 술파독신(sulfadoxine)/피리메타민(pyrimethamine), 퀴닌(quinine) + 클린다마이신(임신기간의 초기 동안), 디하이드로아르테미시닌(dihydroartemisinin) 그리고 피페라퀸(piperaquine)
질편모충증(Trichomoniasis)	질편모충(*Trichomonas vaginalis*)	비뇨생식관	성전파	통증, 작열감, 성교나 배뇨 동안 생식기의 가려움증; 질분비물	메트로니다졸

표 6.4 사람 몸의 원생동물기생충

감염부위	원생동물
혈액	삼일열원충(*Plasmodium vivax*)(말라리아를 일으킴) 브루스파동편모충(*Trypanosoma brucei*)(파동편모충증을 일으킴)
중추신경계통	아메바(Amoebas) 삼일열원충(*Plasmodium vivax*) 톡소포자충(*Toxoplasma*) 파동편모충(*Trypanosoma*)
창자	와포자충(*Cryptosporidium*) 장아메바(*Entamoeba*) 편모충(*Giardia*) 포자충(*Cyclospora*) 미포자충(*Microsporidia*)(다른 부위에도 감염될 수 있음)
간	장아메바(*Entamoeba*) 리슈마니아(*Leishmania*)
피부	리슈마니아(*Leishmania*)
요로	트리코모나스(*Trichomonas*)

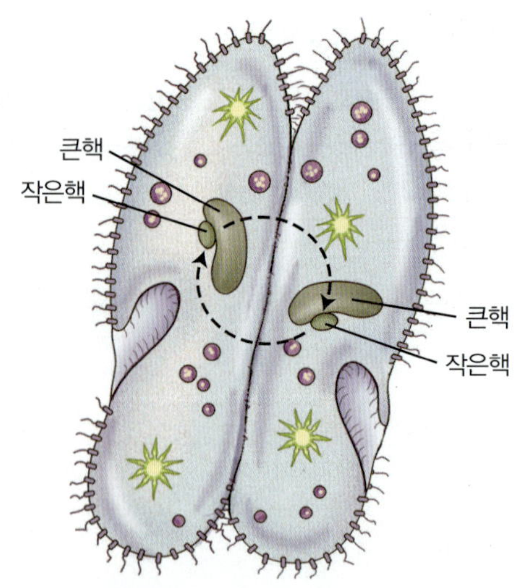

그림 6.12 짚신벌레(*Paramecium*)의 접합. 각각의 세포는 성장에 관여하는 큰핵(대핵, macronucleus) 그리고 반수체인 작은핵(소핵, micronucleus)을 가진다. 접합 동안 두 세포는 융합하고 두 세포의 작은핵이 융합한다. 이제 수정된 모세포는 분리되어, 재조합 DNA를 가진 딸세포를 생성하게 될 것이다.

된 세포로써 후에 세포분열하여 재조합된 데옥시리보핵산(deoxyribonucleic acid, DNA)을 가진 딸세포를 만들 것이다. 원생동물의 접합은 동일한 명칭을 가진 세균에서의 과정과는 완전히 다르며, 이는 4장에서 설명하였다.

불리한 조건에서도 원생동물이 생존하는 것은 주로 다양한 생식방법 그리고 일부 종이 포낭이라 부르는 휴지단계를 형성하는 능력으로 인한다. 온도가 이상적이 아니고 산소를 이용할 수 없고 음식이 고갈되거나 혹은 독성화합물이 있는 경우라도 미생물은 포낭에 의해 생존할 수 있다.

3] 원생동물의 분류

다른 진핵미생물의 경우와 마찬가지로 원생동물의 분류가 바뀌어 왔으며 현재의 분류학자는 이전의 체계가 이들 사이의 유전적인 상관관계가 반영되지 않는다는 점을 인식하고 있다. 2세기 이상 전에 린네는 원생동물을 동물로 분류했다. 후에, 원생동물과 조류는 원생생물(계)(kingdom Protista)로 분류되었으며, 일부의 분류학자는 운동방식에 기반하여 원생동물을 (1) 아메바류(Sarcodina), (2) 편모충류(Mastigophora), (3) 섬모충류(Ciliophora) 그리고 (4) 포자충류(Sporozoa)로 분류하였다. 이동에 따른 이러한 분류는 많은 적용을 위해 여전히 가장 많이 사용되는 분류이다. 분류학자가 여전히 전자현미경적인 특성 그리

생명의 응용

편모충(Giardia): 도보여행자의 초대받지 않은 동료

람블편모충(*Giardia lamblia*)은 편모를 가진 원생동물이며 모든 유형의 기후에서 전세계적으로 존재하며 미국에서 가장 흔하게 확인되는 창자기생충이다. 대개, 전파는 오염된 물을 거쳐 대변-구강경로에 의해 이루어진다. 이는 단지 10개의 포낭만으로도 감염을 성립시키며 물처리시설에서 통상적인 수준의 염소에 저항하는 포낭은 냉수에서 2개월 이상 생존할 수 있다. 편모충증(giardiasis)은 도시와 기타 인구가 많은 지역에서 발생하지만, 안전하고 깨끗하게 보이는 물이 있는 오지에서 시냇물을 마신 도보여행자와 캠핑족에서 병에 걸릴 위험이 더 높다. 잠복기는 대개 6~20일이며 증상은 단순한 구역부터 구토, 복부경련, 피로, 체중감소 그리고 폭발적인 설사까지 다양하다. 증상은 대개 1~4주 동안 지속되지만 어떤 증례는 만성으로 될 수 있다. 편모충증을 치료하기 위한 선택약물에는 효과를 보이고 있는 퀸아크린(quinacrine)과 메트로니다졸(metronidazole)이 포함된다. 여과가 되지 않은 안전하게 물을 마시는 최선의 방법은 물을 잠시 동안 끓이거나 온수에 요오드팅크나 소독약을 첨가하는 것이다. 편모충감염은 전염성이기 때문에 감염자는 주의해야만 한다. 병의 전파를 막는 효과적인 방법은 병의 증상이 사라지고 최소 2주 동안 손을 잘 씻고 수영장에서 수영하는 것을 피하는 것이 포함된다.

고 심지어 뉴클레오티드서열분석에 기반하여 원생동물의 분류를 개정하고 보완하고 있기 때문에 이 책은 원생동물의 과거, 현재 혹은 앞으로의 분류체계에 관계 없이 의학적으로 중요한 원생동물에 대해 중점적으로 다룬다. 이 책에서의 분류는 형태학적인 그리고 세포학적인 구조와 소기관 모두에 기반하여 (원생동물을) 구분한다. 원생동물은 사람몸의 다양한 부위에서 집락화되고 감염될 수 있으며, 따라서 특정의 감염을 선정하여 특정한 기관계통에 침범한 감염을 설명하였다.

고진핵동물류

고진핵동물류(Archaezoa)는 미토콘드리아를 갖고 있지 않으며, 미토콘드리아의 흔적으로 보이지만 아직 그 기능이 확인되지 않은 독특한 세포소기관 **미토솜(mitosome)**을 가진다. 미토솜은 미토콘드리아가 없는 무산소생물이나 미세산소생물을 포함하는 생물에서만 나타나고 있다. 이러한 원생동물은 미토콘드리아를 갖고 있지 않기 때문에 에너지전환을 위한 산화를 이용할 수 없다. 미토솜은 사람의 창자기생충 이질아메바(*Entamoeba histolytica*)에서 처음으로 기술되었으며 최근 미포자충(*Microsporidia*)뿐만 아니라 장편모충(*Giardia intestinalis*)[람블편모충(*Giardia lamblia*)이라고도 부름]의 일부 종에서 확인되고 있다. 비록, 미토솜과 미토콘드리아 사이에는 어떤 유사성이 있다고 해도, 미토솜은 그 속에 유전자를 갖고 있지 않다. 이러한 소기관성분을 위한 유전자는 핵내유전체에 들어 있다.

많은 고진핵동물류(Archaezoa)는 방추모양이고 주로 앞끝에 2개 이상의 편모를 가지며, 이의 채찍같은 운동으로 세포가 그의 환경을 통과하여 이동할 수 있다(그림 6.13). 사람의 기생충에는 질편모충(*Trichomonas vaginalis*)(21장 참조)과 편모충(종)(*Giardia* spp.)(16장 참조)이 포함된다. 질편모충(*T. vaginalis*)은 포낭단계가 없으며 그것이 건조되기 전에 보다 빠르게 한 숙주로부터 다른 숙주로 운반되어야 한다. 반면, 람블편모충(*G. lamblia*)은 대변으로 배설되는 포낭을 형성하는 생물이며 그의 다음 숙주가 섭식하기 전에도 환경내에서 생존할 수 있다.

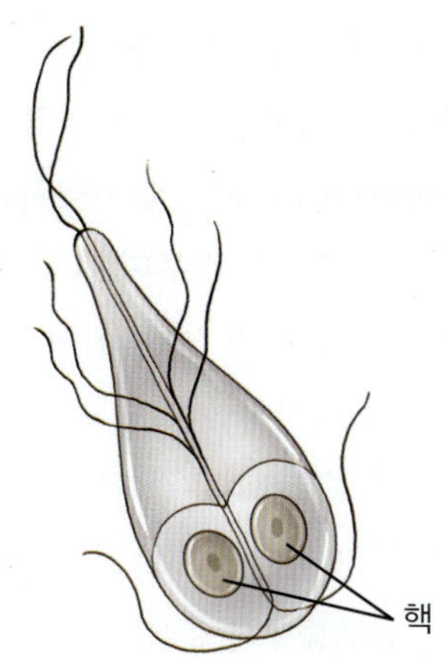

그림 6.13 **람블편모충(*Giardia lamblia*).** 원생동물 람블편모충(Giardia lamblia)은 편모가 있어 그의 환경을 통과하여 이동하도록 채찍같은 운동을 제공한다.

미포자충류

고진핵동물류(Archaezoa)처럼, 미포자충류(Microspora)는 미토콘드리아가 없으며 또한 미세소관도 없다. 이들은 사람을 포함하는 다양한 동물에서 절대세포내기생생물이다. 미포자충류는 주로 후천성면역결핍증환자에서 여러 사람질병을 일으키는 것으로 보고되었다.

섬모충류

섬모충류(Cliophora 혹은 ciliates)는 아마도 가장 잘 알려져 있으며 가장 흔하게 관찰되는 단세포생물이다. 섬모충류는 물이 있는 곳(예, 호수, 연못, 바다 그리고 토양)이면 어디에나 존재하며 이들은 절대기생생물과 기회기생생물일 수 있다. 명칭이 나타내듯이, 이들은 섬모가 있어 스스로 움직이거나 혹은 표면 주위에 물을 이동시킨다. 섬모충류의 일부는 오직 1개의 섬모만을 갖는데 비해, 다른 것들은 섬모로 덮여 있거나 분리된 섬모뭉치를 가진다. 모든 섬모충류는 큰핵과 작은핵을 가지며, 따라서 유성생식과 무성생식 모두를 할 수 있다. 이들은 세균 그리고 다른 단세포생물의 포식자이다. 대학교의 교육연구실에서 주로 관찰되고 이 무리에서 가장 잘 알려져 있는 것은 담수환경 특히 연못에 존재하는 짚신벌레(*Paramecium*)이다.

일반적으로, 섬모충류는 무해하며, 사람에서 유일한 병원성의 섬모충류는 대장섬모충증(*balantidiasis*)을 야기하는 대장섬모충(*Balantidium coli*)이다. 이는 사람의 가장 큰 원생동물기생충이며 영양소체뿐만 아니라 포낭으로 존재할 수 있는 것으로 알려져 있다. 이는 창자상피를 분해하고 소화하는 단백질가수분해를 생산한다(16장 참조).

섬모충류의 분류는 항상 어려우며 특히 최근에 유전학적인 연구의 진보로 인해 여러 번 바뀌어 왔다. 유전학적인 분석은 형태학적인 유사성을 기반으로 현재 분류되고 있는 많은 섬모충류가 반드시 유전학적으로 밀접하게 연관되지 않음을 보여주고 있다. 앞으로, 다른 진핵미생물의 경우와 마찬가지로 섬모충류의 분류는 유전학적인 기법이 계속 진보하면서 많이 바뀌게 될 것이다.

유글레나류

유글레나류(Euglenozoa)는 편모를 가진 원생동물의 커다란 무리이며 다양한 일반적인 자유유생종 그리고 사람을 감염시킬 수 있는 일부의 중요한 기생충이 포함된다. 유글레나류는 잘 알려진 편모충류이며 유기물질이 풍부한 담수에 존재한다. 많은 것들이 광자가영양생물이지만, 다른 것들은 세균과 더 작은 편모충류를 섭식하는 포식작용에 의해 음식을 먹는다. 유글레나류는 반고형의 원형질막으로 가지며 세포의 앞끝에 위치하는 편모의 도움으로 이동한다. 광자가영양유글레나류는 카로틴이 포함된 소기관으로 적색 "눈점(안점, eyespot)"을 가지는데 이는 빛을 감지하여 광합성을 위한 적절한 방향으로 세포를 인도한다. 기타 유글레나류는 융통화학영양생물이며 유기물질을 먹고 산다.

혈액편모충류(hemoflagellate)는 혈액기생충이며 피를 먹는 곤충에 의해 전파된다. 이들은 길고 가느다란 몸과 파동막을 가지고 있어 숙주의 순환계통에서 이동한다. 파동편모충(속)(*Trypanosoma*)(그림 6.14)에는 체체파리(tsetse fly)에 의해 전파되고 수면병(sleeping sickness)의 원인체인 브루스파동편모충(*T. brucei*)이 포함된다(18장 참조).

아메바류

아메바류(Amoebozoa)는 아메바모양원생동물의 주된 무리이다. 이들의 대부분은 단세포성이며 일반적인 서식지

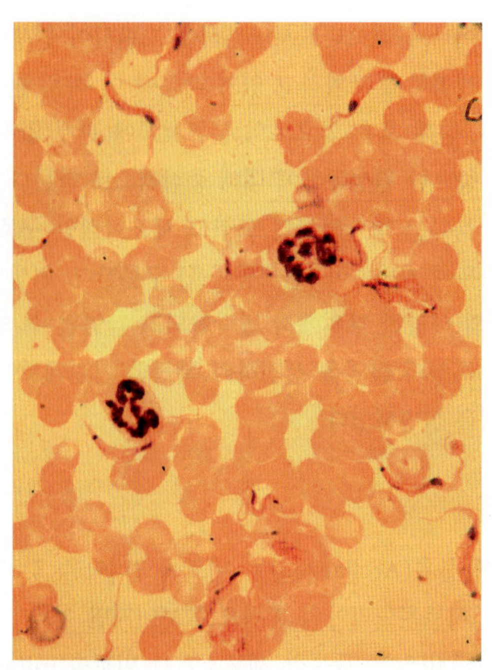

그림 6.14 파동편모충(*Trypanosoma*). 이는 혈액시료내 파동편모충(*Trypanosoma*)원생동물의 현미경사진이다. 이 원생동물은 아프리카수면병(African sleeping sickness)과 샤가스병(Chagas' disease)을 일으킨다.

는 토양과 물이다. 이들은 위족(pseudopod)이라 부르는 엽모양의 세포질돌기를 뭉툭하게 신장시키는 세포질흐름에 의해 이동한다(그림 6.15). 이러한 원생동물이 영양소를 얻는 주된 방법은 세포가 먹이가 될 입자를 싸서 그것을 공포 속으로 가두고 흡수하여 소화시키게 되는 포식작용(phagocytosis)에 의한다. 사람에게 병원성이 있는 종 하나는 사람의 창자에서 아메바성이질을 일으키는 기생충 이질아메바(Entamoeba histolytica)이다(16장 참조). 장아메바(*Entamoeba*)는 감염환자의 대변내에 존재하는 포낭을 먹게 됨으로써 사람 사이에 전파된다. 일반적으로 면역약화된 사람을 감염시킬 수 있는 또 다른 아메바는 발라무시아(*Balamuthia*)인데 이는 원발성아메바성수막뇌염(primary amoebic meningoencephalitis)이라 부르는 뇌고름집(뇌농양)을 일으킨다고 보고되었다(17장 참조). 발라무시아(*Balamuthia*)는 물에서 발견되는 자유유생생물이며 아래쪽호흡관을 통하거나 개방상처를 통해 몸 속으로 들어올 수 있다. 이 생물은 사람대 사람의 접촉으로는 전파되지 않는다. 최근, 드물지만, 파울러자유아메바(*Naegleria fowleri*)가 일반적으로 치명적인 뇌감염, 즉 원발성

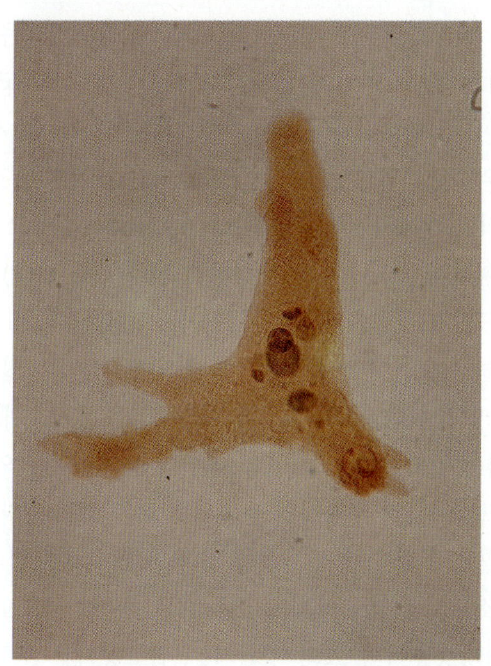

그림 6.15 **아메바(Amoeba).** 이는 표면의 위를 기게 만드는 특징적인 위족, 즉 "가짜 다리"를 가진 전형적인 아메바의 현미경사진이다.

아메바성수막뇌염을 일으키는 것으로 보고되고 있다. 오염된 물에서 수영을 하는 사람은 고경로를 통해 이 원생동물을 흡인할 수 있으며, 이는 뇌나 척수로 가서 염증과 부종을 일으킬 수 있다. 조기에 치료되지 않는다면, 이 감염은 거의 항상 치명적이다. 이 아메바는 온수에서 번식하며 흔히 미국 남부에서 여름철에 발견된다.

첨복포자충류

첨복포자충류(Apicomplexa)는 큰 무리의 원생동물이며 독특하고 복잡한 소기관, 즉 **첨복체(apical complex)**가 있는 것이 특징이다(그림 6.16). 첨복체는 전자현미경으로만 볼 수 있으며 이는 곤봉체(rhoptry)라는 주머니모양 소기관의 도관으로 이어지는 정단원뿔체(apical conoid)로 구성된다. 게다가, 미세소관이 이 복합체로부터 뒤쪽방향으로 신장되며 이 생물의 표면을 지지한다. 이러한 곤봉체는 숙주세포에 대한 부착을 촉진시키는 부착물질을 분비하여 막을 통해 기생충이 침입할 수 있는 것으로 생각된다.

첨복포자충류는 여러 숙주 사이에 전파될 필요가 있는 복잡한 생활사를 가진다. 한 예가 말라리아를 일으키는 열원충(*Plasmodium*)이다. 말라리아는 아시아, 북미와 남미, 중동아시아. 북아프리카 그리고 남태평양의 열대와 아열대 지역의 풍토병인 파괴적인 기생충병이다. 삼일열원충(*Plasmodium vivax*)은 4종류의 사람말라리아 종, 즉 열대열원충(*P. falciparum*), 사일열원충(*P. malariae*), 난형열원충(*P. ovale*) 그리고 삼일열원충(*P. vivax*) 중에서도 가장 흔한 종이다. 이 원생동물은 감염된 얼룩날개모기(속)(*Anopheles*)의 모기에 물려 전파된다. 모기에 의해 운반되는 열원충(*Plasmodium*)의 감염단계는 **포자소체(홀씨소체, sporozoite)**라고 부른다. 사람 속으로 주입되면 포자소체는 혈류를 타고 간으로 가며 그곳에서 분열생식하여 수 천의 **분열소체(merozoite)**라 부르는 자손을 생성한다. 분열소체는 간을 떠나 적혈구로 침입하여 생식한다. 어린 영양소체(trophocyte)(다른 세포에 영양을 제공하는 세포)는 반복적으로 분열하면서 확장되는 고리모양의 구조를 형성하는데 이 단계는 고리단계(ring stage)라 부른다. 결과적으로, 적혈구가 파열되며 더 많은 분열소체를 방출하고, 이는 이후에 더 많은 적혈구를 감염시켜 그들의 무성생식을 지속시킬 수 있다. 분열소체의 노폐산물은 말라리아의 특징인 발열과 오한을 일으킨다. 어떤 분열소체는 암컷형과 수컷형의 생식모세포(gametocyte)로 발생하는

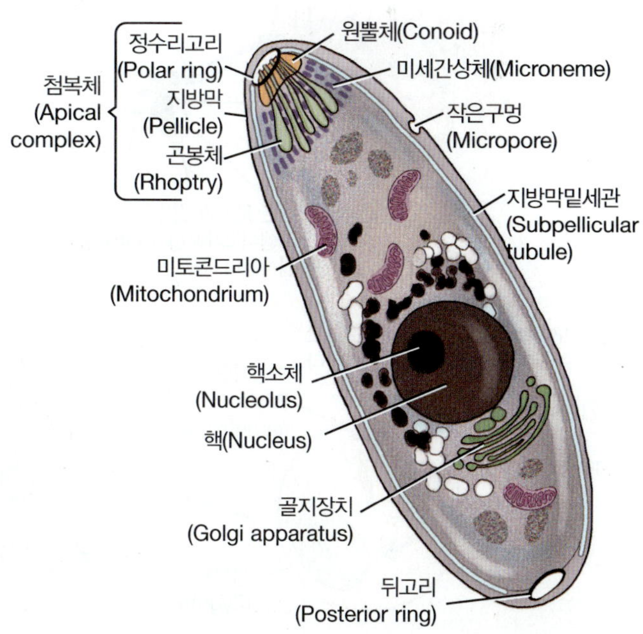

그림 6.16 **첨복포자충(문)(Apicomplexa).** 전형적인 첨복체를 가진 첨복포자충류.

데, 이는 다른 얼룩날개모기(속)(Anopheles)의 모기가 물면서 획득할 수 있게 된다. 생식모세포는 모기의 창자로 들어가 접합자를 형성하면서 그들의 생식주기를 시작한다. 접합자는 난포낭(oocyst)을 생성하는데, 이는 세포분열하고 무성생식의 포자소체가 형성된다. 난포낭이 파열된 후, 포자소체는 모기의 침샘으로 이동하며 생활사가 다시 시작될 수 있다(그림 6.17).

또 다른 첨복포자충류는 쥐바베스열원충(*Babesia microti*), 톡소포자충(*Toxoplasma gondii*) 그리고 와포자충(속)(*Cryptosporidium*)이 있다. 쥐바베스열원충(*B. microti*)은 사람에서 적혈구를 감염시켜 발열과 빈혈을 일으킨다. 사람숙주로 들어가기 전에 쥐바베스열원충(*B. microti*)의 생활사는 설치류, 즉 주로 흰발생쥐 페로미스쿠스류코푸스(*Peromyscus leucopus*)를 포함하며, 쥐바베스열원충(*B. microti*)에 감염된 진드기가 포자소체를 생쥐숙주로 도입시키게 된다. 여기에서 포자소체는 무성생식하고 일부 기생충은 암배우자와 수배우자로 분화한다. 대개, 사슴진드기 익소데스담미니(*Ixodes dammini*)인 적절한 진드기가 섭식할 때까지 이들은 포자생식주기(sporogonic cycle)를 이행하여 포자소체를 생성하게 된다(그림 6.18). 감염된 진드기가 사람을 물면서 생활사가 시작된다. 포자소체는 적혈구로 들어가 무성생식하게 되는데, 이는 질병, 즉 바베스열원충증(babesiosis)의 임상증상을 일으키게 된다. 사람이 종말숙주(dead-end host)이며 감염된 사람의 피를 빤 진드기로부터 추가적인 전파의 기회는 거의 없다. 하지만 수혈을 통해 사람대 사람의 전파가 일어날 수 있다.

톡소포자충(*Toxoplasma gondii*)은 사람에서의 또 다른 세포내기생충이며 그의 생활사는 집고양이를 포함한다.

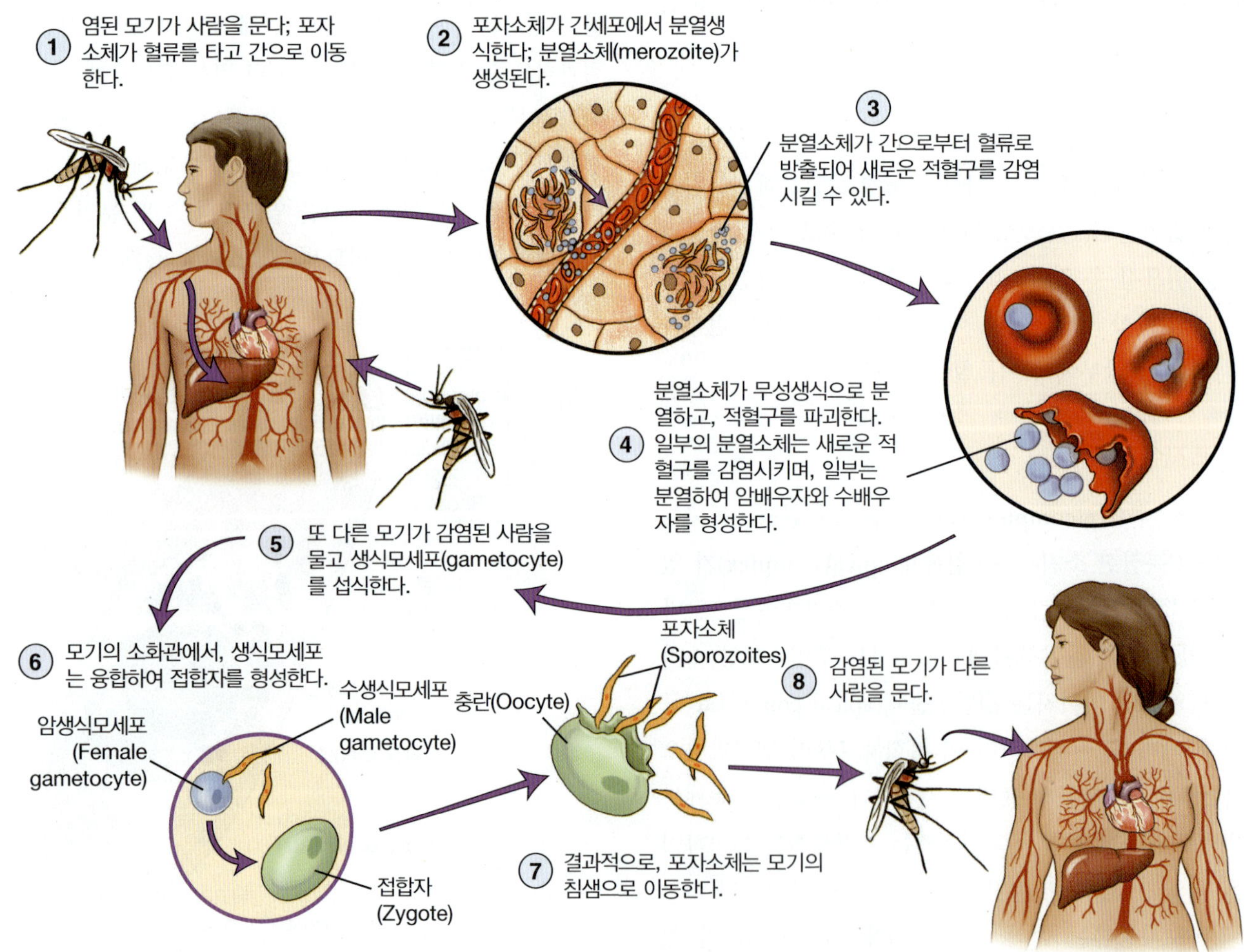

그림 6.17 삼일열원충(*Plasmodium vivax*). 말라리아의 병원체인 삼일열원충(*Plasmodium vivax*)의 생활사.

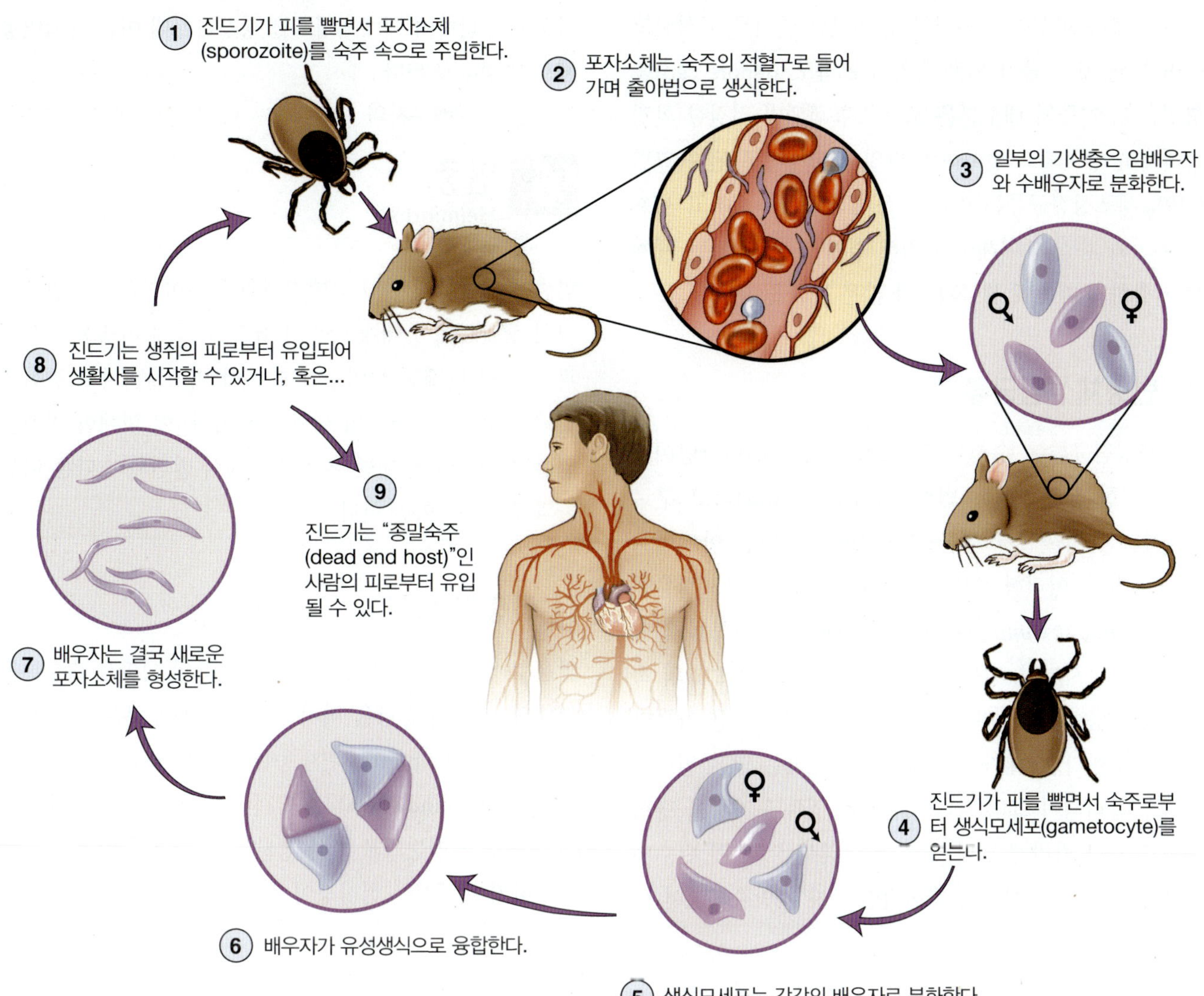

그림 6.18 쥐바베스열원충(*Babesia microti*) 의 생활사. 생활사가 유성생식과 무성생식으로 이루어짐에 주목하라.

이 원생동물은 톡소플라스마증(toxoplasmosis)의 원인체인데, 이는 22장에서 설명되었다.

5 점균류 Slime Molds

점균류는 진균이거나 아메바의 특징이 있지만 진균보다는 아메바에 더 가깝다. 점균류는 세포성점균류(cellular slime mold)이거나 변형체성점균류(plasmodial slime mold)로 존재하며 사람에 대해서는 병원성이 없다.

1] 세포성점균류

세포성점균류는 아메바와 유사한 전형적인 진핵세포이며 생활사의 대부분을 단일의 아메바모양세포로 살면서 진균과 세균을 포식작용으로 먹는다. 불리한 조건에서는 이러한 세포의 많은 수가 응집하여 단일의 구조를 형성한다. 이러한 응집은 어떤 개별적인 아메바가 분비하는 화학물질[고리아데노신1인산(cyclic adenosine monophosphate, cAMP)]에 대한 반응으로 일어나며 이에 반응하여 다른 것들이 방출된 화학물질을 향해 이동한다. 응집된 아메바는 점액성의 싸개로 싸이게 되는데 이를 이동체(*slug*)라 부르며 이는 빛을 향해 이동한다. 이동한 후 이동체는 분화된 구조를 형성하기 시작하며; 일부는 줄기를 형성하고 반면 다른 것은 줄기 위로 올라가 포자모자(spore cap)를 형성한다. 이들의 대부분은 포자로 분화되며 적절한 환경 아래에서 방출되고 발아하여 단일의 아메바로 된다(그림 6.19). 세포성점균류는 이들이 상대적으로 단순하고 세포의 이동과 응집을 이해하기 위해 쉽게 다룰 수 있는 체계를 제공하기 때문에 생물학자가 많은 관심을 가진다.

2] 변형체성점균류

변형체성점균류는 수천 개의 핵이 포함된 원형질덩이이다. 이러한 생명형태는 **변형체(plasmodium)**라고 부르며; 이는 유기물질과 세균을 포식하는 거대한 아메바로써 이동한다. 이러한 생명은 산소와 영양소를 세포질유동(*cytoplasmic streaming*)이라는 과정에 의해 변형체 전반적으로 운반시키며, 이를 통해 변형체가 움직이고 그의 속도와 방향을 바꾼다. 변형체는 음식과 습도가 이용 가능한 만큼 성장한다. 상태가 불리해지면, 변형체는 많은 원형질 무리로 분리되며 그의 각각이 줄기가 있는 포자낭을 형성하여 포자가 자라게 된다. 포자핵은 감수분열하여 반수체 세포를 형성한다. 상황이 호전되면 포자가 방출되면서 발아하고 융합하여 이배체세포를 형성하는데 이는 다핵변형체로 발생하게 된다.

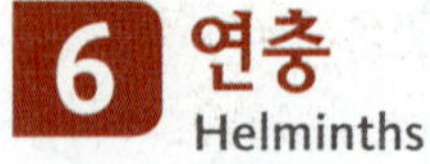

6 연충 Helminths

연충은 미생물이 아닌 진핵벌레의 무리이지만 기생연충이 그의 생활사에서 대개 충란과 유충을 통해 미세적인 감염과 진단의 단계를 보여주기 때문에 미생물학자가 관심을 갖고 있다. 특정 연충의 생활사에 따라, 이 미세한 벌레는 일반적으로 혈액, 대변 혹은 소변에서 발견되며 다른 미생물과 감별되어야만 한다.

1] 연충의 특성

많은 기생연충은 포유류숙주내에서 그의 생활사 대부분을 보낸다. 사람에 영향을 미치는 연충의 대부분은 편충(flatworm)[platyhelminth; 편형동물(문)(Platyhelminthes)]이거나 회충(roundworm)[선충; 선충(문)(Nematoda)]이다. 성충은 대개 맨눈으로 보일 정도로 크지만, 충란과 유충을 확인하기 위해서는 현미경이 필요하다.

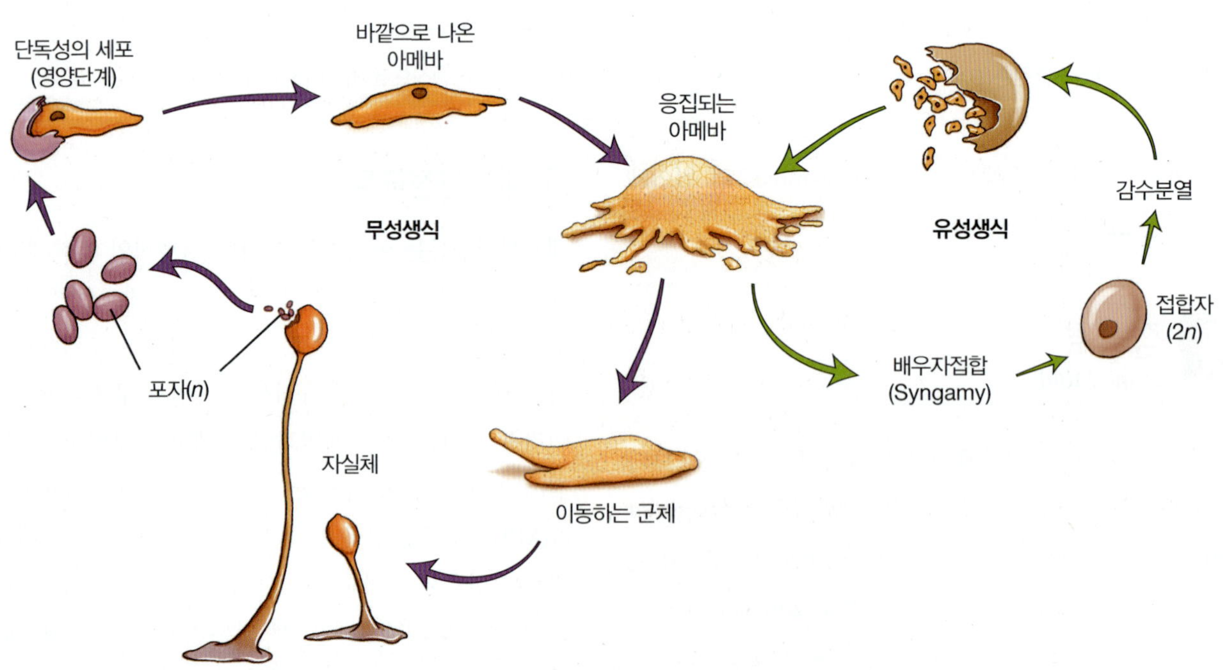

그림 6.19 세포성점균류의 생활사. 생활사는 유성생식과 무성생식 모두로 이루어지는 점에 주목하라.

모든 연충은 일반적으로 소화계통, 순환계통, 신경계통, 배설계통 그리고 생식계통을 가진 다핵진핵생물이다. 기생연충은 숙주내에서 살아가기 위해 고도로 특수화되어야만 하기 때문에 자유유생연충과는 다르다. 예를 들어 이들의 생식계통은 다른 계통보다 더 발달해 있으며 충체는 감염을 최적화시키도록 축소되어 난소, 정소 그리고 충란으로 채워진 길고 편평한 주머니로 이루어질 수 있다. 이들은 숙주의 음식과 체액 혹은 숙주의 조직으로부터 필요한 영양소를 흡수할 수 있기 때문에 소화계통이 결여되어 있을 수도 있다. 기생충이 숙주로부터 숙주로 운반되기 때문에 이동은 제한적이다. 게다가, 기생연충은 이들이 음식을 찾거나 환경적인 변화에 적응할 필요가 없기 때문에 광범위한 신경계통도 갖고 있지 않다.

2] 연충의 생활사

기생연충의 생활사는 수정란(자충, embryo), 유충(larva) 그리고 성충으로 이루어진다. 이는 일련의 **중간숙주(intermediate host)** 그리고 성체기생충을 위한 **최종숙주(definitive host)**가 포함되어 대단히 복잡할 수 있다.

연충의 성충은 한 개체에 수컷생식기관을 가지며 다른 개체에 암컷생식기관을 가질 수 있는데 이러한 경우에 충체는 암수딴몸(자웅이체, *dioecious*)이라고 부른다. 이러한 종에서의 생식은 숙주가 두 성 모두를 가진 경우에만 일어난다.

만일 연충이 암컷생식기관과 수컷생식기관 모두를 가진다면, 암수한몸(*monoecious*)(hermaphroditic)이라 부르며, 두 충체가 서로 수정할 수 있다. 극히 드물게 암수한몸의 종류는 스스로가 수정한다. 종의 영속적인 생존을 위해, 기생충은 같은 종이거나 다른 종의 또 다른 숙주의 몸에 감염성의 형태로 전달됨으로써 생활사를 완료해야 한다. 충체의 감염단계는 대개 충란이나 유충의 형태에서 일어난다. 일반적으로, 유충의 발생은 중간숙주에 의해 지지되는 반면 성충과 교미는 최종숙주에서 일어난다.

사람은 많은 기생연충의 최종숙주이며, 감염의 근원은 오염된 음식, 토양, 물 혹은 감염동물이 포함된다. 감염경로(12장 참조)는 입으로 들어오거나 피부를 침투해 들어올 수 있다.

3] 연충의 분류

연충은 형태, 크기 그리고 기관의 발달정도에 따라 그리고 갈고리, 빨판(흡반) 혹은 기타 특수구조의 존재에 따라 분류된다. 또한, 생식의 방법, 숙주의 종류 그리고 충란과 유충의 형태 역시 분류를 위한 고려사항이다.

편형동물

편형동물(문)(phylum Platyhelminthes)에 속하는 종은 등배쪽으로 편평하며 따라서 **편충(flatworm)**이라고 부른다. 기생편충에는 흡충류와 촌충류가 포함된다.

- 흡충류(Trematodes)(flukes)는 일반적으로 편편한 잎사귀모양이며 적소에 생물을 잡을 수 있는 입빨판(구흡반, oral sucker)과 배빨판(복흡반, ventral sucker)을 갖고 있다(그림 6.20). 이들의 생활사는 복잡하며, 최종숙주의 성충이 살고 있는 조직에 따라 일반적인 명칭이 붙게 된다(예, 허파흡충, 간흡충, 혈액흡충).
- 촌충류(cestode 혹은 **tapeworm**)는 창자기생충이다(16장 참조). 촌충성충은 **두절(머리마디, scolex)**(머리), 경부(neck) 그리고 하나 이상의 편절(proglottids)(체절; 그림 6.21)이라는 기본적인 몸의 구조를 공통적으로 갖고 있다. 충체의 두절은 최종숙주의 창자에 부착하며, 경부는 상대적으로 미분화된 세포덩이이며 새

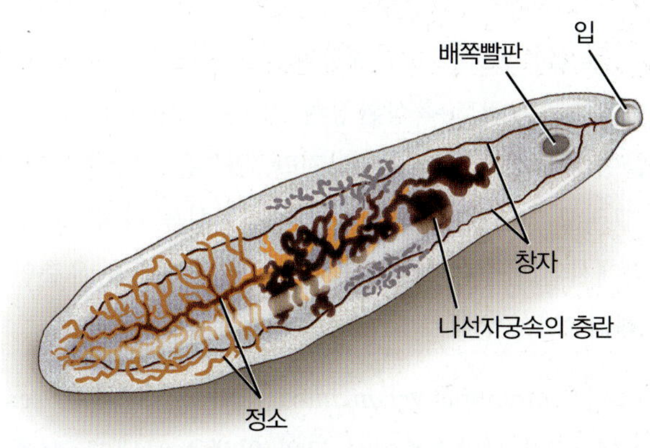

그림 6.20 흡충류(Trematodes). 흡충류는 일반적으로 편평한 잎사귀모양이며, 적소에 생물에 붙을 수 있는 배빨판(복흡반)과 입빨판(구흡반)을 가신다.

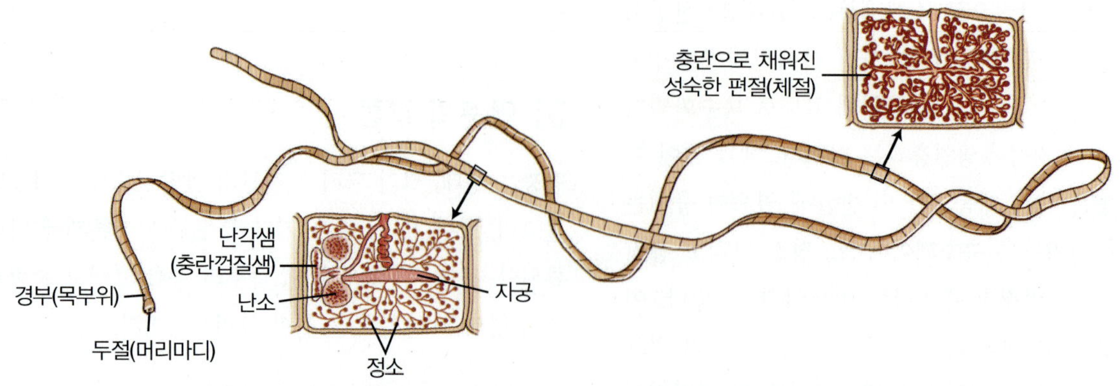

그림 6.21 촌충(Cestode, tapeworm)의 형태. 두절(머리마디, scolex)은 충체를 숙주의 조직에 부착시킨다. 두절의 뒤가 경부이며, 그 다음 편절(체절)로 이어지는데 이는 충체가 숙주에 부착되어 있는 동안 경부로부터 자라난다. 경부와 가장 가까운 편절은 미성숙이며 중간부위에 있는 편절은 성숙하였고 그리고 말단에 가장 가까운 편절은 완전히 성숙되어 수정된 충란으로 가득 차 있다. 이 부위에서 수정된 충란을 가진 편절이 떨어져 나와 대변을 따라 숙주를 떠나게 된다.

로운 체절을 만드는데, 이 곳은 촌충성충에서 모든 성장이 일어나는 부위이다. 연속적인 편절단위로 구성되며 총체적으로 횡분체(strobila)라고 부른다. 이는 충체를 가늘고 긴 띠로 보이게 하며 이로 인해 그의 일반명이 붙게 되었다. 성숙한 편절은 촌충성체로부터 방출되어 대변을 통해 숙주를 빠져 나간다. 가장 성숙한 편절은 촌충의 꼬리에 있으며 가장 미성숙한 편절은 경부에 가장 가깝게 있다.

선충류

선충류(Nematodes 혹은 **roundworms**)는 원통형이면서 각 끝이 가늘고 지구상에서 가장 풍부한 다핵동물이다. 선충류는 소화계통, 신경계통, 배설계통 그리고 생식계통을 갖고 있지만 명확한 순환계통과 호흡계통은 없다. 이들은 담수, 해수 그리고 육상환경의 어디에나 존재한다. 많은 것들이 자유유생하며 무해하지만, 일부는 기생충이며 식물 그리고 사람을 포함한 동물에 병원성을 가질 수 있다. 사람에서의 선충감염은 감염체가 충란인지 혹은 유충인지에 따라 2가지 범주로 나눈다.

- 요충(*Enterobius vermicularis*)(pinworm 혹은 seatworm)은 사람숙주에서 그의 일생을 보낸다. 성충은 큰창자에서 살며, 이곳으로부터 항문구역으로 이동하여 산란한다(따라서, seatworm이라고 부른다). 그 다음, 충란은 섭취 혹은 비접촉매개물(오염된 옷이나 침구류)에 의해 다른 숙주로 전파된다. 회충(*Ascaris lumbricoides*)(사람에 감염되는 커다란 선충)은 중간숙주가 없는 기생충이다. 이는 사람의 작은창자에서 성충시기를 보내며 주로 소화되기 전의 음식을 먹고 산다. 충란은 대변으로 배설될 수 있고 다른 숙주가 우연히 먹게 될 때까지 장기간 토양 내에서 생존할 수 있다. 충란은 작은창자에서 부화하고 유충이 창자를 파고 들

의학적 사건

회충증: 선충식객

창자의 가장 유행하는 벌레감염은 선충에 의해 일어나며 일반적으로 선충의 충란이 들어 있는 사람의 대변으로 오염된 흙과의 접촉에 의해 전파된다. 사람의 가장 흔한 벌레감염은 길이가 6~13인치(15~33 cm)에 달하는 커다란 선충인 회충(*Ascaris lumbricoides*)으로 인한다. 감염은 온대지방과 열대지방에서 전반적으로 흔하게 일어나지만, 위생이 불량한 지역에서 가장 유행하며 대개 사람의 부주의로 인한다. 때로, 감염자에서 증상이 나타나지 않을 수 있지만 이들은 감염의 활성보인자이다.

삼켜진 충란은 창자로 가며 이곳에서 유충으로 발생한다. 유충은 창자벽을 뚫고 순환계통으로 들어가서 허파에 도달한다. 어떤 주어진 시점에서, 허파 속에 있는 대단히 많은 수의 충란은 폐렴을 일으킬 수 있다. 허파에서 유충은 기관지나무를 지나 인두로 가며, 그곳에서 삼켜지게 된다. 다시 작은창자로 들어가면서 유충은 성장하고 성숙하며 교미를 하게 되고, 그의 자손이 환경으로 방출되고 새로운 숙주를 찾게 된다.

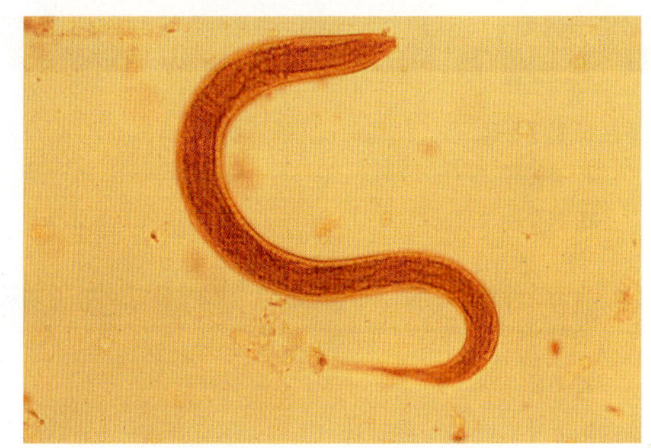

그림 6.22 구충(Hookworms). 구충은 사람의 작은창자에서 산다. 이들의 충란은 대변으로 배설되며 토양내에서 유충으로 부화한다. (출처: Mahon CR, Lehman DC, Manuselis G: *Textbook of diagnostic microbiology*, ed 4, St. Louis, 2011, Saunders.)

어 혈류로 들어간다. 이들은 허파로 운반되어 그곳에서 성장하여 기침하면서 삼켜지고 다시 창자로 돌아가 성숙하여 성충으로 된다.

- 아메리카구충(*Necator americanus*)과 두비니구충(*Ancylostoma duodenale*)은 구충(hookworms)이라고도 부르며(그림 6.22), 사람의 작은창자에서 산다. 이들의 충란은 대변으로 배설되며, 토양내에서 유충으로 부화한다. 유충은 세균을 먹고 살며 숙주의 피부를 뚫고 사람의 몸 속으로 들어간 다음 이들은 혈액이나 림프관으로 들어가 허파로 운반된다. 유충은 가래 속에서 기침과 함께 올려져 삼켜지고 그리고 작은창자로 운반되어 그곳에서 성충으로 성숙한다.

요약 Summary

- 많은 진핵생물이 사람과 기타 동물에 병원성이다. 이러한 병원체에는 진균, 조류, 원생동물 그리고 연충이 포함된다.
- 진균류는 일반적으로 실모양, 다핵생물(균사체를 형성하는 균사의 덩이)로 성장하거나 혹은 이들은 단세포균류로 성장한다. 진균류는 자유유생하는 종속영양생물이며 효모, 곰팡이 혹은 다육성진균으로 나타난다.
- 진균의 생식은 무성생식(유사분열)이거나 유성생식을 할 수 있다. 무성생식은 포자낭(홀씨주머니)을 형성하게 하며 어떠한 시기에서도 일어날 수 있는 반면, 유성생식은 일반적으로 성장을 위한 조건이 불리한 경우에 일어난다. 유성생식은 종을 더욱 생존시킬 수 있는 특성의 다양성을 부여한다.
- 조류는 물에서 사는 광합성생물이지만, 이들은 분포, 형태, 생식 그리고 생화학적인 선호도가 다르다. 역사적으로, 조류는 그들이 가진 광합성색소에 따라 분류되었지만 유전학적인 분석이 진보하면서 이들이 각기 다른 연관성을 가지는 것으로 확인되고 있다. 따라서, 현재의 조류분류는 확정되지 않았으며 중복되고 있다.
- 모든 조류는 무성생식을 할 수 있으며 대부분은 유성생식으로도 번식할 수 있다. 일부 종의 경우, 주어진 성장조건에 따라 유성생식과 무성생식을 번갈아 가면서 할 수 있다.
- 원생동물은 단세포진핵생물이며 세포벽이 없고 대부분은 섬모, 편모, 또는 위족으로 이동한다. 대부분은 화학종속영양생물이며, 그들의 영양소를 세균, 유기물질, 다른 원생동물 그리고 숙주조직으로부터 얻는다.
- 원생동물은 영양소체라고 부르는 이동성의 활성적인 영양상태로 존재하거나 혹은 포낭이라 부르는 잠복상태로 존재한다. 많은 것들이 사람의 기생충이며 이들의 생활사는 단순한 것부터 복잡한 것까지 다양하다.
- 점균류는 진균과 아메바의 특성 모두를 가지지만 이들은 진균보다는 아메바에 더 가깝다. 점균류는 세포성점균류와 변형체성점균류로 분류될 수 있다. 이들은 사람의 병원체는 아니다.
- 연충은 미생물은 아니지만 그들의 생활사에서 충란 또는 유충의 형태로 미세한 감염단계를 나타낸다. 많은 기생연충은 그들의 삶 대부분 혹은 전부를 사람을 포함하는 포유류숙주내에서 산다.
- 기생연충의 생활사에는 수정충란, 유충단계 그리고 성충이 포함된다. 일반적으로, 이들의 생활사는 복잡하며, 중간숙주와 최종숙주가 포함된다.

복습문제

1. 항생제 페니실린과 세팔로스포린은 다음의 어느 것에 의해 생성될까?

a. 조류
b. 점균류
c. 균류
d. 원생동물

2. 진균은 자유유생하는 __________ 생물이다.

a. 자가영양
b. 화학영양
c. 종속영양
d. 광영양

3. 세포벽에 우무를 갖고 있는 조류는 다음의 어디에 속할까?

a. 황갈조식물(문)(Chrysophyta)
b. 홍조식물(문)(Rhodophyta)
c. 녹조식물(문)(Chlorophyta)
d. 갈조식물(문)(Phaeophyta)

4. 해양식물성플랑크톤의 주된 성분인 규조류는 다음의 어디에 속할까?

a. 황갈조식물(문)(Chrysophyta)
b. 홍조식물(문)(Rhodophyta)
c. 녹조식물(문)(Chlorophyta)
d. 갈조식물(문)(Phaeophyta)

5. 원생동물에서 세포가 분열하기 전에 핵이 여러 번 분열하는 과정은 무엇이라 부를까?

a. 출아법
b. 유사분열
c. 분열생식
d. 분절화

6. 큰핵과 작은핵을 가진 진핵세포는?

a. 조류
b. 균류
c. 원생동물
d. 점균류

7. 열원충(*Plasmodium*)은?

a. 조류의 일종
b. 원생동물
c. 점균류
d. 연충

8. 톡소포자충(*Toxoplasma gondii*)은 진핵생물의 어떤 무리에 속할까?

a. 조류
b. 균류
c. 원생동물
d. 연충

9. 두절(머리마디)은 어디에서 발견되는 구조일까?

a. 조류
b. 균류
c. 원생동물
d. 연충

10. 일반적으로 pinworm이라고 부르는 것은 다음의 어느 것일까?

a. 요충(*Enterobius vermicularis*)
b. 아메리카구충(*Necator americanus*)
c. 회충(*Ascaris lumbricoides*)
d. 두비니구충(*Ancylostoma duodenale*)

11. 진균에 대한 학문은 __________ (이)다.

12. 조류의 영양구조는 __________ (이)라고 부른다.

13. 고진핵동물류(Archaezoa)에서 발견되며 미토콘드리아의 흔적으로 나타나는 독특한 세포소기관으로 __________ (이)라고 부른다.

14. 수천 개의 핵을 담고 있는 원형질덩이는 __________ 의 특징이다.

15. 선충류의 일반명은 __________ (이)다.

16. 의학적으로 중요한 종을 강조하면서 진균의 분류에 대해 기술해 보라.

17. 조류와 그들의 가능한 생활사의 일반적인 특성을 기술해 보라.

18. 사람의 기생충인 원생동물이 가진 3가지의 명칭을 쓰고 기술해 보라.

19. 세포성점균류와 변형체성점균류 사이의 기본적인 차이를 기술해 보라.

20. 촌충류의 기본구조와 이들의 생활사를 기술해 보라.

SECTION 2

미생물의 연구와 조절을 위한 도구

Tools For Study And Control Of Microorganisms

07 물리화학적인 조절방법

08 미생물학의 연구방법

09 미생물학연구실의 안진문제

10 약리학

11 항미생물약물

CHAPTER 07

물리화학적인 조절방법

Physical and Chemical Methods of Control

학습목표

1. 미생물을 조절하기 위해 사용될 가장 적절한 방법을 결정하기 전에 고려될 필요가 있는 요인에 대해 기술한다.
2. 멸균, 소독, 방부법, 균제거, 위생처리 그리고 저온살균을 구별하고 이들의 실제적인 사용에 대해 설명한다.
3. 미생물의 사멸을 정의하고 미생물의 조절에서 그것이 갖는 중요성을 기술한다.
4. 미생물의 성장을 조절하기 위해 사용될 수 있는 각기 다른 물리적인 방법에 대해 기술한다.
5. 미생물살균제와 미생물정균제라는 용어를 정의한다.
6. 항균효능에 영향을 미치는 요인에 대해 기술한다.
7. 소독과 방부의 효능을 측정하기 위해 사용하는 방법을 비교하고 대조한다.
8. 항균화학약품의 각기 다른 종류를 비교하고 대조하며 각각의 장점과 단점을 설명한다.
9. 식품을 보존하기 위해 사용되는 여러 방법을 기술하고 미생물성장조절에서 그것이 갖는 효능을 설명한다.

주요용어

건조(desiccation)
균제거(degermination)
동결건조(lyophilization)
멸균(sterilization)
미생물살균제(microbicidal)
미생물정균제(microbiostatic)
방부법(antisepsis)
방부제(antiseptics)
비이온화방사선 (nonionizing radiation)
살균제(bactericides)
살바이러스제(virucides)
살조제(algicides)
살진균제(fungicides)
소독(disinfection)
소독제(disinfectants)
실용희석검사(use-dilution test)
십진감소시간(decimal reduction time, DRT)
알데히드(aldehydes)
에틸렌옥시드(ethylene oxide)
열사멸시간 (thermal death time, TDT)
열사멸온도 (thermal death point, TDP)
오염제거(decontamination)
원판확산법(disk-diffusion method)
위생처리(sanitization)
이온화방사선(ionizing radiation)
저온살균(pasteurization)

왜 알아야 할까

역사

반레벤후크가 "미세동물(animalcules)"(1장 참조)을 관찰하고 질병의 배종설과 코흐법칙(Koch's postulates)이 받아들여지기 수천 년 전에, 살균제에 관한 참고사항이 고대 이집트에서 문서에 작성되었다. 그들의 방부처리는 향료, 식물성기름 그리고 수지를 시신에 바르는 것이었으며, 이 방법은 현재까지도 우수한 상태로 시신을 보존시키고 있다. 페르시아, 그리스 그리고 로마는 공동식수의 저장을 위해 광택구리와 은을 사용하도록 법제화시켰다. 알렉산더 대왕의 군대는 식수를 끓였고, 그들의 배설물을 묻도록 하였다. 매우 초기에, 식물의 소금절임, 향신료치기 그리고 훈제로 식품을 보존하였다. 게다가 상처를 싸매는 데 있어 포도주와 식초를 사용한 것은 히포크라테스시대까지 거슬러 올라간다. 부패와 질병이 연관되는 것으로 믿었기 때문에 고름이 생기기 전에 요오드로 상처를 치료하는 것을 이해했었다.

식품보존법은 우리가 살고 있는 기후에 의해 현저하게 영향을 받는 건조와 냉동과 함께, 배양과 기술을 따라 발전해 왔다. 비록 인류가 많은 식품보존법을 발명했다고는 하지만, 어떤 면에서 발효는 발견된 것이지 발명된 것은 아니다. 과학에 대한 종교의 영향을 강조했던 과거의 학자들을 뛰어넘지 않고, 벤자민플랭클린(Benjamin Franklin)은 "와인은 신이 우리를 사랑한다는 꾸준한 증거이며, 우리가 행복한 것을 보기 좋아한다"고 썼다. 절임, 말림(실제적인 탈수), 꿀과 당을 사용한 잼과 젤리의 제조 그리고 통조림은 역사적으로 영향을 미친 식품처리법이기도 하다.

영향

이그나즈젬멜바이스(Ignaz Semmelweis)(1장 참조)는 비엔나종합병원의 산과클리닉에서 1847년 부검을 실시한 인턴들에게 예비산모를 진찰하기 전에 클로르석회(chlorinated lime)로 손을 씻도록 지시했다. 손을 씻고 시술을 한 후, 분만후의 감염으로 인한 사망률이 약 1%로 떨어지게 되었다.

조셉리스터(Joseph Lister)(1장 참조)는 의사의 손, 수술실, 사용되는 수술장비 그리고 일반적인 병원환경에 석탄산을 사용하여 무균수술법을 시행하였다. 환자와 의사 모두를 보호하는 외과용보호장갑이 개발되었으며 이는 수술의 전후절차 동안의 감염을 크게 줄이게 되었다.

통조림을 만드는 방법으로 식품을 보존하는 것은 1700년대 말 프랑스사람이 선구자이며 후에 주석통을 사용한 영국사람에 의해 1810년 완성되었다. 미생물과 음식부패/병 사이의 관계에 대한 파스퇴르의 업적과 짝을 이루어, 압력으로 통조림을 제조하는 사람은 100°C (212°F)를 초과하는 온도에서 통조림을 제조하도록 했으며 1920년대 이러한 통조림제조방법은 클로스트리듐 보툴리눔(*Clostridium botulinum*)의 생존률을 현저하게 감소시켰다.

미래

음식보존절차와 함께 소독법을 발전시키는 것은 앞으로 우리의 환경에 있는 미생물을 물리화학적으로 조절하는 방법에 필수적이다. 예를 들어 세균막 그리고 새로운 미생물균주 또는 메티실린저항성 황색포도알균(methicillin-resistant *Staphylococcus aureus*, MRSA)과 같은 신흥의 저항성 미생물균주를 더 우수하게 조절하는 것에 관심을 환기시키는 것이 이로움을 줄 것이다.

식품처리방법을 가장 적게 이용하는 것은 저항성미생물균주에 대한 감수성을 높이게 된다. 그러므로, 소독과 방부를 증진시키는 더 좋은 방법을 개발하는 것 외에도 인구가 교외로부터 도시로 집중되고 다가오는 우주시대를 대비해야 하는 이유로 식품을 훨씬 더 잘 보관하는 것이 강조된다. 미래의 우주임무를 대비할 제품에 잠재적인 보존기법으로 현재의 통상적인 가열법과 비가열법이 연구되고 있다. 무게와 부피의 최소화, 물의 사용, 전력의 필요성, 승무인원, 시간 그리고 오염원을 극복하는 저항성은 임무의 성공을 위한 제품 그리고 더 긴 보관을 위한 제품에 필수적인 단지 몇 가지의 이유가 된다. 최근, 세균오염으로 인해 음식리콜을 하는 대중이 늘고 있는 가운데 식품보존과 안전성을 위한 방사선사용이 매우 효과적인 방법인 것으로 입증되고 있다. 현재, 방사선조사되는 다양한 종류의 식품이 늘고 있는데 이는 식품보관시간을 늘려줄 뿐만 아니라 신선한 야채, 우유 그리고 계란과 같은 품목을 포함한 광범위하게 다양한 제품의 또 다른 수준의 안전성을 제공한다.

1 서론
Introduction

자연적인 조건에서, 많은 수의 각기 다른 미생물과 사람은 환경을 공유하고 있다. 다양한 미생물이 무해하다고는 해도, 다른 것들은 감염과 질병을 일으키며, 식품을 부패시키고 그리고 물을 오염시킬 수 있다. 환경으로부터 모든 미생물을 제거하는 것은 가능하지도 않고 원하는 것도 아니지만 많은 경우에서 미생물의 성장을 조절하는 것은 필요하다.

2 미생물조절
Microbial Control

1] 미생물조절의 일반적인 고려사항

환경에서의 미생물조절은 건강관리, 연구실환경(8장 참조) 그리고 특히 식품산업과 같은 다양한 산업에서 절대 멈출 수 없는 관심사항이다. 미생물조절은 물리적인 방법, 화학약품, 혹은 둘 모두의 복합으로 이루어질 수 있다. 이상적인 상태에서 미생물조절을 위해 이용되는 방법은 비용이 저렴하고 빠르게 작용해야 한다. 주어진 상황에서 어떠한 방법이 가장 적합한지를 결정하기 전에 여러 요인이

먼저 고려되어야 한다. 이러한 요인에는 아래와 같은 것들이 포함된다:

- 처리될 장소: 처리될 품목이나 장소의 본질이 처리방법을 결정해 준다. 이는 품목을 손상시키지 않고 강력한 화학약품, 열, 혹은 방사선, 혹은 이러한 것들의 복합으로 처치될 수 있는지가 결정되어야 한다.
- 환경조건. 환경조건은 항균법의 효능에 영향을 미친다. 예를 들어, 대개 따듯한 온도에서 화학반응이 더 빨리 일어나기 때문에 따듯한 소독제는 일반적으로 차가운 소독제보다 더 잘 작용하며 따라서 노출시간을 줄여 준다. 게다가. 어떤 화학약품은 산성이나 알칼리의 조건에서 더 잘 들을 수가 있다. 대변, 구토물, 혈액 등의 유기물질로 오염된 품목은 최적의 결과를 얻기 위해 소독이나 멸균 이전에 깨끗하게 해야 할 필요가 있다. 세균막(biofilm)은 악명 높게도 화학약품이 세균막의 모든 층으로 침투되지 못하게 하며, 화학적인 방법이 효과적일 수 있기 전에 물리적인 방법이 사용될 수 있다.
- 감수성. 어떠한 처리를 위해서는 미생물의 감수성이 고려될 필요가 있다(이 장의 뒤에 있는 설명 참조).

미생물조절에 사용되는 방법은 일반적인 **오염제거(decontamination)**방법에 속한다. 미생물학에서의 오염물질은 사람의 건강을 위해 원하지 않는 시간과 장소에 있는 미생물이다. 오염제거는 화학약품이나 생물학적인 물질이 더 이상 유해하지 않게 하도록 이들을 감소시키거나 제거하는 것이라 정의된다. 어떤 오염제거절차를 위한 필요조건은 오염이 제거될 품목을 적절하게 전처리하는 것이다. 대변, 혈액 그리고 흙 같은 유기물질은 소독제를 불활성화시키고 오염제거과정으로부터 미생물을 보호해 줄 수 있으며; 따라서 실제적으로 세척에 의해 물리적으로 미생물을 제거하는 것이 소독제의 항균효과에 대해 중요하다.

미생물조절의 일상적인 관리 외에도, 응급실과 응급의료서비스는 사고나 혹은 테러분자의 활동으로 일어날 수 있는 잠재적인 생물학적인 재앙과 화학적인 재앙의 관리에 책임을 가진다. 이러한 주제는 23장 자연재해와 생물테러에 대한 구조대원의 Section에서 다루어졌다.

2] 미생물저항성

간략하게 예를 들어 산업, 가정 그리고 건강보호시설을 포함하는 많은 환경에서 우려되는 상황은 미생물오염이다. 감염과 질병을 피하기 위해 이러한 오염원의 적절한 조절이 필요하다. 비록, 물리적인 조절과 화학적인 조절이 이용 가능하다고 해도, 이러한 조절방법에 대한 미생물저항성은 미생물의 종류와 그 속에 있는 미생물의 생활사단계에 따라 크게 달라진다. 저항성은 최소로 저항하는 미생물부터 가장 많이 저항하는 미생물까지의 범위에 이른다(박스 7.1).

- 저항성이 가장 적은 미생물은 대부분의 증식세균세포, 진균포자와 균사, 효모, 피막바이러스, 원생동물의 영양소체가 포함된다.
- 중간정도의 저항성은 일부 진균의 유성생식포자, 원생동물의 포낭 그리고 주로 노출바이러스의 일부가 포함된다. 가장 저항성이 있는 바이러스는 B형 간염바이러스(hepatitis B virus)와 폴리오바이러스(poliovirus)가 있다. 슈도모나스(종)(*Pseudomonas* spp.), 결핵균(*Mycobacterium tuberculosis*) 그리고 황색포도알균(*S. aureus*) 역시 중간정도로 저항적인 세균이다.
- 저항성이 가장 큰 종류는 세균의 내포자와 프리온이 포함된다. 내포자는 가장 저항성이 큰 미생물종류이며

박스 7.1 항균처리에 대한 미생물의 상대적인 감수성

감수성이 높은 미생물
- 피막바이러스
- 그람양성균
- 비피막바이러스
- 진균
- 그람양성균
- 영양소체

저항성이 높은 미생물
- 원생동물의 포낭
- 미코박테륨
- 세균의 내포자
- 프리온

이들 죽이려 하면 다른 비병원성의 미생물도 따라서 죽는다.

3] 내포자

세균의 내포자(endospores)는 휴면상태이며 불리한 환경에 있는 경우 증식성의 세균세포에 의해 형성되는 고도로 저항적인 구조이다. 내포자를 형성하는 세균은 2단계의 생활사, 즉 증식상태와 내포자상태를 가진다. 증식상태에서, 세포는 대사적으로 활성이 있고 복제하며 그리고 성장한다. 내포자로써, 이들은 휴면상태의 대체생명형이며 극도로 적대적인 조건을 견디도록 해 주어 생존의 기회를 증가시킨다. 내포자는 고온(끓이는 것 포함), 대부분의 소독제, 항생제 그리고 심지어 방사선에도 저항한다. 환경자극이 발아를 촉발시키지 않는 내포자는 한 수천 년을 생존하는 것도 가능하다. 내포자를 형성할 수 있는 세균 속에는 막대균(*Bacillus*), 클로스트리듐(*Clostridium*), 데술포토마쿨룸(*Desulfotomaculum*), 스포로사르시나(*Sporosarcina*), 스포로락토바실러스(*Sporolactobacillus*), 옷실로스피라(*Oscillospira*) 그리고 테르모악티노미세스(*Thermoactinomyces*)가 있다.

포낭은 미생물이 거친 조건에서 그들을 보호하기 위해 형성하는 또 다른 구조이다. 포낭은 주로 원생동물과 기타 진핵미생물에 의해 형성되지만, 일부의 세균 역시 이 구조를 형성할 수 있다. 포낭은 형성되는 방식이 내포자와 다르며 화학적인 구조 때문에 내포자가 환경적인 자극 특히 열에 더 견딘다.

내포자는 파상풍, 탄저병 그리고 보툴리눔증과 같은 감염을 일으켜 사람의 건강을 위협한다. 세균의 내포자는 피부의 상처, 흡인, 또는 섭취에 의해 몸으로 들어올 수 있다. 세균의 내포자가 사람의 몸 속에 있게 되면 이들은 좋은 조건을 찾게 되며, 세균이 발아하여 감염과 질병을 일으키게 된다.

4] 미생물조절에 사용되는 용어

모든 건강관리전문가, 과학자 그리고 정부담당자는 미생물 조절과 관련된 정확한 용어에 친숙하게 사용할 필요가 있다(표 7.1). 이러한 용어의 일부 역시 8장에서 설명되었다.

표 7.1 미생물의 성장조절에서 사용되는 용어

용어	정의
무균(Asepsis)	균이 없는 조직으로 미생물이 침입하는 것을 방지하는 기법
방부법(Antisepsis)	살아 있는 조직 위에 있는 병원체의 파괴
상업살균(Commercial sterilization)	클로스트리듐보툴리눔(*Clostridium botulinum*)을 죽이기 위한 충분한 열처리; 식품산업에서 사용됨
오염제거(Decontamination)	많은 수의 원하지 않는 미생물을 파괴하거나, 제거하거나, 혹은 감소시킴
균제거(Degermination)	한정된 구역(예, 주사를 놓기 위해 준비하는 피부 구역)에서 미생물을 제거하는 것
소독(Disinfection)	증식병원체의 파괴
위생처리(Sanitization)	안전한 공중보건수준에 도달하기 위해 식기와 음료기구에서 미생물의 수치를 줄이기 위한 처리
멸균(Sterilization)	내포자와 프리온을 포함하여 모든 형태의 미생물을 완전하게 파괴하는 것

멸균

모든 형태의 미생물, 즉 가정 저항적힌 형태나 세균의 내포자와 프리온이 제거되는 경우를 **멸균**이라 한다. 멸균되는 품목은 표면, 기구, 식품, 약물 그리고 생물학적인 배양배지일 수 있다. 멸균은 열, 압력, 화학약품(액체와 기체), 방사선조사, 혹은 여과를 통해 시행될 수 있다. 미생물을 죽이기 위해 사용되는 일반적인 방법은 높은 열을 가하는 것이다. 액체나 공기로부터 미생물을 제거하기 위해 사용되는 효과적인 방법은 여과이다. 프리온의 경우, 1 *N* NaOH의 액체배지에 있는 오염된 물품을 가압증기멸균하여 파괴하는 것처럼, 일반적으로 멸균절차는 화학적인 방법과 물리적인 방법을 이용한다.

상업살균

식품산업에서 모든 살아 있는 미생물을 죽이기 위해 사용하는 온도는 제조과정 동안 바람직하지 않게도 식품의 질을 떨어뜨릴 수 있다. 반면, 상업살균(commercial sterilization)은 사람에게 치명적인 독소를 생성할 수 있는 클로스트리듐보툴리눔(*C. botulinum*)의 내포자를 죽일 정도의 열만을 사용하여 시행한다.

소독

소독은 화학적인 방법이나 물리적인 방법을 통해 증식성 미생물을 파괴하는 것이다. 소독은 세균의 내포자를 파괴하지 못하며 화학약품, 자외선조사, 끓는 물이나 증기로 시행될 수 있다. 대개, 소독이라는 용어는 불활성의 표면이나 물질에 화학적으로 처리할 때 사용하며, 살아 있는 조직에 대한 어떤 소독은 **방부법(antisepsis)**이라고 부르며 방부제로는 화학약품을 사용한다.

균제거

균제거(degermination)는 제한된 구역내 미생물의 대부분을 물리적으로 제거하는 것이다. 균제거의 예 하나는 주사를 놓기 전에 피부를 알코올로 깨끗하게 하는 것이다.

위생처리

몸의 기타 부위가 아니라, 의료기구는 위생처리를 필요로 하지만 미생물은 완전히 제거되지 않으며 감염, 질병 그리고 감염과 질병의 전파를 억제하기 충분한 수루 감소시키는 것이다. **위생처리(sanitization)**는 안전한 공중보건수준으로 미생물의 수치를 낮추며 사용하는 사람들 사이에서 질병이 전파될 기회를 최소화하는 것이다. 예를 들어, 레스토랑, 기관 그리고 가정환경에서 유리잔과 기타 식탁용 기구에 대해 위생처리가 이루어진다.

저온살균

저온살균은 1857년 루이스파스퇴르(Louis Pasteur)에 의해 도입되었으며(1장 참조), 증식세균을 죽이기 위해 열을 사용하며 따라서 식품을 변질시킬 가능성을 가진 세균의 수를 줄이게 된다. 오늘날까지, 저온살균은 우유, 과일주스, 와인 그리고 맥주를 제조하는 식품산업에서 이용되고 있다. 저온살균은 모든 미생물을 죽이지는 않지만 이들의 수를 줄이거나 식품매개병과 식품변질을 억제하기 충분하게 유해병원체를 제거하는 것이다.

살미생물제

살미생물제라는 용어는 미생물을 파괴하기 위해 제조된 제제를 말한다. 살미생물제는 세균을 죽이는 살균제, 진균을 죽이는 살진균제 그리고 바이러스를 불활성화시키는 살바이러스제로 세분된다.

정미생물제

정미생물제(microbiostatic agent)라는 용어는 미생물의 성장을 억제시키는 제제를 의미한다. 따라서, 정미생물제는 세균이 더 이상 성장하지 못하게 하며, 정진균제는 진균의 성장을 억제시킨다.

5] 세균사멸

세균사멸은 미생물의 생식능력이 영구적으로 소실되는 것이며, 뿐만 아니라 모든 다른 생명필수활동이 영구적으로 없어지는 것이다. 세균의 움직임이 없어진다고 해도 세균의 형태는 치사제에 의해 바꾸지 않는다.

따라서, 미생물사멸이라는 용어는 세균이 최적성장조건이 주어진 경우에도 생식이 일어나지 않는 경우에만 사용될 수 있다.

화학제제와 물리제제의 파괴력은 각각의 세포에 작용하며, 충분히 강하고 길게 노출된다면 세포는 기능을 잃게 되고 비가역적으로 손상을 입게 된다. 일반적으로, 주어진 배양/환경에 있는 세포는 그들의 대사활성의 수준에 따라 항미생물제에 대한 감수성이 달라진다. 빠르게 분열하는 어린 세포는 덜 활동적인 노화세포에 비해 더 빠르게 죽는 경향성을 가진다. 미생물이 어떤 조절방법으로 죽는 경우, 이들은 지수적인 사멸곡선을 나타내는 경향이 있다. 다시 말하며, 이들은 단위시간 당 어떤 분할율로 사멸한다. 만일 집단내 50%의 미생물이 매 분마다 사멸한다면, 2분 후에는 25%가 여전히 살아 있고, 3분 후에는 12.5%가 여전히 살아 있으며, 그 이후에도 (그러한 비율로) 그렇게 된다(그림 7.1). 따라서, 모든 미생물을 제거하는데 필요한 시간은 소독과정이 시작될 때 있던 미생물의 전체 수에

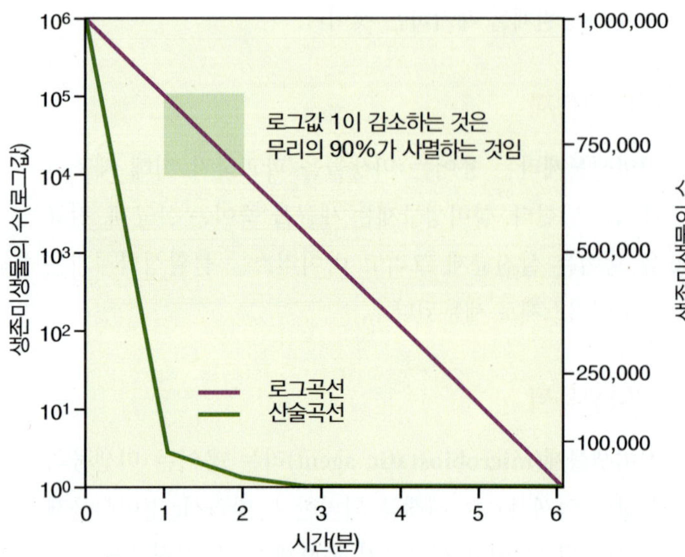

그림 7.1 미생물의 지수적인 사멸. 이 그래프가 나타내는 바와 같이, 미생물조절법이 적용되면서 미생물집단은 지수사멸곡선을 보인다.

의해 결정된다고 말하는 것이 맞다. 제제의 효능성은 시간 외에도 다음과 같은 기타 요인에 의해 영향을 받는다.

- 미생물의 수, 이는 모든 오염원을 파괴하는데 필요한 시간의 양을 말해 준다.
- 파괴될 미생물의 본질. 예컨대, 세균막은 많은 수의 각기 다른 미생물 종이 들어 있다. 기타 오염원에는 증식성미생물과 포자가 포함될 수 있다. 하나 이상의 미생물이 포함된 어떤 표적집단은 광범위한 저항성을 나타낼 수 있다.
- 환경의 온도와 pH는 항미생물제의 효능에 영향을 미친다.
- 미생물조절제의 전체적인 농도: 대부분은 고농도에서 더 효과적이다.
- 유기물질, 용매 그리고 기타 성분과 같은 물질이 있으며 항미생물제의 작용을 억제하거나 방해할 수 있다.

미생물조절은 가장 적절한 방법을 찾아 주어진 환경에서 원하는 조절을 하기 위해서는 많은 고려사항이 필요하다. 미생물제어를 위한 특정의 방법 또는 제제를 선택하기 전에 몇 가지 질문에 대한 답이 필요하다. 이러한 질문의 몇 가지는 다음과 같다.

- 소독 혹은 멸균의 목적은 무엇인가?
- 품목이 폐기될 것인지 혹은 재사용될 것인지?
- 재사용품목을 다룬다면, 어떤 온도, 압력, 화학약품, 혹은 방사선의 종류가 좋을지?
- 처치를 하게 되며, 원하지 않은 잔류물을 남기거나 성분을 화학적으로 변화시키지는 않을지?
- 제제가 핵심적인 성분으로 침투하여 세균막을 제거할 수 있을지?
- 과정이 비싸고 노력에 대해 효과적이고 또한 안전한지?

3 물리적인 조절
Physical Control

미생물 대부분의 최적성장은 각 종에 대한 가장 우호적인 환경조건에 따르며; 대부분은 좁은 범위의 온도, pH, 삼투압 그리고 대기조건에서 최적성장한다(표 7.2). 예를 들어, 융통무산소균은 산소에 노출되면 즉시 사멸한다. 오염원의 본질을 안다면, 가장 좋은 조절제는 쉽게 결정되고 선택될 수 있다. 하지만 대부분의 경우에서 미생물의 정확한 본질을 모르며 더 엄격한 오염제거방법이 적용되어야 할 것이다.

물품을 파괴하지 않고 원하지 않는 미생물을 효과적이고 효율적으로 제거하기 위해 오염된 물품이나 구역의 본질이 고려될 필요가 있다. 식품산업인 경우, 부적절한 처치에 의해 영양소가 불활성화될 수 있을 것이다(이 장의 뒤에 있는 식품보존 참조). 미생물성장의 물리적인 조절방법은 표 7.3에 요약하였다.

표 7.2 일부 세균의 최적성장 pH

세균	최소 pH	최적 pH	최대 pH
티오바실루스(*Thiobacillus*)	1	2~2.8	4~6
대장균(*Escherichia coli*)	4.4	6~7	9
크로스트리듐스포로게네스 (*Clostridium sporogenes*)	5.4	6~7.6	9
녹농균(*Pseudomonas aeruginosa*)	5.6	6.6~7	8
니트로박터(*Nitrobacter*)	6.6	6.6~8.6	10

표 7.3 미생물성장의 조절을 위해 이용 가능한 물리적인 방법의 요약

방법	기전	설명	사용
건열멸균			
화염멸균(Flaming)	재가 되도록 태움	멸균	접종용백금고리
소각멸균(Incineration)	재가 되도록 태움	멸균	붕대, 청소용 물수건, 동물사체
건열멸균(Hot air sterilization)	산화	170℃/2시간	유리기구, 바늘, 유리주사기
습열멸균(Moist Heat)			
끓임(Boiling)	변성	포자와 프리온 외의 증식성세균의 사멸	기구, 접시
가압증기멸균(Autoclaving)	변성	멸균	배지, 리넨, 기구
간헐멸균(Tyndallization)	변성	간헐멸균, 3일 동안 연속되는 증기 (30~60분)	가압증기멸균기의 고온에 견디지 못하는 물질
저온살균(Pasteurization)			
저온, 장시간(Low temperature, long time, LTLT)	변성	63℃에서 30분 동안	우유, 유제품
초고온(Ultrahigh temperature, UHT)	변성	138℃에서 잠깐 동안	우유, 주스
저온			
냉장보관(Refrigeration)	미생물의 성장을 지체시킴	대부분의 세균에 대한 정균	식품, 약물
급속냉동보존(Deep freezing)	대부분의 미생물성장을 정지시킴	보존	식품, 약물, 배양
건조, 동결건조, 삼투압 그리고 방사선			
건조(Desiccation)	미생물의 성장을 억제함	수분제거; 보존	식품
동결건조(Lyophilization)	성장을 억제시킴	수분제거; 보존; 건조와 냉동의 복합	배양, 백신, 세포의 저장
삼투압(Osmotic pressure)	원형질분리	수분제거	식품보존
이온화방사선(Ionizing radiation)	DNA의 파괴	전자빔, 감마선, x-선	의료용품과 치과용품의 멸균, 음식의 보존
비이온화방사선(Nonionizing radiation)	DNA의 손상	자외선, 가시광선, 적외선, 마이크로파, 전파	공기소독; 투명한 액체; 살균등

1] 온도

각각의 미생물 종은 성장을 위한 최적온도를 가지며, 이의 어떤 변화는 성장을 느리게 하거나 멈추게 할 것이다(그림 7.2). 예를 들어, 사람병원체는 최적성장을 위해 정상적인 체온을 선호한다. 감염에 대한 반응으로, 사람의 면역계통(13장 참조)은 침입한 미생물을 죽이려는 시도로 체온을 높일 것이다. 식품을 부패시키는 미생물 역시 일반적으로 성장을 위해 중간정도의 온도를 선호한다. 일반적으로, 냉장보관은 이들의 성장을 늦추며 적절한 조리는 증식 미생물을 죽일 것이다. 다시 말하면, 사람이 가장 흥미를 가진 미생물의 제어 대부분은 그들의 환경온도가 갑자기 변화하는 것에 민감하게 될 것이다.

미생물조절의 주된 물리적인 방법은 건열 혹은 습열이다. 충분한 열은 단백질을 변성시키며, 따라서 미생물의 성장에 필요한 효소가 불활성화될 것이고 미생물은 그의 증식형으로 있지 못하게 될 것이다.

여러 미생물에서 열에 대한 저항성은 다양하며 이는 **열사멸온도(thermal death point, TDP)**라고 부른다. 이 온도는 특정의 액체 속에 있는 모든 미생물이 10분내에 사멸하게 될 가장 낮은 온도이다. 고려해야 할 또 다른 요인은 주어진 온도에서 특정의 액체 속에 있는 미생물을 죽이는데 필요한 시간의 길이이다. 이 시간의 길이는 **열**

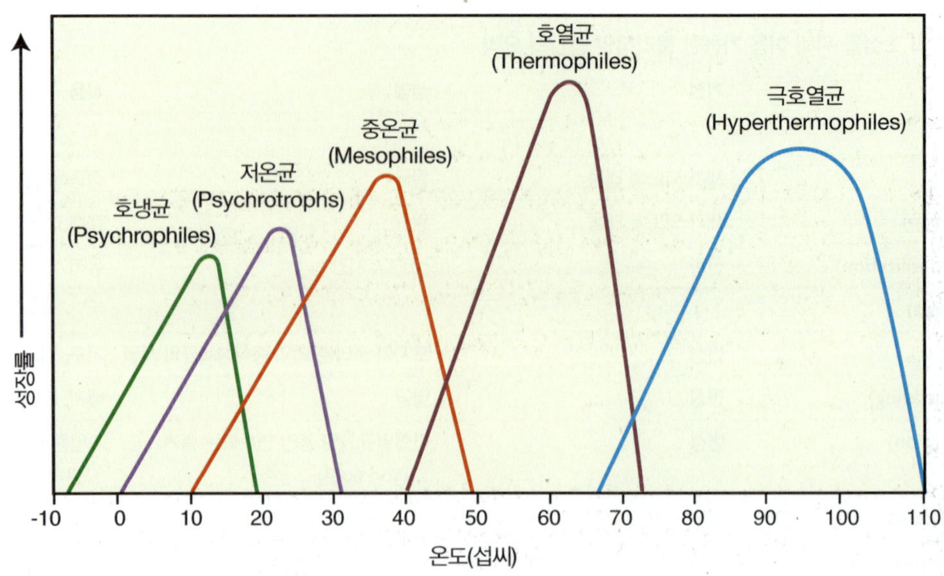

그림 7.2 미생물의 최적성장온도. 이 도표는 최적온도특성에 기반하여 미생물의 각기 다른 분류를 보여준다. 비록 이 분류가 미생물집단의 최적온도를 명확하게 보여준다고 해도 각 분류의 위쪽과 아래쪽의 한계가 중복된다는 점에 주목하라.

사멸시간(thermal death time, TDT)이라고 부른다. 열사멸온도와 열사멸시간은 주어진 미생물집단, 특히 세균을 죽이는데 필요한 처치의 수준을 결정하기 위한 가장 가치 있는 지침이다. 또 다른 개념인 **십진감소시간(decimal reduction time, DRT)**은 세균의 저항성과 관련이 있으며 문제가 되는 세균집단의 90%가 주어진 온도에서 사멸하게 될 시간(분)을 나타낸다.

건열

건열멸균의 가장 간단한 방법의 하나는 대상을 직접적으로 불꽃이나 전기가열로 멸균시키는 것이다. 상처의 붕대와 같은 오염된 물품이 소모품이라면 모든 열처리에서 가장 엄격한 방법인 소각이 대개 권장된다. 물체를 강력한 열에 노출시키면 직접적으로 소각되며 이를 재와 기체로 바꾼다. 접종용백금고리나 바늘에 묻은 미생물시료를 태우는 것은 미생물학 연구실에서 일반적으로 사용되지만 그것이 효과적이고 빠르다고 해도 이는 금속이나 열에 저항적인 유리에 국한된다. 접종용백금고리를 태우는 방법(그림 8.1 참조) 역시 고리가 불꽃 속에 있을 때 오염물질이 튀겨 실험자에게 해를 입힐 가능성이 있다. 이러한 이유로 많은 연구실에서 통상적인 분젠버너를 탁상용적외선

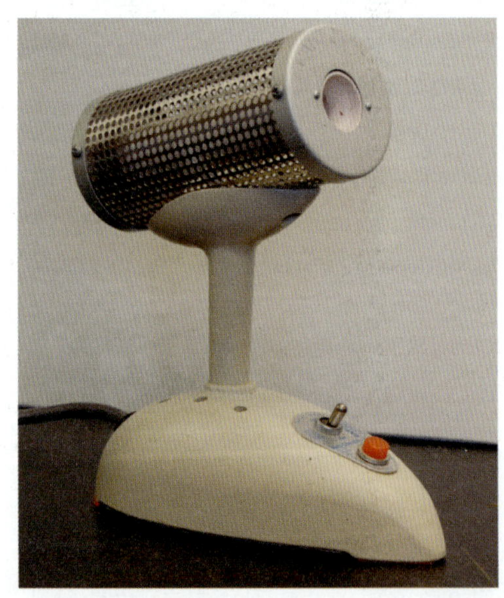

그림 7.3 탁상용적외선소각기. 이는 버너의 개방된 불꽃에 고리를 멸균할 때, 만들어질 수 있는 비말의 위험이 있는 경우에는 때로 분젠버너 대신에 사용된다.

소각기(그림 7.3)로 대체시키고 있다. 하지만 많은 임상검사실과 교육시설에서는 현재 멸균된 일회용 플라스틱 접종고리와 바늘을 사용하고 있다.

소각이 아닌 건열멸균은 습열멸균보다 덜 효율적인데 그 이유는 건열멸균은 더 시간이 오래 걸리거나 온도가 더 높아야 되기 때문이다. 게다가, 멸균이 필요한 모든 물

품이 직접적으로 불꽃에 닿아서는 안되며 각각의 종류가 멸균되려면 시간과 온도가 달라질 수 있다. 더 높은 온도와 더 오랜 시간은 열에 잘 견디는 물질에 대해서 사용될 수 있다. 오븐에서 건열멸균을 하려면 물체는 2~4시간 동안 160~170°C (320~338°F)에 노출되어야 한다. 이러한 유형의 멸균을 위해 필요한 시간과 기타의 요인 때문에 이는 좋은 선택방법이 아닐 때가 있다.

열기멸균의 장점은 증기에 의해 쇠붙이가 녹스는 것과 같은 해로운 효과를 받지 않을 열에 안정된 기타 물품이나 분말에 대해 사용될 수 있다.

습열

습열은 특별한 장치가 필요하지만 이는 같은 목적을 달성하는 데 있어 건열멸균보다 더 짧은 시간과 낮은 온도를 필요로 하기 때문에 미생물성장을 중지시키거나 조절하는 데 있어 더 효과적인 방법이다. 미생물의 성장을 조절하기 위한 습열은 압력하에서의 증기, 흐르는 열, 끓는 물, 저온살균 그리고 초고온멸균과 같은 여러 방법으로 적용되고 사용된다. 저온살균과 초고온멸균은 식품산업에서 미생물조절에 사용되며 이 장의 뒤에 있는 식품보존에서 설명된다.

가압증기 습열로 모든 형태의 미생물을 파괴하는 가장 신뢰되는 절차는 가압증기멸균이다. 습열을 사용한 진정한 멸균은 물이 끓는 온도보다 더 높은 온도를 필요로 한다. 이러한 고온고압을 얻기 위해서는 비등점을 높이며 온도는 압력의 증가와 비례하여 증가하게 된다. 가압증기멸균을 위해 널리 사용되는 장치는 가압증기멸균기(autoclave)이다(그림 7.4; 그림 8.3 참조).

일반적으로 가압증기멸균기는 증기실, 증기를 공급하고 방출하는 관, 압력을 조절하기 위해 공기를 빼내는 밸브 그리고 절차를 살펴보기 위한 온도게이지와 압력게이지로 구성된다. 가압증기멸균기는 일반적으로 정상공기압보다 높은 약 15 psi(평방인치당 파운드)의 압력하에서 올라갈 수 있는 121°C (250°F)로 가열되는 증기를 이용한다. 가압증기멸균시간은 약 20분이지만 그 과정의 지속시간

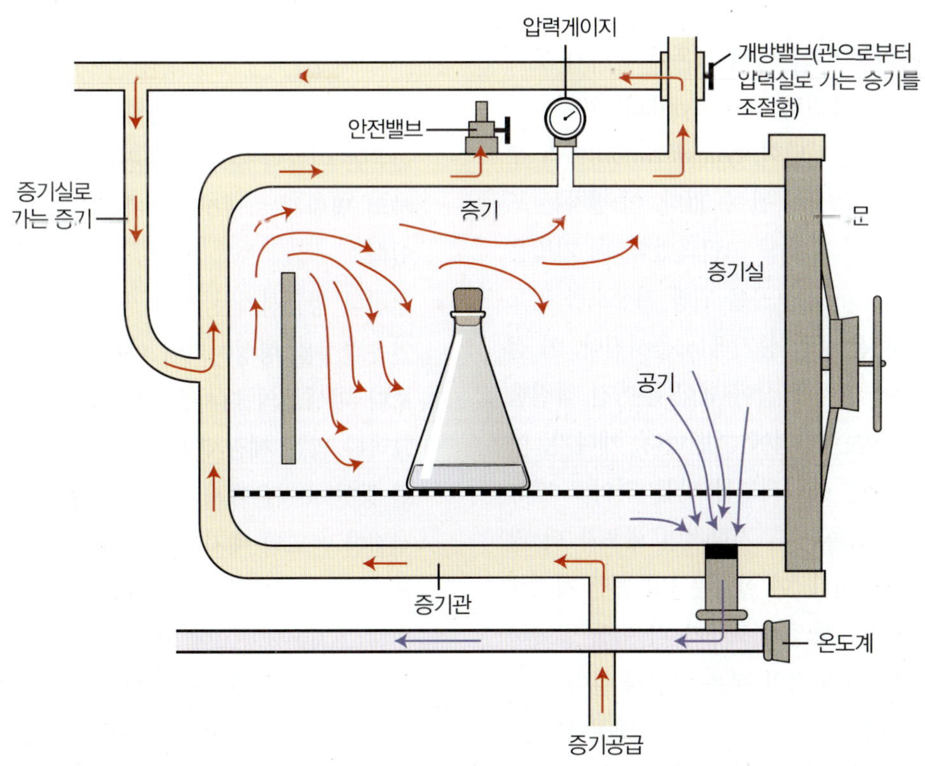

그림 7.4 가압증기멸균기. 가압증기멸균기는 기본적으로 증기실에 증기의 온도를 물의 정상적인 끓는점 이상으로 증가시키는 일종의 커다란 압력밥솥이다. 이는 증기실내의 압력을 증가시켜 물의 비등점을 증가시킴으로써 이루어진다.

은 멸균될 품목과 내부가 얼마나 차 있는지에 따라 달라진다. 가압증기멸균은 열에 저항적인 유리, 천, 금속기구, 액체, 종이류, 열저항성인 플리스틱 그리고 많은 종류의 배양배지와 같은 물질들을 멸균시키기 위해 선택되는 효과적인 방법이다. 가압증기멸균기는 또한 사용이나 재사용되지 않고 폐기되는 품목을 멸균시키는데도 적합하다. 적절한 가압증기멸균처리는 모든 진균, 세균, 바이러스 그리고 심지어 열에 저항적인 세균포자까지도 효과적으로 제거시킬 것이다. 하지만 이는 모든 프리온을 본질적으로 제거하지 못할 것이며 그 절차는 또한 오일이나 왁스처럼 수분을 밀어내는 물질 혹은 수분을 흡수하여 서로 엉겨 붙을 수 있는 분말과 같은 물질의 멸균에는 비효과적이다.

가압증기멸균과정이 그 과정에 관한 적절한 정보를 보여주는 장치 외에도, 흔히 열에 민감한 표지테이프가 가압증기멸균을 시작하기 전에 멸균될 물품의 포장에 붙어 있다. 테이프에 있는 화학약품은 원하는 가열조건에 맞게 되면 색이 변할 것이다. 또한, 생물학적인 표지가 가압멸균기 전반적으로 위치하여 가압증기멸균기의 성능을 확인시키게 해 줄 수 있다.

증기 어떤 물질은 가압증기멸균기의 고온에 견디지 못하며, 이 과정의 발명자인 존틴달(John Tyndall)의 이름을 따서 명명된 저온간헐멸균(틴달화, *tyndallization*)이라 부르는 과정인 간헐멸균의 대상이 될 수 없다. 이 절차는 포자형성세균의 수치를 줄이기 위해 고안되었다. 이 기법은 물품을 위치시키는 용기와 끓는 물을 위한 저장소를 필요로 한다. 품목은 30~60분 동안 증기에 노출시킨다. 이 절차는 포자의 일부는 이 절차에 살아 남아 주어진 적절한 환경에서 발아할 것이라는 가정에 기반한다. 게다가, 이러한 발아는 덜 저항적인 증식세포를 만들 것이고 배양과 증기에 추가적으로 노출된 후 저항적인 세포가 더 많이 제거될 것이라고 가정한다. 이 절차는 3일 동안 계속해서 시행된다. 비록 많은 저항성의 포자가 더 이상 발아하지 않는다고 해도, 가장 저항적인 것은 여전히 살아 있을 것이다. 간헐멸균은 혈청, 알, 기타 민감한 단백질이나 탄수화물이 들어 있는 열민감배양배지를 처리하기 위해 흔히 사용된다.

끓는 물 물에 넣고 품목을 10~15분 동안 끓이면 대부분의 증식성세균과 바이러스가 죽게 될 것이지만 이는 세균과 진균의 포자뿐 아니라 프리온에는 효과적이지 못하다. 반면, 비록 끓는 물이 멸균을 시켜주지는 못하더라도 이는 가정과 심지어 의료환경에서도 품목의 오염제거와 소독을 쉽고 빠르게 하는 방법이다. 30분 동안 끓는 물에서는 결핵균(tuberculosis bacilli)과 포도알균(staphylococci)과 같은 일부의 저항성 종을 포함하는 대부분의 비포자병원체가 죽게 된다. 끓이는 것은 안전하지 않은 식수를 소독하기 위한 권장방법이며 이는 또한 사람을 위한 음식준비, 식기구 그리고 침구, 뿐만 아니라 신생아를 돌보는데 사용되는 물품을 위생처리하고 소독시키는데 유용하게 사용되는 방법이다.

냉장보관과 냉동보관

미생물의 성장을 조절하기 위해 사용되는 또 다른 방법은 저온을 이용하는 것이다. 이 많은 세균을 단지 정균시키는 방법이며 물품을 소독하거나 멸균하는데 적용될 수는 없다. 하지만 이는 식품의 제조와 저장 동안의 한정된 시간에 미생물의 성장을 조절하는 편리한 방법이다.

- 냉장보관은 많은 병원체의 성장을 멈추게 하는데 그 이유는 이들이 주로 중온균이기 때문이지만 그러나 일부의 병원체는 냉장환경에서 완전하게 생식을 할 수 있다.
- 천천히 냉동시키는 것은 세포막에 구멍을 낼 수 있는 얼음결정을 형성시키며 따라서 일반적으로 급속냉동보다 미생물의 대사를 더 효과적으로 억제시키지만; 그러나 많은 세균세포, 내포자 그리고 바이러스는 수년 동안 초저온에서도 생존할 수 있다. 이들이 주어진 적절한 온도와 배지에서도 생존할 수 있기 때문에, 많은 세균과 바이러스는 연구실환경에서 후에 이용하기 위해 초저온냉동고에 보관할 수 있다. 세균, 바이러스 그리고 촌충은 냉동된 음식에서 수일~수개월 동안 생존할 수 있어 해동할 때와 냉동음식을 사용할 때 고려될 필요가 있다(이 장의 뒤에서 설명함).

건조와 동결건조

미생물이 대사를 하려면 물을 필요로 하며; 따라서 **건조(desiccation)**(drying)는 세균미생물 대부분의 성장을 억제한다. 하지만 "건조한 것을 좋아하는" 것이라 지칭되는 호건성균(xerophiles)으로 분류되는 세균은 수분이 극도로 낮은 조건에서 번성할 수 있다. 건조방법은 다양한 식품의 제조를 위한 많은 배양에서 수년에 걸쳐 사용되고 있다.

동결건조는 미생물, 기타 세포 그리고 물질을 수년 동안 보존하기 위해 (1) 냉동과 (2) 건조를 복합시킨 방법이다. 이는 과학자들이 나중에 사용하기 위해 세균을 보존하는 성공적인 방법이다. 미생물을 보존하기 위해 배양을 액체질소나 드라이아이스에 급속냉동시키고 물을 고체상태에서 기체상태로 즉시 전환시키는 진공처리를 한다. 따라서, 동결건조는 다른 면으로 세포를 손상시킬 수 있을 얼음결정이 형성되는 것을 방지한다. 비록 이러한 처리로 모든 세포가 살아남지는 못하더라도, 수년후에 배양을 재개하여 충분한 수가 살아남게 될 것이다.

2] 삼투압

미생물을 고장성의 환경에 있게 하면 세포 속의 물이 소실되어 세포의 대사를 중지시킬 것이다. 높은 농도의 염이나 당에 의한 삼투입을 이용하는 것이 식품보존을 위해 사용되어 왔다. 하지만 미생물성장의 이러한 조절방법은 세균보다 고장성인 환경에서 생존할 능력이 대단히 많은 곰팡이에게는 늘 효과적인 방법은 아니다.

3] 방사선

방사선 역시 미생물성장조절에 이용되는 방법이며 가장 논쟁거리인 것 중의 하나이다. 정의상, 방사선은 전자기파의 형태로 에너지를 공간 속으로 전파한다. 방사선은 사용되는 방사선에 따라 세포에 다양한 효과를 미친다. 이러한 종류에는 **이온화방사선(ionizing radiation)**과 **비이온화방사선(nonionizing radiation)**이 포함된다. 각기 다른 종류의 방사선이 갖는 효과는 아래와 같은 요인에 따라 크게 달라진다.

- 노출시간
- 선원으로부터의 거리
- 차폐
- 침투능

이온화방사선

감마선, 전자빔 그리고 x-선은 약 1 nm의 파장을 가지며 이온화를 일으킨다. 이 에너지는 원자상호작용을 통해 원자와 분자를 이온화시킬 수 있다. 이온화방사선은 수소결합을 파괴하고 이중공유결합을 산화시키며 그리고 고도로 반응성인 수산화물이온을 만들 정도의 에너지를 가진다. 이러한 이온화된 분자는 생물체에서 데옥시리보핵산(deoxyribonucleic acid, DNA)분자를 포함하는 기타 분자를 변성시킬 수 있다. DNA 손상은 돌연변이와 세포사멸을 일으킬 수 있다.

- 전자빔은 고에너지이며 수초 안에 미생물을 매우 효과적으로 죽인다. 하지만 이들이 물체 깊숙이 침투하지 못하므로 다량의 유기물질로 덮인 두꺼운 물체나 사물에는 사용되지 못한다. 이들은 미생물학에서 이용되는 플라스틱용기 그리고 장갑, 주사기 그리고 봉합물질을 포함하는 의료용구의 멸균에 사용될 수 있다.
- 감마선은 물질 깊숙이 침투하지만 큰 물체를 멸균시키려면 더 많은 시간이 필요하다. 감마선으로 방사선조사를 하면 미생물뿐만 아니라 곤충의 유충과 알도 죽인다. 감마선은 주사기, 삽관, 정맥내장치와 같은 일회용의 의료기구를 멸균하기 위해 흔히 이용된다. 이러한 유형의 방사선은 작동자의 안전을 위한 두꺼운 차폐를 필요로 한다. x-선이나 감마선으로 방사선조사를 하는 것은 물체가 방사능을 띄게 하지는 않는다. 워싱턴 D.C.에 있는 미국우체국에서는 우편물을 멸균시키기 위해 방사선조사를 이용한다.
- x-선은 가장 깊게 침투하지만 감마선보다는 에너지가 적어 미생물의 성장조절을 위해 유용하게 사용되려면 너무 많은 시간이 소요된다.

비이온화방사선

이온화방사선과 달리, 파장이 1 nm 이상이고 일종의 전자기복사선인 비이온화방사선은 원자로부터 전자를 제거시킬 만큼의 에너지를 갖고 있지 못하다. 하지만 비이온화방사선은 새로운 공유결합을 형성시킬 수 있는 충분한 에너지를 갖고 있는데, 이는 단백질과 핵산의 삼차구조에 영향을 미치게 된다. 비이온화방사선에는 자외선, 가시광선, 적외선, 마이크로파(극초단파) 그리고 라디오파의 스펙트럼이 포함된다. 약 260 nm의 파장을 가진 자외선은 유일한 비이온화방사선이며 실제적인 조건에서 미생물을 죽이기 충분한 에너지를 가진다. 자외선은 인접된 피리미딘염기 사이에 결합을 형성(이합체화, dimerization)시킴으로써 DNA를 손상시켜 세포에서 DNA의 복제를 억제시킨다.

소독수단으로 자외선을 사용하는데 있어서의 한 가지 단점은 자외선의 투과능이 불량하다는 점이며, 미생물이 정확하게 자외선에 직접적으로 노출되어야만 파괴된다. 따라서, 자외선은 주로 공기를 소독하고 물체의 표면을 소독하기 위해 사용된다. 일반적으로, 자외선 혹은 "살균등"은 병실, 신생아실, 수술실 그리고 간이식당에서 사용된다. 자외선은 백신과 기타 의료물품을 소독시키기 위해서도 사용된다. 또한, 어떤 도시는 폐수가 자외선원을 지나는 하수처리시설에 사용하여 염소를 사용하지 않고 세균의 수를 줄이고 있다.

마이크로파는 직접적으로 미생물에 영향을 미치지는 않지만 수분이 포함된 음식은 마이크로파의 작용에 의해 가열되며 이 열이 대부분의 증식병원체를 죽이게 된다. 고형음식내 수분이 불균일하게 분포하는 것은 미생물을 죽이는 마이크로파의 능력을 감소시킨다.

3] 여과

여과는 다양한 구멍크기를 가진 필터(filter)로 액체나 기체로부터 고형물질을 물리적으로 분리하는 것이다. 액체로부터 고체를 분리하는 것은 용질의 분자크기에 따른다. 미생물학에서, 필터는 구멍이 미생물을 거를 수 있을 정도로 작아야만 한다. 여과는 필터의 구멍보다 큰 입자만을 거르며 미생물학연구의 초기에는 필터가 세균을 거를 수 있었지만 광견병과 홍역과 같은 병을 일으키는 병원체를 거르기에는 구멍이 너무 컸다. 이러한 병원체는 (1918년 인플루엔자바이러스가 예가 되는) "여과성병원체"라고 불렀으며 현재는 바이러스라고 알려져 있다. 오늘날, 필터는 안과용 약물, 항생제, 백신, 마시는 비타민, 효소, 혈청 그리고 배양배지와 같은 열에 민감한 물질에서 세균과 바이러스 등의 모든 미생물을 제거시키는 충분히 멸균시킬만한 작은 구멍으로 생산된다.

액체는 커피메이커에서처럼 대개 중력에 의해 필터를 지나 흐르지만, 연구실의 환경에서는 진공이 사용되어 필터를 통해 액체가 이동하는 것을 돕는다(그림 7.5). 필터는 초기에 도자기, 유리, 면, 석면 그리고 기타 특수물질로 만들었다. 현재의 과학자들은 특수구멍과 필터크기를 가진 니트로셀룰로오스(nitrocellulose)나 플라스틱으로 제작한 막필터(membrane filters)를 사용한다. 이러한 막필터의 구멍크기는 지름이 0.8 μm에서 0.01 μm 이하까지의 범위이며, 이러한 작은 구멍의 크기는 작은 바이러스

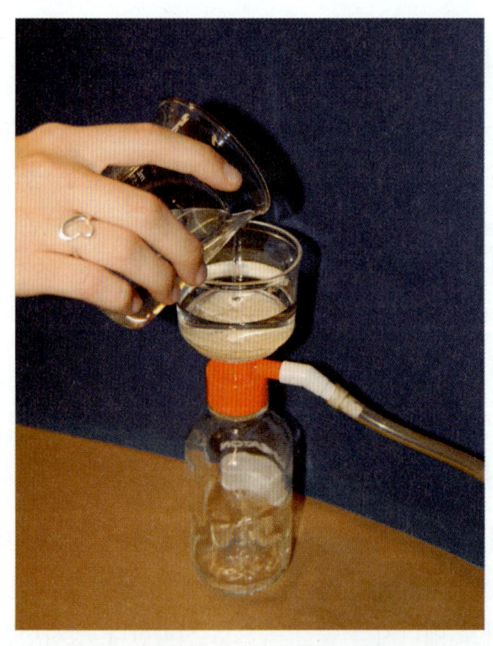

그림 7.5 여과. 배지의 첨가물질이 열에 안정하지 않은 경우, 첨가제는 막을 통한 여과로 멸균시킬 수 있다. 이 사진은 아래의 집적플라스크에서 생기는 진공에 의해 필터가 달린 깔때기를 통해 액체가 멸균되는 단순한 진공플라스크장치를 보여준다. 필터의 구멍크기는 다양하지만 세균/진균과 포자를 여과할 때 흔히 사용되는 크기 2개는 0.22 μm 와 0.45 μm 이다.

표 7.4 막필터

Pore Size(μm)	여과되는 미생물
5	다세포성의 조류와 진균
3	효모와 큰 단세포조류
1.2	원생동물과 작은 단세포조류
0.45	가장 큰 세균
0.22	가장 큰 바이러스와 대부분의 세균
0.025	커다란 바이러스, 미코플라스마, 리케챠, 클라미디아스 그리고 일부 스피로헤타
0.01	가장 작은 바이러스

그리고 심지어 커다란 단백질분자까지도 거를 수 있을 만큼 충분히 작다(표 7.4).

4 화학적인 조절 Chemical Control

미생물성장을 조절하는 물리적인 요인 외에, 화학적인 요인 역시 미생물을 죽이거나(살균) 또는 성장을 억제(정균)하는데 이용될 수 있다. 각기 다른 종류의 화학약품이 무생물과 살아 있는 조직 모두에서 성장하는 미생물을 조절하기 위해 사용된다. 이들은 몇 가지만 예를 들어 수술장비와 부엌조리대 위에 있는 미생물을 조절하고 화장실을 청소하며 그리고 식품과 의약품에서 미생물이 성장하지 못하게 하기 위해 사용된다.

1] 소독제와 방부제

미생물을 제어하는 화학약품은 액체, 기체, 혹은 고체의 형태로 이용이 가능하다. 화학약품은 멸균을 거의 시키지 못하므로 화학적인 미생물조절법은 소독과 방부를 목적으로 한다. 무생물표면 위에 사용하기 위해 특별하게 제조된 화학약품은 **소독제**라고 부르며 살아 있는 조직에 사용되는 화학약품은 **방부제**라고 부른다. 각각의 범주는 특정의 목적을 위해 제조되며, 어떠한 단일의 화학조절제가 모든 상황에 적합하지 않기 때문에 적절한 화학약품을 선택하는 것이 안전성과 조절목적의 성질에 필수적이다. 화학적인 소독제와 방부제는 특별한 목적을 위해 이의 어떤 것을 사용하기 전에 다양한 특성을 고려할 필요가 있다.

모든 화학약품이 모든 미생물을 죽이기 위해 사용되지 않는데, 그 이유는 이들이 모든 미생물을 완전히 제거하는 것이 바람직하지 않은 상황이 있으며; 대신에 성장의 억제가 원하는 효과일 수 있기 때문이다. 예를 들어, 미생물을 완전히 제거하는 것은 정상균무리의 파괴까지 포함될 수 있으며, 따라서 기회병원성미생물이 집락화될 가능성이 열리게 된다.

비록, 많은 항미생물제가 유사한 작용기전을 가진다고 해도 이들은 흔히 각기 다른 종류의 미생물에 대한 그의 효능이 다르다. 이러한 경우, 소독제/방부제의 종류는 **살균제**, **살진균제**, **살조제**, 혹은 **살바이러스제**로 더욱 세분된다. 공격적인 방법이 사용되지 않는 한, 선택된 화학약품과 관계 없이 소독제/방부제는 처리에 대해 저항적인 세균이나 포자가 살아 남기 때문에 일반적으로 대상을 멸균시키지 않는다.

2] 항미생물효과에 영향을 미치는 요인

화학적인 소독제는 몇 가지를 예를 들면 의자, 가구, 장비, 바닥 그리고 세면실의 오염제거와 소독을 위해 연구실과 건강보호시설에서 일반적으로 사용된다. 화학약품 그 자체의 본질 외에도, 항미생물화학약품의 효능에 영향을 미치는 다른 요인도 있다. 이러한 요인에는 아래와 같은 것들이 포함된다:

- 집락의 크기: 모든 화학약품은 미생물을 일정한 속도로 죽이며, 따라서 더 큰 무리를 죽이거나 감소시키려면 더 오랜 시간이 필요하다.
- 집락의 구성: 앞에서 설명한 대로, 화학약품의 효능은 표적이 되는 미생물의 본질에 따라 크게 영향을 받을 수 있다. 감수성이 다르기 때문에 각기 다른 미생물의 많은 무리가 있는 상태라면 사용된 화학약품의 전반적인 효능을 크게 감소시킬 수 있다.
- 노출시간: 대부분의 화학약품이 일정한 속도로 미생물을 죽이는 바처럼, 미생물무리가 더 오래 화학약품에 노출되면 더 많은 미생물이 죽게 된다. 일반적으로 생

존가능성을 10-6으로 줄이도록 충분히 노출하는 것이 멸균에 필요하다.

- 국소환경: 세균집락은 화학약품의 효능을 바꿀 수 있을 다양한 환경요인에 영향을 받으며 그에 둘러 싸여 있다. 화학약품의 활성을 극적으로 감소시킬 수 있을 집락환경의 좋은 예가 세균막의 형성이다.
- 화학약품의 농도: 초기의 노출 동안, 화학약품의 농도 증가는 표적미생물에 대한 사멸율을 증가시키게 된다. 하지만 어떤 점을 지나면 농도증가는 사멸율을 바꾸지 못할 것이다. 때로, 화학약품은 실제적으로 더 낮은 농도에서 더 효과적이다. 예를 들어, 에틸알코올은 95%의 농도보다 70%의 농도가 더 효과적인데 그 이유는 알코올이 단백질을 변성시킨다는 사실 때문이며, 더 높은 농도는 세포벽/막 전반적으로 단백질을 빠르게 응집시키며 따라서 알코올이 세포 속 더 깊숙이 완전히 침투하는 것을 막기 때문이다. 더 낮은 농도는 변성과정을 더 느리게 진행시키며 따라서 알코올이 세포 속으로 더 깊게 침투하게 만든다.
- 온도: 화합물의 화학적인 안정성을 변화시키지 않으면서 제공되는 온도의 증가는 때로 화학약품의 효능을 증가시킨다. 흔히, 더 높은 온도에서 사용되는 경우 화학약품은 더 낮은 농도에서도 사용이 가능하다.
- 유기물질: 대변, 구토물, 혹은 가래와 같은 유기물질의 존재는 화학소독약품의 효능을 감소시킬 수 있다.

또한 미생물은 화학소독약품에 광범위한 저항성을 가지며 특정의 것을 선택하기 전에 다음과 같은 사항이 고려되어야 할 것이다.

- 미생물의 종류, 수, 포자의 존재 가능성
- 표면의 종류와 현탁액과 같은 물리적인 상황
- 처치될 표면과 관련된 비부식성이거나 비도색성의 특성
- 소독제와 미생물 사이의 접촉 가능성
- 소독제와 물품 사이의 접촉 가능성
- 허용되는 접촉시간
- 화학물질의 농도(농축액의 희석은 생산자의 권장사항을 따르는 것이 핵심이다).

3] 소독제의 평가

화학약품의 효능에 대한 공식적인 검사는 미국환경보호청(U.S. Environmental Protection Agency, EPA)과 미국식품의약국(U.S. Food and Drug Administration, FDA)에 의해 규제되는 어떤 면에서 복잡한 과정이다. EPA는 주로 소독약품의 검사와 조절에 관여하는 반면 FDA는 사람이나 동물에 사용되는 화학약품의 규제를 관장한다. 앞에서 설명한 대로, 미생물성장을 조절하기 위해 방부제와 소독제는 각기 다른 방식으로 사용된다. 특정의 소독제나 방부제의 효능은 실용희석검사(use-dilution test) 또는 원판확산법(disk-diffusion method)에 의해 결정될 수 있다.

실용희석검사

실용희석검사는 미생물에 대한 소독제와 방부제의 효능을 검사하기 위한 생물학적검정법(bioassay method)이다. 과거에는 소독제의 활성을 페놀과 비교하는 절차인 소위 페놀계수검사(*phenol coefficient test*)에 의해 소독제와 방부제를 검사하였으며 실용희석검사(분석공통체협회, Association of Analytical Communities)로 대체되어 왔다. 이 검사절차를 위해 사용될 검사미생물은 살모넬라엔테리카(*Salmonella enterica*), 황색포도알균(*S. aureus*) 그리고 녹농균(*Pseudomonas aeruginosa*)이다. 이 검사는 스테인리스 실린더에 정해진 농도의 검사미생물을 오염시킨 다음 건조시킨다. 이후, 실린더를 검사할 소독제가 든 튜브 속에 제품회사가 정한 일정 시간 넣는다(제조사가 주장하는 표준효능을 반영함). 그 다음, 실린더를 소독제가 화학적으로 중화된 성장튜브에 넣고 어떤 생존한 미생물이 자라도록 만든다. 이 성장튜브내의 혼탁도는 정해진 시간내에서 검사미생물 모두를 그 화학약품이 죽이지 못했다는 것을 나타낸다.

원판희석법

원판희석법의 경우, 화학소독약품이나 방부제로 적신 여과지원판을 세균배양이 도포된 우무평판 위에 위치시킨다. 화학약품은 원판으로부터 원판주위의 우무배지로 확산될 것이다. 원판주위에 화학적으로 침투된 구역의 크기

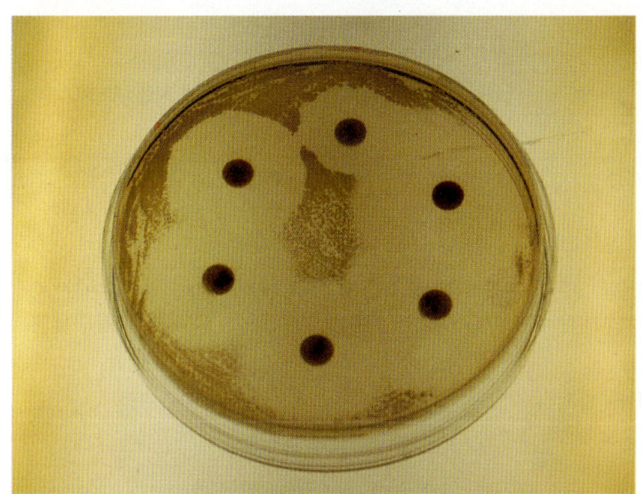

그림 7.6 **원판확산법.** 세균이 도포된 뮐러힌톤우무평판(plate of Mueller Hinton agar)을 사용하여 항미생물제의 효능을 검사하는 커비-바우에르법(Kirby-Bauer method). 약 24시간 동안 배양한 다음 항미생물화합물로 적신 원판을 평판의 표면에 위치시킨다. 이 사진에서 보이는 원판주위의 맑은 구역은 억제구역이라고 부르며 특정의 세균에 대해 사용될 경우 화학물질의 효능에 대한 상대적인 측정치가 된다.

는 우무배지내 화학물질의 용해도와 그의 분자크기에 따른다. 만일 세균이 화학약품에 감수성을 가진다면 원판주위의 구역에서는 우무배지 위의 미생물이 성장하지 못할 것이다. 원판주위에 성장이 없는 구역은 억제구역(*zone of inhibition*)이라고 부른다(그림 7.6).

여러 가지 조건이 원판확산감수성검사에 영향을 미치기 때문에, 억제구역의 크기만이 다를 수 있도록 검사 사이에 조건이 일정해야 한다. 이러한 조건에는 다음 사항이 포함된다.

- 사용되는 우무
- 사용되는 미생물의 양
- 사용되는 화학물질의 농도
- 시간, 온도 그리고 환경과 같은 배양조건

미생물의 양은 대략적으로 육안으로 혹은 분광광도계를 사용하여 표준혼탁도에 따라 표준화시킬 필요가 있다.

4] 항미생물제

미생물성장의 조절을 위해 필요한 다양한 요구조건을 충족시킬 수 있는 광범위한 화학물질이 이용 가능하다. 화합물의 주된 무리에는 페놀, 페놀산, 할로겐, 알코올, 표면활성제, 사차암모늄화합물, 중금속 그리고 알데히드가 포함된다(표 7.5)

페놀과 페놀산

석탄산(*carbolic acid*)이라고도 부르는 페놀 그리고 페놀산(페놀과 화학적으로 관련이 있는 물질)은 단백질을 변성시키고 따라서 광범위한 병원체의 세포막을 파괴하는 소독약품이다. 조셉리스터(Joseph Lister)는 수술 동안 감염을 줄이기 위해 1867년 페놀을 도입하여 사용하기 시작했다. 비록, 실용희석법으로 대체되었지만, 페놀의 효능은 기타 항미생물제의 작용을 비교하는 표준으로 되어 있다.

페놀과 페놀산은 구토물, 대변, 침 그리고 고름과 같은 유기오염물질이 있는 경우에도 불구하고 효과적인 것을 보여주고 있다. 게다가, 이 화합물은 장시간 동안 표면 위에서 활성을 가진다. 비록 이들이 미생물조절을 위한 효과적인 화학물질이라고 해도, 페놀산은 일부의 사람에게 피부와 점막을 자극하며 강한 냄새가 난다. 페놀 그 자체는 하수관, 오수구덩이 그리고 축사의 소독을 위해 일반적으로 여전히 사용되고 있지만, 의학적인 살균제로는 거의 사용되지 않는다. 크레졸(cresol)과 같은 페놀유도체는 비누와 복합되어 병원환경에서 낮은 수준의 소독을 위해 사용된다. 일반적으로 1~3%의 리졸(lysol)과 크레올린(creolin)은 집안을 소독하기 위해 사용된다. 여러 페놀산은 병원에서 사용되는 소독비말분무제의 주된 성분이며 연구실소독을 위해서 사용된다. 가장 널리 사용되는 페놀산의 하나는 많은 가정용제품에 첨가되는 항미생물화학물질인 5-염화-2-(2,4-2염화페닐)페놀[5-chloro-2-(2,4-dichlorophenoxy)phenol][트리클로산(triclosan)]이다.

할로겐

할로겐의 반응성의 비금속요소이며 요오드, 염소, 브롬 그리고 불소가 포함된다. 미생물을 조절하는 할로겐의 작용기전은 효소를 포함하는 다양한 세포물질을 산화시키는 것이다. 이러한 효소의 변성은 영구적이며 미생물의 모든

표 7.5 미생물을 조절하기 위해 사용되는 화학물질

화학물질	효능	장점	단점	주로 사용되는 곳
할로겐(Halogens)				
염소(Chlorine)	대부분의 증식성의 세균, 일부의 바이러스와 진균을 죽임	우수한 탈취제, 저렴	유기물질에 의해 환원됨; 자극적인 냄새와 잔류물; 용액이 때로 불안정함	식수의 정제; 식품산업과 병원에서의 소독제
요오드(Iodine)	고농도로 사용하는 경우, 증식세균, 일부의 포자와 바이러스를 죽임	피부소독제로 유용함; 넓은 pH 범위에 걸쳐 사용될 수 있음	요오드늄기를 가진 화합물을 제외하고 자극적인 냄새와 잔류물, 흡인시 독성	상처의 치료, 수술전 준비, 일상용품의 멸균
알코올(Alcohols)	증식세균과 많은 바이러스와 진균을 죽임	유기화합물에 영향을 받지 않음; 잔류물이 없음; 안정되고 쉽게 다룰 수 있음; 빠른 효과	연소성	피부와 표면
페놀과 페놀산(Phenols and phenolics)	증식성의 세균과 일부의 진균을 죽임; 포자에 대해서는 단지 중간 정도의 효과	열과 건조에 안정; 유기화합물에 영향을 받지 않음	순수페놀은 피부에 유해함; 불쾌한 냄새, 값이 비쌈; 부식성	할로겐과 계면활성제와 복합하여 우수한 소독제가 됨
표면활성제(Surfactants)	표면에 세균이 부착하지 못하게 함	저렴, 대개 무독성	주로 없어짐, 세균을 죽이지 못함	피부와 계수기와 같은 표면
사차암모늄화합물(Quaternary ammonium compounds)	(포도알균, 결핵균을 포함하는) 세균과 피막바이러스를 죽임	유기화합물의 존재에서도 안정적임; 다루기가 쉬움; 자극적인 잔류물이 없음	경수, 계면활성제 그리고 섬유성물질이 활성을 방해할 수 있음; 금속을 녹슬게 함; 저농도는 일부 세균의 성장을 지지할 수 있음	작은 금속장비
중금속(Heavy metals)	일부 증식세균과 바이러스를 죽임	빠르고 저렴함; 특수장비가 필요 없음	유기화합물과 화학적인 길항제에 의해 불활성화됨	방부제 그리고 진균과 원생동물의 감염 외에는 거의 사용되지 않음
알킬화제(Alkylating Agents)				
알데히드(Aldehydes)	포도알균, 결핵균 그리고 바이러스를 쉽게 죽임; 장기간 노출되면 포자도 죽임	광범위한 활성; 비부식성	장기적인 노출이 필요함; 조직에 자극적임; 독성이 있을 수 있음	장비의 소독
에틸렌옥시드(Ethylene oxide, ETO)	포자를 포함하는 모든 미생물을 죽임	포장된 물질에 빠르게 침투함	대단히 독성이 있어 환기되어야 함; 다공성물질에 의해 흡수될 수 있음; 순수한 ETO는 폭발성이 있음	병원에서 열에 민감한 물질과 다루기 힘든 물질의 멸균

대사활성을 중지시킨다. 불소와 브롬은 다루기가 위험하고 요오드와 염소보다 더 효과적이지 않으며 따라서 선택되는 살균제제는 요오드와 염소이다. 현실적으로, 항미생물화합물의 일반적인 예가 표백제이다. 염소와 요오드 모두가 통상적인 살균제제로 사용되는데, 그 이유는 이들이 정균작용뿐만 아니라 살균작용을 가지며 심지어 더 오랜 시간 노출되면 포자까지도 죽이기 때문이다.

염소 염소와 염소화합물은 200년 이상 소독제로 사용되어 왔다. 염소는 세균과 그의 내포자뿐만 아니라 진균과 바이러스도 죽인다. 기체상태와 액체상태의 염소가 식수, 수영장물, 하수 그리고 산업폐수와 농업폐수의 대단위 소독을 위해 사용된다. 게다가, 염소화합물인 차아염소산염

(hypochlorite)은 낙농장, 레스토랑, 통조림공장 등에서 식품기구를 소독하기 위해 사용된다. 일반 가정집의 표백제는 소독제, 탈취제 그리고 심지어 녹제거제로 전방위적인 효과를 가진다.

요오드 요오드는 물에 녹게 되면 미생물에 빠르게 침투되어 그의 대사를 방해하는 갈색의 용액으로 된다. 적절한 노출시간과 농도에서 요오드는 모든 종류의 미생물을 죽인다. 약한 요오드용액(1~5%)은 수술전에 국소적인 방부제로 사용되며 감염된 피부나 화상을 입은 피부를 치료하는 데도 사용된다. 무생물인 사물은 10% 이상의 더 강한 용액으로 소독한다.

알코올

알코올은 세균, 진균 그리고 바이러스를 죽이지만 진균포자와 세균내포자에 대해서는 효과가 없다. 일반적으로 사용되는 알코올에는 소독용알코올[이소프로파놀(isopropanol)]과 음료용알코올[에탄올(ethanol)]이 포함된다. 일반적인 방부용이소프로필알콜(이소프로파놀)은 소독제와 방부제로써 에탄올보다 약간 우수하다. 미생물을 조절하는 알코올의 작용기전은 세포단백질을 변성시키며 지질막을 용해하는 것이다. 단백질의 변성이 물을 필요로 하기 때문에 순수한 알코올은 항미생물제로는 일반적으로 미생물성장을 조절하기 위해 사용되는 70% 혹은 90% 알코올보다 효과가 덜하다.

표면활성제

표면활성제는 용매가 보다 효과적으로 용질분자를 용해시키도록 용매의 표면장력을 감소시키는 표면활성화학물질이다. 미생물조절에서 일반적으로 사용되는 2가지 표면활성제는 비누와 계면활성제이다. 이러한 화합물은 직접적으로 미생물세포에 영향을 미치는 것이 아니라 대신에 이들이 표면에 부착하는 것을 줄이거나 억제시킨다. 이러한 이유로, 비누와 계면활성제는 양호한 균제거제이지만 항미생물제로는 적합하지 않다. 방부제가 들어 있는 외과용비누와 가정용비누는 항미생물화학물질을 포함하고 있다.

사차화합물

사차화합물(quaternary compounds, 혹은 quats)은 미생물조절을 위한 가장 유명한 계면활성제이다. 이들은 유화제와 습윤제로 작용할 뿐만 아니라 미생물을 죽이는 양이온계면활성제이다. 이 화합물은 양으로 하전된 미생물막을 파괴할 수 있고 일부의 단백질을 변성시킬 수 있는 사차질소(quaternary nitrogen)와 긴 소수성사슬을 가진다. 또한, 사차화합물은 무색이며 무취이고 고농도일 때를 제외하고 사람에게 무해하다

사차화합물은 세균, 진균 그리고 피막바이러스를 죽이지만 노출바이러스, 미코박테륨(mycobacteria), 혹은 내포자에 대해서는 효과가 없다. 유기화합물과 비누는 사차암모늄화합물의 작용을 없앤다. 녹농균(*P. aeruginosa*)과 같은 일부의 병원체는 이러한 화합물의 존재하는 경우에서도 번성할 것이며; 따라서 표면활성제는 낮은 수준의 소독제라고 분류된다.

중금속

수은, 은, 금, 구리, 비소 그리고 아연과 같은 중금속화합물(이들이 상대적으로 분자량이 크기 때문에 그렇게 부름)은 수 세기 동안 미생물조절을 위해 사용되어 왔다. 이들의 작용기전은 단백질의 입체구조를 변화시키며 따라서 세포단백질의 적절한 기능을 방해하거나 중지시킨다.

수십년 동안 미국의 많은 주에서 신생아가 산도를 통해 지나면서 걸릴 수 있을 임균(*Neisseria gonorrhoeae*)에 의한 실명가능성을 예방하기 위해 신생아의 눈을 1% 질산은(silver nitrate)이 포함된 크림으로 치료했다. 비록, 일부의 외과용붕대, 화상크림 그리고 카테터(도관, catheter)에서 아직도 은이 사용된다고 해도, 이는 주로 덜 자극적이면서 병원체에 대해 효과적인 것으로 입증된 다른 항미생물치료제로 대체되고 있다.

구리는 어류수조, 수영장, 저장소 그리고 물저장탱크에서 자라는 조류성장을 조절하기 위해 사용되고 있다. 구리는 엽록소를 억제하며 유기오염물질이 없는 곳에서 조류를 효과적으로 죽인다.

의학적 사건

백신 속의 티메로살

제약회사는 1930년부터 시작된 일부의 백신과 기타 제품을 보존하기 위해 수십년 동안 수은이 함유된 화합물(유기수은화합물, organomercurial) 티메로살(thimerosal)을 사용해 왔다. 수은은 대사적인 독물이지만; 그러나, 백신에 사용되는 용량에서는 티메로살이 유해한 효과가 없다고 보고되어 왔다. 하지만 수년에 걸쳐 심지어 낮은 수준의 유기수은화합물이라도 신경독성의 이론적인 가능성에 관한 우려가 커져 왔다. 게다가, 면역접종스케줄에 티메로살이 함유된 백신이 신생아에게 점점 더 많이 포함되어 왔다. 결과적으로, 백신과 기타 제품내 티메로살의 사용에 관한 우려가 높아져 왔다. 대중의 압력 때문에서, 1999년 7월 미국공중위생국(U.S. Public Health Service), 미국소아과학회(American Academy of Pediatrics) 그리고 백신제조사는 백신의 제조와 저장에서 티메로살을 줄이거나 제거하는 예방책에 동의하였다. 일부 인플루엔자백신을 제외하고, 12가지 감염병에 대해 취학전 아동에게 사용되는 백신에 티메로살을 미국내에서 사용하지 않게 하였다.

생명의 응용

여러분은 "너무 청결하게"될 수 있을까?

많은 새로운 건강관리제품과 위생제품을 간단하게 살펴보면 이들 중 대단히 많은 것들이 "항균"제품이라고 자랑하고 있다. 대부분의 경우, 이러한 제품은 존재하는 미생물을 죽이거나 성장을 억제한다고 광고할 것이다. 오늘날 점차로 증가되는 균에 대한 공포심을 갖는 문화에서 이러한 항미생물제품은 가족구성원 특히 자녀의 건강과 안녕에 대해 항상 우려하는 부모가 훨씬 더 많이 찾고 있다. 가정환경에서 세균무리를 최소화시키는 것이 중요하다는 점에 대해서는 의문이 없지만 너무 깨끗한 "무균"환경이 불리한 면은 없을까? 소아의 면역계통은 그 아이가 만나게 되는 다양한 미생물의 공격을 방어하면서 어린 시기에 발달한다. 이러한 공격은 면역계통이 다양한 병원체를 겪게 되면서 이러한 미생물이 다음 번 공격할 때 방어할 수 있도록 "배운다". 어린소아에게 무균환경을 제공함으로써 소아의 면역계통이 자리를 잡을 학습곡선을 방해하여 앞으로의 공격에 대해 적절한 면역반응이 일어나는 것을 제한하게 된다.

알킬화제

알킬화제는 때로 이들이 핵산과 단백질을 불활성시키는 능력 때문에 독성이 있는 다양한 화합물의 무리로 구성된다. 미생물을 조절하기 위해 사용되는 알킬화제에는 알데히드(aldehyde)와 에틸렌옥시드(ethylene oxide)가 포함된다.

- 미생물조절에서 주로 사용되는 **알데히드**는 액체인 글루타르알데히드(glutaraldehyde) 그리고 기체인 포름알데히드(formaldehyde)이다. 글루타르알데히드는 황색의 산성액이며 몇 종류의 화합물 중의 하나가 살균제와 높은 수준의 소독제로 사용되고 있다. 글루타르알데히드 2% 용액은 대부분의 물체에 대해 10분 안에 세균, 바이러스 그리고 진균을 죽인다. 포자와 진균은 3시간 안에 죽일 수 있으며 10시간 노출시키면 멸균을 시킬 수 있다. 글루타르알데히드는 포름알데히드보다 덜 자극성이며 더 효과적이지만 더 비싸다. 포름알데히드는 자극적이며 강한 냄새가 나는 기체로 물에 쉽게 녹아 포르말린(*formalin*)이라는 액체로 된다. 비록, 포르말린이 중간 정도에서 높은 수준의 소독제라고는 해도 이는 극히 독성이 있으며(발암성), 그의 임상사용성을 제한시킨다.
- **에틸렌옥사이드**(ETO)는 무색이며 상온에서 기체로 존재하고 병원과 치과에서 살균제로 사용된다. 이는 병원과 산업체에서 플라스틱용기와 열에 민감한 정밀기구의 멸균과 소독을 위한 효과적인 방법을 제공한다. 이들이 독성이 있고 폭발성의 성질이 있기 때문에 ETO와 같은 기체제제는 이를 사용하는 사람에게 대단히 해가 될 수 있다. 안전성을 가지도록 특별하게 제조된 ETO 멸균제는 훈련된 사람만이 사용해야 한다.

5 식품의 보존
Food Preservation

식품의 보존은 식품의 부패를 피하거나 느리게 하고 식품매개병을 억제하기 위해 식품을 처리하거나 다루고/제조하는 데에 이용되는 다양한 기법을 지칭한다. 동시에, 식품의 보존과정은 영양가, 밀도, 질 그리고 풍미를 보존시켜야 한다.

식중독은 흔하며 대개 병이 경미하지만; 때로 이는 사망을 초래할 수 있다. 증상에는 구역, 구토, 배의 경련 그리고 설사가 포함되며 오염된 음식이나 음료를 섭취한 48시간 안에 발생한다. 식품매개병(1장의 건강관리의 응용에 있는 표 참조)은 미생물 그 자체 혹은 그의 독소로 오염되어 발생한다. 감염병은 음식이나 음료를 통해 전파될 수 있으며 미국과 전세계에서 수백만명의 사람들에서 문제가 된다. 미국질병통제예방센터(Centers for Disease Control and Prevention, CDC)는 매년 미국내에서만 4800만명의 사람이 식품매개병에 걸려 약 128만명이 입원하고 3000명이 사망하는 것으로 추산하고 있다. 미국국립보건원(National Institutes of Health, NIH)에 따르면 미국내 모든 식품매개병으로 직접적인 의료비와 생산성 감소로 인해 약 140억불에 연간 비용이 발생하는 것으로 추산된다. 식중독증례의 보고증가는 CDC에 의해 기록되며 이는 매년 어떤 종류의 식중독으로부터 6명의 미국인 중 약 1명이 고통을 겪는 것으로 추산된다. 이러한 증가는 생야채, 과일 그리고 고기를 포함하여 가공식품의 대량생산과 유통으로 인하는 것으로 생각된다. 어떤 형태의 안전성 누락과 부적절한 취급이 먼지, 물, 혹은 동물노폐물로 식품을 대량으로 오염시킬 것이다.

안전한 식품보존은 세균, 진균 그리고 기타 미생물의 성장을 억제시킨다. 이는 또한 지방산화를 예방/억제하여 부패뿐만 아니라 식품의 가공 동안 일어나는 자연시효나 변색을 억제해야 할 것이다. 이러한 과정을 억제하는 방법에는 통조림, 절임, 건조, 냉동건조, 저온살균, 훈제, 화학물질의 첨가 그리고 방사선조사가 포함된다.

건강관리의 응용

선정된 다단계식품매개병의 발생수: 2010~2014 통계요약*

병원체	환자수
살모넬라(종)(*Salmonella* spp.)	4778
대장균(*Escherichia coli*)	343
단구성리스테리아(*Listeria monocytogenes*)	183
원포자충(Cyclospora)	631
A형 간염바이러스(Hepatitis A virus)	162

*미국질병통제예방센터(CDC)가 규합한 자료이다. 현재 CDC가 갱신한 내용은 www.cdc.gov/foodborneoutbreaks에서 볼 수 있다.

1] 저온살균

저온살균(1장 참조)은 액체에 열을 가해 잠재적인 향미와 식품의 영양가를 변화시키지 않고 병원체뿐만 아니라 식품을 부패시킬 수 있을 미생물을 죽이는 방법이다. 저온살균은 살아 있는 미생물의 수를 미생물이 질병을 일으키지 못할 정도로 산술적으로 "로그감소"시키도록 한다. 비록, 저온살균이 대부분의 병원체를 죽인다고 해도 이는 멸균이 아니며 호열균과 열저항균은 이 절차에서 살아남는다. 이러한 유영미생물(swimming organisms)은 만일 적절하게 냉장보관된다면 상대적으로 짧은 기간 동안에는 식품을 부패시키지 않으며, 일반적으로 이들은 병원성이 없다.

효과적인 저온살균은 제품 그리고 효율성을 갖게 위해 필요한 시간과 온도가 다르며, 이의 모두는 적절하게 조정되어야 한다. 저온살균은 끓는점 이하의 온도를 사용하여 식품의 손상을 막는다. 현재, 일반적으로 고온급속(high temperature, short time, HTST)법과 초고온(ultrahigh temperature, UHT)법이라는 2종류의 저온살균법이 사용된다.

- HTST 저온살균은 2가지 방식, 즉 일괄흐름(batch flow)이나 연속흐름(continuous flow)으로 행해질 수 있다. 일괄과정의 경우, 액체는 30분 동안 60°C로 가열하고 약 4°C로 급속히 냉각시킨다. 연속흐름과정인 경우, 액체는 바깥쪽의 뜨거운 물에 의해 가열되는 금속판이나 파이프 사이를 지난다.
- UTH 저온살균은 초 단위로 액체를 138°C의 온도로 유지시키며; 제품에 적절하게 표지하여 미생물에 의해 부패 없이 상온에서 저장할 수 있다. 수 개월이 지난 후 이 방법으로 제조된 식품은 그의 향미가 얼마간 없어질 수 있다.
- 미국에서는 저온살균법이 표준이며 미국농무부(U.S. Department of Agriculture)에 의해 규제를 받는다. 각기 다른 제품에 대해서는 대개 내용물과 사용목적에 따라 각기 다른 표준이 적용된다.

생명의 응용

우유: 저온살균우유 아니면 생유유?

1900년대 초에 도입된 이래, 저온살균은 오염된 우유로 인한 식품매개병을 감소시키게 했다. 주의 깊게 처리된 우유와 유제품에 의해 많은 질병이 예방되었다. 하지만 일부 사람은 처리된 우유가 우유의 자연적인 영양성분을 파괴하고 섭취한 사람에게 해를 준다고 확고하게 믿고 있다. 비록, 저온살균이 변성을 통해 우유 속의 어떤 단백질을 변화시킬 수 있다고 해도, 우리의 환경이 멸균되지 않았기 때문에 우유를 짜낼 때 병원체에 의해 어떤 오염이 있게 되므로, 이는 또한 생우유를 오염시키는 미생물로부터의 병을 예방할 것이다. 미국농무부(U.S. Department of Agriculture)에 따르면, 미처리(생)우유를 마시는 것과 생유제품을 먹는 것은 여러분의 건강에 "러시안룰렛(Russian roulette)"게임을 하는 것과 같다. 매년, 질병통제예방센터는 식품매개병의 많은 증례가 생우유 혹은 생유제품의 소비로 인한다고 보고한다.

2] 압력통조림법

모든 식품에는 미생물이 들어 있으며 이는 음식부패의 주된 원인이다. 통조림제조에서 열을 사용하는 것은 최소한 1세기도 지난 기술이다. 가열은 용기로부터 공기를 밀어내고 용기가 식으면서 진공이 생기며 적절한 종류의 마개로 그를 봉하면서 미생물이 재침입하여 식품을 오염시키는 것이 방지된다. 이 과정은 또한 많은 미생물의 성장이 억제되도록 식품내에 무산소환경을 만든다. 비록, 특정시간 동안 가해지는 특정의 열이 특정의 세균을 죽인다고 해도, 본질적으로 모든 세균이 다 죽지는 않는다.

절임제품에 있는 산, 혹은 잼과 젤리에 들어 있는 당은 일부의 미생물성장을 억제하지만 산도가 낮은 식품은 어떤 미생물로부터 보호되지 않는다. 야채, 고기, 가금류 그리고 어류와 같이 산도가 낮은 식품은 식중독의 치사형인 보툴리눔증(botulism)을 야기하는 융통무산소균 클로스트리듐보툴리눔(*C. botulinum*)의 포자를 파괴하기 위해 정상적인 비등점보다 더 높은 고온에서 압력통조림을 만들어야 한다. 이러한 고온은 낮은 압력에서 도달될 수 있어 이러한 식품의 안전성이 보장된다. 압력봉합된 통조림식품은 일반적으로 냉장보관될 필요가 있다. 만일 압력하에서 끓인 다음 효과적으로 밀봉되지 않았다면 이는 "고위험"소비음식품목이 된다.

3] 식품의 방사선조사

식품의 방사선조사는 안전한 식품을 만드는 실로 새로운 기술이며, 식품의 부패를 방지하고 식품매개병원체를 제거한다. 이 기술은 의료장비를 멸균하는 데 이용되는 기술과 유사하다. 식품매개병을 방지하기 위해 우주여행을 위한 식품은 방사선조사로 멸균된다. 방사선조사된 식제품에 대한 광범위한 연구는 방사선조사된 식품이 사람이나 동물에 유해한 효과를 가지지 않는 것을 보여주고 있다. 게다가, 연구는 방사선조사된 식품에 관해 아래와 같은 점을 보여주고 있다:

- 질병을 일으키는 미생물이 감소되거나 제거됨
- 식품이 방사능을 띄지 않음
- 과정의 결과로써 어떠한 위험물질이 생기지 않음
- 본질적으로 영양가가 바뀌지 않음

이온화방사선이 미생물을 때리게 되면, 그의 고에너지파가 일시적으로 반응성인 화학물질을 만들어 미생물의 DNA를 손상시키고 그 미생물을 죽이게 된다. 다양한 미생물의 감도는 그가 가진 DNA의 크기, DNA를 복구할 수 있는 속도 그리고 기타 문제에 따라 달라진다. 방사선조사에 의해 미생물을 제거하는 데 있어 주된 요인은 DNA의 크기이다. DNA의 양이 많은 기생충과 곤충은 저선량의 방사선조사로도 빠르게 죽을 수 있다. 세균은 DNA의 양이 적기 때문에 더 높은 선량의 방사선이 세균을 죽일 수 있다. 더 적은 DNA를 가진 바이러스는 일반적으로 식품에 적용되는 방사선조사에 저항한다. 소해면모양뇌병증(광우병)과 관련되는 프리온입자는 DNA가 없으며 극히 높은 선량이 아니라면 방사선조사로 불활성화되지 않는다. 다시 말하면, 방사선조사는 식품으로부터 세균과 기생충을 효과적으로 제거하지만 바이러스나 프리온은 효과적으로 제거하지 못할 것이다.

4] 기타 방법

식품보존을 많은 기타 방법이 다양한 환경조건에서 다양한 문화에 의해 사용되어 왔다. 식품은 수확하는 순간부터 부패되기 시작하며 이전에는 각각의 문화가 그의 지역적인 식재료를 동일한 기본적인 식품보존법을 사용하여 보관하였다. 여기에는 건조, 냉동, 절임, 경화, 발효 그리고 잼과 젤리의 제조가 포함된다.

- 건조(drying)는 아마도 가장 오래된 식품보존법이다. 대사를 위해 이용 가능한 물이 너무 적어 부패세균이 성장할 수 없기 때문에 식품이 잘 보존될 것이다. 일광건조, 오븐건조 그리고 식품건조기를 포함하는 다양한 건조방법이 이용될 수 있다.
- 냉동(freezing)은 음식을 보존하고 많은 미생물을 불활성화시키지만; 일단 해동이 되면 이러한 미생물이 다시 활성화되어 적절한 조건에서 증식하고 후에 식품매개병을 일으킬 수 있다.
- 절임(pickling)은 염용액에서 젖산을 생성하는 무산소발효로 식품을 보존하는 과정이다. 이는 또한 대개 식초인 산성용액에서 식품을 저장하고 양념장에 재워두는 것이 포함된다.
- 경화(curing)는 보존, 향미 그리고 색깔을 유지하려는 목적으로 고기에 염, 당, 아질산염, 또는 질산염을 복합적으로 첨가하는 것이다. 염은 원형질막분리에 의해 미생물성장을 억제한다. 미생물의 성장을 억제하기 위해 필요한 염의 농도는 (미생물의) 속과 종에 따라 달라진다.
- 발효(fermentation)는 일반적으로 무산소조건 아래에서 효모에 의해 당이 알코올로 전환되는 것을 지칭한다. 발효는 또한 미생물의 작용이 필요한 것에도 적용되며 발효과정은 와인, 맥주, 사이다 그리고 식초와 같은 제품을 만들기 위해 사용된다.
- 잼, 젤리 그리고 마멀레이드(marmalades)는 진하게 만들거나 젤로 만든 과일제품이다. 이들의 대부분은 당을 넣고 끓여서 보존하며 미생물의 성장을 억제하는 삼투기울기가 만들어진다.

요약 Summary

- 미생물의 대부분은 무해하지만 많은 것들이 감염과 질병, 수질오염, 식품부패 그리고 기타 원하지 않는 효과를 일으킬 수 있다. 이들을 조절하는 것은 건강관리환경, 연구실, 산업체, 특히 식품산업체에서 늘 해야 하며 절대로 멈출 수 없을 문제이다.
- 미생물조절은 물리적인 방법, 화학적인 약품, 혹은 둘 모두의 복합으로 주어진 구역내 미생물을 파괴하거나, 제거하거나, 혹은 감소시킴으로써 이루어진다.
- 조절법이 결정되기 전에 여러 가지 요인이 고려될 필요가 있는데 여기에는 처치될 부위나 재료, 포함된 미생물의 종류와 수, 환경조건, 관리를 위해 이용 가능한 시간 그리고 원하는 효과가 포함된다.
- 멸균은 모든 미생물종류를 제거하는 것이다. 소독은 모든 증식미생물을 파괴하는 것이다. 소독이라는 용어는 살아 있는 조직이 방부될 때 적용된다. 균제거는 주어진 구역내 대부분의 미생물을 물리적으로 제거하는 수단인 반면 위생처리는 미생물의 수를 현저히 감소시키며, 저온살균은 식품매개병과 식품의 부패를 억제하기 충분하도록 미생물을 죽이는 것이다.
- 미생물성장의 물리적인 조절은 온도, 삼투압, 방사선 그리고 여과와 같은 각기 다른 종류의 처치가 포함된다.
- 대략적으로 말해, 외과용기구, 연구실과 부엌의 상판 그리고 화장실과 같은 무생물의 물체 위에서뿐만 아니라 살아 있는 조직 위에서 미생물성장을 조절하기 위해 다양한 종류의 화학약품이 사용된다.
- 항미생물화학물질은 액체, 기체, 혹은 고체의 형태로 이용 가능하지만, 거의 멸균을 시키지는 않으며; 따라서 화학적인 조절방법은 무생물의 물품을 소독하고 살아 있는 조직을 방부시키는 목적이 있다.
- 미생물집락의 크기와 그의 구성성분과 같은 조건, 뿐만 아니라 화학물질에 대한 노출시간, 그의 농도, 주변환경이 항미생물약품의 효능에 영향을 미친다.
- 항미생물제의 효능성을 공식적으로 검사하는 것은 EPA와 FDA에 의해 규제되며 소독제와 방부제의 효능은 실용희석검사 혹은 원판확산법에 의해 결정된다.
- 식품보존은 식품매개병을 예방하고 느리게 부패하는 것을 억제하거나 느리게 하기 위해 식품을 다루고, 제조하고 그리고 처리하는 다양한 기법에 의해 이루어진다.

복습문제

1. 오염제거(*decontamination*)의 정의는?
   - a. 특정의 구역내 모든 미생물을 죽이는 것
   - b. 원하지 않는 화학물질이나 생물학적인 물질을 제거하거나 감소시키는 것
   - c. 특정의 구역내 미생물의 성장을 중지시키는 것
   - d. 모든 증식미생물을 제거하는 것

2. 다음의 어떤 미생물이 다른 미생물보다 대부분의 물리적인 조절방법에 더 많이 저항할까?
   - a. 원생동물의 포낭
   - b. 진균의 포자
   - c. 피막바이러스
   - d. 증식세균세포

3. 레스토랑에서 유리식기와 식탁용기구를 세척하는 것은 다음의 어느 범주에 속할까?
   - a. 균제거
   - b. 멸균
   - c. 소독
   - d. 위생처리

4. 금속을 멸균하는 가장 간단한 열관련방법은 다음의 어느 방법일까?
   - a. 끓임
   - b. 가압증기멸균
   - c. 직접소각
   - d. 간접가열

5. 물품을 물에 넣고 __________ 분 동안 끓이면 대부분의 증식세균과 바이러스가 죽게 될 것이다.
   - a. 3~5
   - b. 5~6
   - c. 6~8
   - d. 10~15

6. 미생물이나 기타 세포를 보존하기 위해 건조와 냉동을 복합시킨 방법은?
   - a. 건조
   - b. 동결건조
   - c. 저온살균
   - d. 방사선

7. 다음 중 이온화방사선에 속하지 않는 것은?
   - a. 자외선
   - b. 감마선
   - c. 전자빔
   - d. X-선

8. 억제구역이라는 용어는 다음의 어느 절차에서 사용될까?
   - a. 실용희석검사
   - b. 성장억제검사
   - c. 원판확산검사
   - d. 다중억제검사

9. 염소는 다음 중 어떤 화학물질에 속할까?
   - a. 할로겐
   - b. 중금속
   - c. 페놀
   - d. 알코올

10. 다음 중 음식보존법이 아닌 것은?
    - a. 저온살균
    - b. 멸균
    - c. 방사선조사
    - d. 초고온-저온살균

11. 화학적인 방법이나 물리적인 방법에 의해 증식성미생물을 파괴하는 것을 __________ (이)라 부른다.

12. 미생물의 성장을 정지시키는 제제를 기술하는 용어는 __________ (이)다.

13. 특정의 액체내에서 모든 미생물이 10분 안에 죽게 될 가장 낮은 온도는 __________ (이)다.

14. 살아 있는 조직에 사용되도록 제조된 항미생물제제는 __________ (이)라고 부른다.

15. 미생물을 죽이는 제제는 __________ (이)라고 분류된다.

16. 멸균과 상업적인 멸균 사이를 설명하고 구별해 보라.

17. 오염제거를 정의해 보라.

18. 항생제에 중간 정도로 저항적인 미생물의 이름 2가지를 적어보라.

19. 화학약품의 항미생물효능에 영향을 미치는 요인에 대해 기술해 보라.

20. 저온살균의 각기 다른 2가지 방법에 대해 기술해 보라

CHAPTER 08

미생물학의 연구방법

Microbiological Laboratory Techniques

학습목표

1. 연구실에서 연구와 분석에 이용되는 무균기법의 일반적인 개념을 기술한다.
2. 멸균, 소독, 그리고 위생처리를 설명하고 구별한다.
3. 각기 다른 배양배지와 이들의 물리적 상태를 기술한다.
4. 접종, 배양 그리고 분리에 대해 설명한다.
5. 광학현미경으로 미생물을 확인하기 위한 다양한 고정법과 염색법을 기술한다.
6. 전자현미경법에 사용되는 고정법과 염색법을 기술한다.
7. 형태학적인 동정을 위해 세균을 형태에 따라 분류한다.
8. 동정의 목적을 위해 이용되는 미생물의 각기 다른 배양특성을 기술한다.
9. 미생물의 동정목적을 위한 생리학적, 생화학적 그리고 유전학적인특성을 설명한다.

주요용어

분별배지(differential media)
고체배지(solid media)
균막(pellicle)
균제거(degermination)
다섯 "I"(the five "I's")
다형태성(pleomorphic)
도말평판(spread plate)
매개물(fomite)
멸균(sterilization)
무균(sterile)
무균기법(aseptic technique)
반고체배지(semisolid media)
방부제(antiseptics)
배양(cultures)
배양된(incubated)
배지(culture media)
농화배지(enriched media)
복합배지(complex media)
분리(isolation)
비합성배지(nonsynthetic media)
살균성(bactericidal)
선택배지(selective media)
소독(disinfection)
액체배지(liquid media)
오염원(contaminants)
용혈소(hemolysins)
한천(agar)
위생처리(sanitization)
정균성(bacteriostatic)
접종(inoculation)
접종물(inoculum)
주입평판(pour plate)
침전물(sediment)
펩톤(peptone)
합성배지(synthetic media)
혼탁(turbid)
화학적으로 확인된 배지(chemically defined media)
획선평판법(streak plate)

왜 알아야 할까

역사

미생물학을 이해하기 위해서는 연구실의 기본장비, 장비의 사용법, 수행절차와 함께 검사결과의 작성과 의미에 대한 특별한 이해가 필요하다.

1600년대에 처음으로 만들어진 현미경은 과거에는 육안으로 보기에 너무 작았던 시료를 볼 수 있게 하였다. 이러한 초기 미생물연구실에서의 관찰 분석 연구는 생물이 단일의 세포로도 존재할 수 있다는 것을 알게 하였으며 1800년대의 세포설로 이어지게 되었다.

또한, 파스퇴르(Pasteur)와 코흐(Koch)의 연구업적은 병원성미생물이 질병의 원인이고 매개체라는 것을 밝혔으며 이후에 질병의 배종설로 발전하였다. 1877년 파스퇴르와 주베르(Joubert)는 세균 사이의 미생물길항작용(microbial antagonism)을 기술하였으며, 1899년 항생제라는 용어가 도입되었다. 오늘날 생명공학적인 방법론이 연구결과로부터 발전하여 과학분과로서 미생물학의 계속적인 진보로 이끄는 새로운 기술을 발전시켰다.

영향

병원성 질병에 대한 치료 가능성의 성공과 실패 여부의 입증은 새로운 약물과 항생제 요법이 연구되는 연구실환경에서 시행된다. 또한, 연구실로부터 나오는 결과는 기본적으로 미생물과 이들의 작용기전, 환경과 미생물 사이의 관계에 대한 이해를 돕는다.

추가적인 임상검사실험은 "그렇다면 무엇이 일어나게 될 것인가?"란 질문에 대해 합리적으로 접근하게 하며 주의 깊게 조절되는 연구조건 아래에서 주의 깊게 수행될 수 있는 적절한 실험을 제시한다.

미생물학 연구의 유용한 결과중 하나는 필요에 의해 무균기법을 사용하여 특정 미생물을 동정하고 성장 시킬 수 있는 것이다. 배양기법은 환자를 치료하거나 질병, 유행 혹은 대유행의 출현을 예방하고, 적절한 조치를 취하기 위하여 잠재적인 병원체를 빠르게 성장시키고 정확하게 동정하기 위하여 필수적이다.

미래

감염병이 발생할 위협에 대해 앎으로서 대중이 예방절차와 치료를 따라야 하는 중요성에 대해 경각심을 갖도록 하였다.

일반적으로 접하게 되는 병원체에 대한 이러한 영원한 전투 외에도, 또 다른 치명적인 문제가 세균전이다. 탄저균(*Bacillus athracis*)과 같은 미생물 그리고 클로스트리듐보툴리눔(*Clostridium botulinum*)에 의해 생성되는 독소는 생물테러에 사용될 수 있는 세균의 단지 소수의 예일 뿐이다. 이러한 잠재적인 재앙에 맞서는 우리의 가장 효과적인 무기는 연구실로부터 나온다.

병원균 혹은 생물테러를 통해 사람의 건강이 위협되는 일은 연구실에서 행해지는 신속한 동정과 역학조사와 같은 작업을 통해 대체될 수 있을 것이다. 지속적인 검사실에서의 작업은 질병에 대한 방어, 미생물학 그리고 전세계의 건강을 위한 초석이 될 것이다.

1 연구실 준비와 분석에서의 무균기법
Aseptic Technique in Laboratory Preparation and Analysis

의학연구실과 임상검사실은 환자의 건강상태를 확인하기 위한 생물학적인 검체를 검사하며 적합한 치료목적을 위해 병을 야기한 병원체를 확인한다. 연구실에는 기초연구실, 임상검사실, 약리연구실이 있는데, 각각은 미생물학적으로 특정적인 측면을 연구한다.

미생물은 환경의 어디에나 존재한다. 특정 미생물을 선별적으로 확인하기 위해서는 이들이 조절된 연구실환경에서 성장되어야만 한다. 순수무균배양을 시작하는 핵심은 배양이 이루어지는 요인들을 조절하는 것이다. 다시 말하면, 미생물**배양**작업을 하는 경우, 미생물이 선별적 배양으로 접종되고 다른 환경미생물이 이를 오염시키지 말아야 한다. **무균기법**은 멸균조건에서 시행되는 절차이며 환경에 있는 원하지 않는 미생물이나 **오염원**이 들어오지 못하게 하는 것이다. 이 과정의 특징은 상세한 사항을 엄밀하게 따르는 것이다. 무균기법을 사용하여 매개물(formites)에 의한 오염을 조절하거나, 제한하거나, 혹은 억제시킨다. **매개물**이란 병원체를 하나의 배지나 환자로부터 다른 배지나 환자로 전파시킬 수 있는 어떤 무생물이거나 성분이다. 무균기법은 미생물학연구실에서 필수적이며 연구실 관계자(9장 참조), 배양, 물품 그리고 장비의 어떠한 오염도 예방한다.

표면 위의 미생물이 공기매개로 배지에 침투하는 것을 막기 위해 연구실의 출입문과 창문을 닫음으로써 공기의 흐름을 조절하여야 한다. 슬라이드를 준비하기 위해 배양액을 다룰 때 혹은 미생물을 다른 배지로 옮길 때, 운반용 고리와 바늘은 사용 전후에서 불꽃이나 소각기로 멸균한다(그림 8.1). 또한, 배양평판은 배지가 환경에 최소한으로 노출되도록 손으로 잡는다. 시험관의 뚜껑을 열 때, 뚜껑은 손으로 잡은 채로 있어야 하며 한 시험관에서 다른 시험관으로 시료를 옮기는 동안 실험대와 같은 다른 표면에 놓지 않는다. 불꽃으로 태우는 것은 물리적인 멸균방법이며, 배양평판에 붓는 경우와 마찬가지로 배양액을 한 용기에서 다른 용기로 부을 때마다 시험관 그리고 플라스크 뚜껑은 항상 그렇게 불꽃으로 태운다(그림 8.2).

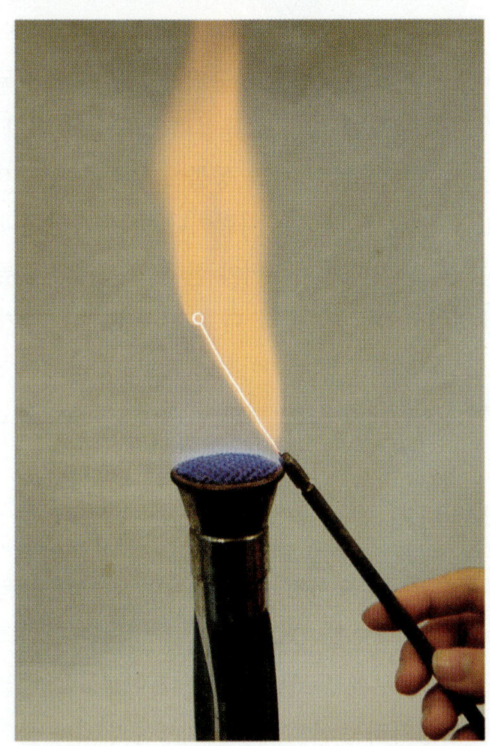

그림 8.1 **고리의 멸균.** 고리는 미생물학연구실에서의 주요 접종 도구 중 하나이다. 금속고리는 선이 달구어질 때까지 분젠버너(Bunsen burner)의 불꽃으로 멸균하여야 한다. 접종을 위해 미리 멸균한 일회용 플라스틱고리를 이용 가능하다.

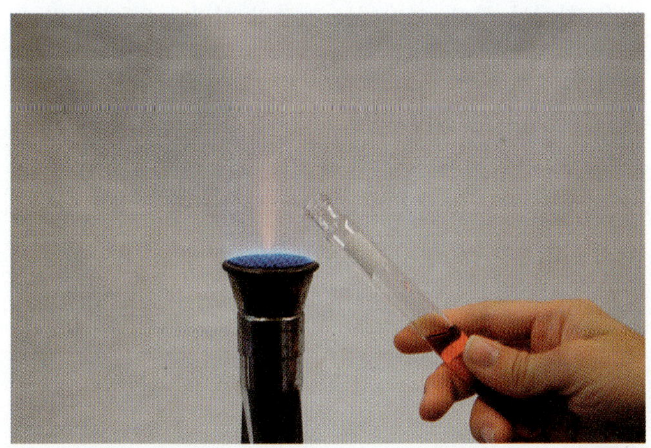

그림 8.2 **무균기법과 배지용기.** 세균과 진균은 공기를 포함하여 환경의 어디에나 있다. 튜브의 입구나 병의 주둥이는 오염이 가능한 부위이며 뚜껑을 연 다음 그리고 뚜껑을 막기 전에 즉시 주둥이를 불꽃으로 태우는 것이 이 노출된 표면에 대한 잠재적인 오염을 방지하는 효과적인 방법이다.

미생물학연구실에서는 일상적으로 멸균과 소독의 절차를 시행한다. 멸균과 소독은 배양액, 용기, 배지 그리고 기구가 오직 원하는 미생물만 자라고 다른 것은 제거되고 배제되도록 하는데 필수적이다.

1] 멸균

멸균은 세균과 내생포자, 바이러스, 진균 그리고 프리온을 포함하는 모든 미생물을 파괴하고 제거한다. 이는 열, 방사선 그리고 여과와 같은 물리적인 방법이나 혹은 화학적인 방법으로 시행한다. 멸균과정의 광범위한 적용은 필수적으로 엄격하게 통제하여 결과에 타당성을 부여한다. 건열멸균이나 습열멸균을 사용하는 경우, 원하는 결과의 타당성을 부여하기 위해 물리적, 화학적, 또는 생물학적인 지표를 사용할 수 있다(표 8.1). 일반적으로, 미생물이 멸균에 저항하는 방법은 멸균에 대해 가장 많이 저항하는 세균의 내생포자로부터 중간 정도에서 최소로 저항하는 영양세포까지의 범위에 이른다.

멸균의 물리화학적인 방법은 미생물학연구실에서 기구와 재료에 미생물이 없도록 하기 위해 시행한다. 무균기법은 연구절차 동안 시료를 다루는 것에 의해 연구원이 감염되거나 배양이 오염되거나 연구실환경이 오염되지 않도록 만든다(9장 참조). 손끝과 실험대를 포함하여 실제적으로 세균은 어디에나 존재하며, 따라서 이러한 표면에 닿지 않도록 하는 것이 필요하다. 오직 멸균된 품목만이 잠재적인 오염미생물이 없으며 일단 멸균된 물품이 멸균되지 않는 표면과 닿았다면 그 물품은 더 이상 멸균되지 않은 것으로 간주한다. 배지와 초자기구의 멸균을 위해 미생물학연구실에서 주로 사용되는 기구는 고압증기멸균기(autoclave)이다(그림 8.3). 각기 다른 유형의 물리화학적

표 8.1 건열멸균과 습열멸균을 확인하는 방법

	물리적인 방법	화학적인 방법	생물학적인 검증미생물
건열멸균	온도기록지	색변화표지	고초균(*Bacillus subtilis* var. niger)
습열멸균	온도기록지	색변화표지	바실러스 스테아로테르모필루스(*Bacillus stearothermophilus*)

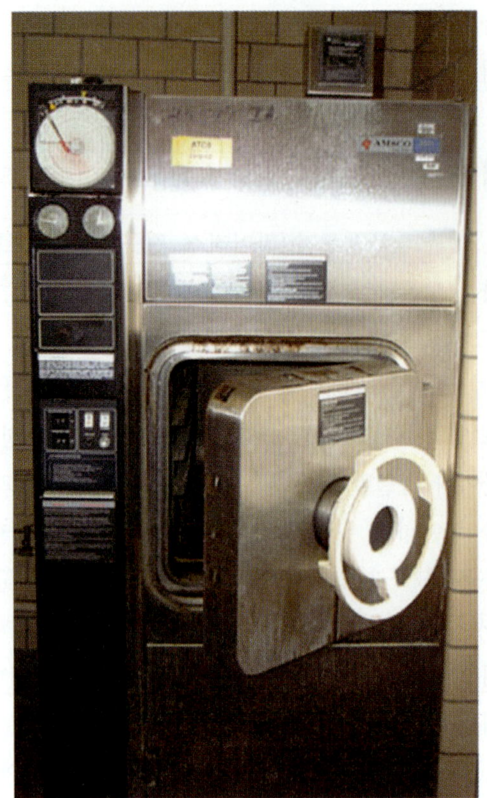

그림 8.3 **고압증기멸균기(autoclave).** 고압증기멸균기는 기구, 용기, 배지 그리고 생물유해폐기물을 멸균시키기 위한 주된 도구 중의 하나이다. 본질적으로 이는 15~20 psi의 압력 아래에서 약 121°C까지 증기의 온도를 상승시키는 큰 압력밥솥이다. 고압증기멸균기의 크기와 형태는 다양하지만 기본적인 작동은 동일하다.

인 멸균법은 7장에 설명 되어있다.(전체적인 것은 표 7.3과 표 7.5를 참조하라).

2] 소독

소독은 무생물표면, 의료기구 그리고 기타 인공물에 적용되는 데 비해 **방부법**은 피부를 소독하기 위해 사용된다. **소독**이라는 용어는 증식성의 미생물과 바이러스를 파괴하기 위해 물리적인 처리 혹은 화학약품의 사용을 의미한다. 여기에는 세균의 내생포자는 포함되지 않는다. 이상적인 소독은 다른 종류의 생물에 해가 없이 특정 미생물만 완전하게 멸균 시키는 것이다. 불행하게도, 그렇게 이상적인 소독은 없으며 그의 단지 일부만이 멸균된다. 대부분의 병원체 외에도, 내생포자, 기타 세균, 바이러스 역시 많은 소독제에 대해 저항성이 크다.

세균을 죽이는 물질은 **살균제**라고 부르며 세포의 성장과 생식을 방해하는 물질은 **정균제**라고 부른다. 소독과 방부는 가해진 농도에 따라 살균성과 정균성이 있다. 모든 소독제는 본질적으로 사람과 동물에 유해하며 심지어 독성이 있다. 이들은 다루는 사람이나 받는 사람이나 해를 입지 않도록 주의하여 다루어야 한다. 소독제의 종류는 소독할 표면이나 물건에 따라 다르게 사용한다. 각기 다른 유형의 소독제와 그것의 특이적인 효능은 7장에서 자세하게 다루었으며, 개략적으로 보려면 표 7.5를 참조하라.

3] 위생처리

일상생활과 의료분야에서 사용하는 여러 가지 물품은 멸균, 소독, 혹은 방부를 필요로 하지는 않지만 감염의 가능성이나 물질의 부패를 조절하기 위해 미생물을 줄일 필요는 있다. **위생처리**는 물리적으로 미생물과 기타 물질을 제거하여 오염을 안전 수준으로 줄이기 위해 일부 세척기법을 사용한다. 레스토랑, 착유장, 양조장 그리고 기타의 식품회사는 매일 흙이 묻은 기구를 다루며 감염, 부패 그리고 오염을 방지하기 위해 이들을 위생처리하는 적절한 방법을 취해야 한다. 여기에는 제조와 처리 동안 최소의 수준으로 미생물을 조절하는 것이 포함된다.

균제거(degermination)는 세척, 화학물질에 침적, 혹은 둘 모두에 의해 사람의 피부에 있는 미생물의 수를 줄이는 과정이다. 균제거의 예에는 수술전 멸균된 외과용장갑을 착용하기 전에 살균비누와 멸균된 솔로 손을 세척하는 과정, 피부를 알코올 솜으로 닦는 것 그리고 살균비누와 물로 상처를 세척하는 것이 포함된다

2 배양기법
Culture Techniques

미생물학자는 미생물을 조사하고 동정하기 위한 5가지의 절차, 즉 접종(Inoculation), 배양(Incubation), 분리(Isolation), 검사(Inspection), 관찰(observation) 그리고 동정(Identification)이라는 **5가지 "I"**를 사용한다. 미생물을 배양하기 위해, 대개 배지의 표면에 획선을 긋는 백금선탐침

으로 적은 양의 시료, 즉 **접종물(inoculum)**을 배양배지에 넣어준다. 이 과정은 **접종(inoculation)**이라고 부르며 배지의 위나 속에서 나타나는 성장이 배양이다. 배양은 (한 종류의 미생물을 포함하는) 순수배양이거나 (둘 이상의 종을 포함하는) 혼합배양일 수 있다.

1] 배양배지의 종류

특정 미생물의 영양요구도는 몇 가지의 단순한 무기화합물로부터 특정의 무기화합물과 유기화합물의 복잡한 목록에 이르기까지 다양하다(표 8.2). 분자적인 수준에서(혹은 면에서) 생명을 위해 반드시 필요한 탄소는 미생물에 의해 각기 다른 방법으로 얻게 된다. 자가영양생물은 대기에 있는 이산화탄소로부터 탄소를 얻으며 종속영양생물은 유기화합물로부터 탄소를 얻는다. 이러한 다양함은 연구하는 미생물의 성장을 위해 필요한 각기 다른 종류의 배지에서

표 8.2 미생물의 영양요구성*

다량영양소	성장인자(비타민)	소량영양소(미량원소)
탄소(Carbon)	*p*-아미노벤조산(Aminobenzoic acid)	붕소(Boron)
수소(Hydrogen)	엽산(Folic acid)	크롬(Chromium)
산소(Oxygen)	바이오틴(Biotin)	코발트(Cobalt)
질소(Nitrogen)	코발라민(Cobalamin, B_{12})	구리(Copper)
인(Phosphorus)	리포산(Lipoic acid)	철(Iron)
황(Sulfur)	니코틴산(니아신) [Nicotinic acid (niacin)]	망간(Manganese)
칼륨(Potassium)	판토텐산(Pantothenic acid)	몰리브덴(Molybdenum)
마그네슘(Magnesium)	리보플라빈(Riboflavin)	니켈(Nickel)
나트륨(Sodium)	티아민(Thiamine)	셀레늄(Selenium)
칼슘(Calcium)	비타민 B_6 Vitamin B_6	텅스텐(Tungsten)
철(Iron)	비타민 K군 (Vitamin K group)	바나듐(Vanadium)
	하이드록사메이트 (Hydroxamates)	아연(Zinc)

*모든 미생물이 나열된 모든 영양소를 필요로 하지 않으며; 따라서 특정의 미생물을 위한 최적성장환경을 위해 특정의 영양소가 든 배지가 필요하다.

나타난다. 배지의 종류마다 영양소의 성분과 농도가 다르며 물리적인 상태, 화학적인 조성 그리고 기능적인 유형에 따라 분류할 수 있다.

배지의 물리적인 상태

액상배지(liquid media)는 빙점 이상의 온도에서 고형화되지 않고 용기를 기울이면 자유로이 흐르는 수용액이다. 액체배지는 주로 튜브나 병에 공급되며 액체배지(육즙, *broth*), 유액(*milk*), 혹은 즙(*infusion*)이라고 부른다. 일반적인 연구배지는 물에 녹인 고기추출물과 **펩톤(peptone)**(부분소화된 단백질)이 포함된 영양액체배지이다. 메틸렌블루우유(methylene blue milk)와 리트머스우유(litmus milk)는 탈지우유분말과 염료로 만든다. 접종후에, 용기 전체적으로 성장이 일어난다. 보강액체배지(enriched broth)는 환자로부터 얻은 소량의 표본시료에서처럼 아주 적은 수로 존재하는 세균을 성장시키기 위해 사용된다.

반고체배지(semisolid media)는 제한된 양의 한천(한천, agar)나 젤라틴(gelatin)과 같은 고형화물질이 포함된 덩이 같은 밀도의 배지이다. 반고체배지는 세균의 움직임과 성장의 양상을 확인하기 위해 흔히 사용한다.

고체배지(solid media)는 페트리평판 혹은 튜브나 병의 사면(slant)에 분주하여 세균이나 진균이 성장할 견고한 최대의 표면을 제공한다. 이러한 배지 중에 현재까지 가장 널리 효율적으로 사용되는 배지는 한천배지인데 이는 홍조류 우뭇가사리(*Gelidium*)로부터 얻은 복합다당류로 구성된다. 한천는 상온에서 고형이며 물의 비등점에서는 액상으로 된다. 한천는 일단 액상으로 되면 42°C로 온도를 낮출 때까지 고형으로 되지 않는다. 그 다음에 미생물이나 실험자에게 해가 되지 않을 온도에서 액상형으로 붓고 접종시킬 수 있다. 1~5%의 한천가 포함된 배지는 예를 들어, 영양무무배지, 페틸에틸알코올한천배지, 혈액한천배지 그리고 기타의 이름처럼 대개 특정의 배지로 호칭한다. 또 다른 최근에 개발된 고체배지는 페트리필름(Petrifilm™)인데, 이는 미생물이 성장할 페트리디쉬 속의 두꺼운 층이 아닌 부분적으로 탈수된 한천의 얇은 층을 사용하는 제품이다(그림 8.4).

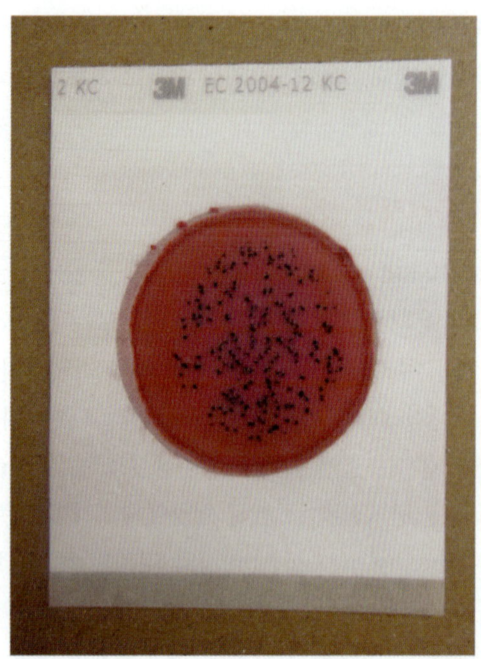

그림 8.4 페트리필름(Petrifilm). 이 제품은 페트리평판과 동일한 기능을 한다. 한천은 그 위에서 세균집락이 성장할 얇은 반탈수된 필름이 있다.

생명의 응용

세균키우기: 사랑의 작업

연구실에서 검사, 동정, 혹은 실험을 위해 키우는 세균의 대부분은 상대적으로 단순한 배지에서 성장한다. 트립신분해콩액체배지/한천, 영양액체배지/한천, 뇌심장추출물 그리고 혈액한천과 같은 복합배지가 광범위한 세균을 성장시키는데 유용하다. 대부분의 미생물이 성장하는 조건은 무산소부터 미세산소(5% 산소) 호이산화탄소("이산화탄소를 좋아하는) 단순 유산소까지 다양하며 4°C로부터 약 60°C까지의 온도범위에 이른다. 이러한 배지종류와 배양조건은 대부분의 미생물학연구실/임상검사실에서 사용하고 유지한다. 하지만 일부의 세균은 연구실에서 키우려면 (영양요구성이) 매우 까다로워 어떤 특별한 배지구성을 필요로 한다. 극한생물(extremophile)처럼 일부 세균의 정상적인 성장조건은 일반 연구실에서 재현하기가 어려울 수 있다. 스피로플라스마(속)(*Spiroplasma*)과 미코플라스마(속)(*Mycoplasma*)에 속하는 일부의 병원성세균은 특별한 배양배지가 필요하다. 스피로플라스마배지는 다양한 종류의 영양소뿐만 아니라 다른 가능한 경쟁세균을 억제할 항생제가 포함된 80가지 성분 이상이 포함된 액체배지이다. 대양의 바닥에 있는 열수구가 자연적인 성장환경인 극한생물을 배양하기 위해서는 어떤 커다란 문제를 가진다. 이러한 세균은 극한의 열과 온도가 필요할 뿐만 아니라 독특한 영양요구성을 가지며 이들의 배양은 미생물의 요구성에 부합되는 정교한 장비를 가진 연구실에서 가능하다.

배지의 화학적인 분류

화학적인 내용물에 따라 배지는 복합배지(비합성배지, complex media, 즉 nonsynthetic media)와 합성배지(chemically defined media, 즉 synthetic media)로 분류한다.

- **합성배지**는 확인된 정확한 화학적인 조성을 가진 배지이다. 합성배지는 정확한 제조식으로 정확한 양의 무기화학물질 또는 유기화학물질을 증류수에 첨가하여 제조한다. 이러한 배지의 일부는 어떤 염과 탄소원과 같은 화학물질을 최소한의 양으로 포함되며 기타의 배지는 다양한 정확하게 측정된 다양한 성분들을 포함하는 특수배지이다.
- **복합(비합성)배지**는 화학적으로 확인되지 않는 최소한 하나의 성분을 포함하며 따라서 이 배지의 정확한 화학식은 표현할 수 없다. 복합배지는 동물, 식물, 혹은 효모로부터 얻은 추출물을 포함한다. 이들은 혈액, 혈청, 고기추출물, 우유, 효모추출물, 콩분해물 그리고 펩톤을 포함할 수 있다.

배지의 기능적인 종류

일반목적의 배지는 성장을 위해 특별한 영양요구도를 갖지 않은 광범위한 미생물을 성장시키기 위해 고안된다. 다른 배지는 선정한 미생물의 특별한 성장조건을 위해 이용한다. 여기에는 농화배지(enriched media), 선택배지(selective media) 그리고 분별배지(differential media)가 있다.

- **농화배지**는 혈액, 혈청, 헤모글로빈, 혹은 특수 종의 성장에 필요한 성장인자와 같은 복합유기물질을 포함한다. 양, 말, 혹은 토끼의 멸균된 혈액을 멸균된 기본한천에 첨가시켜 제조하는 혈액한천의 한 예이다. 이는 특정의 사슬알균(streptococci) 그리고 기타 병원균을 성장시키기 위해 많이 사용한다. 또 다른 농화배지는 초콜릿한천(chocolate agar)이다. 초콜릿한천은 열처리한 혈액으로 보강하여 이로 인해 갈색으로 바뀌고 배지를 그러한 색깔로 만들기 때문에 그렇게 부른다.

- **선택배지**는 다른 미생물을 성장시키면서 특정 미생물의 성장은 억제시킨다. 이러한 배지는 여러 각기 다른 미생물이 포함된 시료로부터 세균이나 진균을 분리하는데 유용하다. 예를 들어, 만니톨염한천(mannitol salt agar)은 7.5% NaCl이 포함되어 대부분의 사람병원체를 억제하는데, 포도알균(속)(*Staphylococcus*)은 예외적으로 증식가능하여 혼합시료에서 분리 배양이 가능하다.
- **분별배지**는 가시적인 차이를 보여주는 여러 각기 다른 미생물을 성장시킬 수 있다. 이러한 차이는 집락의 크기나 색깔, 배지색깔의 변화, 혹은 공기방울과 침전물의 형성에서 다를 수 있다. 염료는 대부분이 특정의 세균에 의해 생산되는 산이나 염기에 반응하여 색깔이 바뀌기 때문에 감별물질로 사용할 수 있다. 예를 들어, 맥콘키한천(MacConkey agar)은 중성에서는 황색이고 산성일 때는 분홍색이나 적색으로 바뀌는 염료인 뉴트럴레드(neutral red)를 포함한다. 창자관에서 흔한 세균인 대장균(*Escherichia coli*)은 배지내에서 락토오스를 대사할 때 산을 생성하여 적색이나 분홍색의 집락을 생성한다. 반면, 살모넬라(*Salmonella*)는 산을 생성하지 않으며 따라서 자연적인 백색으로 남게 된다. 일반배지, 선택배지 그리고 분별배지는 그림 8.5에서 비교하였다.

건강관리의 응용

선정된 세균의 성장요구성

세균	배지	대기조건
녹농균(*Pseudomonas aeruginosa*)	단순영양요구성(Simple nutritional requirements)	유산소
폐렴사슬알균(*Streptococcus pneumonia*)	혈액한천(Blood agar)	무산소 5% CO_2
결핵균(*Mycobacterium tuberculosis*)	미들브룩배지(Middlebrook medium); 로웬스타인-젠센배지(Lowenstein-Jensen medium)	융통유산소
대장균(*Escherichia coli*)	글루코오스염배지(Glucose-salts medium) 맥콘키한천(MacConkey agar) 에오신메틸렌블루한천[Eosin methylene blue (EMB) agar]	융통무산소
황색포도알균(*Staphylococcus aureus*)	심장추출액체배지(Heart infusion broth)	융통무산소

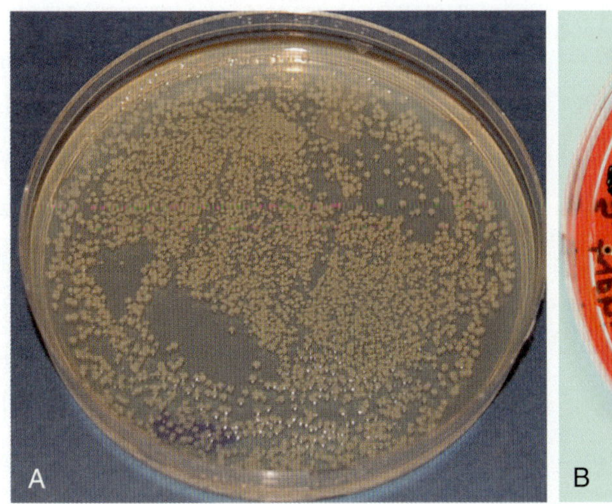
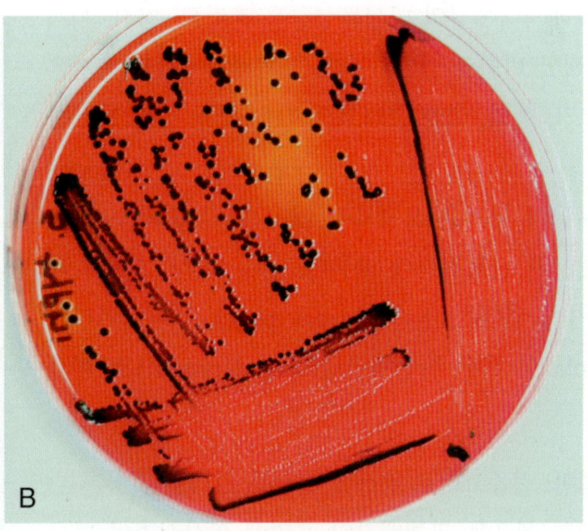

그림 8.5 **배지의 종류.** 사진은 A. 성장배지에서 주로 사용되는 복합배지의 하나인 트립신분해콩우무 B. 선택배지와 합성배지로 사용되는 것 중 주로 시겔라(*Shigella*), 살모넬라(*Salmonella*) 그리고 프로비덴시아(*Providencia*)와 같은 그람음성창자막대균을 선별하고 동정하기 위하여 이용되는 합성배지인 자일로오스리신데옥시콜산한천(xylose lysine deoxycholate agar)이다. 황색은 세균이 탄수화물 자일로오스를 이용하는 것을 나타내며 흑색집락은 수소황화물을 생산하는 것을 나타낸다.

2] 생배지

인공배지에서 성장할 수 없는 바이러스와 특정의 세균을 성장시키기 위해서는 세포배양이나 숙주동물이 필요하다. 미생물의 초기에는 동물을 사용하여 사람감염으로부터 분리된 세균의 병원성을 확인하였다(1장의 코흐법칙 참조). 오늘날, 진단검사실에서 동물접종은 사용하지 않는다. 바이러스, 진균, 혹은 원생동물에 감염된 것으로 추정되는 환자로부터 얻은 체액이나 조직현탁액이 때로 생쥐나 햄스터의 복강으로 주입되지만, 어떤 인공배지에서 거의 성장하지 않는 일부의 병원체가 있다. 중요한 것이 나병의 원인균인 나병균(*Mycobacterium leprae*)인데 이는 오직 생쥐발바닥이나 아르마딜로(armadillo) 종에서만 배양할 수 있다.

3] 배양과 분리

접종후에, 배지는 온도가 조절되는 배양기 속에 용기를 넣고 배양하여 성장과정을 촉진시킨다. 연구실내 배양기의 온도는 일반적으로 20~40°C이다. 특정 미생물의 성장에 필요하다면 배양기내 대기 기체의 농도를 조절할 수 있다. 배양기간은 1일에서 수주까지 다양하며 그동안 미생물은 증식하여 현미경이 없이도 가시화될 수 있을 정도로 성장한다. 액상배지내에서의 미생물성장은 혼탁도, 침전, 찌꺼기, 혹은 색깔 변화로 알 수 있다. 고체배지에서의 성장은 다양한 크기, 형태, 색깔 그리고 질감을 갖는 집락으로 확인한다.

세균배양의 동정은 오염되지 않은 단일 종의 미생물, 즉 순수배양된 단독집락에 따른다. 순수배양은 3가지 각기 다른 기법, 즉 획선평판법(streak plate), 부어심기평판법(pour plate), 혹은 확산평판법(spread plate)으로 얻을 수 있다.

- **획선평판**: 접종고리로 평판에 획선을 그리는 절차는 수백만개의 세포를 고체배지의 표면에 확산시키며 다른 것으로부터 떨어진 각개의 세포를 분리한다. 대개 호수물과 같은 시료는 혼합된 세균을 포함하고 있으며 동정의 목적을 위해 연구실에서 각 세균의 균주를 분리하는 과정이 필요하다. 이 목적을 위해 사용되는 고전적인 방법은 시료로부터 얻은 세균을 기본적으로 접종을 "얇게 펴는" 일련의 획선을 사용하여 한천평판의 표면에 도포시키는 획선평판법이다. 도포후에, 세균은 서로 떨어져서 분리되며 단독집락을 형성하면서 증식한다. 이러한 집락은 새로운 멸균평판에 획선시켜 순수배양하기 위해 사용하거나 단독집락으로부터 얻은 접종물이 든 접종액체배지로 접종시키기 위해 사용한다. 단독배양은 대개 페트리디쉬 위에 단일세균의 균주가 있게 될 때까지 몇 번의 획선평판절차를 이행하게 된다. 그림 8.6에서 보듯이 획선평판 위의 미생물을 물리적으로 희석시키는 다른 여러 방법이 있다.
- **부어심기평판**: 부어심기평판법은 시료의 밀리리터 당 미생물의 수를 확인하거나 혹은 시료의 그람 당 미생물의 수를 확인하기 위해서뿐만 아니라 배양을 위해

의학적 사건

계란 속에서의 백신개발

매년 착수되는 인플루엔자와 싸우는 일은 보건사회복지부, 세계보건기구, 백신제약회사, 주와 지방보건당국 그리고 대규모 의학공동체의 자원을 필요로 한다. 매년, 미국과 해외의 검사실로부터 분리되는 인플루엔자바이러스는 조지아 주의 애틀랜타에 있는 질병통제예방센터(Centers for Disease Control and Prevention, CDC)로 보내진다. 이들을 검사하여 바이러스의 항원특성과 분자특성에 대한 결과는 관련된 의료시설로 분배될 적절한 백신의 생산에 이용된다.

하지만 바이러스가 번식하려면 숙주에 의존하므로 이들은 인공배지에서 성장할 수 없다. 인플루엔자(독감)백신의 매년 필요량을 충족시키기 위해 이들은 수정된 계란에서 생산된다. 수정후에, 숙주에서 증식하는 바이러스를 계란에 주입한다. 그 다음 바이러스를 회수하여 정제하고 화학적으로 불활성화시켜 백신을 개발한다. 1회 용량의 백신을 생산하기 위해서는 1~2개의 계란이 필요하며 전체량을 생산하는 것은 최소 6개월이 걸리는 느린 과정이다. 백신 3억 개의 용량을 생산하려면 계란에 기반하는 생산을 위해 약 9억개의 계란이 필요하다. 생산을 촉진하고 가속시키기 위해, 세포배양과 조직배양으로 독감백신을 생산하는 다른 방법이 현재 연구중에 있다. 곤충세포나 식물세포를 이용하여 바이러스유사입자(virus-like particle, VLP)를 생산하는 것이 백신생산에서 연구되고 있는 새로운 영역의 하나이다. VLP는 바이러스가 가진 것과 같은 항원을 제시하지만 이들을 활성바이러스로 만들도록 암호화되지는 않으므로 불활성화가 필요하지 않다.

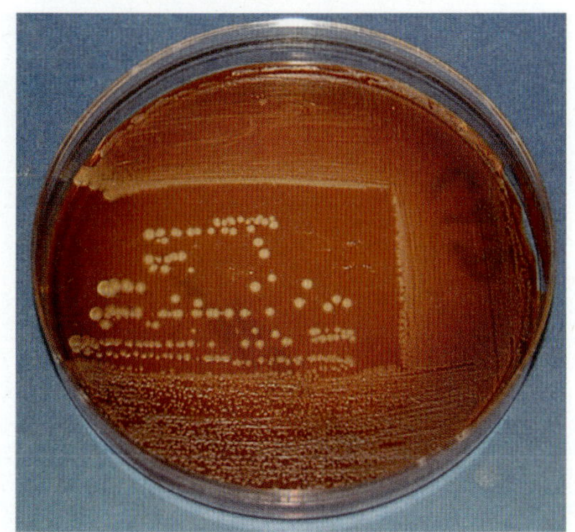

그림 8.6 **확선평판.** 획선평판은 접종물로부터 주로 단독집락을 얻기 위해 사용한다. 이러한 단독집락은 미생물의 순수배양으로 나타나며 생화학적인 검사를 하기 위해 그리고 추가적인 순수배양을 하기 위해 혹은 두 가지 모두를 위해 사용할 수 있다. 사진은 멸균고리를 사용하여 사각형의 획선양상을 보여주고있다.

분리세포의 현탁액을 만들기 위해 사용할 수 있다. 이 기법의 장점은 먼저 평판을 준비할 필요가 없다는 점이며 흔히 식품이 세균으로 오염되었는지를 평가하기 위해 사용한다. 이 기법으로, 세균은 45~47°C로 냉각시켜 녹은 한천이 든 튜브에 접종시키고 혼합한 다음 멸균된 페트리디쉬에 붓는다(그림 8.7).

- **확산평판**: 용액내의 세균수는 확산평판법을 사용하여 정량할 수 있다. 이 기법으로, 소량의 액체접종물을 한천배지평판의 중심에 위치시키고 구부러진 멸균유리막대, 금속막대, 혹은(일회용) 플라스틱막대로 표면에 균일하게 도포한다(그림 8.8). 그 다음 평판은 배양을 위해 뒤집기전에 접종물이 흡수되도록 한다. 집락이 자란후, 이들을 계수하고 원래의 시료내 세균수를 계산한다.
- 연구실 환경에서, 혼합배양은 선택배지를 사용함으로써 둘 이상의 쉽게 확인되고 감별될 수 있는 미생물을 포함할 수 있다. 반면, 오염된 배양은 한 때는 순수하거나 혼합된 배양이었지만 원하지 않는 미생물에 의해 의도치 않게 오염되는 배양이다.

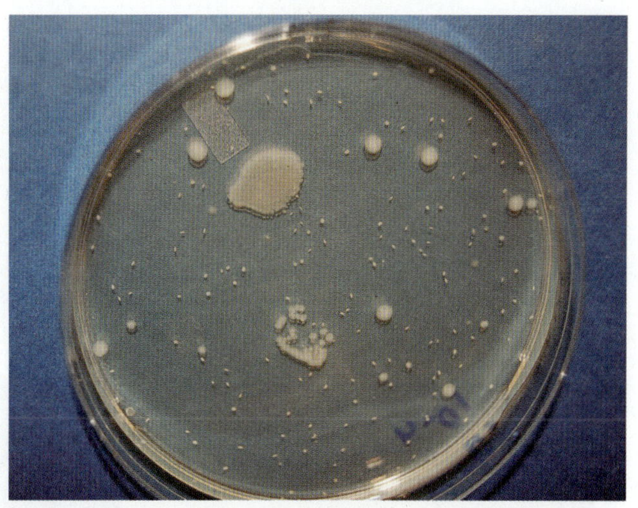

그림 8.7 **부어심기평판.** 부어심기평판은 단독집락을 만들기 위해서뿐만 아니라 평판계수를 하기 위해 사용할 수 있다. 이 기법은 페트리평판내 따듯한 액상한천에 접종물을 첨가시키고 한천이 냉각되면서 고형화되는 것을 포함한다. 집락은 표면뿐만 아니라 한천의 전체두께에 전반적으로 형성된다. 이 사진에서 더 작고 계란 모양인 집락은 실제로는 한천 속에 매몰되어 있다.

3 고정과 염색
Fixation and Staining

현미경 아래에서 미생물을 관찰하기 위해, 시료를 특수하게 준비하여야 한다. 일부의 미생물은 살아 있는 상태에서 관찰할 수 있지만 대부분의 시료는 글루타르알데히드와 같은 화학적인 고정제에 의해 죽는다. 시료를 유리슬라이드위에 건조시키는 것은 도말(*smear*)한다고 하며 화학물질이나 열(열고정)로 슬라이드에 고정시킨다. 전자현미경법을 위한 시료의 제작은 다른 기법을 필요로 하는데 이는 따로 설명한다. 고정된 미생물을 광학현미경으로 관찰하기 위해서 시료를 염색하는 것이 필요하다.

1] 음성염색과 단순염색

대부분의 생물학적인 시료는 그의 주변과 거의 대비되지 않으며 가시화시키기 위해서는 염색을 해야만 한다. 세포의 대비를 높이기 위해 사용되는 염료는 양으로 하전되거나 음으로 하전될 수 있는데, 이는 염료 그 자체가 세포

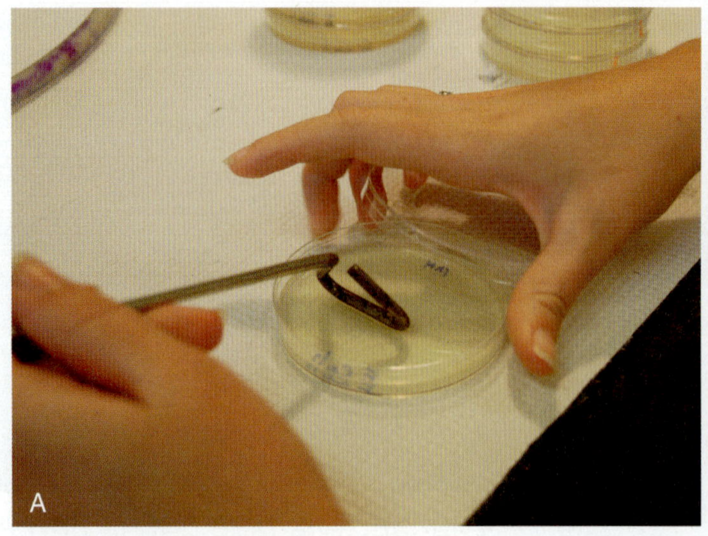

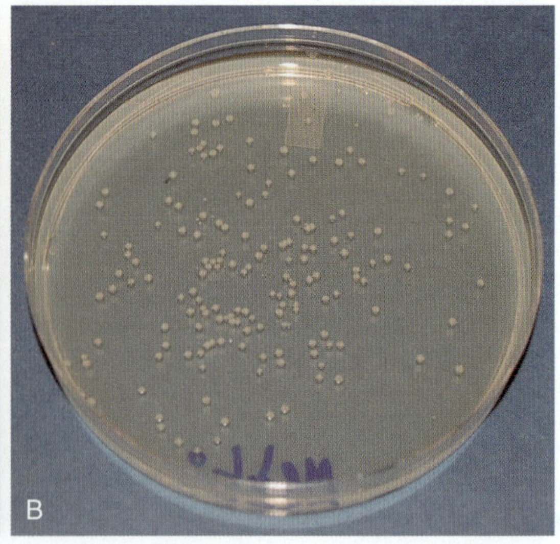

그림 8.8 확산평판. 확산평판은 대개 시료 위의 세포 수를 계수하기 위해 주로 시행된다. 초기의 시료는 연속희석시키며, 측정된 접종물의 양을 한천의 표면에 도포하며, 배양후에 집락을 계수한다. **A,** 어떠한 오염도 평판 위로 확산되어 원하는 집락을 정확하게 계수하지 못하게 하기 때문에 도포막대의 멸균과 무균기법의 준수가 핵심적이다. 막대는 알코올에 담그고, 불에 태워 사용 전후에 태워 없앰으로써 멸균한다. **B,** 이 사진은 접종 24시간후의 확산평판을 보여준다. 집락이 한천표면에 균일하게 분포하며 시료의 초기세포밀도를 계산하기 위해 쉽게 계측할 수 있다.

의 각기 다른 성분에 결합하거나 세포에 의해 배척될 수 있다.

음성염색

음성염색(negative stain)은 음으로 하전된 염료가 슬라이드의 배경을 염색시키는 간접염색과정이다. 인디아잉크(India ink) 혹은 니그로신(nigrosin)과 같은 산성염료는 세균에 적용될 때 미생물에 대해 검은 배경을 만든다. 미생물은 이들이 염료에 염색되지 않음으로 무색으로 나타나며, 염료를 배척한 음으로 하전된 단백질의 세포벽이 보이게 하는 결과가 나온다(그림 8.9). 음성염색법은 도말을 고정하지 않아도 된다. 이 염색절차는 스피로헤타, 효모피막 그리고 일부 다른 세균피막을 확인하는 데 대단히 가치가 있다.

단순염색

단순염색(simple stain)의 경우, 슬라이드에 고정된 시료에 단일의 염색을 시행한다. 단순염색은 양으로 하전되어 음으로 하전된 세균에 부착한다.

미생물학에서 주로 사용되는 단순염색에는 메틸렌블루, 크리스탈바이올렛 그리고 사프라닌염색이 있다. 염색약 1방울을 시료가 포함된 슬라이드 위에 떨어뜨리고 30~60초 동안 도말(시료)과 반응하도록 한다. 이후에 염색은 물로 세척하여 닦아내거나 공기건조시키며 이 슬라이드를 현미경으로 관찰한다. 단순염색은 세균의 형태, 크기 그리고 집단을 관찰할 수 있게 한다(그림 8.10). 때로, 내생포자가 염색되지 않아 무색으로 나타나는 것을 확인할 수 있다. 하지만 내생포자는 특수한 절차(이 장의 뒤에

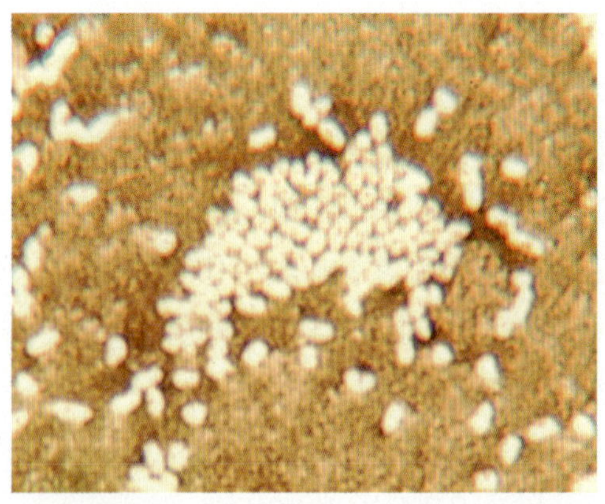

그림 8.9 음성염색. 이 현미경사진은 음으로 하전된 염료인 인디아잉크를 사용한 폐렴막대균(*Klebsiella pneumoniae*)의 음성염색이다. 염료가 어떻게 세포에 의해 배척되어 미생물의 주위에 투명한 테를 만드는지에 대해 주목하라.

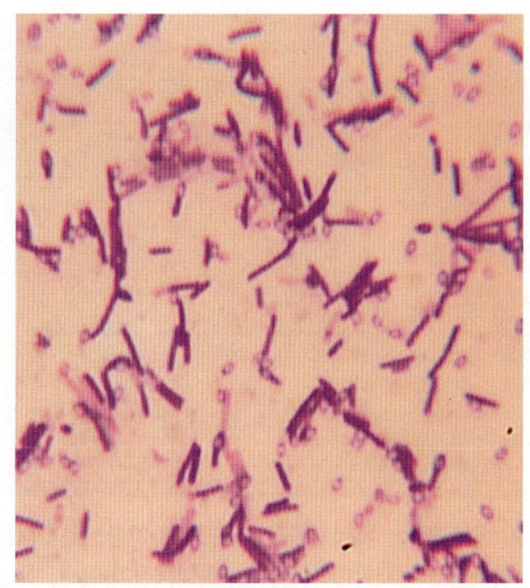

그림 8.10 단순염색. 이 현미경사진은 양으로 하전된 염료인 크리스탈바이올렛을 사용한 세레우스균(Bacillus cereus)의 단순염색이다. 양으로 하전된 염료는 음으로 하전된 세포벽에 부착한다. 일부의 세포내 그리고 세포의 바깥에 산재된 투명한 계란모양의 빈 공간은 염료의 많은 것을 배척해 낸 내생포자이다.

있는 특수염색 참조)로 염색할 수 있다.

2] 감별염색

감별염색(differential stain)은 단순염색보다 더 복잡하며 세포성분을 감별하기 위해 하나 이상의 염색을 사용한다. 고정된 도말에 하나 이상의 염색을 하는 것은 흔히 세균세포의 각기 다른 염색특성을 확인하고 세균 종 사이의 감별을 하기 위해 사용한다.

그람염색

그람염색(Gram stain)은 미생물학에서 감별염색을 위해 가장 많이 사용한다. 세균을 그람음성군과 그람양성군으로 감별하는 4단계의 염색과정이 있다. 제1단계에서, 슬라이드 위의 도말을 크리스탈바이올렛으로 염색하고 이어서 물로 세척한다. 그 다음, 매염제(*mordant*, 염색반응을 강화시키기 위해 염료를 고정시키는 화학물질)인 그람요오드를 가하고 다시 물로 세척한다. 이 시점에서 모든 세균은 자색을 띄게 된다. 이제 탈색제인 아세톤과 에틸알코올의 혼합 혹은 95% 에틸알코올을 슬라이드에 떨어뜨린다.

박스 8.1 그람염색

1. 1분 동안 크리스탈바이올렛(crystal violet)으로 염색한다.
2. 흐르는 물로 세척한다.
3. 1분 동안 그람요오드(Gram's iodine)로 염색한다.
4. 흐르는 물로 세척한다.
5. 95% 에틸알코올이나 에탄올아세톤으로 탈색시킨다.
6. 흐르는 물로 세척한다.
7. 1분 동안 사프라닌(safranin)으로 염색한다.
8. 흐르는 물로 세척하고 염색을 건조시킨다.

이 단계후에 두꺼운 펩티도글리칸층을 가진 그람양성균은 크리스탈바이올렛의 일부가 남겠지만 얇은 펩티도글리칸층을 가진 그람음성균은 크리스탈바이올렛을 보존하지 못하고 무색으로 될 것이다. 그 다음 슬라이드를 다시 물로 세척한다. 최종단계에서, 대조염색 사프라닌을 가하고 마지막으로 물로 세척한다(박스 8.1). 일차염색인 크리스탈바이올렛과 사프라닌을 가진 세균은 그람양성균이라 부르며 자색/청색으로 나타난다. 그람음성균은 크리스탈바이올렛이 탈색단계에서 소실되기 때문에 사프라닌 대조염색으로 인해 적색을 띈다(그림 8.11).

그람염색절차는 초기세균배양에서 가장 신뢰성이 있다. 하지만 배양이 노후되면 일부의 그람양성균은 이들이 크리스탈바이올렛을 보존하는 능력이 소실되기 때문에 그람음성으로 나타날 수 있다. 세균의 그람염색특성은 그 세포벽의 조성과 구조에 영향을 받는다. 그람양성균은 그람음성균에 비해 세포벽에 훨씬 더 많은 양의 펩티도글리칸을 갖고 있다(3장 참조). 이들이 세포벽의 조성에서 차이가 있기 때문에, 세균은 또한 항미생물제제에 각기 다르게 반응할 수 있다.

항산염색

항산염색(acid-fast stain)은 후천성면역결핍증후군환자에서 주로 나타나는 질환인 결핵, 노카르디아증(nocardiosis) 그리고 와포자충증(cryptosporidiosis)의 진단에 이용된다. 항산균은 세포벽에 미콜산(mycolic acid)을 포함하는데, 이는 단순염색에 저항적이다. 이 절차에서의 주된 염색은 염기성카르보푹신(basic carbolfuchsin)이며 이어

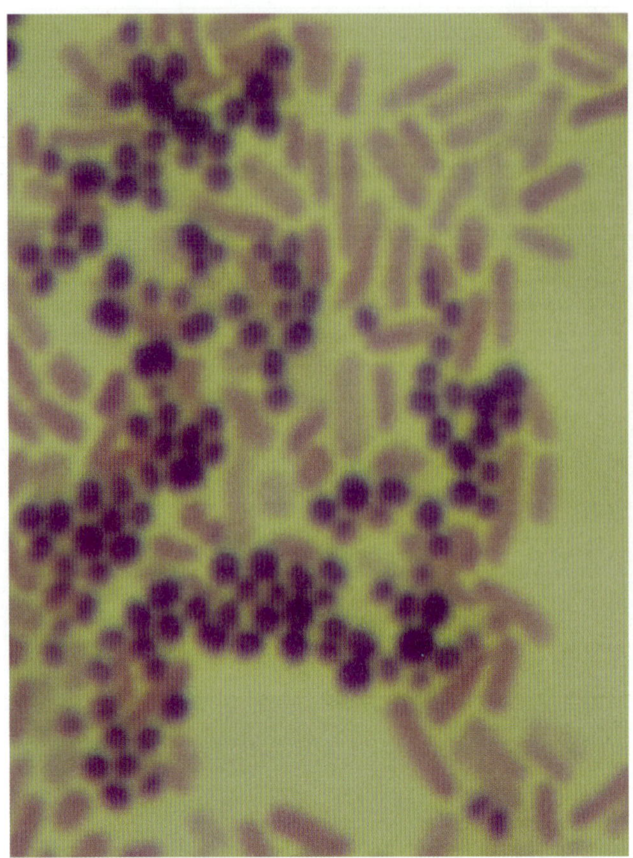

그림 8.11 그람염색. 그람염색은 4단계로 이루어지며, 결과가 세포의 세포벽에 두꺼운 펩티도글리칸이 있는지(그람양성) 혹은 얇은 층(그람음성)인지를 나타나게 할 것이다. 이 사진은 그람양성알균(짙은자색/청색의 공)과 그람음성막대균(적색/분홍색의 막대)를 보여준다.

서 그람염색에서 사용되는 에틸알코올보다 더 강한 탈색제인 산성알코올(acid alcohol)로 대조염색한다(박스 8.2). 항산균은 일차염색을 보존하는 반면 다른 균은 탈색되고 대조염색된다(그림 8.12).

박스 8.2 칠-넬센 항산염색

1. 김이 날 정도로 가열하면서 염기성 카르보푹신(basic carbolfuchsin)으로 염색한다.
2. 5~10분 동안 가볍게 계속 가열하며, 필요하다면 염색약을 바꾼다.
3. 슬라이드를 냉각시키고 물로 세척한다.
4. 산성알코올로 탈색시킨다.
5. 물로 세척한다.
6. 메틸렌블루(methylene blue)로 대조염색한다.
7. 물로 세척하고 염색을 건조시킨다.

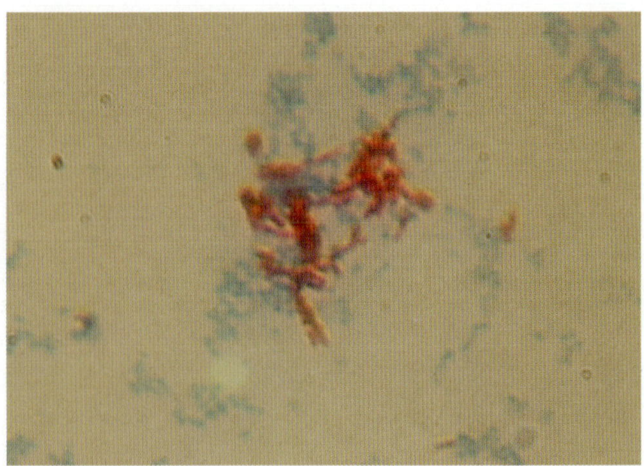

그림 8.12 항산염색. 특정 세균은 세포벽에 미콜산을 가지고 있어 일반적인 화학염색에 저항한다. 열이나 화학물질에 의해, 항산염색은 탈색에 저항성이 있는 세포에서 사용할 수 있다. 이 현미경사진은 (적색으로 보이는 항산막대균) 치구균(*Mycobacterium smegmatis*) 그리고 (청색으로 보이는 비항산알균) 황색포도알균(*Staphylococcus aureus*)이다. 황색포도알균(*S. aureus*)은 음성대조군으로 사용되었다.

항산염색의 2가지 주된 절차는 칠-넬센절차(Ziehl-Neelsen procedure)와 키년절차(Kinyoun procedure)이다. 칠-넬센법은 염기성카르보푹신단계 동안 슬라이드를 가열시킬 필요가 있지만 다른 단계는 냉각된 슬라이드에서 시행한다. 키년법은 열이 필요 없는 대체방법이다. 항산균의 지질이 풍부한 벽은 일부 염료, 항미생물제제 그리고 소독제에 저항성을 갖게한다.

기타 감별염색

라이트염색(Wright's stain)은 임상혈액학검사실에서 가장 널리 시행되는 감별염색이다. 이는 다양한 형태의 혈구세포를 염색하고 감별하기 위해 시행되며(그림 8.13), 이는 또한 스피로헤타, 세포내 세균 그리고 일부 감염성원생동물을 검사하기 위해 사용할 수 있으며 말라리아를 일으키는 원생동물을 확인할 수 있다. 원생동물과 진균은 다양한 다른 절차에 의해서도 염색된다.

3] 특수염색

특수염색절차는 세균의 편모, 피막 그리고 내생포자와 같은 구조를 확인하기 위해 필요하다. 내생포자의 염색은 내

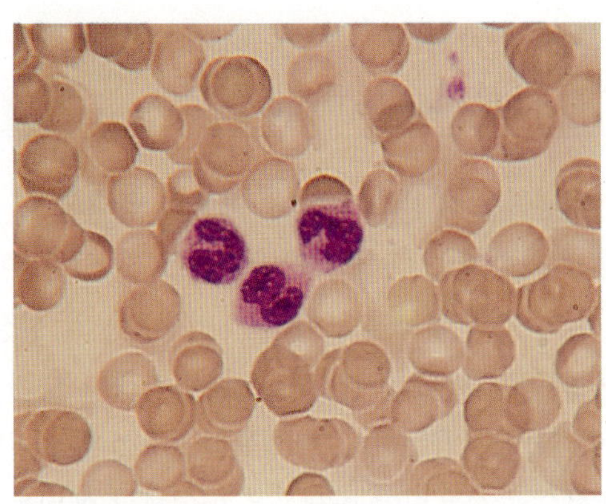

그림 8.13 **라이트염색.** 이 현미경사진은 라이트염색(Wright's stain)으로 염색된 사람혈액도말을 보여준다. 각기 다른 종류의 백혈구핵이 독특하게 염색된 것에 주목하라.

생포자를 염색하기 위해 열이나 화학물질이 필요한 점에서 항산염색과 유사하다. 이 염색은 증식상태에 있는 세포로부터 포자를 감별한다. 피막의 염색은 일부의 세균과 진균을 둘러 싸는 비구조적인 보호막, 즉 미생물피막을 볼 수 있게 한다. 피막은 대부분의 염색에서 반응하지 않지만 슬라이드의 배경은 인디아잉크와 같은 염색으로 염색할 수 있으며 피막을 가진 세포 그 자체는 단순염색으로 염색될 수 있다. 피막은 투명한 테로 나타날 것이며 세포의 주위가 배경으로 염색된다. 편모염색은 광학현미경으로 보기에는 너무 얇은 편모의 바깥을 덮어 염색해 주므로 볼 수 있게 해 준다. 편모염색은 노화된 세균에서는 구조가 손상되고 소실될 수 있기 때문에 신선하고 어린 배양에서 가장 잘 이루어진다.

4] 전자현미경법을 위한 고정과 염색

투과전자현미경법

생물과학에서 투과전자현미경법(transmission electron microscopy, TEM)은 세포/미세구조, 거대분자, 세균 그리고 바이러스를 연구하는데 있어 광학현미경보다 훨씬 더 높은 해상력을 제공한다. 일반적으로, 미생물학에서 TEM은 세포나 조직 속에 있는 미생물을 관찰하고 동정하고, 세포에 부착된 미생물을 관찰하며 그리고 세포구조를 자세히 관찰하기 위해 사용한다. TEM의 작동환경은 특수제조기술을 사용해야 한다. 광학현미경이 미생물을 감별하기 위해 색깔을 나타내는 염색을 사용하는 반면, TEM 염색은 시료를 통과하는 전자빔의 일부가 투과되는 것을 차단하고 대비도를 높이기 위해 금속을 사용한다.

배양시료 혹은 조직표본은 대개 12~24시간 사이의 특정 시간 동안 글루타르알데히드와 같은 특수한 화학적인 고정제에 담가 제조한다. 초기의 고정시간이 지난 다음, 시료는 1% 오스뮴테트록사이드(osmium tetroxide, OsO_4)에 대략 1시간 정도 후고정시킨다. 이 절차이후에 시료전체는 투과전자현미경법을 위한 우라닐아세트산염(uranyl acetate)으로 특수염색시킨다. 시료 혹은 표본은 이후에 더 높은 농도의 에탄올시리즈를 통해 탈수시킨다. 탈수후에 시료를 액체에폭시레진(liquid epoxy resin)에 매몰시키며, 이것이 시료로 침투하게 된다. 포매후에, 시료를 상온에서 특수한 접시에 붓고 특정의 시간 동안 특정의 온도로 맞춘 배양기에 넣으며, 이 시간 동안 에폭시레진이 견고한 플라스틱블록으로 중합된다. 이러한 견고한 플라스틱시료블록은 유리칼이나 다이아몬드칼이 장착된 초미세박절기(ultramicrotome)를 사용하여 초미세절편으로 제조될 수 있다. 초미세절편은 두께가 260~640 옹스트롱(Å)이며 칼의 보트에 든 물에 띄운다(옹스트롱은 0.1 nm 혹은 1×10^{-10} 미터와 같다). 그 다음 절편은 작은 금속그리드에 넣고 염색한 후에 전자현미경으로 관찰한다.

TEM을 위한 또 다른 고정법은 동결고정인데, 이는 세포를 구조적이고 생화학적으로 보존시키며 결과적으로 화학고정을 통해 조직표본을 얻는 것보다 더 살아 있는 상태와 유사하다. 이 기법은 냉동되면서 세포내 얼음결정이 미세구조연구를 위해 필요한 최소한의 해상력인 5 nm 이하로 형성되도록 급속냉동한다. 냉동전에, 시료는 동결보존액으로 코팅한다. 냉동후에, 시료는 냉동초미세박절기로 잘라 TEM으로 관찰한다. 동결고정은 면역형광법을 위해 사용되는 도구이다. 면역형광법과 초미세동결절편은 세포와 조직내 항원의 존재부위를 보기 위해 이용한다.

주사전자현미경

주사전자현미경법(scanning electron microscopy, SEM)을 위한 표본제작은 화학고정법과 동결고정법 모두를 사용한다. 또한, 생물학적인 시료처럼 수화된 재료는 고정 전에 탈수시켜야만 한다. 이는 일반적으로 시료를 농도가 높아지는 일련의 에탄올로 처리하여 지나게 함으로써 가능하다(TEM을 위한 시료제작을 설명한 앞의 내용 참조). SEM을 위한 시료는 임계점건조법(critical-point drying method)으로 완전히 건조시켜야만 한다. 이러한 복잡한 과정은 세포의 왜곡이 최소가 되거나 혹은 왜곡됨이 없도록 세포내 액체를 기체로 대체시켜 완전하게 건조한 시료를 만드는 것이다. 동결고정된 시료도 동결건조될 수 있다. 완전하게 건조된 시료는 그 다음 특수한 은전도성의 접착제로 알루미늄토막에 표본고정시킨다. 다음 단계에서, 만일 비금속성의 시료(예, 머리카락, 곤충, 혹은 생물조직)라면 표본고정된 시료는 급속히 금으로 코팅시켜 전기적 전도성이 있도록 만들며 이 후에 이는 SEM으로 관찰할 수 있다. 만일 금속시료라면, 이는 직접적으로 표본고정하여 주사한다.

생명의 응용

주사턴넬링전자현미경: 원자를 보다!

투과전자현미경(TEM)과 주사전자현미경(SEM)의 발명과 함께, 과학자들은 세균과 바이러스를 보다 더 자세하게 관찰할 수 있었다. TEM은 약 ×1,000,000배까지 확대가 가능하고 SEM은 ×100,000배까지 확대가 가능하다. SEM은 시료를 매우 얇은 금속물질의 층으로 코팅하고 시료에 전자의 빔을 쪼이는 상대적으로 단순한 개념을 이용한다. 이차전자가 이들을 포획하는 수용장치로 다시 되돌아가며, 에너지를 증폭시키고, 그 다음 스크린에 상을 나타낸다. 이 개념은 주사턴넬링전자현미경(scanning tunneling electron microscope, STEM)의 발명으로 더욱 확대되었다. 시료의 표면을 때리는 전자의 빔("턴넬")은 끝부분이 본질적으로 원자 하나를 세밀하게 그려내는 탐침자(probe)로부터 방출된다. 탐침자는 표면으로부터 정해진 거리를 유지하면서 시료의 표면을 스캔하므로 시료의 표면에 있는 어떠한 홈이나 돌출부도 검출한다. STEM은 분자와 각각의 원자도 관찰할 수 있다! STEM을 사용하여 생물학자는 현재 실제로 이중가닥의 형태를 가진 DNA 분자 그리고 사다리의 단처럼 통과하여 신장된 뉴클레오티드를 볼 수 있다.

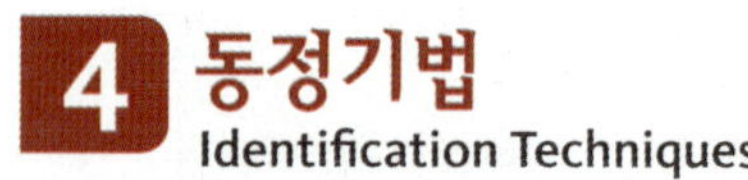

4 동정기법
Identification Techniques

미지의 미생물을 확인하기 위해, 이들의 형태학적, 생리학적 그리고 화학적인 특성을 파악할 필요가 있다. 이는 연구실에서 다양한 배지에서 자라난 미생물들의 성장과 특성 및 생화학적 반응을 관찰하고 분별염색된 슬라이드를 이용하여 확인이 가능하다. 미생물학연구실에서 현미경법이 일반적으로 사용되어 미생물을 확인하고 예비동정하며 기타의 연구기법과 함께 보다 양성인 정확한 미생물의 동정이 가능할 수 있다.

1] 형태학

세포와 미생물의 형태학적인 특성은 동정과 분류를 위해 사용하는 주된 자료이다. 이들의 형태학적인 특성을 기반으로, 미생물세포는 원핵세포와 진핵세포로 구분한다(3장 참조). 형태학적인 특성은 또한 진핵세포가 식물세포인지 혹은 동물세포인지를 결정하는 기초가 된다. 다시 말하면, 형태학적인 특성은 많은 세균을 예비동정하고 대부분의 진균과 기생충을 명확하게 동정하는데 이용한다.

배양배지에서 자라는 세균은 형태, 크기 그리고 배열에 따라 달라진다. 이들의 형태에 따라 세균은 막대균, 알균, 나선균, 비브리오, 스피로헤타, 혹은 짧은막대균으로 분류한다(4장 참조). 일부의 세균은 환경조건과 미생물이 노화된 결과로써 크기와 형태에서 변이를 보이며; 이는 **다형태**성세균이라고 부른다. 세포분열 동안, 각기 다른 종류의 세균은 다양한 모양의 집락을 형성한다. 이러한 특성은 동정에 이용할 수 있다. 세균의 크기, 형태 그리고 배열이 동정의 첫 단계이며, 많은 세균이 유사하게 보일 수 있어 보다 특이적인 동정을 위해 현미경 외에 추가적인 연구기법이 필요하다.

2] 배양특성

다양한 유형의 배양배지에서 미지의 세균이 나타내는 성장습성유형은 고체배지평판이나 사면배양 혹은 액체배지에서 관찰할 수 있는 중요한 특성이다. 예를 들어, 각각의 종을 선택적으로 **분리**하는 것은 실험자가 집락의 형태와 특질, 색소형성 그리고 냄새를 관찰함으로써 가능하다. 앞에서 설명한 대로, 일부의 세균 종은 (온도변화와 같은) 각기 다른 환경조건과 각기 다른 노화단계에서 다형태성의 세포모양을 나타낸다. 따라서 하나의 온도 이상에서 평판을 복제하여 배양하는 것이 중요하다. 세균계통학 버지스매뉴얼(*Bergey's Manual of Systematic Bacteriology*)에서 예시한 연속성을 갖도록 하기 위해 기술적인 용어를 사용하여 배양/집락의 특성을 기술하고 기록해야 한다.

진균의 성장에 필요한 영양요구도는 종마다 다르며 균주마다 다르다. 일반적으로 진균은 이들이 분리된 자연적인 물질로 만든 배지에서 가장 잘 자란다. 연구실의 배지는 사부로한천(Sabouraud agar), 건초한천배지(hay infusion agar) 그리고 감자덱스트로스한천(potato dextrose agar)이 포함되지만 이에 국한되지는 않는다. 진균배양의 성장에 필요한 영양요구도에 관한 보다 특이적인 내용은 6장에서 설명하였다.

연구실에서 조류의 성장 역시 선정된 종에 대해 연구하는 연구자의 연구흥미에 따라 그리고 조류의 특이적인 영양요구도에 따른다. 조류배양의 성장에 필요한 영양요구도 역시 6장에서 설명하였다.

배양평판

집락을 성장시키고 형태, 크기, 융기 그리고 가장자리의 유형과 같은 집락의 특성을 추가적으로 확인하기 위해 통상적으로 멸균된 페트리디쉬내 고형의 한천기반배지를 사용한다. 배양평판배지에 있는 접종물은 특정의 세균집락을 선택하고 둘 이상의 종 사이를 감별하기 위해 사용한다.

- 영양한천평판은 연구실에서 주로 사용하는 일반적인 평판배지이다. 이 배지는 선택적으로 병원성세균을 성장시키지 않기 때문에 고등학교나 대학교의 교육용 연구실에서 안전하게 사용 가능하다.
- 트립신분해콩한천[*Tryptic (Trypticase) soy agar*, TSA]는 예를 들어, TSA 평판을 혈액으로 영양보강한 혈액한천평판과 같은 기타 한천평판 종류의 기초배지로 흔히 사용되는 일반적인 목적의 배지이다.
- 페닐에틸알코올한천(*phenylethyl alcohol agar*)는 그람음성균의 성장을 억제하기 때문에 그람양성균을 위한 선택배지이다. 이는 흔히 그람음성균이 포함된 시료로부터 포도알균(Staphylococcus)과 사슬알균(Streptococcus)을 분리하기 위해 사용한다.
- 혈액한천평판은 농화배지로써 사용하며 용혈소(hemolysin)(적혈구를 용해시키는 효소)를 생산하는 능력을 기반으로 각각의 종을 감별하기 위해 사용한다.
- 초콜릿한천(*chocolate agar*)는 56°C로 세포를 가열시킴으로써 혈구가 용해된 일종의 혈액한천이며 까다로운 호흡기세균을 성장시키기 위해 사용한다. 이는 배지에 초콜릿에 포함된 것이 아니라 초콜릿색깔을 내기 때문에 그렇게 불린다.
- 타이어-마틴한천(*Thayer-Martin agar*)은 임균(*Neisseria gonorrhoeae*)과 수막염균(*N. meningitidis*)을 분리시키기 위해 제조된 초콜릿한천이다.
- 맥콘키한천(*MacConkey agar*, MAC)은 그람양성균의 성장을 억제하면서 그람음성균을 감별하기 위한 선택배지이면서 분별배지이다. 한천에 쓸개즙염과 크리스탈바이올렛을 첨가하는 것은 대부분의 그람양성균의 성장을 억제하여 MAC을 선택적이도록 만든다. 락토오스와 뉴트럴레드는 락토오스를 발효하지 않는 균(투명한 집락)으로부터 락토오스발효균(분홍색집락)을 감별하기 위해 첨가한다.
- 자일로오스리신데옥시초콜릿한천(*xylose lysine deoxycholate* agar)은 대변시료의 배양을 위해 사용하며 그람음성균의 성장을 촉진시키면서 그람양성균을 억제한다. 락토오스발효균의 집락은 황색으로 나타난다.
- 마니톨염한천(*mannitol salt agar*, MSA)은 마니톨을 발효하는 균을 감별하는 선택배지이면서 분별배지이다. 마니톨이 발효될 때, 젖산이 생성되며 pH가 낮아지는데 이는 MSA 평판을 황색으로 변화시킨다. 배지의 염 성분은 포도알균과 같은 호염균을 선택한다. 고농도의 염을 견디지 못하는 세균은 성장하지 못한다.

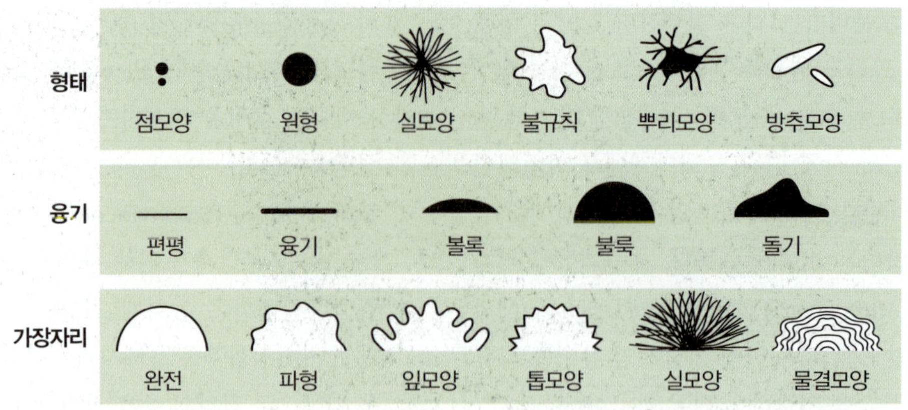

그림 8.14 한천위에서의 집락성장. 이 그림은 페트리평판위나 경사면평판위에서 미생물이 표면이나 아가의 위에서 성장하면서 나타낼 수 있는 집락의 다양한 형태적인 종류를 보여준다.

사면

사면한천은 배양튜브내 한천을 기본으로 하는 배지이다. 냉각되는 동안 접종을 위해 튜브를 비스듬하게 놓아 큰 경사면이 생기므로 사면이라고 부른다. 배양후의 성장량은 다음과 같이 결정한다.

- 없음(none)
- 약간(slight)
- 중간(moderate)
- 많음(abundant)

세균에 의해 생성된 색소는 집락과 관련이 있으며, 만일 수용성이라면 이들은 성장배지로 확산된다. 하지만 대부분의 세균은 색소를 생산하지 않으며 이들의 집락은 백색이거나 담황색이다. 성장의 혼탁도정도는 불투명, 투명 그리고 부분투명으로 분류할 수 있다. 각기 다른 유형의 성장의 육안소견은 그림 8.14에 제시하였으며 다음과 같이 설명이 가능하다.

- 실모양(*filiform*): 이러한 종류의 성장은 접종선을 따라 균일하게 성장하는 것이 특징이다.
- 가시(*echinulate*): 성장의 가장자리가 톱니모양의 들쑥날쑥한 모양이다.
- 염주모양(*beaded*): 접종선을 따라 분리되거나 반합류성의 집락이 나타난다.
- 발산(*effuse*): 얇은 베일모양의 집락을 보이며 대개 확산성이다.
- 나뭇가지모양(*arborescent*): 가지가 있는 나무모양의 집락이다.
- 뿌리모양(*rhizoid*): 뿌리 같은 모양의 집락을 보인다.

젤라틴천자

젤라틴천자법은 12% 영양젤라틴이 포함된 깊은튜브를 사용한다. 젤라틴은 28°C 아래의 온도에서 액상이 고형화되지만 28°C 이상의 온도에서는 액상으로 남아 있다. 일부의 세균은 젤라틴을 가수분해시키는 젤라틴분해효소(gelatinase)를 생산한다. 젤라틴분해효소의 존재하에서, 젤라틴은 가수분해되어 더이상 겔이 아니며; 심지어 28°C 아래에서도 액상으로 존재하게 된다. 검사세균의 순수배양에서 온 많은 접종물이 배지 속에 천자하고(그림 8.15) 최소 48시간 동안 배양된 다음 약 30분 동안 냉장한다. 만일 세균이 충분한 양의 젤라틴분해효소를 생산했다면, 튜브의 내용물은 액상이거나 부분적으로 액상이며 냉장고 안에서 고형화되지 않을 것이다. 만일 액화(liquefaction)가 일어난다면 그 모양은 다음과 같을 수 있다:

- 분화구모양(*crateriform*): 접시형태의 액화
- 순무모양(*napiform*): 튜립 같은 형태
- 깔때기모양(*infundibular*): 깔때기모양이거나 뒤집힌 꼬깔

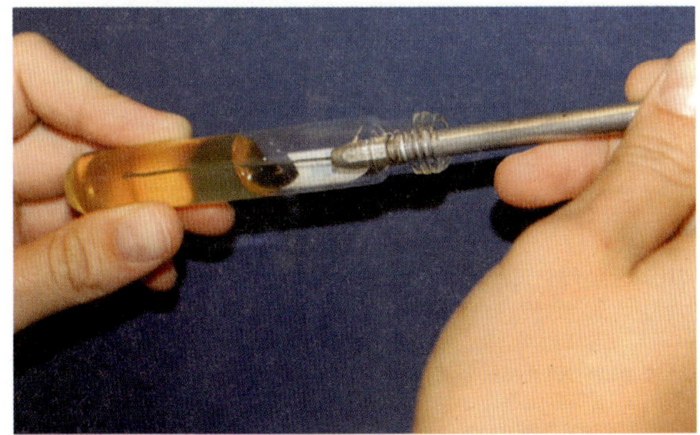

그림 8.15 젤라틴천자. 이 사진은 멸균된 바늘로 만드는 젤라틴천자를 보여준다. 바늘은 튜브의 바닥까지 한천의 중앙을 통해 찔러 내린다. 이 기법은 젤라틴분해효소와 산화발효검사를 시행하기 위해 흔히 사용한다.

- 주머니모양(*saccate*): 관모양의 주머니거나 원통형으로 길어진 주머니
- 층모양(*stratiform*): 튜브의 위쪽부분에서 튜브의 벽에서 액화됨

액화의 형태는 액화가 일어났다는 사실만큼 중요하지 않다. 일부 세균은 매우 느린 속도로 젤라틴분해효소를 생산하며 액화가 일어났는지를 확인하기 위해 더 오랜 시간 동안 배양할 필요가 있다. 젤라틴분해효소를 생산하는 병원체는 흔히 감염환자에서 광범위한 조직손상을 일으킬 수 있다.

액체배지

세균이 액체배지에서 성장하는 경우, 이들은 튜브의 바닥에 **침전**되는 것으로부터 튜브 전반적으로 **혼탁**성장(**turbid** growth)하거나 혹은 튜브의 꼭대기에서 두꺼운 **균막**(**pellicle**)성장의 유형을 보일 수 있다(그림 8.16). 박막의 형성은 때로 산소에 대한 친화력으로 인한다. 이는 또한 세포벽내에 존재하는 소수성성분의 결과일 수 있거나 혹은 일반적으로 건조하고 가벼운 집락이 형성되기 때문일 수 있다. 만일 세균이 수용성의 색소를 생산하고 방출한다면 이는 액체배지로 확산되어 색깔을 변화시킬 것이다.

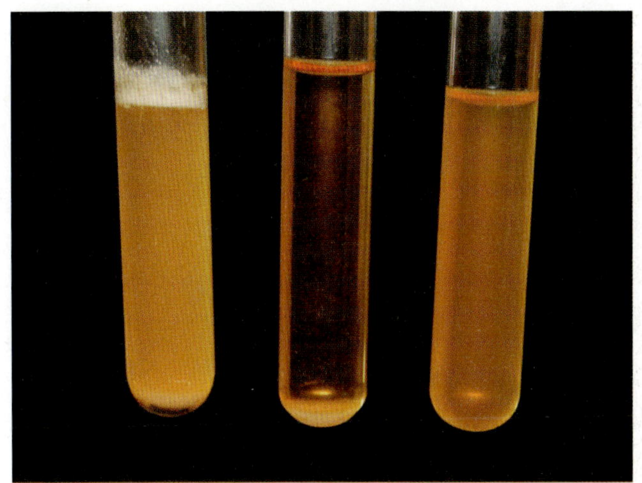

그림 8.16 액체배지내에서의 성장유형. 왼쪽의 튜브는 액체배지의 표면에서 성장하는 균막(pellicle)을 보여주며, 가운데는 튜브의 바닥에 침전된 것으로 보여주며 그리고 오른쪽의 튜브는 액체배지 전반적으로 분포하는 혼탁한 성장을 보여준다.

3] 생리학적/생화학적 특성

미생물을 동정하는 데 있어 미생물학자가 사용하는 청사진은 특이적인 생화학적인 유형이다. 여러 생화학적인 검사로 이들의 생리학적인 특성이 확인된다. 이러한 검사는 황화수소의 생산, 시트르산의 이용, 페닐알라닌탈아미노화(phenylalanine deamination), 리트머스유유반응 그리고 삼중당철검사(triple sugar iron test)가 포함되지만 여기에만 국한되는 것은 아니다. 이들은 사용되는 많은 검사 중의 단지 몇 가지의 대표적인 검사이다.

황화수소의 생성

프로테우스불가리스(*Proteus vulgaris*)와 살모넬라(*Salmonella*) 종과 같은 특정의 세균은 아미노산 시스테인으로부터 황화수소를 생성한다. 황화수소생성검사는 장내세균(과)(Enterobacteriaceae)의 다른 종으로부터 살모넬라(종)(*Salmonella*)을 동정하고 감별하는데 유용하다. 크링거철한천배지(Kligler's iron agar medium)와 SIM(황환원, 인돌생성 그리고 이동)(*s*ulfur reduction, *i*ndole production, and *m*otility)배지는 황화수소의 존재를 검출하기 위해 사용한다. 이러한 배지는 황화수소와 반응할 때 흑색의 침전물을 형성하게 되는 철을 함유한다.

시트르산의 이용

시트르산이용검사의 목적은 엔테로박터에어로게네스(*Enterobacter aerogenes*)및 살모넬라티피무륨(*Salmonella typhimurium*)과 같은 세균이 대사를 위한 그의 유일한 탄소원으로 시트르산을 이용하는 능력이 있는지를 확인하기 위한 검사이다. 이는 장내세균의 종을 감별하는데 유용한 특성이다. 세균이 시트르산을 이용하는지를 확인하기 위해 합성 코저시트르산배지(synthetic Koser's citrate medium)와 시몬시트르산한천(Simmons citrate agar)이 사용된다.

페닐알라닌탈아미노화

페닐알라닌탈아미노효소(phenylalanine deaminase)를 생성하는 세균에는 프로테우스(*Proteus*), 모르가넬라(*Morganella*) 그리고 프로비덴시아(*Providencia*)가 포함된다. 이들은 아미노산 페닐알라닌을 탈아미노화시켜 페닐피루브산(phenylpyruvic acid)을 생성하는데, 이는 다른 장내세균들과 구분되는 특성이다.

IMViC 검사

장내세균(과)(Enterobacteriaceae)(enterics)는 그람음성균으로 사람과 기타 동물의 창자에 존재하는 일반적인 정상균무리이다. IMViC 검사는 일반적으로 크레브시엘라(*Klebsiella*), 엔테로박터(*Enterobacter*), 프로테우스(*Proteus*) 그리고 대장균(*Escherichia coli*)을 포함하는 이러한 세균을 동정하고 감별하기 위해 사용한다. IMViC는 인돌(indole), 메틸레드(methyl red), 보그스-프로스카우에르(Voges-Proskauer) 그리고 시트르산(citrate)의 머리글자이다. 이러한 검사의 결과를 얻기 위해서는 3개의 사면시험관, 즉 트립톤액체배지나 SIM 한천(인돌검사), 메틸레드-보그스-프로스카우에르액체배지(methyl red–Voges-Proskauer broth, MR-VP broth) 그리고 시트르산염에 접종시킨다.

리트머스우유반응

리트머스우유반응은 락토오스, 글루코스, 단백질, 지방, 무기질 그리고 비타민이 포함된 우유에 대한 미생물의 작용을 확인하기 위해 사용한다. 리트머스우유는 10%의 탈지분말우유 그리고 pH 지시약으로 사용되는 소량의 리트머스를 포함한다. 배양후에, 리트머스우유에 들어 있는 종의 생화학적인 반응에 따라 각기 다른 반응이 관찰할 수 있다. 다양한 가능한 반응은 표 8.3에 나타내었다.

신속동정검사

세균과 진균의 동정 및 확인은 의학적으로 중요한 세균과 진균의 빠른 동정이 가능한 일괄키트시스템(packaged kit system)을 사용함으로써 촉진할 수 있다. 새로운 병원균의 출현, 이미 알려진 균이더라도 다른 환경에서 검출되는 현상, 세계 여행의 보편화와 병원감염의 증가 때문에 신속한 동정과 보고의 중요성은 점점 커지고 있다.

신속법(*rapid method*)은 대단히 많은 절차를 포함하며 통상적인 방법보다 더 빠르게 결과를 제공하는 모든 절차를 의미한다. 신속동정법은 현미경법, 생화학적인 동정 그리고 항원과 항체의 검출에 이용 가능하다. 신속동정을 위한 상업적으로 이용 가능한 키트에는 자동시스템과 수동시스템 모두가 포함된다. 동시에 여러 가지 생화학적인 검사를 시행하도록 고안된 키트는 4~24시간 안에 세

표 8.3 리트머스우유에서 생길 수 있는 변화

반응	배지의 조건	설명
약간의 산 생산	옅은분홍색지시약	락토오스가 아닌 글루코스의 이용
산반응	분홍색지시약	글루코스와 락토오스의 발효
알칼리반응	청색이나 자색지시약	단백질가수분해세균으로부터 방출되는 아민이나 암모늄
리트머스반응	배양이 백색으로 변함	빠르게 번식하는 세균의 결과, 튜브의 바닥에서 산소함량이 감소
응고	배지가 응고되고, 응유(curd)가 형성됨	단백질의 응고
펩톤형성	배지가 투명해짐	단백질가수분해세균에 의해 야기됨

균을 동정할 수 있다. 병원의 미생물학검사실은 일반적으로 장내세균 종을 동정하고 분류하는 완전자동컴퓨터시스템을 사용하며 6시간 안에 이용 가능한 동정에 대한 최종적인 보고를 한다. 세균의 동정을 위한 미니멀티미디어시스템(miniaturized multimedia systems) 역시 개발되었으며 속도와 비용 효율적인 동정이 필요한 경우에 이용된다. 장내세균에 대한 일부 신속동정법은 각기 다른 생화학적인 검사를 위해 12개의 구획을 가진 튜브, 즉 Enterotube II; 20개의 검사를 하는 API 20 series; 30개의 검사를 하는 BBL Crystal system; 그리고 90개 이상의 검사를 하는 Biolog and VITEK systems이 있다.

4] 분자적인 분석

혈청학적인 분석/진단

면역학적인 기법은 임상시료에서 항원을 검출하며, 확인하고 정량하기 위해 이용한다. 항체는 바이러스, 세균, 진균, 혹은 기생충에서 나온 항원을 검출하는데 이용되는 민감하고 특이적인 도구이다. 또한 이러한 기법은 감염에 대한 항체반응을 평가할 수 있다(13장 참조). 항체-항원상호작용의 특이성은 미생물학연구실에서 강력한 도구이다. 일반적으로, 혈청학적인 분석법은 음성결과나 양성결과를 내도록 고안되지만, 항체의 강도는 역가(titer)에 의해 결정된다. 역가는 특정항원의 침입에 반응하는 항체의 혈액내 존재와 양을 측정하는 검사이다(13장 참조). 다시 말하면, 혈액내에서 항체의 농도는 몸이 이전에 이물질인 항원

건강관리의 응용

미생물의 동정을 위한 수동시스템과 자동시스템의 예

제품명	제조사	동정미생물
API/bioMérieux Vitek	bioMérieux Clinical Diagnostics	장내세균(과)(Enterobacteriaceae), 기타 그람음성막대균, 포도알균(*Staphylococcus*), 사슬알균(*Streptococcus*), 창자알균(*Enterococcus*), 나이세리아(*Neisseria*), 그람양성막대균, 효모, 무산소균
BactiCard	Remel	나이세리아/모락셀라(*Neisseria/Moraxella*), 대장균(*Escherichia coli*), 사슬알균(*Streptococcus*), 효모
BiologMicroPlate	Biolog	그람양성균과 그람음성균, 효모, 무산소균
BBL Crystal E/NF*	Becton Dickinson Microbiology Systems	장내세균(과)(Enterobacteriaceae), 기타 그람음성막대균, 나이세리아(*Neisseria*), 헤모필루스(*Haemophilus*), 그람양성알균과 막대균
Enterotube II	Becton Dickinson Diagnostic Systems	장내세균(과)(Enterobacteriaceae), 기타 그람음성막대균
Gonochek	EY Laboratories	나이세리아/모락셀라(*Neisseria/Moraxella*)
Micro-ID (Rapid ID)	Remel	장내세균(과)(Enterobacteriaceae), 기타 그람음성막대균, 나이세리아(*Neisseria*), 헤모필루스(*Haemophilus*), 사슬알균(*Streptococcus*), 창자알균(*Enterococcus*), 효모, 무산소균, 그람양성막대균
MicroScan (TouchScan)	Siemens Healthcare Diagnostics	그람양성균과 그람음성균, 헤모필루스(*Haemophilus*), 나이세리아(*Neisseria*)
Oxi/Ferm	Becton Dickinson Microbiology Systems	비발효균, 그람음성균
Uni-Yeast Tek	Remel	비발효균, 효모

*E/NF, 장내세균/비발효균(Enteric/nonfermenter).
(제조사와 제품명은 원어 그대로 사용하였음, 역주)

에 노출된 것을 반영하는 것이다.

유전분석

기술, 일반적인 연구절차 그리고 특히 유전분석이 빠르게 발전하는 것을 고려할 때, 아래서 요약한 유전분석은 앞으로 이룩될 진보의 결과로써 곧 갱신될 것이다.

미생물군집으로부터 특이적인 미생물을 동정하는 것은 이들이 환경시료내에서 대단히 다양하기 때문에 어려우며, 종을 확인하기 위해 배양으로 미생물을 성장시키는 것은 느리고 흔히 오류가 나올 가능성이 있다. 미생물을 분류하고 동정하는 가장 정확한 방법은 유전분석이다. 현재의 기술은 유전체전체를 서열분석할 수 있는데 이는 고도로 특이적이고 정보가 되는 자료를 만들어 준다. 이 과정은 비용과 노력이 많이 드는 일이다. 결과적으로, 과학자들은 빠르게 서열분석할 정도로 충분히 짧고 종 사이에서 쉽게 감별될 수 있는 유전암호의 핵심분절을 확인하는 방법을 찾고 있다.

초기에 미생물을 뉴클레오티드 구아닌대 시토신의 비율로 분석했었는데, 이 방법은 주로 보다 식별력이 있는 방법으로 대체되고 있다. 어떤 미생물에서는 유전체의 구조와 유전자의 서열이 주된 감별특성이다. 미생물의 특이균주는 이들의 DNA나 RNA를 기반으로 감별될 수 있거나 혹은 분자적인 가위인 제한효소에 의해 생성되는 DNA 조각을 기초로 감별할 수 있다. 각기 다른 제한효소는 특이적인 DNA 부위를 인식하여 이러한 부위에서 DNA를 자른다. DNA는 제한효소에 따라 각기 다른 위치에서 절단되어 각기 다른 길이를 가진 더 작은 조각으로 잘리게 된다. DNA 혹은 RNA 조각은 각기 다른 제한효소에 의해 생기며 각기 다른 길이의 조각을 만들게 된다. 각기 다른 크기나 구조를 가진 조각은 이들을 분리시켜 특정의 양상을 만드는 전기영동겔(electrophoresis gel)을 통한 이동속도에 의해 감별된다(25장 참조). 제한효소에 의해 생성된 DNA 조각이나 RNA 조각의 양상을 비교하여 종의 각기 다른 균주를 동정할 수 있다.

DNA 탐침자는 화학적으로 합성하거나 혹은 특이적인 유전체조각을 클로닝(clonin)하여 만들 수 있다. DNA 탐침자는 성장시키기 힘든 종의 특이적인 핵산서열을 검출하고, 위치를 찾으며 그리고 정량하는 민감한 도구이다. 신속동정법은 DNA 탐침자의 사용으로 개발되어 왔다. 만일 탐침자가 미생물의 DNA에 결합하면, 그 미생물이 동정될 수 있다. 이 기법은 느리게 성장하는 미코박테륨, 진균 그리고 연구실환경에서 현재 배양될 수 없는 미생물의 신속동정을 위한 가치 있는 도구이다.

또 다른 유전자형결정법(genotypic method)은 핵산서열분석이다. 이 방법으로, 탐침자는 속, 종, 혹은 아종에 독특한 특이적인 핵산서열의 위치확인에 이용된다. 그 다음, 이 서열은 중합효소연쇄반응(polymerase chain reaction, PCR)(25장의 PCR 항목 참조)으로 증폭되며 서열분석되어 분리균주를 확인한다.

가장 많이 이용되는 것은 리보솜 DNA 서열분석인데 그 이유는 이들이 종과 아종에 고도로 특이적이기 때문이다. 이 기법은 또한 미생물 사이의 진화적인 유연관계를 확인하는데도 이용한다. 동정을 위해 사용되는 기타의 분자적인 기법은 플라스미드분석, 리보타이핑(ribotyping) 그리고 염색체 DNA 조각분석이다. 리보타이핑은 밴드양상을 검출하기 위해 특이적인 리보솜 RNA 암호서열을 표적으로 하는 범용탐침자(universal probe)를 사용한다. 이러한 방법은 현재 대부분의 임상검사실에서 미생물동정에 사용될 수 있을 정도로 충분히 변용되고 있다.

생명의 응용

유전센서/신속항원검출검사

잠재적으로 병원성인 미생물의 생물학적인 검출은 전세계의 과학자들이 가진 중요한 문제이다. 병원성이고 독소를 생성하는 세균에 오염된 식품과 물, 뿐만 아니라 생물무기의 위협을 찾아내는 것은 포함된 미생물을 빠르고 정확하게 동정하는 것을 필요로 한다. 유전학적인 기술이 이러한 잠재적인 위협을 유용하게 확인할 수 있다. 이라크에서 UN 검열관이 그들의 무기를 검사하는 동안 탄저균(*Bacillus anthracis*)의 검출을 위해 소형 중합효소연쇄반응검출기를 사용하였다(23장 참조). 응집, 효소면역측정법 그리고 화학발광 DNA 탐침자와 같은 신속항원검출검사법 역시 특히 사람의 건강과 연관되는 다양한 미생물을 신속하고 정확하게 검출하기 위해 제공된다. 동정이 빠르면 빠를수록 더 빨리 치료가 처방되며 감염/병이 더 빨리 조절될 수 있다.

요약 Summary

- 배양의 오염, 연구원, 시료 그리고 환경의 오염을 방지하기 위한 무균기법은 미생물학연구실에서 필수적이다.
- 다양한 물리적이고 화학적인 방법이 멸균, 소독 그리고 위생처리에 적용된다.
  - 멸균은 모든 미생물과 그의 내생포자를 파괴하거나 제거한다.
  - 소독은 증식성의 미생물과 바이러스를 파괴하지만 내생포자는 파괴하지 못한다.
  - 위생처리는 미생물과 찌꺼기를 물리적으로 제거하여 안전수준으로 오염을 감소시킨다.
- 특정의 미생물에 관한 자료를 얻기 위해, 연구실환경에서 미생물을 성장시키는 다양한 도구, 기법 그리고 배지를 사용한다.
- 미생물들의 각기 다른 영양요구성에 부합되는 다양한 종류의 배지가 이용 가능하다.
- 특정의 미생물을 동정하고 연구하기 위해 배양배지에 접종한 다음 배양하고 분리한다.
- 광학현미경이나 전자현미경으로 미생물을 관찰하기 위해서는 시료를 특수하게 제작할 필요가 있으며 세균을 확인하기 위해 염색을 시행한다.
- 미생물의 형태학적인 특성은 이들의 초기 동정과 분류를 위한 주된 성분이다. 세균은 형태와 크기에서 그의 다양성에 따라 분류한다.
- 다양한 배지에서 성장하는 경우에서 미생물의 배양특성 역시 미지의 세균을 동정하는데도 이용된다.
- 세균은 또한 분별배지와 선택배지에서 성장하는 경우 이들의 물리적이고 화학적인 특성에 의해 확인될 수 있다.
- 분류의 궁극적인 지표는 DNA 검사수준에서의 분석을 통해 이루어진다.

복습문제

1. 모든 미생물과 그의 내생포자를 파괴하는 것은 무엇이라 부를까?

a. 소독
b. 균제거
c. 위생처리
d. 멸균

2. 사람의 피부에 있는 많은 수의 미생물을 세척하는 과정은 무엇이라 부를까?

a. 균제거
b. 위생처리
c. 소독
d. 멸균

3. 화학적으로 한천(한천, agar)은 다음 중 무엇일까?

a. 단백질
b. 지질
c. 탄수화물
d. 핵산

4. 특정세균의 성장을 위해 혈액과 같은 복합유기성분을 포함하는 배지는 무엇이라 부를까?

a. 농화배지
b. 일반목적배지
c. 분별배지
d. 환원배지

5. 다음의 어떤 배지가 세균의 이동양상과 성장양상을 확인하는데 이용될까?

a. 환원배지
b. 액상배지
c. 반고체배지
d. 복합배지

6. 니그로신(nigrosin)은 다음의 어디에 사용되는 염색일까?

a. 단순염색

b. 그람염색
c. 음성염색
d. 항산염색

7. 세포벽내에 다량의 펩티도글리칸을 가진 세균을 동정하기 위해 사용하는 염색은?
a. 항산염색
b. 메틸렌블루염색
c. 그람염색
d. 음성염색

8. 포도알균(*Staphylococcus*) 종의 성장을 위해 선택되는 배지는?
a. 페닐에틸알코올한천
b. 트립신분해콩한천
c. 타이어-마틴한천
d. 영양한천

9. 분리되거나 반융합되는 성장은 무엇이라고 부를까?
a. 실모양
b. 가시
c. 염주모양
d. 발산

10. 다음의 어떤 배지가 발효에 기반하는 분별배지가 아닐까?
a. 혈액한천
b. 맥콘키한천
c. 자일로오스-리신-데옥시콜산한천
d. 마니톨염한천

11. 젤라틴천자에서 접시모양의 액화를 보이는 경우는 _________ 모양을 가진 것이라고 말한다.

12. 단일 세균 종이 포함되는 배양은 _________ (이)라 부른다.

13. 소독제는 오직 _________ 표면에서 사용되도록 제조된다.

14. 환경조건의 결과 혹은 미생물의 노화의 결과로써 형태와 크기에서 변이를 보이는 세균은 _________ 균이라 부른다.

15. 그람염색후 적색으로 나타나는 세균은 그람 _________ 균이라 부른다.

16. 그람염색절차에 필요한 단계를 정확한 순서로 기술해 보라.

17. 분별배지와 선택배지를 비교하고 대조해 보라.

18. 멸균을 위해 사용되는 3가지 화학물질의 작용에 대해 명칭을 쓰고 기술해 보라.

19. 일반적으로 사용되는 5가지 소독제의 작용에 대해 명칭을 쓰고 기술해 보라.

20. 순수배양을 하기 위해 미생물을 얻는 데 사용될 수 있는 3가지 각기 다른 기법에 대해 기술해 보라.

CHAPTER 09

미생물학연구실의 안전문제

Microbiological Laboratory Safety Issues

학습목표

1. 연구원과 관리자가 고려할 필요가 있는 다양한 안전문제 그리고 안전주의사항을 정의한다.
2. 연구실환경에서의 안전문제를 개발하고 통제하며 감독에 관여하는 기관을 확인한다.
3. 각기 다른 생물안전등급의 명칭을 쓰고 설명한다.
4. 각기 다른 생물안전등급에서 다루어지는 미생물의 예를 든다.
5. 연구실상황에서 사용되는 각기 다른 기구를 기술하고 각각의 역할을 설명한다.
6. 연구실에서 사용되는 보호장구의 역할을 설명하고 각각의 사용에 대해 논의한다.
7. 건강관리시설에서의 안전규제와 관계에 대해 설명한다.
8. 의사진료실과 병원에서의 규제문제와 안전문제를 상술한다.
9. 병원, 간호시설 그리고 개인요양시설을 위한 일반적인 안전요구사항을 기술한다.
10. 긴급대응의 감독, 규제 그리고 지원하는 기관의 명칭을 쓴다.

주요용어

감염관리실무위원회(Healthcare Infection Control Practices Advisory Committee, HICPAC)
감염조절역학전문가협회(Association of Professionals in Infection Control and Epidemiology, APIC)
검사실안전설비(laboratory safety equipment)
국립알레르기감염병연구소(National Institute of Allergy and Infectious Diseases, NIAID)
로렌스버클리국립검사소(Lawrence Berkeley National Laboratory, LBNL)
물질안전보건자료(manufacturer's material safety data sheets, MSDSs)
미국감염병학회(Infectious Diseases Society of America, IDSA)
미국교통부(U.S. Department of Transportation, DOT)
미국국립보건원(National Institutes of Health, NIH)
미국국립직업안전위생연구소(National Institute for Occupational Safety and Health, NIOSH)
미국미생물학회(American Society for Microbiology, ASM)
미국보건복지부(U.S. Department of Health and Human Services, HHS)
미국보건역학학회(Society for Healthcare Epidemiology of America, SHEA)
미국질병통제예방센터(Centers for Disease Control and Prevention, CDC)
보호장구(protective gear)
산업안전보건청(Occupational Safety and Health Administration, OSHA)
세계보건기구(World Health Organization, WHO)
직업재해(occupational hazard)
화학물질독성효과등록(Registry of Toxic Effects of Chemical Substances, RTECS)
화학물질요약서비스[Chemical Abstracts Service (CAS) registry number]

왜 알아야 할까

역사

유해물질을 다루는 개인은 개인보호를 위한 안전지침과 이러한 유해물질을 직접적으로 다루지 않는 사람에게 노출되는 것을 방지하는 지침을 필요로 한다. 오염과 감염을 조절하기 위해 미생물을 다루는 사람들은 이러한 지침을 정확하게 따르는 것이 특히 중요하다. 통상적으로 점검되고, 갱신되며 그리고 시행되는 단순하고 직접적인 요강을 개발하고 지키는 것이 이러한 목적을 이루기 위해 필수적이다. 핵심적인 단어는 "현재(current)", "인식(awareness)" 그리고 "많이 아는(knowledgeable)"이다. 안전성에 관해 납득할 만한 합리적인 지침을 촉진시키려 노력하는 3종류의 기구는 산업안전보건청(**Occupational Safety and Health Administration, OSHA**), 질병통제예방센터(**Centers for Disease Control and Prevention, CDC**) 그리고 세계보건기구(**World Health Organization, WHO**)이다.

산업안전보건청(OSHA)은 1970년 산업안전보건법(Occupational Safety and Health Act)에 따라 1971년 설립되었다. 이의 목적은 안전한 사업장을 제공하는 것이다. 질병통제예방센터(CDC)는 미국보건복지부(**U.S. Department of Health and Human Services, HHS**)의 주된 업무내용으로, 1946년 만들어졌다. 이는 모든 미국인의 건강과 안전을 보호할 뿐만 아니라 필요한 사람들에게 핵심적인 인간복지를 제공하게 하는 주된 연방정부기관이다. 세계보건기구(WHO)는 국제연맹(League of Nations)의 한 기관인 건강기구(Health Organization)로부터 발전하였으며, 1948년에 국제연합(United Nations)에 의해 설립되었다. 이는 국제공중보건에 대한 조정당국으로 기능한다.

영향

1971년 설립된 산업안전보건청(OSHA)규제의 이행 때문에, 작업장사망은 60% 이상 감소했으며 직장에서의 손상과 질병이 40%로 감소했고 노동인구는 약 5600만명에서 1억1500만명으로 증가해 왔다. 질병통제예방센터(CDC)는 초기에는 말라리아를 통제하는 역할을 했지만 1946년부터 감염병과 만성질환, 손상, 작업장위험, 장애 그리고 환경보건비상사태의 예방과 통제에서 공중보건노력을 기울여오고 있다. 그의 노력은 사람의 일상생화에서 삶의 질을 증진시키는 방향의 활동이며 건강비상사태에 대한 반응으로 사람들에게 경고하는 활동이다. 감염병과 싸우면서 전세계인의 대중건강을 촉진시키는 일에 충실한 세계보건기구(WHO)는 백신을 개발하여 배포하는 일 외에도 중증급성호흡기증후군, 말라리아 그리고 후천성면역결핍증후군과 같은 출현을 모니터링하고 관장한다. 1979년, 세계보건기구(WHO)는 바이러스질환인 천연두가 박멸되었으며 박멸될 것으로 기대되는 다음 번의 질환이 소아마비라고 선언하였다.

미래

산업안전보건청(OSHA)은 작업장환경에서 대중의 건강과 안전에 대한 위험을 확인하기 위해 계속하여 작업장을 모니터링할 것이다. 질병통제예방센터(CDC)는 유행과 범유행의 가능성을 모니터링하면서 백신, 새로운 약품의 개발 그리고 실행프로그램을 통해 질병의 출현에 대한 우발상황을 설정하여 계속 연구할 것이다. 질병통제예방센터(CDC)의 노력 중심에서 범유행독감대책, 여행자의 건강, 대장균(*Escherichia coli*)의 출현, 일반환경건강, 비상준비태세 그리고 건강과 질병의 위협에 대한 반응이 계속하여 평가될 것이다. 그 외에, 안전성지침에 대한 필요성에 부합되도록 지역적, 국가적 그리고 국제적인 기구들이 형성될 수 있을 것이다. 게다가, 세계보건기구(WHO)는 말라리아의 확산을 예방하고자 DDT(디클로로디페닐트리클로로에탄, dichlorodiphenyltrichloroethane)을 살포했던 이전의 정책을 취소하였다. 이러한 취소는 말라리아에 대항하는 유용한 방법을 복구시키고 있다.

1 연구실의 안전성
Laboratory Safety

어떤 종류의 연구실에서 작업하는 것은 대부분의 작업장에는 없는 다양한 위험가능성이 있으며 따라서 그러한 종류의 환경에서는 특별한 주의가 필요하다. 비록 이 책이 미생물학의 문제를 중점적으로 다룬다고 해도, 의학연구실이나 임상검사실은 환자의 건강에 관한 정보를 얻기 위해 생물학적인 시료를 검사하는 것이 포함되는 환경이다. 일반적으로, 임상검사실은 다음을 다룬다.

- 미생물학
- 혈액학
- 소변분석
- 생화학
- 면역학
- 혈청학
- 조직학
- 세포학
- 세포유전학
- 바이러스학

기타 연구실환경은 안전에도 엄밀한 규제를 필요로 한다. 연구실환경에서 일하는 연구자는 사고와 손상의 가능성을 가진 물리적, 화학적 그리고 생물학적인 위험에 둘러싸여 있다. 미국노동부(U.S. Department of Labor)의 분과인 산업안전보건청(OSHA)은 그것을 따른다면 연구실환경에 있는 연구자의 안전을 보장하는 규제, 특별한 규정 그리고 지침을 제공한다.

의학적 사건

조심해서 나쁠 것은 없다

2014년 6월, 질병통제예방센터(CDC) 애틀랜타본부의 연구실은 탄저균(*Bacillus anthracis*)을 가지고 이 세균을 죽이는 효과적인 화학물질을 개발하는 실험을 하고 있었으며 따라서 시료를 다른 연구시설로 운반하도록 하였다. 시료를 멸균하기 위해 정상적으로는 방사선이 이용되지만 작은 시설에서는 흔히 방사선조사장비를 갖추지 못한다. 초기의 결과가 시료가 멸균되었음을 나타낸 후 이들은 검사를 위해 다른 연구실로 보내졌다. 6일후, "사멸된" 세균이 있는 평판이 폐기되고 있을 때, 연구원은 페트리평판위에 살아 있는 탄저균(*B. anthracis*)이 성장하고 있다는 것을 알게 되었다. 화학적인 처리가 기대했던 대로 모든 세균을 다 죽이지 않는다는 것이 밝혀졌다. (멸균되었다고 생각한 후) 그 시료를 가지고 작업했던 연구실관계자가 살아 있는 세균에 노출되었다. 만일 흡입했다면, 이 세균은 거의 항상 치명적인 호흡기탄저병을 일으켰을 것이다. 일단 문제가 확인되자, 그 시료에 접촉했을 것이라 생각되는 모든 사람은 감염의 어떤 지표가 있는지에 대한 정밀검진, 검사 그리고 모니터링을 받았다. 시료에 노출되었던 사람에게는 완전용량의 항생제가 제공되고 예방접종이 실시되었다. 탄저병의 증상은 대개 약 2주 안에 발현되지만 때로 잠복시간이 더 길 수 있고 증상이 2개월 동안 나타나지 않을 수도 있다. 이 예는 훈련된 전문가가 포진되어 안정성에 대해 가장 잘 인식하고 있는 연구원조차도 어떤 경계를 하지 못하거나 확립된 절차를 따르지 않는다면 잠재적으로 치명적인 위험한 상황이 초래될 수 있다는 예가 된다. 연구나 실험의 새로운 분야가 수행되고 있고 따라서 결과가 예측되지 않는 경우에 예기지 않은 결과가 있을 수도 있다는 점을 기억하는 것이 특히 중요하다.

의학적 사건

기적의 치유: 비누와 물

19세기의 전반기에 출산여성의 사망률이 전반적으로 높았다. 병원과 의원에서 아기를 분만하는 여성의 약 25%가 결과적으로 세균 고름사슬알균(*Streptococcus pyogenes*)이 원인으로 밝혀졌던 "산욕열(childbed fever)"(산후패혈증, puerperal sepsis)이라 부르는 질환으로 숨졌다. 1843년, 올리브웬델홈즈(Oliver Wendell Holmes)박사는 산욕열을 예방하는 주된 수단으로 간단하게 적절한 손씻기를 실천하게 하였다. 그는 당시에 병이 실제로 의사의 손에 의해 산부로 전달되어 의학적으로 발생된다고 믿었으며 확신하려 하였다. 대부분의 그의 생각은 회의적으로 보였으며 당시의 많은 의사들이 거부하였다. 1840년대 후반, 이그나즈젬멜바이스(Ignaz Semmelweis)박사는 비엔나에 있는 산과병동에서 일하면서 분만산모 사이의 사망률이 조산사가 관여하는 것 보다 의과대학 학생이 치료하는 환자에서 더 높다는 것을 관찰했다. 젬멜바이스는 의과대학 학생이 부검실에서 수업을 받고 손을 씻지 않고 산과병동으로 오는 것을 보았다. 그는 학생들에게 분만과정에 참여하기 전에 염소용액으로 손을 씻도록 지시하였으며, 결과적으로 사망률은 1% 이하로 떨어지게 되었다. 심지어 이러한 결과에도 의학사회는 이 간단한 절차의 중요성을 여전히 널리 받아들이지 않았다. 이는 파스퇴르(Pasteur)와 조셉핀베이커(Josephine Baker)박사와 같은 사람들이 병의 확산을 (여전히 지금도) 예방/조절할 수 있다는 최선의 도구 중의 하나가 의료전문가나 대중이 손을 씻는 간단한 행동이라고 확신했던 1800년대 말과 1900년대 초까지도 받아들여지지 않았다.

1] 생물안전성

미생물학연구가 시작된 초기에 연구실에서 작업하는 사람들은 그들이 다루고 연구하는 제제로부터 감염되어 **직업재해(occupational hazard)**로 나타난다는 것을 인식하였다. 생물학적인 제제에는 세균, 바이러스, 진균, 기타 미생물 그리고 이들의 독소가 포함된다. 생물학적인 제제는 경증의 알레르기반응부터 중증의 의학적인 상태 그리고 심지어 사망까지의 범위에 이르도록 사람의 건강에 해를 입힐 가능성을 가진다.

연구실에서 가장 흔한 후천성감염은 세균에 의해 야기된다. 미생물학자가 어떻게 동물바이러스를 배양하는지를 배우면서 이러한 제제에 의해 감염될 가능성이 있다는 것이 명확해 졌으며, 이는 다른 것 중에서 황열(yellow fever) 대한 연구실연구에서 예증된다.

미생물학연구실에서 작업하는 사람을 보호하기 위한 지침과 규정은 각기 다른 경로로 전파될 수 있는 다양한 병원성제제를 다루는 것과 연관되는 위험에 대한 자료와 이해를 바탕으로 발전하였다. 이러한 보호지침에는 만일 필요하다면 준수사항의 기록과 갱신사항을 기록하면서 공학적인 조절, 관리정책, 작업의 시행과 절차 그리고 의학적인 중재가 포함된다. 감염병의 확산을 예방하기 위한 가장 간단하고 아직은 가장 효과적인 조절 방법은 적절한 손씻기이다. 손위생지침은 **미국보건역학학회(Society for Healthcare Epidemiology of America, SHEA)**, **감염조절역학전문가협회(Association of Professionals in Infection Control and Epidemiology, APIC)** 그리고 **미국감염병학회(Infectious Diseases Society of America, IDSA)**와 함께 미국질병통제예방센터(CDC)의 **감염관리실무위**

생명의 응용

손씻기지침

병원체의 사람대 사람전파는 감염병의 확산에서 중요한 역할을 한다. 그러므로, 국질병통제예방센터(CDC)는 손씻기지침이 포함되는 출현예방과 대응계획(Outbreak Prevention and Response Protocol, ORPP)지침을 개발하고 있다. 적절한 손씻기단계는 다음과 같다:

1. 손은 흐르는 온수에서 비누로 씻는다.
2. 손은 손등, 손목, 손가락사이 그리고 손톱 밑에 특히 주의를 기울이면서 최소 20초 동안 강하게 씻는다
3. 손은 흐르는 물로 씻어야 한다.
4. 물을 흘려버리고 일회용 타월로 손을 건조시킨다.
5. 재오염을 막기 위해 씻은 손을 싼 채로 종이타월로 물을 잠근다.

박스 9.1 노동안전위생국(OSHA)의 생물안전성프로그램

로렌스버클리국립검사소(LBNL) 생물안전성매뉴얼(Biosafety Manual):
 www.lbl.gov/ehs/biosafety/Biosafety_Manual/biosafety_manual.shtml
"온라인"노출통제계획("Online" Exposure Control Plan):
 www2.lbl.gov/ehs/biosafety/.../Biological-Use-Application.doc
혈액매개병원체훈련프로그램(Bloodborne Pathogens Training Program):
 www.lbl.gov/ehs/biosafety/BBP_Training/bbp_training.shtml
생물안전성훈련프로그램(Biosafety Training Program):
 http://www2.lbl.gov/ehs/pub3000/CH26/CH26_7D.html#s522

원회(Healthcare Infection Control Practices Advisory Committee, HICPAC)에 의해 개발되었다. 결론적으로, 손위생지침은 특히 건강관리시설에서 감염의 확산을 감소시키기 위한 전반적인 CDC 정책의 중요한 부분이다.

1992년, 산업안전보건청(OSHA)은 사람의 혈액 그리고 기타 잠재적인 감염물질에 대한 노출로 야기되는 직업적인 건강위험을 다루는 규제를 발간하였다. 생물안정성프로그램(Biosafety Program)은 생물학적인 물질이 포함되는 활동의 계획, 개시 그리고 종료에서의 안전성, 필요성 그리고 주의성을 평가하는 과정과 도구를 제공하는 정보관리시스템으로써 개발되었다. 이 프로그램은 감염원으로부터 사람이 노출되는 것을 예방하고 연방, 주 그리고 지역의 필요성을 따른다. 현재, 이 프로그램은 4가지 주된 성분을 포함한다(박스 9.1).

- **로렌스버클리국립검사소(Lawrence Berkeley National Laboratory, LBNL)**. 유해물질 그리고 잠재적으로 유해한 생물물질의 관리를 위한 지침, 정책 그리고 절차를 제공하는 생물안전성매뉴얼
- 사람에서 유래한 물질을 포함하는 연구에 대해 산업안전보건청(OSHA)이 요구하는 노출통제계획(Exposure Control Plan)을 마련하는 연구책임자를 돕기 위한 "온라인"노출통제계획("Online" Exposure Control Plan)개발도구
- 혈액이나 기타 체액에 대한 직업적인 노출위험이 있는 사람들에 대한 산업안전보건청(OSHA)의 초기훈련 요구사항에 관한 혈액매개훈련프로그램(bloodborne training program)
- 생물학적/생의학적 연구에서의 안전한 절차와 실행에 관해 정보를 제공하고자 계획된 생물안정성훈련프로그램(biosafety training program)

미생물학연구실과 의학연구실에 대해 개인보호와 환경보호를 위해 각기 다른 생물안전등급(*biosafety level*)이 만들어졌다. 특별하게, 다루는 오염원에 따라 4가지 수준(BSL-1부터 BSL-4까지)의 생물안전등급이 정의되었다. **국립보건원(National Institutes of Health, NIH)**은 "위험군(risk group, RG)"의 개념을 도입하였는데, 이 경우 제제는 이들의 상대적인 병원성을 기반으로 4개의 위험군으로 분류된다(표 9.1). 생물안전등급의 기술과 절차는 소개로 제시되며 심도 있는 논문으로 계획하지는 않는다. 또한, 이들은 가장 최근의 정보에 대해 조언할 수 있는 국립보건원(NIH)에 의해 계속해서 갱신된다(www.cdc.gov/biosafety 참조).

생물안전 제1등급

생물안전 제1등급(BSL-1)은 일반적으로 건강인에게 병을 일으키지 않으며 따라서 연구실관계자와 환경에 유해가능

표 9.1 감염원에 대해 권장되는 생물안전등급의 요약

제1위험군(Risk group 1, RG1)	건강한 성인에서의 질병과 연관되지 않는 제제
제2위험군(Risk group 2, RG2)	사람의 질병과 연관되지만 일반적으로 심각하지 않고 예방적인 중재와 치료적인 중재가 이용 가능한 제제
제3위험군(Risk group 3, RG3)	중증이거나 치명적인 사람의 질병과 연관되는 제제; 예방적이거나 치료적인 중재가 이용 가능함
제4위험군(Risk group 4, RG4)	중증이거나 치명적인 사람질병을 일으키기 쉬운 제제; 대개 예방적이거나 치료적인 중재가 이용 가능하지 않음

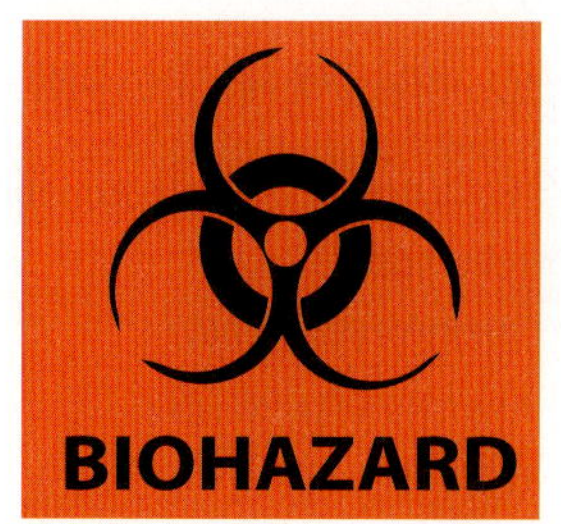

그림 9.1 생물재해표시(Biohazard symbol). 이 전세계적인 표시는 어떤 형태의 생물학적인 위험을 나타낸다. 이는 각기 다른 색깔로 나타낼 수도 있지만 주로 적색/오렌지색의 배경에 흑색의 기호이거나 백색의 배경에 적색/오렌지색의 기호로 표시한다.

성이 최소인 미생물을 가지고 작업하는 것에 적용된다(박스 9.2). 이 안전등급은 도시수질검사연구시설, 고등학교 연구실 그리고 병원성 또는 유해성이라고 간주되지 않는 미생물을 다루는 일부의 지역사회대학의 교육용 기초미생물학과에서 이용된다. 이러한 연구실은 일반적으로 손을 씻는 개수대, 책상, 튼튼한 가구, 열 수 있는 경우 방충망이 달린 창문 그리고 쉽게 이용 가능한 소독제와 방부제를 갖고 있다. 연구실은 쉽게 청소되고, 오염제거되며 사용한 재료를 안전하게 폐기하는 안내절차가 있다.

이 안전등급에서 연구실은 건물의 다른 부분으로부터 분리되지 있지는 않지만; 제제를 가지고 작업을 진행하는 동안 닫을 수 있는 문이 필요하다. 있을 수 있는 어떤 유해사항을 기록한 유해경고표시(그림 9.1)가 문에 부착되어 있어야 한다. 손을 씻는 개수대가 이용 가능할 필요가 있는데 그 이유는 손씻기가 연구실관계자가 연구실내에서 사용된 원하지 않는 미생물제제나 화학물질을 제거하기 위한 가장 간단한 그러나 가장 중요한 절차의 하나이기 때문이다.

박스 9.2 생물안전 제1등급에 해당하는 미생물의 예

고초균(*Bacillus subtilis*)
그루버자유아메바(*Naegleria gruberi*)
대장균(*Escherichia coli*)
유산균(종)(*Lactobacillus* spp.)
마이크로콕쿠스루테우스(*Micrococcus luteus*)
세라티아마르세센스(*Serratia marcescens*)
슈도모나스(종)(*Pseudomonas* spp.)
수두(Varicella)
개간염바이러스(Canine hepatitis virus)
소백혈병바이러스(Bovine leukemia virus)
기니픽헤르페스바이러스(Guinea pig herpesvirus)

생물안전 제1등급(BSL-1)에서의 표준적인 미생물학적인 절차에는 기계적인 피펫장치를 사용하는 것 그리고 먹고, 마시고, 흡연을 금지하는 것이 포함된다. 연구실에서 작업하는 사람은 생물학적인 제제를 다룰 때 실험복과 장갑을 착용해야 한다. 사용된 물질의 적절하고 효과적인 폐기절차 역시 확립되어 있다.

생물안전 제1등급(BSL-1)의 연구실 책임자는 미생물학이나 관련된 과학에 전반적으로 훈련이 되어 있어야 하며 연구실의 전반적인 안전절차를 세우고, 연구실관계자를 훈련시키며 그리고 이러한 절차를 갱신해야 할 책임이 있다.

생물안전 제2등급

생물안전 제2등급(BSL-2)은 다루어지는 제제와 관련하여 생물안전 제1등급(BSL-1)과 유사하다. 하지만 생물안전 제2등급(BSL-2)의 작업을 위해서는 시설, 포함장비, 행정적인 통제, 시행과 절차의 규정 그리고 지침이 연구실관계자와 환경에 대해 중간정도로 위험한 제제를 가지고 작업하는 연구실 작업조건의 안전을 최대화시키도록 계획된다. 생물안전 제2등급(BSL-2)에서 다루는 제제는 중간정도의 위험으로 간주된다. 이들은 때로 이전에 관계자가 노출(예, 소아시기의 병)되었지만 면역반응을 가졌거나 혹은 면역접종을 받았던 병원체를 포함한다(박스 9.3). 예를 들어, 혈액과 혈액산물에 노출될 높은 위험을 가진 사람들

박스 9.3 생물안전 제2등급에 해당하는 미생물의 예

아시네토박터바우만니(*Acinetobacter baumannii*)
보렐리아(종)(Borrelia spp.)
캄필로박터콜리(*Campylobacter coli*)
캄필로박터제주니(*Campylobacter jejuni*)
크레브시엘라(종)(*Klebsiella* spp.)
살모넬라(종)(*Salmonella* spp.)
황색포도알균(*Staphylococcus aureus*)
고름사슬알균(*Streptococcus pyogenes*)
톡소포자충(종)(*Toxoplasma* spp.)
매독균(*Treponema pallidum*)
아데노바이러스(Adenoviruses): 사람, 모든 종류
코로나바이러스(Coronaviruses)
인플루엔자바이러스(Influenza viruses)
홍역바이러스(Measles virus)
A형, B형 그리고 C형 간염바이러스(Hepatitis A, B, and C viruses)
사람면역결핍바이러스(Human immunodeficiency virus)
볼거리바이러스(Mumps virus)
제1형과 제2형 단순헤르페스바이러스(Herpes simplex virus types 1 and 2)

에 대해 산업안전보건청(OSHA)이 권장하는 B형 간염바이러스에 대한 면역접종처럼 특정의 제제를 다루기 전에 면역접종이 권장된다. 생물안전 제1등급(BSL-1)에서 확립된 절차 외에도, 생물안전 제2등급(BSL-2)의 연구실은 다음이 요구된다.

- 연구실관계자는 병원체를 다루는 특수훈련을 받아야 하며 훈련되어 능력을 갖춘 과학자에 의해 감독되어야 한다.
- 연구실에 출입하는 것은 연구가 진행될 때로만 한정한다.
- 오염된 위험품목을 다루고 그를 폐기하는 경우 대단히 주의해야 한다.
- 감염될 수 있는 비말이나 튀김을 다루는 특수한 절차는 생물안전캐비넷, 후드, 혹은 기타 다른 물리적으로 봉쇄된 장치에서 시행될 수 있도록 만들어야 한다.

생물안전 제3등급

생물안전 제3등급(BSL-3)은 원제제나 외래제제를 다루는 임상검사실, 진단검사실, 교육연구실, 연구실, 혹은 생산연구실에 적용된다(박스 9.4). 그러한 제제는 만일 노출이 된다면 잠재적으로 중증의 질환을 일으킬 수 있거나 심지어 치명적이다. 생물안전 제1등급(BSL-1)과 생물안전 제2등급(BSL-2)에서 언급된 연구실절차 외에도, 연구실관계자는 그러한 제제를 다루는데 있어 경험이 있고 자질을 갖춘 과학자에 의해 현장감독을 받으면서 병원성이고 잠재적으로 치명적인 제제를 다루는 특수훈련을 필요로 한다. 생물안전 제3등급(BSL-3) 연구실로써 갖추어야 할 필요가 있는 많은 추가적인 규정이 있다. 그러한 추가적인 절차의 일부는 다음과 같은 내용을 포함하지만 이것이 전부가 아니다.

- 연구실출입의 통제. 이는 프로그램의 진행이나 지원목적에 필요한 사람만이 출입하도록 제한하는 연구실장의 책임이다. 면역약화자 혹은 면역억제자처럼 감염의 위험이 있는 기타 관계자는 출입을 금한다. 연구실에서 어떠한 예외도 허용되지 말아야 한다.
- 모든 연구실관계자는 앞으로 다루거나 혹은 연구실에 잠재적으로 존재할 수 있는 제제에 대한 감수성이 있는지 검사를 받거나 또는 적절한 면역접종을 받아야 한다. 주기적인 검사가 권장되며 모든 자료의 현재 기록을 보존한다.
- 감염물질을 다루는 모든 절차는 생물안전캐비텟이나 기타 물리적으로 격리된 장치에서 시행하거나 혹은 적절한 보호복과 장비를 착용한 사람에 의해 시행된다.
- 연구실은 예를 들어 특수한 배기환기시스템과 같이 생물안전 제3등급(BSL-3) 연구실작업의 특성을 특별하게 공학적으로 설계되어야 한다. (특정의 내용은 www.cdc.gov/biosafety에서 NIH의 지침을 참조.)
- 연구실은 건물내 개방되고 자유로이 출입할 수 있는 구역과 분리되어 위치한다.
- 연구실내 모든 창문은 폐쇄하여 밀봉한다.
- 비상취급장비는 손에 쉽게 닿아야 하며 최신으로 유지한다.
- 옷을 갈아 입는 방에는 연구실에 사용된 의복에 대한 적절한 폐기용기가 있는 출/입로가 포함될 수 있다.

박스 9.4　생물안전 제3등급에 해당하는 미생물의 예

탄저균(*Bacillus anthracis*)
브루셀라(종)(*Brucella* spp.)
콕시엘라부르네티(*Coxiella burnetii*)
프란시엘라툴라렌시스(*Francisella tularensis*)
결핵균(*Mycobacterium tuberculosis*)
리케차(종)(*Rickettsia* spp.)
페스트균(*Yersinia pestis*)(항생제저항성균주)
아르보바이러스(Arboviruses)
중증급성호흡기증후군(Severe acute respiratory syndrome)
황열바이러스(Yellow fever virus)
세인트루이스뇌염바이러스(St. Louis encephalitis virus)

- 생물안전 제3등급(BSL-3) 시설의 설계와 작업절차가 기록되어야 하고 적절한 설계와 조건이 사용 전중후에 검사되어야 한다. 모든 작동에 대한 자료가 현재 보관되며 모든 시설이 최소 1년마다 한 번씩 재점검되어야 한다.

국립알레르기감염병연구소(National Institute of Allergy and Infectious Diseases, NIAID)와 협력관계에 있는 **미국미생물학회(American Society for Microbiology, ASM)**는 미국내 대학교, 생물공학 그리고 제약회사의 시설에 대해 간단한 조사를 수행하여 생물안전 제3등급(BSL-3)에 포함될 수 있는 기존시설과 운용시설의 위치, 용량 그리고 상태에 관한 정보를 국립알레르기감염병연구소(NIAID)에 제공한다. 이 정보는 www.asm.org/에서 살펴볼 수 있다.

생물안전 제4등급

생물안전 제4등급(BSL-4)은 비말전파로 감염과 생명을 위협하는 감염병의 위험이 높은 위험한 외래제제를 다루는 연구실에 필요하다(박스 9.5). 모든 연구실관계자는 극히 위험한 감염원을 다루는 특수훈련을 받을 필요가 있다. 시설은 분리된 건물이나 건물내 통제구역에 위치하여 그 건물의 다른 모든 구역과 완전히 격리되어야 한다. 앞에서 언급된 모든 다른 연구실절차 외에도, 추가적인 실시요강과 절차가 생물안전 제4등급(BSL-4)에 필요하다. 여기에는 다음과 같은 내용이 포함되지만 그게 전부는 아니다.

박스 9.5　생물안전 제4등급에 해당하는 미생물의 예

천연두바이러스(Smallpox virus)
중앙유럽뇌염바이러스(Central European encephalitis viruses)
에볼라바이러스(Ebola viruses)
마르부르크바이러스(Marburg virus)
한타바이러스(Hantavirus)
라사바이러스(Lassa virus)
아직 확인되지 않은 출혈열병원체와 바이러스

- 관계자는 연구실을 출입할 때 탈의실과 개인샤워실을 통해서만 통과한다. 관계자는 연구실을 나올 때마다 오염제거샤워를 해야 할 필요가 있다.
- 모든 관계자는 연구실로 들어가기 전에 입었던 모든 옷을 벗고 완전하게 오염제거된 연구복으로 갈아 입는다. 연구실을 나오면서 샤워하기 전에 이 연구복은 벗어서 적절한 용기에 넣는다.
- 생물안전 제4등급(BSL-4)의 (연구실과 기타에서) 필요로 하는 모든 물품과 재료는 이중문의 가압증기멸균기(autoclave), 훈증실(fumigation chamber), 혹은 기밀기구(airlock device)를 통해 반입한다.
- 연구실에서의 작업이 개시되기 전에 모든 오염조건과 생명보조시스템의 일상적인 점검이 완료되고 기록되어야 하며, 모든 안전절차에 대한 자료가 현재 유지되어야 한다.

이 장에서 설명된 각기 다른 생물안전등급(BSL-1부터 BSL-4까지)은 단지 소개일 뿐이며 완전하고 더욱 자세하며 그리고 특별한 정부의 제안, 규정 그리고 규제를 설명하지는 않았다는 것을 아는 것이 중요하다. 미국내 BSL-4 연구실에 관한 정보는 표 9.2에 요약하였다.

2] 화학물질

생물제제와 마찬가지로, 화학물질의 안전한 사용과 취급의 규정 역시 산업안전보건청(OSHA)과 연합하여 **국립직업안전위생연구소(National Institute for Occupational Safety and Health, NIOSH)**에 의해 개발되어 왔다. 화학

표 9.2 미국내 생물안전 제4등급(BSL-4) 연구실

시설	연구실명	상태	기타 사항
CDC(조지아 주 애틀랜타)	CDC 특수병원체분과, 출현감염병연구소 (Special Pathogens Branch, Emerging Infectious Diseases Laboratory) www.cdc.gov/ncidod/dvrd/spb/mnpages/whoweare.htm#what	2005년 신규시설설립; 이전의 연구소는 1988년에 설립	
USAMRIID (메릴랜드 주 포트데트릭)	www.usamriid.army.mil	1969; 2012년 갱신을 위해 평가완료	
생의학연구소남서부재단 (Southwest Foundation for Biomedical Research, 텍사스 주 샌안토니오)	바이러스학과와 면역학과, BSL-4 연구실, www.sfbr.org	Glove boxes since the 1970s, full biocontainment in 1999, opened in March 2000 1970년대 이래 글러브박스(), 1999년에 완전생물학적봉쇄, 2000년 3월 설립	비밀연구수행; 국립주도연구소를 가짐 NIAID 서부지역생물방어우수센터의 BSL-4 핵심으로 기능함
텍사스대학교 의과대학(University of Texas Medical Branch, 텍사스 주 갈베스톤)	UTMB 로버트 E. 쇼페(Robert E. Shope, MD), BSL-4 연구소	2004년 6월	NIAID 서부지역생물방어우수센터의 BSL-4 핵심으로 기능함
조지아주립대학교(Georgia State University, 조지아 주 애틀랜타)	바이러스면역학센터(Viral Immunology Center) www2.gsu.edu/~wwwvir	운영중	
버지니아주립대학교(Virginia Commonwealth University, 버지니아 주 리치몬드)	통합연구서비스 버지니아분과(Virginia Division of Consolidated Laboratory Services, DCLS) www.dgs.virginia.gov/DCLS.aspx	운영중	
DHS(매릴랜드 주 포트데트릭)	국립생물방어분석과 대응센터(National Biodefense Analysis and Countermeasures Center, NBACC) www.dhs.gov/xres/labs/gc_1166211221830.shtm	2005년 기공식 2011년 선정된 생물제제와 독소작업 공인됨	DHS 과학기술이사회에 의해 주도됨; 생물감식과 생물학적위협특성수행예정 NBACC 시설은 국립생물감식분석센터(National Bioforensic Analysis Center, NBFAC)와 생물위협특성센터(Biological Threat Characterization Center, BTCC)를 위한 생물학적봉쇄연구소를 제공
NIAID(매사추세츠 주 해밀톤)	록키산연구소(Rocky Mountain Laboratories, RML) 통합연구시설(Integrated Research Facility) www3.niaid.nih.gov/about/organization/dir/rml/integratedResearchFacility.htm	2007년에 보유함	
NIAID와 텍사스대학교 의과대학(National Institute of Allergy and Infectious Diseases and University of Texas Medical Branch, 텍사스 주 갈베스톤)	갈베스톤국립생물학적봉쇄연구소(Galveston National Biocontainment Laboratory) www.utmb.edu/GNL	2008년 11월에 완료됨	탄저병, 페스트, 출혈열, 파상풍, 웨스트나일바이러스, 인플루엔자, 약물저항성 TB, 등의 연구

표 9.2 미국내 생물안전 제4등급(BSL-4) 연구실 (계속)

시설	연구실명	상태	기타 사항
NIAID와 보스톤대학교(매사추세츠 주 보스톤)	보스톤대학교의과대학국립출현감염병연구소(Boston University Medical Center National Emerging Infectious Diseases Laboratories) www.bu.edu/neidl www.bu.edu/dbin/neidl/en	2012년 시설이 공인됨	
NIAID(메릴랜드 주 포트데트릭)	포트데트릭 NIAID 통합연구소(Integrated Research Facility at Fort Detrick) www.niaid.nih.gov/factsheets/detrick_qa.htm	완료됨	

출처: Gronvall GK, Fitzgerald J, Chamberlain A, et al: High-containment biodefense research laboratories: meeting report and center recommendations, *Biosecurity and Bioterrorism* 5(1), 75-85, 2007 (accessed November 15, 2008). © Mary Ann Liebert, Inc. DOI:10.1089/bsp.2007.0902. Available at www.liebertonline.com/toc/bsp/5/1
BSL, 생물안전등급(Biosafety level); *CDC*, 질병통제예방센터(Centers for Disease Control and Prevention); *DHS*, 국토안보부(Department of Homeland Security); *NIAID*, 국립알레르기감염병연구소(National Institute of Allergy and Infectious Diseases); *TB*, 결핵(tuberculosis); *USAMRIID*, 미군감염병의학연구소(United States Army Medical Research Institute for Infectious Diseases); *UTMB*, 텍사스대학교 의과대학(University of Texas Medical Branch).

물질유해성에 대한 국립직업안전위생연구소(NIOSH)의 소형지침(*NIOSH Pocket Guide to Chemical Hazards*)은 작업환경에서 있을 수 있는 화학물질 혹은 물질의 분류에 대한 핵심정보와 자료가 들어 있다. 다음의 정보는 등록된 화학물질에 대한 것이다.

- 화학명: 약물의 보통명과 그 화학성분의 정확한 설명
- 구조식: 원자단이나 원자의 배열에 대한 정확한 기술
- *CAS* 번호: **화학물질요약서비스(Chemical Abstracts Service, CAS)등록번호**는 전산화된 데이터베이스에 찾기 쉽게 한 각각의 화학물질에 할당된 고유번호이다.
- *RTECS* 번호: 비슷하게, **화학물질독성효과등록(Registry of Toxic Effects of Chemical Substances, RTECS)**는 특정의 물질에 관한 추가적인 독성학적인 정보를 찾기 쉽도록 한 고유번호이다.
- *DOT ID*와 지침번호: 이는 **미국교통부(U.S. Department of Transportation, DOT)**에 의해 규제되는 화학물질의 DOT 식별번호를 나열한 것이며 앞에서 설명된 번호와 비슷한 목적을 제공한다.
- 유사명: 유사한 의미를 가진 명칭
- 상표명: 상품명(*proprietary* name)이라고도 부르는 상표명은 제약회사가 선정하며 그의 사용을 나타낼 수 있다. 예를 들어, 일반적으로 "-caines"은 미국에서 프로카인(procaine)과 같은 국소마취제이며 전세계적으로 최소 24개의 각기 다른 "-caines" 상표명이 있다.
- 변환계수
- 노출한계: 이는 국립직업안전위생연구소(NIOSH)에 의해 만들어진 권장노출한계(recommended exposure limit, REL)이다.
- IDLH: 이는 생명이나 건강에 즉각적인 위험(*immediately dangerous to life or health*)을 주는 화학물질의 농도를 나열하고 있다.
- 물리적인 기술: 주어진 물질의 형태와 냄새에 관한 간략한 정보를 제공한다.
- 화학적인 특성과 물리적인 특성.
- 부접합성과 반응.
- 측정방법.
- 개인적인 보호와 위생처리: 이는 각 물질을 안전하게 다루기 위한 권장사항을 요약한다.
- 일차응급처치.
- 방독마스크의 선택을 위한 권장사항.
- 노출경로, 증상 그리고 표적기관.

연구실에서 화학물질을 적절하게 보관하는 것은 부적합화학물질과 부주의하게 혼합하는 것과 연관되는 위험을 최소화하거나 화학물질을 쏟는 것을 피하고자 하는 간단한 절차를 위해 필요하다. 다시 말하면, 산업안전보건청

(OSHA)은 연구실에서 위험한 화학물질에 대한 직업노출을 다루는 지침을 고용자에게 제공할 뿐만 아니라 사용되는 화학물질의 적절한 보관과 폐기를 위한 치침을 제공한다. 일반적으로, 화학물질은 분리하여 보관해야 하며 다음과 같은 범주에 따라 표지를 붙인다.

- 용매
- 무기무기질산
- 염기
- 산화제
- 독물
- 폭발성이거나 불안정한 반응물

게다가, 각 연구실은 화학물질용기의 표지에 대한 지침 그리고 그 특정의 연구실에서 사용되는 각 화학물질에 대한 제조회사의 **물질안전보건자료(Manufacturer's Material Safety Data Sheet, MSDS)**를 포함하는 화학적인 위생계획을 가지고 있어야 한다(그림 9.2). 물질안전보건자료(MSDA) 양식에는 그 특정물질을 안전한 방식으로 다루기 위한 절차를 연구자와 응급위생요원에게 제공하고자 그 특정물질의 특성에 관한 자료를 포함하고 있다. 물질안전보건자료(MSDA)에 있는 항목에는 부분적으로 다음을 포함하고 있다.

- 물질명
- 제조사의 이름, 주소 그리고 전화번호
- 유해성분
- 물리화학적인 특성
- 독성
- 건강에 미치는 영향과 일차응급처치
- 발화와 폭발자료
- 안정성과 반응성
- 유출, 누출 그리고 폐기절차
- 보호장비
- 다루기와 저장하기
- 운송자료

화학물질과 화학적인 조성의 검색 가능한 물질안전보건자료(MSDA) 데이터베이스는 http://hazard.com/msds 에서 이용 가능하다.

3] 방사선

미생물학연구방법의 일부는 방사성화학물질로부터 자외선이나 가시광선의 범위에 이르는 이온화방사선이나 비이온화방사선의 사용이 포함될 수 있다. 방사선이 포함되는 어떠한 경우에서, 안전주의가 취해져야 한다. 장비목록을 위한 요강이나 설명에 요약된 안전절차를 필히 따라야 한다. 방사선에 노출될 수 있는 환경에서 작업하는 건강관리요원과 연구실관계자는 보호복(그 종류는 관여되는 방사선에 따라 달라짐)을 착용해야 하며 개인적인 노출을 점검할 수 있는 모니터링장치를 부착해야 한다. 방사선손상은 단일의 큰 노출이거나 반복적인 작은 선량으로 누적적인 과정으로 일어날 수 있다. 어떤 경우이건, 이온화방사선에 노출되는 것은 방사선병을 야기할 수 있으며 뼈속질(골수), 소화관의 기관 그리고 중추신경계통에 손상을 일으키게 된다. 적극적인 초기의 치료가 없으면 대부분의 희생자는 수일내에 사망한다.

자외선이나 강한 가시광선과 같은 비이온화방사선 역시 피부와 눈에 광범위한 손상을 일으킬 수 있다. 자외선은 이합체화(dimerization)라고 부르는 DNA 손상을 일으킬 수 있는데, 이는 피부암을 발생시킬 수 있다. 자외선에 눈이 노출되면 각막세포손상이나 수정체손상을 초래하며 황반변성(macular degeneration)과 망막손상을 일으키게 된다. 레이저광선은 망막의 열조직화상과 광화학적 손상을 야기하여 눈을 손상시킬 수 있다. 고출력의 레이저 역시 보호되지 않은 피부에 열조직화상을 일으킬 수 있다.

4] 소음

일부의 연구실은 잠재적으로 유해할 수 있는 수준의 음파에너지를 생성하는 목록의 기기를 사용할 수 있다. 펌프와 초음파파쇄기와 같은 기기는 장기간에 걸쳐 소음을 일으킬 수 있으며, 이에 연속적으로 노출되면 보호되지 않은 연구자에서 누적적인 청각손상을 일으킬 수 있다. 이는 흔히 점진적인 과정이지만, 일단 손상이 속귀의 신경세포에

물질안전보건자료
브롬화수소산, P.A.

Section 1 – 화학제품과 회사에 관한 정보

MSDS 명: 브롬화수소산(hydrobromic acid, P.A.)
카탈로그번호: AC223320000, AC223325000
유사명: 브롬화수소(hydrogen bromide)
제조자정보:
Acros Organics N.V.
One Reagent Lane
Fair Lawn, NJ 07410
북미에서 추가정보를 위한 전화번호: 800-ACROS-01
미국내 응급전화번호: CHEMTREC, 800-424-9300

Section 2 – 구성성분의 조성과 정보			
CAS 번호	**화학명**	**%**	**기존상업화학물질/유럽의 신고된 신규화학물질목록(EINECS/ELINCS)**
7732-18-5	물	51~53	231-791-2
10035-10-6	브롬화수소	47~49	233-113-0

유해표시: C
위험규정: 34 37

Section 3 – 유해위험성

응급요약

모양: 투명한 무색에서 옅은 황색. **위험!** 폭발성. 물질은 빛에 민감하다. 공기에 민감하다. 눈과 피부에 화상을 일으킨다. 소화관과 호흡관에 화상을 일으킨다.
표적기관: 없음

건강상의 가능한 효과

눈: 각막손상을 야기할 수 있음. 눈에 중증의 자극과 화상을 야기함.
피부: 중증의 피부자극을 야기함. 피부를 통해 흡수될 수 있음. 액체와 접촉되면 부식될 수 있고 중증의 화상과 궤양을 일으킴.
섭취: 위창자관의 화상을 야기함. 호흡기능상실을 야기할 수 있음. 식도와 소화관에 영구적인 조직파괴와 침식을 야기할 수 있음.
흡입: 자극이 화학적폐렴과 폐부종을 일으킬 수 있음. 호흡관에 화학적인 화상을 일으킴. 섭취에 대해 설명한 것과 유사한 효과를 일으킴.
만성: 만성흡인과 섭취는 급성흡입과 섭취의 경우와 유사한 효과를 일으킬 수 있음.

Section 4 – 일차응급처치요령

그림 9.2 물질안전보건자료(MSDS). 이 도표는 전형적인 물질안전보건자료의 표지이다. 모든 연구실에서 이 표는 연구실관계자와 응급의료종사자가 신속하게 참고할 수 있도록 책자로 제공되어야 한다.

가해지면 그 손상은 영구적인 것이 된다. 대개 귀에 대한 어떠한 손상을 방지하기 위해서는 단순한 청각보호로도 충분하다.

5] 열

연구실에서 열의 위험성은 조직을 손상시킬 수 있는 어떤 과도한 열에 노출되는 것이 포함된다. 많은 연구실은 멸균을 위해 화염을 만들거나 사용하며 미생물을 죽이기 위한 고열을 생성하는 기타 품목을 사용한다. 열을 생성하는 기기를 사용하는 연구자는 이를 늘 숙지하고 항상 보호복을 착용해야 한다. 예를 들어, 가압증기멸균기를 사용할 때, 최소한 연구자는 사용후에 건조시켜야 되는 특수한 가압증기멸균기용 장갑을 끼고 긴 소매의 연구복을 입어야 한다. 보호복을 착용하지 않거나 과열증기의 주위에 있는 것은 매우 위험스럽고 고통이 있는 열화상을 입을 수 있다.

특히 −80°C의 냉동고, 드라이아이스, 혹은 액체질소의 주위에서 작업하는 경우 극히 낮은 온도도 해가 될 수 있다. 고온위험과 마찬가지로 안전을 위한 열쇠는 경각심과 함께 보호장비/보호복을 착용하는 것이다.

6] 기기

연구실안전기기는 모든 연구실에서의 핵심성분이다. 연방, 주 그리고 지역의 법과 규제는 모든 연구실관계자의 건강과 안전성을 보호하고자 계획된다. 이 절에서는 주요 항목의 일부를 설명하지만 각 연구실의 수준과 필요성에 따라 대개 더 많은 것들이 존재한다.

소화기

화재경보기와 함께, 모든 연구실에서는 소화기가 필요하다. 이들은 소화하려고 계획된 특정의 화재종류에 대한 분류로 하나의 문자나 기호로 분류되고 할당된다(그림 9.3). 하지만 다목적소화기가 흔히 권장되는데 그 이유는 이들이 여러 다른 유형의 화재에 효과적이기 때문이다. 소화기는 연구실내 특정의 장소에 둔다. 이들은 매 12개월마다 점검을 받아야 하며 기록을 쉽게 볼 수 있는 곳에 비치하

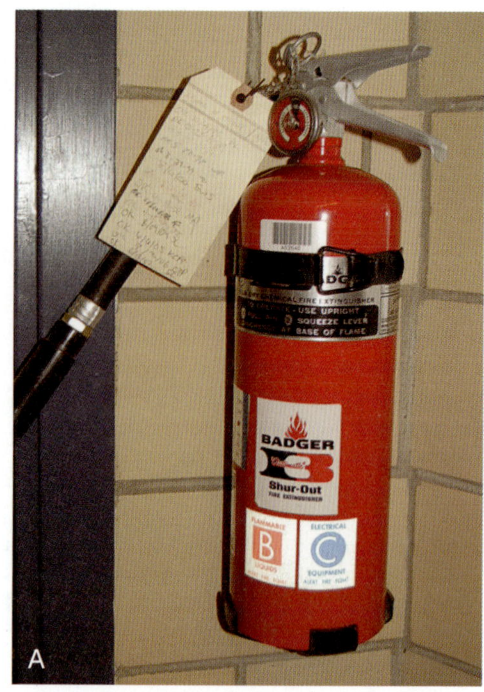

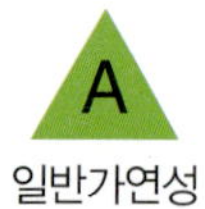

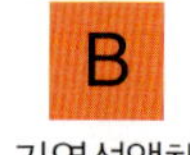

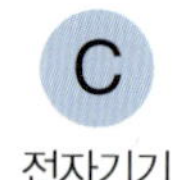

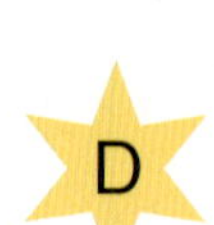

그림 9.3 소화기. 이 사진은 많은 연구실에서 사용되고 있는 전형적인 다목적소화기를 보여준다. 연구실의 문 근처에 쉽게 접근할 수 있는 곳에 비치하고 정기점검/유지를 나타내는 점검표 그리고 소화하려 계획된 화재의 종류를 소화기의 위에 표시한 문자에 주목하라. 모든 종류와 기호는 사진의 옆에 있다.

여 주어진 상황에서 적절하게 훈련된 사람, 대개 안전관리자가 쉽게 볼 수 있도록 한다. 소화기는 다음과 같이 분류된다.

- *A*형: 나무, 천, 종이, 고무 그리고 플라스틱과 같은 가연성물질로부터의 화재에 사용
- *B*형: 기름, 휘발유, 석유 그리고 페인트희석제와 같은 가연성액체로부터의 화재에 사용
- *C*형: 전기적(전기영동장치와 같은 전자기기)으로 발화된 화재에 사용
- *D*형: 마그네슘, 티타늄, 나트륨, 리튬 그리고 칼륨과 같은 가연성금속으로부터의 화재에 사용
- *K*형: 조리기기와 연관되는 기름이 포함된 화재에 대응하기 위해 사용
- 다목적소화기: A형, B형 그리고 C형에 대해 효과적이며; 가정에서의 사용이 권장됨

모든 연구실관계자는 안전요원에 의해 소화기의 적절

> **생명의 응용**
>
> **소화기의 사용법: PASS**
>
> 당긴다(Pull): 소화기의 위에 있는 안전핀을 당긴다(손잡이를 풀고 소화기를 활성화시킨다).
> 겨냥한다(Aim): 호스의 노즐을 화재의 아래쪽으로 향하게 한다.
> 누른다(Squeeze): 소화용제가 방출되도록 손잡이를 누른다.
> 흔든다(Sweep): 화재의 아래쪽에 노즐을 휘두른다.

한 사용법을 적당하게 훈련 받아야 한다. 이러한 훈련절차는 책자로 만들며 기록을 유지하고 연구실관계자의 현재 점검상태가 연구실장의 감독하에 유지되어야 한다. 어떤 연구실은 작은 화재에 이용할 수 있는 모래나 흡착물질도 갖고 있다. 이러한 물질은 일반적으로 화재의 종류에 따라 사용되도록 매우 눈에 잘 띄는 분배기에 표지하여 보관하다.

흄후드

배기후드(fume hood)는 연구실환경에서 유독하거나 독성이 있는 증기에 대한 노출을 조절하는 주된 방법이다. 흄후드는 연구실로부터 오는 실내공기를 (후드의 앞에 위치하고 있는) 연구자의 뒤로 지나 후드로 들어가도록 만드는 작용을 한다. 후드의 능력은 후드 앞면에서 실내공기의 속도조절, 실내에서의 공기의 이동과 흐름유형 그리고 후드내의 와류를 포함하지만 그게 전부가 아닌 다양한 요인에 따라 적절한 보호를 제공한다. 배기후드를 다루는 연구실관계자는 그의 특별한 사용, 능력 그리고 한계점에 익숙해야 할 것이다. 각기 다른 연구실에 있는 다양한 후드에는 다음이 포함된다.

- 일반목적후드: 여기에는 표준흄후드, 우회후드(bypass hoods), 일정부피후드(constant volume hoods), 가변공기량후드(variable air volume hoods) 그리고 부속공기공급후드(auxiliary air supply hoods)가 포함된다.
- 방사성동위원소후드(*radioisotope hoods*): 휘발성방사능물질의 사용을 위해 방사선안전요원에 의해 점검되고 인가된다.
- 생물안전캐비넷(biosafety cabinets): 생물유해제제나 물질이 사람이나 환경에 노출되는 억제하거나 최소화시키는 특수한 후드이다.
- 과염소산후드(*perchloric acid hoods*): 이 후드는 과염소산을 사용할 필요가 있는 어떤 연구절차를 수행할 때 사용되어야 한다.

배기후드는 항상 양호한 상태로 통상적인 사용이 가능해야 하는데, 이는 정기적인 검사와 현재의 기록이 있어야 한다. 환기기능이 불량인 경우의 비상계획이 후드의 위나 옆에 부착되어야 한다.

가압증기멸균기

가압증기멸균기(autoclave, 그림 8.3 참조)는 생물학연구실에 있는 장비의 일부로 일반적이고 통상적으로 사용된다. 이는 기기와 기타 물품을 멸균시키기 위해 압력하에서 과열된 증기를 사용하는 장비이다. 멸균은 모든 전염체를 제거하며(7장 참조) 가압증기멸균기는 이러한 목적으로 널리 사용된다. 하지만 예외적으로 특정의 고세균(121 균주)과 프리온은 가압증기멸균에서도 생존한다.

가압증기멸균기는 만일 적절하게 작동하지 않는다면 많은 위험이 내재되어 있는데, 여기에는 물리적인 유해함(열, 증기 그리고 압력)과 생물학적인 유해함이 포함된다. 각각의 가압증기멸균기는 그이 독특한 특징을 가지며 따라서 작동하는 사람은 적절하게 훈련될 필요가 있으며 적절한 기능을 확실하게 하기 위해 정기적인 유지기록이 이루어져야 한다. 어떤 가압증기멸균기를 사용하기 전에, 가능한 손상을 방지하기 위해 사용설명서에 있는 매뉴얼을 점검하고 이해할 필요가 있다. 적절한 기능과 안전을 위한 중요한 사항은 가압증기멸균기의 유지이며 이는 제조사의 권장사항에 따라 정기적으로 시행되어야 한다.

눈세척기와 안전샤워기

눈세척기와 안전샤워기는 유해물질과 접촉한 경우에 연구실관계자가 손상되는 것으로부터 보호하기 위해 정부사업장과 개인사업장 모두에 설치되는 응급장치(emergency unit)이다. 연구실관계자는 그의 이전 경험이나 배경과 관계 없이 눈세척기와 안전샤워기의 적절한 사용에 대해 교육과 훈련을 받아야 한다. 유해물질에 노출 첫 몇초가 핵심적이어서 노출된 사람은 10초내에 오염제거장치로 와야 한다. 그러므로 눈세척기와 안전샤워기는 연구실내의 닿을 수 있는 장소에 명확하게 표시와 함께 위치시켜 놓아야 한다. 이들은 화학물질이나 생물학적인 누출물이 피부나 옷에 떨어진 접촉사고에서 효과적인 보호처치를 제공한다. 산업안전보건청(OSHA)의 많은 규정이 연구실환경에서 발생할 가능성이 있는 문제를 해결하게 하며, 응급의 눈세척장치와 샤워장치를 개발해 오고 있다[미국표준협회(American National Standards Institute, ANSI) Z358.1-2004]. ANSI 표준이 다루고 있는 장치의 종류는 그림 9.4에 나타내었다.

- 응급샤워기(*Emergency shower*): 연속물공급이 제공되며 고리사슬이나 세모막대를 당겨 작동시킴
- 수직독립눈세척장치(*Plumbed and self-contained eye-wash units*): 휴대용 물공급과 영구적으로 연결되지만 영구적으로 설치되지 않고 사용후에 재보충이나 교환을 필요로 함
- 개인용눈세척기(*Personal eyewash*): 즉각적인 부위세척을 위해 사용되며; 수직의 독립장치보다 물의 공급이 적으며 희생자가 다른 장치로 가기 전에 사용됨
- 소형세척호스(*Handheld drench hose*): 눈, 얼굴 그리고 몸부분에 물을 뿌려 세척하기 위해 유연한 호스가 수조와 연결됨
- 눈/얼굴세척기(*Eye/face wash*): 얼굴과 눈 모두에 물을 뿌려 세척하기 위해 사용
- 복합장치(*Combination unit*): 눈세척기 혹은 눈/얼굴세척기가 복합된 샤워기

냉장고/냉동고

연구실의 냉장고, 냉동고, 초저온냉동고는 화학적이거나 생물학적인 특별한 필요성을 위해 주의 깊게 선정될 필요가 있고, 정기적이고 주기적인 점검의 기록뿐만 아니라 내용물을 꺼낸 후에도 기록해야 할 필요가 있다. 연구실의 냉장고, 냉동고, 냉각장치, 혹은 초저온냉동고는 그 위에 적절한 유해기호로 표지되어야 한다(그림 9.5). 특정 장치

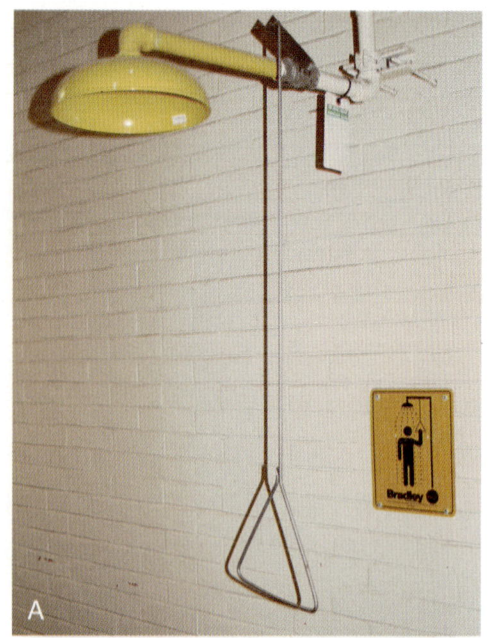

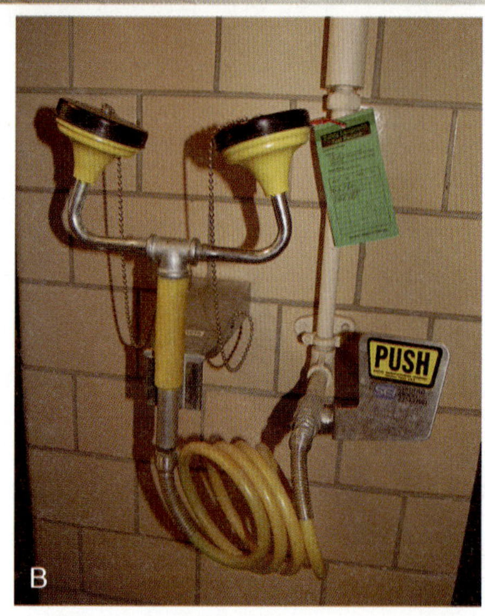

그림 9.4 샤워기와 눈세척기. 비록 여러 가지 양식과 종류가 연구실사용을 위해 이용 가능하지만, 모든 샤워기와 눈세척기는 동일한 기능과 기본적인 특성을 가진다. 이 사진은 (A) 세모막대를 당김으로써 가동되는 기본적인 수직샤워기 그리고 (B) 패들(paddle)을 눌러 가동되는 기본적인 수직눈세척기를 보여준다.

내 보관하는 용기는 완전히 밀봉되거나 뚜껑을 막아야 하며, 안전하게 위치시키고 영구적인 표지가 쉽게 눈에 띄게 해야 한다.

유해폐기물의 폐기

어떠한 연구실환경에서 사용되는 재료는 표시된 용기에

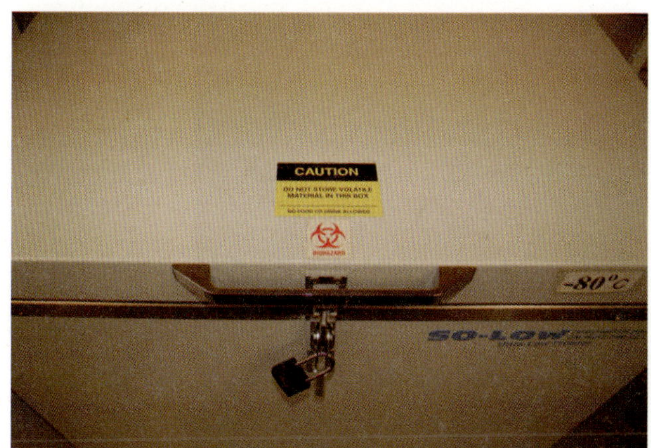

그림 9.5 **냉동고.** 이 사진은 온도, 생물유해표지 그리고 휘발성의 액체를 보관하지 말라는 경고가 붙어 있는 가슴높이형 초저온냉동고를 보여준다. 만일 휘발성액체로부터 나오는 가스가 냉동고에서 우연히 점화된다면 견고하게 밀봉된 냉동고는 강력하게 폭발할 것이다.

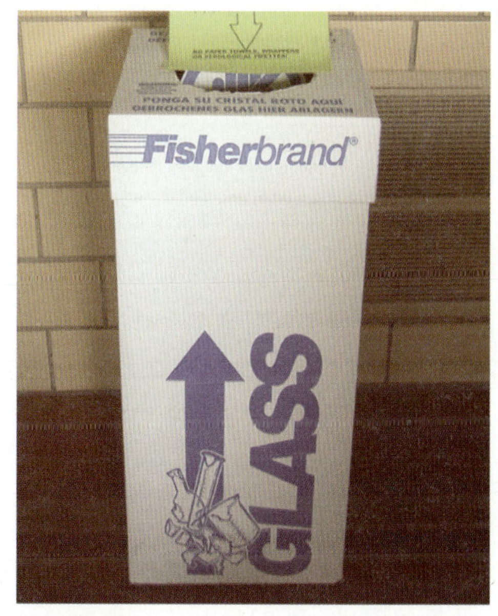

그림 9.6 **유리보관함.** 이러한 보관함의 크기와 형태는 다를 수 있지만 견고한 판지상자에 들어 있는 튼튼한 플라스틱 안감과 같은 특징은 공통적이다

폐기되어야만 한다. 깨진 유리는 깨진유리라고 표시된 상자에 넣으며 플라스틱은 플라스틱용기에 담는다(그림 9.6). 생물유해폐기물은 가압증기멸균기주머니에 폐기하며(그림 9.7), 사용된 날카로운 물품은 생물유해 날카로운 물품을 담는 용기에 넣는다(그림 9.8).

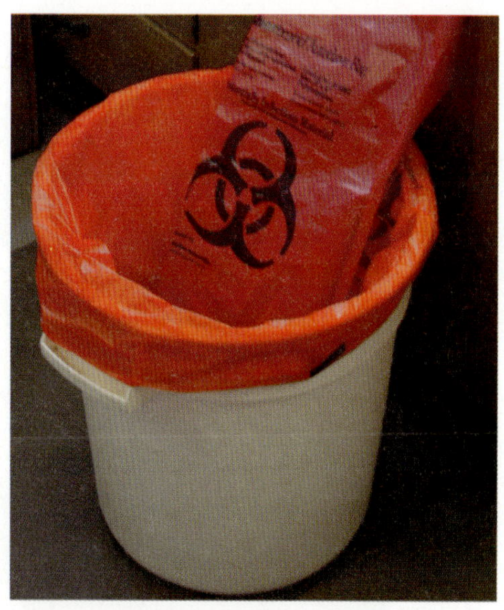

그림 9.7 **가압증기멸균기용 주머니.** 가압증기멸균용 주머니는 여러 형태와 크기가 있지만 모두는 공통적인 특징을 갖는다: 즉, 주머니의 색깔은 적색이거나 오렌지색이며, 주머니 위에 인쇄된 생물유해기호가 있다. 어떤 주머니는 또한 열에 민감한 잉크가 주머니에 들어 있어 주머니가 가압증기멸균되는 경우에 지표가 된다.

7] 보호장구

개인보호장비나 개인보호장구는 특별한 유해로부터 착용자를 보호하기 위해 사용된다. 비록, 이것이 유해를 제거하거나 인접 환경을 보호하지는 않는다고 하지만 이는 다른 조절이 불충분하거나 실행될 수 없는 경우에 사용된다. **보호장구**는 장갑, 호흡기보호, 눈보호, 보호복 그리고 필요한 어떤 다른 보호장구가 포함된다. 보호장비의 필요성은 그 제제의 본질, 물질, 성질, 휘발성 그리고 (미생물학연구실의 경우) 병원성에 따른다(BSL-1부터 BSL-4까지). 보호장구를 사용하는 모든 연구실관계자는 장비의 적절한 사용과 기능, 그의 단점 그리고 적절한 폐기절차에 대해 교육을 받고 이해해야 한다.

장갑

연구실의 많은 상황에서 손을 보호하는 것이 필수적이며 적절한 보호선택은 다루는 물질의 종류에 따른다. 미생물학적인 건강관리환경의 경우, 잠재적으로 유해한 감염원에 대한 노출로부터 보호하기 위해서는 장갑이 사용된다.

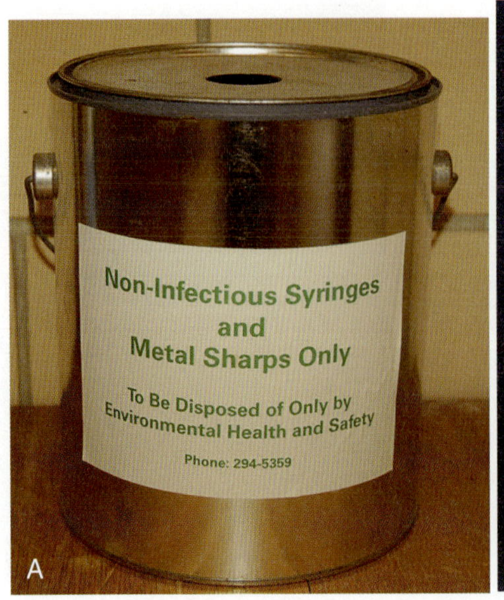

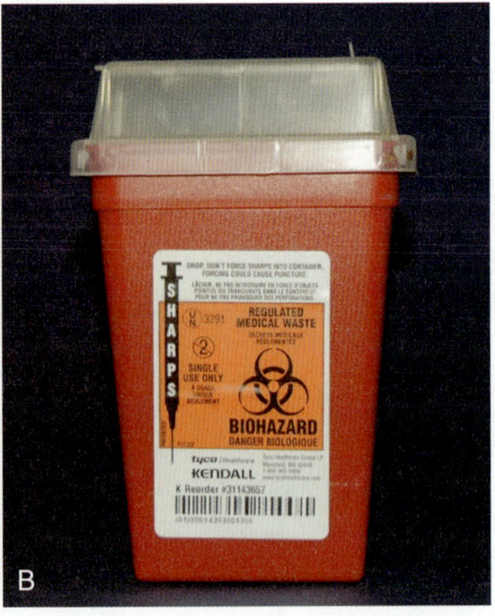

그림 9.8 날카로운 물품보관용기. 피부를 뚫을 수 있거나 뚫을 가능성이 있는 모든 폐기물품은 "날카로운 물품"으로 간주되며 뚫리지 않는 용기에 폐기해야만 한다. 이 사진이 보여주는 바와 같이, 이러한 용기는 여러 형태와 크기가 있으며 대개 견고한 플라스틱이나 금속으로 만든다**(A)**. 생물학적인 폐기물로 오염된 날카로운 물품을 포함할 수 있는 보관용기는 생물유해기호로 표지되어야 한다**(B)**.

전통적으로, 외과용장갑과 연구용장갑은 라텍스로 만들어 옥수수녹말로 된 분말을 뿌리지만; 일반인과 의료전문가에서 라텍스알레르기의 발생증가 때문에, 비닐이나 니트릴고무(nitrile rubber)와 같은 비라텍스재질로 대체되고 있다. 또한, 그 분말에 대해 알레르기가 있는 사람이거나 분말이 요구되지 않은 조건(예, 외과용 무균실이나 전자청정실)에서는 무분말장갑도 이용 가능하다. 초저온냉동고로부터 물품을 옮기거나 빼내는 동안 일어날 수 있는 초저온으로 인한 화상 혹은 가압증기멸균기로부터 뜨거운 품목을 빼내는 동안의 화상을 방지하기 위한 두꺼운 절연장갑과 같은 특별한 물품은 그의 사용과 단점에 대해 훈련을 받은 관계자에 의해 확인되어야 한다.

호흡기보호

다양한 종류의 호흡기보호가 연구실에서 사용된다.

- 큰 입자를 여과시키기 위한 간단한 외과용마스크
- 여과통이 달린 코와 입 마스크
- 눈, 코 그리고 입을 덮고 여과통이 달린 얼굴전체마스크
- 머리를 덮는 후드가 달린 얼굴전체마스크
- 탱크와 산소공급기가 달린 자동호흡장치

연구복

연구복은 연구실 내에서는 항상 착용하여야 하지만 연구복의 재질에 오염물이 쌓이거나 흡수될 가능성이 있기 때문에 연구실의 바깥에서는 착용하지 않는다. 감염물질이 있는 경우, 연구복은 단단히 입어야 한다. 연구실에 있는 동안 신발은 항상 신고 있어야 하지만 위험물질이 쏟아질 가능성에 대비하여 샌들이나 개방된 신발은 신지 말아야 한다. 또한, 케블라강화보호신발(Kevlar-reinforced toe shoes)이 필요할 수 있으며 그것을 사용하는 것이 강제된다. 보호복의 종류를 선택하는 것은 절차매뉴얼에 따라는 연구소장의 책임이다. 일부의 연구실절차에서는, 추가적인 고무나 플라스틱 앞치마가 필요할 수도 있다. 감염물질을 다룬 연구실에서 입었던 모든 연구복은 안전한 방식으로 폐기되어야 한다.

눈의 보호

손상의 가능성이 있는 많은 연구실에서 눈을 보호하는 것은 의무적이다. 눈을 보호하는 종류는 주어진 환경내에 존

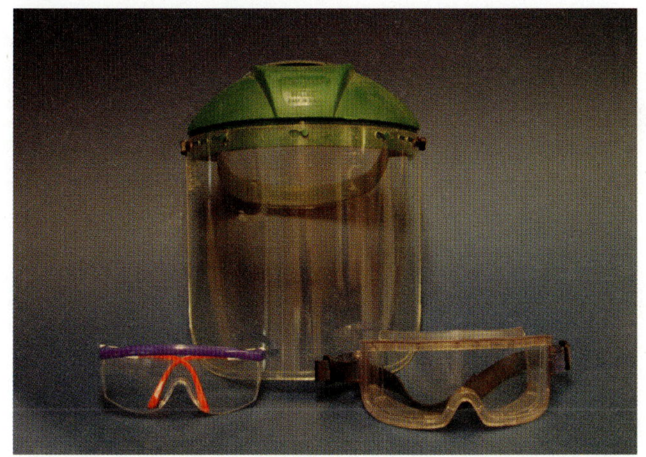

그림 9.9 **눈의 보호.** 사진은 일반적인 연구실에서 사용되는 여러 형태의 눈보호기를 보여준다. 보호의 수준과 복잡성은 사용되는 화학물질/제제의 종류에 따른다.

재하는 위험에 따라 다르게 요구된다. 대부분의 상황에서는, 측면보호가 된 안경이 적당하지만 어떤 형태로 튀기는 위험이 있는 경우라면 보안경이 필요하다. 필요한 경우 보안경이나 투명한 얼굴보호대와 같은 눈보호장비를 쓰는 것을 교정렌즈를 낀 것으로 대신하지는 못한다(그림 9.9).

2 건강관리시설에서의 안전
Safety in Healthcare Facilities

건강관리시설은 병원, 의원, 치과병원, 외래수술실, 조산원 그리고 요양원을 포함한다. 수많은 건강안전문제가 건강관리시설과 연관된다. 이의 일부에는 혈액매개병원체에 대해 노출되는 것뿐만 아니라 생물학적인 유해, 화학물질과 약물에 대한 노출가능성, 폐기마취가스노출, 호흡기위험, 반복적인 작업과 물건들기로부터 오는 인간공학적인 유해, 레이저유해, 연구실, 방사능물질, x-선 유해 그리고 기타 특수 상황과 연관되는 유해가 포함된다.

어떤 잠재적인 화학적인 유해에는 병리학 시료를 보존하기 위해 사용되는 고정제 포름알데히드(formaldehyde)에 대한 노출; 멸균을 위해 사용되는 에틸렌옥시드(ethylene oxide), 글루타르알데히드(glutaraldehyde) 그리고 과초산(peracetic acid)에 대한 노출이 포함된다(7장 참조).

건강관리의 응용

건강관리시설에서의 혈액매개병원체

질병	원인	증상	치료
B형 간염(Hepatitis B)	B형 간염바이러스(Hepatitis B virus, HBV)	평생 동안의 간감염; 간경화증; 간암; 간기능상실; 사망	예방을 위한 B형 간염백신; 증상치료와 결과적인 간이식
C형 간염(Hepatitis C)	C형 간염바이러스(Hepatitis C virus, HCV)	간경화증이 발생할 때까지 초기증상 없음	인터페론(interferon)-α, 리바비린(ribavirin); 치료제 없음; 간이식
후천성면역결핍증후군(Acquired immunodeficiency syndrome, AIDS)	사람면역결핍바이러스(Human immunodeficiency virus, HIV)	감염의 초기증상에는 발열, 두통, 피곤, 림프절종대가 포함되며; 후기증상에는 정력감퇴, 체중감소, 빈번한 발열과 발한, 지속적이고 잦은 효모감염, 피부발진, 단기기억소실 그리고 많은 기타 증상들이 포함되며; 병의 후기에 기회감염의 증상이 있음	여러 약물요법이 FDA에 의해 승인되었지만 현재 어떠한 치료제가 없음
바이러스성출혈열(Viral hemorrhagic fever)	에볼라바이러스(Ebola virus)와 마르부르그바이러스(Marburg virus)	다양한 증상; 초기징후에는 발열, 피로, 어지럼증, 근육통, 정력감퇴, 소모가 포함됨 중증인 증례는 피부밑, 내장기관, 혹은 입, 문, 혹은 귀와 같은 몸의 구멍으로부터 출혈의 징후를 나타냄; 쇼크, 신경계통기능부전, 혼수, 섬망, 발작 그리고 사망이 뒤따를 수 있음	지지요법; 기타 치료나 확실한 치유는 없음

FDA, 미국식품의약국(U.S. Food and Drug Administration).

1] 의사의 진료실과 의원

의사의 지료실과 의원은 환자와 관계자를 위한 적절한 보호를 제공하기 위해 의사, 진료실관리자 그리고 임상관계자를 위한 잘 정리된 관리절차가 기록되어 왔다. 의사의 진료실과 의원 역시 산업안전보건청(OSHA)에 의해 규제되며, 여기에는 건강관리요원의 훈련을 위한 엄격한 규제를 필요로 하는 산업안전보건청(OSHA) 혈액매개병원체규정(OSHA Bloodborne Pathogens Standard)이 포함된다:

- 혈액매개병원체훈련
- 의학장비의 안전과 관리
- 감염조절과 환경안전
- 환자안전
- 의료진과 관계자의 안전과 보안
- 규정과 정부기관의 요구사항
- 기록보존문제
- 처방약물의 안전성

2] 병원

병원의 안전성은 본질적으로 복잡하게 규제를 받는다. 모든 인가된 병원은 다음과 같은 문제를 다룰 병원안전프로그램, 정책 그리고 적합한 절차를 갖고 있어야 한다.

- 산업위생(industrial hygiene)
- 유해정보전달(Hazard communication)과 관계자의 훈련
- 유해폐기물의 폐기절차
- 재해대응절차
- 위험관리절차
- 기타 특수한 주제

병원 역시 일반적인 안전성, 생물안전성, 화학안전성, 방사선안전성, 석면안전성 그리고 유해물질안전성에 대한 산업안전보건청(OSHA)의 모든 규제를 따라야 한다. 또한, 모든 근로자에 대해 정기적으로 교육과 훈련을 실시하고 기록을 유지해야 한다.

의학적 사건

건강관리시설과 요양원에서의 황색포도알균 (*Staphylococcus aureus*)

위험스런 약물저항성 포도알균(*Staphylococcus*)감염이 요양원에서 급속도로 발행하고 있다. 메티실린저항성황색포도알균(methicillin-resistant *Staphylococcus aureus*, MRSA)에는 통상적인 항생제치료에 저항하는 균주들이 포함된다. 메티실린저항성황색포도알균(MRSA)은 침습적인 외과시술을 받는 환자 혹은 면역계통이 약화된 환자에서 주로 발생하며 병원이나 요양원과 같은 건강관리시설에서 치료를 받고 있다. 이러한 상황에서, 메티실린저항성황색포도알균(MRSA)감염은 잠재적으로 생명을 위협한다. 흔히 무증상적인 환자가 건강관리요원에게 병을 전파하고, 그 다음 (그 요원이) 다른 환자에게 부주의하게 병을 전파할 때 감염이 확산된다. 이러한 병이 한 환자에서 다른 사람으로 전파되는 것을 예방하기 위해서는 적절한 손씻기법과 안전요강의 준수가 필수적이다. 질병통제예방센터(CDC), 주와 지역의 건강당국 그리고 이들의 전국적인 공조체제가 건강관리시설에서 다양한 경보체계/프로그램을 통해 메티실린저항성황색포도알균(MRSA)감염을 예방하기 위해 협조된다.

3] 요양원과 개인요양시설

요양원과 개인요양시설은 건강관리사업장 중에서 손상과 질병이 가장 높은 비율로 일어나는 시설 중의 하나이다. 산업안전보건청(OSHA)은 요양원관계자의 근육뼈대질환을 예방하기 위해 요양원업계를 위한 인간공학적인 지침서를 발행한다.

요양원에서 세균감염과 바이러스감염의 전파는 의료진과 거주자 모두에 대해 큰 우려가 되며 12장에서 설명하였다.

3 긴급대응
Emergency Response

모든 연구실관계자는 그들이 소속된 기관에서의 연구실절차와 특별한 응급절차에 대해 알아야 한다. 또한, 산업안전보건청(OSHA)과 그의 주정부안전보건계획(State Plan)은 긴급대응자를 위한 국가적인 안전과 건강규정을 만들고 시행하기 위해 공조한다. 이러한 규정 중에는 유해폐기물작업과 긴급대응(Hazardous Waste Operations and

Emergency Response)규정이 있다. 기타 특별한 주제에는 화학적, 생물학적, 생물테러, 방사선 그리고 개인적인 보호장비; 훈련과 교육; 그리고 안전장비가 포함된다.

4 가정에서의 안전
Safety in Homes

물리적, 화학적 그리고 생물학적인 안전은 연구실, 건강관리시설 그리고 기타의 공공시설뿐만 아니라 가정환경에도 적용된다.

가정에서의 상황은 공중보건에 중대한 영향을 미칠 수 있다. 이는 가정에 기반한 말기환자요양시설에서 증가될 우려가 있다. 이러한 문제를 다루는 적합한 시기는 (휠체어와 보행기를 사용할 수 있도록) 재건축을 할 때이다. 미국보건복지부(HHS)에 의해 발간되는 헬스피플 2010 목표(*Healthy People 2010* goals)는 주요 문제를 확인하였고, 미국질병통제예방센터(CDC)는 건강한 집을 위한 프로그램(Healthy Homes Initiative)를 개발하였으며, 이는 가정 내 위험과 결함과 관련된 병과 손상을 예방하려는 협동적이고, 종합적이고 그리고 전체적으로 접근을 한다. 이 프로그램은 가정환경에서의 건강, 안전 그리고 삶의 질 문제의 확인에 초점을 맞추며 문제를 없애거나 줄이는 활동을 한다.

요약 Summary

- 모든 연구실환경은 연구실관계자와 일반환경의 안전을 보장하는 규정에 의해 규제된다.
- 미생물학연구실과 임상검사실은 특정의 연구실에서 다루거나 조작하는 미생물에 따르는 생물안전등급규정에 의해 규제된다.
- 화학물질을 안전하게 사용하고 다루기 위한 규정은 모든 연구실상황에 적용된다.
- 모든 연구실상황에서 중요한 성분인 연구실의 안전장비는 모든 연구실관계자의 건강과 안전을 보호하기 위해 계획된다.
- 안전장비의 일부에는 소화기, 흄후드, 가압증기멸균기, 눈세척기와 안전샤워기 그리고 냉장고/냉동고가 포함된다.
- 개인보호장구는 특수한 위험으로부터 착용자를 보호하기 위해 사용되지만, 인접 환경을 보호하지는 못한다.
- 연방과 주 당국이 강제하는 안전규정은 모든 건강관리시설, 요양원, 개인요양시설 그리고 공공기관에 적용된다.
- 연구시설과 건강관리시설 그리고 기타 공공시설의 모든 관계자는 그들의 환경에 필요한 특수비상절차를 숙지하고 있어야 한다.

복습문제

1. 산업안전보건청(OSHA)는 __________ 의 분과이다.

a. 국립보건원(NIH)
b. 미국질병통제예방센터(CDC)
c. 미국노동국
d. 세계보건기구(WHO)

2. 다루는 미생물에 따라 생물안전등급은 __________ 가지가 있다.

a. 1
b. 2
c. 3
d. 4

3. 수질검사시설에 요구되는 생물안전등급은 제 __________ 등급이다.

a. 1
b. 2
c. 3
d. 4

4. 생물안전 제2등급인 시설에서 다루어져야 할 세균은 다음 중 어떤 것일까?
   a. 마이크로콕쿠스루테우스(*Micrococcus luteus*)
   b. 고초균(*Bacillus subtilis*)
   c. 살모넬라(*Salmonella*)
   d. 표피포도알균(*Staphylococcus epidermidis*)

5. 사람의 질병과 연관되지만 일반적으로 심각한 건강위험이 아닌 제제는 다음의 어떤 위험군으로 분류될까?
   a. RG1
   b. RG2
   c. RG3
   d. RG4

6. 에볼라바이러스(Ebola viruses)는 다음의 어떤 생물안전등급에서 다루어져야 할까?
   a. 생물안전 제1등급(BSL-1)
   b. 생물안전 제2등급(BSL-2)
   c. 생물안전 제3등급(BSL-3)
   d. 생물안전 제4등급(BSL-4)

7. 가연성금속으로 인한 화재는 __________ 형 소화기를 필요로 한다.
   a. A
   b. B
   c. C
   d. D

8. 우회흄후드는 다음의 어떤 무리에 속할까?
   a. 일반목적후드
   b. 방사성동위원소후드
   c. 과염소산후드
   d. 생물안전캐비텟

9. 희생자가 다른 안전장치로 가기 전에 즉각적인 세척용으로만 사용될 수 있는 눈세척기/안전샤워기는?
   a. 응급샤워기
   b. 개인용 눈세척기
   c. 소형세척호스
   d. 복합장치

10. 다음 중 건강관리시설에서 혈액매개병원체가 아닌 것은?
    a. A형 간염
    b. B형 간염
    c. C형 간염
    d. HIV

11. 요양원을 위한 인간공학적인 지침은 __________ (에)서 발간된다.

12. PASS는 당기기(pull), 겨냥하기(aim), 누르기(squeeze) 그리고 __________ (을)를 의미한다.

13. 질병통제예방센터(CDC)는 Centers for Disease Control and __________ 의 약자이다.

14. 위험한 외래제제는 BSL- __________ 환경에서 다루어져야 한다.

15. 휘발유와 같은 가연성액체로 인한 화재에 사용되는 소화기의 종류는 __________ 형 소화기이다.

16. 임상검사실이 다루는 특수 업무 5가지를 나열해 보라.

17. 개인보호장비/장구 종류의 명칭을 써 보라.

18. 연구실에 있는 여러 가지 눈세척기와 안전샤워기에 대해 기술해 보라.

19. 화학물질유해성에 대한 국립직업안전위생연구소(*NIOSH*)의 소형지침에 의해 제공되는 정보 5가지의 명칭을 써 보라.

21. 건강관리시설에서 유해할 수 있는 각기 다른 혈액매개병원체의 이름을 써 보라.

CHAPTER 10

약리학
Pharmacology

학습목표

1. 약리학의 다양한 분과의 이름을 쓰고 설명한다.
2. 약물명명법을 설명한다.
3. 몸에서 약물의 투여, 흡수 그리고 분포에 대해 기술한다.
4. 생체내변환에 의해서 약물이 어떻게 신체에서 제거되는지 설명한다.
5. 용량반응곡선을 설명한다.
6. 시간반응곡선을 기술하고 설명한다.
7. 약물작용의 다양성에 대해 설명한다.
8. 유해약물반응과 독성 사이를 구별한다.
9. 신약의 개발에 필요한 절차를 기술한다.
10. 약물을 분류하기 위해 사용되는 항목의 명칭을 쓰고 기술한다.

주요용어

독물(poisons)
독성학(toxicology)
마약단속국(Drug Enforcement Administration, DEA)
마취제(anesthetic)
부작용(side effects)
비경구(parenterally)
생물학적 분석법(bioassays)
생체물질전달(biotransported)
생체이용률(bioavailability)
식품의약국(Food and Drug Administration, FDA)
식품의약품위생법(Pure Food and Drug Act)
신약허가신청(New Drug Application, NDA)
실험약물(experimental drugs)
약물관리법(Controlled Substances Act)
약물동태학(pharmacokinetics)
약물역학(pharmacodynamics)
약물치료학(pharmacotherapeutics)
약학(pharmacy)
용량(dose)
유효농도(effective concentration)
이뇨제(diuretics)
임상시험신청(Investigational New Drug Application, IND)
장관(enterally)
잠복기(latency)
전구약물(prodrug)
중독효과(toxic effect)
진통제(analgesics)
초회통과효과(first-pass effect)
최대효과(peak effect)
치료지수(therapeutic index)
케파우버-해리스수정안(Kefauver-Harris Amendment)
투약량(dosage)
해독제(antidote)
희귀의약품(orphan drugs)
희귀의약품법(Orphan Drug Act)

역사

"약을 먹고 싶어하는 욕망이 인간과 동물을 구별하는 위대한 점일 것이다."

—윌리암오슬러경(*Sir William Osler*)(1849-1919)

간략히 말해, 약물지(*Materia medica*)는 감염과 병을 치료하기 위한 의학의 지식과 사용을 집대성한 것이다. 아마도 이는 인류의 역사가 기록되면서 시작되었을 것이며; 통증을 완화하고, 신체적인 병을 치료하며, 병을 극복하고 그리고 그의 효과로부터 회복되도록 하였다. 그러나, 대부분의 경우 병의 원인은 모르며 치료가 효과적인 결과를 내는지는 불확실하였다.

병에 대한 초기의 개념은 미신적이고, 원시적이며 그리고 종교적인 상상에 의해 현저하게 영향을 받았다. 쉽게 얻을 수 있는 초기의 어떤 경구용 약물후보는 오늘날에도 이용되고 있어, 포도(알코올, alcohol)는 진정제로 양귀비(아편, opium)는 통증에 대해, 말라리아에 대해서는 기나나무껍질(cinchona bark)(키니네, quinine), 통풍에 대해서는 샤프란(saffron)(콜히친, colchicine), 위창자관장애를 위한 완화제로 피마자(castor bean)(피마자유, castor oil), 아메바성이질을 치료하기 위한 토근(ipecac) 그리고 통증의 진통제로 버드나무껍질(willow bark)(살리실산, salicylic acid)이 사용되고 있다. 이러한 치료에 대한 경험은 마녀의사와 어떤 다른 치료자의 원시적인 의술을 위한 민간전승의 기본이 된다. 의학적인 역사, 치료, 준비절차 그리고 약물의 성분에 대해 기록할 필요성은 계속되었으며 이는 약학과 약리학으로 발전하였다.

영향

약리학의 역사는 그의 아래와 같은 성분의 발전과 함께 계속해서 진보하는 종합과학으로 우리에게 영향을 미친다:

- 화학: 약물의 화학적인 조성
- 해부학: 약물이 작용하는 몸의 부위
- 생리학: 약물에 대한 몸의 반응
- 생화학: 체내에서 약물의 작용기전

약리학은 약물이 몸에 대해 어떤 역할을 하는지, 몸이 약물에 대해 어떤 반응을 하는지에 관한 의문에 답해야 하는 문제를 안고 있다. 약리학의 종합적인 본질을 확인하기 위해 초기의 약리학의 과학적인 발전은 다음과 같은 사람들에 의해 이루어졌다.

- 파라켈수스(*Paracelsus*)(1493-1541): 질병은 화학물질로 치료될 수 있는 몸의 화학물질불균형으로부터 기인된다고 제안함으로써 의학에 화학을 도입시킨 연금술사-화학자.
- 윌리암하비(*William Harvey*)(1578-1657): 혈액이 모든 세포로 순환한다는 것을 밝힌 해부학자-의사. 이는 원인-효과의 해석에 지대한 영향을 미치고 피하주사를 개발하게 만들었다. 이는 정맥내경로로 약물을 투여하게 하였으며 일반적으로 의학과 특정의 약물작용에 대한 새로운 과학적인 연구방법을 이끌었다.
- 프랑스와마젠디(*François Magendie*)(1783-1855): 약물의 효과가 특정의 몸기관내 약물작용에 의한 결과라는 것을 증명하는 실험방법을 사용하여 약리학적인 문제를 연구한 생리학자.
- 프리드리히 W.A. 제르튀르너(*Friedrich W. A. Sertürner*)(1783-1841): 식물(양귀비)로부터 모르핀의 암모늄염이라는 활성성분을 처음으로 분리한 약제사(약사). 이는 약물의 치료효과가 이들의 활성성분으로 인하며 이러한 순수한 활성성분이 작용하는 가치를 이해하게 했다.
- 크로드버나드(*Claude Bernard*)(1813-1878): 약물이 몸의 어디에서 어떻게 작용하는지를 동물에서 실험적으로 확인한 생리학자. 그는 뼈대근육이음부에서 큐라레(curare)의 독성작용의 결과를 해석했다.
- 제임스브레이크(*James Blake*)(1815-1893): 약물의 효과는 약물이 그의 작용부위에 도달한 뒤 이들의 화학구조와 작용부위에서의 시간에 의해 결정된다고 제안한 의사.
- 폴에를리히(*Paul Ehrlich*)(1854-1915): 매독의 치료를 위한 수은성분을 연구하여 약물이 작용하는 세포부위에서의 수용체를 제안한 의사.
- 윌리암모르톤(*William Morton*)(1819-1868): 혈관종양의 외과적인 절제를 위해 처음으로 환자를 마취시킨 치과의사.
- 루이스파스퇴르(*Louis Pasteur*)(1822-1895): 코흐(Koch) 등과 함께 질병의 배종설에 주된 공헌을 한 미생물학자. 그는 현재 저온살균(*pasteurization*)(1장과 7장 참조)이라고 부르는 방법을 통해 미생물성장의 조절방법을 보여주었다. 그는 또한 면역접종을 위해 약독화된 백신을 사용하였다.

미래

의술은 진료자가 이용 가능한 도구를 사용하는 합리적이고 사리에 맞는 접근법이다. 약리학은 이러한 도구의 하나가 된다. 종합과학으로써의 약리학의 미래는 그의 부분들을 하나로 묶는 것이다. 이는 그의 과학분과가 발전하거나 새로운 것이 합쳐지는 속도로 계속 발전하는 역동적인 과학이다. 약리학의 한 중요한 문제는 항미생물제에 내성이 발생한 미생물이다. 이러한 문제에 대해, 식품의약국(Food and Drug Administration, FDA), 질병통제예방센터(Disease Control and Prevention, CDC) 그리고 미국농무부(.S. Department of Agriculture, USDA)는 항미생물제의 내성변화를 모니터링하고 확인하기 위한 국립항미생물제내성감시시스템(National Antimicrobial Resistance Monitoring System, NARMS)을 개발하였다. NARMS는 사람과 동물에서 항미생물제내성을 확인하여 항미생물제내성유형에 관해 적시에 의사와 수의사에게 정보를 제공한다. 이러한 모니터링의 강화는 변화와 함께 병행되어야 한다. 새로운 항미생물제가 도입된 다음 새로운 내성균주가 의도치 않게 발생했는지 주의해야 할 필요가 있다.

1 서론
Overview

앞에서 설명한 대로, 약리학[그리스어로 약물(drug)을 뜻하는 *pharmakon*과 학문(study of)을 뜻하는 *logos*에서 유래됨)은 종합의학이다. 항생제와 같은 약간의 예외가 있지만, 약물은 살아 있는 조직에 대해 어떤 생리학적, 생화학적, 혹은 기타의 생물학적인 기능을 더해 주지는 않는다. 이들은 심장박동을 증가시키는 아드레날린(adrenalin)처럼 생리학적인 반응이 일어나는 속도를 바꾼다.

1] 약리학의 분과

이 장은 해부학, 생리학 그리고 2장과 3장에서 설명한 생화학과 동일하게 관련되는 "생리약리학(physiological pharmacology)" 혹은 "약리생리학(pharmacological physiology)"의 기초 일부를 소개한다. 비록, 모든 약물이 잠재적인 **독물**(중증의 고통이나 사망을 야기하는 물질)이라고 해도, 아독성의 용량으로 투여되면 이들은 약용의 도구가 된다. 합리적인 약물요법의 목적은 신체와 그의 생물학적 계통을 건강한 순서로 작동하게 만들고 유지시키는 것이다. 치료의 경우, 약물은 살아 있는 조직에 물리적이고 병리학적인 문제를 예방하고 맞서기 위한 화학적인 지지를 제공한다. 약리학은 약물의 작용을 설명하는 독특한 분과로 구성된다.

- **약물역학(pharmacodynamics)**은 건강한 몸과 병든 몸에서 약물에 유도되는 생리학적이고 생화학적인 반응체계를 다룬다.
- **약물동태학(pharmacokinetics)**은 약물의 투여후 체내 다양한 부위에 있는 약물의 양을 조사한다.
- **약물치료학(pharmacotherapeutics)**은 질병의 예방, 치료, 혹은 진단을 위해 사용되는 약물의 선택과 적용과 연관되는 문제를 다룬다.
- **독성학(toxicology)**은 독물에 대한 몸의 반응, 즉, 이들의 유해효과, 작용기전, 증상, 치료 그리고 확인에 대한 학문이다.
- 반면, **약학(pharmacy)**은 약물의 명명이 필요한 치료제에 관한 제조, 합성, 분배 그리고 기록유지를 포함한다. 또한, 약학은 다음을 포함한다:

- 생약학(*pharmacognosy*): 약용식물이나 기타 천연적인 근원의 약물
- 제약화학(*pharmaceutical chemistry*): 신약과 기존약물의 화학적인 합성과 변형

건강관리의 응용

다양한 기관계통에 사용되는 약물의 예

약물	계통/상태	효과
메틸페니다테(methylphenidate)	중추신경계통	자극
디기탈리스(digitalis)	심장혈관계통	울혈심장기능상실의 치료
콜히친(colchicine)	신경근육계통	진통
퀴니딘(quinidine)	심장혈관계통	항부정맥
프로카인아미드(procainamide)	심장혈관계통	항부정맥
페니토인(phenytoin)	중추신경계통	항경련
베라파밀(verapamil)	심장혈관계통	항협심증
니트로글리세린(nitroglycerin)	심장혈관계통	항협심증
아세타졸아미드(acetazolamide)	콩팥계통	이뇨
레보티록신(levothyroxine)	내분비계통	갑상샘기능저하증의 치료
바르비투르산염(barbiturate)	중추신경계통	진정
벤조디아제핀(benzodiazepine)	중추신경계통	항불안
프레드니솔론(prednisolone)	호흡계통	염증반응의 억제
중탄산염나트륨(sodium bicarbonate)	위창자계통	위의 pH를 증가시킴
실데나필(sildenafil)	생식계통	발기부전의 치료
시부트라민(sibutramine)	비만	음식섭취를 조절하는 세로토닌(serotonin)과 노르에피네프린(norepinephrine)의 재흡수를 억제
소마토트로핀(somatotropin)	내분비계통	간세포에서 IGF의 작용을 차단하기 위한 항뇌하수체제

IGF, 인슐린유사성장인자(insulin-like growth factor.)

생명의 응용

"갈색종이봉투"

약사와 환자 사이에 투약에 관한 직접적인 간단한 대화가 필요하다. 유용한 방법은 투약하는 모든 약을 단순한 갈색종이봉투에 넣어 지역의 약사에게 잠재적인 유해효과에 대해 평가해서 적어 달라고 부탁하는 것이다. 이후에, 약사는 환자의 의사와 잠재적인 유해상호작용을 상담하고 기록한다. 이는 간편하게 정기적으로 갱신될 수 있다.

- 생물약제학(*biopharmaceutics*): 약물의 약물역학과 약물동태학적인 특성에 대한 제형(formulation)의 효과

2] 약물의 명명

모든 약물이 잠재적인 독물이기 때문에, 이들의 약물명을 이해하는 것이 필요하다. 이는 또한 올바른 이용을 위해 올바른 약물을 특정하여 확인하는 것이기 때문에 실제적이기도 하다. 이는 제약산업의 제조회사와 함께 시작되며; 약물이 공급된 약국에서 계속 유통되고; 그리고 이를 환자에게 투여하는 의료관계자에서 끝난다. 게다가, 약물의 명명은 의료사고를 피할 수 있도록 화학적으로 정확하게 기술될 필요가 있다.

일반적으로, 치료용 화학물질은 처방약물과 비처방약물로 넓게 분류된다.

- 비처방(*nonprescription*): 식품의약국(FDA)에 의해 승인된 처방외약(over-the count drug)과 FDA에 의해 승인되지 않은 약초보조제
- 처방(*prescription*): 면허가 있는 의료종사자(예, 수의사, 치과의사 그리고 의사)에 의해 처방되는 것을 법으로 정한 약물
- 각각의 약물은 화학명(chemical name), 일반명(generic name) 그리고 상품명(proprietary name) 혹은 상표명(trade name, brand name)을 가진다(표 10.1):
    - 화학명: 이는 흔히 예를 들어 3,5-디하이드로페닐알라닌(dihydroxyphenylalanine)처럼 이름이 길지만 합성화학자에게는 가치가 있는 단일 화학구조를 정확하게 기술한다.
    - 일반명: 단일의 비상품명으로 대개 예를 들어 항미생물제[예, 페니실린(penicillin)], 항경련제[예, 딜란틴(dilantin)] 그리고 **진통제**[예, 아스피린(aspirin)] 처럼 치료적인 부류에 대한 약물의 관계를 나타낸다.
    - 상품명 혹은 상표명: 제조회사에 할당된 법적으로 등록된 약물명.

만일 약물이 여러 제약회사에서 생산된다면 상품명의 목록이 길 수 있는데, 예를 들어 국소**마취제** 프로카인(procaine)은 최소 24개의 각기 다른 상품명이 있다.

3] 약물정보의 근원

약물정보의 근원은 사람일 수 있거나 출간된 정보일 수 있다. 일반적으로 특정의 약물정보를 가진 사람은 다음과 같다:

- 의사
- 약사
- 독극물통제센터
- 제약회사영업사원

출간된 정보는 다음에서 찾을 수 있다:

- 교과서
- 뉴스레터
- 참고서
- 인터넷

의학적 사건

의사처방참고집(*Physicians' Desk Reference*: PDR)

의사처방참고집, 즉 PDR은 제약회사에서 제작한 약물참고서이며 매년 갱신된다. PDR은 약물처방에 관해 식품의약국(FDA)에 의해 승인된 정보를 가진 권위 있는 출처이다. 책 속에 있는 각각의 약물에 관한 정보는 동봉된 약봉지에 있는 정보와 동일하다. PDR은 본문 말고도 각 약물과 동일한 칼라사진이 들어있다.

표 10.1 약물명명법의 예

상표명 혹은 상품명	일반(비상품)명	화학명	치료적인 부류
아목실(Amoxil), 아목시코트(Amoxicot), 트리목스(Trimox), 디스페르목스(DisperMox)	아목실린(Amoxicillin)	(2*S*,5*R*,6*R*)-6-[(*R*)-(−)-2-amino-2-(*p*-hydroxyphenyl)acetamido]-3,3-dimethyl-7-oxo-4-thia-1-azabicyclo[3.2.0]heptane-2-carboxylic acid trihydrate	항생제
아드빌(Advil), 모트린(Motrin), 미돌(Midol), 누프린(Nuprin)	이부프로펜(Ibuprofen)	(±)-2-(*p*-Isobutylphenyl) propionic acid	항염증제
타이레놀(Tylenol), 아나신(Anacin)-3	아세트아미노펜(Acetaminophen)	N-Acetyl-*p*-aminophenol	진통제
딜란틴(Dilantin), 딜란틴(Dilantin) KAPSEALS	페니토인(Phenytoin)	Sodium 5,5-diphenyl-2,4 imidazolidinedione	항경련제
알레그라(Allegra)	펙소페나딘(Fexofenadine)	(±)-4-(1 hydroxy-4-[4-(hydroxydiphenylmethyl)-1-piperidinyl]-butyl)-α, α-dimethyl benzene acetic acid hydrochloride	항히스타민제

2 약물의 작용원리
Principles of Drug Action

약물은 생리학적인 활성을 변화시키며 이들이 효과를 나타내려면 적절한 농도에서 원하는 표적부위에 도달해야 된다(표 10.2). 이는 총체적으로 약물동태학이라 부르는 여러 과정을 포함한다. 이러한 원리는 다음과 같다:

- 투여(Administration)
- 흡수(Absorption)
- 분포(Distribution)
- 생체내변환(Biotransformation)
- 청소(제거)[Clearance (elimination)]

1] 투여

약물은 소화계통을 통해 **장관(enterally)**으로 투여하거나 혹은 소화관이 아닌 계통을 통해 **비경구(parenterally)**로 투여할 수 있다.

직접적인 국소작용을 위해 약물은 다음의 방법으로 투여한다(그림 10.1):

- 피부
- 점막(예, 코, 입, 목, 눈, 혹은 비뇨생식관)
- 경구(예를 들어, 삼투설사제, 삼투**이뇨제** 그리고 위창자관감염에 대한 제산제에 국한됨)
- 몇몇 호흡기 및 허파 질환의 경우 흡입
- 이온삼투요법[이온(즉, 음전하와 양전하)의 조절을 통해 피부속이나 피부를 통과함]

전신효과를 위해 약물은 다음의 방법으로 투여할 수 있다(그림 10.2).

- 경피흡수형제제(Transdermal therapeutic system) (예,

표 10.2 투여된 후 약물이 소실되는 작용부위

투여경로	약물소실부위
장관경로(enteral route)인 경우 only	위에서 분해 초회통과효과 작은창자 흡수 안됨 음식이나 기타 내용물에 결합 간에서의 대사 쓸개즙으로 분비 생체내변환 조직에 결합
장관과 비경구경로(parenteral route)	
전신혈액순환	생체내변환 혈장단백질과의 결합
몸조직으로의 분포	약물이 너무 확산되어, 작용부위에 충분하지 못함 조직에 결합 생체내변환 대사 배설

피부에 부착된 약물저장소로부터 느리게 방출되도록 조절)

- 설하: 혀의 아래[예, 니트로글리세린정(nitroglycerine tablets)]
- 경구: 위창자관을 통해 흡수되도록 입으로
- 곧창자(직장, rectum)내 좌약에 의해 혈관이 왕성하게 분포하고 혈액의 흐름이 빠른 항문을 통해; 영아나 의식이 없는 환자에서는 유용하다.
- 흡입(*inhalation*): 혈관이 왕성하게 분포하고 혈액의 흐름이 빠른 또 다른 부위인 허파에서; 혈관이 분포되어 물질을 흡수하고 제거하는 커다란 허파조직표면(200 m^2)에 직접적으로 적용되기가 좋다(허파는 1분 내에 나머지 몸을 통해 흐르는 혈액의 전체 양을 받으며 따라서 몸에서 가장 효과적인 흡수구역이다).
- 피하: 피부층의 아래; 소량의 약물이 느리게 흡수되기에 좋다.
- 근육내: 왕성한 혈관분포와 빠른 혈류 때문에 흡수율이 빠르지만 정맥내경로보다는 느리다.

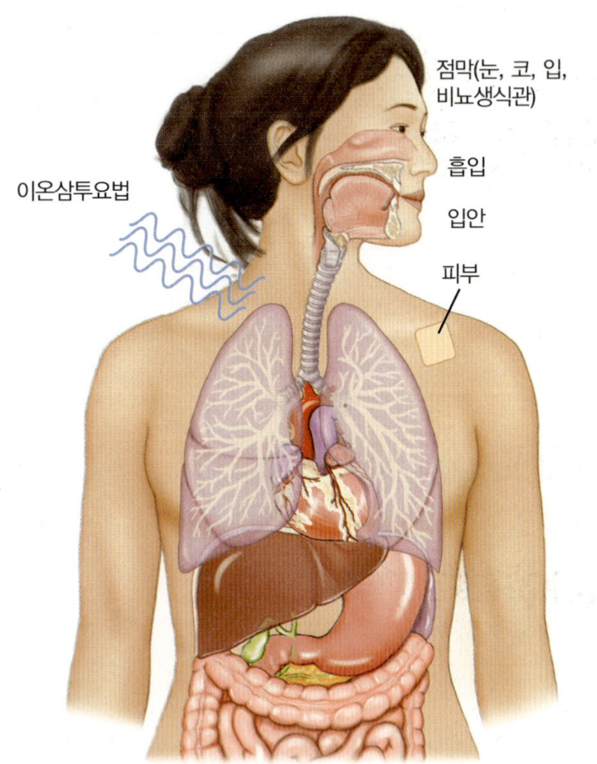

그림 10.1 국소약물투여. 직접적인 투여를 위해, 약물은 피부나 점막, 경구, 흡입 혹은 피부를 통해 이온삼투요법으로 투여 할 수 있다.

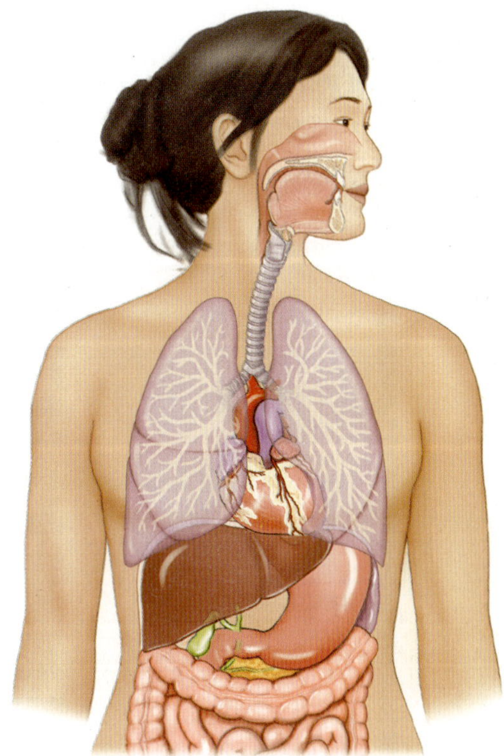

그림 10.2 전신약물투여. 전신효과를 낼 수 있는 약물투여부위.

- 정맥내: 가장 빠른 흡수율; 포트(port)(암화학치료에서처럼 반복적인 약물투여를 위해 대정맥의 관삽입)에 의해 혹은 정맥내대량주입(intravenous *bolus*)(정맥내 수액을 대량 주입하며 빠르게 즉각적인 반응이 일시에 나온다).
- 경막내: 척수의 거미막밑공간(subarachnoid space) 속으로 투여; 다른 방법보다 덜 침습적이며 뇌척수액의 순환을 통해 더 큰 구역으로 분포되도록 한다.

2] 흡수

약물은 흡수된 후에 이들이 작용하는 부위로 가야 한다. 흡수는 약물이 투여된 부위를 떠나서 작용부위에 나타나는 속도로 정의한다. 투여경로와 관계 없이, 약물은 체액에 녹아야 하고 작용할 세포부위에 도달하기 위해서는 생물학적인 장벽을 통과해야 한다(박스 10.1). 약물이 작용부위에 도달하는 정도를 나타내기 위해 **생체이용률(bioavailabilty)**이라는 용어가 사용된다. 약물은 앞에서 설명한 기전을 통해 이러한 생물학적인 장벽을 통과하여 **생체전달(biotransported) 된다**(2장과 3장). 예를 들어, 입안, 신뢰, 국소, 혹은 흡입으로 투여된 약물은 상피를 지나야 하는 반면 피하나 근육내로 투여된 약물은 모세혈관벽을 지나야 한다. 일반적으로 3가지 작용부위가 있다:

- 세포외; 예, 헤파린에 의한 혈액 응고의 감소
- 세포; 예, 니코틴성, 콜린성의 골격근육신경근육수용체에서 아세틸콜린의 작용에 의한 골격근의 수축
- 세포내; 예, 세균의 성장에 필요한 세포내성분의 억제를 통해 세균의 성장을 억제시키는 술파제(sulfa drugs)

약물의 흡수는 투여한 부위의 해부학적 특성과 생리학적 특성 그리고 약물의 물리적 특성과 화학적 특성에 의해 영향을 받는다. 이러한 요인에는 아래와 같은 것들이 포함된다:

- 표면적(*surface area*): 표면적이 클수록 흡수가 더 빨라진다. 예를 들어, 작은창자의 큰 표면적은 경구로 투여된 약물의 흡수에 도움이 된다.

박스 10.1 생물막을 통과하는 약물의 수송

다양한 형태의 약물의 수송은 아래에 나타낸 공식으로 설명할 수 있다:

- 인지질(생물)막을 통과하여 성공적으로 수송될 비율
- 콩팥을 통해 배설될 비율
- 이동될 수 있는 물질의 양
- 물질에 대한 특수정보 또는 일반정보 및 이동성; 예, 수용성의 물질은
  - 이온화된다(2장 참조).
  - 혈관과 같은 생물(인지질)막을 통과하여 지나기가 어렵다.
  - 콩팥과 같은 기관계통을 통해 쉽게 배설된다.
  - 체내에서 생체내변환(Biotransformation)에 의해 지용성에서 수용성으로 전환된다.
- 지용성의 물질은
  - 이온화가 되지 않는다.
  - 혈관에 있는 것과 같은 생물(인지질)막을 쉽게 통과하여 지난다.
  - 콩팥에서 재흡수 될 수 있다. 즉, 수용성의 약물과 달리 쉽게 배설되지 않는다.
  - 체내에서 (콩팥으로 배설이 가능한) 수용성으로 생체내변환될 수 있다.

백분율로 이러한 정보를 간략하게 나타내면 아래와 같다:

$$\frac{(\text{약물의 이온화된 \%}) \times 100}{(\text{이온화된 \%}) + \text{비이온(약물의 이온화되지 않은 \%)}}$$

그리고

$$\frac{\text{비이온(\%)} \times 100}{(\%) + \text{비이온(\%)}}$$

= 각각 생물학적인 수송을 위해 이용 가능한 %

- 용해율(*rate of dissolution*): 약물이 녹는 속도는 흡수의 속도에 영향을 준다. 용해율이 큰 약물은 용해율이 낮은 약물보다 더 빠르게 작용을 나타낸다.
- 지질용해도(*lipid solubility*): 지용성이 큰 약물은 지용성이 낮은 약물보다 생물막(biological membranes)을 더 쉽게 통과할 수 있다.
- 혈류(*blood flow*): 혈액의 흐름이 빠른 구역에서 약물은 혈액의 흐름이 느린 구역에서보다 더 많이 흡수된다.

3] 분포

분포는 약물이 생물막을 통과하여 복합적으로 세포내체액 및 세포외체액(3장 참조)과 같은 몸의 구역으로 수송되는 것이다. 이러한 두 구역은 약 40리터의 체액을 갖는 하나의 구역으로 된다. 약물의 분포는 약물의 화학적인 특성과 용해도, 표적으로 가는 혈류의 양 그리고 약물의 분자크기와 배설율에 따른다. 수용성의 약물은 결합되지 않는 한 쉽게 배설되어 소실된다. 그 부위로 가는 혈액의 흐름과 약물의 분자크기는 추가적인 요인이 된다. 뇌로 가는 혈류는 또 다른 장애물인 혈액-뇌장벽을 거치며, 태아로 가는 혈류는 태반순환을 거쳐야 한다. 태반은 니코틴과 마리화나(marijuana)뿐만 아니라 알코올과 같은 물질이 모체로부터 태아로 수송되는 경로이다.

4] 생체내변환

생체내변환은 신체가 약물을 불활성화시키고 제1기 반응과 제2기 반응에 관여하는 기전인 약물의 대사를 포함한다. 제1기 반응은 화합물에 이미 존재하는 이온화성분을 도입시켜 (혹은 그것을 노출시켜) 더 이온화된 분자로 약물을 전환시킨다(표 10.3). 제2기 반응은 화학적으로 변화된 약물로 새로운 화합물이 생성되는 합성반응이다. 분자에 포함되어 있는 아미노(–NH_2)기, 수산(OH)기, 혹은 황화수소(SH)기와 작용기가 포합(conjugation)되는 것을 예로 들 수 있다(표 10.4).

간은 약물대사에서 중요한 역할을 담당하지만 허파, 콩팥 및 부신 역시 약물대사에 관여한다. 활성약물의 대부분은 지질이중세포막을 통해 수송되기 위해서는 높은 지질용해도를 필요로 한다. 약물대사산물 역시 콩팥으로 수송되어 콩팥의 콩팥단위(네프론, nephron)에서 만들어지는 소변으로 배설되기 위해서는 높은 물용해도를 필요로 한다(그림 10.3). 지용성의 약물은 대사산물을 수용성으로 만드는 포합이나 기타 다른 대사과정과 같은 대사과정에 의해 더욱 수용성으로 될 수 있다. 비록 대사과정이 약물을 불활성화시킬 수 있다고 해도, 이는 항상 그러한 것은 아니다(의학적인 사건: 전구약물 참조).

표 10.3 제1기 생체내변환반응의 일부

반응	약물의 예
산화(P450* 의존) Oxidation (P450* dependent)	
수화(hydroxylation)	암페타민(amphetamine), 바르비투르산염(barbiturate)
N-탈알킬화(dealkylation)	카페인(caffeine), 모르핀(morphine)
O-탈알킬화(dealkylation)	코데인(codeine)
N-산화(oxidation)	니코틴(nicotine), 아세트아미노펜(acetaminophen)
S-산화(oxidation)	클로르프로마진(chlorpromazine)
산화(P450 비의존) Oxidation (P450 independent)	
아민산화(amine oxidation)	아드레날린(adrenaline)
탈수소화(dehydrogenation)	에틸알코올(ethyl alcohol), 수화클로랄(chloral hydrate)
가수분해(hydrolysis)	리도카인(lidocaine), 프로카인아미드(procainamide)
아미드(amide)와 에스테르(Ester)의 산화 Amide and ester oxidation	아스피린(aspirin), 프로카인(procaine)
환원(reduction)	클로람페니콜(chloramphenicol), 날록손(naloxone)

*P450 은 생체내변환반응을 촉매할 수 있는 사이토크롬(cytochrome)이다.

표 10.4 제2기 생체내변환반응의 일부

반응	약물의 예
아세틸화(acetylation)	메스칼린(mescaline), 술폰아미드(sulfonamide)
포합(conjugation) 글루타치온(glutathione) 글리신(glycine) 황산염(sulfate)	브로모벤젠(bromobenzene), 에타크린산(ethacrynic acid), 벤조산(benzoic acid), 살리실산(salicylic acid), 메틸도파(methyldopa), 3-하이드록시큐마린(hydroxycoumarin)
글루코로니드화(glucuronidation)	다이곡신(digoxin), 모르핀(morphine)
메틸화(methylation)	도파민(dopamine), 히스타민(histamine)

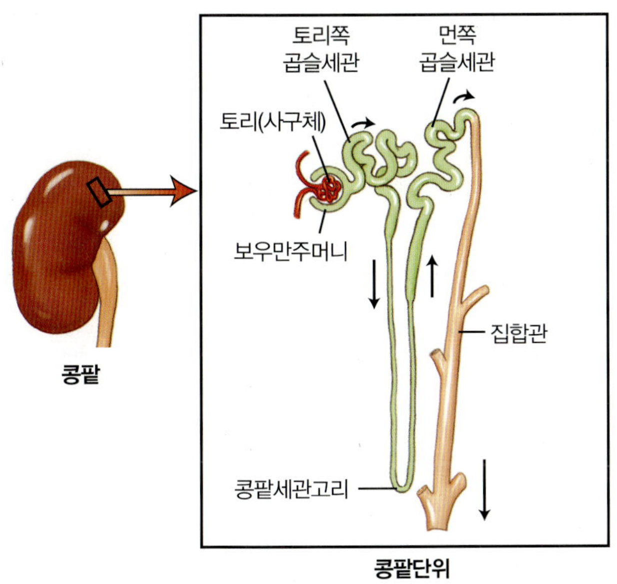

그림 10.3 **콩팥단위(nephron).** 콩팥단위는 콩팥의 기능적인 단위이며 주로 대사부산물과 약물대사산물의 제거에 관여한다.

5] 청소(배설)

약물은 주로 콩팥을 통해 신체에서 배설되며, 이러한 소변으로의 배설은 3가지 과정을 필요로 한다(그림 10.3 참조; 19장 참조).

1. 사구체여과(glomerular filtration)
2. 세뇨관재흡수(tubular reabsorption)
3. 세뇨관분비(tubular secretion)

간에서 대사되는 약물의 일부는 또한 쓸개즙과 쓸개관뿐만 아니라 대변을 통해서도 배출된다. 투여의 경로가 되는 허파 역시 호기로 대사약물을 배설하는 잠재적인 경로이다. 기타의 청소경로는 땀, 침, 눈물 및 유즙이 있으며, 만약 모유수유한다면 신생아에게 유해할 수 있다.

> **의학적 사건**
>
> **전구약물**
>
> 전구약물은 불활성의 형태로 투여되는 물질이지만 일단 투여되면 활성대사산물로 대사된다. 파킨슨증(parkinsonism)의 치료에 이용되는 4급 아민 도파민(dopamine)은 그의 특징적으로 낮은 지질용해도로 인해 지용성물질의 출입을 제한시키는 혈액-뇌장벽(blood-brain barrier, BBB)을 통과하여 뇌로 갈 수 없다. 하지만 l-도파(dopa)는 혈액-뇌장벽(BBB)을 통과하는 높은 지질용해도를 가진 3급 아민으로 도파민의 전구체이다. l-도파는 뇌에서 도파데카르복실라제(dopa decarboxylase)에 의해 파킨슨증환자를 위한 유용한 치료제인 도파민으로 전환된다. l-도파는 투여된 다음 내인성대사활성에 의해 활성화되는 **전구약물**의 예이다.

3 반응
Responses

인체에 투여된 약물은 일련의 반응을 일으키게 된다. 이러한 반응은 4가지 범주로 나뉘어진다:

1. 용량효과(dose effects)
2. 시간효과(time effects)
3. 변동성(variability)
4. 독성(toxicity)

1] 용량효과

모든 약물은 주어진 용량에 따라 잠재적인 독물이라는 점을 기억하면서, 약물의 효과는 **용량(dose)**에 따르며, 환자에게 어느 정도의 용량을 투여할 것인지를 결정하는 것이 중요하다. 약물의 용량은 1회에 주어지는 양이다. **투약량(dosage)**은 전체적인 기간 동안 투여하는 총량이다. 예를 들어, 환자에게 투여하는 약물이 5 mg 정의 용량으로 5일 동안 투여한다면 투약량은 25 mg이다. 용량과 투약량은 서로 혼용하여 사용할 수 있는 용어가 아니다.

치료지수

폴에르리히(Paul Ehrlich)는 약물은 그의 유용한 특성과 독성효과에 의해 판단할 필요가 있다는 것을 인식했다. "안전역(margin of safety)"이라고도 부르는 **치료지수(therapeutic index)**는 원하지 않는 효과를 일으키는 약물용량과 원하는 치료반응을 일으키는 용량 사이의 비율이다. 치료지수는 약물의 ED50에 대한 LD50의 비율이며 실험동물에서 결정된다. LD50는 검사동물의 50%가 죽는 치사용량이며 ED50는 처치동물의 50%에서 약물이 효과를 내는 용량이다.

$$\text{치료지수} = LD_{50}/ED_{50}$$

치료지수가 높다는 것은 약물이 상대적으로 안전하다

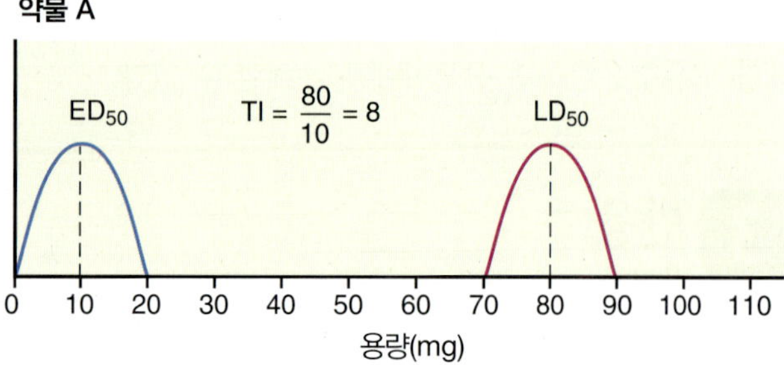

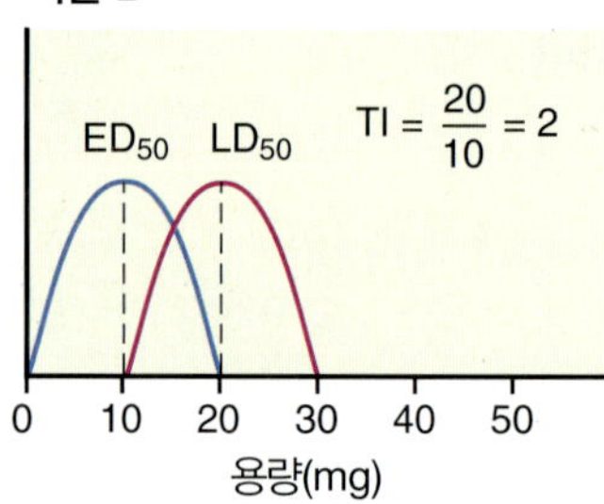

그림 10.4 치료지수(therapeutic index). 높은 치료지수는 약물이 상대적으로 안전하다는 것을 나타내는 반면 낮은 치료지수는 약물이 상대적으로 안전하지 못하다는 것을 의미한다. 약물 A는 치료지수가 높고 상대적으로 안전하다. 약물 B는 치료효과곡선과 치사효과곡선 사이가 중복되며, 따라서 상대적으로 이 약물은 안전하지 못하다.

는 것을 뜻하는 반면, 치료지수가 낮다는 것은 약물이 상대적으로 안전하지 못하다는 것을 의미한다(그림 10.4). 그림 10.4에서, 약물 B는 치료효과를 나타내는 곡선과 치사효과를 나타내는 곡선 사이가 중복된다. 이는 이 약물용량이 치료효과를 내기 위해서는 매우 높을 필요가 있다는 것을 의미하며, 어떤 환자에서는 사망을 초래할 정도로 높을 수 있다. 약물이 안전하기 위해서는 치료효과를 나타내는 가장 높은 용량이 사망을 야기할 가장 낮은 용량보다 더 낮을 필요가 있다.

약물에 대한 반응성은 사람에 따라 매우 다를 수 있다. 환자 사이의 이러한 생물학적인 변동성은 환자의 용량반응에서의 약리학적인 변동성을 나타낸다. 약리학적인 변동성을 극복하는 것은 예측오차(errors of prediction)를 최소화시키는 정량이 필요하다. 이는 나이, 성별, 인종, 체질, 체중 그리고 환경조건과 같은 일반적인 특성을 지닌 종합적인 자료의 표본채취와 함께 시작된다. 생물학적인 변동성 때문에 환자는 본질적으로 동일한 최소효과용량(minimal effective dose)에 반응하지 않을 것이다. 하지만

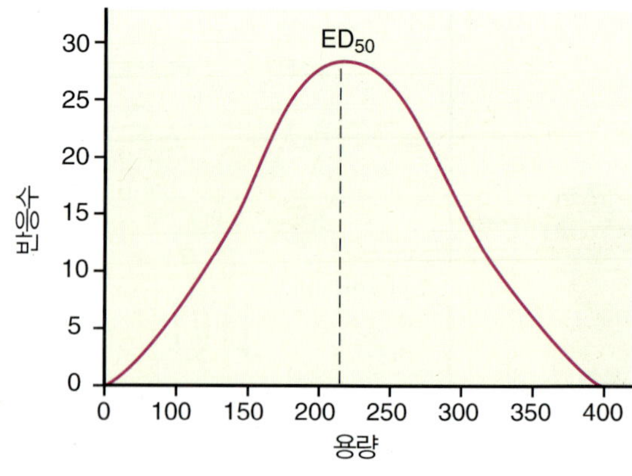

그림 10.5 약물반응의 생물학적 변동성. 이 그림은 약물반응의 생물학적 변동성을 보여준다. 일부는 낮은 용량범위에서 반응하고 일부는 가장 높은 용량에서 반응하며 대부분은 이 범위 사이의 용량에서 반응하는 정규분포가 예측된다. ED_{50}는 검사자의 50%에서의 효과용량을 나타낸다.

적절한 통계적인 방법을 사용하여 어느 정도의 통계학적인 확률로 일반화를 이끌어낼 수 있다. 일부는 최소용량범위에서 반응하고 일부는 가장 높은 용량에서 반응하며 대부분이 이 사이의 용량범위에서 반응하는 정규분포가 예측된다(그림 10.5).

투여된 약물이 어떤 반응을 할 것인지를 아는 것이 중요하다. 반응은 단계적인 반응이거나 혹은 비연속적인 반응이다.

- 단계적인 반응: 예를 들어, 용량이 증가하면서 혈압의 하강이나 상승의 증가량
- 비연속(실무율)적인 반응: 수면을 유도하거나 그렇지 않은 약물처럼 용량당 반응하는 환자나 동물의 수

2] 시간효과

용량반응은 1회 용량후, 작용부위(site of action, SOA)에서의 농도에 영향을 미치는 예컨대 시간과 같은 기타의 요인을 배제한 반응의 크기이다. 특정 시간이 선택되고 그 시간에 대한 최소반응, 최대반응, 혹은 기타 선택된 수준의 반응을 결정하기 위한 측정이 이루어진다(그림 10.6).

시간반응의 측정은 다음과 같다.

- 투약시간
- 시간반응개시

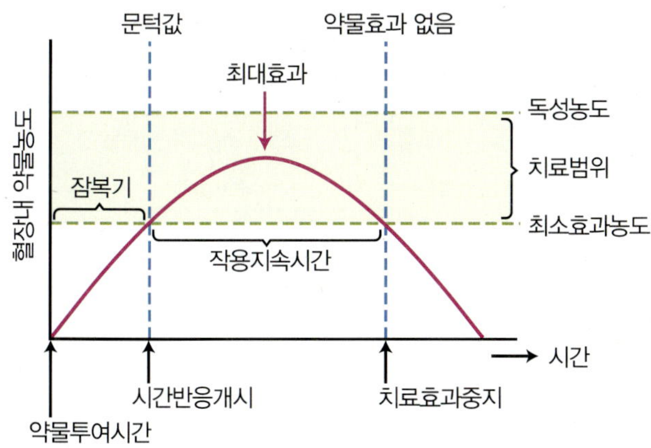

그림 10.6 시간-반응곡선(time-response curve). 시간-반응곡선은 약물투여시간, 반응개시시간(문턱값), 최대효과, 작용지속시간 그리고 약물효과의 중지를 나타낸다. 또한, 이 그림은 약물의 독성농도, 치료범위 그리고 그 약물의 최소효과농도를 보여준다.

- 약물효과중지
- 최대반응시간
- 작용지속시간
- 효과시간에 대한 잠복기
- 임계값(threshold level)

잠복기(latency)(시간 0~1)는 약물이 작용부위에 도달되는 시간(즉, 약물이 표적기관내 작용부위에 도달된 후의 흡수, 분포 그리고 농축되는 속도)에 의해 주로 결정된다. 이는 약물이 불활성형에서 활성형으로 변환되는 것도 포함할 수 있다.

최대효과(peak effect)는 수용체가 최대로 활성화될 때 일어난다. 이 효과는 주로 약물이 작용부위로 이동하는 속도와 작용부위로부터 제거되는 속도에 의해 결정된다. 약물의 농도가 높을수록 제거되는 속도 역시 높다.

효과농도(effective concentration)는 1회 투여 혹은 여러 번의 투여후에 결정될 수 있다. 약물작용의 중지에서 그의 제거속도가 결정요인이며, 생체내변환이 이 과정에서의 결정요인이다. 생체내변환속도는 작용지속시간을 결정하며 효과농도는 약물의 생물학적인 반감기로 측정된다. 생물학적인 반감기는 혈장내 약물농도가 이전 측정치의 반으로 감소되는 데 걸리는 시간이다.

항미생물제(11장 참조)는 효과농도에 도달되기 위해 일반적으로 여러 번 투여한다. 진행하고 있는 항미생물요법은 규칙적으로 재평가해야 하며, 치료는 초기배양결과가 나온 다음에 적절하게 시행하여야 한다. 항미생물제의 독성용량이 축적되거나 투여되는 경우에는 위험한 부작용이 나타날 수 있으므로; 환자의 활력징후뿐만 아니라 혈청내 약물농도를 모니터링하는 것이 필수적이다. 일반적으로, 약물은 부작용이나 독성효과의 첫 징후가 나타나면 금한다.

3] 변동성

배설이나 제거에 영향을 주는 나이, 성별 그리고 인종 외에도 기타의 변동성이 있다. 여기에는 다음과 같은 것들이 포함된다:

- 초회통과효과(*first-pass effect*): **초회통과효과**는 경구투여한 다음 전신순환으로 들어가기 전에 간이나 위창자관에서 약물이 생체내변환되는 것이다. 실제적으로, 초회통과효과는 약물의 이용 가능성에 대한 창자와 간의 약물대사효소의 복합적인 작용이다. 생체이용율(*bioavailability*)은 약물이 흡수되고 그의 작용부위에서 이용 가능한 양이다.
- 화학적 특성: 약물과 관련된 화학적 특성에는 분자량, 이온전하, 물/지질내 용해도 등이 있다.
- 독성효과: 일반적으로, 독성효과는 약물의 독성용량이 투여된 후에 해독반응에 필요한 효소의 결핍으로 발생한다.
- 콩팥질환과 간질환: 간과 콩팥의 질환은 각각 약물을 대사하거나 배설하지 못하는 불능을 초래한다.
- 굶주림: 굶주림은 대개 글리신(glycine)의 고갈 때문에 글리신과 결합하는 능력이 감소한다.
- 나이: 예를 들어, 신생아는 성인이나 노인과 같은 방식으로 약물을 대사시키지 못한다.
- 유전: 예를 들어, 일부의 환자는 숙시닐콜린을 대사하지 못하여 수술후 회복 동안 숙시닐콜린무호흡증(succinylcholine apnea)이 발생한다.
- 성별: 예를 들어, 젊은 남성은 일반인에 비해 바르비투르산염(barbiturates)에 대한 감수성이 증가하는 것으로 나타난다.

- 종간변동성(species variability): 약물에 대한 동물의 반응은 사람의 경우와 항상 동일하지는 않다.
- 일주기 리듬(circadian rhythm): 대사주기가 그 자체로 24시간마다 반복된다. 투여된 시간에 따라 일주기 리듬으로 인해 약물은 각기 다른 효과를 나타낼 수 있다.

4] 독성

독성약물효과(*toxic drug effect*), 유해약물효과(*adverse drug effect*), 또는 원하지 않은 약물효과(*undesired drug effect*)는 어떤 면에서 서로 혼용되는 용어이다. **독성효과**는 생물학적 계통에 유해한 효과인 반면 유해효과는 모든 계통이 아닌 일부의 계통에 유해할 수 있다. 경증의 반응에는 졸음, 구역, 가려움증 그리고 발진이 있는 반면 더 중증인 유해효과에는 호흡억제, 호중구감소증(neutropenia), 간세포손상, 아나필락시스(anaphylaxis) 그리고 출혈이 있는데, 이의 모두는 사망을 초래할 수 있다.

독성효과는 아래와 같이 분류된다:

- 급성(*acute*): 노출후 수분에서 수시간내에 발생하는 효과(예, 5~6분 동안 1.5%의 1회 노출로도 치명적일 수 있는 일산화탄소)
- 아급성(*subacute*): 수일 동안 반복적으로 노출된 후에 발생하는 효과
- 만성(*chronic*): 수개월에서 수년에 걸쳐 발생하는 효과. 이 기간 동안 노출되는 속도가 제거되는 속도를 초과한다.

독물을 연구하는 독성학은 다음과 같은 특성을 평가한다:

- 물리화학적 특성
- 투여경로와 속도
- 흡수, 생체내변환 그리고 배설의 속도
- 대기와 환경에 대한 화학물질의 유해효과

약물안전성(약물독성, *drug toxicity*)을 결정하는 것은 상대적인 안전성수준을 측정하기 위해 독물이나 기타 다른 약물과 비교하는 것에 기반을 둔다. 예를 들어, 페니실린(penicillin)은 독성이 있는 유기인산염 말라티온(organophosphate malathion)뿐만 아니라 항미생물제 네오마이신(neomycin)과 비교하여 안전한 것으로 간주한다. 동물검사절차에 의해 약리학적으로 평가하는 사람약물안전성은 표 10.5에 나타내었다.

표 10.5 동물 LD_{50} 값으로 추정되는 사람독성

동물의 LD_{50}/kg	독성의 정도	추정적인 사람의 LD_{50}/70-kg
0.1 mg	과도함	소량(1 mg이하) 맛보는 것
1~50 mg	높음	1 티스푼(5 ml)
50~500 mg	평균	1 액량온스(fluid ounce)(약 30 ml)
0.5~5 g	약간	1 액량파인트(fluid pint)(약 473 ml)
5~15 g	무독성	1 쿼트(quart)(약 946 ml)
15 g	무해	1 쿼트이상

LD_{50}, 검사동물 50%에서의 치사량

중독이 의심되는 경우의 일반적인 치료에는 항상 기도와 순환의 지지가 포함되며, 이 외에도 다음과 같은 것들이 포함된다:

- 환자로부터 독물의 근원을 제거한다.
- 가능한 독물을 확인한다.
- 적절한 **해독제(antidote)**를 투여한다.
- 적절한 독물제거절차를 이행한다.
- 환자를 위한 지지요법을 이행한다.

약물에 대한 특이적인 치료(표 10.6)는 다음과 같다:

- 일반적으로, NaCl 교환을 통해 브롬화물(bromide)의 제거율이 증가하는 것처럼 수용성복합체의 형성을 통해 작용부위로부터 독물이 제거되는 속도가 증가한다.
- 특정의 독물에 대해서는 해독제를 투여한다; 예를 들어, 시안화물(청산가리, cyanide)의 중독인 경우에는 아질산염(nitrites)이나 티오황산염(thisulfate)를 투여한다.
- 중금속에 중독된 경우 중금속과 복합체를 형성하여 배설되는 킬레이트제(chelator)를 투여한다; 예를 들어, 수은중독인 경우, [영국 항루이사이트(*Brit-*

표 10.6 일부 독물에 대한 특이적인 요법

독물	특수해독제	작용기전
철(iron, Fe)	중탄산염나트륨(sodium bicarbonate)	불용성의 제1철 복합체를 형성
메탄올(methanol)	에탄올(ethanol)	독성대사물의 생성 없음
보툴리눔독소(botulinum toxin)	항독소(antitoxin)	독소와 복합체를 형성
유기인산염(organophosphates)	프라리독심(pralidoxime) 아트로핀(atropine)	콜린에스테라아제(cholinesterase)로부터 독물의 제거 독성작용부위에서 약리학적인 길항작용
모르핀(morphine)과 기타 마약	날록손(naloxone)	독성작용부위에서 약리학적인 길항작용
일산화탄소(carbon monoxide, CO)	산소(oxygen, O_2)	독성작용부위에서 약리학적인 길항작용

ish anti-Lewisite)라고도 알려진) 다이머카프롤(dimercaprol)을 투여한다.

- 납중독인 경우, 에데트산칼슘2나트륨(edetate calcium disodium, $CaNa_2EDTA$)을 투여한다. 이는 납과 복합체를 형성하며 복합체를 형성하지 않은 납과 비교할 때 납을 50배 더 많이 배설시킨다.

생명의 응용

티메로살: 중금속희생양

2007년 6월 약 5000여 가정이 아이들에게 투여된 백신이 자폐증을 일으켰다고 주장하면서 연방정부에 소송을 제기하였다. 백신에 포함되어 있는 이 특별한 제제는 티메로살(thimersoal)인데, 이는 수은이 함유된 화합물이며, 백신의 보존제로 사용되고 있었다. 티메로살은 1930년대부터 백신에 사용되어 왔으며 많은 수의 정치가와 과학적으로 무장된 집단에 의해 티메로살과 자폐증 사이의 상관관계가 있다고 주장할 때까지 안전한 것으로 생각하였다. 광범위한 자료가 검토된 후, 연방정부와 과학보건당국은 백신에 사용되는 티메로살과 자폐증의 발병 사이에는 어떠한 직접적인 연관이 있다는 확실한 증거가 없다고 결론을 내렸다. 정치적이고 금전적인 동기를 가진 사람들이 열정적으로 나타나기 시작했으며, 질병통제예방센터(CDC)와 미국소아학회(American Academy of Pediatrics) 모두는 일반적으로 티메로살과 소아자폐증을 연관 짓는 연구를 거부하였다. 당국은 티메로살을 사용하는 백신에 자폐증의 위험이 없는 것으로 결론지었다 (http://www.cdc.gov/vaccinesafety/index.html).

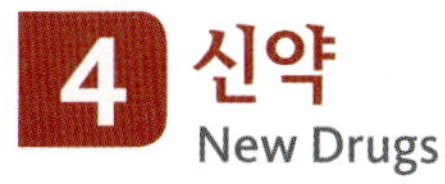

4 신약 New Drugs

20세기 초에 시작된 신약개발은 천연산물로부터 많이 벗어나지 못했다. 1928년에 알렉산더프레밍(Alexander Fleming)은 우연히 곰팡이의 페니실린이 포도알균(*Staphylococcus*)에 미치는 영향을 발견하였다. 1952년 화학자들은 인도에서 수 세기 동안 수 많은 병에 대한 치료제로 사용되어 온 알칼로이드 라워월피아(alkaloid rauwolfia)의 활성성분으로 레세르핀(reserpine)을 추출하였다. 레세르핀의 추출과 사용은 전통의학이 신약의 근원으로 되는 흥미 있는 결과를 보여 주었다. 하지만 당뇨병의 효과적인 치료제로 추천되어 온 페리윙클(periwinkle)(*Vinca rosea*)과 같은 많은 식물은 효과가 없는 것으로 입증되어 가치가 없지만, 후에 어떤 종류의 암에서 성공적으로 사용되고 있다.

1] 개발

개발은 천연물로부터 활성성분을 추출하는 것으로 시작한다. 그 다음, 이 활성성분은 생물학적인 계통에서 검사하고 약리학적인 윤곽을 잡아간다. 이러한 선별과정은 시간이 많이 든다. 예를 들어, 치료적으로 활성이 있는 항미생물을 찾기 위해 수천 개의 토양시료가 선별검사될 수 있지만 오직 몇 개만이 활성이 있는 것으로 밝혀진다. 약리학적으로 활성이 있는 천연화합물을 찾게 되면, 그것을 만들거나 또는 부작용을 줄이기 위해 혹은 보다 원하는 치료효과가 나오는 새로운 합성화합물을 만들도록 구조적으로 변화시키는 구조변환과정을 확인하기 위해 합성화학을 이용한다. 일부의 중요한 약물은 여전히 통증조절을 위한 모르핀(morphine)이나 심장혈관치료를 위한 디기탈리스 글리코시드(digitalis glycosides)와 같은 천연산물로부터 얻고 있다. 식물근원의 세포배양 역시 선별과정에서 결과물을 더 많이 내기 위한 근원의 가능성으로 연구되고 있다.

또한, 이러한 식물연구는 다음과 같은 기술적인 진보를 이루어내고 있다:

- 활성성분을 분리하고 동정하는 것을 발전시킨 결과로

의학적 사건

신약개발: 새로운 종류의 라이브러리

페니실린(penicillin)처럼 천연적으로 생성되는 항미생물제는 이들이 미생물감염에 현재 사용되고 있는 화학적인 무기고의 기초를 이루고 있는 면에서 여전히 유용하다. 이러한 화합물 그리고 이들의 유도체들이 가진 효능은 다양한 감염과 질병의 치료에서 이들을 중요한 것으로 만들고 있다. 하지만 이러한 천연성분의 생산은 일반적으로 오래 걸리고 전체 생산량이 한계가 있다. 이러한 화합물의 효능과 이용 가능성을 최대로 만들기 위해, 제약회사는 그러한 목적을 달성하기 위한 다양한 방법들을 개발해 오고 있다. 개발된 프로그램 중의 하나는 광범위한 고품질의 천연산물라이브러리(natural product libraries)를 만든 것이다. 이러한 라이브러리로부터 실험과 화합물개발을 위해 시료가 얻어질 수 있다. 확립된 라이브러리의 유형에는 원재료추출물라이브러리, 반정제혼합물라이브러리 그리고 단일의 정제된천연산물라이브러리가 포함된다. 분광분석법(mass spectrometry)과 핵자기공명(nuclear magnetic resonance)을 포함하는 여러 과정이 이러한 라이브러리를 만들고 신약을 개발하는 데에 도움이 된다.

천연산물의 선별검사가 가속화됨

- 구조를 화학적으로 조작하는 것이 가능해짐
- 용량-반응특성을 확인하기 위한 새로운 **생물학적 분석법(bioassays)**이 개발됨
- 잠재적으로 원형적인 약리학적 윤곽을 확인하기 위한 정량적인 약리학절차가 가능해짐

합성화학물질의 개발은 구조-활성의 관계 그리고 약리학적인 원형(유사한 구조를 가지며 유사한 치료특성을 갖는 제제)의 개발을 가능하게 하였다. 합성화학 그리고 합성화학의 이용과 함께, 다음과 같은 것들을 이루기 위해 약물종류의 구조가 조작될 수 있다.

- 안전역(margins of safety)의 개선(효과용량과 치사용량 사이의 범위, 즉, LD_{50}/ED_{50})
- 원하지 않는 부작용의 감소
- 작용시간의 연장
- 위창자관으로부터의 흡수촉진

많은 천연산물이 위에서 분해되며; 따라서, 항당뇨병제와 경구용 피임제와 같은 경구용 합성약물의 출현은 치료시술에서 중요한 영향을 미친다. 예를 들어, 경구용 피임제는 산과학에 영향을 미칠 뿐만 아니라 경구용 합성호르몬 에스트로겐과 프로게스테론의 이용 가능성은 이러한 의학분과의 시술에 혁명을 불러왔다.

2] 공중의 안전

대중의 보호는 신약-그리고 많은 경우 기존의 약물- 의 생산, 유통 그리고 판매를 규제하는 연방법의 발효와 함께 그리고 사람에게 사용되기 전에 합리적인 검사프로그램을 통해 연방정부의 감독을 받아왔다.

1906년의 **식품의약품위생법(Pure Food and Drug Act)**은 판매되고 있는 기존의 약물에만 적용되었다. 기본적으로 이는 미국정부의 공적인 표준으로 미국약전(Pharmacopeia of the United States and the National Formulary)을 사용하였다. 또한, 연방정부는 약물의 순도와 강도가 정확하고 실제적이어야 한다고 강력하게 요구하였다.

1938년 **연방식품의약품화장품법(Federal Food, Drug and Cosmetic Act)**은 검토와 승인을 위해 새로운 치료제의 안전성을 보여주는 **신약허가신청(New Drug Application, NDA)**을 받을 것을 식품의약국(FDA)에 위임하였다. 이는 어떠한 독성검사도 없이 액체희석제로 사용되는 디에틸렌글리콜(diethylene glycol)에 대해 검토하게 되었다. 100개 이상의 기관에서 디에틸렌글리콜과 관련되는 중증의 간손상과 콩팥손상으로부터 허파부종까지 보고하였다. 현재, 기존 약물의 제형이 바뀌면 이는 식품의약국(FDA)에 의해 "신약"으로 검토를 받게 된다.

1938년 연방식품의약품화장품법은 신약은 안전할 뿐만 아니라 효과적이어야 한다는 증거를 필요로 하도록 1962년 **케파우버-해리스수정안(Kefauver-Harris Amendment)**으로 변경되었다. 효능뿐만 아니라 안전성의 증거를 확인하려는 이러한 실질적인 요구사항은 1938년과 1962년 사이에 시판되는 약물과 제품에 소급하여 적용되었다. 정부당국은 임상시험과 신약의 공급 이전에 전임상시험의 필요성을 강화하고 확대하였다.

1970년, **약물관리법(Controlled Substances Act)**이 제정되었다. 이 법률은 남용의 위험이 있는 약물에 초점을 맞추었다. 어떠한 이러한 통제물질의 제조, 유통, 처방, 혹

은 투여하는 사람은 미국법무부장관에게 매년 등록해야 한다. 이는 **마약단속국(Drug Enforcement Administration, DEA)**의 책임으로 시행된다. 규제물질의 5가지 항목은 다음과 같다:

- 제1 항목(*Schedule I*): 치료적인 사용이 아닌 남용의 높은 가능성을 가진 아편(opioids), 헤로인(heroin), 리서르그산2에틸아미드(lysergic acid diethylamide, LSD), 마리화나(marijuana), 메스칼린(mescaline) 그리고 특정의 버섯추출물(페요테, peyote)과 같은 약물이나 물질
- 제2 항목(*Schedule II*): 남용의 가능성이 높으며 치료적인 사용이나 엄격한 제한 아래에서 치료를 위해 수용되는 생아편(raw opium), 코카잎(coca leaves), 코카인(cocaine), 모르핀(morphine), 메타돈(methadone), 암페타민(amphetamines) 그리고 바르비투르산염(barbiturates)과 같은 약물이나 물질.
- 제3 항목(*Schedule III*): 제1 항목과 제2 항목의 경우에 비해 남용의 가능성이 적은 약물과 물질; 미국에서 치료를 위해 수용되는 치료용 약물; 신체적인 의존가능성이 낮거나 혹은 날로르핀(nalorphine), 복합바비투르산염(combinations of barbiturates) 그리고 낮은 농도의 모르핀(morphine), 코데인(codeine), 혹은 아편(opium)이 들어 있는 치료제와 같은 높은 정신적인 의존성을 가진 기타 제형.
- 제4 항목(*Schedule IV*): 제3 항목의 경우보다 남용의 가능성이 낮으며 제3항목에서 나열한 것들 보다 신체적이고 정신적인 의존가능성이 낮을 수 있는 미국내에서 사용되는 수화클로랄(chloral hydrate), 메프로바마테(meprobamate), 디아제팜(diazepam) 그리고 펜타조신(pentazocine)과 같은 약물.
- 제5 항목(*Schedule V*): 제4 항목에서 나열된 것들 보다 남용(신체적이나 정신적인 의존성)의 가능성이 낮은 미국내에서 사용되는 코데인디하이드로코데인(codeine dihydrocodeine), 아편(opium), 혹은 아트로피닉슨(atropinics)와 같은 약물.

희귀의약품(orphan drug)은 200,000명 미만의 미국인에서 발병한 질병을 치료하기 위해 필요하고 비용과 요구량 때문에 주로 개발에 주의를 받지 못하는 그러한 약물이다. 1938년 연방식품의약품화장품법은 1983년 희귀질환을 위한 약물의 개발을 장려하는 **희귀의약품법(Orphan Drug Act)**으로 개정되었다.

임상시험계획승인신청(Investigational New Drug Application, IND)은 식품의약국(FDA)의 약품평가연구센터(Center for Drug Evaluation and Research)의 승인을 필요로 하며 연방식품의약품화장품법이 요구하는 특정의 정보가 포함되어야 한다. 신약은 다음과 같이 정의한다.

- 질병을 치료하기 위해 사람에게 사용되는 어떤 새로운 치료제
- 기존의 치료제와 새로운 치료제의 어떤 복합
- 각기 다른 치료적인 적용을 위해 승인된 약물의 어떤 사용
- 어떤 새로운 용량형태
- 사람에서 진단절차에서의 변화를 평가하거나 질병에 대한 치료요법으로 사용되는 어떠한 약물

게다가, 임상시험계획승인신청(IND)은 모든 전임상자료를 포함해야만 한다(생명의 응용: 약물개발 참조).

시험약물(experimental drug)은 그의 명칭이 나타내듯이 연구실과 동물시험의 경과가 전향적으로 나타나지만 사람에서의 시험이 아직 승인되지 않은 그러한 약물이다. 약학에서 어떤 법적, 윤리적 그리고 과학적인 문제가 되고 있는 한 영역은 극단적인 증례에서 시험약물을 사용하는 것이다. 1962년 연방식품의약품화장품법의 수정안에서 정해진 지침은 약물이 사용과 판매를 위해 승인/허가를 받기 전에 어떤 임상적인 필요성을 만족해야 한다고 정했다. 의사가 새로운 질병이나 특히 사경을 헤매는 환자를 접하는 경우, 많은 의사들은 사람임상시험이 필요하지만 연구실이나 동물에서의 시험이 전향적으로 것으로 나타난 시험약물을 사용하는 것을 선호한다. 서아프리카에서 에볼라(Ebola)의 최근(2014) 유행은 당시에 어떠한 승인된 약물요법이 이용 가능하지 않았던 장소에서 대유행을 야기할 가능성이 있는 극도의 치명적인 질병의 한 예

생명의 응용

증약물개발

- 전임상연구와 개발: 합성과 동물선별검사의 기간은 1~3년. 전임상시험은 독성, 약물동태학적인 특성 그리고 잠재적으로 유용한 생물학적인 효과에 대해 신약을 평가한다.
- 임상연구와 개발: 제1상 시험부터 제3상 시험까지 2~10년. 제1상 시험의 경우, 대개 약물은 정상인에서 검사되는 반면, 제2상과 제3상 약물은 환자에서 검사된다.
- 신약허가신청(NDA)검토: 제출과 승인을 포함하여 2개월에서 7년이 걸린다.
- 출시후 모니터링: 이 단계가 제4상이며 신약은 일반적인 사용을 위해 출시하여 대규모 집단에서 그의 효과를 관찰하게 된다.
- (+) 검사, 보고 그리고 조사를 통해 사용이 받아들여짐.
- (−) 표본채집과 검사를 통해 사용이 거부됨.

이다. 시험약물은 그러나 사람에서 완전히 시험되지는 못했지만 제한적인 범위에서 이용이 가능하다. 이 약물은 현재 식품의약국(FDA)으로부터 승인을 받지는 않았으며 따라서 일반대중에게는 이용할 수가 없다. 감염자들을 관리하고 보호하는 일을 도왔던 2명의 미국자원봉사자가 이 병에 걸리게 되었다. 이들은 시험약물을 투여 받았으며 에볼라(Ebola)감염에서 생존하였다. 이들이 회복하게 한 것이 그 시험약물때문인지 아니면 이들의 면역계통(혹은 다른 치료)때문인지가 문제가 된다. 임상시험은 이러한 시험약물의 효능을 확인하고 에볼라(Ebola)에 대한 확립된 치료로 수용하기에 적당한지를 결정하게 해 줄 것이다.

요약 Summary

- 약리학은 약물에 대한 종합의학이며 약물역학, 약물동태학, 약물치료학, 독성학 그리고 약학이라는 여러 분과로 구성된다.
- 모든 약물이 독물이기 때문에, 올바른 사용을 위해 올바른 약물을 안전하게 확인하기 위해서는 이들의 명명법에 대해 이해하는 것이 필수적이다. 치료용 화학물질은 비처방약물과 처방약물로 분류되며, 이의 모두는 화학명, 일반명 그리고 상품명을 갖고 있다.
- 약물은 (소화계통을 통해) 장관투여하거나 혹은 (소화계통이 아닌 다른 경로를 통해) 비경구투여할 수 있다.
- 투약후에, 약물이 작용부위에 도달하는 것이 핵심이며; 따라서 약물은 세포작용부위에 도달하기 전에 체액에 녹고 생물막을 통과해야만 한다. 이는 몸에서의 흡수와 약물분포를 포함한다.
- 몸에 의한 약물의 대사는 생체내변환이라고 부르는데, 이는 제1기 반응과 제2기 반응으로 구분된다. 간은 약물대사에서 중요한 역할을 수행하며, 허파, 콩팥 그리고 부신 역시 이에 관여한다.
- 생체내변환에 이어 약물이 청소되는데, 약물은 사구체여과, 재흡수 그리고 세뇨관분비를 거치는 소변형성을 통해 주로 콩팥에서 배설된다.
- 약물의 투여는 사람의 몸에서 일련의 반응을 일으킨다. 이러한 반응에 영향을 주는 요인에는 용량, 시간, 변동성, 생체내변환 그리고 독성이 포함된다.
- 용량반응과 시간반응은 투여된 약물의 양, 투여된 이후의 시간 그리고 약물투여의 빈도에 의해 결정된다. 이러한 반응은 나이, 성 그리고 인종에 따라 달라진다.
- 독성효과 혹은 유해/원하지 않는 효과는 약물의 반응에 따라 급성, 아급성, 혹은 만성으로 분류된다.
- 신약의 개발은 연구와 개발, 신약적용의 검토 그리고 식품의약국(FDA)에 의해 승인할지 혹은 거부할지가 결정되는 출시후 모니터링을 포함하는 광범위한 과정이다.

복습문제

1. 약물이 투여된 후 체내 다양한 부위에서의 약물량을 평가하는 약학의 분과는 무엇이라 부를까?
   - a. 약물역학
   - b. 약물동태학
   - c. 약물치료학
   - d. 약학

2. 약물의 일반명은 그의 __________ (을)를 의미한다.
   - a. 상표명
   - b. 상품명
   - c. 화학명
   - d. 비상품명

3. 약물이 거의 즉각적인 전신효과를 나타내게 하려면 어떻게 투여해야 할까?
   - a. 피부
   - b. 흡입
   - c. 곤창자
   - d. 이온삼투

4. 헤파린(heparin)에 의한 혈액응고의 감소는 일반적으로 어떤 작용부위에서 일어날까?
   - a. 세포
   - b. 세포바깥
   - c. 신경근육
   - d. 세포속

5. 다음의 어느 것이 생체내변환의 제1기 반응일까?
   - a. 산화
   - b. 포합
   - c. 아세틸화
   - d. 글루쿠로니드화

6. 다음은 콩팥이 소변형성과 약물청소를 하기 위한 방법이다. 아닌 것은?
   - a. 토리여과
   - b. 세관분비
   - c. 세관여과
   - d. 세관재흡수

7. 다음의 어느 것이 약물용량반응을 결정하는데 이용될까?
   - a. 투여시간
   - b. 약물효과의 개시
   - c. 정규분포
   - d. 최대효과시간

8. 약물수용체가 최대로 활성화될 때, 이는 무엇이라 부를까?
   - a. 문턱값수준
   - b. 최대효과
   - c. 중지효과
   - d. 잠복기

9. 유해약물효과가 발생할 때 아급성독성효과는 언제 일어날까?
   - a. 노출 5분후
   - b. 노출 24시간후
   - c. 수일 동안 반복노출된후
   - d. 노출 수개월에서 수년에 걸쳐

10. 보툴리눔독소(botulinum toxin)에 대한 특이적인 해독제는 무엇일까?
    - a. 중탄산염나트륨(sodium bicarbonate)
    - b. 항독소(antitoxin)
    - c. 프라리독심(pralidoxime)
    - d. 날록손(naloxone)

11. 몸의 약물대사는 __________ (이)라 부른다.

12. 독물과 그의 유해효과에 대한 몸의 반응을 연구하는 학문은 __________ (이)라 부른다.

13. 약물의 투여, 흡수, 분포 그리고 청소는 집합적으로 __________ (이)라 부른다.

14. ED_{50}은 _________ 반응을 측정하는 것이다.

15. 특정의 약물사용을 승인하는 연방당국은 __________ (이)다.

16. 약리학의 각기 다른 5가지 분과의 명칭을 쓰고 기술해 보라.

17. 용량반응과 시간반응을 비교하고 대조해 보라.

18. 약물반응에 영향을 주는 5가지 변수에 대해 설명해 보라.

19. 중독이 의심되는 경우에서 비특이적인 치료와 특이적인 치료를 비교하고 대조해 보라.

20. 약물이 승인되기 전에 취해질 필요가 있는 대중안전척도에 대해 설명해 보라.

CHAPTER 11

항미생물약물
Antimicrobial Drugs

학습목표

1. 항미생물약물작용의 일반적인 목적에 대해 설명한다.
2. 항미생물약물이 이용하는 5가지 범주의 기전에 대해 설명한다.
3. 항미생물약물에 대한 다양한 활성범위를 설명한다.
4. 항미생물약물을 선택할 때 고려할 필요가 있는 요인의 명칭을 쓰고 설명한다.
5. 치료지수를 설명하고 항미생물약물과 연관되는 가능한 부작용에 대해 논의한다.
6. 미생물에 의한 약물내성의 발생에 대해 논의한다.
7. 약물저항성을 이끄는 기전을 다제내성의 발생을 포함시켜 설명한다.
8. 약물내성을 조절하는 방법에 대해 기술한다.
9. 항균제, 항원생동물제 그리고 항연충제의 작용의 명칭을 쓰고 기술한다.

주요용어

경쟁억제(competitive inhibition)
광범위(broad spectrum)
교차내성(cross-resistance)
길항작용(antagonism)
살균성(bactericidal)
살균성(microbicidal)
상승작용(synergism)
선택독성(selective toxicity)
선택압(selective pressure)
저해역(억제대)(zone of inhibition)
미생물정균성(bacteriostatic)
정미생물(microbiostatic)
중간범위(medium spectrum)
중복감염(superinfection)
좁은범위(narrow spectrum)
최소살균농도(minimal bactericidal concentration)
최소억제농도(minimal inhibitory concentration)
치료지수(therapeutic index)
항생제(antibiotic)
활동범위(spectrum of activity)
효능(efficacy)

왜 알아야 할까

역사

항생제(antibiotic)는 미생물에 의해 생성되는 약물이며, 환자에게 유해효과를 제한하는 적절한 치료용량으로 투여하거나 혹은 또 다른 미생물을 억제하거나 파괴하기 위해 사용될 수 있다. 1877년, 루이스파스퇴르(Louis Pasteur)와 J.L. 쥬베르(Joubert)는 미생물 사이의 경쟁에 관해 기술하였으며 이들의 치료적으로 이용하려고 모색하는 추가적인 연구를 제안하였다.

항생제라는 용어는 살아 있는 물질, 특히 미생물에게 해를 주거나 파괴하는 화합물을 기술하기 위해 1899년에 사용되었다. 1929년 알렉산더플레밍(Alexander Fleming)(1881-1955)은 페니실륨노타툼(*Penicillium notatum*)의 항균특성에 대한 그의 발견을 발표하였다. 옥스포드에서 연구팀을 이끌고 있는 플로리(H.W. Florey)와 체인(E.B. Chain)은 페니실린(penicillin)의 전신적인 화학적 상호작용을 자세히 살펴보기로 하였다. 이들의 초기 연구결과는 1940년에 발표되었으며 이는 이 분야에 흥미를 불러 일으켰으며 페니실린이 작용하지 않는 경우에 유용할 수 있는 다른 항생제에 대한 연구가 시작되도록 하였다.

게하르트도마크(Gerhard Domagk)는 독일이었다가 지금은 폴란드가 된 브란덴부르크 라고(Lagow, Brandenburg)에서 1895년 태어났다. 그의 의학교육은 제1차 세계대전으로 중지되었지만 후에 그는 공부를 마치고 1921년 학위를 받았다.

그는 파벤인드스트리(I.G. Farbenindustrie)에서 염료에 대해 연구하면서 술파미도크리소이딘(sulfamidochrysoidine)(프론토실, Prontosil)과 프론토실레드(Prontosil Red)를 발견하였으며, 치사량의 포도알균(종)(*Streptococcus* species)이 투여된 생쥐에 이를 주입하는 경우 생쥐가 부작용이 최소이거나 전혀 없이 생존하였다. 1935년, 그의 딸이 포도알균(*Streptococcus*)의 병원성 균주에 감염되었을 때 그는 생쥐에서 얻은 그의 실험실결과를 기초로 한 용량으로 딸에게 프론토실(Prontosil)을 투여하였다. 그녀는 회복되었으며 그 소식은 전세계에서 센세이션을 불러일으켰다. 1939년, 도마크는 노벨생리의학상을 수상하였다. 처음에 상을 받으려 할 때, 그는 아돌프히틀러(Adolph Hitler)의 정책에 의해 수상이 거부되었다. 제2차 세계대전이 끝난 후 1947년에 그는 그 상을 수상하였다.

영향

이는 최초로 합성약물을 항생제로 성공적으로 사용한 것이며, 원래 보베트(D. Bovet)가 일련의 구조-활성관계연구에서 프론토실(Prontosil)분자의 일부인 술폰아미드(sulfonamide)라고 처음 확인하였다. 보베트의 결과는 감염병의 치료제로 술폰아미드(sulfonamide), 술파티아졸(sulfathiazole) 그리고 술파디아진(sulfadiazine)과 같은 "술파(sulfa)"제의 개발로 이어졌다.

하지만 천연항생제, 반합성항생제 그리고 합성항생제가 효과적인 치료제로 성공한 것은 이들을 남용하게 했으며 결과적으로 사람에서 약물내성의 문제를 출현시켰다.

미래

비록 사람이 항생제를 남용한 것이 우리 자신의 약물내성문제를 일으켰다고 해도, 농업에서 이들의 남용은 그 지역에서도 미생물의 약물내성을 불러 일으킨다. 그러므로, 다제내성병원체의 출현, 새로운 감염병의 빠른 출현 그리고 생물무기로서 다제내성균의 사용가능성 때문에 새로운 항미생물약물의 필요성이 크다. 항미생물내성(antimicrobial resistance, AMR)은 점점 증가되는 범위의 미생물감염의 예방과 치료를 위협한다. 항미생물내성(AMR)은 전세계적으로 공중보건을 심각하게 위협한다. 세계보건기구(World Health Organization)는 항미생물저항성(AMR)을 줄일 수 있을 작용을 확인하기 위해 많은 항목에 걸쳐 협력단체와 함께 끊임 없이 노력하고 있다.

1 항미생물작용기전
Mechanisms of Antimicrobial Action

항미생물제의 목적은 미생물의 대사나 구조를 방해하여 그것이 더 이상 생존하거나 번식하지 못하게 하는 것이다. 미생물은 따라서 살균작용(**microbicidal** action)이나 정균작용(**microbiostatic** action)이라는 2가지 각기 다른 방식으로 영향을 받게 된다. 살균작용은 단순히 미생물을 죽이는 반면 정균작용은 성장을 가역적으로 억제시킨다. 만일 살균제제가 정균제라면라면, 일단 미생물이 제거된 다음 대개 다시 정상적으로 회복되고 성장하게 된다. 이들 2가지 방식의 항미생물작용의 효능에 영향을 미치는 요인에는 약물의 농도 그리고 표적미생물의 종류와 본질이 포함된다. 어떤 농도에서 항미생물성이 될 수 있을 제제는 낮은 농도에서 정균제만이 될 수 있으며 한 종류의 미생물을 죽이는 것은 다른 것은 억제시킬 수만 있을 것이다(10장 용량효과 참조). 정미생물제의 효능 역시 숙주자신의 면역계통과 같은 바깥요인에 따를 수 있다. 이러한 제제가 직접적으로 표적미생물을 파괴하지 못하기 때문에, 감염은 결국 숙주자신의 방어기전에 의해 제거되어야만 한다.

최종적인 결과에 관계 없이 항미생물제는 미생물을 죽이거나 성장을 억제시키는 많은 수의 각기 다른 기전을 사용한다. 이러한 기전은 다양하며 미생물의 생존을 위해 필요한 고도로 특이적인 구조 혹은 대사기능을 표적으로 할 수 있다. 세균뿐만 아니라 바이러스, 진균, 원생동물 그리고 연충을 포함하여 미생물이 다양하기 때문에 이들을 조절하는 제제의 다양성 또한 똑 같이 많다. 특이적인 표적미생물이 다양함에도 불구하고, 영향을 미치는 일반적인 대사/구조의 표적은 많은 경우 대부분의 항미생물제가

공통으로 갖고 있다. 표적미생물과는 무관하게 작용기전은 5가지 기본범주로 나뉠 수 있다:

1. 세포벽합성의 억제
2. 단백질합성의 억제
3. 핵산합성의 억제
4. 세포막의 파열
5. 대사적인 길항작용/파괴

1] 세포벽합성의 억제

3장과 4장에서 설명한 바와 같이, 대부분의 세균세포는 저장성의 환경에서 세포가 파열되는 것을 방지하는 펩티도글리칸(peptidoglycan)으로 구성된 견고한 세포벽을 가진다. 어린 성장세포는 새로운 펩티도글리칸을 끊임 없이 합성하여 세포벽으로 수송해야 한다(그림 11.1). 페니실린(penicillins)과 세팔로스포린(cephalosporins)같은 제제는 펩티도글리칸층을 완성시키는 효소와 화학적으로 반응하며 따라서 조립과정을 억제시킨다. 이러한 파괴는 펩티도글리칸층의 여러 군데에서 그 조립과정의 어느 때라도 발생할 수 있다. 모든 경우에서, 이는 층내 성장점을 약화시키며 이어서 세포가 용해되기 쉽게 만든다. 저장성의 환경에서, 물이 세포 안으로 들어오게 되며 결과적으로 세포가 파열된다.

2] 단백질합성의 억제

단백질합성을 억제하는 제제의 대부분은 리보솜-전령리보핵산(messenger ribonucleic acid, mRNA)복합체에서 번역과정(3장 참조)을 파괴한다(그림 11.2). 진핵세포의 리보솜은 원핵세포의 경우와는 구조적으로 다르다. 이러한 차이 때문에, 사람세포는 대개 세균에 대해 선택적으로 작용하는 이러한 제제의 억제작용에 영향을 받지 않는다. mRNA의 번역을 파괴시키는 특이적인 화학반응은 다양하며 다음을 포함한다.

- 합성개시의 억제
- 운반 RNA (tRNA)에서 아미노산 사이의 펩티드결합 형성을 차단
- mRNA 가닥을 따르는 리보솜번역의 억제

특이적인 공격지점이 어디이건, 그 결과, 즉 필요한 단백질합성의 억제는 동일하다. 세균의 단백질합성에 영향을 미치는 항미생물제에는 테트라사이클린(tetracyclines), 클로람페니콜(chloramphenicol), 마크롤리드(macrolides) 등이 포함된다.

3] 핵산합성의 억제

데옥시리보핵산(deoxyribonucleic acid, DNA)과 리보핵

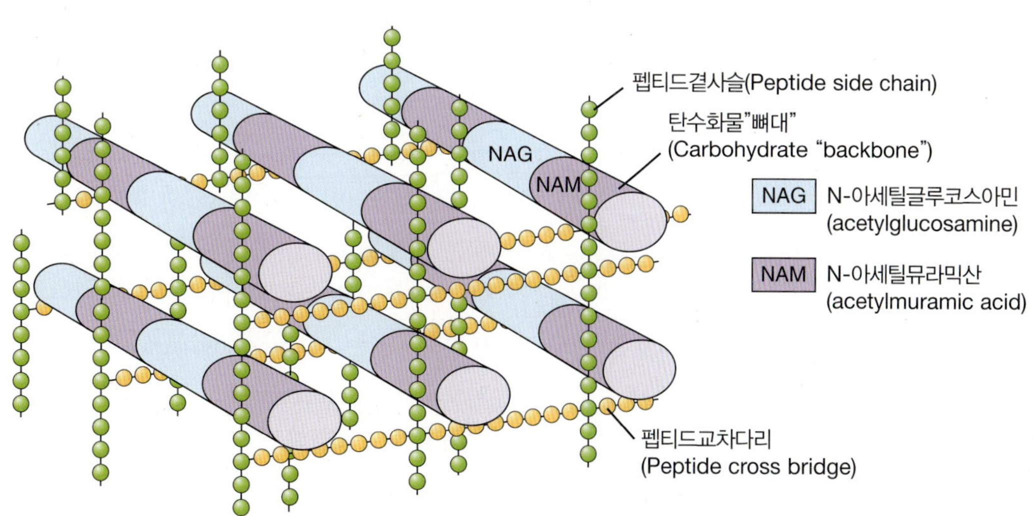

그림 11.1 **펩티도글리칸층.** 이 그림은 펩티도글리칸층의 3차원구조를 보여준다.

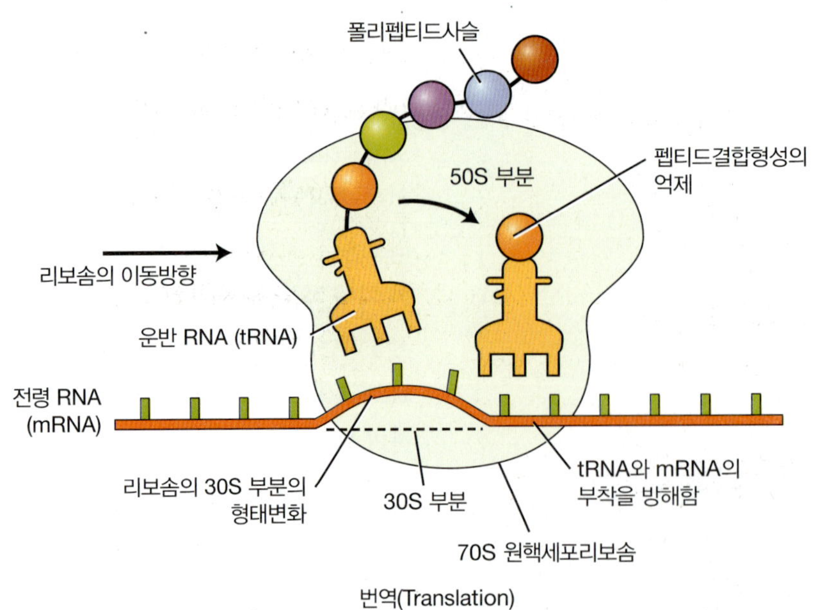

그림 11.2 번역의 억제. 번역의 억제는 펩티드결합형성의 억제, tRNA와 mRNA의 결합방해, 리보솜의 형태변화와 같은 많은 부분에서 일어날 수 있으며, 따라서 mRNA 가닥을 따라 일어나는 번역을 억제시킨다.

산(ribonucleic acid, RNA)의 합성에 관여하는 대사과정은 길고 복잡한 일련의 효소촉매반응이다(3장 참조). 이 과정의 복잡성은 그 자체가 그 경로를 따르는 많은 부분에서 파괴를 일으키고 그 경로의 어떤 지점에서 억제하여 이후의 사건을 차단할 수 있다. 다른 기전과 마찬가지로 흔히 그 과정에서의 특정 표적은 사용되는 특정의 항미생물제에 따라 달라지지만 최종결과는 그 공격지점이 어디건 관계 없이 핵산합성의 파괴로 동일하다. 항미생물제에 의한 핵산합성의 방해는 다음으로 인해 일어날 수 있다:

- 뉴클레오티드성분합성의 파괴
- DNA 복제의 억제
- RNA 전사의 방해

술폰아미드(sulfonamides)와 트리메토프림(trimethoprim)에 의해 일어나는 기전의 한 흥미 있는 종류는 **경쟁억제(competitive inhibition)**라고 부르는 과정에서 효소의 정상기질을 모방한다는 점이다. 이러한 제제가 세포에 고농도로 공급되면 이들은 중요한 효소의 실제 기질로 대체될 것이며 따라서 필요한 산물을 생성하는 효소를 억제하여 세포의 대사를 늦추거나 혹은 정지시키게 된다.

4] 원형질막의 파괴

원형질(세포)막의 손상은 어떠한 세포에서도 재앙적인 손상이다. 이는 세포의 속과 바깥 모두의 대사에 필요한 물질의 수송에 영향을 미칠 수 있을 뿐만 아니라 세포의 물리적인 통합성을 유지하는 중요한 요인이다. 막을 파괴하는 대부분의 제제는 세포막내 각기 다른 종류의 지질을 표적으로 하며, 이로 인해 특정 미생물무리에 대해 이들의 특이성이 나타난다. (바이러스를 제외한) 모든 미생물이 동일한 원형질막구조를 갖고 있기 때문에, 이러한 제제는 세균과 진균 모두에 대해 유용하다. 불행하게도 이로인해 사람세포에도 독성을 미친다.

특히 폴리믹신(polymyxin) B와 같은 폴리펩티드항생제는 미생물세포의 막투과성에 해로운 영향을 미쳐 중요한 대사산물을 소실시킨다. 진균의 원형질막을 파괴하는 항진균제에는 니스타틴(nystatin), 미코나졸(miconazole), 케토코나졸(ketoconazole) 그리고 암포테리신(amphotericin) B가 포함된다.

5] 대사경로의 억제

항미생물제는 단백질과 핵산의 합성에 관여하는 대사경로를 파괴할 수 있을 뿐만 아니라 세포사멸을 야기할 수 있는 수많은 세포대사과정에 영향을 미칠 수 있다. 어떠한 세포의 전체적인 대사에서, 핵심적인 효소의 활성/생성의 파괴뿐만 아니라 니코틴아미드아데닌디뉴클레오티드(nicotinamide adenine dinucleotide, NAD) 혹은 엽산(folic acid)과 같은 기타 필수적인 대사화합물의 합성을 차단하는 것은 치명적일 수 있기 때문에 광범위한 미생물에 대해 이러한 제제가 사용될 수 있다. 술폰아미드(ulfonamides)(술파제)와 트리메토프림(trimethoprim)은 미생물의 대사에 필수적인 핵산의 전구체 사수소화엽산(tetrahydrofolic acid)의 합성을 차단하는 광범위 항미생물제이다.

2 항미생물제의 특성
Characteristics of Antimicrobial Agents

거의 모든 항미생물제는 치료를 위한 약물을 선택할 때 기억해야 할 중요한 일단의 공통적인 특성을 가진다. 이러한 특성은 어떻게 약제가 작용하고 그리고 어떤 경우에는 이들이 작용하지 않는지에 관한 대단히 많은 정보를 제공한다. 이러한 항미생물제의 특성에는 다음과 같은 것들이 포함된다:

- 작용범위
- 제제의 선택독성
- 정미생물성이 아닌 살미생물성
- 제제가 감염부위로 얼마나 쉽게 그리고 얼마나 빠르게 운반될 수 있는지의 여부
- 제제가 체액에 쉽게 용해되는지 그리고 효과를 나타내도록 충분히 오래 효능을 유지할 것인지의 여부
- 제제가 몸 속에서 얼마나 오래 활성을 가지는지의 여부
- 제제에 대한 항미생물내성
- 숙주방어에 보조적이거나 도움을 주는지의 여부
- 알레르기의 유발여부
- 긴 보관기간
- 제제를 필요로 하는 모든 환자가 모두 이용가능한지의 여부

1] 작용범위

대부분의 항미생물제는 모든 병원체의 성장을 억제하지 못한다. 항미생물제는 투여된 약물이 효과를 가지는 병원체종류의 범위인 **활성범위(spectrum of activity)**를 가진다(표 11.1). 활성범위를 기반으로 하여, 약물은 광범위활성(broad spectrum of activity)의 항미생물제와 좁은범위활성(narrow spectrum of activity)의 항미생물제로 분류될 수 있다.

광범위활성을 가진 약물은 매우 다양한 미생물에 대해 효과적이다. 예에는, 그람양성균과 그람음성균, 방선균(actinomycetes), 클라미디아(chlamydias) 그리고 일부의 원생동물 모두에 효과적인 술폰아미드(sulfonamides)가 포함될 수 있다. 이러한 약물은 미생물의 모든 세포성분에 대해 그의 효과를 나타낸다. 광범위항생제를 사용하는 장점은 확인되지 않은 병원체에 대해 효능을 가질 가능성이 높다는 점이다. 그러한 약물을 사용하는 단점은 정상균

표 11.1 일부 항미생물제의 활성범위

약물	활성
페니실린(penicillin) G	그람양성균
스트렙토마이신(streptomycin)	그람음성균, 미코박테륨(mycobacteria)
테트라사이클린(tetracycline)	그람음성균, 그람양성균, 클라미디아(chlamydias), 리케차(rickettsias)
이소니아지드(isoniazid)	미코박테륨(mycobacteria)
아시클로비르(acyclovir)	바이러스(viruses)
케토코나졸(ketoconazole)	진균(fungi)
메플로퀸(mefloquine)(말라리아)(malaria)	원생동물(protozoans)
니클로스아미드(niclosamide)(촌충)(tapeworms)	연충(helminthes)
빌트리시드(biltricide)(흡충)(flukes)	연충(helminthes)

무리(normal flora)(12장 참조)도 파괴할 수 있다는 점이다. 정상균무리가 파괴되면 정상균무리의 하나가 병원체로 대체되어 질병을 일으킬 수 있다. 이는 소위 **중복감염(superinfection)**이라 부르는 것을 야기한다.

이소니아지드(isoniazid)와 페니실린(penicillin) G와 같은 **좁은범위**활성을 가진 약물은 단지 상대적으로 소수의 미생물에만 효과적이며 일반적으로 정상균무리를 파괴하지 않는다. 이들은 특정 세균에만 존재하는 특정성분을 표적으로 한다.

중간범위(medium spectrum)활성을 가진 약물은 일부 그람양성균과 그람음성균에 대해 효과적이지만 이들 모두에 대해서는 효과적이지 않다.

선택독성

이상적인 항미생물약물은 숙주에 심각한 손상이 없이 유해한 미생물만 죽일 것이다. 이 원리는 **선택독성**이라 부른다. 미생물과 숙주 사이의 구조 또는 대사에서의 차이가 선택독성을 가능하게 만든다. 병원체와 숙주 사이에 커다란 차이는 효과적인 항미생물약물을 개발하기가 더 쉽다. 독성과 관련하여, 숙주에 손상을 줄 수 있는 독성용량수준 그리고 처방된 시간경과 동안 감염병원체를 제거하게 될 치료용량수준 사이의 범위가 넓은 것이 선호된다(10장 참조).

살균성 대 정균성

미생물을 죽이는 항미생물약물은 살균제(**bactericidal** drug)라고 부르며; 만일 미생물의 성장을 억제한다면 정균제(**bacteriostatic** drug)라고 부른다. 이상적으로, 사용되는 약물은 병원체를 파괴함으로써 제거할 것이다. 미생물성장의 억제는 이미 존재하는 병원체를 본질적으로 제거하지 못하며 회복하여 증가되는 집락을 억제를 유지하기 충분한 농도로 약물을 장기적으로 사용할 필요가 있을 수 있다. 약물의 잠재적인 유해효과가 숙주에 미칠 수 있기 때문에, 억제시키는 제제 대신에 미생물을 죽이는 약물을 사용하는 것은 항상 간단히 결정되지 않는다. 살균제는 또한 건강한 창자와 같은 구역내의 자연적인 정상균무리도 죽이는데, 이는 정상적으로 상주하는 정상균무리는 적절한 소화에 필수적이기 때문에 잠재적인 소화문제를 일으킨다. 몸속이나 몸에 있는 정상균무리집락이 파괴되면 상주하는 집락에 의해 정상적으로 억제되고 있던 병원체가 경쟁할 능력을 갖게 된다(중복감염).

감염부위로의 운반

약물은 효과가 있으려면 감염부위로 쉽고 효율적으로 운반될 필요가 있다. 그러므로, 약물효과(**효능**)의 중요한 기준은 생물막을 통과하는 그의 능력에 있다(10장 참조). 잠재적인 장벽은 몸의 구역과 혈액-뇌장벽 혹은 염증과 질병에 의해 유발되는 생리학적일 수 있다. 고름집의 벽, 삼출물 그리고 괴사물질이 병원체에 대한 숙주반응의 전형적인 예이며 이는 약물을 침입한 미생물까지 수송하는 것을 방해할 수 있다.

만일, 항미생물제가 충분히 용해되지 않는다거나 용액내에서 너무 희석된다면 약물의 효능은 크게 감소된다. 또한, 제제의 운반 또는 수송이 효율적이지 않아 감염부위로 항생제가 빠르게 운반되지 않는다면, 약물은 비록 용액내에 있고 적절한 농도라 하더라도 병원체와 싸울 기회를 갖지 못할 것이다. 예를 들어, 일부 제제는 특정의 감염에 대해서는 효과적이지만 지질에는 녹지 않는다. 그러므로, 이러한 화합물은 혈액-뇌장벽을 통과할 수 없어 수막염과 같은 중추신경계통내 감염에 대해서는 효과가 없게 된다. 대부분의 항생제가 혈액-뇌장벽을 통과할 수 없는 반면, 일부 제3세대 세팔로스포린계 약물(cephalosporins)[세포탁심(cefotaxime), 세프티족심(ceftizoxime) 그리고 세프트리악손(ceftriaxone)]과 메트로니다졸(metronidazole)은 통과할 수 있다.

활성시간

최적효과로 장시간에 걸쳐 활성적인 항미생물약물이 바람직하다. 10장에서 다루었듯이, 감염/병원체에 대한 약물의 전반적인 효과를 평가할 때 작용시간이 주된 고려사항이다. 만일, 병원체무리의 파괴가 특정 시간에 걸쳐 제제의 농도가 지속적으로 유지될 필요가 있다면 이 시간이 줄어

들면 치료효능이 현저하게 감소될 수 있다. 제제가 미생물의 많은 수가 죽게 되지 않을 시간 동안만 영향을 준다면 내성을 갖는 무리가 생길 위험이 높아진다.

무항미생물내성

이상적인 항미생물약물은 항미생물내성이 발생하지 않게 하는 제제이다. 만일 제제의 본질과 그의 기전이 그 제제에 대해 병원체무리가 내성이 발생하기가 쉽지 않다면, 제제의 효능과 사용전망은 극적으로 높아질 것이다. 미생물이 유전적인 돌연변이뿐만 아니라 다른 세포, 바이러스 그리고 환경으로부터 내성유전자를 획득하기 때문에, 미생물이 결과적으로 어떤 내성을 발생하지 않게 할 항생제를 개발하는 것은 어렵다(이 장의 항미생물약물에 대한 내성 참조).

숙주자체방어의 보조/도움

침입문에서의 장벽, 방어세포 그리고 숙주내 환경을 포함하는 숙주의 자연방어 그리고 획득면역계통(능동면역과 수동면역)은 건강한 숙주에서 감염을 박멸하는 우수한 일을 하다(13장 참조). 이러한 방어층이 약화되는 경우, 면역계통을 돕기 위해 항미생물약물이 투여될 필요가 있다. 어느 때라도 외래물질이 숙주로 침입하여 이러한 복잡한 방어의 균형을 망가뜨려 병원체에 대한 몸의 자연방어를 억제시킬 위험이 있다. 예를 들어, 만일 항생제가 기관이나 계통을 손상시킨다면 이는 숙주의 자연방어에 해로운 영향을 미쳐 콩팥이나 간을 현저하게 손상시키는 그러한 일이 일어날 수 있다.

비알레르기원성

어떤 항미생물제는 특정인에서 과민반응(hypersensitivity reaction)을 유발할 수 있다(13장 참조). 페니실린(penicillin)과 같은 특정의 제제에 알레르기가 있는 환자는 의료진에게 그 알레르기에 대해 알려주어야 하며, 그렇지 않다면 페니실린(penicillin)의 투여로 치명적인 결과가 있을 수 있다.

안정성과 보관기간

이상적으로, 항생제는 화학적으로 안정해야 하며, 따라서 주어진 기간 동안 제품의 안정성과 효능이 유지되어야 한다. 보관기간이 길면 길수록 제제가 더 쉽게 보관될 수 있고 즉시 사용이 가능하게 된다. 긴 보관기간이 물류적으로나 경제적으로 장점이 있는 외에도 안정성도 고려될 수 있는데; 항생제가 화학적으로 분해되면 효능이 떨어지거나 분해된 화학제품은 독성이 있을 수 있다.

입수가능성과 이용가능성

심지어 가장 효과적인 제제라도 만일 환자가 필요로 할 때 약품을 널리 이용할 수 없다면 소용이 없으며 그리고 이용하더라고 제품을 구할 수 있는 것 또한 중요하다.

2] 항생제효과의 확인: 효능

미생물은 각기 다른 항생제에 대한 그의 감수성이 극적으로 다르다. 또한, 미생물의 감수성은 오랜 기간에 걸쳐 특정의 조건에서 변할 수 있다. 이러한 변화는 특정의 약물로 치료하는 동안에도 일어날 수 있다. 비록, 광범위항생제가 감염을 야기할 수 있는 많은 수의 각기 다른 미생물에 대해 사용될 수 있다고 해도, 특정의 병원체를 확인하고 특정의 항생제로 그 미생물을 표적으로 하는 것이 더 효과적이다. 특정의 미생물에 대해 더 효과적인 항미생물제를 확인하기 위해 사용되는 많은 검사가 있으며, 여기에는 다음과 같은 것들이 포함된다:

- 원판확산법(disk diffusion method) 혹은 커비-바우어법(Kirby-Bauer method)
- 희석법(dilution method) 혹은 최소억제농도법(minimal inhibitory concentration method)
- 혈청사멸력법(serum killing power method)

때로, 항생제는 단독으로 투여될 때 보다 두 각기 다른 항생제를 함께 투여하여 더 큰 치료효과를 얻는다. 이러한 현상은 **상승작용(synergism)**이라 부른다. 반면, 약물을 단독으로 투여할 때보다 복합약물을 투여할 때가 약효가 덜하게 되는 **길항작용(antagonism)**을 초래할 수 있다.

원판확산법(커비-바우어법)

원판확산법(즉, 커비-바우어법)의 경우, 병원체의 배양은 확산평판법을 사용하여, 혹은 멸균된 면봉을 사용하여 문자 그대로 평판의 표면에 얇게 칠하는 변형된 획선양상으로 우무평판의 전체면에 균일하게 확산시킨다. 선택된 항생제의 특정농도로 침적시킨 종이여과지원판을 우무표면 위에 균일하게 올려 놓는다. 그 다음, 원판이 올려져 있는 접종된 평판을 배양한다. 이들이 배양되면서 각 원판에 있는 항생제가 우무 속으로 확산되기 시작한다. 만일 항생제가 표면에 확산되어 있는 미생물의 성장에 영향을 미친다면 이는 원판의 주위에서 아무런 성장도 없는 투명한 구역으로 나타나게 될 것이다(그림 11.3). 이 구역은 **억제구역(zone of inhibition)**이라 부르는데, 그 이유는 확산된 항생제가 미생물의 성장을 억제하는 구역을 나타내 주기 때문이다. 더 큰 분자가 더 작은 분자보다 우무 속으로 더 느리게 확산되기 때문에, 억제구역의 크기가 반드시 효능의 척도가 되지는 않는다. 각 항생제의 농도에 대한 표준 구역지름(standard zone diameters)이 만들어지고 또한 특정 배지에 심은 세포수의 근사치가 이용된다. 미생물이 그 항생제에 감수성이 있는지 혹은 내성이 있는지를 결정하기 위해 (선정된 미생물을 접종하여 배양한 다음, 배지 위에 형성된) 각각의 억제구역의 지름을 측정하여 평가한다.

비록 효과적인 도구이기는 해도 이 방법은 감염을 치료할 더 효과적인 제제를 찾기 위해 사용될 때는 몇 가지 단점이 있다. 감염을 야기하는 미생물을 단지 억제하는 것이 아니라 죽일 필요가 있는 경우, 이 방법은 살미생물제의 특성을 확인하는 데에는 적합하지 않다. 또 다른 잠재적인 문제는 약물이 시험관내(페트리디쉬와 같은 검사실 용기)에서보다 생체내(살아 있는 미생물)에서 실로 각기 다를 수 있다는 점이다. 체내에서의 어떤 대사과정은 항생제의 작용으로 불활성화되거나 방해 받을 수 있으며, 어떤 경우에서는 항생제 그 자체가 숙주의 몸계통에 해로울 수 있다.

희석법/최소억제농도법

희석법/최소억제농도법의 경우, 정해진 양의 병원체배양을 농도가 감소되는 순으로 특정 항생제가 들어 있는 일련의 튜브에 넣는다. 그 다음, 튜브를 배양하여 성장을 검사한다. 혼탁도는 세균성장을 의미하며; 혼탁도가 없는 것은 세균성장이 억제되거나 세균이 항미생물제에 의해 사멸되었음을 의미한다(그림 11.4). 목적은 성장을 가시적으로 억제하는 약물이 가장 낮은 농도로 들어 있는 튜브를 확인하는 것이다. 이 농도는 선정된 미생물에 작용하는 특정의 제제가 가진 **최소억제농도(minimal inhibitory concentration)**라고 부른다. 과거에는 이 방법이 각각의 시

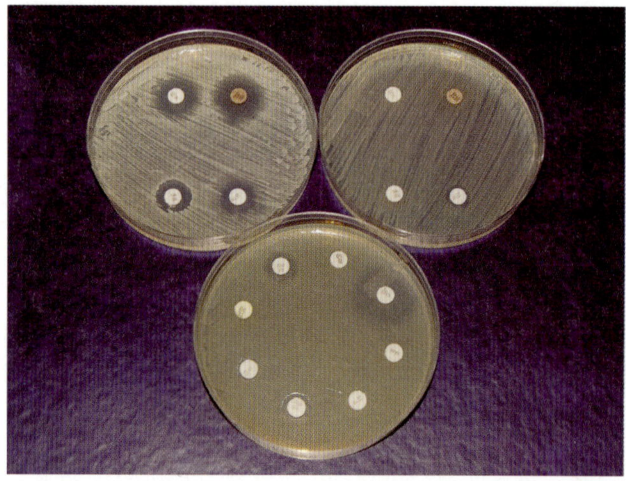

그림 11.3 원판확산(커비-바우어)법. 항생제원판 주위의 투명한 구역은 억제구역이라 부른다. 이러한 구역의 크기는 선정된 세균에 대한 항생제의 효능을 결정하는데 이용된다.

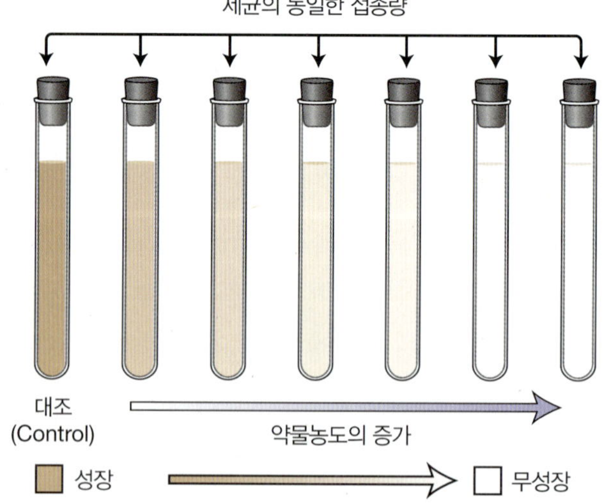

그림 11.4 최소억제농도. 특정 제제의 최소억제농도는 가장 낮은 약물농도가 들어 있는 튜브에서 성장이 없는 것으로 나타난다.

험관에서 시행되었다. 하지만 지금은 표준검사평판에 있는 얕은 웰(well)에서 검사할 수 있는 키트(kit)가 이용가능하다. 이 검사는 오늘날 병원과 진료소에서 널리 사용되는데; 하지만 이 방법에도 역시 단점이 있다. 커비-바우어법과 마찬가지로, 기본적인 검사절차는 항생제가 살미생물성인지 혹은 정미생물성인지를 나타내 주지 않는다. 미생물이 억제되는지 혹은 사멸되는지를 확인하기 위해 이 방법을 사용하는 2번째 검사가 시행될 수 있다. 이 검사에서, 성장이 없는 것으로 나타난 최소농도가 든 튜브에서 나온 시료를 계대배양하여 튜브내에 어떠한 미생물이 여전히 살아 있는지를 확인한다. 아무런 미생물이 들어 있지 않은 이 최소농도는 **최소살균농도(minimal bactericidal concentration)**라고 부른다.

혈청사멸력

혈청사멸력법의 경우, 환자가 항생제를 투여 받는 동안 환자의 혈액시료를 채취한다. 그 다음, 혈액으로부터 혈청을 얻는데, 이 혈청에는 혈류에 있던 약물이 들어 있다. 그 다음, 환자의 연속희석된 혈청에 세균부유액을 첨가한다. 만일, 혈청이 든 튜브에서 세균이 성장한다면 이는 항생제가 비효과적이라는 점을 의미하며, 반면 아무런 성장이 없다면 항생제가 효과적이라는 점을 나타낸다. 연속희석을 사용하여, 여전히 효과적인 혈청사멸력을 제공하는 최소농도가 쉽게 결정될 수 있다.

3] 부작용

모든 약물은 잠재적인 독물이며(10장 참조), 치료약물의 투여는 잠재적으로 심각할 수 있는 부작용을 일으킬 가능성을 가진다. 약물은 간(간독성, hepatotoxic), 콩팥(콩팥독성, nephrotoxic), 위창자관, 심장혈관계통, 적색뼈속질(조혈독성, hemotoxic), 신경계통(신경독성, neurotoxic), 호흡계통, 피부, 뼈 그리고 치아에 유해한 영향을 줄 수 있다. 약물의 투여는 미리 평가된 위험과 이득을 고려한다. 이러한 종류의 평가는 **치료지수(therapeutic index)**라고 지칭된다(10장 참조).

간은 혈액내에 있는 화학물질의 대사와 해독을 담당한다. 약물이나 그의 대사부산물에 의해 간이 손상될 수 있다. 콩팥은 약물과 약물대사산물의 배설에 관여한다. 약물과 약물대사부산물 모두는 콩팥단위구조를 손상시킬 가능성이 있으며 따라서 콩팥단위의 재흡수능력과 여과를 방해할 수 있다.

항미생물요법의 가장 흔한 부작용 중의 하나는 설사인데, 이는 중증의 창자자극과 잘록창자염(대장염, colitis)으로 진행될 수 있다. 가장 흔하게도, 이러한 자극은 정상적인 창자균무리가 파괴되기 때문에 발생한다. 피부, 창자, 비뇨생식관 그리고 입안의 정상균무리에 있는 미생물은 약간의 예외가 있지만 무해하며 잠재적으로 유해한 미생물의 집락화를 억제한다. 하지만 광범위항생제를 사용하면서 이러한 무해한 미생물이 파괴되어 내성을 갖는 미생물이 과다성장하고 중복감염을 야기할 수 있다.

예를 들어, 대장균(*Escherichia coli*)에 의해 유발되는 비뇨기감염의 치료를 위해 광범위항생제 세팔로스포린(cephalosporin)을 사용하는 것은 질내의 유산균(lactobacilli) 역시 파괴할 수 있다. 칸디다알비칸스(*Candida albicans*)와 유산균(lactobacilli)은 모두 질내 정상균무리에 속한다. 광범위항생제에 의해 유산균(*Lactobacillus*)이 사멸하면 칸디다알비칸스(*C. albicans*)가 번성하여 효모감염을 야기하게 된다. 칸디다(*Candida*)에 의한 유사한 중복감염이 입안(아구창, thrush)과 큰창자에서도 발생할 수 있다.

항생제와 연관되는 중증의 잠재적으로 치명적인 상태인 잘록창자염은 다음과 같은 약물의 하나 혹은 그 이상의 투여로 야기될 수 있다:

- 테트라사이클린(tetracyclines)
- 크린다마이신(clindamycin)
- 광범위 페니실린(penicillins)
- 세팔로스포린(cephalosporins)

이 상태는 항생제에 저항성이고 내포자를 형성하는 세균 클로스트리듐디피실레(*Clostridium difficile*)가 과도하게 성장한 결과이다. 이 세균은 창자의 점막으로 침입하여 그곳에서 독소(장독소, enterotoxin)를 방출하여 설사, 발열 그리고 복통을 일으킨다. 기타 약물유발부작용에는 피부가 포함될 수 있는데, 이는 알레르기반응으로 인해, 혹은 광피부염(photodermatitis)을 야기하는 약물과 햇빛의 상호작용으로 인해 일어난다.

항생제 테트라사이클린(tetracycline)은 8세 이하의 소아에서는 금기되는데, 그 이유는 약물이 이 나이대에서 치아의 사기질을 영구적으로 변색시키기 때문이다. 이 약물은 또한 임신 동안에는 피해야 하는데 그 이유는 이 약물이 태반을 통과할 수 있어 태아의 발생하는 뼈와 치아에 착색되기 때문이다.

어떤 항기생충약물은 심장에 잠재적으로 독성이 있어 심장박동을 불규칙하게 만들고 중증의 경우에는 심장정지를 야기한다. 기타 항미생물제는 뇌에 직접적으로 영향을 미쳐 발작을 초래할 수 있다. 아미노글리코시드(aminoglycosides)와 기타 다른 항미생물제는 신경손상을 야기하여 어지럼증, 난청 그리고 운동감각장애를 초래할 수 있다.

동시에 각기 다른 약물을 사용하는 경우, 약물을 단독으로 투여할 때에는 나타나지 않은 독성효과가 발생할 수 있다. 또 다른 가능성은 하나의 약물이 다른 약물을 중화시키는 것이다. 예를 들어, 어떤 항생제는 피임제(contraceptive pill)의 효과를 중화시킬 수 있다고 보고되었다.

원하지 않는 부작용의 또 다른 예는 과민(알레르기)반응이 발생하는 경우이다. 대부분의 항미생물약물에 대한 알레르기반응이 보고되어 왔는데, 항미생물약물에 의해 유발되는 알레르기의 대부분은 페니실린(penicillin)이 차지하며 그 다음이 술폰아미드(sulfonamides)가 차지한다. 이러한 약물에 알레르기가 있는 사람은 1번째 노출로 민감화되지만 이때는 아무런 증상을 나타내지 않는다. 면역계통이 민감화된 후, 2번째 노출은 두드러기, 호흡기문제 그리고 때로 치명적일 수 있는 아나필락시스(anaphylaxis)(13장 알레르기/과민반응 참조)를 야기할 것이다. 임신 여성에 대해, 미국식품의약국은 태아에 대한 어떠한 위험도 없는 항생제를 확인하고 분류한다.

3 항미생물약물에 대한 내성
Resistance to Antimicrobial Drugs

오늘날, 건강관리에서의 주된 문제 중의 하나는 항미생물약물에 이미 내성이 생긴 세균뿐만 아니라 위험스러운 속도로 내성을 획득하는 세균에 의해 야기되는 문제이다. 다제내성(multidrug resistance)을 포함하는 항생제내성을 갖도록 세균이 진화하는 것은 세균의 일반적인 진화의 특성이며 아마도 멈출 수 없을 것이다. 세균의 약물내성은 세균이 내성을 유전 받지 않고서도 약물내성을 가질 수 있기 때문에 통상적인 진화기전을 넘어서 진행된다. 이 과정은 세균의 비염색체 DNA인 플라스미드(plasmid)를 통해 일어난다(3장 유전학 참조). 게다가, 이러한 플라스미드는 각기 다른 미생물 종으로 전달될 수 있다.

1] 약물내성의 발생/획득

항생제에 대한 미생물의 내성은 그 제제에 대해 이전처럼 미생물이 더 이상 감수성이 없거나 감수성이 덜 하다는 의미이다. 미생물을 죽이지 않고 단지 그의 성장을 억제시키도록 제조된 정미생물제를 개발하거나 처방할 때 내성미생물의 발생이 문제가 된다.

미생물, 특히 세균은 대개 유전학적인 변화로 그의 내성을 획득하지만 내성의 발생에 관여하는 비유전학적인 기전도 있다. 이러한 비유전학적인 내성수단 중의 하나는 회피(evasion)라 알려진 방법이며, 이는 단순하게 특정의 항미생물제가 도달하지 못하는 (혈액-뇌장벽과 같은) 조직에 감염된 병원체이다. 또 다른 방법은 세포벽을 I-형(발달된 세포벽이 없는 세균세포의 일종)으로 변화시키는 것이며, 따라서 세포벽을 공격하는 항생제를 충분히 억제시킨다.

항생제에 대한 유전적인 내성은 미생물의 유전자가 변화하는 것이 포함되며 자연선택이 이러한 미생물을 선호하게 된다. 내성미생물을 만드는 그러한 돌연변이는 많은 미생물이 상대적으로 세대가 짧고 항생제에 내성이 없는 미생물보다 잠재적으로 생존이 유리하므로 집단내에서 빠르게 증가될 수 있다. 항생제 그 자체는 유전적인 돌연변이를 유발하지 않지만 이들은 대신에 실제로 돌연변이되고 내성이 생기는 미생물의 성장을 크게 지지하는 화학적인 환경을 만들게 된다.

미생물 특히 세균의 어떤 커다란 개체군은 이전에 플라스미드가 전달되거나 혹은 돌연변이로 인해 이미 내성

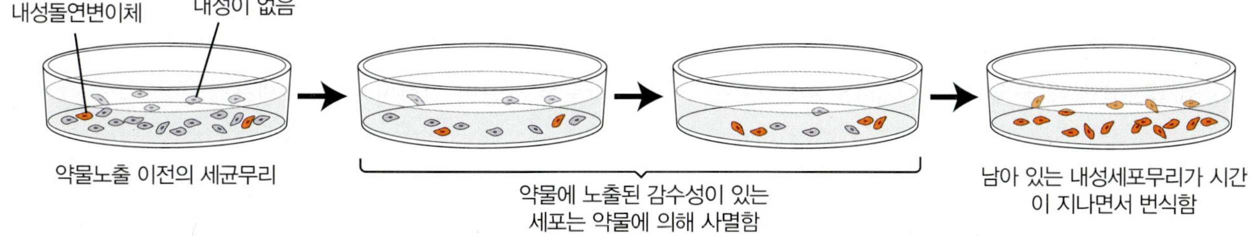

그림 11.5 약물내성의 획득. 약물에 노출되면서 내성이 없는 세포가 제거되고 결국 내성이 있는 세포만으로 구성되는 개체군이 만들어진다.

이 있는 소수의 세포를 포함하고 있다. 환경내에 약물이 없을 때는 내성형은 소수가 존재하지만 약물이 투여되면 내성이 없는 미생물은 죽을 것이고 내성이 있는 미생물이 번성하여 증식하게 될 것이다(그림 11.5). 약물내성형의 이러한 자연선택은 흔하며 다양한 자연서식처, 연구실 그리고 의료환경뿐만 아니라 약물요법 동안의 환자에서도 발생한다.

항미생물제의 사용부족이나 오용 외에도, 불량한 환자 순응도 역시 내성균주의 발생에 관여된다. 어떤 감염, 어떤 용량 그리고 어떤 기간 동안의 항미생물제의 사용은 미생물이 적응되도록 하거나 사멸되도록 한다. 이 현상은 **선택압**(**selective pressure**)이라 부르며 적응하여 살아 남은 미생물은 내성유전자를 전달하게 될 것이다.

2] 내성기전

일단 세균에서 내성유전자(들)이 생기는 돌연변이가 발생하면 내성이 없던 미생물이 내성유전자를 획득하게 되는 수많은 자연적인 기전이 있다. 3가지 기전은 형질도입(transduction), 형질전환(transformation) 그리고 접합(conjugation)이다(3장 참조). 일부의 세포는 내성(*resistance*)플라스미드 혹은 *R* 플라스미드라고 부르는 6개 혹은 7개의 유전자가 포함된 내성유전자를 갖고 있으며 이의 각각은 수많은 항생제에 대해 내성을 일으킬 수 있다. 플라스미드는 하나의 균주나 종으로부터 다른 것으로 전달되어 내성유전자를 더욱 폭넓게 분포시킬 수 있다. 이러한 내성유전자는 이를 가진 미생물에게 다양한 각기 다른 내성기전을 제공해 준다.

다음과 같은 것들을 포함하는 여러 기본적인 기전이 확인되어 왔다:

- 막투과성의 변화: 원형질막단백질의 변화가 수송기전을 방해하며 이는 막을 통과하여 세포로 들어 갈 일부의 항생제를 억제할 수 있다.
- 약물제거의 증가: 테트라사이클린(tetracycline)에 대한 내성은 플라스미드에 암호화된 단백질을 통해 약물을 세포의 바깥으로 배출시킴으로써 발생할 수 있다. 아미노글리코시드(aminoglycoside)내성은 막수송계통의 단백질에 영향을 미치는 점돌연변이에 의한 약물투과성의 변화로 발생한다. 많은 세균이 약물을 포함하는 화학물질을 세포바깥으로 능동수송할 수 있는 다제내성펌프를 갖고 있다. 이러한 단백질펌프는 플라스미드 혹은 염색체에 암호화되어 있으며; 이들은 미생물에게 독성을 주는 다양한 항미생물약물, 계면활성제 그리고 독성물질을 비선택적으로 제거할 수 있다.
- 제제의 표적(수용체)변화: 대부분의 항미생물약물은 단백질, RNA, DNA, 혹은 원형질막내의 구조와 같은 특이적인 표적(수용체)에 대해 작용한다. 미생물은 약물표적을 변화시킴으로써 항미생물제의 공격을 피할 수 있다. 다시 말하면, DNA내 변화가 일어날 수 있으며 표적부위에서 기능하는 중요한 단백질이 변화되고 항생제가 더 이상 결합할 수 없게 되어 이 단백질을 파괴하지 못하게 된다. 예를 들어, 세균은 리보솜결합부위를 변화시킴으로써 아미노글리코시드(aminoglycosides)에 내성을 가질 수 있다. 세균세포벽내 결합부위가 바뀌면 폐렴균(*Streptococcus pneumoniae*)에서 페니실린(penicillin)에 대한 내성이 생기며 황색포도알균(*Staphylococcus aureus*)에서는 메티실린

(methicillin)에 대한 내성이 생기게 된다. 일부 창자알균(enterococci)은 유사한 기전에 의해 반코마이신(vancomycin)에 대해 내성을 갖게 된다.

- 대사경로의 변화: 미생물은 항생제에 의해 억제될 대사반응을 우회시킬 수 있는 대체대사경로나 효소를 만들 수 있다.
- 이전에 억제된 효소의 변화: 이전에 억제되어 있는 효소를 변화시키는 것은 세균세포내에서 (일련의) 반응을 억제시킬 수 있다. 효소의 변화와 함께, 항생제에 의한 이러한 억제가 방해되고 반응이 통제를 받지 않고 일어날 수 있다.
- 방어효소의 생성: 항생제가 세균세포에 작용하기 전에 이를 파괴하거나 불활성화시킬 수 있는 세균효소가 생성될 수 있다. 이 기전의 두드러진 예는 일부의 세균에서 페니실린(penicillin)내 β-락탐고리(β-lactam ring)를 분해하여 그의 효능을 파괴하는 페니실린분해효소(penicillinase) β-람탐아제(lactamase)의 생성이다. 또 다른 β-락탐아제 세팔로스포리나아제(cephalosporinase)는 세팔로스포린(cephalosporin)의 분자구조를 파괴한다.

3] 다제내성

항미생물제내성은 전세계적으로 점점 커져가는 문제이다. 역사적으로, 항미생물제는 경이로운 약물로 간주되었고 항생제를 사용할 필요가 없는 감염에 대해서도 부적절하게 사용되어 왔다. 게다가, 항생제는 흔히 그의 살균효과를 나타낼 적당한 길이의 시간 동안 사용되지 않았다. 결과적으로, 항생제내성균주가 출현하였다. 수년 동안 이 내성은 더 새롭고 더 효과적인 항생제에 의해 극복되어 왔다. 하지만 신약의 개발이 늦어지고 결국 다제내성(multiple antimicrobial resistant, MAR)균주가 출현하게 되었다. 다제내성균주의 발생은 다제내성균주가 치료에 저항하고 잠재적으로 사망률과 이환률을 증가시킬 수 있기 때문에 사람과 동물 모두에서 심각한 문제이다.

다제내성균주의 발생은 주로 병원, 요양원 그리고 기타 건강관리시설에서 일어난다. 이러한 환경에서 각기 다른 많은 종류의 항생제가 꾸준하게 사용되어 감수성을 가진 세포를 제거하고 있는 동안 내성세포가 발생하기가 쉽다. 다제내성균주는 때로 "슈퍼버그(superbug)"라고 부르며 대개 3개 이상의 항미생물제에 내성이 있다. 현재, 다제내성미생물에는 포도알균(*Staphylococcus*), 사슬알균(*Streptococcus*), 창자알균(*Enterococcus*), 슈도모나스(*Pseudomonas*), 미코박테륨(*Mycobacterium*)의 균주 그리고 말라리아를 일으키는 원생동물 열원충(*Plasmodium*)이 포함된다. 또한, 오로지 한 종류의 약물에 대한 내성은 불행하게도 유사한 약물에 대한 내성을 일으킬 수 있으며, 이 현상은 **교차내성(cross-resistance)**이라고 부른다.

> **의학적 사건**
>
> **남용으로 인한 항생제내성**
>
> 질병통제예방센터(Centers for Disease Control and Prevention)와 세계보건기구를 포함하는 많은 공공보건당국은 바이러스 감염을 항생제로 치료하는 것처럼 항생제가 필요하지 않은 감염에 대해 항생제를 남용하는 것에 관해 우려하고 있다. 오용의 결과, 약물에 내성을 가진 균주가 전세계적으로 발생하고 있다. 가장 대중적이고 위험한 내성미생물 중의 하나가 일반적으로 사용되는 대부분의 항생제에 내성을 가진 균주 메티실린내성황색포도알균(methicillin-resistant *Staphylococcus aureus*, MRSA)이다. MRSA 감염은 주로 면역계통이 약화된 대개 건강관리시설(병원)에 있는 사람에서 발생한다. 하지만 MRSA 감염은 입원하지 않았거나 과거 어떠한 의학적인 시술을 받지 않은 다른 면에서는 건강한 사람에서도 발생하고 있다. 이러한 감염은 공동체연관 MRSA 감염이라고 부르며 대개 고름집(농양), 종기 그리고 기타 고름발생 병변과 같은 피부감염으로 시작된다. 병원에서 MRSA 감염을 멈추고 공동체연관 MRSA 감염을 예방하기 위해서는 감염을 조절하는 것이 핵심이다.

4] 약물내성의 억제

항생제와 기타 다른 항미생물약물이 발견된 이래 이들은 50년 이상 사용되어 왔으며 시간이 지날수록 시판되는 많은 제제에 대해 미생물들이 내성이 생기게 되었다. 이러한 내성은 전세계적으로 가장 큰 공중보건문제의 하나가 되고 있다. 항미생물약물에 내성이 생긴 미생물의 확산을 억제하고 병원체 사이에 항미생물제내성의 발생을 최소화시키기 위해 다음과 같은 지침이 고려되어야 한다.

- 건강관리전문가와 제공자는 환자를 진찰하고 나서 손을 철저하게 씻는다.
- 의사는 특정의 감염에 도움이 되지 않은 경우 항생제에 대한 환자의 요구를 거절해야 한다. 감염이 세균이 아닐 수도 있기 때문에 환자는 의사에게 항생제를 요구하지 말아야 한다.
- 항생제를 처방할 때는 가능한 좁은 범위의 미생물을 표적으로 해야 한다.
- 항생제는 한 항미생물제에 내성이 있는 병원체를 죽이지만 다른 것도 죽일 수 있을 항미생물제와 복합적으로 사용될 수 있다(앞에서 설명한 상승작용 참조).
- 병원과 요양원의 다제내성감염환자는 격리해야 한다.
- 의사는 항생제내성에 대한 지역자료에 정통해야 한다.
- 항생제를 투여 받는 환자는 처방된 대로 정확하게 복용하며 내성균주발생을 피하기 위해 전체적인 치료과정을 완료해야 한다.
- 항미생물제는 나중에 사용하려고 보관하지 말아야 한다. 처방된 치료과정이 완료된 후 나머지 약물은 폐기시킨다.
- 사람들은 다른 경우를 위해 처방된 항미생물제를 복용하지 말아야 한다. 이는 올바른 치료를 더디게 할 수 있으며 또한 세균을 증식시킬 수도 있다.
- 항균비누와 항균로션은 면역계통이 약화된 환자를 보호할 때만 사용되어야 한다. 이는 아래와 같은 것을 이루게 해 줄 것이다.
  - 이는 정상균무리가 파괴되는 것을 억제시킬 것이다.
  - 이는 내성이 생기는 것을 피하게 해 줄 것이다.
  - 이는 자연적으로 내성을 가진 출현병원체가 될 수 있는 세균종류가 부주의하게 선택되는 것을 예방해 줄 것이다. 일반적으로, 사람의 면역계통은 환경에서 우세하게 존재하는 미생물 대부분을 효과적으로 조절한다. 항균비누/로션의 남용은 환경내 미생물의 조성을 변호시킬 수 있으며 내성균주가 우세하도록 만들 수 있다.

항미생물제에 내성을 가진 어떠한 미생물과 균주의 출현을 추적하기 위해 1996년에 국립항미생물제내성감시시스템(National Antimicrobial Resistance Monitoring System)이 가동되었다. 또한, 세계보건기구의 항미생물제내성억제글로벌전략(Global Strategy for Containment of Antimicrobial Resistance)은 다양한 수준에서 효과적인 억제활동의 뼈대를 제공한다.

> **생명의 응용**
>
> **가축에서의 항생제사용**
>
> 40년 이상 농부는 질병을 예방하고 성장을 촉진시키기 위해 가금류, 양 그리고 돼지에게 항생제를 사용해 왔다. 미국에서 매년 대략 900만~1300만 킬로그램의 항생제가 가축에게 사용되고 있다. 미국에서 생산되는 매우 다양한 항생제는 가축생산자들에 의해 사용된다. 이러한 많은 양의 항생제는 일반적으로 농토에 살포되는 동물비료로 가게 되고 또한 상수도로 가게 되는 것으로 생각된다. 가축에 대한 이러한 항생제의 남용은 사람의 건강을 위협하는 전세계적인 위기를 맞을 수 있을 항생제내성균주를 발생시킬 것이라고 여러 기관들이 우려하고 있다. 미국식품의약국(U.S. Food and Drug Administration)은 1977년 처음으로 사료에 항미생물제를 사용하는 것을 일부 제한하도록 요청하였다. 의료사회가 건강관리제공자와 환자에게 항생제의 남용에 대해 교육을 시키는 한편으로 동물사료에 항생제를 사용하는 것에 관한 논쟁이 여전히 진행되고 있다.

4 특수 항미생물약물
Specific Antimicrobial Drugs

미국에서는 대단히 많은 수의 항미생물약물이 판매되고 있다. 제약회사는 의사를 통해 약물을 판매하며, 최근에는 텔레비전과 인터넷을 통해 소비자에게 직접적으로 광고한다. 비록, 대단히 많은 상품명이 사용되고는 있다고 해도, 이들의 대부분은 소수의 약물계열에 속하는 변이형이다. 하지만 서로 다른 제약회사는 동일한 일반명에 서로 다른 상품명을 사용하고 있다(10장 참조). 항미생물제는 항균제, 항바이러스제, 항진균제 그리고 항연충제로 분류될 수 있다.

1] 항균제

항균제는 천연항생제(natural antibiotics), 반합성항생제(semisynthetic drugs) 그리고 합성항생제(synthetic drugs)로 분류될 수 있다.

- 천연항생제는 미생물에 의해 생성되는 화학물질이며 세균을 파괴하거나 그의 성장을 억제시킬 수 있는 능력을 가진다.
- 반합성항생제는 더 큰 효능을 위해 화학적으로 변형시킨 항생제이다.
- 합성약물은 미생물이 아니라 연구실에서 제조되는 제제이지만 항생제와 동일한 작용을 할 수 있다. 술폰아미드(sulfonamides), 트리메토프림(trimethoprim) 그리고 퀴놀론(quinolones)은 사람이 만든 약물이며 따라서 항생제로 간주되지는 않지만 합성항균제이다.

2] 합성약물

술폰아미드(sulfonamides), 즉 술파제는 세균의 대사를 성공적으로 파괴시키기 위해 사용되는 첫 번째 항미생물제이다. 도마크(이 장의 처음에 있는 왜 알아야 할까? 참조)에 의해 처음으로 발견된 이래, 많은 술폰아미드계 약물이 개발되어 왔는데 여기에는 술파독신(sulfadoxine), 술파디미딘(sulfadimidine)(단기작용), 술파네톡사졸(sulfamethoxazole)(중간작용), 술파메토피라진(sulfametopyrazine)(장기작용), 술파살라진(sulfasalazine)(위창자관에서의 흡수가 불량함) 그리고 술파메톡사졸(sulfamethoxazole)과 트리메토프림(trimethoprim)의 복합제제가 포함된다. 이 무리에 속하는 항미생물제는 합성으로 제조되며 이들의 작용기전은 세균에서 엽산합성경로의 중간대사산물과 경쟁하는 것이다. 엽산은 세균과 포유류 모두에서 핵산과 기타 세포성분을 만드는 염기 퓨린과 피리미딘의 합성을 위해 필수적이다(2장 참조). 환경으로부터 엽산을 얻을 수 없어 반드시 생성해야 하는 세균에서 술폰아미드(sulfonamides)는 선택적인 독성을 미친다. 반면, 사람은 음식으로부터 엽산을 얻으며; 따라서 엽산합성경로가 파괴되어도 숙주는 영향을 받지 않는다. 대부분의 세균에게 효능을 가졌던 술폰아미드(sulfonamides)의 효능은 세균이 내성이 생기면서 감소되고 있다. 경증에서 중등도의 부작용에는 구역, 구토, 두통 그리고 정신적인 우울증이 포함된다. 이의 사용 역시 환자의 약 5%에서 나타나는 일부의 알레르기로 인해 제한되고 있다. 이러한 부작용에는 발진, 발열 그리고 두드러기가 있다.

트리메토프림(trimethoprim)은 술폰아미드(sulfonamides)와 복합제제로써 1969년에 도입되었다. 이 제제는 술폰아미드(sulfonamide)의 활성과 상승작용하며 세균의 내성을 최소화시킨다. 트리메토프림(trimethoprim)은 항말라리아제 피리메타민(pyrimethamine)과 화학적으로 관련이 있다. 두 제제 모두 엽산의 길항제이다. 트리메토프림(trimethoprim)은 경구투여되며 가장 흔한 세균병원체에 대한 정균제이다. 술폰아미드(sulfonamides)가 세균의 동일한 대사경로를 억제하기 때문에, 이들은 트리메토프림(trimethoprim)의 작용을 강화시킬 수 있다. 트리메토프림(trimethoprim)의 부작용에는 구역, 구토, 혈액장애 그리고 피부발진이 포함된다. 약물의 독성효과인 엽산결핍증은 폴린산(folinic acid)의 투여로 예방할 수 있다.

플루오로퀴놀론(*fluoroquinolones*)이라고도 부르는 퀴놀론(*quinolones*)은 광범위합성약물이며 대단히 다양한 세균감염을 치료하기 위해 사용된다. 처음으로 개발된 퀴놀론(quinolones)은 날리딕산(nalidixic acid)이지만, 탄저병의 치료선택제로 명성을 얻은 시프로프록사신(ciprofloxacin)과 같은 이러한 약물의 계열이 여전히 개발되고 있다. 퀴놀론(quinolones)은 그람음성균과 그람양성균 모두에 대해 효과적이며 요로감염, 성전파질환, 위창자감염, 호흡관감염, 피부감염 그리고 뼈속질염(골수염, osteomyelitis)을 치료하기 위해 사용된다. 이러한 제제가 사용하는 기전은 DNA 선회효소(gyrase)복합체에 결합함으로써 핵산의 합성을 파괴하는 것이다. 이 효소복합체는 복제, 복구, 전사 그리고 기타 DNA 세포과정을 위해 DNA를 푸는 일을 한다. 퀴놀론(quinolones)은 이들의 활성범위에 기반하여 세대를 나눌 수 있다. 일반적으로, 초기의 세대는 후기의 세대에 비해 활성범위가 더 좁다(표 11.2). 겪을 수 있는 어떤 부작용에는 위창자문제 그리고 일부 드문 증례에서 발작이나 기타 신경장애가 있다.

항생제(비합성)와 반합성살균제

항생제는 일부의 세균에 의해 천연적으로 생성되는 화학

표 11.2 활성범위에 기반한 퀴놀론(quinolones)의 세대

세대	일반명	상품명
제1세대	시녹사신(cinoxacin)	시노박(Cinobac)
First generation	프루메퀸(flumequine)	플루박팀(Flubactin)(동물에만 사용)
	날리딕스산(nalidixic acid)	네그감(NegGam), 윈토마이론(Wintomylon)
	옥솔린산(oxolinic acid)	시스토팍스(Cistopax)
	피로미드산(piromidic acid)	파나시드(Panacid)
	피페미드산(pipemidic acid)	돌콜(Dolcol)
제2세대	시프로플록사신(ciprofloxacin)	시프로바이(Ciprobay),시프로(Cipro), 시프록신(Ciproxin)
Second generation	에녹사신(enoxacin)	엔록실(Enroxil), 페네트렉스(Penetrex)
	프레록사신(fleroxacin)	메가론(Megalone)(중지됨) (withdrawn)
	로메프록사신(lomefloxacin)	막사퀸(Maxaquin)
	나디프록사신(nadifloxacin)	
	노르프록사신(norfloxacin)	렉시노르(Lexinor), 노록신(Noroxin), 퀴나빅(Quinabic), 자나신(Janacin)
	오프록사신(ofloxacin)	프록신(Floxin), 옥살딘(Oxaldin), 타리비드(Tarivid)
	페프록사신(pefloxacin)	
	루프록사신(rufloxacin)	유로플록스(Uroflox)
제3세대	발로프록사신(balofloxacin)	
Third generation	그레파프록사신(grepafloxacin)	락사르(Raxar)(중지됨)
	레보프록사신(levofloxacin)	크라비트(Cravit), 레바퀸(Levaquin)
	파주프록사신메실산(pazufloxacin mesylate)	
	스파르프록사신(sparfloxacin)	자감(Zagam)
	테마프록사신(temafloxacin)	옴니프록스(Omniflox)(중지됨)
	토수프록사신(tosufloxacin)	
제4세대	클리나프록사신(clinafloxacin)	
Fourth generation	제미프록사신(gemifloxacin)	팍티브(Factive)
	목시프록사신(moxifloxacin)	아벨록스(Avelox)
	가티프록사신(gatifloxacin)	테퀸(Tequin)(중지됨), 지마르(Zymar)
	시타프록사신(sitafloxacin)	
	트로바프록사신(trovafloxacin)	트로반(Trovan)(중지됨)

요법제이다. 반면, 반합성제는 항생제의 효능을 증진시키고, 활성범위를 확대시키며, 부작용을 감소시키고 그리고 약물내성발생을 감소시키기 위해 연구실에서 화학적으로 변형시킨 천연항생제이다.

최초로 광범위하게 사용된 항생제는 진균 페니실륨크리소게눔(*Penicillium chrysogenum*)에 의해 생성되는 천연산물 페니실린(penicillin)이다. 페니실린(penicillin)의 발견은 광범위한 반합성제계열의 약물을 개발하도록 만들었다. 페니실린(penicillin) G와 V가 가장 널리 사용되는 페니실린(penicillin)의 천연형이다. 반합성제에는 암피실린(ampicillin)과 메티실린(methicillin)과 같은 약물이 포함된다. 유도체가 무엇이건 간에, 거의 모두에 공통적으로 들어 있는 기능적인 구조는 분자의 활성에 핵심적인 β-락탐고리이다. 페니실린(penicillins)은 감수성을 가진 그람양성알균뿐만 아니라 그람음성균에도 효과적이다. 페니실린계에 속하는 약물의 각각은 페니실린(penicillin) G처럼 사슬알균(*Streptococcus*)과 포도알균(*Staphylococcus*)에 대해 혹은 많은 그람음성균에 대해 광범위활성을 가진 암피실린(ampicillin)처럼 특정의 표적을 갖고 있다. 페니실린(penicillin)이 이용하는 기전은 세포벽합성의 파괴이다. 그 과정의 상세한 점은 정확하게 이해되지 않았다고 해도, 그러한 파괴는 세포벽내 펩티도글리칸층을 교차연결시키는 화학결합의 형성을 차단하는 것이 포함된다. 세포벽이 완전하게 조립되는 것을 억제함으로써 세포가 삼투용해에

취약하게 된다. 불행하게도, 점점 더 많은 세균이 페니실린(penicillins)계 약물에 대해 내성을 얻고 있다. 많은 이러한 내성균은 페니실리나아제(*penicillinase*)라 부르는 효소를 합성하는데 이 효소는 β-락탐고리를 가수분해하여 그를 비효율적으로 만든다. 페니실린(penicillin)은 비록 1~5%를 차지하는 일부의 사람에서 이에 대한 알레르기가 있다고 해도 상대적으로 안전한 항생제계열인 것으로 입증되어 왔다.

세팔로스포린(cephalosporins)은 유사한 β-락탐고리가 있기 때문에 페니실린(penicillins)과 구조적으로 유사한 β-락탐항생제계열의 항생제이다. 이들도 세포벽내 펩티도글리칸의 조립을 성공적으로 억제하기 때문에 페니실린(penicillins)과 유사하다. 이들은 페니실린(penicillins)보다 더 안정적이며 광범위활성을 가진다. 게다가, 세팔로스포린(cephalosporins)은 페니실린(penicillins)에 알레르기가 있는 환자에게 흔히 투여된다. 페니실린(penicillins)에 비해 또 다른 장점은 이들이 많은 수의 세균에서 분비되는 효소 페니실리나아제의 가수분해에 저항적이라는 점이다. 제5세대 세팔로스포린(cephalosporins)이 있으며 각 세대는 그람음성균에 대해 보다 효과적이다(표 11.3). 일반적으로, 각 세대는 이전 세대보다 더 광범위활성을 가지며 일반적으로 용량스케줄이 개선되고 부작용이 덜 하다.

- 제1세대 약물은 그람양성균과 그람음성균에 더 효과적인 것으로 입증되어 왔다.
- 제2세대 약물은 그람양성균뿐만 아니라 많은 그람음성균에 효과적이다.
- 제3세대 약물은 특히 그람음성균에 효과적이며 중추신경계통내 감염을 치료하기 위해 혈액-뇌장벽을 통과할 수 있다. 게다가, 이 세대는 β-락타마제를 생산하는 창자세균(enteric bacteria)에 대해 활성을 나타낸다.
- 제4세대 세팔로스포린(cephalosporins)은 광범위활성을 가지며 그람양성균과 그람음성균 모두에도 효과적이고 살균활성이 빠르다.
- 제5세대 세팔로스포린(cephalosporins)은 메티실린내성황색포도알균(MRSA)을 포함하여, 광범위한 그람양성균과 그람음성균 모두에 효과적이다.

테트라사이클린(tetracyclines)은 공통적인 4개의 고리구조에 많은 수의 각기 다른 곁사슬이 부착된 항생제계열이다. 이들은 천연적으로 생산되는 약물과 반합성약물 모두를 포함하는 광범위항생제이다. 광범위제제인 이러한 항생제는 그람음성균과 그람양성균, 클라미디아(chlamydias), 리케차(rickettsias) 그리고 미코플라스마(mycoplasmas)에 대해 활성이 있다. 작용기전은 단백질합성을 억제하는 것이며 일반적으로 살균성이 아니라 정균성이다. 병원체에 대한 숙주의 면역반응과 저항성이 결국 감염을 제거하게 된다. 가능한 부작용에는 구역, 설사, 치아의 변색 그리고 간과 콩팥의 손상이 포함된다. 제1세대 테트라사이클린(tetracycline)계열은 1948년에 만들어졌다.

아미노글리코시드(aminoglycosides)항생제는 구조가 대단히 다양한 천연제제이지만; 모두는 아미노당(amino sugars)과 사이클로헥산고리(cyclohexane ring)의 공통적인 특성을 가진다. 이러한 항생제는 살균제이며 주로 그람음성균에 대해 활성이 있다. 작용기전은 단백질합성을 직접적으로 파괴할 뿐만 아니라 mRNA를 잘못 번역하게 하는 것이다. 스트렙토마이신(streptomycin)과 같은 일부의 아미노글리코시드(aminoglycosides)는 현재 일부의 표적세균에 의해 내성이 생겼기 때문에 효과가 덜하다. 이는 여전히 결핵과 페스트에 대해 효과적이다. 아미노글리코시드(aminoglycosides)는 상당히 독성이 있으며 부작용에는 난청, 콩팥손상, 균형소실, 구역 그리고 다양한 알레르기반응이 포함된다.

마크롤리드(macrolide)항생제는 에리트로마이신(erythromycin)과 같은 천연적으로 생산되는 제제 그리고 아지트로마이신(azithromycin)과 같은 반합성제제가 있다. 이러한 약물은 1개 이상의 당과 연결된 12~22개의 탄소고리로 구성된다. 마크롤리드(macrolides)는 광범위정균제이며 상대적으로 독성이 낮다. 이들은 그람양성균, 미코플라스마(mycoplasmas) 그리고 소수의 일부 그람음성균에 대해 효과적이며 페니실린(penicillins)에 알레르기를 가진 환자에서의 감염을 치료하기 위해 사용된다. 이들은 백일해(whooping cough), 디프테리아(diphtheria), 감

표 11.3 활성범위에 기반한 세팔로스포린(cephalosporins)의 세대

세대	일반명	상품명
제1세대 First generation	세파세트릴(cephacetrile)	세파세트릴(Cephacetrile)
	세파드록실(cefadroxil)	세파드록실(Cefadroxil); 두리세프(Duricef)
	세파로글리신(cephaloglycin)	카포신(Kafocin)
	세포로늄(cefalonium)	세팔로늄(Cephalonium)
	세파로리딘(cephaloridine)	세팔로라딘(Cephaloradine)
	세파로틴(cephalothin)	세팔로틴(Cephalothin); 케플린(Keflin)
	세파피린(cephapirin)	세파피린(Cephapirin); 세파딜(Cefadyl)
	세파트리진(cefatrizine)	악셀로락스(Axelorax)
	세파졸린(cefazolin)	세파졸린(Cephazolin); 안세프(Ancef), 케프졸(Kefzol)
	세프라딘(cephradine)	세프라딘(Cephradine); 벨로세프(Velosef)
	세프록사딘(cefroxadine)	
	세프테졸(ceftezole)	
제2세대 Second generation	세파클로르(cefaclor)	세클로르(Ceclor), 디스타클로르(Distaclor), 케플로르(Keflor), 라니클로르(Raniclor)
	세포니시드(cefonicid)	모노시드(Monocid)
	세프프로질(cefprozil)	세프프로질(Cefprozil); 세프질(Cefzil)
	세푸록심(cefuroxime)	진나트(Zinnat), 진나세프(Zinacef), 세프틴(Ceftin), 비오푸로크심(Biofuroksym)
	세프메타졸(cefmetazole)	
	세포테탄(cefotetan)	
	세폭시틴(cefoxitin)	
제3세대 Third generation	세프카펜(cefcapene)	
	세프달록심(cefdaloxime)	
	세프디니르(cefdinir)	옴니세프(Omnicef)
	세프디토렌(cefditoren)	
	시레디메트(cefetamct)	
	세픽심(cefixime)	수프락스(Suprax)
	세프메녹심(cefmenoxime)	
	세포디짐(cefodizime)	
	세포페라존(cefoperazone)	세포비드(Cefobid)
	세포탁심(cefotaxime)	클라포란(Claforan)
	세프피미졸(cefpimizole)	
	세프포독심(cefpodoxime)	반틴(Vantin)
	세프테람(cefteram)	
	세프티부텐(ceftibuten)	세닥스(Cedax)
	세프티오푸르(ceftiofur)	
	세프티올렌(ceftiolene)	
	세프티족심(ceftizoxime)	세피작스(Cefizax)
	세프트리악손(ceftriaxone)	로세핀(Rocephin)
제4세대 Fourth generation	세프클리딘(cefclidine)	
	세페핌(cefepime)	막시핌(Maxipime)
	세플루프레남(cefluprenam)	
	세포셀리스(cefoselis)	
	세포조프란(cefozopran)	
	세프피롬(cefpirome)	
	세프퀴놈(cefquinome)	
제5세대 Fifth generation	세프타롤린(ceftaroline)	테플라로(Teflaro)
	세프토비프롤(ceftobiprole)	제프테라(Zeftera), 제브테라(Zevtera)

필로박터(*Campylobacter*)로 인한 위창자염(위장염, gastroenteritis) 그리고 레기오넬라(*Legionella*)로 인한 폐렴에 효과적이다. 새로이 개발된 마크롤리드(macrolides)가 포도알균(*Staphylococcus*)과 박테로이데스(*Bacteroides*)에 의한 감염을 치료하기 위해 사용된다. 아지트로마이신(azithromycin)은 특히 클라미디아(*Chlamydia*)에 효과적이다. 작용기전은 리보솜에서 펩티드사슬의 연장을 방해함으로써 단백질합성을 차단하는 것이다.

클로람페니콜(chloramphenicol)은 강력한 광범위정균항생제이다. 처음에는 이 제제가 천연적으로 생성되었지만 지금은 화학합성을 통해 제조된다. 클로람페니콜(chloramphenicol)은 니트로벤젠(nitrobenzene)구조를 가지며 그 작용기전은 리보솜에서 단백질합성을 차단하는 마크롤리드 에리트로마이신(macrolide erythromycin)의 경우와 많이 비슷하다. 이 항생제는 독성이 있기 때문에 사용이 제한적이다. 이는 주로 장티프스(typhoid fever), 뇌고름집(뇌농양, brain abscesses) 그리고 리케차감염과 클라미디아감염을 치료하기 위해 사용된다. 부작용은 중증일 수 있으며 아래와 같은 것들이 포함될 수 있다:

- 알레르기반응
- 신경독성반응
- 치명적인 형태의 재생불량빈혈(aplastic anemia)을 일으키는 비가역적인 골수손상

막대균(*Bacillus*) 항생제 바시트라신(bacitracin)과 폴리믹신(polymyxins)은 상대적으로 좁은범위의 펩티드항생제이며 막대균(속)(genus *Bacillus*)의 세균에 의해 천연적으로 생성된다. 바시트라신(bacitracin)과 폴리믹신(polymyxins) 모두는 국소적용되는 항생제이며 포도알균(*Staphylococcus*)과 사슬알균(*Streptococcus*)에 의한 얕은 피부감염에 효과적으로 대항한다. 바시트라신(bacitracin)의 작용기전은 세포벽의 합성을 파괴하는 것이며, 폴리믹신(polymyxins)은 세포막구조를 파괴하여 대사산물을 유출시킨다. 이러한 제제는 일반적으로 피부감염을 치료하기 위해 사용되지만 입원환자의 경우에는 내부에 투여할 수 있으며 콩팥손상이나 호흡정지의 가능성 때문에 정밀하게 관찰되어야 한다.

3] 항바이러스제

바이러스가 증식을 위해 숙주세포에 의존하기 때문에, 숙주세포에 심각한 영향을 미치지 않고 바이러스를 파괴하거나 억제할 약물을 개발하는 것은 어려운 문제이다. 하지만 바이러스생활사의 특정 지점을 표적으로 하는 항바이러스제를 개발하는 것은 어떤 가능성이 있다. 비록, 이러한 형태의 바이러스감염치료는 일부 성공적이지만 개발된 제제는 효력과 유용성이 여전히 제한적이다. 이러한 새로운 화합물의 대부분은 다음을 포함하는 작용방식을 가진다:

- 바이러스가 숙주세포로 완전하게 침입하는 것을 억제함
- 바이러스분자의 전사와 번역을 차단함
- 바이러스의 성숙을 억제하는 단계

불행하게도, 이러한 약물의 대부분은 세포바깥환경에 있는 바이러스 혹은 잠복상태에 있는 바이러스에는 영향을 줄 수 없다.

합성항바이러스제

항바이러스제에 대한 연구는 단순헤르페스(herpes simplex)의 치료를 위한 아시클로비르(acyclovir) 그리고 후천성면역결핍증후군(acquired immunodeficiency syndrome, AIDS)을 치료하는 아지도티미딘(azidothymidine)과 같은 많은 수의 약물을 발견하고 개발하게 하였다.

퓨린유도체와 피리미딘유도체는 정상적인 퓨린과 피리미딘을 대체시키는 제제이다. 분자유도체는 바이러스복제를 위해 합성되는 핵산에 통합되어 잘못된 유전정보를 만든다. 이 계열의 우수한 약물들 중의 하나는 구아닌유도체 아시클로비르(acyclovir)[조비락스(Zovirax)]이다. 이 제제는 바이러스에 감염된 세포 속으로 빠르게 통합되며 다른 유사체보다 독성이 덜하다. 아시클로비르(acyclovir)는 생식기헤르페스의 치료에 널리 이용되는데 이 경우 바이러스의 복제를 방해할 뿐만 아니라 헤르페스에 의해 생겨난 병변의 치유도 촉진시키고 통증을 줄이는데도 효과

살균제

미생물	감염	선택약물	상품명
대장균(*Escherichia coli*)	요로감염	세포탁심(cefotaxime)[세팔로스포린(cephalosporin)]	클라포란(Claforan)
황색포도알균 (*Staphylococcus aureus*)	고름집, 독성쇼크증후군	페니실린나아제저항성페니실린(penicillinase-resistant penicillin)	
		반코마이신(vancomycin)	반코신(Vancocin), 반코레드(Vancoled), 반코르(Vancor)
		세팔로스포린(cephalosporin)	
고름사슬알균 (*Streptococcus pyogenes*)	인두염, 류마티스열	페니실린(penicillin)	
		세팔로스포린(cephalosporin)	
		에리트로마이신(erythromycin)	벤자마이신(Benzamycin), 에리덤(EryDerm), 에리세테(Erycette), 에리겔(Erygel), 에리막스(Erymax), 일로토신(Ilotycin), 로비마이신(Robimycin), 산삭(Sansac), 스타티신(Staticin), 테라마이신(Theramycin) Z
폐렴사슬알균 (*Streptococcus pneumonia*)	폐렴	페니실린(penicillin)	
		세팔로스포린(cephalosporin)	
		에리트로마이신(erythromycin)	
막대균(*Bacillus*)	탄저병	페니실린(penicillin)	
		독시사이클린(doxycycline)	독시신(Doxycin), 모노독스(Monodox), 아포-독시(Apo-Doxy), 비브라마이신(Vibramycin), 페리오스타트(Periostat)
		시프로프록사신(ciprofloxacin)	시프로(Cipro), 실록산(Ciloxan)
클로스트리듐(*Clostridium*)	파상풍, 괴저	파상풍면역글로불린(tetanus immunoglobulin) + 페니실린(penicillin)	
		세팔로스포린(cephalosporin)	
		클린다마이신(clindamycin)	클레오신(Cleocin), 달라신(Dalacin), 클린다-덤(Clinda-Derm)
코리네박테륨(*Corynebacterium*)	디프테리아	디프테리아항독소(diphtheria antitoxin) + 페니실린(penicillin)	
		에리트로마이신(erythromycin)	
미코박테륨(*Mycobacterium*)	결핵	이소니아지드(isoniazid)	이소타민(Isotamine), 니드라지드(Nydrazid), 리미폰(Rimifon), 라니아지드(Laniazid), 스타노지드(Stanozide)
		리팜핀(rifampin)	리파딘(Rifadin), 리파마테(Rifamate), 리파테르(Rifater), 리막탄(Rimactane), 로팍트(Rofact)
		피라지나미드(pyrazinamide)	테브라지드(Tebrazid)
		에탐부톨(ethambutol)	에티비(Etibi), 미암부톨(Myambutol)
		스트렙토마이신(streptomycin)	

적이다.

삼환아민(tricyclic amine) 아만타딘(amantadine)은 A형 인플루엔자바이러스가 세포에 침입하는 것을 예방하기 위해 사용한다. 바이러스의 침입과 탈피를 차단하는 약물인 아만타딘(amantadine)은 병을 억제하기 위해 예방적으로 투여되며 효과는 50~80%인 것으로 입증되었다. 부작용은 어지럼증, 착란 그리고 불면증이 포함된다.

아지도티미딘(azidothymidine, AZT)은 주로 AIDS의 치료에 사용하기 때문에 그 자체의 계열이라 말할 수 있는 유사체계열의 약물이다. 이는 역전사효소(reverse transcriptase)를 억제하는 티미딘유사체이며 따라서 레트로바이러스 사람면역결핍바이러스(HIV)의 DNA 합성을 차단한다. 이 약물은 AIDS를 치유하지 못하며 기억 T 세포와 대식세포에 상주할 수 있는 잠복 HIV를 제거하지 못한다. 흔히, 아지도티미딘(AZT)은 약물내성의 발생을 억제하기 위해 상대적으로 고용량을 투여하는 "칵테일(cocktail)"로 기타 다른 항바이러스제와 함께 사용된다.

인터페론(interferons)은 바이러스에 감염된 세포에서 생산되는 단백질로 이루어지는 계열의 항바이러스제이다. 이러한 천연적으로 생성되는 화학물질은 인접세포를 유도하여 이러한 세포가 감염되는 것을 억제하는 항바이러스 단백질을 분비하게 한다. 현재 이들 중의 일부는 유전공학적으로 그의 효능을 증가시키고 있다. 이들은 바이러스성 간염, 사마귀 그리고 카포시육종(Kaposi's sarcoma)과 같은 암의 조절 그리고 심지어 "감기"의 치료에 일부 긍정적인 결과를 보이고 있다.

4] 항진균제

AIDS 환자와 화학요법을 받는 암환자처럼 면역약화된 사람에서 진균의 기회습성으로 인한 진균감염이 더 흔하게 증가되고 있다. 게다가, 광범위항생제의 광범위한 사용은 진균무리에 대항하는 정상적이고 비병원성인 정상균무리를 제거하거나 감소시킨다.

진균은 세균과 달리 진핵세포이기 때문에 이들을 화학제제로 감염에 대항할 때 다른 문제를 갖고 있다. 세균과 싸우도록 제조된 항미생물제는 대개 진균에 대해 효과가 없다. 진균세포와 사람세포가 유사하기 때문에 사람숙주에는 영향이 없고 진균에게만 독성이 있는 약물을 개발하는 것이 어렵다. 현재 진균감염에 대항하는 약물의 무리는 아래와 같은 것들이 포함된다:

- 합성아졸(synthetic azoles)
- 플루시토신(flucytosine)[플루오로시토신(fluorocytosine)]
- 마크롤리드폴리엔항생제(macrolide polyene antibiotics)
- 그리세오풀빈(griseofulvin)
- 에키노칸딘(echinocandins)

치료용 항진균제는 천연적으로 생성되는 항진균제와 합성약물로 대략적으로 분류할 수 있다. 대부분의 진균감염은 얕으며 따라서 많은 제제가 국소용이다. 항진균제는 사람과 동물에게 독성이 있으며 따라서 전신요법이 필요한 경우 이러한 제제들은 엄밀한 의학적인 감독 아래에서 사용된다.

합성아졸

합성아졸(synthetic azoles)은 무좀(athlete's foot) 그리고 입과 질의 칸디다증(candidiasis)과 같은 얕은진균감염에 대해 사용되도록 고안되어 합성된다. 이러한 제제의 작용기전은 막내 스테롤(sterols)의 합성을 억제함으로써 세포막의 투과성을 파괴하는 것이다. 케토콘아졸(ketoconazole)과 같은 이 무리의 일부 제제는 전신진균감염을 치료하기 위해 경구용으로도 사용된다 부작용에는 국소용 제제로 사용할 경우의 피부자극 그리고 항히스타민(antihistamines)과 면역억제제(immunosuppressants)와의 약물상호작용 가능성이 포함된다.

플루시토신(플루오로시토신)

플루시토신(flucytosine)은 광범위합성제이며 전신진균감염과 일부의 피부진균증에 대항하기 위해 사용된다. 이는 경구용으로 투여할 수 있으며 혈액과 뇌척수액에서 빠르게 용해된다. 작용기전은 RNA에서 우라실을 플루시토신

(flucytosine)으로 변화대체시키며 따라서 RNA의 기능을 파괴한다. 플루시토신(flucytosine)에 내성이 있는 진균이 증가되고 있기 때문에 이는 흔히 암포테리신(amphotericin) B와 복합으로 사용된다. 부작용에는 피부발진, 설사, 구역, 재생불량빈혈 그리고 간손상이 있다.

마크롤리드폴리엔항생제

마크롤리드폴리엔항생제(macrolide polyene antibiotics)는 천연적으로 생성되는 제제이며 여기에는 암포테리신(amphotericin) B와 니스타틴(nystatin)이 포함되는데; 니스타틴(nystatin)은 스트렙토미세스(속)(genus *Streptomyces*)에 의해 생성되는 산물이다. 암포테리신(amphotericin) B는 흔히 전신진균증에 대해 사용되는 아마도 가장 효과적이고 다능한 항진균제이다. 작용기전은 스테롤에 결합함으로써 대사산물을 유출시키게 되는 세포막투과성의 파괴이다. 이 제제는 소화관에서 흡수가 불량하며 따라서 정맥내로 투여된다. 암포테리신(amphotericin)은 대단히 독성이 강하며 부작용이 심각할 수 있다. 이러한 효과에는 이상피부감각, 발열과 오한, 구역과 구토, 두통, 우울증, 콩팥손상, 빈혈, 이상심장박동 그리고 어떤 경우 실명이 있다.

글리세오풀빈

글리세오풀빈(griseofulvin)은 천연적으로 생성되는 상대적으로 좁은범위의 제제이며 무좀과 같은 주로 국소적인 피부사상균(dermatophyte)감염에 대항한다. 이는 경구로 투여하거나 머리털, 손톱 그리고 진피에 바르는 정진균제이다. 이 제제는 감염부위에서 새로이 대체되는 세포에 축적되며 따라서 더 이상의 진균감염을 억제시킨다. 작용기전에는 유사분열방추기구를 파괴하여 유사세포분열을 손상시키는 것이 포함된다. 글리세오풀빈(griseofulvin)을 사용하여 진균을 박멸시키는 것은 대개 4주에서 1년에 걸쳐 이루어진다. 이 제제는 콩팥을 손상시키며 추가적인 가능한 부작용에는 경증의 두통과 어떤 위창자문제가 있다.

에키노칸딘

에키노칸딘(echinocandins)은 친지질성의 곁사슬에 연결된 6개의 아미노산고리로 이루어진다. 에키노칸딘(echinocandins)은 진균세포벽에 있는 글루칸(glucan)의 합성을 억제시키며; 이들은 포유류세포는 표적으로 하지 않는다. 이들의 활성범위는 칸디다(*Candida*)의 종 대부분에 대해서는 빠른 살진균성이며 아스페르길루스(종)(*Aspergillus* species)에 대해서는 정진균성이고 그리고 폐포자충(*Pneumocystis carinii*)의 포낭형에 대해서는 예방적으로 사용될 수 있다. 에키노칸딘(echinocandins)은 정맥내로 투여하며 주로 전신진균감염을 치료하는 대표적인 치료제이다.

5] 항원생동물제

항원생동물제는 몸의 여러 계통에 감염될 수 있는 기생충 원생동물을 치료하기 위해 사용된다. 비록, 이러한 감염의 조절과 치료에 효과적이라고는 해도, 이러한 약제의 일부는 그 치료가 사람세포와 동일한 진핵생물을 대상으로 한다는 사실로 인해 극적인 불쾌한 부작용을 가진다. 원생동물감염을 치료하는 또 다른 내인성의 어려움은 이러한 많은 생물이 여러 단계의 생활사를 가지므로 치료가 감염의 각기 다른 단계에서 투여되는 가기 다른 제제를 포함해야 한다는 점이다. 퀴닌(quinine)은 예외이지만, 대부분의 항원생동물제는 합성제제이다.

클로로퀸과 프리마퀸

합성생산되는 클로로퀸(chloroquine)과 프리마퀸(primaquine)은 기나나무(cinchona tree)의 껍질에서 얻은 약제 퀴닌(키니네, quinine)로부터 유도되며, 말라리아를 일으키는 기생충 열원충(*Plasmodium*)을 치료하기 위해 널리 사용된다. 클로로퀸(chloroquine)은 특히 원생동물에 감염된 세포인 적혈구에서의 단백질합성을 방해한다. 기전은 완전하게 이해되지 못했지만 기생충의 공포에 약물이 축적되어 헤모글로빈을 대사하는 것을 억제시키는 것이 포함될 수 있다. 말라리아가 발생하는 지역에 있

항진균제

미생물	감염	선택약물	상품명
아스페르길루스(*Aspergillus*)	아스페르길루스증(aspergillosis)	암포테리신(amphotericin) B 아졸레스(azoles) 플루시토신(flucytosine) 보리콘아졸(voriconazole)	아벨세트(Abelcet), 암비솜(AmBisome), 암포텍(Amphotec), 암포신(Amphocin), 푼지존(Fungizone) 안코본(Ancobon), 안코틸(Ancotil) 브이펜드(Vfend)
칸디다알비칸스(*Candida albicans*)	아구창(thrush), 질감염	암포테리신(amphotericin) B 플루콘아졸(fluconazole)	디플루칸(Diflucan)
분아균(속)(*Blastomyces*)	분아균증(blastomycosis)	케토콘아졸(ketoconazole) 암포테리신(amphotericin) B	니조랄(Nizoral)
폐포자충(속)(*Pneumocystis*)	폐렴(pneumonia)	펜타미딘(pentamidine) 술파메톡사졸-트리메토프림(sulfamethoxazole-trimethoprim)	네부펜트(Nebupent), 펜타카리나트(Pentacarinat), 펜탐(Pentam), 뉴모펜트(Pneumopent)
작은포자균(*Microsporum*)	무좀(athlete's foot)	글리세오풀빈(griseofulvin)	풀비신(Fulvicin), 그리풀빈(Grifulvin), 그리삭틴(Grisactin)
칸디다(종)(*Candida* spp.)	칸디다증(candidiasis)	에키노칸딘(echinocandins)	카스포푼긴(Caspofungin)
아스페루길루스(종)(*Aspergillus* spp.)	침습성아스페루길루스증	에키노칸딘(echinocandins) 보리콘아졸(Voriconazole)	미카푼긴(Micafungin) 브이펜드(Vfend)

는 사람을 보호하고 감염의 위험을 줄이기 위해 클로로퀸(chloroquine)과 프리마퀸(primaquine)의 복합제제가 사용된다. 용법은 말라리아지역에 들어가기 전과 후에 약물을 사용하는 것이다.

메트로니다졸

합성약물 메트로니다졸(metronidazole)은 질의 트리코모나스(*Trichomonas*)감염, 뿐만 아니라 아메바(amoeba)와 편모충(속)(*Giardia*)에 의한 위창자감염을 효과적으로 치료한다는 것이 입증되었다. 이의 작용기전은 DNA의 나선구조를 파괴하여 전사와 단백질합성을 억제시킨다. 비록, 효과가 있다고 해도, 이는 설사, 구역 그리고 "흑색털혀(black hairy tongue)"와 같은 원하지 않는 어떤 부작용을 나타낸다. 게다가, 어떤 형태의 암을 일으키는 것으로 나타나고 있다.

피리메타민

피리메타민(pyrimethamine)은 말라리아를 예방하고 치유하기 위해 술파닐아미드(sulfanilamide)와 함께 사용되며, 이는 톡소포자충증(toxoplasmosis)과 같은 기타의 감염을 치료할 수 있다. 작용기전은 DNA와 기타 핵산의 합성에 필요한 엽산의 합성을 파괴하는 것이 포함된다. 부작용에는 구역, 식욕감퇴, 두통, 입안건조 그리고 어지럼증이 있을 수 있다.

퀴닌

비합성약물인 퀴닌(quinine)은 기나나무의 껍질에서 추출하며 수세기 동안 말라리아의 치료를 위해 사용되어 왔다. 1940년대, 말라리아의 치료제로 널리 사용된 퀴닌(quinine)은 독성이 덜한 제제가 개발되면서 사용이 감소되었다. 이론적인 작용기전은 기생충이 에너지원으로 사용하는 헤모글로빈의 대사를 차단하는 것이 포함된다. 퀴닌(quinine)의 부작용에는 청각소실, 두통, 구역, 구토, 설

건강관리의 응용

항원생동물약물

미생물	감염	선택약물	상품명
이질아메바(*Entamoeba histolytica*)	아메바증(amebiasis)	메트로니다졸(metronidazole) 테트라사이클린(tetracycline) 파로모마이신(paromomycin)	 휴마틴(Humatin)
람블편모충(*Giardia lamblia*)	편모충증(giardiasis)	퀴나크린(quinacrine) 메트로니다졸(metronidazole)	 프라길(Flagyl), 헬리닥(Helidac), RTU, 메트로로션(Metrolotion), 메트로겔(Metrogel), 메트로미돌(Metromidol), 니다겔(Nidagel), 노리타테(Noritate), 프로스타트(Protostat), 사트릭(Satric), 트릭카시드(Trikacide), 노보니다졸(Novonidazol)
열원충(*Plasmodium*)	말라리아(malaria)	클로로퀸(chloroquine) 프리마퀸(primaquine) 퀴닌(quinine) + 클린다마이신(clindamycin) 혹은 독시사이클린(doxycycline)	아라렌(Aralen)
톡소포자충(*Toxoplasma gondii*)	톡소포자충증(toxoplasmosis)	피리메타민(pyrimethamine) 술파디아진(sulfadiazine)	다라프림(Daraprim), 판시다르(Fansidar) 란트리술(Lantrisul), 네오트리진(Neotrizine), 술파로이드(Sulfaloid), 테르포닐(Terfonyl), 술포세(Sulfose)
브루스파동편모충(*Trypanosoma brucei*)	수면병(sleeping sickness)	수라민(suramin) 펜타미딘(pentamidine)	CDC를 통해서만 이용가능 네부펜트(Nebupent), 펜타카리나트(Pentacarinat), 펜탐(Pentam), 뉴모펜트(Pneumopent)
크루스파동편모충 (*Trypanosoma cruzi*)	샤가병(Chagas' disease)	니푸르티목스(nifurtimox)	CDC를 통해서만 이용가능

CDC, 질병통제예방센터(Centers for Disease Control and Prevention.)

사, 착란, 아나필라시스쇼크(anaphylactic shock), 선천성 결함 그리고 어떤 증례에서는 심장독성으로 인한 사망이 있다.

6] 항연충제

많은 연충이 병원성기생충으로써 사람에 감염될 수 있다. 일단 감염이 시작되면 이러한 연충을 제거하기 위해 사용하는 제제는 항진균제를 사용할 때와 같은 문제가 나타난다. 제제는 진핵세포를 표적으로 하는데 이는 숙주의 세포에 부정적인 효과를 미칠 수 있다. 대사과정을 억제하도록 제조된 그러한 제제는 숙주보다 연충에서 더 중요한 그러한 과정을 표적으로 한다. 기타 제제는 연충의 이동을 억제하고 특정의 기관내에 남아 있는 것을 방해한다. 일부의 대표적인 제제는 다음 절에서 설명한다.

니클로스아미드

니클로스아미드(niclosamide)는 아데노신3인산(adenosine triphosphate, ATP)의 형성을 억제하고 또한 연충의 탄수화물대사를 방해하여 다량의 젖산을 방출하게 만든다. 젖산은 숙주의 단백질가수분해효소에 저항하는 연충에 의해 만들어진 물질을 불활성화시킨다.

메벤다졸

메벤다졸(mebendazole)은 연충이 글루코스를 섭취하는

건강관리의 응용

항연충제

미생물	감염	선택약물	상품명
회충(*Ascaris lumbricoides*)	회충(roundworm)	피페라진(piperazine)	엔타실(Entacyl)
요충(*Enterobius vermicularis*)	요충(pinworm)	피페라진(piperazine)	엔타실(Entacyl)
아메리카구충(*Necator americanus*)	구충(hookworm)	피페라진(piperazine) 메벤다졸(mebendazole)	에타실(Etacyl) 베르목스(Vermox)
회선사상충(*Onchocerca volvulus*)	회선사상충(river blindness)	이베르멕틴(ivermectin)	멕티잔(Mectizan) 스트로멕톨(Stromectol)
만손주혈흡충(*Schistosoma mansoni*)	주혈흡충증(schistosomiasis)	프라지퀀텔(praziquantel) 메트리포나테(metrifonate)	빌트리시드(Biltricide)
분선충(*Strongyloides stercoralis*)	선충(threadworm)	티아벤다졸(thiabendazole)	민테졸(Mintezol)
촌충(*Taenia*)	촌충(tapeworm)	미클로스마이드(miclosamide) 프라지퀀텔(praziquantel) 니타족사니드(nitazoxanide) 알벤다졸(albendazol)	니클로시드(Niclocide) 빌트리시드(Biltricide) 알리니아(Alinia) 알벤자(Albenza)
선모충(*Trichinella spiralis*)	선모충증(trichinosis)	메벤다졸(mebendazole)	베르목스(Vermox)
편충(*Trichuris trichiura*)	편충(whipworm)	메벤다졸(mebendazole)	베르목스(Vermox)
반크로프트사상충(*Wuchereria bancrofti*)	코끼리피부병(상피증, elephantiasis)	디에틸카르바마진(diethylcarbamazine) + 알벤다졸(albendazole)	헤트라잔(Hetrazan) 알벤자(Albenza)

것을 차단한다. 이 제제는 태아에 손상을 입히며 따라서 임신부에게는 처방되지 않는다.

피페라진

피페라진(piperazine)은 연충의 체벽근육을 마비시키는 강력한 신경독이며 따라서 연충이 마비되어 대변으로 배설된다. 일반적으로, 이 제제는 창자에서 그의 효과를 나타내지만 만일 흡수된다면 신경계통으로 이동한다. 신경계통으로의 이러한 침투는 특히 소아에서 경련을 일으킬 수 있다.

이베르멕틴

이베르멕틴(ivermectin)은 신경전도를 차단하여 따라서 연충을 마비시키며 개에서 심장사상충(heartworm)의 감염 그리고 사람에서 회선사상충증(river blindness)을 치료하기 위해 사용된다.

요약 Summary

- 항미생물제의 목적은 더 이상 생존하거나 증식하지 못하도록 병원체의 대사와 구조를 파괴하는 것이다.
- 항미생물제는 세포벽합성, 단백질합성, 혹은 핵산합성을 억제할 수 있거나 혹은 미생물의 대사와 세포막을 파괴한다.
- 항미생물제는 투여된 약물의 효과에 대항하는 병원체의 범위를 나타내는 활성범위를 가진다. 이들의 작용에 기반하여, 항미생물제는 광범위, 중간범위, 혹은 좁은범위의 활성범위를 가진다.
- 항미생물약물을 선택하기 전에 여러 요인들이 고려될 필요가 있다. 여기에는 선택독성, 살미생물작용이나 정미생물작용, 작용부위로의 운반, 활성시간, 항미생물저항성, 숙주방어, 알레르기, 보관기간, 이용가능성 그리고 입수가능성이 포함된다.
- 특정의 미생물에 대항하는 가장 효과적인 항미생물제

를 결정하기 전에 여러 검사가 이용가능하며, 여기에는 커비-바우어법, 최소억제농도법 그리고 혈청사멸력법이 포함된다.
- 약물의 투여는 부작용을 일으킬 수 있으며 위험대 이득의 평가가 이루어질 필요가 있다.
- 항미생물약물에 대해 미생물이 내성을 갖는 것이 건강관리에 대해 위협이 된다.
- 내성기전은 다양하며 막투과성의 변화, 약제거의 증가, 제제에 대한 수용체의 변화, 대사경로의 변화, 효소의 변화 그리고 방어효소의 생성이 포함된다.
- 항미생물제에 대한 내성은 전세계적인 문제이며, 불행하게도 전세계적으로 다제내성균주가 발생하고 있다. 다제내성균주가 발생하는 주된 장소는 병원, 요양원 그리고 기타 건강관리시설이 포함된다.
- 의사뿐만 아니라 항미생물제를 취급하는 사람의 활동으로 내성미생물의 확산을 예방할 수 있을 것이다.
- 특수한 항미생물제는 항생제, 반합성제 그리고 합성약물로 나뉠 수 있다. 또한, 항미생물제는 살균제, 항바이러스제, 항진균제, 항원생동물제 그리고 항연충제로 분류된다.

복습문제

1. 다음 중 항미생물제의 일반적인 대사적인 표적이나 구조적인 표적이 아닌 것은?

a. 지질합성억제
b. 단백질합성억제
c. 핵산합성의 방해
d. 세포벽합성의 방해

2. 다음 중 항미생물약물을 선택하기 위해 이용하는 일반적인 특성이 아닌 것은?

a. 선택독성
b. 감염부위로의 운반용이
c. 혈액-뇌장벽의 침투
d. 알레르기반응을 일으키지 않는 것

3. 정균성이라는 의미는 세균이:

a. 항미생물약물에 의해 사멸되는 것이다
b. 계속하여 성장하게 하는 것이다
c. 더 이상 증식하지 않게 하는 것이다
d. 더 이상 병을 일으키지 않게 하는 것이다

4. 치료효과를 높이기 위해 2가지의 항생제를 함께 투여할 때, 이러한 현상은 무엇이라 부를까?

a. 길항작용
b. 상리공생
c. 상승작용
d. 기생생활

5. 다음 중 미생물에 의해 이용되는 내성기전이 아닌 것은?

a. 리보솜성분의 변화
b. 방어효소의 생성
c. 약물제거의 증가
d. 막투과성의 변화

6. 다음 중 어느 것이 합성항미생물약물일까?

a. 페니실린(penicillin) G
b. 페니실린(penicillin) V
c. 세팔로스포린(cephalosporin)
d. 퀴놀론(quinolone)

7. 세팔로스포린(cephalosporin)은 개발된 제 __________ 세대의 제제이다.

a. 2
b. 4
c. 5
d. 6

8. 다음 중 어떤 항미생물제가 미코박테륨(mycobacteria)에 효과가 있을까?

a. 페니실린(penicilli)
b. 리팜핀(rifampin)
c. 에리트로마이신(erythromycin)
d. 세팔로스포린(cephalosporin)

9. 다음 중 어느 것이 항바이러스제일까?

a. 아만타딘(amantadine)

b. 반코마이신(vancomycin)

c. 클로람페니콜(chloramphenicol)

d. 마크롤리드(macrolides)

10. 다음 중 어떤 약물이 칸디다알비칸스(Candida albicans)에 효과가 있을까?

a. 퀴닌(quinine)

b. 에키노칸딘(echinocandins)

c. 피페라진(piperazine)

d. 반코마이신(vancomycin)

11. 병원성세균을 죽이는 약물은 __________ (이)라 부른다.

12. 한 종류의 약물에 내성이 있는 것은 유사한 약물에도 내성이 있을 수 있다. 이 과정은 __________ (이)라 부른다.

13. 투여된 약물이 병원체종류의 범위에 효과가 있는 것은 약물의 __________ (이)라 부른다.

14. 미생물에 대한 약물은 효능은 약물의 __________ (이)라고도 부른다.

15. 억제구역은 __________ 법의 결과이다.

16. 항미생물약물이 표적으로 하는 5가지 작용기전에 대해 기술해 보라.

17. 항미생물약물을 선택할 때 고려해야 할 5가지 일반적인 특성의 명칭을 적어 보라.

18. 항미생물약물의 활성(활성범위)의 3가지 종류에 대해 기술해 보라.

19. 항생제의 효능을 결정할 수 있는 방법에 대해 기술해 보라.

20. 항미생물약물로 치료하는 동안 혹은 치료한 후에 발생할 수 있는 부작용에 대해 논의해 보라.

SECTION 3

감염, 질병 그리고 방어

Infection, Disease, And Defense

12 감염과 질병

13 면역반응과 림프계통

CHAPTER 12

감염과 질병

Infection and Disease

학습목표

1. 숙주-미생물관계의 종류를 각기 다른 종류의 공생, 정상균무리 그리고 기회병원체를 포함시켜 기술한다.
2. 침입구와 배출구를 확인하고 기술한다.
3. 오염과 감염뿐만 아니라 감염의 단계와 본질 사이의 차이를 설명하고 독성, 독성인자 그리고 병원성을 설명한다.
4. 병인론을 정의하고 코흐법칙을 단점을 포함하여 설명한다.
5. 집단내 감염의 각기 다른 유형을 기술하기 위해 사용하는 용어의 이름을 쓰고 설명한다.
6. 집단에서의 질병을 연구하는 역학에서 사용되는 각기 다른 방법에 대해 설명한다.
7. 감염원의 각기 다른 병원소에 대해 기술한다.
8. 질병전파의 각기 다른 방법을 설명하고 감염병의 분류에 대해 기술한다.
9. 의료관련(병원내)감염의 본질과 종류를 기술하고 이러한 감염을 조절하기 위해 질병통제예방센터(CDC)에 의해 주도되고 관리되는 감시정보체계에 대해 기술한다.
10. 의료관련감염병의 전파와 예방에 대해 기술한다.

주요용어

간접접촉(indirect contact)
감염(infection)
공기전파(airborne transmission)
공생(symbiosis)
국소감염(focal infections)
국소감염(local infections)
급성감염(acute infections)
기생생활(parasitism)
기술역학(descriptive epidemiology)
기회병원체(opportunistic pathogen)
내인성(endogenous)
독력(발병력)(virulence)
독성인자(발병인자)(virulence factors)
독소(toxins)
독소생산(toxigenic)
독소혈증(toxemia)
떠돌이균무리(transient flora)
만성감염(chronic infections)
매개물(fomite)
무증상감염(subclinical infection)
미생물무리(microbiota)
바이러스혈증(viremia)
범유행(pandemic)
벡터(vectors)
병원성(pathogenicity)
병원체(pathogen)
병인(etiology)
부착(adhesion)
분석역학(analytical epidemiology)
비말전파(droplet transmission)
산발성(sporadic)
상리공생(mutualism)
세균혈증(bacteremia)
수인성전파(waterborne transmission)
숙주방어회피(evasion of host defenses)
식품매개전파(foodborne transmission)
실험역학(experimental epidemiology)
역학(epidemiology)
오염(contamination)
외인성(exogenous)
유행(epidemic)
의원성(iatrogenic)
이차감염(secondary infection)
인바신(invasions)
일차감염(primary infection)
자가감염(autoinoculation)
전신감염(systemic infections)

정상균무리(normal flora)
직접접촉(direct contact)
집락형성(colonization)
체액전파(bodily fluid transmission)
초발환자(index case)
침입(invasion)
토박이균무리(정주세균총)(resident flora)
패혈증(sepsis)
패혈증(septicemia)
편리공생(commensalism)
편해공생(amensalism)
풍토병(endemic)
혼합감염(mixed infections)

왜 알아야 할까

역사

역사를 통틀어 감염과 질병과 싸워왔으며 지금도 계속되고 있으며, 먹을 것과 숨을 곳을 위해 반드시 필요하다. 감염과 질병의 원인은 여전히 문젯거리이다. 제1장에서 강조한 바와 같이 반레벤후크(van Leeuwenhoek)의 광학현미경이 "미세동물"을 발견한 17세기가 되어서야 질병의 원인이 미생물이라 생각하기 시작했다.

기술이 진보하고 과학적인 사고가 치밀해 지면서, 로버트코흐(Robert Koch), 루이스파스퇴르(Louis Pasteur) 그리고 그 외의 사람들은 1800년대 후반에 코흐법칙(*Koch's postulates*)이라 알려진 것을 발전시켰다. 이러한 4가지의 법칙은 질병의 배종설의 기초가 되었으며, 이들은 질병을 일으키는 수많은 미생물을 동정하기 위해 이용된다. 우무배양평판으로 배양하는 연구실 상황에서 코흐는 탄저병의 원인이 탄저균(*Bacillus anthracis*)이라는 것을 증명하였다.

영향

기술이 진보하면서 코흐법칙에 어떤 단점이 보이기 시작했지만 이러한 동일한 기술적인 진보는 또한 그에 대해 해결을 해 주고 있다. 연구실상황에서 질병의 원인을 밝힘으로써, 예방백신을 포함하는 새로운 약물과 치료가 계속해서 발전하고 있다.

천연두(smallpox)와 같은 유행병을 박멸하는 것이 가능하다는 개념은 1980년 12월 세계보건기구(World Health Organization)에서 천연두가 박멸되었다고 발표하면서 현실이 되었다. 컴퓨터 그리고 기타 기술을 통해 전세계적으로 집결되는 지식은 우리가 그렇게 하기로 선택한다면 인류가 실행할 수 있는 활동계획을 개발할 자원을 제공한다.

미래

오늘날 전세계가 인구의 이동과 제품의 수입/수출을 통해 연결되고 국가내에서 혹은 지역내에서 유동인구가 늘면서 질병이 빠르게 확산되는 위협은 모든 수준의 의료인에게 심각한 문제가 되고 있다. 항생제내성균주의 출현으로 악화되는 병원내감염의 위협증가에 대처하거나 혹은 숙주-병원체관계를 확인하기 위한 연구를 수행하거나 간에 의료분야와 그와 관련된 분야에서는 모두 감염병의 다음 돌발(outbreak)을 억제할 주된 역할을 해야 할 것이다. 지역적인 문제나 기관의 문제는 만일 의료인이 감염과 질병에 대한 작업지식을 갖지 않는다면 유행으로 확산될 가능성을 가진다.

1 숙주-미생물관계
Host-Microbe Relationship

미생물은 지구상의 어디에서나 존재하며 미생물과 사람의 상호작용은 필연적이고 복잡하며 그리고 거의 완전히 이해되지 못하고 있다. 정상적인 상황에서, 사람이나 기타 동물은 자궁내에서는 무균이지만 출산 동안 신생아는 미생물에 노출되는데, 이는 신생아의 창자내에서 집락화될 것이다. 이 시기로부터 사람과 미생물은 일생 동안 공생관계를 확립한다.

1] 공생

공생(symbiosis)은 군집(community)내의 두 각기 다른 생물 사이의 밀접한 관계를 설명하는 용어이다. 이 관계의 결과에 따라, 공생은 상리공생(mutualism), 편리공생(commensalism) 그리고 기생생활(parasitism) 혹은 편해공생(amensalism)으로 분류될 수 있다(표 12.1).

- **상리공생**: 상리공생은 상호작용을 통해 두 구성원 모두가 이익이 되는 두 생물 사이의 관계이다. 예를 들어, 대장균(*Escherichia coli*)은 사람의 위창자관[gastrointestinal (GI) tract]에서는 소화되지 않지만 세균의 생존을 위해 필수적인 영양소를 분해하면서 사람의 큰창자에서 비타민을 분비한다. 대장균(*E. coli*)에 의해 분비되는 비타민은 사람의 큰창자상피에 의해 쉽게 흡수된다. 생명의 응용에서 보는 바와 같이, 생균제(probiotics) 역시 특정 세균종과 사람 위창자관 사이의 상리공생의 예가 된다.
- **편리공생**: 편리공생은 한 생물은 이익을 얻고 다른 생물은 해가 없거나 도움이 되지 않는 공생관계에 대해 사용되는 용어이다. 사람의 피부와 점막의 많은 정상

표 12.1 공생관계

공생의 종류	A 생물	B 생물	예
상리공생 (mutualism)	이익	이익	사람의 큰창자내 대장균(*Escherichia coli*)
편리공생 (commensalism)	이익	해와 도움을 받지 않음	사람의 피부와 점막의 정상균무리를 구성하는 많은 미생물
기생생활 (parasitism)	이익	해	사람의 허파내 결핵균; 일부 원생동물, 진균 그리고 연충
편해공생 (amensalism)	영향 없음	방해되거나 제한됨	페니실륨(*Penicillium*)(곰팡이)이 페니실린(penicillin)을 분비하여 특정의 세균을 죽임

균무리는 편리공생관계이다. 예로 귀와 바깥생식기에 상주하면서 분비물과 분리된 세포를 먹고 사는 부생성의 어떤 미코박테륨이 있다. 이러한 미생물은 숙주에게 이익이 되거나 해가 되지 않는다.

- **기생생활**: 기생생활의 경우, 하나의 생물은 이익을 얻으며 다른 생물은 경미하거나 혹은 숙주가 죽을 정도로 심한 해를 입는다. 병을 일으킬 수 있는 기생체는 **병원체(pathogen)**라고 부른다. 세균, 원생동물, 조류 그리고 균류의 종들은 모두 미세한 사람병원체가 될 수 있다. 더 큰 병원체에는 기생충 연충과 무는 절지동물이 포함된다.
- **편해공생**: 편해공생은 하나의 생물이 다른 생물로부터 긍적적이거나 부정적으로 영향을 받지 않으면서 그 생물의 성장 또는 생존에 해를 주거나 억제하는 두 종 사이의 관계이다. 친근한 예가 광범위한 세균을 죽일 수 있는 화학물질 페니실린(penicillin)을 분비하는 곰팡이 페니실륨(Penicillium)이다(제11장 참조).

2] 정상균무리(미생물무리)

신생아가 산도를 통과하면서 처음으로 미생물과 접촉하게 되는데, 산모의 질 속에 상주하는 유산균(lactobacilli)이 신생아 창자 속의 주된 미생물이 될 것이다. 그 후의 미생

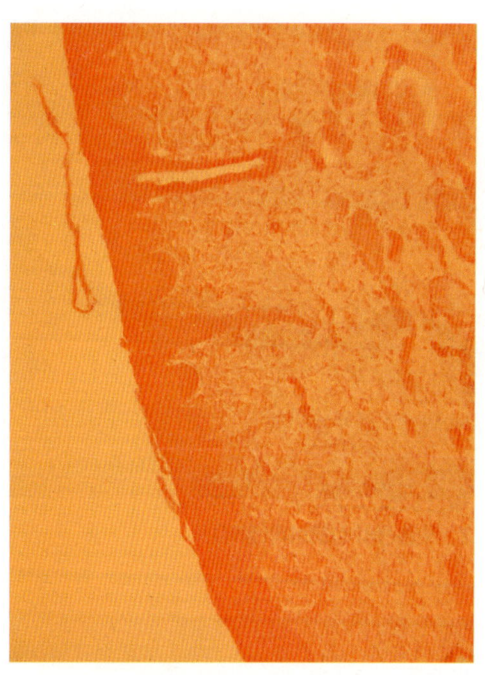

그림 12.1 피부. 진피의 결합조직이 아래에 있는 보호적인 표피층을 보여주는 피부의 현미경사진.

물과 접촉은 신생아가 호흡하면서 있으며, 그 후 수유하며 접촉한다. 그 이후 입으로 들어오는 대장균(*E. coli*)과 같은 기타 미생물이 큰창자에서 집락화할 것이며 그곳에서 평생 동안 남아 있게 된다. 다시 말하면, 출생과 함께 사람의 몸은 미생물과 역동적인 평형상태를 유지하기 시작된다. 또한, 사람의 일생을 통해 기타 다른 미생물이 바깥환경으로 열린 점막, 피부 그리고 그의 파생물에 상주하세 된다(그림 12.1). 바깥으로 열려 있는 점막은 호흡관(그림 12.2), 위창자관(그림 12.3) 그리고 비뇨생식관(그림 12.4)가 포함된다. 피부와 점막에 확립된 미생물은 대개 질병을 일으키지 않으며 인체의 정상균무리(미생물무리)를 구성한다. 이 정상균무리는 상주미생물이나 일과성미생물로 구성된다.

- **상주균무리(resident flora)**는 사람의 일생 동안 정상균무리의 일부로 남아 있다. 피부에 상주하는 표피포도알균(*Staphylococcus epidermidis*), 혹은 창자균무리의 일부인 대장균(E. coli)이 그 예가 될 것이다. 사람 몸의 속이나 안에 상주하는 다양한 미생물의 다양한 목록은 표 12.2에 나타내었다.
- **일과성균무리(transient flora)**는 상주균무리와 동일

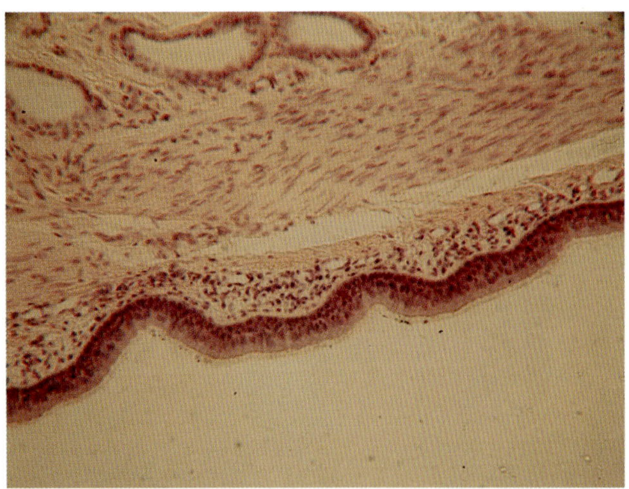

그림 12.2 호흡관의 섬모상피(점막).

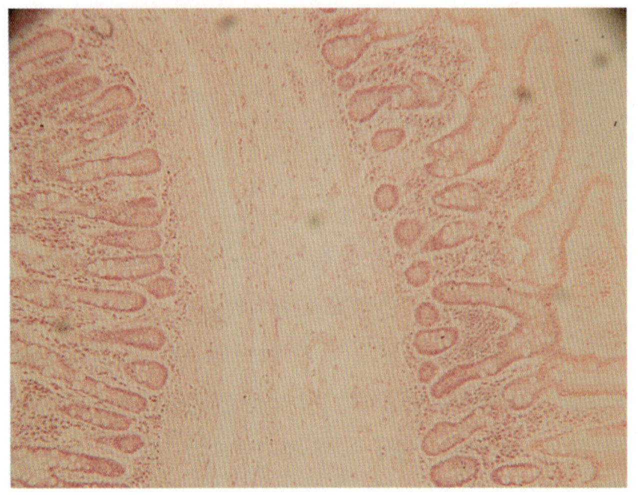

그림 12.3 위창자관의 전형적인 상피층(점막).

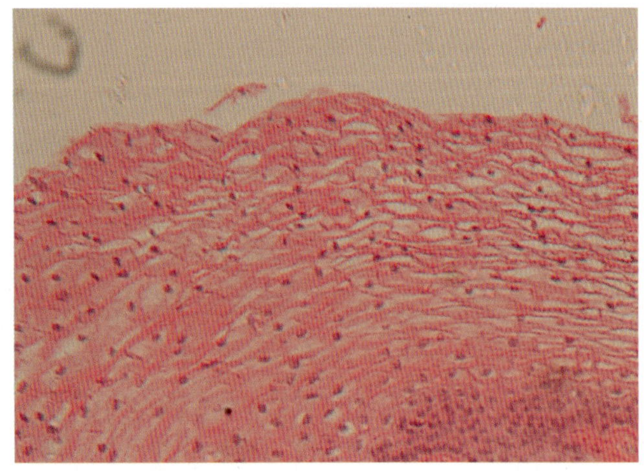

그림 12.4 비뇨생식관의 점막.

생명의 응용

생균제: 요구르트는 의약품일까?

세계보건기구(World Health Organization)는 생균제를 주로 세균인 살아 있는 미생물이라 정의하는데 이는 적절한 양으로 섭취하면 숙주의 건강에 유리한 결과를 낸다. 이러한 세균은 "우호적인", 즉 "좋은" 세균이라 부르며 건강인에서 살고 있는 정상균무리와 유사하거나 동일하다. 수 세기 동안, 가정치료와 민속의학은 요구르트와 같은 어떤 발효유제품이 섭취자에게 어떤 건강상의 이점을 준다고 생각해 왔다. 현대의 생균제품은 유제품만이 아니라 예컨대 주스와 콩음료에 생균을 첨가한 것과 같은 종류가 있다. 캡슐, 알약 그리고 분말 역시 이용가능하며 식제품에 첨가하거나 혹은 직접 섭취할 수 있다. 건강에 이로움을 줄 수 있는 생균제가 점점 증가하고 있으며 이의 일부는 감염병을 조절하는 데 있어 특별한 가능성을 가진다. 여기에는 "우호적인" 세균이 병원체와 경쟁하는 것, 항생제에 의해 박탈된 정상창자균무리의 보충 그리고 어떤 면역계통 성분의 자극이 포함된다. 현재까지의 연구는 경미한 소화불량과 같은 어떤 아주 경증의 부작용이 있다는 것을 밝혀왔지만, 이미 면역계통이 억제된 숙주 속으로 세균이 들어오는 경우 잠재적인 감염 문제도 있다. 이러한 경우 정상적으로는 "우호적인" 세균이 기회병원체로 될 수 있어 항생제치료가 필요하게 된다. 또한, 면역계통의 과다자극, 세균수의 증가가 대사활동에 미치는 영향, 혹은 병원체와 생균미생물 사이의 유전자전환에 관한 우려가 커지고 있다.

한 부위에 존재할 수 있지만 오직 수시간, 수일, 혹은 수개월이 지나면 사라진다. 이러한 미생물은 영양소를 위해 다른 미생물과의 경쟁, 숙주의 면역계통, 혹은 숙주의 몸에서 일어나는 화학적이고 물리적인 변화로 생존할 수 없다. 때로 창자 속에서 발견되는 바실러스라테로스포러스(*Bacillus laterosporus*)가 예가 될 수 있으며; 이 미생물이 있는 경우 칸디다(*Candida*)와 같은 진균무리의 억제에 도움이 된다.

3] 기회병원체

일반적으로, 정상균무리와 사람숙주 사이의 이러한 균형이 유지되지만, 그 균형이 파괴될 때 미생물이 감염과 질병을 일으킬 수 있다. 이들이 기회병원체로 되는 것이다. **기회병원체(opportunistic pathogen)**는 정상인의 정상적인 서식처에서는 병을 일으키지 않지만 면역이 억제되거나, 정상균무리가 변하거나, 혹은 정상적으로는 존재하지 않는 몸의 서식처로 정상균무리가 가는 경우의 상황에서

표 12.2 사람 몸의 특정 부위에 있는 정상균무리

부위	속	관찰
피부 Skin	포도알균(*Staphylococcus*), 프로피오니박테륨(*Propionibacterium*), 코리네박테륨(*Corynebacterium*), 작은알균(*Micrococcus*), 아시네토박터(*Acinetobacter*), 칸디다(*Candida*)(진균), 말라세지아(*Malassezia*)(진균)	피부의 다양한 환경은 습도, 온도 그리고 환경의 노출에 따라 국소적으로 밀집되거나 산재된 집락을 만든다. 일반적으로, 미생물은 피부의 바깥층, 털주머니 그리고 샘의 구멍에서 살고 있다.
눈(결막) Eyes (conjunctiva)	포도알균(*Staphylococcus*), 프로피오니박테륨(*Propionibacterium*), 작은알균(*Micrococcus*), 코리네박테륨(*Corynebacterium*)	비록 미생물무리가 피부의 경우와 유사하다고 해도, 눈물은 정상균무리를 감소시키고 다른 것이 집락화하는 것을 억제한다.
위쪽호흡관(상기도) Upper respiratory tract	방추균(*Fusobacterium*), 헤모필루스(*Haemophilus*), 유산균(*Lactobacillus*), 모락셀라(*Moraxella*), 포도알균(*Staphylococcus*), 사슬알균(*Streptococcus*)	정상균무리를 구성하는 미생물은 잠재적으로 병원체이지만 일반적으로 온전한 면역계통에 의해, 코분비물에 의해 그리고 기관섬모의 밀어내기운동에 의해 억제되고 있다.
입(위쪽소화관) Mouth (upper digestive tract)	방추균(*Fusobacterium*), 헤모필루스(*Haemophilus*), 유산균(*Lactobacillus*), 포도알균(*Staphylococcus*), 사슬알균(*Streptococcus*), 바큇살균(방선균)(*Actinomyces*), 코리네박테륨(*Corynebacterium*), 칸디다(*Candida*)(진균) 트레포네마(*Treponema*)	침에는 항미생물물질이 포함되어 있지만, 습도, 온도 그리고 음식의 계속적인 공급이 많은 미생물을 지지해 준다. 정상적으로, 이러한 미생물은 감염을 일으키지 않지만 일부는 잠재적인 병원체이다. 트레포네마(속)(*Treponema*)의 비병원성세균 역시 정상균무리로 존재한다.
아래쪽소화관 Lower digestive tract	대장균(*Escherichia coli*), 박테로이데스(*Bacteroides*), 방추균(*Fusobacterium*), 유산균(*Lactobacillus*), 창자알균(*Enterococcus*), 엔테로박터(*Enterobacter*), 비피더스균(*Bifidobacterium*), 시트로박터(*Citrobacter*), 프로테우스(*Proteus*), 크레브시엘라(*Klebsiella*), 칸디다(*Candida*)(진균)	큰창자는 가장 많은 양의 상주미생물이 들어 있다. 세균은 주로 무산소균이지만 일부 융통무산소균도 존재한다.
여성비뇨생식관 Female urogenital tract	유산균(*Lactobacillus*), 박테로이데스(*Bacteroides*), 클로스트리듐(*Clostridium*), 포도알균(*Staphylococcus*), 사슬알균(*Streptococcus*), 칸디다(*Candida*)(진균), 트리코모나스(*Trichomonas*)(원생동물)	질의 pH가 변하면서 미생물균무리도 변한다. 소변의 흐름은 요도와 방광에서의 과도한 집락화를 억제한다.
남성비뇨생식관 Male urogenital tract	유산균(*Lactobacillus*), 박테로이데스(*Bacteroides*), 방추균(*Fusobacterium*), 미코박테륨(*Mycobacterium*), 펩토사슬알균(*Peptostreptococcus*), 포도알균(*Staphylococcus*), 사슬알균(*Streptococcus*)	소변의 흐름은 요도와 방광에서의 과도한 집락화를 억제한다.

는 감염을 일으킬 수 있다.

- 약화된 면역계통, 면역억제(제13장 참조): 면역계통을 억제하거나 약화시키는 어떠한 요인은 기회병원체가 감염과 질병을 일으키게 할 수 있다. 이러한 요인에는 특히 직접적으로 면역계통을 포함하는 급성(만성)질환[예, 후천성면역결핍증후군(AIDS)]; 영양결핍, (감정적 그리고 신체적) 스트레스, (매우 어리거나 매우 많은) 나이, 암치료를 위한 방사선요법과 화학요법, 혹은 이식환자에서의 면역억제제의 사용이 있다.
- 정상균무리의 변화: 정상균무리는 어떤 면에서 병원체와 관련된 보호역할을 수행하는데, 그 이유는 정상균무리가 공간을 점유하고 있고, 이용가능한 영양소를 이용하며 그리고 독성노폐산물을 분비하기 때문이다. 이러한 상태는 숙주에 감염을 확립하고 질병을 일으키기 충분하도록 경쟁해야 할 침입한 병원체에게는 문제가 된다. 이 상태는 미생물경쟁(*microbial competition*) 혹은 길항작용(*antagonism*)이라 부른다. 어떤 이유에서 정상균무리가 변하는 경우, 이는 그의 어떤 것들이 기회병원체가 되어 번성할 수 있게 한다. 예에는 장기적인 항생제요법을 받은 여성에서 칸디다알비칸스(*Candida albicans*)에 의한 질효모감염, 혹은 화학요법을 받은 후의 암환자에서 칸디다(종)(*Candida*)에 의한

아구창(oral thrush)이 있다. 정상균무리를 변화시키는 기타 상태에는 호르몬변화, 스트레스, 음식변화, 혹은 과도한 수의 병원체에 노출되는 것이 있다.

- 정상적인 상태에서는 존재하지 않는 몸구역으로 정상균무리의 세균침입: 이는 손상, 화상, 혹은 심지어 대장균(*E. coli*)과 같은 창자세균이 요도로 침입하여 기회성으로 되는 경우에 발생할 수 있다.

2 감염단계
Stages of Infection

사람의 몸에서 감염이라는 용어의 경우, 몸속이나 몸의 표면, 혹은 물체가 **오염(contamination)**된 것을 의미한다. 오염은 음식이나 식수, 공기, 혹은 매개물(fomite)로 몸에 도달될 수 있거나 혹은 상처, 벌레물림 그리고 성교에 의해 유입될 수 있다. 오염의 결과는 다양하다. 일부의 미생물은 이들이 처음으로 몸과 접촉한 피부와 점막과 같은 부위에 남아 있으며; 이들은 해를 일으키지 않고 상주(정상)균무리의 일부가 되거나 일과성균무리로 된다. 감염을 일으키기 위해서는 미생물이 숙주로 침입하여 그의 조직으로 들어가야 한다. 정상균무리에 속하는 미생물은 예외이지만, **감염(infection)**이라는 용어는 체내에 미생물이 있어 증식할 때를 지칭한다. 중요한 것은 감염이 질병을 일으킬 수 있거나 일으키지 않을 수 있다는 점이다.

1] 침입구

병원체가 몸으로 들어오는 부위는 침입구(*portal of entry*)라 부르는데, 이는 피부, 점막 그리고 태반, 혹은 소위 비경구경로(*parenteral route*)일 수 있다. 감염원의 근원은 몸의 바깥으로부터 오는 외인성(exogenous), 혹은 미생물이 정상균무리처럼 이미 체내에 존재하는 경우의 내인성(endogenous)일 수 있다.

침입구는 일반적으로 정상균무리를 지지하는 동일한 구역, 즉 위창자관, 호흡관 그리고 비뇨생식관의 피부와 점막이다(그림 12.5). 병원체의 대부분은 성장과 질병 확산을 위해 필요한 서식처를 제공하는 선호하는 침입구가 따로 있다. 병원체가 적절한 침입 경로로 들어오지 않는 경우가 대다수이며 감염은 일어나지 않는다. 예를 들어, 인플루엔자바이러스(influenza virus)는 침입구로 호흡기 점막을 이용하며, 그곳에서 숙주를 성공적으로 감염시키지만 만일 피부와 제한적으로 접촉하는 경우라면, 인플루엔자바이러스(influenza virus)는 감염을 일으키지 않게 된다. 어떤 감염원은 피부와 점막처럼 하나 이상의 경로를 통해 침입할 수 있으며 감염은 다양한 질병을 일으킬 수 있게 된다. 예를 들어, 사슬알균(*Streptococcus*)과 포도알균(*Staphylococcus*)은 피부, 비뇨생식관 그리고 호흡관과 같은 여러 경로로 침입하도록 적응되어 왔다.

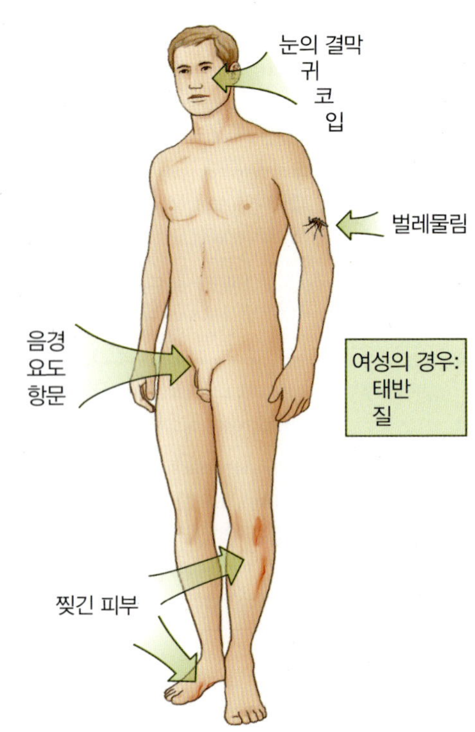

그림 12.5 침입구(portals of entry). 미생물의 침입구에는 피부(찢긴피부, 벌레물림); 위창자관, 호흡관 그리고 비뇨생식관의 점막; 결막 그리고 태반이 포함된다.

피부

피부의 꼭대기층인 표피의 가장 바깥층은 미생물침입에 첫 번째로 방어를 제공하는 각화된 두터운 층으로 구성된다. 하지만, 일부의 병원체는 털주머니와 땀샘과 같은 피부의 자연적인 입구를 통해 몸으로 들어올 수 있다. 찰과상, 베이거나 뚫린 상처 그리고 긁은 상처의 형태로 손상된 피부는 오염원에 대해 피부를 개방시키며 이는 결과적으로 감염을 일으킬 수 있다. 또한, 일부의 기생충 연충의 유충은 피부를 통해 침입하여 아래조직에 도달하고 일부의 진균은 그의 소화효소를 사용하여 물렁조직(연조직, soft tissue)을 침입하게 된다.

점막

점막은 몸의 위창자관, 호흡관 그리고 비뇨생식관처럼 바깥과 접하고 있는 모든 강소와 관뿐만 아니라 눈과 아래쪽의 눈꺼풀을 덮고 있는 얇은 막인 결막을 싸고 있다. 피부 그리고 점막의 바깥층은 치밀하게 채워진 상피세포로 구성된다. 하지만, 표피의 가장 바깥층과 접촉되는 점막표면은 얇으며, 습기가 있고 그리고 따듯하며 그리고 살아있는 세포로 이루어져 있다.

- 위창자관은 음식, 수분 그리고 기타 섭식된 물질내에 존재하는 병원체의 침입구가 된다. 위창자관에서 생존이 가능한 미생물은 소화효소의 작용과 pH가 극적으로 바뀌는 환경에 적응되어 있다. 창자의 병원체에는 살모넬라(*Salmonella*), 시겔라(*Shigella*), 비브리오(*Vibrio*) 그리고 어떤 대장균(*E. coli*)의 균주가 있다. 위창자관을 침입구로 이용하는 바이러스에는 폴리오바이러스(poliovirus), A형 간염바이러스(hepatitis A virus), 에코바이러스(echovirus) 그리고 로타바이러스(rotavirus)가 포함된다. 주된 창자 원생동물은 이질아메바(*Entamoeba histolytica*)와 람블편모충(*Giardia lamblia*)이 있다. 미생물이라 간주되지 않지만, 연충은 위창자관을 통해 침입하는 감염원이다. 이들에는 흡충(trematodes), 조충(cestodes) 그리고 선충(nematodes)이 포함된다(제6장 참조).
- 호흡관은 주된 침입구이다. 병원체는 공기에 의해, 먼지입자, 수증기, 감염환자로부터 나온 호흡비말을 통해, 입과 코로 침입할 수 있다. 위쪽호흡관을 싸고 있는 점막은 굴과 귀관(이관, auditory canal)의 막과 연속되며 따라서 병원체가 한 부위에서 다른 부위로 운반될 수 있다. 이 침입구를 이용하는 세균으로는 인후염(인두염, sore throat), 수막염, 디프테리아 그리고 백일해의 원인균이 있다. 바이러스원의 예에는 감기, 인플루엔자, 홍역, 수막염, 볼거리(유행귀밑샘염, mumps), 풍진(rubella) 그리고 수두의 원인바이러스가 있다.
- 비뇨생식관은 일반적으로 성적인 접촉에 의해 접하게 되는 병원체의 침입구이다(제21장 참조). 하지만, 성적으로 활성적이 아닌 여성 역시 항문과 여성요도가 근접해 있기 때문에 아래쪽요로의 감염에 감수성이 있다. 그러므로, 기회병원체인 대장균(*E. coli*)에 의한 요로감염은 남성보다 여성에서 더 흔하다. 스트레스를 받거나, 피임약, 항생제, 또는 스테로이드를 복용하는 여성; 임신여성, 혹은 기타 요인들로 인해 질효모감염이 흔하다. 질효모감염은 대개 칸디다알비칸스(*C. albicans*)의 과다증식으로 인한다.
- 일반적으로 결막은 감염원에 대해 양호한 장벽이지만 헤모필루스이집티우스(*Haemophilus aegyptius*)(유행성결막염, pinkeye), 클라미디아트라코마티스(*Chlamydia trachomatis*) 그리고 임균(*Neisseria gonorrhoeae*)과 같은 일부의 세균은 이 점막에 쉽게 부착할 수 있다.

태반

모체와 태아의 조직에 의해 형성되는 기관인 태반은 대개 모체순환에 존재할 수 있는 미생물에 대한 효과적인 방어를 제공한다. 하지만, 일부의 미생물은 태반장벽을 통과하여 배아나 태아를 감염시키며 때로 자연유산, 선천성결함, 혹은 조산(조기분만, premature birth)을 야기할 수 있다.

비경구경로

엄밀히 말하면, 비경구경로는 침입구가 아니지만 다른 침입구를 우회하는 수단이 된다. 못, 가시, 혹은 오염된 바늘에 찔릴 때 일어나는 것처럼, 이러한 방식으로 병원체는 직접적으로 피부밑조직으로 침입한다. 이러한 방식으로 병원체가 침입하는 것은 베이거나, 물리거나, 찔린 상처, 깊은 찰과상, 혹은 수술에 의해서도 일어날 수 있다.

건강관리의 응용

태반을 통과하는 병원체

범주	병원체	상태	태아에 대한 영향
RNA 바이러스	렌티바이러스(lentivirus, HIV)	AIDS	면역억제(AIDS)
	루비바이러스(rubivirus)	풍진(german measles)	중증의 선천성결함 혹은 사망
DNA 바이러스	거대세포바이러스(cytomegalovirus)	대개 무증상	난청, 작은머리증(소두증, microcephaly), 정신지체
	파르보바이러스(parvovirus) B-19	감염홍반(erythema infectiosum)	유산
세균 Bacteria	매독균(*Treponema pallidum*)	매독(syphilis)	유산, 다기관출생결함, 매독
	단구성리스테리아(*Listeria monocytogenes*)	리스테리아증(listeriosis)	유아패혈증성육아종증(granulomatosis infantiseptica), 사망
원생동물 Protozoans	톡소포자충(*Toxoplasma gondii*)	톡소포자충증(toxoplasmosis)	유산, 간질, 뇌염, 작은머리증, 정신지체, 실명, 빈혈, 황달, 발진, 폐렴, 설사, 저체온증, 난청

AIDS, 후천성면역결핍증후군(acquired immunodeficiency syndrome); *DNA*, 데옥시리보핵산(deoxyribonucleic acid); *HIV*, 사람면역결핍바이러스(human immunodeficiency virus); *RNA*, 리보핵산(ribonucleic acid).

2] 독력(발병력)과 병원성

병원체가 체내로 들어온 후, 이들은 부착하고 증식할 수 있는 여러 단계를 거쳐야만 하며 따라서 감염과 질병의 가능성을 야기하게 된다.

독력(발병력)(virulence)은 **병원성(pathogenicity)**의 정도 혹은 특정 미생물의 질병유발력을 지칭한다. 따라서, 독력(발병력)은 미생물이 가진 병원성의 정도이며 **독력(발병력)요인**에 기반한다. 병원체는 질병을 야기할 수 있는 미생물이다. 미생물의 질병을 일으키는 능력은 감염미생물의 수, 침입구, 숙주의 방어기전(제13장 참조) 그리고 세균의 내인성특성과 이들의 독력(발병력)인자와 직접적으로 관련된다. 여기에는 아래와 같은 것이 포함된다:

- **부착(adhesion)**: 부착은 감염에서 첫 번째의 아마도 가장 중요한 단계인데, 그 이유는 숙주의 세포나 조직에 부착하지 않으면 미생물은 섬모운동, 재채기, 기침, 삼킴, 소변흐름, 눈물, 혹은 창자연동운동에 의해 제거될 것이기 때문이다(제3장 참조). 세균은 먼저 선모(pili), 술(채, fimbriae), 혹은 특수막수용체부위를 통해 숙주세포에 부착해야 한다. 바이러스는 캡시드(capsid)나 혹은 피막단백질에 의해 부착한다. 부착과정의 기전은 비특이적이거나 특이적일 수 있다:
  - 비특이적 부착은 진핵생물인 숙주를 향해 이동하기 위해 미생물이 이용하는 비특이적인 인력이나 상호작용을 포함한다. 이러한 상호작용과 인력에는 아래와 같은 것이 포함된다:
    - 소수성상호작용
    - 정전기적인 상호작용
    - 원자와 분자의 진동
    - 브라운운동
    - 세균막에 의한 보충과 포획(제4장 참조)
  - 특이적 부착은 각각의 세포표면에 대한 상보적인 분자들 사이의 영구적인 열쇠-자물쇠상호작용(lock-and-key interaction)을 포함하며 이러한 생리학적인 상태에서 이러한 부착은 비가역적으로 된다. 그러한 특이적 부착(attachments/adhesions)의 예는 표 12.3에 나타내었다.
- **집락화(colonization)**: 감염의 확립에서 또 다른 핵심적인 단계는 일단 병원체가 부착한 뒤에 병원체가 침입구에서 확립되는 것이다. 사람의 병원체는 대개 비뇨생식관, 소화관, 호흡관 그리고 눈의 결막처럼 바깥환경과 접하고 있는 조직에서 집락화된다. 일부 발병세균은 이러한 부분에서 집락화되어 질병을 일으키게 하는 특수단백질을 생산한다.
- **침입(invasion)**: 병원체의 침입본질은 세포바깥물질을 생산하여 숙주세포막을 파괴하고 숙주의 일차방어막

표 12.3 숙주에 대한 세균의 특이적 부착의 예

미생물	부착인자	숙주수용체	부위	질병
클라미디아(*Chlamydia*)	모름	시알산(sialic acid)	결막상피나 요로상피	결막염이나 요도염
백일해균(*Bordetella pertussis*)	술(채)	황화당지질상의 갈락토오스	호흡기상피	백일해
대장균(*Escherichia coli*), 창자병원성(enteropathogenic)	제1형 술	종특이탄수화물(들)	창자상피	설사
대장균(*E. coli*), 비뇨기병원성(ropathogenic)	제1형 술	복합탄수화물	요로상피	요도염
대장균(*E. coli*), 비뇨기병원성	P 선모	세라미드지질과 연결된 글로보바오스(globobiose)	위쪽요로	콩팥깔대기염(신우신염)
미코플라스마(*Mycoplasma*)	막단백질	시알산	호흡기상피	폐렴
임균(*Neisseria gonorrhoeae*)	*N*-메틸페닐-알라닌선모	글루코사민-갈락토오스 탄수화물	요로/자궁목상피	임질
황색포도알균(*Staphylococcus aureus*)	세포결합단백질	피브로넥틴(fibronectin)의 아미노말단	점막상피	다양함
스트렙토콕쿠스뮤탄스(*Streptococcus mutans*)	글리코신전이효소	침당단백질	치아뿌리	치아우식증
폐렴사슬알균(*Streptococcus pneumonia*)	세포결합단백질	*N*-아세틸헥소사민-갈락토오스 이당류	점막상피	폐렴
고름사슬알균(*Streptococcus pyogenes*)	F 단백질	피브로넥틴의 아미노말단	인두상피	인후염
타액사슬알균(*Streptococcus salivarius*)	리포테이코산	모름	혀의 입안상피	없음
매독균(*Treponema pallidum*)	바깥막단백질	표면단백질	점막상피	매독
콜레라균(*Vibrio cholera*)	*N*-메틸페닐알라닌선모	푸코오스와 만노스 탄수화물	창자상피	콜레라

표 12.4 세균의 인바신

인바신	인바신을 생산하는 세균	기전
하이알루로니다아제(hyaluronidase)	사슬알균(streptococci), 포도알균(staphylococci), 클로스트리아(clostridia)	하이알루론산(hyaluronic acid)을 탈중합시켜 결합조직의 바탕질을 공격함
아교질분해효소(collagenase)	클로스트리듐히스톨리티쿰(*Clostridium histolyticum*), 클로스트리듐퍼프린젠스(*Clostridium perfringens*)	아교질을 분해함
뉴라미다아제(neuraminidase)	콜레라균(*Vibrio cholera*), 이질이질균(*Shigella dysenteriae*)	창자점막의 뉴라믹산(neuraminic acid)을 분해함
키나아제(kinases)	사슬알균(streptococci)과 포도알균(staphylococci)	플라스미노겐(plasminogen)을 섬유소를 분해하는 플라스민(plasmin)으로 전환시킴
류코시딘(leukocidin)	황색포도알균(*Staphylococcus aureus*)	호중구의 막을 파괴하여 용해소체과립을 방출시킴
스트렙토리신(streptolysin)	고름사슬알균(*Streptococcus pyogenes*)	포식작용을 억제하고 포식세포의 막을 파괴하여 용해소체과립을 방출시킴
용혈소(hemolysins)	사슬알균(streptococci), 포도알균(staphylococci), 클로스트리디아(clostridia)	인지질분해효소나 레시틴분해효소가 적혈구와 기타 세포를 용해시켜 파괴함
인지질분해효소(phospholipases)	클로스트리듐퍼프린젠스(*Clostridium perfringens*)	원형질막의 인지질을 파괴함
레시틴분해효소(lecithinases)	클로스트리듐퍼프린젠스(*Clostridium perfringens*)	세포막내 레시틴(lecithin)을 파괴함
탄저병(anthrax) EF	탄저균(*Bacillus anthracis*)	세포내 cAMP의 양을 증가시키는 아데닐사이클라제(adenylate cyclase)
백일해(pertussis) AC	백일해균(*Bordetella pertussis*)	세포내 cAMP의 양을 증가시키고 이후에 호흡기분비물을 증가시키는 아데닐사이클라제

cAMP, 고리화아데노신1인산(cyclic adenosine monophosphate).

과 이차방업막을 부수게 된다. 이러한 물질은 **인바신(invasin)**이라 부르며(표 12.4) 이들의 활성이 병원체의 증식과 확산을 촉진시키게 된다.

- **숙주방어회피(evasion of host defenses)**: 숙주세포의 항체와 결합하는 단백질인 협막(capsule)의 존재 혹은 미생물의 항원성을 바꾸는 돌연변이는 숙주반응을 회피하는 능력은 제공할 수 있다. 미생물은 숙주의 포식세포에 의해 제거되는 것을 피하기 위해 다양한 전략을 사용하지만 대개 이들은 하나 이상의 포식작용단계를 차단시킨다(제13장 참조). 이러한 전략의 일부에는 아래와 같은 것이 포함된다:
  - 포식세포가 접근할 수 없는 부위로 침입하거나 거기에 머물러 포식세포와의 접촉을 피하거나 포식세포의 감시에서 벗어난다. 일부의 병원체는 광범위한 면역반응이 일어나는 것을 피하기 위해 염증을 거의 일으키지 않거나 전혀 일으키지 않는다. 기타 미생물은 포식세포의 화학주성을 억제하는데; 예를 들어 클로스트리듐(*Clostridium*)은 호중구의 화학주성을 억제하는 독소를 생산한다. 또한, 일부의 세균은 그의 항원표면을 숨겨 포식세포가 그 세균을 이물질로 인식하지 못하게 한다.
  - 포식세포의 활성이나 포식작용을 억제하는 물질을 표면에 가지고 있는 일부의 세균은 포식세포의 포식작용을 억제한다.
  - 호중구 혹은 큰포식세포(대식세포, macrophage)와 같은 포식세포내에서 생존하는 것은 일부의 미생물이 사멸에 저항하는 또 다른 방법이 된다. 이러한 미생물은 세포내기생체라 한다.
  - 일부의 세균에 의해 이용되는 공격적인 전략은 섭식의 전후에 포식세포를 죽이거나 손상시키는 산물을 생산한다.
- **독소(toxin)**: 또 다른 독력(발병력)인자는 숙주세포에 손상을 가하거나 숙주세포의 필수적인 기능을 방해하는 효소인 외독소(exotoxin)와 내독소(endotoxin)를 생산하는 것으로 확인된다. 독소는 주된 독력(발병력)인자이다.

독소

독소를 생성하는 미생물은 **독소생산균(toxigenic)**이라 부른다. 이는 많은 미생물, 특히 세균이 병을 일으키는 선행기전이다.

화학적으로, 세균독소는 그람음성균의 세포벽과 연관되는 지질다당류이거나 세균세포로부터 분비되는 단백질이다. 세포벽과 연관되는 독소는 내독소라 부르며 세균에 의해 분비되는 단백질은 외독소라 부른다(그림 12.6). 세균독소는 인류에게 알려져 있는 가장 강력한 독소이다.

외독소

일반적으로, 외독소는 지수성장기(exponential growth phase) 동안 세균세포에 의해 분비되는 수용성단백질이다. 이들은 감염과 세균증식의 부위가 아닌 부위에서도 작용할 수 있다. 흔히, 생성되는 독소는 종특이적이며 특정의 질병과 연관된다(표 12.5). 예를 들어, 파상풍균(*Clostridium tetani*)은 파상풍독소를 생산하는 유일한 세균이며, 디프테리아균(*Corynebacterium diphtheriae*)은 디프테리아독소를 만든다. 다른 단백질과 마찬가지로, 이러한 효소는 열, 산 그리고 단백질가수분해효소(단백질을 분해하

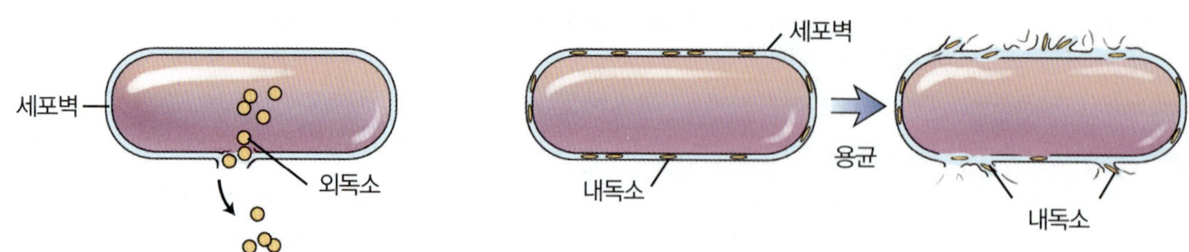

그림 12.6 외독소와 내독소의 작용. 외독소(*왼쪽*)는 세포균세포에 의해 생산되어 환경으로 방출된다. 내독소(*오른쪽*)는 세포벽의 성분이며 면역반응이나 항생제요법으로 세균세포가 용균될 때 방출된다.

표 12.5 세균외독소의 예

미생물	독소	활성	병리학
탄저균(*Bacillus anthracis*)	탄저독소(EF) Anthrax toxin (EF)	부종인자(edema factor, EF)는 포식세포내 cAMP의 농도를 증가시키고 막내 철투과구멍을 형성시킴	감염의 종류, 즉 피부, GI, 혹은 흡입에 따라 조직손상을 일으킴:
백일해균(*Bordetella pertussis*)	아데닐사이클라제(AC)독소	포식세포내 cAMP를 증가시키고 막내 철투과구멍을 형성시킴	위쪽호흡관의 중증의 염증과 부종; 백일해
대장균(*Escherichia coli*)	열불안정(LT)독소	GI 관의 세포내 cAMP의 수준을 증가시켜 물과 전해질을 분비하게 함	중증의 복부경련; 피설사, 고열
	열안정(ST)독소	구아닐사이클라제(guanylate cyclase)를 자극하여 창자상피로부터 물과 전해질의 분비를 촉진시킴	중증의 복부경련; 피설사, 고열
	시가독소(Shiga toxin)	리보솜에서 단백질합성을 억제함	중증의 복통/경련, 피설사, 구토, 용혈성요독증후군의 발생으로 인한 콩팥손상의 가능성
녹농균(*Pseudomonas aeruginosa*)	내독소 A	단백질합성을 억제시킴	국소적이거나 전신적인 조직손상을 일으키는 세포병변효과
콜레라균(*Vibrio cholera*)	콜레라창자독소	GI 관의 세포내 cAMP의 수준을 증가시켜 물과 전해질을 분비하게 함	콜레라
클로스트리듐보툴리눔(*Clostridium botulinum*)	보툴리눔독소	신경근육연접에서 아세틸콜린(acetylcholine)의 분비를 차단하여, 근육수축을 억제함	보툴리눔증
파상풍균(*Clostridium tetani*)	파상풍독소 (tetanospasmin)	신경근육연접에서 효소에 의한 아세틸콜린의 분배를 억제시켜 연속적인 근육수축을 야기함	파상풍
디프테리아균(*Corynebacterium diphtheria*)	디프테리아독소 (diphtheria toxin)	단백질합성을 억제함	디프테리아

cAMP, 고리화아데노신1인산(cyclic adenosine monophosphate; *GI*, 위창자(gastrointestinal).

는 효소)에 의해 변성될 수 있다.

많은 세균내독소는 효소처럼 기질에 특이적이며 일반적으로 독소에 의해 유발되는 손상부위는 그 특정의 독소에 대한 기질이 위치하는 부위를 나타낸다. 이는 이러한 독소를 그들의 표적, 즉 창자독소(장독소, enterotoxin), 신경독(neurotoxin), 백혈구파괴소(leukocidin), 혹은 용혈소(hemolysin)에 따라 그러한 명칭으로 부른다.

내독소

내독소는 그람음성균세포벽의 구조성분인 지질다당류이다[예, 시가독소(Shiga toxin)]. 내독소는 효과적인 숙주방어 혹은 항생제의 작용에 의해 개시되는 용균 동안 세포벽으로부터 방출된다. 방출된 후, 이러한 독소는 또한 감염과 증식의 초기 부위로부터 멀리 떨어진 부위에 작용할 수 있다. 외독소와 달리, 내독소는 작용이 덜 강력하며 덜 특이적이다. 이러한 독소가 단백질이 아니라 지질다당류이기 때문에 이들은 열에 안정적이며 심지어 끓는 물에서도 30분 동안 불안정화되지 않는다. 하지만, 초과산화물(superoxide), 과산화물(peroxide) 그리고 차아염소산염(hypochlorite)과 같은 특정 산화제가 이들을 효과적으로 중화시키는 것으로 보고되고 있다. 세균의 내독소와 외독소 사이의 일반적인 비교는 표 12.6에 정리하였다.

3] 배출구

다른 환자를 감염시키기 위해 병원체는 배출구를 통해 감

표 12.6 세균의 외독소와 내독소의 비교

특징	외독소	내독소
화학적인 본질	단백질	지질다당류
위치	세포바깥	세포벽의 일부
특이성	높은 등급	낮은 등급
효력	상대적으로 높음	상대적으로 낮음
열에 의한 변성	있음	없음
항원성	있음	있음
변성독소*	있음	없음

*변성독소(toxoid)는 더 이상 독성이 없도록 변형된 독소이지만 숙주에게는 여전히 항독소를 생성하게 만든다.

의학적 사건

혈액응고와 기관지염에 대한 미생물효소

혈액응고와 기관지염의 치료에서 흥미 있는 것이 발견되었다. 치료는 특별한 곳, 즉 세균과 진균에 의해 생성되는 단백질가수분해효소에서 발견되었다. 수 세기 동안 일본인은 나토(nato)라 부르는 발효식품을 이용해 왔는데 이는 피부와 심장혈관계를 건강하게 하고 뼈엉성증(골다공증, osteoporosis)의 예방에 일조하는 것으로 알려져 있었다. 연구에 의하면, 발효균인 청국장균(*Bacillus natto*)에 의해 생성되는 효소가 혈액응고를 용해하여 심장발작과 뇌졸중을 잠재적으로 예방하는데 효과를 보여주고 있다. 나토키나아제(*nattokinase*)라고 부르는 이 효소는 몸에서 생산되는 피덩이 용해효소인 플라스민(plasmin)보다 심지어 더 빨리 피덩이를 용해시킬 수 있다. 또한, 나토키나아제는 오래 작용하며 몸을 자극하여 플라스민과 유로키나아제(urokinase)와 같은 그 자신의 피덩이 용해효소를 더 많이 생산하게 만든다.

기관지염의 경우, 진균 아스페르길루스멜레우스(*Aspergillus melleus*)에서 생성되는 효소가 기관지염과 연관되는 통증성의 염증을 완화시키고 점액을 줄여주는 것으로 나타나고 있다. 연구에 따르면, 이 효소는 점액내의 단백질을 분해하여 점성과 "끈적임"을 줄여주며 따라서 병발된 조직에서 염증과 점액이 축적되는 것을 감소시킨다.

염환자를 떠나야 한다. 이는 때로 호흡계통으로 들어오거나 나가는 감염입자의 출입처럼 침입구와 동일할 수 있다. 하지만, 병원체는 몸의 다양한 부분에서의 배설/분비를 통해, 배변을 통해, 혹은 혈액을 통해 숙주를 떠날 수도 있다. 콧물, 침, 가래, 호흡비말, 눈물 그리고 귀지와 같은 분비물질 역시 병원체가 숙주를 떠나 대개 일상적인 접촉으로 다른 사람을 감염시킬 수 있는 방법이다.

4] 감염병의 병인론

앞에서 설명한 대로, 모든 감염이 병을 일으키지 않으므로 감염과 질병 사이를 감별하는 것이 필수적이다. 감염은 감염원이 숙주에 집락화되는 것이다. 감염원이 병적인 변화를 야기하고 몸의 정상적인 기능을 방해하는 경우, 이는 감염병(*infectious disease*)이라고 부른다. 병의 원인에 대해 연구하는 것을 **병인론(etiology)**이라 한다.

감염의 유형

감염의 유형은 다양하며 적절하게 국소감염, 병소감염, 전신감염, 혼합감염, 급성(만성)감염 그리고 일차(이차)감염처럼 부른다.

- **국소감염(local infection)**은 가장 단수한 유형으로 미생물이 몸에 침입하여 특정 조직에 국한되어 존재한다. 종기, 진균피부감염 그리고 사마귀가 그 예가 된다.
- **병소감염(focal infection)**은 병원체가 국소감염으로부터 다른 조직으로 확산될 때 일어난다.
- **전신감염(systemic infection)**은 대개 순환계통을 통해 감염이 여러 부위와 조직액으로 확산될 때 일어난다.
  - **패혈증(septecemia)**은 혈액내에서 병원체가 증식하여 발생하는 전신감염이다. 이 상태의 흔한 예는 미생물의 확산되어 일어나는 독성염증상태인 **패혈증(sepsis)**이다.
  - **세균혈증(bacteremia)**은 혈액내에 세균이 존재하는 것을 뜻한다.
  - **독소혈증(toxemia)**은 혈액내에 독소가 존재하는 것을 뜻한다.
  - **바이러스혈증(viremia)**은 혈액내에 바이러스가 존재하는 것을 나타내기 위해 사용된다.
- **혼합감염(mixed infection)**은 동일한 부위에서 여러 감염원이 동시에 확립될 때 일어난다. 일부의 혼합감염은 미생물이 협동하여 조직을 파괴하는 상승감염(synergistic infection)이다.
- **급성감염(acute infection)**은 심각한(중증의) 증상을 수반하면서 빠르게 나타나는 감염이며 이후에 빠르게 사라진다.

- **만성감염(chronic infection)**은 대개 급성감염보다 중증의 증상이 덜하지만 오랜 기간 동안 지속된다.
- **일차감염(primary infection)**은 최초의 감염이며 또 다른 미생물로 인한 합병증이 뒤따를 수 있다.
- **이차감염(secondary infection)**은 일차감염으로부터 이어진다. 일반적으로, 이차감염은 각기 다른 미생물에 의해 일어나는데 이는 일차병원체에 의해 손상된 피부나 점막의 병변을 통해 몸으로 침입하거나, 혹은 약화된 면역계통 때문에 기회균으로 된 정상균무리의 미생물일 수 있다.
- **무증상감염(subclinical infection)**은 어떤 명확한 증상을 야기하지 않은 감염이며 환자에서 질병의 증상을 일으키지 않고 오랜 시간 동안 진행될 수 있다.

코흐법칙

질병의 배종설은 루이스파스퇴르(Louis Pasteur)와 로버트코흐(Robert Koch)에 의해 제안되었다(제1장 참조). 비록 루이스파스퇴르가 미생물이 사람에서 질병을 일으킨다고 확신했다고 해도, 그는 특정의 질병과 특정의 미생물을 연결시키지는 못했다. 실험 수년이 지난 후, 코흐는 특정의 미생물이 특정의 질병을 일으킨다는 것을 증명할 수 있었다. 코흐는 특정의 미생물이 병원성이 있다는 것과 특정의 질병의 원인이라는 것이 부합되어야만 할 일련의 조건, 즉 법칙을 만들었다. 그의 법칙을 이용하여 그는 탄저균(*Bacillus anthracis*)이 탄저병의 원인균이며 결핵균(*Mycobacterium tuberculosis*)이 결핵의 원인이라는 것을 입증하였다. 이 개념은 현재 코흐법칙(*Koch's postulates*)(그림 12.7)이라 부르며 아래와 같이 요약될 수 있다:

- 추정되는 병원체는 모든 환자에서 존재해야 하고 건강인에서는 없어야 한다.
- 병원체는 환자로부터 분리되어야 하고 숙주의 바깥에서 순수배양으로 증식해야 한다.
- 순수배양으로부터 얻은 병원체는 감수성을 가진 건강한 숙주에 접종하는 경우 동일한 질병을 일으켜야만 한다.
- 동일한 병원체가 실험숙주로부터 분리되어야 하고 최초의 병원체와 동일하게 나타나야 한다.

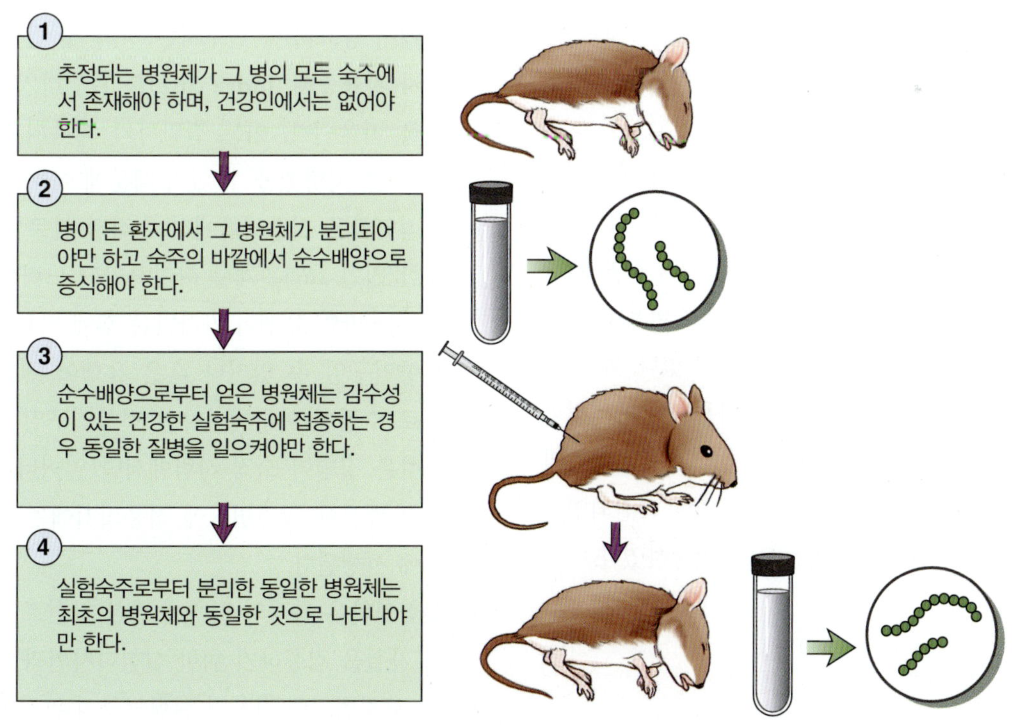

그림 12.7 코흐법칙의 모식도.

코흐법칙의 예외

비록, 코흐법칙이 감염병의 병인론에 대한 기초를 제공했다고는 해도, 이는 아래와 같은 이유로 인해 항상 적절하게 사용되지는 않는다:

- 일부의 병원체는 연구실에서 배양될 수 없다.
- 많은 감염병이 여러 각기 다른 병원체에 의해 야기될 수 있다.
- 특정의 병원체가 침입구에 따라 각기 다른 질병을 일으킬 수 있다.
- 일부의 질병은 B형 간염바이러스(hepatitis B virus)와 D형 간염 바이루소이드(hepatitis D virusoid) 모두에 의한 간의 감염처럼 복합적인 병원체에 의해 일어난다.
- 일부의 병원체는 사람에게만 감염하는 병원체이며 코흐법칙을 입증하기 위해 사람에게 접종하는 것은 윤리적으로 어려운 문제이다. 이러한 예외에는 바이러스 혹은 동물성기생충에 의해 야기되는 질병이 있다. 또한, 리케차(*Rickettsia*)와 클리미디아(*Chlamydia*)는 동물모델이 없는 절대세포내기생충이다.

비록, 코흐법칙이 항상 적용되지는 않는다고 해도, 과학자들은 다른 경로를 통해 이 법칙을 입증할 원하는 결과를 얻기 위한 다른 방법을 모색해 왔다. 또한, 코흐법칙은 미생물을 주의 깊게 감시해야 하는 식품산업에서도 적용되며, 원하는 미생물이 원하는 최종제품에서 분리되어야 한다. 이러한 문제에도 불구하고, 코흐법칙은 감염, 질병 그리고 기타 과정에서 미생물의 역할을 확인하게 위해 여전히 유용하게 이용된다. 원인을 밝히려고 이용하는 개념은 다른 과학분과에서도 입증방법이 되고 있다. 예를 들어, 엑클레스(Eccles)는 유사한 유형을 이용하여 아세틸콜린(acetylcholine, ACh)이 중추신경계통의 화학전령자라는 것을 보여주었으며, 이전에는 전기적으로 촉진되었던 포유류의 신경전달이 화학적이라는 것을 입증하였다.

3 역학과 공중보건
Epidemiology and Public Health

역학(**epidemiology**)은 집단내에서 질병의 원인과 분포를 연구하며 공중보건과 예방의학을 위해 필요한 중재의 기본을 제공한다. 역학자는 얼마나 많은 사람이나 동물이 발병했는지, 이들이 어디에 분포하는지 그리고 회복, 사망 그리고 불능과 같은 병의 결과에 대해 연구한다. 또한, 이들은 병의 분포와 결과에 영향을 미치는 인자에 대해 연구한다. 역학자는 집단내에서 병의 역동학을 연구하기 위해 기술역학(descriptive epidemiology), 분석역학(analytical epidemiology) 그리고 실험역학(experimental epidemiology)이라는 3가지 기본적인 접근방법을 사용한다.

- **기술역학**은 질병에 관한 자료를 모으고 표로 작성한다. 이러한 자료는 일반적으로 발병환자 그리고 질병이 발생한 지역과 기간이라는 정보가 포함된다. 환자에 관한 정보에는 나이, 성별, 직업, 건강이력, 성적인 습성, 식습관, 여행이력 그리고 사회경제적인 상태가 포함될 수 있다. 기후의 계절적인 변화 역시 고려될 수 있을 것이다. 전파되는 시간경과와 연쇄반응은 기술역학에서 중요하며, 연구자는 병의 첫 번째 증례인 **초발환자**(**지표증례**, **index case**)를 확인하기 위해 모든 노력을 기울인다. 이는 질환자가 회복되거나, 이주했거나, 혹은 사망했을 수 있기 때문에 어려울 수 있다.
- **분석역학**은 기술역학에서 수집된 자료를 분석하여 가능한 원인-효과관계를 확인하려고 노력한다. 분석적인 연구는 만일 유행이 가라앉은 후에 자료가 분석된다면 후향연구일 수 있거나 혹은 유행이 진행되는 동안에 자료 수집이 이루어진다면 전향연구일 수 있다. 분석역학은 질병이 오직 사람에서만 일어나며 동물모델이 없기 때문에 코흐법칙에 적용되기에는 비윤리적일 경우에 시행된다.
- **실험역학**은 특정의 질병에 관한 가설로 시작되며 이어서 가설을 검증하기 위한 실험디자인과 연구가 뒤따른다. 코흐법칙의 적용이 실험역학의 완전한 예가 된다.

역학은 주와 연방의 공중보건당국에 대해 매우 중요한 주제가 된다. 미국에서 역학정보의 핵심적인 근원은 질병통제예방센터(Centers for Disease Control and Prevention, CDC)이다. 질병통제예방센터(CDC)는 CDC 웹사이트(www.cdc.gov)에서 볼 수 있는 이환률과 사망률 주간보고(*Morbidity and Mortality Weekly Report, MMWR*)를 발행한다. 이는 이환률(고지해야 할 특정질병의 발생률)과 사망률(특정질병과 연관되는 사망자의 수)에 대한 자료를 포함하여 발행된다. 이환률은 전체 집단과 관련하여 특정시간 동안 특정질병으로 사망한 사람의 수를 나타낸다. *MMWR*은 미생물학자, 의사 그리고 기타 의료전문가와 공중보건전문가가 흥미를 가진다. 국가에 고지해야 할 감염병은 의사가 미국공중보건국(U.S. Public Health Service)에 보고해야 하며 박스 12.1에 나타내었다. 개인과 당국 사이에 잘 발달된 연결망은 지역, 자치구, 주, 국가 그리고 전세계적인 수준에서 감염병을 추적할 수 있게 만든다. 질병통제예방센터(CDC)는 전세계적인 도표작성과 조절을 위한 목적으로 그의 정보와 통계를 세계보건기구(World Health Organization, WHO)와 공유한다.

1] 집단내의 질병

집단내의 질병은 집단 전체에서 기존의 질병을 가진 환자의 전체수인 유병률(prevalence)로 보고될 수 있거나, 혹은 질병은 일반인집단과 비교하여 특정의 기간에 걸쳐 새로이 발생한 발생률(incidence)에 의해 측정될 수 있다. 이러한 비율을 확인하기 위해 이용되는 공식은 아래와 같다:

$$\text{유병률} = \frac{\text{집단내 전체환자수}}{\text{집단내 전체인구수}} \times 100 = \%$$

$$\text{발생률} = \frac{\text{새로운 환자수}}{\text{감수성이 있는 사람의 전체수}} \times 100 = \%$$

(대개 100,000명 당으로 보고됨)

질병의 유병률과 발생률의 변화는 일반적으로 추세를 예측하기 위해 매 계절, 매년 그리고 장기적으로 모니터링된다. 이러한 모니터링통계는 집단내 질병의 빈도를 확인할 수 있게 만든다. 질병의 빈도와 발생되는 지리학적인 위치는 질병의 범주를 **풍토성(endemic)**, **산발성(sporadic)**, **유행성(epidemic)** 그리고 **범유행성(pandemic)**으로 분류한다.

- 풍토병(*endemic disease*)은 특정의 집단이나 지리학적인 위치에서 반복적으로 발생하는 질병이다. 풍토병의 한 예가 감기이다.
- 산발병(*sporadic disease*)은 미국에서는 장티프스처럼 오직 경우에 따라서만 발생하는 질병이다.
- 유행병(*epidemic disease*)은 특정지역의 집단에서 통상적인 빈도 이상으로 발생하는 질병이다. 인플루엔자가 때로 유행성의 비율로 발생할 수 있는 질병의 예가 된다.
- 범유행병(*pandemic disease*)은 AIDS와 1918년의 인플루엔자처럼 전세계적인 유행병이다.

2] 병원소

감염병이 계속해서 나타나려면 그의 원인균(들)이 영구적으로 상주해야 한다. 병원체가 감염원으로 머무르는 부위를 감염병원소(*reservoirs of infection*)라고 부른다. 이는 동물, 사람, 혹은 무생물의 병원소 형태로 있을 수 있다.

동물병원소

야생이건 가축이건 정상적으로 동물을 감염시키는 많은 병원체는 사람에게도 영향을 줄 수 있다. 주로 동물에서 일어나고 사람에게도 전파될 수 있는 병은 동물사람공통감염증(인수전염병, *zoonosis*)이라 부른다(표 12.7). 사람은 감염동물과의 직접접촉; 동물의 배설물 혹은 배설물에 오염된 음식이나 물과의 접촉; 오염된 둥지로부터 나온 먼지, 털, 혹은 깃털과의 접촉; 감염된 동물제품의 섭취, 혹은 곤충중간매개체를 통해 동물사람공통감염증에 감염될 수 있다. 사람은 흔히 동물공통감염병원체에 대한 최종숙주이며 대개 동물숙주를 재감염시키는 중요한 숙주는 아니다. 하지만, 흡혈절지동물에 의해 전파되는 동물사람공

박스 12.1 국가에 고지해야 할 감염병

후천선면역결핍증후군(acquired immunodeficiency syndrome, AIDS)
탄저병(anthrax)
아르보바이러스신경침습병과 비신경침습병(arboviral neuroinvasive and nonneuroinvasive diseases)
- 캘리포니아혈청형 바이러스병(California serogroup virus disease)
- 동부말뇌염바이러스병(Eastern equine encephalitis virus disease)
- 포와산바이러스병(Powassan virus disease)
- 세인트루이스뇌염바이러스병(St. Louis encephalitis virus disease)
- 웨스트나일바이러스병(West Nile virus disease)
- 서부말바이러스병(Western equine virus disease)

보툴리눔증(botulism)
- 식품매개보툴리눔증
- 영아보툴리눔증
- 기타(상처와 비특이적) 보툴리눔증

브루셀라증(brucellosis)
무른궤양(chancroid)
클라미디아트라코마티스(*Chlamydia trachomatis*)감염
콜레라(cholera)
콕시디오이데스진균증(coccidioidomycosis)
와포자충증(cryptosporidiosis)
원포자충증(cyclosporiasis)
디프테리아(diphtheria)
뎅기바이러스감염(dengue virus infections
에를리히아증(ehrlichiosis)
- 에를리히아샤펜시스(*Ehrlichia chaffeensis*)
- 에를리히아에윈지(*Ehrlichia ewingii*)
- 아나플라스마파고시토필룸(*Anaplasma phagocytophilum*)
- 미확인된 사람에르리히증

편모충증(giardiasis)
임질(gonorrhea)
헤모필루스인플루엔자(*Haemophilus influenza*), 침습성의 질병
한센병(Hansen's disease)(나병, leprosy)
한타바이러스허파증후군(hantavirus pulmonary syndrome)
용혈성요독증후군(hemolytic uremic syndrome), 설사후
급성바이러스성간염(hepatitis, viral, acute)
- A형 간염, 급성
- B형 간염, 급성
- B형 간염, 출생후 감염
- C형 간염, 급성

만성바이러스성간염(hepatitis, viral, chronic)
- 만성 B형 간염
- C형 간염(현재 혹은 과거)

사람면역결핍바이러스(HIV)감염
- HIV 감염, 성인/청소년(나이 ≥13세)
- HIV 감염, 소아(나이 ≥18개월과 <13세)
- HIV 감염, 소아(나이 <18개월)

인플루엔자연관 소아사망
레기오넬라증(legionellosis)
리스테리아증(listeriosis)
라이명(Lyme disease)
말라리아(Malaria)
홍역(Measles)
수막알균병(meningococcal disease)
볼거리(유행성귀밑샘염, mumps)
새로운 A형 인플루엔자바이러스감염(novel influenza A virus infections)
백일해(pertussis)
페스트(plague)
회색질척수염(poliomyelitis), 마비성
폴리오바이러스(poliovirus)감염, 비마비성
앵무새병(psittacosis)
Q열
- 급성
- 만성

광견병(rabies)
- 광견병, 동물
- 광견병, 사람

록키산발진열(Rocky Mountain spotted fever)
풍진(rubella)
풍진(rubella), 선천성증후군
살모넬라증(salmonellosis)
중증급성호흡기증후군(severe acute respiratory syndrome)연관 코로나바이러스(coronavirus, SARS-CoV)병
시가독소생성 대장균(Shiga toxin–producing *Escherichia coli*, STEC)
시겔라증(shigellosis)
천연두(마마, smallpox)
사슬알균병(Streptococcal disease), 침습성, A군
사슬알균독성쇼크증후군(Streptococcal toxic shock syndrome)
폐렴균(*Streptococcus pneumonia*), 약물내성, 침습병
폐렴균(*Streptococcus pneumonia*), 침습병, 비약물내성, 5세 이하의 소아
매독(syphilis)
- 일차매독
- 이차매독
- 잠복매독
- 초기잠복매독
- 후기잠복매독
- 기간을 모르는 후기매독
- 신경매독
- 후기의 비신경매독
- 매독성사산

매독, 선천성
파상풍(tetanus)
독성쇼크증후군(toxic shock syndrome)(사슬알균 외)
선모충증(trichinellosis)(trichinosis)
결핵(tuberculosis)
야생토끼병(tularemia)
장티프스(typhoid fever)
반코마이신중간황색포도알균(vancomycin-intermediate *Staphylococcus aureus*, VISA)
반코마이신내성황색포도알균(vancomycin-resistant *S. aureus*, VRSA)
수두(varicella)(발생)
수두(사망의 경우에만)
비브리오증(vibriosis)
황열(yellow fever)
바이러스성출혈열(viral hemorrhagic fevers)

자료출처: www.cdc.gov/ncphi/disss/nndss/PHS/infdis.htm (2009년 4월 29일)

통감염병은 동물숙주종으로 다시 전파될 수 있다.

사람보균자

사람감염원의 주된 병원소는 사람의 몸이다. 명확한 감염병에 걸린 사람은 쉽게 확인되며 병의 전파를 피하기 위해 적절한 예방조치를 취할 수 있다. 하지만, 많은 사람이 감염되어 수년 동안 무증상으로 전혀 아프지 않을 수도 있다. 감염되었지만 어떠한 증상도 나타내지 않는 사람은 보균자(*carrier*)라고 부른다. 이들은 그들이 보균자라는 것을 본질적으로 알지 못한 채 다른 사람을 감염시킬 수 있다. 이러한 건강한 보균자는 병이 발병하는 것을 억제하는 면역계통반응을 가진 것이라 생각된다.

무생물병원소

감염의 무생물병원소는 흙, 물 그리고 음식이 포함된다. 토양은 진균, 연충 그리고 세균과 같은 병원체를 위한 커다란 환경이다. 만일 토양이 분변으로 오염되었다면 사람과 기타 동물의 창자관에 정상적으로 존재하는 미생물이 포함될 수 있으며, 결국 위창자병을 일으키게 될 것이다. 또한, 토양은 보툴리눔증(botulism)의 원인균 클로스트리듐보툴리눔(*Clostridium botulinum*)과 같은 병원체 그리고 파상풍을 일으키는 파상풍균(*C. tetani*)이 들어 있을 수 있다. 물은 기생충 연충의 충란, 병원성의 원생동물, 세균 그리고 바이러스가 포함된 분변과 소변으로 오염될 가능성이 있다. 감염원에 오염되는 것에는 부적절하게 조리되거나 저장된 음식이 포함된다.

3] 전파방식

감염병은 병원소에 의하거나 혹은 또 다른 숙주의 침입구로 가는 배출구를 통해 혹은 **자가감염(autoinoculation)**에 의해 전파된다. 감염원은 접촉, 매개체, 혹은 벡터전파를 포함하는 여러 방식으로 숙주로 전파될 수 있다.

접촉전파

접촉전파의 경우, 병원체는 한 숙주로부터 다른 숙주로 직접접촉(direct contact), 간접접촉(indirect contact), 혹은 호흡비말(respiratory droplet)에 의해 확산된다.

- **직접접촉**전파는 중간대상이 포함되지 않는 사람과 사람 사이의 접촉처럼 숙주들 사이의 직접적인 신체접촉으로 이루어진다. 직접접촉전파의 흔한 형태는 건드리고, 입맞추고 그리고 성교하는 것이다. 이러한 방식으로 전파되는 병원체의 예에는 호흡관감염을 일으키는 병원체, 포도알균감염, 홍역, 성홍열 그리고 성전파질환이 있다. 동물사람공통감염증 역시 건드리거나 물리거나 혹은 할퀴으로써 동물병원소로부터 사람에게 직접적으로 전파될 수 있다. 또한 직접전파는 개인위생이 불량한 사람이 분변물질에 오염된 손을 입 속에 넣는 경우처럼 혼자서도 가능할 수 있다.
- **간접접촉**전파는 병원체가 매개체로부터 무생물인 **매개물(formite)**에 의해 감수성이 있는 숙주로 전파될 때 일어난다. 매개물은 종이, 손수건, 수건, 침대보, 장난감, 옷, 기저귀, 돈, 식기, 물컵/잔, 의학기구와 장비, 오염된 바늘 그리고 병원체가 있거나 전파시킬 수 있

표 12.7 동물사람공통감염증(인수공통병)의 예

질병	감염원	동물병원소	전파방식
바이러스			
광견병(rabies)	리사바이러스(종)(*Lyssavirus* spp.)	박쥐, 스컹크, 미국너구리, 여우, 개	감염동물에게 물리거나 할퀴어 직접전파
한타바이러스허파증후군(hantavirus pulmonary syndrome)	한타바이러스(종)(*Hantavirus* spp.)	설치류, 주로 흰발생쥐	마른 분변이나 소변으로부터의 바이러스 흡입 혹은 설치류의 침, 분변, 혹은 소변과의 직접접촉
황열(yellow fever)	플라비바이러스(종)(*Flavivirus* spp.)	원숭이	숲모기(*Aedes* mosquito)에 물림
인플루엔자(influenza)(일부)	인플루엔자바이러스(Influenza virus)	돼지, 조류	직접전파
세균			
탄저병(anthrax)	탄저균(*Bacillus anthracis*)	가축	감염동물과 직접접촉, 흡입
블루셀라증(brucellosis)	블루셀라(종)(*Brucella* spp.)	가축	오염된 고기, 우유, 혹은 동물과 직접접촉
라임병(Lyme disease)	보렐리아부르고들페리(*Borrelia burgdorferi*)	사슴	진드기에 물림
록키산발진열(Rocky Mountain spotted fever)	리케차리케치(*Rickettsia rickettsii*)	설치류	진드기에 물림
발진티프스(typhus)	리케차프로바제키(*Rickettsia prowazeki*) 리케차티피(*Rickettsia typhi*)	설치류	이에 물림
가래톳페스트(bubonic plague)	페스트균(*Yersinia pestis*)	설치류	벼룩에 물림
렙토스피라증(leptospirosis)	렙토스피라(종)(*Leptospira* spp.)	야생동물, 가축 그리고 고양이	소변, 흙, 물과의 직접접촉
앵무새열(psittacosis)(앵무새열, parrot fever)	앵무새병클라미디아(*Chlamydia psittaci*)	조류, 특히 앵무새	직접접촉, 조류의 배설물
살모넬라증(salmonellosis)	살모넬라(종)(*Salmonella* spp.)	가금류, 쥐, 파충류	오염된 음식과 물의 섭취
결핵(tuberculosis)	결핵균(*Mycobacterium tuberculosis*)	설치류, 고양이	흡입, 섭취 그리고 보호되지 않은 상처의 오염
진균			
백선증(ringworm)	트리코피톤(종)(*Trichophyton* spp.) 작은포자균(종)(*Microsporum* spp.) 표피사상균(종)(*Epidermophyton*) spp.	가축	직접접촉
원생동물			
말라리아(malaria)	열원충(종)(*Plasmodium* spp.)	원숭이	얼룩날개모기(*Anopheles* mosquito)에 물림
톡소포자충증(toxoplasmosis)	톡소포자충(*Toxoplasma gondii*)	고양이와 기타 동물	오염된 고기의 섭취, 병원체의 흡입, 직접접촉
연충			
조충감염(tapeworm infestation)	개조충(*Dipylidium caninum*)	개	개의 침으로 운반되는 유충의 섭취
파시올라감염(fasciola infestation)	간질(*Fasciola hepatica*)	양, 소	오염된 고기의 섭취
선모충증(trichinellosis)	선모충(*Trichinella spiralis*)	돼지, 곰	덜 익힌 오염된 고기의 섭취

을 어떤 다른 물건일 수 있다. 사람면역결핍바이러스(HIV)와 B형과 C형 간염을 전파하는 흔한 매개물은 오염된 바늘이다.

- **비말전파(droplet transmission)**는 감염원이 호흡비말을 통해 1 미터 이하의 거리를 지나 전파될 때 일어난다. 이러한 비말은 정상적인 날숨, 웃음, 기침, 혹은 재채기에 의해 환경으로 방출된다. 재채기가 비말전파의 가장 효과적인 형태이다. 예에는 감기, 인플루엔자, 폐렴 그리고 백일해의 전파가 있다.

매개체전파

어떤 종류의 중간매개체를 필요로 하는 병원체의 전파는 매개체전파라고 간주한다. 이 범주의 전파방식에는 공기, 물 그리고 식품을 매개로 하는 전파뿐만 아니라 체액과 정맥혈을 통한 전파가 포함된다. 식품매개, 수인성 그리고 공기전파되는 질병은 제1장의 건강관리의 응용에 있는 표에서 볼 수 있다.

- **공기매개전파(airborne transmission)**는 병원체가 병원소로부터 숙주까지 1 미터 이상의 거리를 지나는 비말핵(점액방울), 기타 에어로졸 그리고 먼지에 의해 확산된다. 에어로졸은 기침이나 재채기 그리고 에어컨과 기타 냉각계통으로부터 나올 수 있다. 병원체는 그 자체가 먼지입자에 부착될 수 있으며 청소, 걸레질, 침대보의 교환, 옷갈아입기, 혹은 단순먼지에 의해 공기로 전파된다.
- **수인성전파(waterborne transmission)**는 일반적으로 처리되지 않은 폐수나 불량하게 처리된 하수오물을 통해 일어난다. 편모충증(giardiasis), 아메바성이질(amebic dysentery) 그리고 콜레라와 같은 여러 위창자병은 물에 의해 전파된다. 수인성의 시겔라증(shigellosis)과 렙토스피라증(leptospirosis) 역시 이러한 경로를 통해 전파될 수 있다. 주혈흡충(속)(*Schistosoma*)의 연충과 창자바이러스(enteroviruses)와 같은 병원체가 분변으로 나와 식수로 유입되어 위창자의 점막이나 피부로 들어간 다음 몸의 어디에서나 질병을 일으키게 되는 것처럼, 분변구강감염(fecal-oral infection)은 세계적으로 질병의 주요 원인이다.
- **식품매개전파(foodborne transmission)**는 일반적으로 불완전하게 요리되거나, 비위생적인 조건에서 불량하게 가공되거나, 냉장보관하지 않았거나, 혹은 불량하게 냉장보관된 음식의 속과 겉에 있는 병원체가 관여한다. 이러한 형태의 오염은 정상적인 미생물균무리, 동물사람공통감염성원 그리고 사람과 동물의 숙주 사이에서 세대교번하는 기생충 연충에 의해 이루어진다. A형 간염바이러스와 같은 바이러스 역시 이러한 방식으로 전파될 수 있다.
- **체액전파(bodily fluid transmission)**는 병원체에 의해 오염될 가능성이 있는 이러한 체액을 다룰 때 특히 주의를 기울여야 하는 의료인에서 고려될 필요가 있다. 혈액, 소변, 침 그리고 기타의 체액은 각기 다른 병원체를 위한 병원소가 될 수 있다. 이러한 경로를 통해 전파될 수 있는 질병의 예에는 HIV/AIDS, 간염 그리고 헤르페스가 포함된다.

벡터전파

벡터(vector)는 대개 한 숙수에서 다른 숙주로 병원체를 운반하는 절지동물이다. 벡터는 생물학적으로 혹은 기계적으로 병원체를 운반할 수 있다(박스 12.2).

- 생물학적 매개체(*biological vector*)는 병원체를 운반하

박스 12.2 절지동물매개체

생물학적 매개체
- 모기: 말라리아, 황열, 코끼리피부증(상피증), 뎅기, 바이러스성뇌염, 웨스트나일바이러스
- 진드기: 라임병, 로키산발진열, 바베스열원충증(babesiosis), 에를리히아증
- 벼룩: 가래톳페스트, 풍토성발진티프스
- 이: 유행성발진티프스
- 흡혈파리: 아프리카수면병, 회선사상충증(river blindness)
- 흡혈벌레: 샤가병(Chagas' disease)
- 좀진드기: 쯔쯔가무시병(scrub typhus)

기계적 동물매개체
- 집파리: 식품매개병
- 바퀴벌레: 식품매개병

지만 숙주는 병원체의 생활사 일부를 제공한다. 사람의 질병에서 중요한 생물학적 매개체는 모기, 진드기, 이, 벼룩, 흡혈파리와 흡혈벌레 그리고 좀진드기와 같은 무는 곤충이다.

- 반면, 기계적 매개체(*mechanical vector*)는 병원체를 위한 숙주가 되지는 않지만 파리에서 일어나는 것처럼 발이나 몸의 일부에 의해 병원체를 수동적으로 옮긴다.

4 의료관련(병원내)감염
Healthcare-associated (Nosocomial) Infections

병원내감염은 병원이나 병원과 같은 시설에서 치료과정 동안 걸리는 감염으로 환자의 초기상태로 인해 속발성으로 걸리는 것이 아니다. 환자나 의료인이 병원, 진료소, 요양원, 치과병원 그리고 기타와 같은 의료시설에서 치료하거나 일하는 동안 걸리는 감염은 의료관련감염(*health-care-associated infection*, HAI)이라 부른다. HAI는 중요하지만 흔히 예방이 가능한 처치로 환자의 안전을 위할 수 있다. 미국에서 HAI는 사망의 주요 원인이다. 2009년, 질병통제예방센터(CDC)는 미국내 병원에서만 약 170만 명에서 HAI가 발생했고 매년 99,000명이 사망하는 것으로 보고하였다(박스 12.3).

질병통제예방센터(CDC)는 1970년대 초에 국립병원내감염조사시스템(National Nosocomial Infections Surveillance system)을 만들어 HAI의 발생 그리고 이들의 연관되는 위험인자와 병원체를 감시하고 있다. 이 시스템의 목적은 빠르게 발전하는 과학 그리고 감염의 예방과 통제의 실무에 대한 최신의 자료를 제공하여 감염통제전문가와 병원을 돕고 그리고 풍토성 그리고 유행성의 HAI 발생을 더 잘 관리할 수 있도록 하는 것이다. 이러한 자발적인 시스템은 2005년 약 300개의 병원이 참여했으며 그 때 주로 인터넷에 기반하는 지식관리와 유해사건보고시스템으로 재설계되기 시작했다. 이 시스템은 현재 국립의료안전네트워크(*National Healthcare Safety Network*, NHSN)라 부르는데 이는 인터넷에 기반하는 안전한 조사시스템이며 질병통제예방센터(CDC)의 의료자질향상과(Division of Healthcare Quality Promotion)가 관리하는 환자와 의료요원의 안전성조사시스템과 통합되었다. 2005년, 처음에는 이 시스템에 제한적인 수의 시설이 등록하였으며 2007년 병원과 외래혈액투석센터를 위해 전국적으로 참여하도록 개방되었다.

2009년, 미국보건복지부(.S. Department of Health and Human Services)는 "의료관련감염예방을 위한 국가기본계획: 근절지침(National Action Plan to Prevent Health Care-Associated Infections: Road Map to Elimination)"에서 HAI 예방 5개년 목적의 윤곽을 만들었다. 현재, 12,500개 이상의 병원과 의료시설이 NHSN에 자료를 제공한다. 접수된 자료는 HAI 진행보고서를 포함하는 보고서의 작성을 위해 이용된다. HAI 진행보고서는 병원의 병동, 중환자실 그리고 신생아중환자실뿐만 아니라 의료관련감염의 국가적이고 주 단위의 요약을 포함한다.

HAI 진행보고서는 2012년에 감염이 보고된 현저히 감소되었다는 점을 보여준다. 국가적인 수준에서, 기 보고서는 다음과 같은 것을 나타낸다.

- 2008년과 2012년 사이, 정맥중심관연관혈류감염이 44% 감소
- 2008년과 2012년 사이, 외과시술과 관련된 감염이 20% 감소
- 2011년과 2012년 사이, 병원발생 메티실린내성황색포도알균(methicillin-resistant *Staphylococcus aureus*, MRSA)의 혈류감염이 4% 감소
- 2011년과 2012년 사이, 병원발생 클로스트리듐디피실레(*C. difficile*)감염이 2% 감소
- 2009년과 2012년 사이, 도관(catheter)연관요로감염이 3% 감소

박스 12.3 미국내 의료관련감염의 종류

- 모든 의료관련감염의 25.6%가 요로감염
- 수술부위감염 21.8%
- 폐렴 15%
- 혈류감염 14%
- 기타(수막염, 위창자염) 9%
- 피부감염 8%

1] 병원내감염의 종류

의료시설은 본질적으로 각기 다른 배출구로부터 다양한 병원체를 방출할 수 있는 환자로 채워진다. 또한, 감염자 또는 질환자는 스트레스가 쌓이고 약해졌으며 때로 악화/억제된 면역계통을 가지며 이들을 감염원이나 기회병원체에 더욱 감수성이 있게 만든다. 의료관련감염은 외인성(exogenous), 내인성(endogenous) 그리고 의원성(iatrogenic)의 감염으로 나눌 수 있다.

- **외인성**감염은 종종 의료시설환경내의 환자가 방출시킨 병원체에 의해 일어난다.
- **내인성**감염은 의료시설과 연관되는 다양한 요인 때문에 환자내 병원성으로 변한 정상균무리에 속하는 미생물에 의해 일어난다. 이러한 요인에는 환자면역계통의 상태, (누워만 있는) 부동성, 음식 그리고 기타 많은 것들이 포함된다. 또 다른 요인은 항미생물약물의 사용인데, 이는 정상균무리의 일부를 억제시켜 다른 것들을 과다성장시켜 통상적인 경쟁이 없는 중복감염을 일으킬 수 있다. 하지만, 중복감염은 의료시설에만 국한되는 것은 아니나.
- **의원성**감염은 도관의 사용, 침습성의 진단절차 그리고 수술과 같은 의학적인 절차를 사용하는 것으로부터 감염이 일어날 수 있다.

병원내감염은 다양한 미생물에 의해 야기될 수 있으며(표 12.8), 이의 일부는 특이적인 감염과 질병을 일으키며; 다른 것들은 침입구에 따라 다양한 감염을 일으킬 능력을 가진다. 혈류로 침입한 세균은 적절하게 치료되지 않는다면 침입부위와는 다른 부위에 정주할 기회를 얻게 된다. 흔한 것은 아니지만 감염구역이나 정상적으로 세균이 증식하는 구역(예, 창자)에 대해 수술이 시행될 때 패혈증이 발생할 수 있다.

2] 전파

의료시설에는 대단히 많고 대단히 다양한 병원체 그리고 면역약화상태의 환자가 있기 때문에 연쇄적인 전파경로는 의료인과 그들의 환자에게는 진행형의 우려가 된다. 우려가 되는 주된 경로는 아래와 같다:

- 병원의사로부터 환자로의 직접접촉전파
- 문병인에서 환자로
- 병원관계자의 활동을 통해 환자에서 환자로
- 매개물을 통한 간접접촉전파
- 의료시설의 환기시스템을 통한 공기매개전파

그러므로, 병원의 어떤 구역은 화상치료실, 혈액투석실, 회복실, 중환자실 그리고 종양학병동을 포함하는 특수진료실로 분리된다. 불행하게도, 이러한 환경은 또한 환자로부터 환자로 병원내감염의 유행성확산의 위험을 제공하기도 한다.

진단절차와 어떤 치료절차는 매개물을 통한 전파경로의 가능성을 가진다. 예를 들어, 방광배출을 위해 흔히 사용되는 요로도관은 많은 병원내감염의 매개물이다. 수액, 영양소, 혹은 약물을 주입하기 위해 사용되는 정맥내도관은 피부를 관통할 필요가 있으며 이는 감염의 잠재적인 매개물이 될 수 있다. 기타 가능성이 있는 매개물은 인공호흡기의 다양한 성분, 바늘 그리고 외과용붕대이다. 이러한 방식의 전파가능성 모두는 의료환경에서 병원내감염예방을 위한 많은 조절방법을 사용해야 하는 이유가 된다.

3] 의료시설에서의 항미생물내성

특히 의료시설에서 약물내성병원체가 점점 증가하여 인류를 위협하고 있다(제24장 참조). HAI를 일으키는 세균의 70% 이상은 이들을 치료하기 위해 사용되는 약물의 최소 1개 이상에 내성이 있다. 약물내성균에 감염된 환자는 일반적으로 더 오래 입원하고 있으며 효과가 덜하고 더 독성이 있을 수 있는 이차약물이나 삼차약물을 필요로 하게 된다.

4] 조절과 예방

각 의료시설은 HAI의 발생을 감소시키도록 계획인 절차와 주의사항을 포함하는 안전프로그램, 정책 그리고 절차를 가지고 있다(제9장 참조). 이러한 절차의 목적은 환자와 의료관계자에게 병원체가 전파되는 것을 예방하는 것

표 12.8 의료시설에서 걸릴 수 있는 감염병

병원체	질병
세균	
아시네토박터(*Acinetobacter*)	다양하여 폐렴부터 중증의 혈액감염이나 상처감염까지에 이름
메티실린내성황색포도알균(methicillin-resistant *Staphylococcus aureus*, MRSA)	폐렴, 수술부위감염, 혈류감염처럼 잠재적으로 생명을 위협하는 감염
부르크홀데리아세파시아(*Burkholderia cepacia*)	특히 낭성섬유증(cystic fibrosis)환자에서의 호흡기감염, 폐렴
클로스트리듐디피실레(*Clostridium difficile*)	설사, 잘록창자염(결장염, colitis)
클로스트리듐소르델리(*Clostridium sordellii*)	폐렴, 심장내막염, 관절염, 배막염, 근육괴사증, 독성쇼크증후군(산과적인 감염)
창자세균(Enteric bacteria)	위창자관감염
녹농균(*Pseudomonas aeruginosa*)	화상환자에서의 감염
폐렴균(*Streptococcus pneumonia*)(약물내성)	수막염, 세균혈증, 폐렴, 가운데귀염(중이염, otitis media)
결핵균(*Mycobacterium tuberculosis*)	결핵
반코마이신내성황색포도알균(vancomycin-intermediate *Staphylococcus aureus*, VISA)	폐렴, 수술부위감염, 혈류감염과 같이 잠재적으로 생명을 위협하는 감염
반코마이신내성창자알균(vancomycin-resistant enterococci, VRE)	다양한 감염
바이러스와 프리온	
크로이츠펠트-야곱프리온(Creutzfeldt-Jakob prion)	크로이츠펠트-야곱병(Creutzfeldt-Jakob disease)
에볼라(ebola)	바이러스성출혈열(viral hemorrhagic fever)
A형 간염바이러스(hepatitis A virus)	간염(hepatitis)
인플루엔자바이러스(influenza viruses)	인플루엔자(influenza)
볼거리바이러스(mumps virus)	볼거리(유행성귀밑샘염, mumps)
노로바이러스(norovirus)	위창자염(위장염, gastroenteritis)
파르보바이러스(parvovirus)	감염홍반(erythema infectiosum)(제5병)
폴리오바이러스(poliovirus)	회색질척수염(poliomyelitis)(희귀함)
풍진바이러스(rubella virus)	풍진(rubella)
코로나바이러스(coronavirus)	SARS
수두바이러스(varicella virus)	수두(chickenpox)
혈액매개병원체	
B형 간염	간염
C형 간염	간염
HIV	AIDS

AIDS, 후천성면역결핍증후군(acquired immunodeficiency syndrome); *HIV*, 사람면역결핍바이러스(human immunodeficiency virus); *SARS*, 중증호흡기증후군(severe acute respiratory syndrome).

이다. 일반적으로, 이러한 방법에는 소독, 의학적인 무균법(양호한 관리유지, 손씻기, 목욕하기, 위생적으로 음식다루기, 적절한 위생, 환자 사이에 병원체의 확산을 막는 방법), 외과적인 무균법 그리고 전염된 환자와 취약한 환자의 격리가 포함된다.

세균증식을 위한 알맞은 환경과 공기매개전파방법 모두를 제공하는 가습기과 같은 품목을 포함하여 병원내감염을 일으킬 수 있는 어떠한 근원도 청결을 유지하고 소독해야 한다. 또한, 질병통제예방센터(CDC)에 따라, 감염이 확산되는 것을 예방하는 수단으로 단일의 가장 중요한 것이 바로 손씻기이다. 여러 연구에서 모든 의사와 의료진이 효과적으로 손씻기를 하면 병원내감염으로부터의 사망률은 병원관계자가 정확하게 지침을 따라 자주 그들의 손을 씻을 경우 현저하게 감소(50%)시킨다는 것을 보여주고 있다. 불행하게도, 질병통제예방센터(CDC)는 평균적인 의료인의 단지 40%만이 환자를 진료하기 전에 손씻기를 한다고 보고하고 있다.

모든 인가된 병원은 감염조절위원회를 가지며 대부분의 병원은 최소 1명의 감염조절간호사, 역학자, 혹은 전문적인 미생물학자를 보유한다. 이러한 사람의 임무는 질병의 예방과 통제를 위한 병원지침에 적절하게 따르지 않는 문제와 항생제내성균이 발생될 수 있을 문제의 근원을 확인하는 것이다.

질병통제예방센터(CDC)는 환자의 보호를 위한 지침, 의료인의 보호를 위한 지침 그리고 감염조절을 다루는 기타 주제를 위한 지침과 권장사항을 포함하는 의료관련감염의 예방을 위한 지침과 권고사항을 출간하고 있다. 모든 이러한 지침은 CDC 웹사이트에서 이용가능하다.

요약 Summary

- 정상적인 조건에서, 신생아는 출산 동안 처음으로 미생물에 노출되며 이어서 더 많이 노출되게 된다. 이는 사람과 미생물의 상호관계를 처음으로 성립시킨다. 각기 다른 두 미생물종류 사이의 상호관계는 공생이라고 부르며, 관계의 결과에 따라 공생은 상리공생, 편리공생, 기생생활, 혹은 편해공생으로 분류된다.
- 바깥환경으로 열려 있는 피부 위와 점막 속에 상주하고 있는 미생물은 질병을 일으키지 않으며 정상균무리를 대표한다.
- 정상균무리와 사람숙주 사이의 균형이 깨지게 되면 정상균무리의 미생물은 기회병원체가 되어 감염과 질병을 일으킬 수 있다.
- 오염은 몸속이나 몸표면에 미생물이 존재하는 것이며; 이는 감염과 질병을 초래할 수 있고 그리고 미생물은 여러 가능한 침입구를 통해 숙주로 침입할 수 있다.
- 숙주로 침입한 병원체는 부착한 후 여러 각기 다른 단계를 거쳐 감염을 야기할 수 있게 되지만 모든 감염이 질병을 일으키지는 않는다.
- 감염은 다양한 유형이 있으며, 감염원이 병적변화를 일으키고 몸의 정상기능을 방해하는 경우를 감염병이라 부른다. 질병의 원인에 대한 연구는 병인론이라 부른다.
- 로버트코흐는 특정 미생물이 병원성으로 동정되려면 일치해야 할 일련의 조건 즉 법칙을 확립하였다. 비록, 이러한 법칙이 감염병의 병인에 대한 기초를 제공해준다고 해도, 이들이 항상 적용될 수 있는 것은 아니다.
- 역학은 집단내 병의 분포와 원인을 연구하는 분야이며, 공중보건의 면에서 필요한 중재를 위한 기본이 된다. 이는 주와 연방의 공중보건당국에서의 대단히 중요한 주제이다. 집단내의 질병은 건강인과 비교하여 특정의 시간에 걸쳐 새로이 발생한 환자의 수, 즉 병의 발생률로 측정되고 유병률로 보고된다.
- 감염병이 계속적으로 성립되려면, 그의 원인체가 감염의 병원소에 영구적으로 상주해야 한다. 감염원은 접촉전파, 매개체전파, 혹은 벡터전파로 확산될 수 있다.
- 의료관련(병원내)감염은 의료시설에서 치료나 작업의 결과로 얻게 되는 감염을 의미한다. 의료시설은 병원체를 방출할 수 있는 환자를 다룬다. 이러한 시설에서 병원체의 전파 그리고 내성균주의 발생은 공중보건에 대한 문제를 더욱 크게 만들고 있다.

복습문제

1. 두 생물 모두가 이익이 되는 공생의 종류는?
   a. 상리공생
   b. 기생생활
   c. 편리공생
   d. 발병기전

2. 페니실린을 생산하는 곰팡이는 어떤 것의 예가 될까?
   a. 기생생활
   b. 상리공생
   c. 편리공생
   d. 편해공생

3. 몸속이나 몸바깥에 미생물이 존재하는 것은?
   a. 감염
   b. 질병
   c. 오염
   d. 부착

4. 다음 중 정상균무리를 포함하지 않는 체내의 구역은?
   a. 배막
   b. 요도
   c. 질
   d. 입

5. 세균내독소는?
   a. 세포벽내의 단백질이다
   b. 환경으로 분비된다.
   c. 그람양성세포벽의 성분이다.
   d. 그람음성세포벽의 성분이다.

6. 병원체가 초기의 부위로부터 다른 조직으로 혹은 다른 기관으로 확산되는 것은 __________ 감염이라 부른다.
   a. 국소
   b. 병소
   c. 자연
   d. 급성

7. 특정의 집단에서 일반적으로 발생하는 질병은?
   a. 범유행성
   b. 유행성
   c. 산발성
   d. 풍토성

8. 매개체전파라고 간주되지 않는 것은?
   a. 공기매개전파
   b. 비말전파
   c. 식품매개전파
   d. 체액매개전파

9. 다음 중 어느 것이 가장 흔하게 이용되는 침입구일까?
   a. 피부
   b. 위창자관
   c. 호흡관
   d. 결막

10. 도관의 사용으로부터 초래될 수 있는 감염은 무엇이라 분류될까?
    a. 의원성감염
    b. 국소감염
    c. 외인성감염
    d. 내인성감염

11. 한 생물은 이익을 얻고 다른 생물은 해나 도움을 얻지 못하는 공생관계는 __________ (이)라 부른다.

12. 상주균무리와 동일한 부위에 존재하지만 특정의 시간 동안만 존재하는 것은 __________ 균무리라고 부른다.

13. 질병을 일으킬 수 있는 미생물은 __________ (이)라 부른다.

14. 병원체를 운반하고 병원체의 생활사의 일부를 위해 숙주로 기능하는 벡터는 __________ 벡터라고 부른다.

15. 전세계적인 유행은 __________ 병이라고 간주된다.

16. 사람의 체내 정상균무리의 미생물이 기회병원체로 되는 방법에 대해 기술해 보라.

17. 집단내 질병의 역동성을 연구하기 위해 역학자가 이용하는 3가지 기본적인 접근방법에 대해 기술해 보라.

18. 코흐법칙과 그의 단점에 대해 논의해 보라.

19. 미생물이 감염과 질병을 일으키기 전에 취할 필요가 있는 단계에 대해 기술해 보라.

20. 의료관련(병원내)감염(HAI)에 대해 논의해 보라.

CHAPTER 13

면역반응과 림프계통

The Immune Response and Lymphatic System

학습목표

1. 항원과 항체의 화학적 조성과 기능에 대해 기술한다.
2. 각기 다른 항체종류의 기능에 대해 명칭을 쓰고 설명한다.
3. 림프계통과 면역계통의 성분과 기능에 대해 기술한다.
4. 미생물에 대한 방어선에 대해 논의한다.
5. 포식작용과 염증의 과정과 단계에 대해 기술한다.
6. 선천(비특이)면역과 후천(특이)면역 사이를 감별한다.
7. 자연적인 것과 인공적으로 획득되는 능동면역과 수동면역 모두에 대해 논의한다.
8. 자가면역질환을 확인하고 논의한다.
9. 과민반응 4종류에 대해 기술한다.
10. 노화과정이 면역계통에 어떻게 영향을 미치는지 설명한다.

주요용어

가지세포(dendritic cells, DCs)
고전보체경로(classical complement pathway)
골수형성(myelopoiesis)
관용원(면역허용원)(tolerogens)
단핵구(monocytes)
대체보체경로(alternative complement pathway)
동종이식편(allografts)
동종이식편(isografts)
렉틴경로(lectin pathway)
리소자임(lysozymes)
림프구(lymphocytes)
림프구형성(lymphopoiesis)
면역(immunity)
면역글로불린(immunoglobulins, Igs)
면역억제(immunosuppressed)
면역원(immunogens)
면역적격(immunocompetent)
면역학(immunology)
발열(pyrexia)
발열원(pyrogens)
백신(vaccine)
백혈구형성(leukopoiesis)
B 세포(B cells)
비자가항원(nonself-antigens)
사이토카인(cytokines)
선천성(innate)
알레르기원(allergens)
에피토프(epitope)
염증(inflammation)
이종이식편(xenografts)
이차면역반응(secondary immune response)
인터페론(interferons)
일차반응(primary response)
자가면역질환(autoimmune diseases)
자가이식편(autografts)
자가항원(autoantigens)
자가항원(self-antigens)
적응면역계통(adaptive immune system)
적혈구형성(erythropoiesis)
종양항원(tumor antigens)
주조직적합복합체(major histocompatibility complex, MHC)
큰포식세포(대식세포)(macrophages)
클론선택(clonal selection)
T 세포(T cells)
포식소체(phagosome)
포식작용(phagocytosis)

합텐(hapten)
항원(antigen)
항원제시세포(antigen-presenting cell)
항체(antibody)
항체역가(antibody titer)
혈구모세포(hemocytoblasts)
혈구형성(조혈)(hemopoiesis)
호산구(eosinophils)
호염기구(basophils)
호중구(neutrophils)
화학주성(chemotaxis)

왜 알아야 할까

역사

감염성의 병원체에 의한 질병의 돌발(outbreak), 악성유행병(pestilences), 유행병, 범유행병 그리고 페스트의 발생이 인류를 전멸시키려 위협해 왔고 계속해서 위협하고 있다. 투키디데스(Thucydides)가 기원전 431년 기록한 가장 초기의 것 중의 하나가 아테네(Athens)에서 1년 이상 지속된 페스트였다. 후에, 1300년대의 페스트균(*Yersinia pestis*)으로 인한 흑사병과 기회미생물로 아시아와 유럽의 알려진 인구 약 1/3이 사망하였다. 20세기에 들어, 1917~1918년의 스페인인플루엔자바이러스(Spanish Influenza virus)는 단지 9개월에 걸쳐 대략 3000~5000만명을 사망하게 하였다.

면역계통이 없이 "적자(fittest)"가 생존할 수 있을까? 그렇지 않다. 노출된 즉시 그리고 후에, 생존은 결국 숫자놀음이 된다. 얼마나 많은 침입자(항원)가 얼마나 많은 항체에 대항할까? 미생물의 독력이 얼마나 될까? 항체반응과 T 세포반응이 얼마나 특이적일까? 우리 자신의 면역계통이 얼마나 효과적으로 항원에 대항하여 그를 조절할 수 있을까?

영향

오늘날, 에볼라바이러스(Ebola virus), 조류독감바이러스(bird flu viruses), 사람면역결핍바이러스(human immunodeficiency virus, HIV) 그리고 천연두바이러스의 재출현 그리고 2004년, 중증급성호흡기증후군(severe acute respiratory syndrome, SARS)바이러스가 우리를 위협하고 있다. 중증급성호흡기증후군(SARS)바이러스는 코로나바이러스(coronavirus)이며 코로나바이러스는 일반적으로 약하여 설사나 기타 경미한 증상을 일으킨다. 하지만, SARS 바이러스는 독력이 대단히 커서 특히 40세 이상인 사람에게는 치명적일 수 있다. 비록, 순수분리되고 화학적으로 사멸시켜 계란에서 증식시킨 백신으로 일반적으로 매년 실시하는 독감예방접종을 통해 독감바이러스에 대항하는 보호방법이 제공된다고 해도, SARS 바이러스에 대항하는 가장 좋은 방어는 건강한 면역계통이다. 백신이 효과적이기는 해도, 이러한 많은 바이러스가 돌연변이되어 빠르게 확산된다. 백신이 유용하게 되려면, 이는 다량으로 생산되어 바이러스가 유행하여 공격할 적시에 공급되어야 한다.

면역은 출생전에 모체로부터 탯줄을 통해 처음으로 오지만, 이는 오직 일시적이지만 우리의 면역계통이 성숙하고 기능적으로 될 때까지 병원체에 대한 노출로부터 우리를 지키는데 도움이 된다. 우리의 전신적인 초기의 건강상태에 따라 병원체에 대해 우리의 면역계통이 즉각적으로 반응하는 효능이 달라진다. 동일하거나 유사한 병원체에 이미 노출되어 생성된 항체가 존재함으로써 이 반응이 강화된다. 이는 적시에 예방접종을 함으로써 더욱 강화된다. 이러한 모든 인자들을 따르는 것은 병원체에 노출된 후 보다 성공적인 반응과 생존의 방향으로 균형을 옮기게 된다.

미래

계란으로 배양된 백신은 효과적이지만 생산하는 데는 시간이 걸린다. 보다 빠르고 보다 좋은 백신을 생산하는 새로운 방법들이 연구되고 있으며 여기에는 사람세포를 배양하여 바이러스를 증식시키고 유전적으로 조작된 백신을 개발하는 것이 포함된다. 그럼에도 불구하고 이러한 치명적인 독감바이러스뿐만 아니라 HIV, 에볼라바이러스 그리고 천연두바이러스의 어떤 것도 조절되지 않고 있으며 문명을 말살하게 될지도 모른다.

일반적으로, 현재 우리가 가지고 있는 약물무기가 효과적이라고는 해도, 미생물에서 돌연변이가 발생하여 성공적이고 잘 확립되어 있는 항미생물요법에 대한 병원체의 내성이 증가되고 있다. 과거에 유효성이 입증된 약물이 효과가 없어지고 있다. 무엇이 면역계통을 돕는지에 대한 보다 나은 이해를 바탕으로 "새롭고 증강된" 병원체에 대항할 새롭고 개선된 요법이 필요하다.

다시 말하면, 유리한 시행착오는 어느 정도까지만 우리를 보호할 수 있다. 어떤 항원이나 이물질의 존재에 대해 어떻게 우리의 면역계통이 작동하고 반응하는지를 이해하는 것이 핵심이며 그렇게 함으로써 우리는 병원체에 대한 우리의 반응을 증강시키고 생존을 위해 합리적으로 그 수를 없앨 수 있을 것이다.

1 면역계통의 기초
Fundamentals of the Immune System

1] 면역학

면역학은 면역계통의 유전적, 생물학적, 화학적 그리고 물리적인 특성을 연구한다. 이는 미생물과 기타 이물질로부터 몸을 보호하도록 특수화된 세포, 조직 그리고 기관의 작용을 설명한다(그림 13.1). 핵심적으로, 면역학은 어떻게 몸이 비자기분자로부터 자기분자를 인식하기 위한 방어기전을 사용하는지를 다룬다. 자기와 비자기는 항원을 인식하고 감별하는 세포막표면 위의 특이수용체에 의해 결정된다. 세포나 입자에 특이적인 이러한 수용체는 자가항원(*self-antigen*) 혹은 세포표면표지자(*cell surface marker*)라고 부른다. 면역계통의 세포는 외래항원에 반응하여 그 특이항원에 결합할 특이항체를 생산한다. 항원-항체복합체가 형성되는데, 이는 이후에 면역계통에 의해 파괴된다. 몸을 보호하는 또 다른 면역반응은 세포매개면역(*cell-mediated immunity*)이다. 이는 항체를 유도하지는 않지만 큰포식세포(대식세포, macrophage), 자연살해세포[natural killer (NK) cell]) 그리고 세포독성 T 림프구(cytotoxic T lymphocyte)의 활성화 및 다양한 사이토카인(cytokine)의 분비를 포함한다.

2] 면역

면역이란 몸이 어떠한 이물질의 존재에 대해 반응하는 능력이다. 침입한 미생물이나 물질에 노출된 후에 시작되는 면역반응은 면역계통의 2가지 반응기전, 즉 (1) 선천(비특이)면역반응과 (2) 적응(특이)면역반응에 의해 조절된다. 사람의 면역계통은 그것이 적절하게 기능한다면 **면역적격(immunocompetent)**이며 만일 면역계통의 전부나 일부가 항원공격에 적절하게 반응하지 않으면 **면역억제(immunosuppressed)**(면역저하, 면역약화)라고 간주된다.

3] 항원

항원(antigen)은 면역계통의 림프구, 큰포식세포(대식세포) 그리고 항체와 같은 성분에 특이적으로 결합할 수 있는 어떤 물질이다. 대개, 항원의 일부가 면역반응을 유발한다. **항체**와 결합할 수 있는 항원분자의 가장 작은 부분

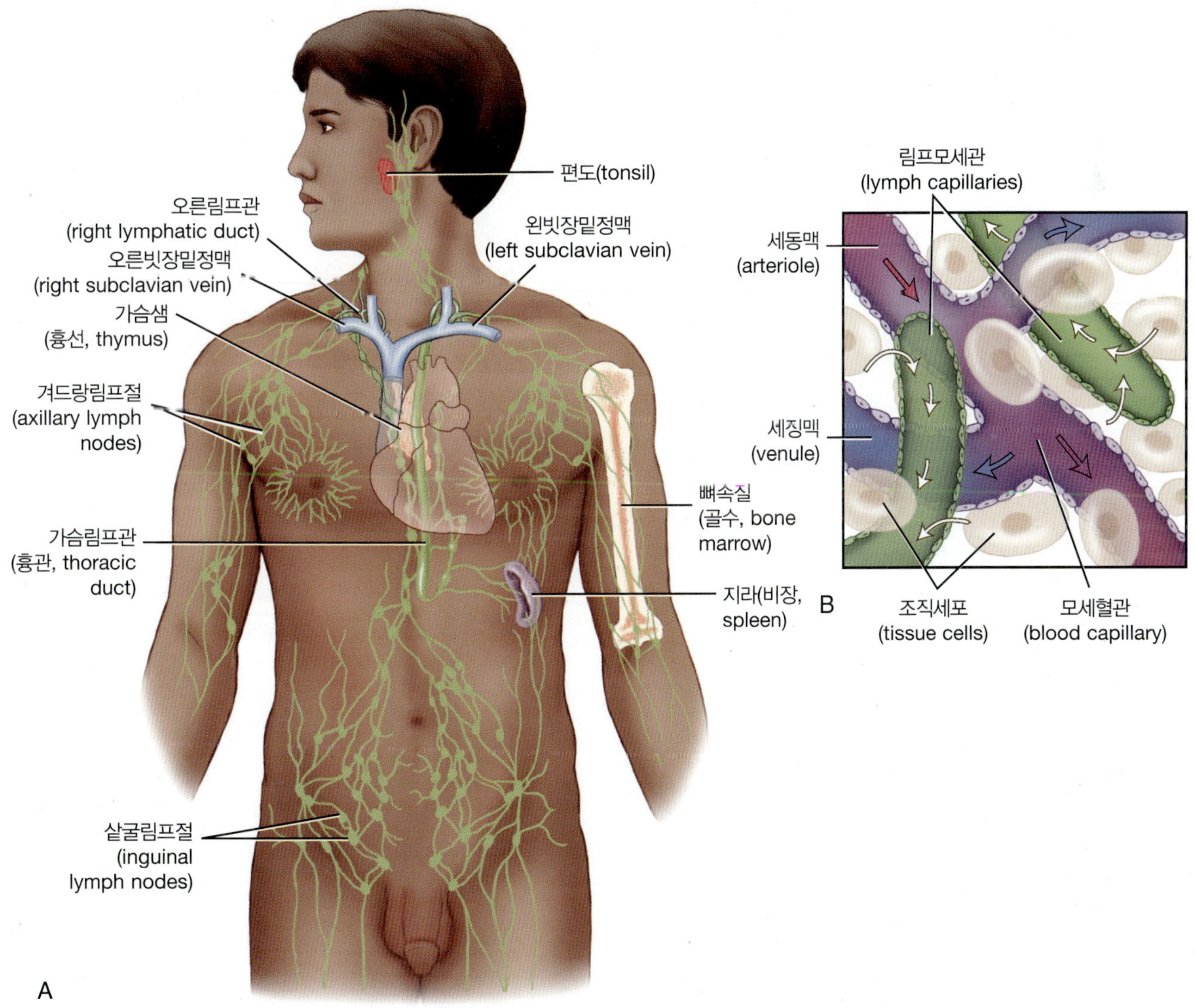

그림 13.1 림프계통의 개요. 림프계통은 림프관, 림프조직과 세포 그리고 림프기관으로 구성된다.

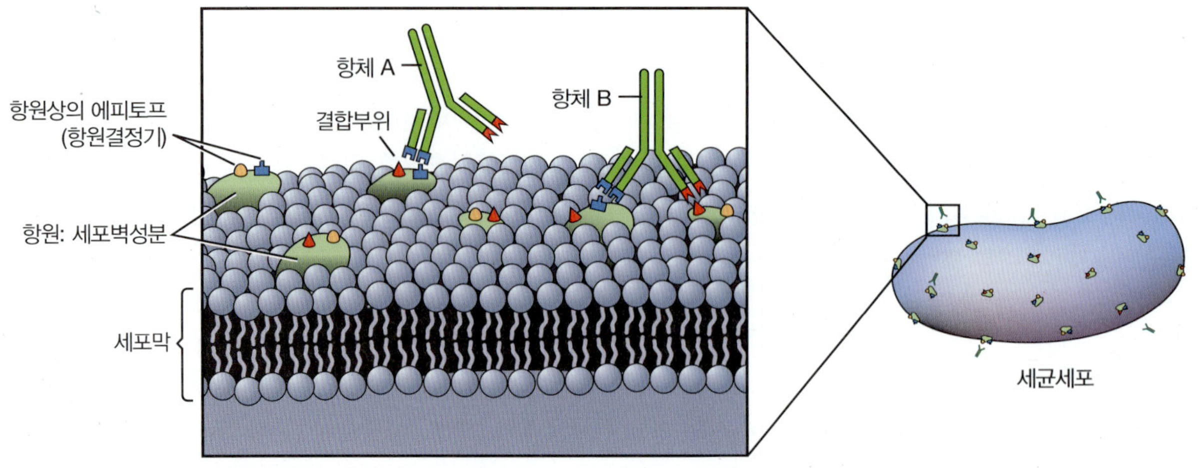

그림 13.2 에피토프: 항원결정기. 항원은 세포벽 또는 원형질막의 성분이며 하나 이상의 에피토프를 가진다.

은 **에피토프(epitope)** 혹은 항원결정기(antigenic determinant)라고 부른다. 모든 항원은 하나 이상의 에피토프를 갖고 있다(그림 13.2). 단백질, 탄수화물, 지질 그리고 핵산은 모두 특정의 조건 아래에서 항원이 될 수 있다.

- 단백질은 면역원성이 가장 큰 분자이며 흔히 항체가 인식하는 에피토프를 여러 개 가진다.
- 탄수화물은 단백질과 결합하여 당단백질분자를 형성한 경우에는 잠재적으로 면역원성이다. 이들은 세포막에 위치하며 면역반응을 일으킬 수 있다. 탄수화물의 항원성은 적혈구표면에 있는 다당류가 그 예가 된다(이 세부설명의 뒤에 있는 ABO 혈액형 참조).
- 지질 역시 단백질운반체와 결합된 경우에는 면역반응을 일으킬 수 있다.
- 핵산 그 자체로는 면역원성이 약하지만 운반단백질과 결합한 경우에는 면역원성으로 될 수 있다. 임상적인 예에는 전신홍반루푸스(systemic lupus erythematosus)(이 장의 뒤에 있는 자가면역질환 참조)를 가진 환자에서 항데옥시리보핵산(anti-deoxyribonucleic acid, anti-DNA)항체가 존재하는 것이다.
- 또한, 항원 사이의 감별이 필요한데, 그 이유는 이의 많은 것들이 면역반응을 일으킬 수 없기 때문이다. 특정의 항원에 대한 면역계통의 반응을 기초로 항원은 면역원(immunogen), 관용원(면역허용원, tolerogen), 알레르기원(allergen), 자가항원(autoantigen) 그리고 종양항원(tumor antigen)으로 분류한다.

- **면역원**은 면역계통이 특이항체를 생산하도록 자극시키는 물질이다. 모든 면역원은 항원이지만 모든 항원이 반드시 면역원은 아니다. 세균과 바이러스와 같은 병원성미생물은 면역원이다.
- 자가항원처럼, **관용원**은 면역계통에 의해 관용된다. 하지만, 관용원의 분자량이나 형태가 변한다면 이는 면역원으로 될 수 있다. 예를 들어, 항생제와 기타 약물을 포함하는 저분자량의 화합물은 그 자체로는 면역반응을 일으킬 수 없지만, 고분자량의 분자와 접합체를 형성하는 경우에는 면역원이 된다. 저분자량의 화합물은 **합텐(hapten)**이라 부르며(그림 13.3), 고분자량의 화합물은 운반체(*carrier*)라고 부른다.
- **알레르기원**은 알레르기반응(allergic reactions)을 일으키는 물질이다. 이들은 섭식, 흡입, 주입, 혹은 피부접촉으로 침입하여 알레르기반응을 촉발시킨다. 꽃가루, 계란흰자, 꿀 그리고 많은 기타 물질들이 일부의 사람에서 그러한 반응을 야기하며 따라서 알레르기원이라 부른다.
- **자가항원**은 **자가면역질환(autoimmune disease)**의 증례에서처럼 면역계통이 비자가항원으로 해석하는 대개 단백질인 분자이다. 자가항원은 흔히 다양한 세포기능에 관여하는 세포수준이하의 입자인 다중분자의 성분이다. 정상적인 조건 아래에서, 이러한 항원은 자가항원으로 수용(관용)되며 면역계통

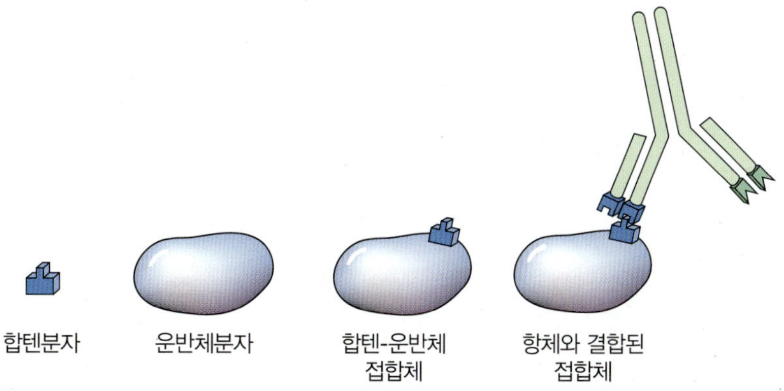

그림 13.3 **합텐.** 합텐은 작은 분자이며 면역계통을 자극할 수 없다. 합텐이 운반분자와 결합하면 이는 면역반응을 일으킬 수 있으며 항체가 합텐-운반체접합체에 결합하게 된다.

이 표적으로 하지는 않는다.

- **종양항원**은 항상 종양세포에서 발현되며 몸의 정상세포에서는 전혀 발현되지 않는다. 이러한 경우, 항원은 종양특이적이며 일반적으로 종양특이적인 돌연변이로부터 기인된다. 이러한 항원을 비자기로 인식하는 림프구가 이들이 증식하여 전이될 수 있기 전에 이러한 종양세포를 파괴한다. 이러한 종양항원의 기원에 대한 예에는 자궁목임(자궁경부암)의 사람유두종바이러스(human papillomavirus)와 같은 바이러스에 의해 도입된 새로운 유전정보 혹은 발암물질에 의한 종양유전자의 변화가 포함된다.

미생물 혹은 편모, 협막, 세균세포벽의 일부, 세균독소와 바이러스독소, 바이러스외피의 돌기단백질 그리고 진균과 원생동물의 바깥구조와 같은 미생물의 일부는 모두 항원성으로 될 수 있다. 비미생물항원에는 꽃가루, 계란흰자, 밀랍, 고양이비듬, 개털 그리고 외래혈액세포뿐만 아니라 조직과 기관이식편의 성분이 있다(이 장의 뒤에 있는 알레르기/과민반응 참조).

모든 생물의 자가항원은 세포막에 위치하며 동일한 유전암호를 운반하는 일란성쌍둥이를 제외하고 각 개체에 대해 독특하다. 이러한 항원분자는 6번 염색체에 위치하여 **주조직적합복합체(major histocompatibility complex, MHC)**를 형성하는 일단의 유전자에 의해 암호화된다. MHC에서 유래되는 항원은 당단백질이며 적혈구를 제외한 모든 세포에 존재한다(아래의 설명 참조). 이러한 항원은 원래 백혈구의 표면에서 확인되었으며 따라서 MHC는 때로 사람백혈구항원(*human leukocyte antigen*, HLA)계통이라고 부른다. MHC는 면역계통에서 자가항원을 인식하여 관용하고 이물질을 제거하는 주된 역할을 수행한다. 자가인식의 이 현상은 면역관용(*immunological tolerance*)이라고 부른다. 건강한 면역계통은 몸에서 자가항원과 비자가항원 사이를 감별할 수 있다. 하지만, 자가면역질환인 경우, 면역계통은 자가항원에 대한 관용을 잃어버리고 몸의 자기세포나 세포의 구조를 공격한다.

또한, MHC 유전자는 집락화되어 다중유전자복합체를 형성하는데 이는 *class I*, *class II* 그리고 *class III*라고 부르는 3가지 아집단으로 이루어진다. Class I 유전자는 독특한 자가항원특성을 암호화하며 자가항원분자의 인식에 일조하고 그리고 class II 유전자는 외래항원을 인식할 수용체를 암호화한다. 이러한 조절수용체는 주로 큰포식세포(대식세포)와 B 세포에 위치하며 면역반응 동안 항원을 T 세포에 제시하는 역할을 한다. 자가표면분자를 암호화하는 class I과 class II MHC 유전자에 비해 class III 유전자는 C2와 C4와 같은 분비형 보체성분을 암호화한다(이 장의 뒤에 있는 보체 참조).

이식(transplantation)은 손상된 조직이나 기관을 대체시키는 해결방법이다. 하지만, 성공적인 이식을 위해서는 가능한 많은 MHC 분자(자가항원)가 일치되어야 하는 것이 거부(*rejection*)라고 부르는 심각한 면역반응을 피하는 핵심이다. 이식편은 공여자의 특성에 따라 자가이식편

(autograft), 동계이식편(isograft), 동종이식편(allograft) 그리고 이종이식편(xenograft)으로 분류된다.

- **자가이식편**은 환자의 한 부위에서 다른 부위로 이식된 조직이다. 한 부위에서 절제된 혈관의 부분을 다른 부위로 옮겨 투석스텐트(dialysis stent)를 위한 건강한 혈관을 제공하는 것이 하나의 예가 된다.
- **동계이식편**은 일란성쌍둥이처럼 유전적으로 동일하여 조직이나 기관의 거부가 문제가 되지 않을 개인 사이에서 이식되는 조직이나 기관이다. 예를 들어, 콩팥이나 간의 일부가 일란성쌍둥이의 한 쪽으로부터 다른 쪽으로 이식될 수 있으며, 이 경우 주된 이식편거부는 일어나지 않는다.
- **동종이식편**은 다른 유전체(유전정보)를 가진 동일한 종(예, 사람)의 유전적으로 다른 개체 사이의 이식편이다. 다시 말하면, MHC 분자가 다르며 이식편이 거부될 수 있다.
- **이종이식편**은 돼지와 사람처럼 서로 다른 종의 개체들 사이의 이식편이다. 비록, 동일한 종의 이식편보다 이종이식편이 흔히 실패된다고 해도 돼지의 심장판막은 널리 이용되어 왔으며 대단히 성공적으로 사람의 심장판막을 대체해 오고 있다.

정상적으로 가장 성공적인 이식편은 자가이식편이며, 그 다음 동계이식편, 동종이식편, 이종이식편의 순으로 그 뒤를 따른다. 이식후 즉시 혹은 수주, 수개월, 혹은 수년에 걸쳐 거부가 일어날 수 있다. 면역반응을 줄이고 이식편의 거부를 억제하기 위해, 사이클로스포린(cyclosporine)과 프레드니손(prednisone)과 같은 면역억제제가 사용된다. 하지만, 결과적으로 억제된 면역계통의 이식편수용자로 하여금 감염의 높은 위험에 처하게 하는데 이는 면역억제제를 사용하는 경우의 주된 문제가 된다.

수혈을 하기 전에 적합성을 확인하기 위한 혈액형검사 역시 적혈구(red blood cell, RBC)상에 유전적으로 결정된 표면항원을 유전적으로 확인하는 것에 기반한다. 현재, 20가지 이상의 혈액형이 알려져 있다고 해도, ABO 체계와 Rh 체계가 주로 이용된다. ABO 체계는 RBC의 표면에 A형 항원이나 B형 항원이 존재하는 것에 기반한다. A형의 RBC는 A 항원을 가지며, B형은 B 항원을 가지고, AB형은 두 항원 모두를 가지며 O형은 A 항원이나 B 항원 모두를 갖지 않는다. 면역계통은 정상적으로 그 자신의 RBC 항원에 대해서는 항체를 생산하지 않지만 다른 혈액형에 대한 항체가 혈류에 존재한다(표 13.1). A형의 혈액은 B형의 혈액에 대한 항체(항-B)를 갖고 있으며 B형의 혈액은 A형의 혈액에 대한 항체(항-A)를 갖고 있다. O형의 혈액은 항-A와 항-B 모두를 갖고 있는 반면, AB형의 혈액은 이들 모두를 갖고 있지 않다.

표 13.1 ABO 혈액형

혈액형	항원	항체
A	A	항-B
B	B	항-A
AB	A, B	없음
O	없음	항-A, 항-B

항원과 항체의 존재유무 때문에, AB형을 가진 사람은 오직 AB형인 사람에게만 공여할 수 있지만 모든 다른 ABO 혈액형으로부터 수혈을 받을 수 있다; 따라서 이들은 만능수용자(*universal recipient*)라고 부른다. O형인 사람은 어떠한 항원도 갖고 있지 않으며 따라서 어떤 사람에게나 공혈할 수 있다. 이러한 사람은 만능공혈자(*universal donor*)라고 부른다.

항원이 다르기 때문에, 모든 혈액형이 서로 적합하지 않으며 부적합한 혈액을 혼합하면 응집(agglutination)이 일어난다(이 장의 뒤에 있는 제2형 세포독성과민반응 참조).

또한, 많은 사람은 RBC의 표면에 부수적인 항원, 즉 Rh 인자(혹은 D 항원)을 가진다. 이 항원은 맨 처음 레서스원숭이(rhesus monkey)에서 실험하는 동안 발견되었으므로 *Rh* 인자라고 부른다. D 항원을 가진 사람은 *Rh* 양성(Rh+)이라고 부르며 D 항원이 없는 사람은 *Rh* 음성(Rh−)이라고 부른다. Rh-혈액을 가진 사람은 정상적으로 혈청내에 Rh 항체를 갖고 있지 않다고 해도, Rh+ 혈액에 노출되면 Rh 항체가 생산이 유발된다. 이의 예는 태아적혈모구증(erythroblastosis fetalis), 즉 용혈병(hemolytic

의학적 사건

태아적혈모구증

신생아의 용혈병(태아적혈모구증)은 Rh-음성(Rh^-)인 산모가 Rh-양성(Rh^+)인 태아를 임신한 경우에 발생한다. 모체의 면역계통은 태아의 적혈구가 태반을 지나 모체의 순환으로 들어올 때 Rh^+ 혈액에 대한 항체를 만들게 된다. 이는 임신 동안 발생될 수 있다. 모체의 면역계통은 다음 번의 임신처럼 외래적혈구가 또 다시 그녀의 몸으로 들어오는 경우에도 항체를 유지하고 있다. 모체는 이제 Rh에 민감화(감작)된 것이라 간주된다. 첫 번째의 임신 동안, Rh 민감화는 문제가 되지 않지만 또 다른 Rh^+ 태아를 이어서 임신한 경우에는 문제가 된다. 이러한 경우, 모체의 항체는 태반을 통과하여 태아의 RBC를 공격한다. 태아의 RBC가 파괴되면 태아는 태아적혈모구증의 큰 위험을 갖게 되는 가장 나쁜 순서로 이어지고 사산될 것이다. 이 상태는 첫 번째 Rh^+ 태아를 임신하고 있는 동안 면역계통이 민감화되는 것을 억제할 항-Rh 면역글로불린을 모체에 주입하는 것으로 예방할 수 있다.

태아적혈모구증을 가지고 태어난 아기는 신생아용혈병이 있다고 말하며 그의 치료는 병의 중증도 그리고 신생아의 전반적인 건강에 따라 의사가 결정한다.

disease)인데, 이는 Rh−인 모체가 Rh+인 태아를 임신하기 때문에 항체가 만들어지기 시작될 때 발생한다(자세한 내용은 의학적인 사건 박스 참조).

4] 항체

면역계통의 한 중요한 기능은 자유순환하는 수용성단백질이 특이적으로 이물질을 방어하는 것이다. 이러한 단백질은 항체라고 부르며 이들이 구조가 구형이기 때문에 **면역글로불린(immunoglobulin, Ig)** 혹은 감마글로불린[gamma (γ) globulin]이라고도 부른다. 면역글로불린은 순환에서 항체로 작용하는 것 외에도 B 세포상에서 특이수용체로 기능한다. B 림프구에 의해 생산되는 항체는 외래항원을 인식하고 결합하여 항원-항체복합체를 형성하며 항원이 파괴되도록 표지한다.

항체는 구조적으로 포크모양 즉 Y자 모양인 분자로 두 동일한 1쌍의 긴 폴리펩티드사슬(중쇄)와 1쌍의 동일한 짧은 폴리펩티드사슬(경쇄)로 구성된다(그림 13.4). 중쇄와 경쇄에 의해 만들어지는 Y자의 끝은 항체마다 달라지는 특이항원결합부위이다. 이 부위의 변이성이 크기 때문에, 이는 항체의 가변부위[variable (V) region]라 부른다. 이 가변부위는 110~130개의 아미노산으로 구성되며 이는 그의 항원결합부위를 통해 항체의 특이성을 부여한다. 분자의 나머지는 항체마다 현저하게 달라지지 않는 불변부위[constant (C) region]이다. 대단히 다양한 항원공격과 맞서는 곳이 항체의 가변부위이다. 불변부위와 가변부위로 구성되는 Y자 형태인 분자의 끝은 *Fab*[조각, 항원결합(fragment, antigen-binding)]부위라 부르며 분자의 줄기는 결정조각(*crystallized fragment*), 즉 *Fc* 조각이라 하는데, 이 부위는 면역세포의 활성을 조절하는 역할을 한다. Fc 부위는 Fc 수용체와 보체단백질을 포함하는 다양한 세포수용체와 결합할 수 있다. 이 결합은 옵소닌화(opsonization)[세균과 기타 세포를 더 쉽게 포식할 수 있도록 이들을 화학적으로 표시하거나 "표지(tagging)"시키는 작용), 세포용해 그리고 비만세포(mast cell), 호염기구(basophil) 그리고 호산구(eosinophil)의 탈과립(degranulation)이 포함되는 여러 가지 생리학적인 효과를 매개한다.

모든 면역글로불린이 공통적인 특성을 가지고 있다고 해도 동일한 에피토프(항원결정기)가 결합될 때 항체의 각기 다른 동형이 각기 다른 반응을 촉발시킨다. 면역글로불린의 5가지 동형이 있다(표 13.2):

1. B 세포에 의해 생산되는 단량체 *IgG*는 혈액순환과 림프순환에서의 주된 항체이다. 이 항체동형은 태반을 통과하여 신생아에게 수동면역을 제공한다.
2. 혈액에서는 단량체이며, 눈물, 침 그리고 호흡관과 소화관의 분비물과 같은 분비물에서는 이량체인 *IgA*는 세균과 바이러스에 대한 국소적인 방어를 제공한다. IgA는 또한 초유(colostrum)와 모유에도 들어 있어 신생아에게 추가적인 수동면역을 제공한다.
3. *IgM*은 오량체이며 가장 큰 면역글로불린으로; 혈청내 항체의 약 5~10%를 차지한다. 이들의 크기가 크기 때문에 이는 IgG처럼 쉽게 확산되지 못하며, IgM은 일반적으로 주위의 조직으로 들어가지 않고 혈관내에 남아 있다. IgM은 면역반응에서 첫 번째로 활성을 갖는 면역글로불린이다. 이러한 항체는 또한 수혈반응에서 적

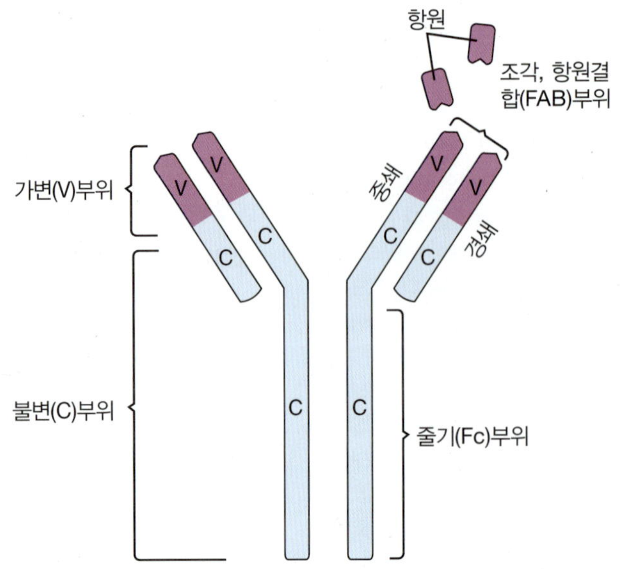

그림 13.4 항체(면역글로불린)의 기본구조. 항체는 Y자 모양의 구조로 특이적인 항원결합부위가 있는 2개의 중쇄와 2개의 경쇄를 갖고 있다.

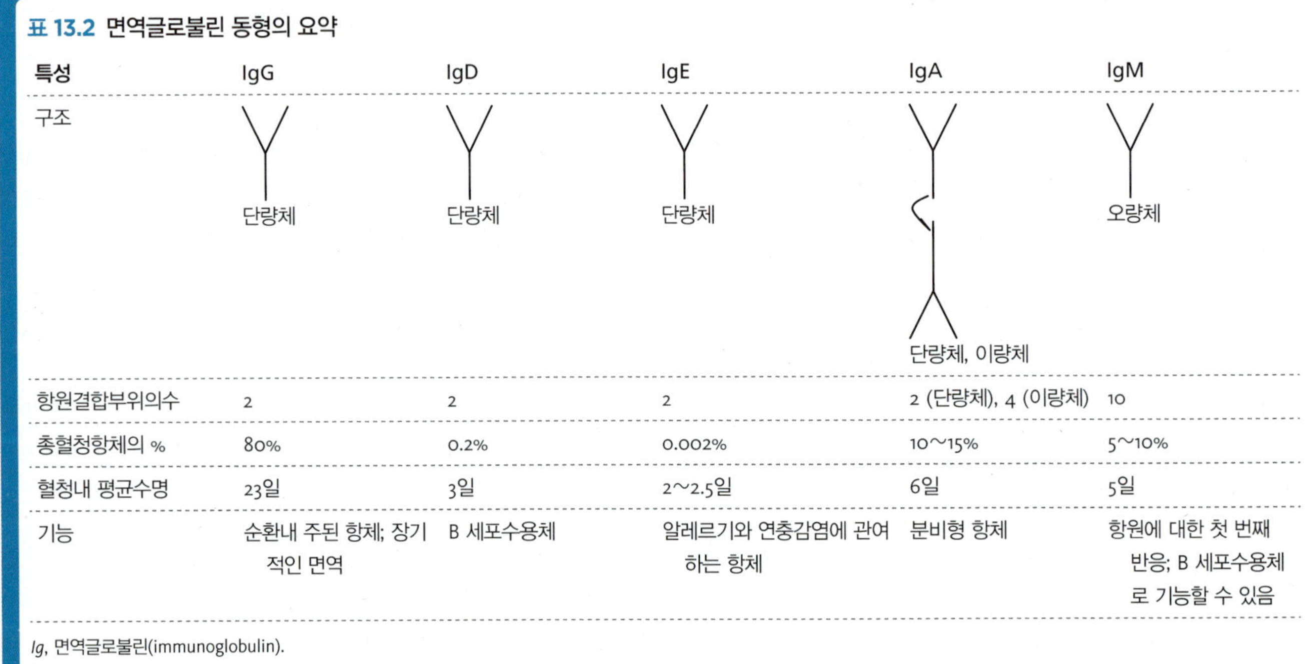

표 13.2 면역글로불린 동형의 요약

특성	IgG	IgD	IgE	IgA	IgM
구조	단량체	단량체	단량체	단량체, 이량체	오량체
항원결합부위의수	2	2	2	2 (단량체), 4 (이량체)	10
총혈청항체의 %	80%	0.2%	0.002%	10~15%	5~10%
혈청내 평균수명	23일	3일	2~2.5일	6일	5일
기능	순환내 주된 항체; 장기적인 면역	B 세포수용체	알레르기와 연충감염에 관여하는 항체	분비형 항체	항원에 대한 첫 번째 반응; B 세포수용체로 기능할 수 있음

Ig, 면역글로불린(immunoglobulin).

혈구를 응집시키기도 한다.

4. *IgD*는 단량체로 B 세포의 표면에 부착되어 있으며 B 세포의 활성화에서 역할을 수행한다. IgD가 혈청내에 소량으로 들어있지만 순환에서의 그의 기능은 모른다.

5. *IgE*는 비만세포와 호염기구상의 수용체에 결합하는 단량체이다. 이는 혈청에서 농도가 가장 낮다. 기능적으로 IgE는 알레르기반응에 관여하며 호염기구를 자극하고 히스타민(histamine)을 방출시킨다. 연구에 따르면 IgE는 알레르기비염(allergic rhinitis)환자의 코점막에서 국소적으로 생산된다. 또한, IgE는 기생충에 대한 방어를 제공하며, 기생충에 감염된 환자의 혈청에서는 IgE의 농도가 10~100배 증가한다.

2 면역계통의 성분
Components of the Immune System

1] 면역계통의 조직과 기관

림프관

림프관은 해부학적으로 심장혈관계통의 혈관들과 교통한다. 이들은 조직의 모세혈관그물에서 미세한 맹관으로 일어난다(그림 13.5). 림프모세관(lymph capillary)은 이 구역에서 모세혈관의 정수압으로 생성된 여분의 세포바깥(사이질)액을 흡수하는 기능을 한다. 사이질액이 림프모세관으로 들어오게 되면 이제는 림프(*lymph*)라고 부른다. 혈장 같은 액체인 림프는 면역반응에서 중요한 백혈구를 포함하며 또한 음식지질을 작은창자로부터 간으로 운반한다.

림프모세관은 림프를 더 큰 림프관으로 배출시키는데, 이 림프관은 구조면에서 심장혈관계통의 정맥과 유사하지만 벽이 더 얇고 판막이 더 많다. 몸의 림프관 전반적으로 다양한 간격에서 림프는 (특이항원과 상호작용하는 림프구가 들어 있는) 림프절(lymph node)을 지나게 된다. 림프는 계속해서 림프관줄기(lymphatic trunk)로 모이며 이는 림프를 가장 큰 림프관으로 운반한다. 가슴림프관(thoracic duct) 혹은 왼림프관(left lymphatic duct)이 림프계통의 주된 집합관이다. 이는 머리, 목 그리고 가슴의 왼쪽, 왼팔 그리고 갈비뼈이래의 몸 전체로부터 오는 림프를 받는다. 가슴림프관은 이후에 왼빗장밑정맥(left subclavian vein)을 통해 림프를 심장혈관계통으로 배출시킨다. 오른림프관(right lymphatic duct)은 몸의 오른쪽위로부터 오는 림프를 오른빗장밑정맥(right subclavian vein)으로 배출한다(그림 13.6).

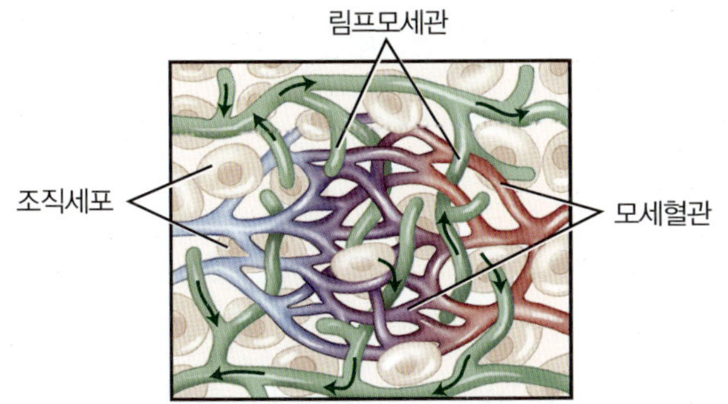

그림 13.5 림프모세관의 이는곳. 림프모세관은 미세한 맹관으로 조직의 모세혈관그물에서 일어난다.

중요한 것으로, 중추신경계통은 림프, 림프관, 림프조직, 혹은 림프기관이 없는 유일한 기관계통이다. 하지만, 이는 온전하다면 단백질과 기타 유해물질이 뇌로 들어오는 것을 억제하는 혈액-뇌장벽(blood-brain barrier)을 갖고 있다.

림프조직

림프조직은 사이공간에 림프구가 축적된 성긴결합조직(loose connective tissue)의 틀로 이루어진다. 림프조직은 이차림프기관이며 광범위림프조직(diffuse lymphatic tissue)과 소절림프조직(nodular lymphatic tissue)이라는 기본적인 2종류의 조직으로 구분할 수 있다. 광범위림프조직은 림프구가 조직화되지 않게 모여 있는 반면 소절림프조직은 더 조직화되어 있다(다음 절의 림프소절 참조). 림프조직은 체내에 광범위하게 분포하며 일반적으로 병원체의 침입이 가능한 경로를 제공하는 부위에 존재한다. 이러한 조직의 유형은 따라서 미생물에 대한 방어에서 주된 역할을 하며 이는 위창자관(위장관), 호흡관, 비뇨관 그리고 생식관의 점막내 결합조직에 존재한다(그림 13.7).

림프소절

림프소절은 결합조직의 피막으로 싸이지 않은 림프조직(소절림프조직)이 계란형으로 모여 있는 것이다. 림프구는 위창자관, 호흡관, 비뇨관 그리고 생식관 점막의 성긴결합조직내에 치밀하게 채워져 있다. 집합적으로, 이러한 종류의 조직은 점막연관림프조직(*mucosa-associated lymphoid tissue*, MALT)이라 부른다. 소화관내 림프소절의 광범위한 모임은 창자연관림프조직(*gut-associated lymphoid tissue*, GALT)이라 부른다. GALT의 예는 파이어판(Peyer's patch)인데 이는 작은창자의 돌창자(회장, ileum)에 집중되어 있다. 림프소절은 뚜렷한 결합조직으로 둘러 싸인 특이해부학적 구조인 림프절(lymph node)과 혼동하지 말아야 한다(이 장의 뒤에 있는 림프절 참조).

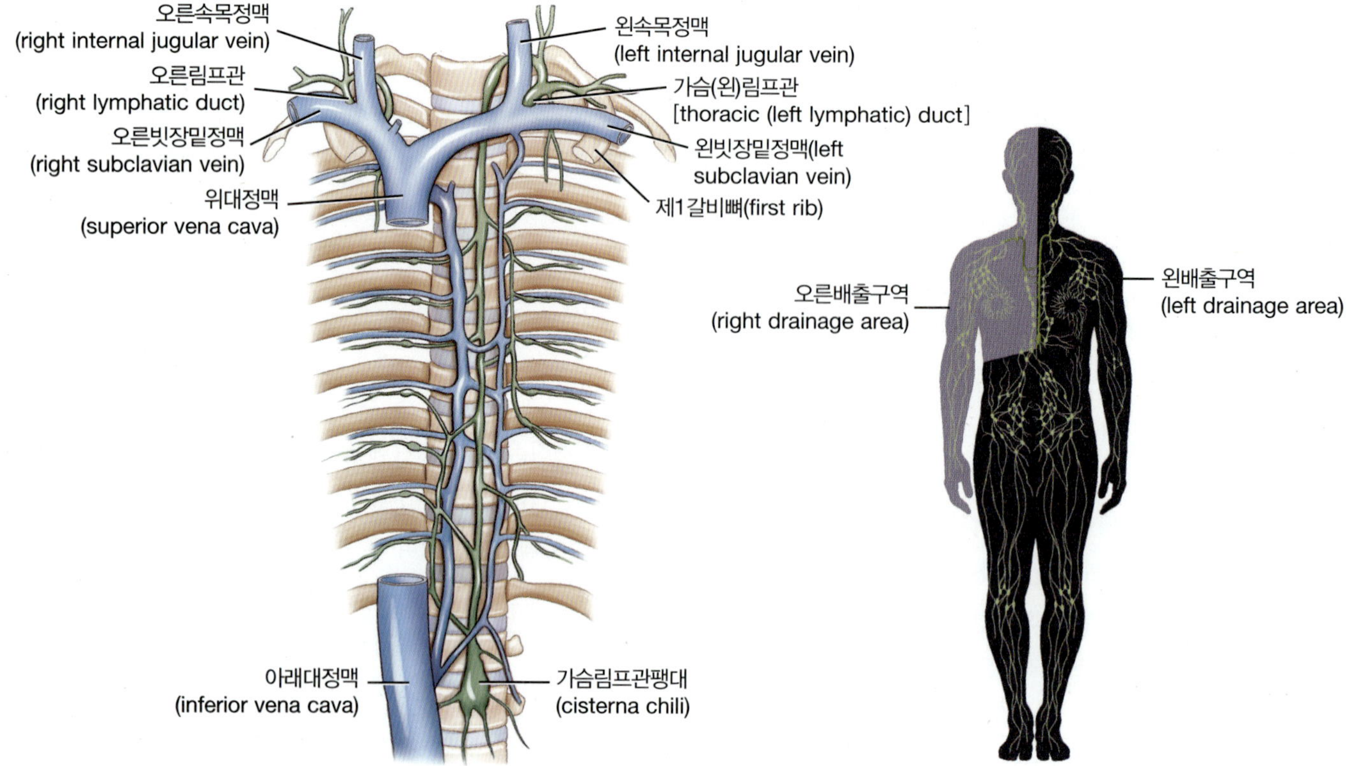

그림 13.6 림프모세관의 배출. 림프모세관은 더 큰 림프관으로 배출되고 이는 림프관줄기로 배출되며 그 다음에는 가슴림프관과 오른림프관으로 배출된다. 가슴림프관과 오른림프관은 림프를 왼빗장밑정맥과 오른빗장밑정맥으로 운반한다.

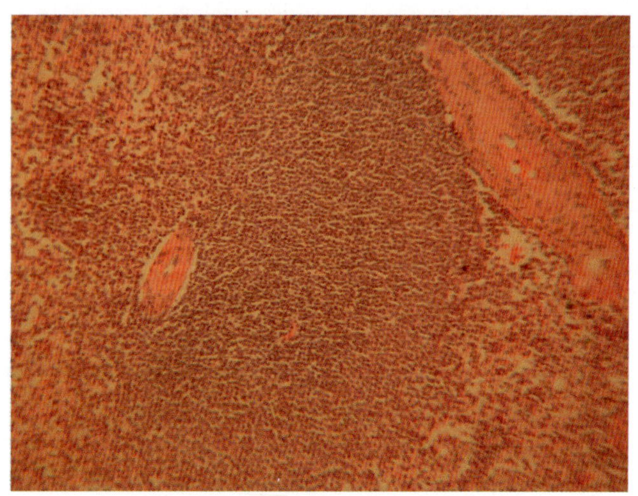

그림 13.7 큰창자의 점막밑림프조직.

편도

편도는 커다란 림프소절이며 초기방어기전의 필수적인 성분이다. 국소전략적으로 이들은 인두벽 속에서 섭취나 흡입으로 몸에 침입하는 외래물질을 제거할 수 있다. 아래와 같은 5개의 편도가 있다:

- 소위 아데노이드(*adenoid*)라 부르는 단일의 인두편도(pharyngeal tonsil), 이는 코인두의 뒤벽에 매몰되어 있다.
- 입안의 뒤에 위치하는 1쌍의 구개편도(palatine tonsil)
- 혀의 바닥에 위치하는 1쌍의 혀편도(lingual tonsil)

편도는 비교적 성인에 비해 소아에서 더 크며 편도염(*tonsillitis*)에서 일어나는 것처럼 만일 확장되면 기도를 막을 수 있다. 일반적으로, 구개편도는 편도절제술(tonsillectomy)로 제거된다. 하지만 혀편도는 만성편도염, 수면무호흡, 삼킴곤란(연하곤란), 혹은 암과 같은 경우에는 제거할 필요가 있다.

림프절

몸의 다양한 구역에서 무리를 이루면서, 림프관을 따라 약 600개의 림프절이 위치한다. 림프는 들림프관(afferent lymphatic vessels)을 통해 림프절로 들어오며 날림프관(efferent lymphatic vessels)을 통해 배출된다. 림프가 심

건강관리의 응용

편도염

증상	원인	치료
붉고 부어 오른 편도, 때로 백색의 반점이 편도 위에 있으며, 중증의 인후통, 삼킬 때의 통증, 두통, 발열, 확장되어 누르면 아픈 샘, 말을 못하게 됨	바이러스나 세균의 감염	바이러스감염: 온수, 소금물로 입안을 헹굼, 발열과 통증을 줄이기 위한 아세트아미노펜(acetaminophen)이나 이부프로펜(ibuprofen) 세균감염: 바이러스감염에 치료와 더불어 항생제요법; 편도염이 재발되거나 또는 기도를 심하게 막는 경우에는 외과적인 절제(편도절제술)

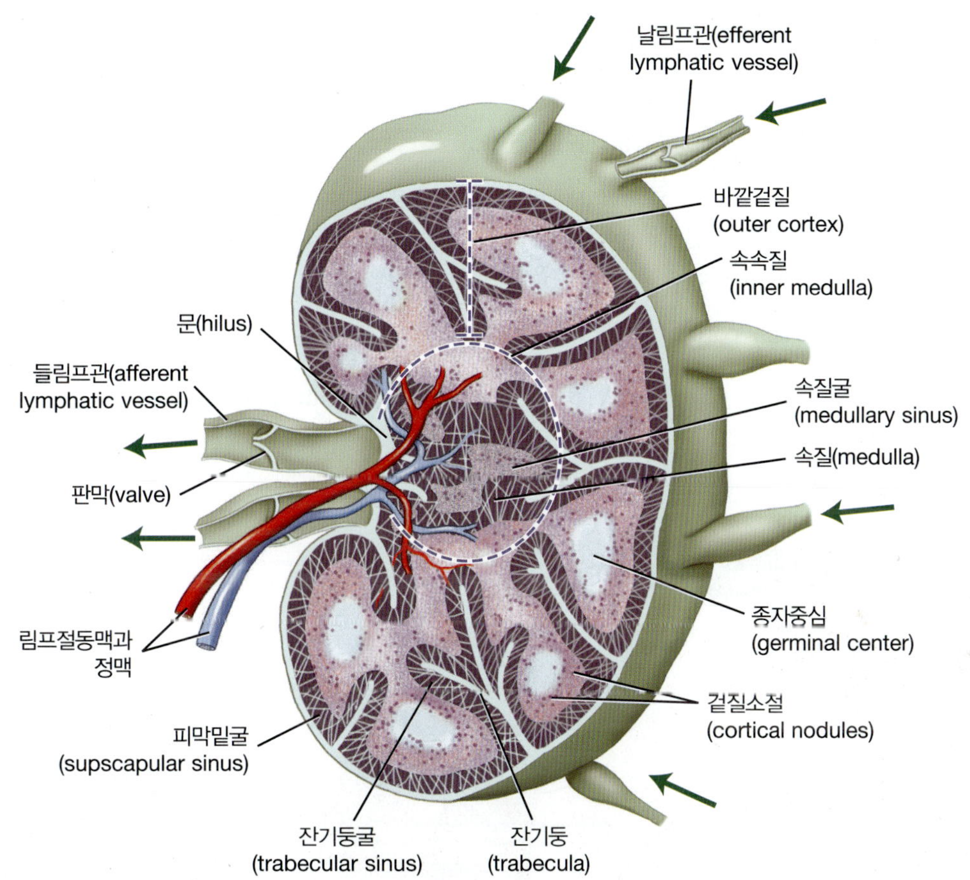

그림 13.8 림프절은 강낭콩모양의 기관으로 림프절의 틀을 제공하도록 잔기둥을 형성하는 결합조직피막으로 둘러 싸여 있다. 들림프관이 림프절로 들어오며 날림프관은 림프관을 떠난다.

장혈관계통으로 되돌아오기 전에 이는 림프절을 통해 여과된다. 병원체와 기타 외래물질을 제거하는 포식작용 외에도, B 림프구와 T 림프구가 항원에 대한 공격에 반응하여 림프절에서 활성화된다.

림프절은 작은 강낭콩모양의 기관으로 섬유결합조직 피막으로 싸여 있으며 지름은 1~25 mm의 범위이다. 결합조직의 피막은 세망섬유(reticular fiber)를 지지하는 그물인 잔기둥(trabeculae)의 형태로 림프절 속으로 확장된다. 림프절의 실질은 바깥겉질(outer cortex)과 속속질(inner medulla)로 나뉜다. 겉질은 림프소절을 포함하는데, 이의 일부는 이들이 주로 작은림프구를 포함하고 있기 때문에 일차소절(primary nodule)이라 부른다. 이차소절

건강관리의 응용

림프종

용어	증상	원인	치료
비호지킨림프종(non-Hodgkin's lymphoma)	림프절의 확장, 발열, 야간의 발한을 수반하는 과도한 발한, 의외의 체중감소, 복통이나 복부팽만	계속하여 분열하고 조절불능으로 증식하는 비정상적인 림프구생산; 이러한 림프구가 림프절에 밀집되어 림프절을 붓게 만듦; 정확한 원인은 모름	화학요법; 방사선, 줄기세포이식, 느리게 성장하는 림프종을 관찰, 생물학적인 요법, 방사면역요법
호지킨림프종(Hodgkin's lymphoma)	목, 겨드랑, 혹은 샅굴에 있는 림프절의 통증성부종; 지속되는 피로; 발열과 오한; 야간발한; 이유를 모르는 체중감소; 식욕감퇴; 가려움증	정확한 원인은 모름, 일반적으로 림프절에서 시작됨; 비정상적인 B 림프구가 발달함 [리드-스턴버그세포(Reed-Sternberg cells)]	병기에 따름; 방사선, 화학요법, 골수이식

(secondary nodule)은 종자중심(*germinal center*)이라 부르는 옅은 중심부위를 갖고 있다. 종자중심은 B 림프구가 항원을 인식하여 항체를 생산하는 형질세포(plasma cell)로 증식할 때 형성된다. 속질은 속질굴(medullary sinus)에 의해 분리된 속질끈(medullary cord)으로 구성된다(그림 13.8).

지라

지라(비장, spleen)는 몸에서 가장 큰 림프기관이며 위와 가로막 사이의 왼쪽위 배안에 위치한다(그림 13.9). 지라의 세포성분은 다량의 혈액을 포함하는 적색속질(red pulp) 그리고 림프소절과 유사한 림프조직을 포함하는 백색속질(white pulp)로 구성된다. 몸에 있는 림프구의 약 25%가 지라에 위치한다. 지라는 혈액을 여과하여 손상된

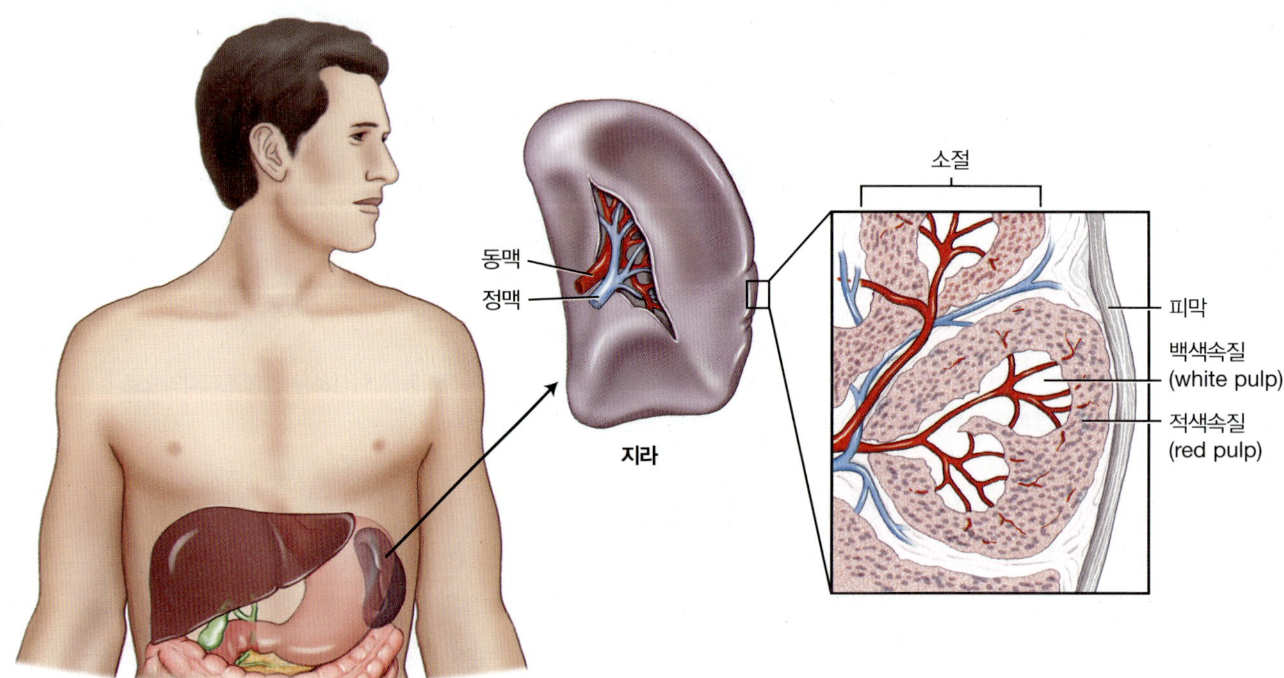

그림 13.9 지라(비장). 지라는 가장 큰 림프기관이며 배안의 왼쪽위에 위치한다. 지라는 다량의 혈액을 포함하는 적색속질(red pulp) 그리고 림프조직을 포함하는 백색속질(white pulp)로 구성된다.

건강관리의 응용

지라(비장)의 질환

용어	증상	원인	치료
외상(손상이나 파열)	배에 통증이 있고 누르면 아픔, 배근육이 수축하여 딱딱하게 느껴짐, 저혈압, 가벼운 두통, 흐린시야, 착란, 의식소실	위를 심하게 가격함, 배의 손상(예, 자동차사고), 운동선수의 사고	즉각적인 수혈, 이어서 만일 조직손상이 심각하다면 지라절제술
지라비대(splenomegaly)	복통, 지라의 잠식으로 인한 조기포만감, 빈혈	엡스타인-바바이러스(Epstein-Barr virus)감염, 세균감염, 기생충감염에 의한 단핵구증; 간이 포함되는 질환, 용혈성빈혈, 암, 사르코이드증	질환에 대한 치료 없음; 선행상태의 치료; 증상치료

적혈구 그리고 비자가항원을 가진 기타 세포를 제거한다. 순환항원에 반응하여, B 세포, T 세포 그리고 큰포식세포(대식세포)가 활성화되어 어떠한 병원체도 제거한다.

가슴샘

사람의 가슴샘(흉선, thymus gland)은 2개의 엽으로 되어 있으며 이는 가슴세로칸(종격, mediastinum)에 위치하는 잘룩기관(협부, isthmus organ)과 연결된다(그림 13.10). 가슴샘세포는 티모신(thymosin)을 생산하는데, 이는 T 림프구가 성숙하는데 필수적인 호르몬이다. 가슴샘은 출생 후에는 커서 신생아의 면역계통이 발달하는데 필수적이다. 소아에서는 크지만, 이는 성인기 동안 점진적으로 위축된다. 생후 첫 해 동안 기능적으로 활성화된 후에 그의 능력은 사춘기 동안 줄어든다. 60세에는 가슴샘이 작으며 그의 많은 세포가 지방세포로 대체되어 있다. 결과적으로 티모신의 생산이 중지되며 이는 T 세포의 성숙에 부정적인 영향을 미치게 된다.

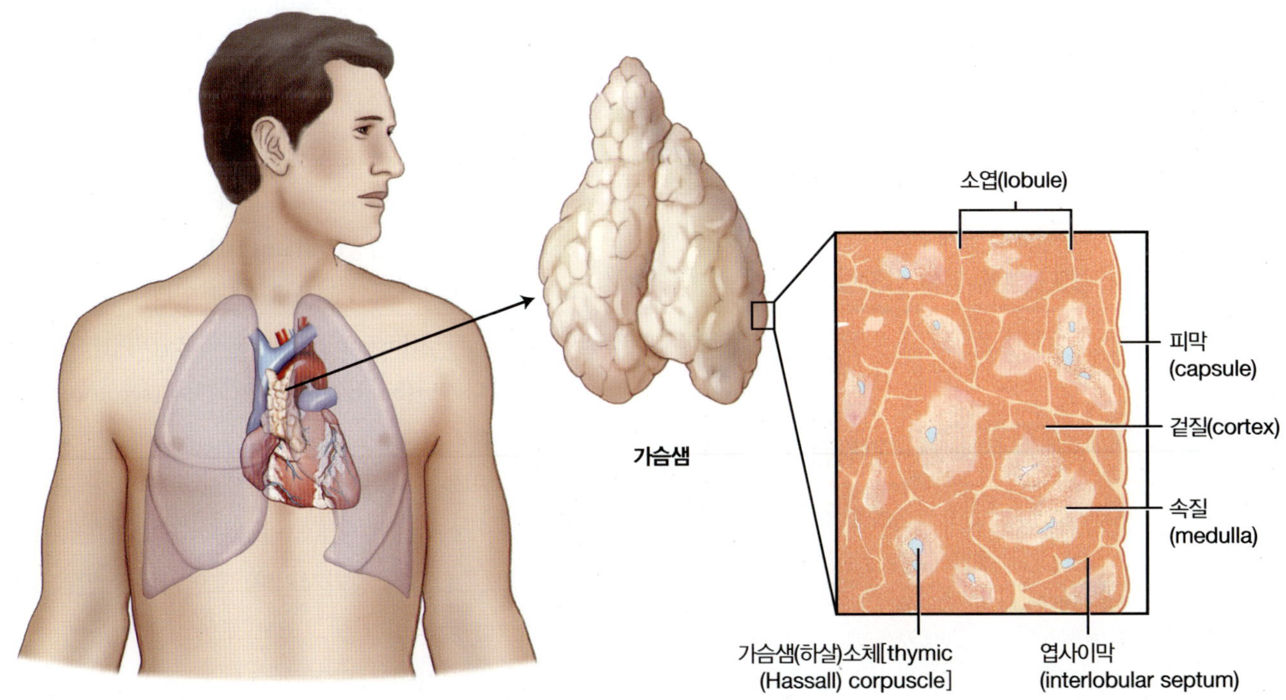

그림 13.10 가슴샘(흉선). 가슴샘은 심장의 위쪽에 위치하며; 협부(isthmus)에 의해 연결된 2개의 엽을 가진 2엽기관이다.

적색골수(골수조직)

적색골수(red bone marrow)는 편평하고 불규칙한 형태의 뼈에 있으며 일차림프기관이라 간주된다. 면역계통의 세포를 포함하는 모든 혈구는 적색골수내에 위치하는 **혈구모세포(hemocytoblast)**인 조혈줄기세포(hematopoietic stem cell)로부터 기원된다. 혈액세포를 형성하는 이 과정은 **혈구형성(조혈, hemopoiesis** 혹은 *hematopoiesis*)이라고 부르며 아래와 같은 과정이 포함된다(그림 13.11):

- **적혈구형성(erythropoiesis)**은 적혈구(erythrocytes, red blood cells)를 형성하는 과정이며 콩팥에서 생산되는 호르몬 에리트로포이에틴(erythropoietin)에 의해 유도된다.
- **백혈구형성(leukopoiesis)**은 적색골수의 조혈줄기세포로부터 백혈구(leukocyte, white blood cell)가 형성되는 과정이다. 백혈구를 생산하는데 관여하는 골수형성(myelopoiesis)과 림프구형성(lymphopoiesis)이라는 2가지 과정(경로)가 있다.
- **림프형성(lymphopoiesis)**은 림프구를 생산한다. 미성숙 B 세포와 NK 세포가 적색골수에서 생산되며 순환하는 혈액에 의해 몸 전반적으로 위치하는 이차림프기관으로 수송된다. 미성숙 T 세포 역시 적색골수에서 생산되지만 성숙을 위해 가슴샘으로 이동한다.
- **골수형성(myelopoiesis)**은 일반적으로 단핵구(monocyte)와 과립구(granulocyte)가 생산되는 것을 의미한다. 이 과정은 또한 큰포식세포(대식세포)와 가지세포(dendritic cell)로 되는 전구세포도 생성한다. 이러한 세포들 역시 순환혈액에 의해 이차림프기관으로 이동한다.

건강관리의 응용

백혈병

증상	원인	치료
백혈구증가증; 백혈구생산증가; 커다란 비정형성림프구; 피부 T 세포림프종; 피부염	유전적인 요인; 돌연변이를 유발하는 화학물질과 바이러스	골수이식; 다양한 약물요법

2] 면역계통의 세포

백혈구

백혈구는 과립구와 무과립구(agranulocyte)라는 두 주된 종류로 나뉜다. 과립구는 세포내 과립 그리고 그의 특수한 염색특성, 각기 다른 모양의 핵 그리고 특수한 기능에 의해 특성이 기술된다. 이들은 호염기구, 호산구 그리고 호중구로 더욱 세분된다(그림 13.12). 무과립구는 과립이 없으며 림프구와 단핵구로 나뉜다(그림 13.13).

과립구

다형핵백혈구(polymorphonuclear leukocyte), 즉 **호중구(neutrophil)**는 가장 풍부하며 활발하게 이동하는 포식세포이다. 이들은 많은 수의 작은 용해소체를 갖고 있으며 감염부위로 이동하여 침입된 미생물을 포획하며 그 이후에 사멸된다. 호중구의 사멸은 그들의 용해소체로부터 소화효소를 방출시키며 이는 세포찌꺼기를 용해시키고 부위를 치유할 준비를 하게 된다.

호산구(eosinophil)는 적색으로 염색되는 그의 커다란 과립에 의해 다른 과립구와 감별된다. 이들은 포식능력을 갖고 있지만 호중구보다는 그 활성이 덜 효과적이다. 호산구는 과민(알레르기)반응 동안 수가 증가하며 호염기구와 큰포식세포(대식세포)에 의한 히스타민의 분비를 자극한다. 또한, 호산구는 수를 증가시켜 기생충감염에 대항하는 방어를 제공한다.

호염기구(basophil)는 5가지 백혈구의 종류에서 가장 수가 적다. 이들은 **염증(inflammation)**을 촉진시키는 화학매개자인 흑청자색의 과립을 갖고 있다. 이러한 화학물질에는 히스타민(histamine), 프로테오글리칸(proteoglycan), 브라디키닌(bradykinin), 세로토닌(serotonin) 그리고 항응고헤파린(anticoagulant heparin)이 포함된다. 호염기구는 혈액을 떠나 감염부위로 모이게 된다. 과립내용물의 방출은 화학매개자를 분비시키며 결과적으로 병발구역으로 가는 혈류를 증가시킨다. 호염기구는 알레르기반응 특히 제1형 과민반응 그리고 또한 염증반응에서 주된 역할을 수행한다(이 장의 뒤 참조).

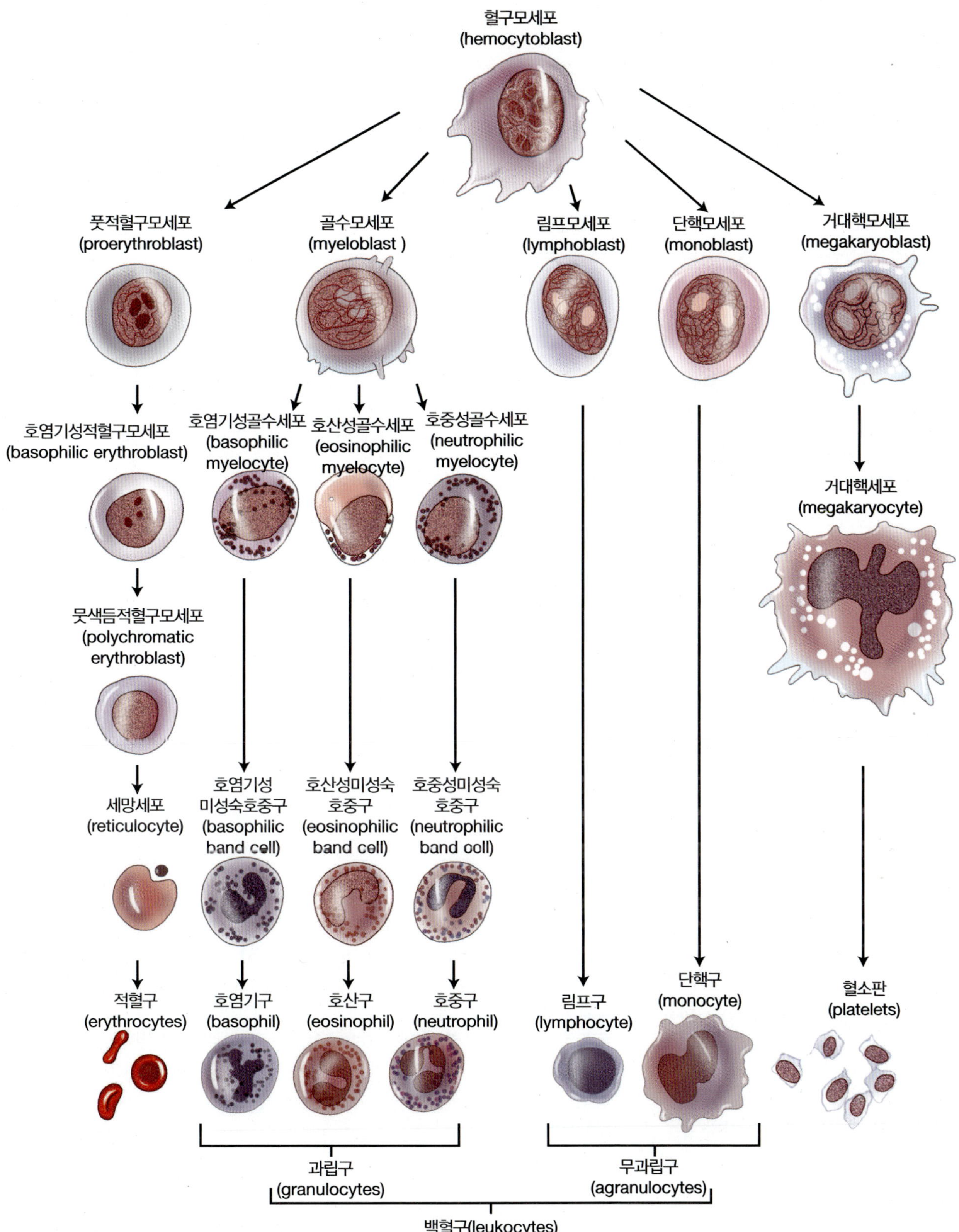

그림 13.11 혈구의 발생. 혈구가 만들어지는 것을 혈구형성(조혈)이라고 부르며 이는 적색골수에서 일어난다. 모든 혈구의 줄기세포는 모든 혈구를 위한 세포라인을 형성하기 위해 분화하는 혈구모세포이다.

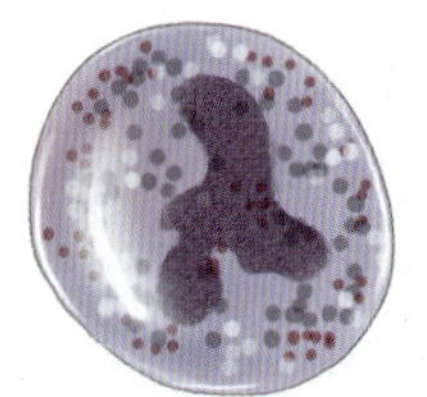
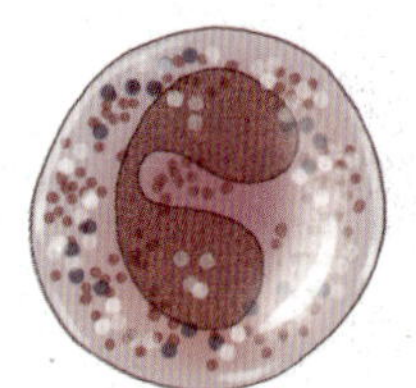
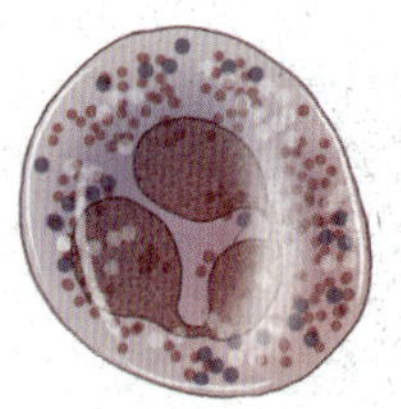

그림 13.12 과립구. 과립구는 과립의 특수염색특성에 의해 호염기구(청색/자색과립), 호산구(분홍색/적색과립) 그리고 염색되는 과립이 없는 호중구가 확인된다.

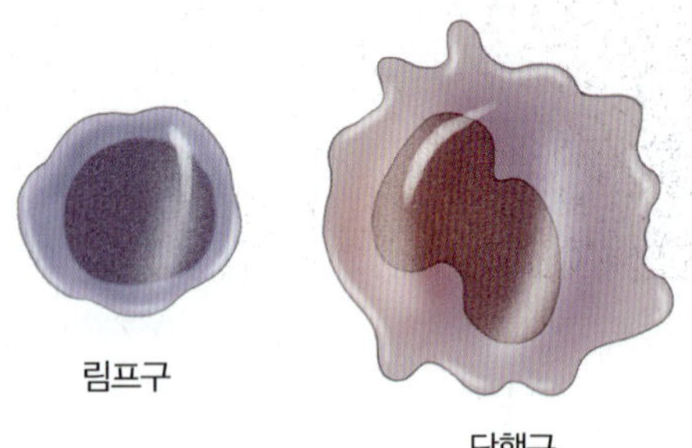

그림 13.13 무과립구. 무과립구는 림프구와 단핵구로 세분된다.

무과립구

단핵구(monocyte)는 커다란 순환포식세포이며 염증반응 동안 혈관을 떠나 큰포식세포(대식세포)로 발달한다. 단핵구와 큰포식세포(대식세포)는 감염부위에서뿐만 아니라 다양한 기관으로 침입한 이물질에 대한 반응에서 대단히 효율적으로 세균과 세포찌꺼기를 파괴하고 포식한다.

큰포식세포(대식세포)는 면역원을 섭취하여 작은 성분으로 분해하며 이 항원을 림프구에 제시하여 면역반응이 시작되도록 한다. 이들은 다양한 종류의 이물질에 대해 방어하는 선천방어의 일부이지만 항원을 림프구에 제시하면서 적응방어에서도 역할을 수행한다. 림프구에게 항원을 제시하는 세포는 항원제시세포(*antigen-presenting cell*)라고 부른다. 이들은 위치와 기능에 따라 유주큰포식세포(유주대식세포, wandering macrophage) 혹은 상주큰포식세포(상주대식세포, fixed macrophage)로 분류한다.

유주큰포식세포(유주대식세포)는 염증반응 동안 혈류를 떠나 감염부위에서 작용하는 순환단핵구로부터 발달한다. 이러한 큰포식세포(대식세포)는 대개 수명이 짧다.

상주큰포식세포(상주대식세포)는 특정의 구역으로 이동하여 특정의 기관과 조직내에서 상주하면서 이물질과 찌꺼기를 포획한다. 유주큰포식세포(유주대식세포)와 달리, 상주큰포식세포(상주대식세포)는 수개월에서 수년 동안 활동할 수 있다. 상주큰포식세포(상주대식세포)의 예에는 쿠퍼세포(Kupffer cell), 허파꽈리큰포식세포(폐포대식세포, alveolar macrophage), 뼈파괴세포(파골세포, osteoclast), 미세아교세포(microglial cell) 그리고 지라와 림프절의 속층에 있는 큰포식세포(대식세포)가 포함된다:

- 쿠퍼세포는 굴모양속층세포(sinusoidal lining cell)의 종류에 속하며 간의 동굴에 위치하는 상주큰포식세포(상주대식세포)이다(그림 13.14*A*).
- 허파꽈리큰포식세포(폐포대식세포)는 허파의 허파꽈리에 존재한다(그림 13.14*B*).
- 혈관사이세포(mesangial cell)는 콩팥내 혈관주위에 위치하는 큰포식세포(대식세포)이다.
- 뼈파괴세포(파골세포)는 뼈속에 위치하면서 혈류에서 칼슘이 필요한 경우 뼈를 분해하는 큰포식세포(대식세포)이다.
- 미세아교세포는 뇌에 있는 유일한 포식세포이며 세포찌꺼기를 제거할 필요가 있는 구역으로 이동한다(그림 13.14*C*).

가지세포는 큰포식세포(대식세포)처럼 단핵구로부터 기원하여 이후에 혈류와 림프를 따라 거의 모든 조직으로 이동하는 항원제시세포이다. 가지세포는 표면성분으로 class II MHC 분자를 가지며 신경세포의 돌기처럼 보이는 긴 돌기가 특징으로 따라서 그렇게 불린다(그림 13.15). 일반적으로, 이들은 항원을 가진 미생물이 침입구를 찾는 피부와 점막과 같은 곳에 집중되어 있다. 가지세포는 그의 환경에서 미생물을 점검하며 이들이 병원체와 만나는 경우 그를 섭취하여 분해하고 단백질조각을 그의 세포막으로 수송하며 이러한 세포조각은 다른 면역계통세포에게 제시된다. 각기 다른 유형의 가지세포에는 가슴샘가지세포(thymic dendritic cell), 랑게르한스세포(Langerhans cell), 사이질가지세포(interstitial dendritic cell) 그리고 손가락가지모양가지세포(interdigitating dendritic

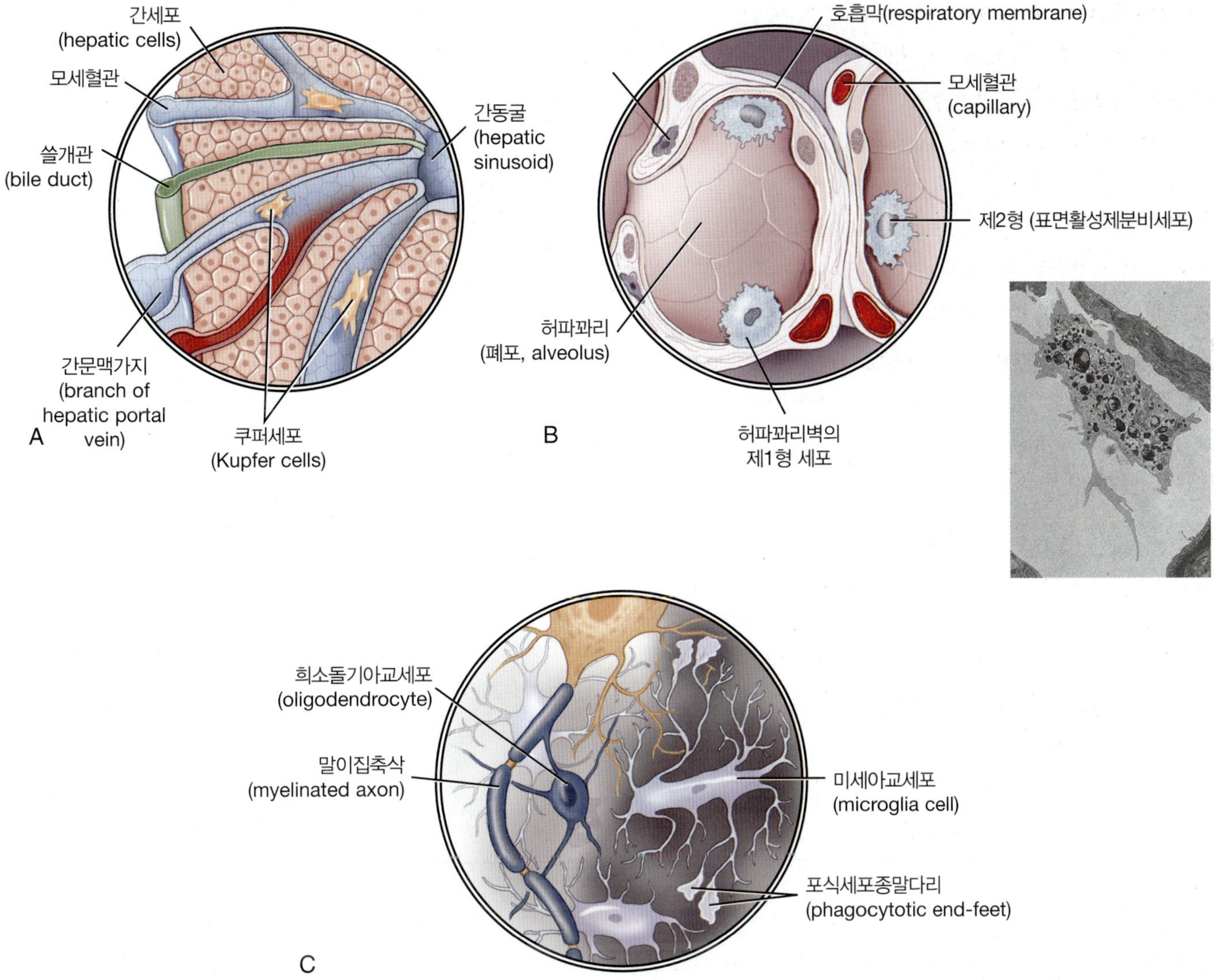

간세포
(hepatic cells)
모세혈관
쓸개관
(bile duct)
간동굴
(hepatic
sinusoid)
간문맥가지
(branch of
hepatic portal
vein)
쿠퍼세포
(Kupfer cells)
A
호흡막(respiratory membrane)
모세혈관
(capillary)
제2형 (표면활성제분비세포)
허파꽈리
(폐포, alveolus)
허파꽈리벽의
제1형 세포
B
희소돌기아교세포
(oligodendrocyte)
말이집축삭
(myelinated axon)
미세아교세포
(microglia cell)
포식세포종말다리
(phagocytotic end-feet)
C

그림 13.14 **A, 간의 동굴 속에 있는 쿠퍼세포. B,** 허파꽈리큰포식세포(폐포대식세포), 모식도와 전자현미경사진. **C,** 미세아교세포.

표피
(epidermis)
가지세포
(dendritc
cell)
진피(dermis)

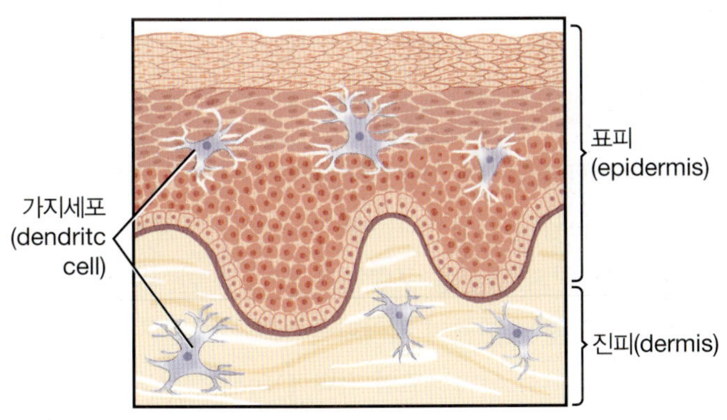

그림 13.15 **표피의 가지세포(랑게르한스세포).**

cell)가 포함된다.

- 가슴샘가지세포는 티모신을 생산하는데, 이 호르몬은 T 세포의 성숙과정에 일조하는 것으로 생각된다.
- 랑게르한스세포는 표피바닥층에 위치하면서 포음작용(pinocytosis)과정에 의해 항원을 포식한다. 항원은 폴리펩티드로 분해되어 세포표면으로 수송된다. 이 과정은 T 림프구를 활성화시키게 된다.
- 사이질가지세포는 창자의 환경을 감시하고 상호작용하는 위창자관(위장관)내 그물의 일부이다. 이러한 세포는 IgA를 생산시켜 병원체가 부착하여 침투하는 것으로부터 점막속층을 보호한다.
- 손가락가지모양가지세포는 림프절내에 위치하며 이러한 림프기관에 있는 림프구에게 항원을 제시하는 중요한 역할을 수행한다.

림프구(단핵백혈구)는 백혈구의 30~40%를 차지하며 면역반응의 주된 세포이다. B 림프구, 즉 B 세포는 골수에서 첫 번째 단계의 발달을 완료한 뒤 혈류로 들어가서 이차림프기관으로 이동한다. 이들은 궁극적으로 항원과의 상호작용, 항체의 생산 그리고 면역기억을 하게 된다. 미감작(불활성) B 세포는 세포막에 항체가 위치하는 작은림프구이다. 이러한 표면항체분자는 특이항원에 대한 수용체(항원결합부위)로 작용한다. 이러한 표면면역글로불린의 하나가 항원인식에 관여하며 또 다른 분자인 class II MHC 분자가 항원제시를 하게 된다. 일단 항원이 B 세포상의 항체에 결합하게 되면, B 세포는 빠르게 분열하고 형질세포와 기억세포로 된다[이 장의 뒤에 있는 항체매개면역(체액면역) 참조].

T 림프구, 즉 T 세포는 가슴샘에서 성숙하며 B 세포의 증식과 세포매개면역(이 장의 뒤 참조)에 필요하다. B 세포와 T 세포는 이들 각각을 감별하고 각 무리를 아집단으로 세분할 수 있는 독특한 표면항원을 갖고 있다. 혈구의 표면항원에 대한 국제명명체계는 임상적으로 중요한 CD 체계이다(예, CD4와 CD8 T 세포아집단을 가진 AIDS의 진단).

3 숙주방어 Host Defense

숙주방어기전은 이물질과 미생물에 대해 방어한다. (**선천**)방어기전은 항상 존재하며 흔히 감염원의 증식과 확산을 충분히 물리친다. 선천면역방어기능은 질병이 발생하는 것을 억제하는 제1선과 제2선의 방어기전이다. 선천방어기전은 비특이적이어서 일반적인 방어기전을 통해 모든 침입자와 대항한다. 만일 선천면역방어가 충분하지 못하여 감염원의 침입을 막지 못한다면 **적응면역계통**이 활성화된다. 이 과정은 최대의 강도를 나타내려면 시간이 걸린다. 적응면역계통반응은 특이항원에 특이적이며 따라서 특이방어라고도 부른다. 이는 제3선의 방어를 의미한다(그림 13.16).

1] 제1방어선

제1방어선에는 미생물이 체내로 침입하는 것을 방지하는 물리화학적 장벽이 있다.

물리적 장벽

호흡계통, 소화계통, 위창자(위장)계통, 비뇨계통 그리고 생식계통을 싸고 있는 온전한 피부와 점막은 미생물의 침입에 대항하는 물리적 장벽을 제공한다. 이러한 물리적 장벽이 가장 작게 손상되더라도 병원체의 침입구가 될 수 있다. 점막의 점액은 입자를 포획하며 이는 섬모에스컬레이터(*ciliary escalator*)라고 부르는 기계적인 섬모작용에 의해 이동된다(그림 13.17). 섬모에스컬레이터라는 용어는 섬모운동에 의해 점액이 기관의 점막꼭대기면으로부터 입안까지 이동하는 과정을 기술한다. 포획인 입자와 함께 점액은 삼켜지게 되고 위로 가서 입자와 점액은 위환경의 산도(pH 2)에 의해 파괴된다. 재채기와 기침이 위쪽기관으로부터의 점액제거에 도움이 된다. 흡연자의 경우, 호흡관상피가 손상되어 섬모운동이 없거나 결함이 있으므로 점액이 입안으로 쉽게 이동하지 않아 반드시 기침의 작용으로 제거되어야 한다(흡연자의 기침).

발한은 땀샘구멍으로부터 미생물을 기계적으로 세척하며 또한 피부의 표면을 세척한다. 눈물, 침 그리고 소변의 흐름은 침입자에 대한 세척작용을 만든다. 예를 들어, 소변을 참는 것은 세균의 침입으로 인해 요관의 감염을 촉진시킨다.

화학적 장벽

피부의 pH 4.5~6은 많은 병원체의 집락화를 억제시킨다. 피지(기름)샘에서 생산되는 피지는 많은 병원체에 독성이 있는 지방산과 젖산을 포함하고 있다. 또한, 땀샘은 피부에 원하지 않는 세균의 집락화를 억제시키는 지방산과 젖산을 생산한다. 상피세포의 점막에 의해 생산되는 점액은 리소자임(용해효소, lysozyme), 락토페린(lactoferrin) 그리고 락토퍼록시다제(lactoperoxidase)를 포함하는데, 이들 모두는 정균성이거나 살균성이다.

세균세포벽의 펩티도글리칸층을 공격하는 효소인 **리**

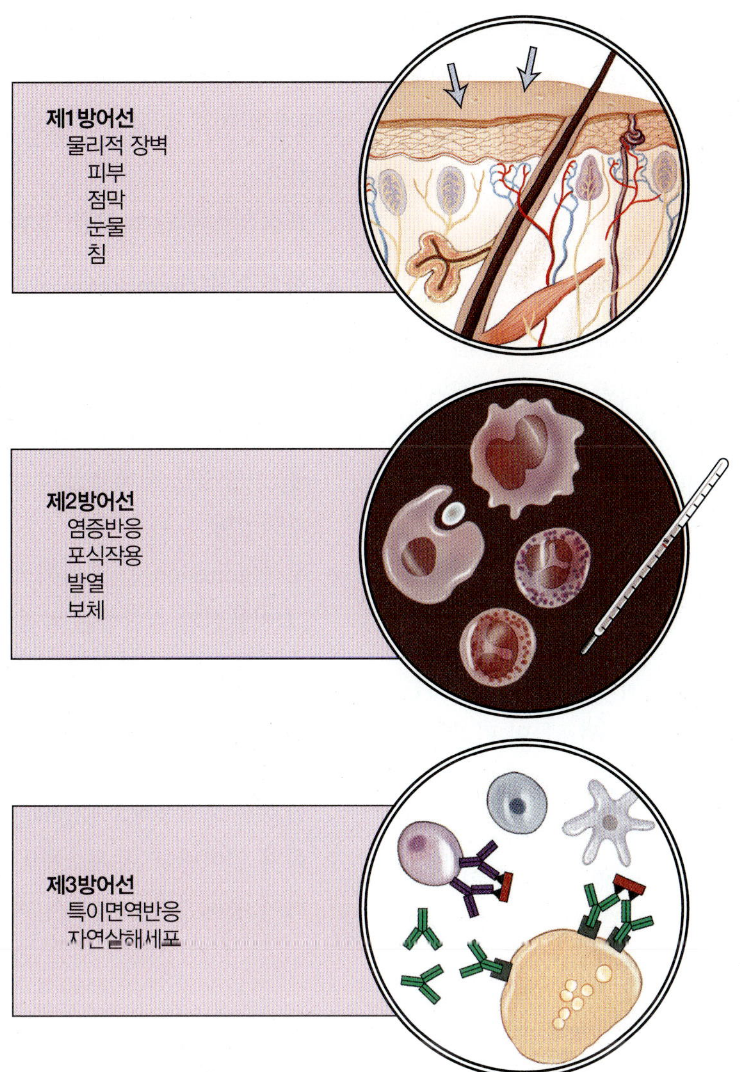

그림 13.16 숙주방어수준. 인체는 3종류의 방어선을 가진다. 제1방어선은 물리적 장벽(피부와 점막)으로 구성되며; 제2방어선은, 포식작용, 염증, 발열, 인터페론이 생산 그리고 면역계통이 활성화를 포함하고; 그리고 제3방어선은 특이(적응)방어기전에 의해 제공된다.

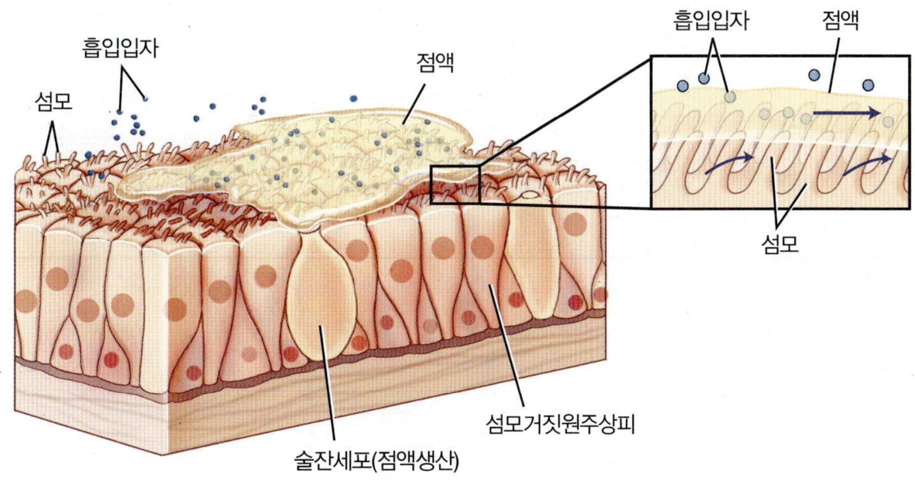

그림 13.17 섬모에스컬레이터(ciliary escalator). 기관지상피세포의 꼭대기면에 있는 점막은 이물질을 포획하며 섬모운동에 의해 입안으로 이동시킨다.

소자임(용해효소)는 땀, 콧물, 침 그리고 눈물에 존재한다. 또한, 위의 활동, 창자의 알칼리도 그리고 소화효소 모두는 원하지 않는 병원성의 세균집락화를 억제하는데 일조한다.

2] 제2방어선

제1방어선을 침투한 병원체는 제2방어선에 의해 제공되는 대개 비특이적인 세포반응과 화학반응에 의해 제거된다. 이러한 반응에는 포식작용(phagocytosis), 염증(inflammation), 발열, 인터페론의 생산 그리고 보체 활성화가 있다.

포식작용과 포식세포

포식작용은 침입한 이물질이 포식세포에 의해 파괴되는 과정이다. 포식작용을 할 수 있는 많은 세포들이 면역계통에 존재한다. 포식세포는 미생물이나 기타 입자에 접근하여 위족(발 같은 돌기)을 신장시켜 미생물을 섭식한다. 미생물을 완전하게 둘러 싸서 주머니를 형성하는데 이를 **포식소체(phagosome)**라고 부르며, 이는 살균화학물질을 갖고 있는 리소자임(용해소체)와 융합된다. 침입자를 파괴한 후, 포식세포는 단백질을 가공하여 세포표면에 항원 단백질의 일부를 제시하게 되고 이것을 림프구가 인식하게 된다.

포식작용의 단계(그림 13.18):

- **화학주성(chemotaxis)**은 침입부위로 포식세포가 이동하도록 인도한다. 이는 화학주성물질에 의한 화학적인 유인의 결과이다. 일반적으로, 이는 보체연쇄반응(complement cascade)(이 장의 뒤에 있는 보체 참조) 동안 생성된 케모카인(chemokine)의 작용을 통해 이루어진다.
- 부착(adhesion)은 포식세포가 이물질을 섭식하기 전에 그 이물질과 결합하는 과정이다.
- 섭식(ingestion)은 포식세포의 막이 위족을 뻗어 침입 입자를 둘러싸는 과정이다.
- 포식세포내에서 포식소체(phagosome)가 용해소체와 합쳐져 포식용해소체(phagolysosome)를 형성할 때 소화가 일어난다. 용해소체의 소화효소는 침입자를 분해하여 용해시키며 이어서 이러한 섭식물질은 포식세포

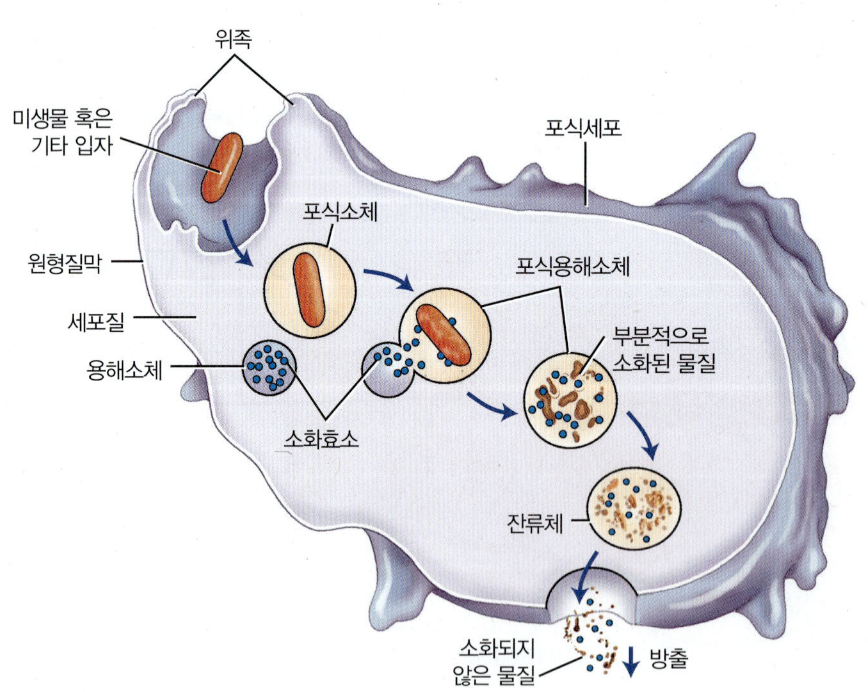

그림 13.18 **포식작용의 과정.** 포식작용은 제2방어선의 일부이며 침입부위로 포식세포가 이동하는 화학주성; 부착; 섭식; 그리고 소화가 포함된다.

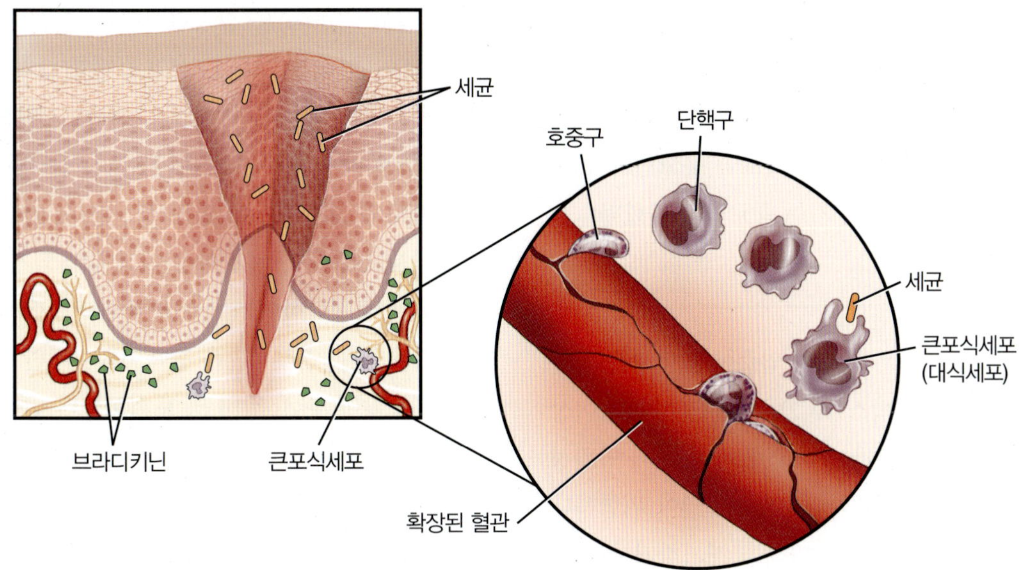

그림 13.19 염증의 단계. 염증은 미생물이 손상된 피부로 침입할 때 일어난다. 조직손상에 반응하여 혈관이 확장되고 손상된 내피세포에서 브라디키닌(bradykinin)이 분비되며, 단핵구/큰포식세포(대식세포)와 호중구가 혈관을 떠나 침입자를 파괴하게 된다.

로부터 세포바깥구역으로 방출된다.

염증반응

염증반응은 어떤 조건에서는 유해할 수 있는 방어기전이다. 염증의 개시사건은 손상이거나 혹은 항원의 존재일 수 있지만 과도한 열, 화학물질 그리고 방사선일 수도 있다. 만일 염증반응이 피부의 경미한 상처로 인해 시작된다면 이는 흔히 다른 조직으로 병원성미생물이 침입하는 것을 차단하여 질병을 억제할 정도로 강력하다(그림 13.19).

염증의 단계는 다음과 같다.

1. 모세혈관과 조직의 손상은 손상된 세포로부터 브라디키닌(bradykinin)을 방출하게 한다.
2. 브라디키닌은 감각신경충격을 활성화시켜 통증을 일으키게 한다.
3. 통증의 감각은 비만세포와 호염기를 자극하여 히스타민을 방출하게 한다.
4. 브라디키닌과 히스타민은 모두 감염부위내 모세혈관을 확장시키고 혈류를 증가시키며 모세혈관의 투과도를 증가시킨다.
5. 피부의 상처는 세균이 조직으로 침입하게 하는데 이는 손상부위로 호중구와 단핵구가 이동하도록 만든다.
6. 호중구는 세균을 포식하고 용해소체의 가수분해효소로 이들을 파괴한다.
7. 단핵구는 큰포식세포(대식세포)로 성숙하여 혈류를 떠나 미생물을 빠르게 포식한다.

염증의 징후(박스 13.1)에는 염증구역에서의 발적(redness, rubor), 체온증가(열, calor), 부종(종창, tumor) 그리고 통증(pain, dolor)이 포함된다. 발적과 체온증가는 모세혈관이 확장되어 그 부위로 혈류가 증가하기 때문에 일어난다. 체온의 증가는 세포의 대사율을 증가시켜 치유속도를 높인다. 열은 또한 포식세포와 기타 방어세포의 활성을 증가시킨다. 통증의 감각은 부종(과도한 조직액)에 의한 통각수용기(nociceptors, sensory receptors)의 자극

박스 13.1 염증의 징후

열(*calor*): 혈류의 증가로 인해 염증구역의 체온상승
발적(*rubor*): 모세혈관이 확장하고 그 구역으로의 혈류가 증가함으로써 붉게 됨
종창(*tumor*): 모세혈관의 투과도 증가로 인한 부종
통증(*dolor*): 프로스타글란딘분비, 미생물독소 그리고 부종이 통각수용기(nociceptor)를 자극하여 통증이 아파질 수 있음

그리고 손상세포와 세균독소에 의한 프로스타글란딘의 분비로부터 초래된다. 부종은 모세혈관의 투과도가 증가하여 조직으로 혈구혈장성분이 누출된 결과이다. 이러한 모세혈관의 누출은 감염에 대항하는 세포와 응고인자가 신속하게 작용하도록 감염부위로 가는 통로를 제공한다.

발열

발열(fever 혹은 **pyrexia**)은 과도한 염증이나 미생물의 침입에 대한 전신반응이다(박스 13.2). 37.8°C(100°F) 이상인 체온은 일반적으로 미열이 있다고 말하며 몸이 병원성 미생물을 제거하는 것에 일조한다. 비록 고열이 위험하다고는 해도 침입미생물의 증식과 번식을 제거하거나 감소시킨다면 한계치 안에서는 유리할 수 있다. 체온의 증가는 미생물의 침입에 대한 반응으로 백혈구로부터 방출되는 열생산물질인 **발열원(pyrogen)**에 대한 반응으로 시상하부에 의해 조절된다. 또한, 혈류로 방출된 미생물독소가 발열원으로 작용할 수도 있다. 발열원은 혈류에 의해 시상하부로 수송되며 그곳에서 프로스타글란딘을 분비하는 특이적인 신경세포를 자극한다. 프로스타글란딘은 생리학적인 체온설정점을 높여 오한(shivering, chill)을 일으키는데 이는 체온의 상승을 개시시키는 생리학적인 반응이다. 병원체가 제거되면 체온의 설정점이 발열이전수준으로 낮아져서 체온을 낮추는 생리학적인 발한반응이 일어나게 된다(열이 내림).

인터페론

인터페론은 바이러스에 감염된 세포가 생산하는 당단백질이다. 이 단백질은 이들이 바이러스의 증식을 억제하고 병원체의 확산을 막기 때문에 항바이러스성으로 간주된다. 세균, 바이러스, 외래세포 그리고 종양에 의한 각기 다른 자극은 각기 다른 종류의 인터페론, 즉 알파(α), 베타(β) 그리고 감마(γ)를 활성화시킨다. 인터페론-α 단백질은 B 세포, 단핵구 그리고 큰포식세포(대식세포)에 의해 생산된다. 인터페론-β 단백질은 섬유모세포와 기타 바이러스감염세포에 의해 생산되는 반면, 인터페론-γ 단백질은 T 세포와 NK 세포에 의해 생산된다. 이러한 인터페론은 감염세포를 구하는 것이 아니라 감염되지 않은 세포상의 수용체에 결합하여 이들이 항바이러스단백질을 생산하도록 자극한다. 인터페론은 종특이적이지만 바이러스특이적이지는 않다. 다시 말하면, 토끼로부터 얻은 인터페론은 사람에게는 효과가 없다. 비록 인터페론이 바이러스의 확산을 억제할 수 있다고 해도, 이들은 또한 바이러스감염과 연관되는 비특이적인 독감유사증상을 일으킬 수 있다.

> **박스 13.2 발열의 유리함**
>
> - 고열에 민감한 미생물의 증식을 억제함
> - 세균이 철을 이용하는 것을 감소시켜 영양소를 결핍시킴
> - 혈구형성, 포식작용 그리고 기타 특이면역반응을 가속화시킴

사이토카인

사이토카인은 면역반응의 화학매개자로 간주되는 작은 단백질이며 면역계통의 세포에 의해 분비된다. 이들은 면역계통내의 세포들을 서로 교통시켜 침입자를 조직적으로 공격하게 만드는 화학전령자이다. 동일한 사이토카인이 여러 각기 다른 세포에 의해 생산되며 동일한 사이토카인이 각기 다른 조건에서는 각기 다른 효과를 가진다. 이 현상은 다면발현(*pleiotropy*)이라고 부른다. 또한, 각기 다른 사이토카인이 상황에 따라 동일한 작용을 매개할 수 있는데; 이는 중복성(*redundancy*)이라고 부른다. 많은 사이토카인은 인터루킨(*interleukin*, IL)이라고 지칭되며 혈액응고인자에 번호를 붙이는 것과 비슷하게 발견된 때에 따라 번호를 붙인다(IL-1, IL-2, IL-3, 등등). 인터루킨이라는 용어는 백혈구(leukocyte) 사이(inter)에서 매개자로 기능하는 화학물질이라는 뜻이다. 기능적인 특성에 따라 3종류의 사이토카인, 즉 혈구형성조절에 관여하는 사이토카인, 염증반응에 영향을 미치는 사이토카인 그리고 적응면역반응을 조절하는 사이토카인이 기술되고 있다(표 13.3).

보체

보체는 면역계통에 의해 활성화되어 미생물침입구역으로 포식세포를 보충시킬 수 있다. 보체는 세포바깥액에 존재하는 35가지 이상의 각기 다른 단백질로 구성되며 선천

표 13.3 일부 사이토카인과 그의 활성

사이토카인	근원	기능
IL-1	큰포식세포(대식세포), 단핵구	T 세포와 B 세포의 활성화; 발열; 염증
IL-2	T 세포	T 세포의 증식; B 세포의 활성화
IL-3	T 세포	줄기세포와 비만세포의 증식을 자극
IL-4	T 세포	B 세포와 일부 T 세포의 증식을 자극
IL-5	T 세포	B 세포; 호산구의 분화
IL-6	큰포식세포(대식세포), B 세포와 T 세포, 기타 세포	염증, 혈구형성, B 세포의 분화
IL-7	섬유모세포, 내피세포	B 세포와 T 세포의 초기분화
IL-8	단핵구	과립구를 유인함
IL-11	골수	혈구형성
IL-14	가지세포, T 세포	기억 B 세포

IL, 인터루킨(interleukin).

면역과 후천면역 모두에 영향을 미친다. 보체단백질은 주로 간세포에 의해 합성되지만 단핵구, 큰포식세포(대식세포) 그리고 위창자관(위장관)과 비뇨생식관의 내피세포에 의해서도 생산될 수 있다. 주된 보체단백질은 면역반응에서 이들이 활성화되는 순서가 아니라 이들이 발견된 시점에 따라 *C1*부터 *C9*까지 이름을 붙인다. 보체계통의 활성화는 보체연쇄반응이라고 부르며, 이는 생화학적인 3가지 경로를 통해 활성화된다:

1. 항원-항체복합체(IgG 혹은 IgM)가 C1 보체에 결합될 때 유발되는 **고전보체경로(classical complement pathway)**
2. 병원체의 표면에서 C3 성분이 가수분해되면서 활성화되는 **대체보체경로(alternative complement pathway)**
3. 만노스결합렉틴(mannose-binding lectin)이 병원체의 탄수화물과 결합하여 C1과 유사한 효소와 상호작용할 때 활성화되는 **렉틴경로(lectin pathway)**

이 3가지 경로는 최종 단계에서 공통경로로 합쳐지게 되며 유사한 최종결과, 즉 주로 염증, 포식작용, 또는 항원의 직접용해를 나타나게 한다.

3] 제3방어선

제3방어선은 특이방어기전이나 적응방어기전에 의해 제공된다. 이러한 기전은 특이항원에 의해 촉발된다. 적응방어의 기본적인 2가지 기전은 세포매개면역(cell-mediated immunity)과 체액면역(humoral immunity)이다. 항원이 공격할 때, B 세포와 T 세포는 더욱 분화되고 증식하여 항원특이면역반응을 일으킨다.

세포매개면역

세포매개면역계통은 혈액과 림프에서 순환하면서 세균, 바이러스, 진균, 원생동물 그리고 몸에 대해 이물질인 어떤 기타 물질이나 세포에 대항하는 고도로 전문화된 림프구인 **T 세포**에 의해 조절된다. 세포독성 T 세포나 도움 T 세포는 모두 혈액이나 림프에 있는 항원을 인식할 수 없으며 반드시 큰포식세포(대식세포)와 같은 **항원제시세포**에 의해 활성화되어야만 한다(그림 13.20).

T 세포(림프구)의 범주는 아래와 같다:

- 세포독성/살해(*cytotoxic/killer*) T 세포(CD8)는 class I MHC 분자와 함께 제시되는 항원을 인식하여 항원을 갖고 있는 바이러스감염세포와 암세포와 같은 세포를 공격하여 퍼포린(perforin)과 그란자임(granzyme)을 분비함으로써 파괴시킨다. 퍼포린분자는 감염세포에 구멍을 내어 그란자임이 침투할 수 있도록 하여 세포자멸사(apoptosis)를 개시시키게 한다.
- 도움(*helper*) *T* 세포(CD4)는 class II MHC 분자와 함께 제시되는 항원을 인식하며 세포독성 T 세포와 B 세포의 증식과 분열을 자극하는 사이토카인을 분비함으로써 면역반응에 일조한다. 또한, 이들은 큰포식세포(대식세포)를 유인하여 그의 능력을 증강시키고 미생물을 포식하도록 만든다.
- 억제(*suppressor*) *T* 세포(CD8 T 세포의 아집단)는 화학물질을 분비하여 도움 T 세포의 추가적인 증식 그리고 형질 B 세포에 의한 항체생산 모두를 억제함으로써

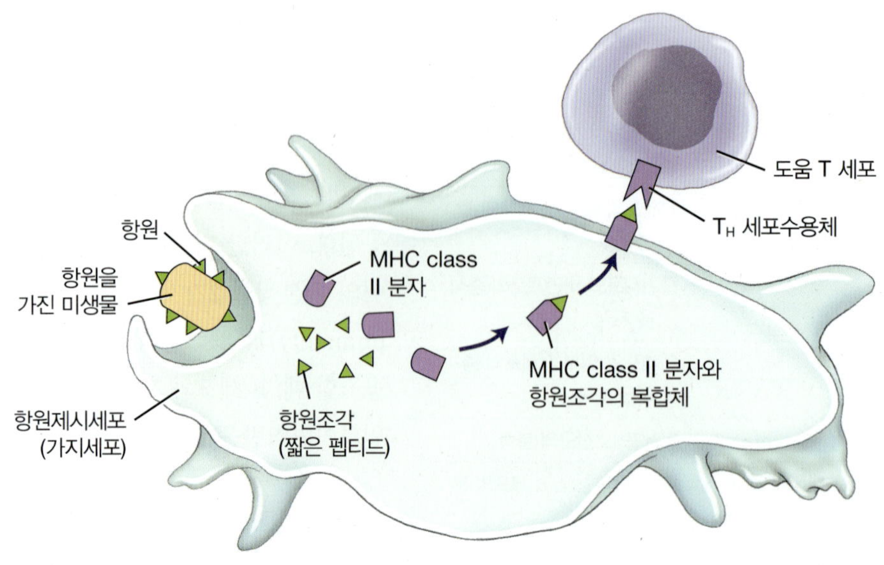

그림 13.20 **세포매개면역의 항원제시세포.**

면역반응을 조절한다.

- 기억(*memory*) *T* 세포는 면역반응이 가라앉은 후에도 지속되는 T 세포무리이다. 이러한 세포는 이전에 몸에 침입한 병원체를 인식하고 반응한다. 이들은 재침입에 대한 반응으로 사이토카인을 분비하여 큰포식세포(대식세포)와 B 세포를 자극시킨다.

항체매개면역(체액면역)

B 세포는 특이항체를 생산하며 바이러스항원과 세균항원에 대한 항체매개면역을 조절한다. 작은 미감작 B 세포는 그의 표면수용체에 결합된 항원에 의해 자극되어 증식하고 분화한 면역적격세포이다. 각각의 B 세포는 특이항원을 인식하는 특이표면항체를 갖고 있다. 항원을 인식하면, B 세포는 활성화(민감화)되어 형질세포와 기억세포로 분화한다. 이 과정은 **클론선택(clonal selection)**(그림 13.21)이라 부르며 이는 도움 T 세포(CD4)에 의해 항진된다. 클론의 대부분은 특이항체를 생산하는 수명이 짧은 형질세포이며 다른 것들은 장기간 생존하는 기억세포이다. 일단, 충분한 항체가 B 세포에 의해 생산되어 항원이 제거되면 억제 T 세포의 작용으로 형질세포의 발달이 멈추게 된다. 기억 B 세포가 남게 되는데, 이들은 장기간의 면역에 관여하다. 이들은 면역계통에 또 다시 침입한 동일한 항원을 인식하여 새로운 형질세포와 기억세포로 빠르게 분열하게 된다.

첫 번째로 특이항원에 노출된 면역계통은 **일차반응(primary response)**을 일으킨다. 반응의 가장 초기단계는 항원에 특이적인 어떠한 항체도 존재하지 않는 잠복기(latent period)(지연기, lag period)가 특징이다. 외래물질에 대한 인식은 항원의 에피토프가 항체의 항원결합부위와 들어 맞을 때 일어난다. 이 시기에 항원은 림프조직에 농축되어 있으며 이후에 클론확장(clonal expansion)을 이행할 적절한 B 림프구에 의해 가공된다. 일차반응의 초기에, B 세포는 주로 IgM형의 항체를 생산하는데, 이는 후기에 IgG 혹은 IgE나 IgA와 같은 다른 동형으로 전환된다. 이러한 항원에 대한 항체의 특이성은 변하지 않는다.

이차면역반응(secondary immune response)은 면역계통이 수주, 수개월, 혹은 수년후에 동일한 면역원에 노출될 때 일어난다. 일차반응과 비교할 때 이차반응 동안에는 항체가 합성되는 속도가 대단히 빠르다. 혈청내 항체농도는 **항체역가(antibody titer)**라고 부른다. 이차면역반응에서 항체가 빠르게 증폭되는 것은 기억 B 세포가 존재하기 때문이다. 이러한 일은 예방접종에서 위험한 병원체에 대한 항체역가를 높이는 추가접종의 기초가 된다(다음 절 참조). 체액면역은 또한 능동면역(active immunity)과 수동면역(passive immunity)의 2가지 범주를 나뉠 수 있다.

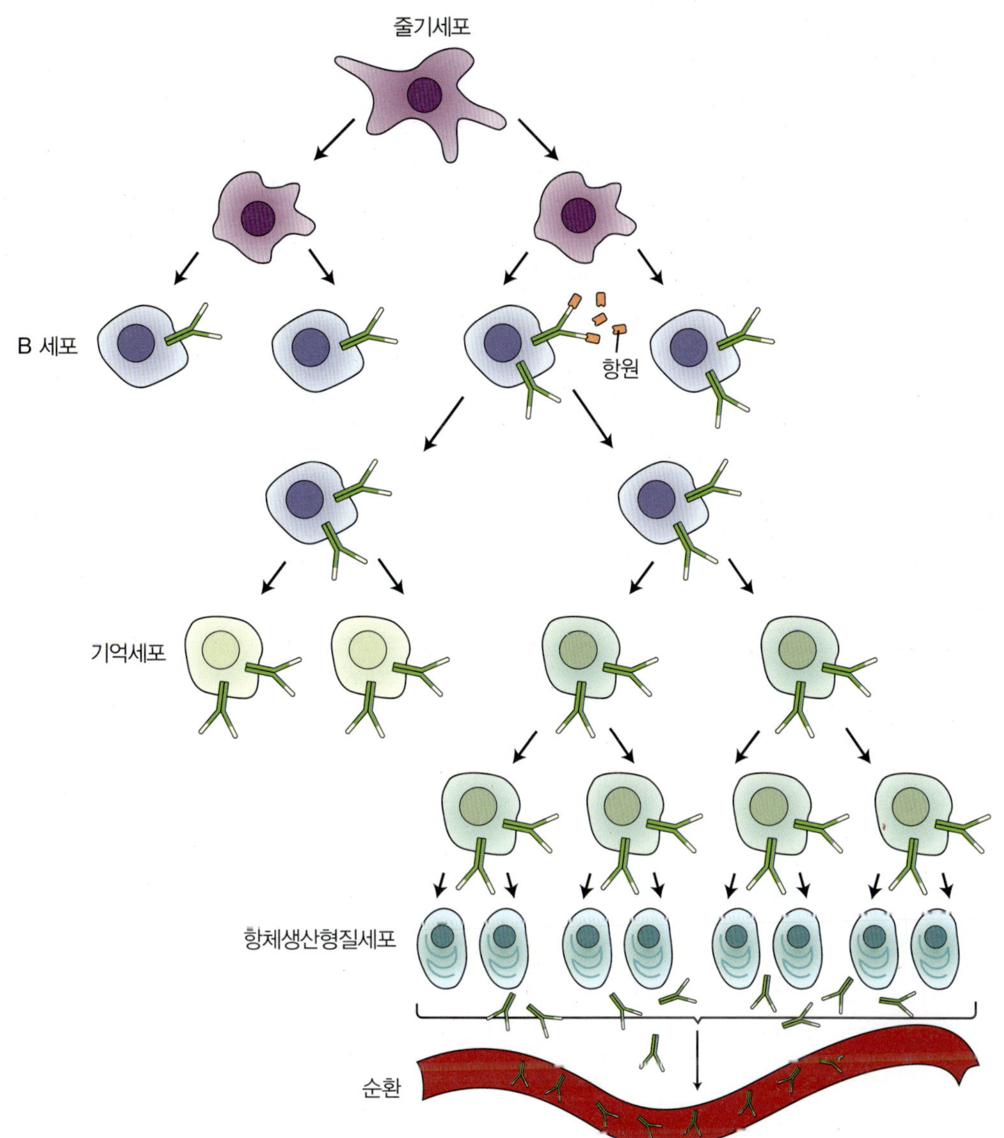

그림 13.21 B 세포의 활성화과정. 항원이 특이 B 세포에 결합하여 활성 B 세포가 형질세포무리와 기억세포무리를 형성하는 클론선택; B 세포가 침입미생물에 대한 특이 항체를 만드는 항체생산이 일어난다.

능동면역

능동면역의 경우, 항원이 몸으로 들어와서 B 림프구를 통해 그 자신의 항체를 만드는 반응을 한다. 이러한 종류의 면역은 질병이나 예방접종에 의해 유도되며 장기간 혹은 영구적으로 지속될 수 있다.

- 개체가 특정의 병원체로 인해 병에 걸리고 면역계통을 통해 특이항체(면역글로불린)를 생산함으로써 회복되는 경우 자연적으로 획득되는 능동면역이 생긴다. 이러한 종류의 면역은 특정 병원체에 대한 장기적인 방어를 제공한다. 방어시간의 정도는 병원체의 본질에 따라 달라진다.
- 약화시키거나, 조각내거나 사멸된 병원체나 세균독소에 조절적이고 의도적으로 노출되는 결과로 인공적인 능동면역을 얻게 된다. 항원을 안전한 양과 형태로 투여함으로써 몸의 면역계통이 그 자신의 항체와 기억세포를 생산하게 한다. 이러한 종류의 항원은 **백신(vaccine)**이라 부른다. 성공적인 백신은 적절한 면역반응을 유발할 수 있어야 하고 장기적인 보호를 제공해야 하며 그리고 안전하고 안정되고 그리고 저렴해야

한다. 실제적으로 여러 각기 다른 백신이 현재 면역접종에 사용되고 있다.

- 약화시킨 미생물은 살아 있지만 병원성이 없는 미생물 균주이다. 이러한 종류의 생백신은 단일의 용량을 투여함으로써 장기간의 면역을 제공한다. 그럴 가능성은 없을 것 같지만, 약화된 미생물의 독력이 회복될 수 있으며 면역억제된 환자에서는 특히 위험하게 될 수 있다.
- 사멸시키거나 조각을 낸 미생물에서 온 백신은 면역반응을 일으킬 정도로 강하지 않으며 면역은 단기적이고 여러 번의 용량이 필요하다. 이는 제조하기가 비싸며 백신의 효능은 미생물의 생존성에 의존하지 않는다.
- 재조합 DNA 기술을 통한 DNA 면역접종은 면역원의 근원으로 항원 그 자체를 사용하는 것이 아니라 바이러스항원에 대한 유전자를 사용한다. 개체내 면역화될 숙주세포는 DNA를 섭취하여 통상적인 세포기전에 의해 바이러스항원을 생산하게 된다. 새로이 생성된 바이러스항원은 이후에 숙주의 MHC class I 분자와 class II 분자와 함께 세포표면에 제시되게 된다. 이후에 면역적격세포와 만나게 되면서 면역반응이 유발된다.
- 변성독소는 독성을 없도록 변화시킨 세균독소나 바이러스독소이다. 변성독소를 주입하면 병원체 그 자체가 아닌 독소에 대항하는 방어가 제공된다.

예방접종이나 능동감염된 후에 생산되어 결과적으로 혈청내에 존재하게 되는 항체의 양이 항체역가이다. 최초의 면역접종은 항체역가를 높이지만 이는 점차적으로 약해지므로 감염을 예방하기 충분한 높은 역가를 유지하기 위해서는 흔히 추가접종(이차주입)이 이루어진다. 이차반응은 일차반응보다 더 효과적이다. 기억 B 세포가 빠르게 분열하여 더 많은 기억 B 세포를 만들고 더 많은 수의 형질세포가 즉석에서 더 많은 수의 항체를 생산한다. 면역화된 개체가 후에 특정의 병원체에 노출되면 면역반응이 더 강하게 일어나며 따라서 감염이 예방된다. 예방접종에 대한 보다 상세한 내용은 생명의 응용 박스를 참조하라.

생명의 응용

예방접종

살아 있는 우두바이러스가 사람의 천연두바이러스에 대항하는 방어를 제공한다는 것을 에드워드제너(Edward Jenner)가 발견한 이래 미생물에 대한 면역접종(예방접종)은 질병예방을 위한 핵심적인 부분이 되어 왔다. 그 시대 이래로, 과학자들은 많은 수의 병원체에 대항하는 다양한 백신을 개발해 왔다. 현재, 백신은 각기 다른 노출전예방(preexposure prophylaxis)과 노출후예방(postexposure prophylaxis)이라는 2가지 조건에서 투여된다. 현재 일반적으로 사용되는 백신에는 홍역, 볼거리, 수두(varicella, chickenpox), 백일해, 풍진, 소아마비, A형과 B형 간염, 황열, 인플루엔자, 디프테리아. 파상풍, 사람유두종바이러스 그리고 기타 많은 것들이 포함된다. 또한, 질병통제예방센터(CDC)는 60세 이상의 노인에게 대상포진백신(Shingles vaccine)(Zostavax®)을 권장하고 있다. 백신은 최소 6년 동안 효과가 있을 것으로 기대하지만 더 오랜 기간 동안 보호를 제공할 것으로 생각된다.

국립보건원(National Institutes of Health)에 속하는 백신연구센터(Vaccine Research Center)는 다른 연방당국과 제약회사와 협력하여 앞으로 사용될 새로운 백신을 활발하게 검사하고 있다. 중증급성호흡기증후군바이러스(severe acute respiratory syndrome virus), 웨스트나일바이러스(West Nile virus), 에볼라바이러스(Ebola virus) 그리고 사람면역결핍바이러스(human immunodeficiency virus)에 대한 백신의 임상시험이 진행되고 있다. 많은 이러한 백신의 승인은 현재 미국식품의약국(U.S. Food and Drug Administration, FDA)에 의해 검토되고 있다.

수동면역

수동면역에서의 항체는 면역계통이 자극된 후에 (자체적으로 생성되는) 내인성이 아니라 (바깥근원으로부터 오는) 외인성이다. 몸이 항체를 생산하지 않기 때문에 이러한 면역은 일시적이며 오직 항체가 혈류와 림프에 존재하는 경우에만 지속된다.

자연적인 후천성수동면역은 모체의 면역글로불린(IgG)이 태반을 통과하여 태아의 순환으로 들어옴으로써 얻게 된다. 이는 특이병원체에 대한 면역을 위해 모체로부터 온 항체가 제공한다. 일반적으로, 이러한 유형의 면역은 출생후 6~12개월 동안 지속되며, 이 시기 동안 신생아의 면역계통이 발달한다. 초유와 모유에 있는 IgA와 IgG가 신생아에게 추가적인 수동면역을 제공한다. 또한, 초유와 모유는 신생아가 감염과 대항하는 것에 일조하는 아래와 같은 것이 포함된다:

- 숙주세포에 미생물이 부착하는 것을 방해하는 소당류(oligosaccharide)와 점액소(mucin)
- 대부분의 세균에게 철을 이용하지 못하게 하는 철결합물질 락토페린(lactoferrin)
- 신생아의 큰포식세포(대식세포)활성을 증가시키는 피브로넥틴(fibronectin)
- 어떤 면역세포의 활성을 항진시키는 사이토카인
- 세균세포벽의 펩티도글리칸층을 분해하는 리소자임(용해효소)

다른 사람이나 동물로부터 얻은 외인성방어항체를 투여하여 수동면역을 인공적으로 획득할 수 있다. 이러한 항체는 혈청면역글로불린 혹은 연구실에서 제조된 단클론항체(monoclonal antibody)일 수 있다. 혈청주입은 외래항원에 대한 알레르기반응의 위험을 가지며 혈청병(serum sickness)을 일으키게 된다.

4 면역계통에 의한 질병
Diseases Caused by the Immune System

면역계통의 질환과 장애는 면역반응이 잘못되거나, 과도하거나, 혹은 결핍되는 경우에 발생한다. 구조적이거나 기능적으로 면역계통의 성분 하나 이상에 결함이 있는 경우에는 면역반응이 잘못될 수 있다.

1] 알레르기/과민반응

알레르기는 대개 몸에는 유해하지 않지만 과민반응을 야기할 수 있는 알레르기원에 대한 강력한 면역반응이다. 꽃가루, 곰팡이, 먼지(주로 먼지진드기), 고양이비듬, 음식, 곤충에 쏘이거나 물림, 특정의 음식 그리고 약물과 같은 물질이 이러한 반응을 일으킬 수 있다(표 13.4). 알레르기는 병원성이 없어 인체에 문제를 일으키지 않는 물질에 대해 면역계통이 항체를 과도하게 생산함으로써 발생한다.

즉시과민반응(제1형)

즉시과민(제1형)이라 부르는 종류의 알레르기는 알레르기원에 B 세포가 과도하게 반응하여 발생된다. 제1형 과민반응에서는 증상이 노출되고 몇초나 몇분 안에 발생한다. 이러한 증상은 다음과 같다:

- 콧물이나 코막힘
- 눈물
- 결막염
- 천식
- 두드러기
- 발열
- 피부염
- 위창자(위장)증상

이 범주에 속한 다양한 반응유형은 국소적이거나 전신적이며 기도폐쇄와 심지어 호흡허탈이 포함된다. 이러한 과민반응의 발생에서 알레르기의 유전소인이 중요한 역할을 하는 것이라 생각된다. 하지만, 나이, 알레르기원의 종류, 침입구, 지리학적인 위치, 환자의 전신적인 건강과 같은 기타 요인이 제1형 과민반응의 발생에 영향을 미친다.

IgG 항체 대신에 생산되는 IgE 항체가 알레르기반응을 일으킨다. IgE는 혈액을 순환하지 않으며 소식내에서 비만세포나 호염기구에 부착하여 이러한 세포의 표면수용

표 13.4 알레르기반응, 증상 그리고 원인이 되는 알레르기원의 예

알레르기반응	증상	알레르기원
알레르기비염(allergic rhinitis)(건초열, hay fever), 천식(asthma)	재채기, 코충혈, 호흡곤란	곰팡이, 꽃가루, 동물비듬, 먼지진드기
음식알레르기(food allergy)	구역, 구토, 복부경련, 설사	계란(주로 흰자), 어류(특히 패류), 닭, 우유와 유제품, 견과류, 밀, 콩
두드러기(hives)	특정 피부구역의 발적과 부기	특정의 음식과 음식첨가제, 곤충에 물림, 약물[예, 페니실린(penicillin)], 화장품
아나필락시스쇼크(anaphylactic shock)	혈관확장, 어지럼증, 구역, 설사, 의식소실, 사망의 가능성	곤충에 물림, 약물, 특정의 음식

과민반응의 예

알레르기	증상	원인	치료
제1형 과민반응: 즉시 혹은 아나필락시스			
피부염(dermatitis)(습진, eczema)	가려움증, 다양한 침입구를 가진 다양한 항원에 의한 염증성피부	장갑, 새웃, 식물, 음식에 있는 항원과의 접촉; 스트레스 혹은 신경학적 상태	의약용 비누로 자주 씻고 헹굼; 국소용 코르티코스테로이드(corticosteroids)와 항생제
알레르기비염(allergic rhinitis)(건초열, hay fever)	코충혈, 재채기, 기침, 과도한 점액분비, 계절적이거나 연중 내내 가려움증과 눈물	꽃가루(나무, 잔디 그리고 잡초), 곰팡이, 집먼지진드기, 애완동물, 바퀴벌레, 설치류	환경을 조절하는 방법; 알레르기원을 피함; 항히스타민(antihistamines), 충혈제거제(decongestants), 혹은 둘 모두; 면역요법(민감소실)
천식(asthma)	호흡곤란, 기관지수축, 재채기, 이상호흡음, 가슴조임	먼지진드기, 애완동물의 비듬, 꽃가루, 곰팡이, 기타	항염증제(antiinflammatory agents), 기관지확장제(bronchodilators)
음식알레르기(food allergies)	입의 저린 느낌, 혀와 목의 부종, 호흡곤란, 두드러기, 구토, 복부경련, 설사, 혈압하강, 의식소실	식제품, 음식첨가제, 또는 보존제	알레르기유발음식을 피함, 증상치료; 음식알레르기를 치유할 수 있는 약물은 현재 없음
약물알레르기(drug allergies)	두드러기, 피부발진, 피부와 눈의 가려움증, 재채기; 입술, 혀, 혹은 얼굴의 부종; 아나필락시스	화학요법의 부작용; 항생제[주로 페니실린(penicillin)]	유발약물을 피함; 증상치료, 민감소실
아나필락시스반응(anaphylactic reactions)	어지럼증, 구역, 호흡곤란, 혈압의 심각한 하강, 의식소실 그리고 때로 사망; 대개 첫 번째 노출후에 반응함	곤충에 물림, 특정 음식, 약물	아드레날린(adrenalin), 항히스타민, 코르티코스테로이드, 필요한 경우 산소; 쇼크에 대한 통상적인 치료
제2형 과민반응: 항체의존 혹은 세포독성			
신생아용혈병(hemolytic disease of the newborn)	황달, 창백, 간 또는 지라의 비대, 전신부종, 호흡곤란, 사망	태아의 혈액에 민감화(감작)된 모체(이 장의 뒤 참조)	출생전: 자궁내 수혈 혹은 분만유도; 산모의 혈장교환 출생후: 호환되는 적혈구팩으로 수혈; 호환되는 혈액형으로 교체수혈; 산증을 고치기 위한 중탄산나트륨, 환기보조
구드파스츄어증후군(Goodpasture's syndrome)	허파병(폐병): 마른기침, 경미한 무호흡, 산소공급의 결함과 피가 나오는 기침과 같은 중증의 증상이 있기 전에 수년 동안 증상이 지속될 수 있음 콩팥병(신장병): 토리에 영향을 미쳐 일종의 콩팥염을 야기함; 급성콩팥기능상실이 발생할 수 있음 허파병과 콩팥병은 환자에 따라 대개 단독으로 혹은 둘 모두 함께 일어날 수 있음	모름	코르티코스테로이드, 면역억제제; 허파감염의 항생제치료
자가면역용혈성빈혈(autoimmune hemolytic anemia)[쿰스검사(Coombs' test)양성]	적혈구의 조기파괴; 비정상적으로 창백한 피부, 황달, 흑색소변, 어지럼증, 쇠약, 비장과 간의 종대, 발열, 심장잡음, 심장박동증가; 치명적일 수 있음	화학물질; 약물[예; 이부프로펜(ibuprofen)]; 감염; 거미에 물림(드묾); 자가면역질환	급성기에서 삽관, 환기보조 그리고 혈액투석 이어서 고용량의 코르티코스테로이드, 사이클로포스파미드(cyclophosphamide)로 면역억제; 거미에 물린 경우 적극적인 상처치료

건강관리의 응용

면역매개호중구감소증(immune-mediated neutropenia)	발열, 발진, 림프절병증, 간염, 콩팥염, 재생불량빈혈	항체형성을 자극하는 합텐 작용의 약물[예, 페니실린(penicillin)]	유발약물중단; 증상치료
제3형 과민반응: 면역복합체			
혈청병(serum sickness)	발진, 관절통, 발열, 림프절종대, 쇼크, 혈압강하	동물로부터 유래된 항체에 대한 노출; 일부 약물	증상은 일반적으로 스스로 사라짐; 항히스타민과 코르티코스테로이드가 처방될 수 있음
류마티스관절염(rheumatoid arthritis)	피로, 1시간 이상의 아침경직, 근육통, 식욕감퇴, 쇠약, 결과적인 관절통, 관절부기, 운동범위제한, 손과 발의 변형, 피부발적과 염증, 샘의 부종, 저림과 무감각	원인을 모르는 자가면역질환으로 간주됨*	약물, 물리치료, 운동, 필요하다면 수술로 평생 동안 치료,
제4형 과민반응: 세포매개 혹은 지연			
접촉피부염(contact dermatitis)	피부발진, 건조, 가려움, 비늘모양피부	덩굴옻나무(poison ivy), 옻나무(poison oak), 독옻나무(poison sumac); 직장이나 집에서 염료와 고무, 비누, 보존제, 크림이나 로션 그리고 기타 물질에 대한 노출	국소용 코르티코스테로이드, 경구용 항히스타민 중증인 경우: 경구용 혹은 주사용 코르티코스테로이드, 항생제, 기타 항염증제가 필요할 수 있음
관자동맥염(temporal arteritis)	발열, 두통, 누름통증 그리고 머리덮개의 민감성, 흐린시야, 돌연실명	모름	코르티코스테로이드, 때로 아스피린(aspirin)과 면역억제제

*이 장의 자가면역질환 참조.

체에 결합한다. 비만세포와 호염기구는 이후에 히스타민을 포함하는 다양한 물질을 분비한다. 건초열(hay fever)의 증상은 주로 히스타민에 의해 야기되며 흔히 항히스타민(antihistamines)으로 효과적으로 치료된다. 반면, 음식알레르기는 주로 프로스타글란딘에 의해 매개되며 프로스타글란딘의 합성을 억제하는 아스피린(aspirin)으로 주로 치료된다. 천식에서 나타나는 호흡곤란은 호흡계통의 염증과 민무늬근육(평활근)의 수축으로 인하는데 이는 에피네프린(epinephrine)으로 치료될 수 있다. 아마도 가장 흔히 나타나는 알레르기증상은 발열, 천식, 두드러기 그리고 위창자(위장)장애일 것이다.

세포독성과민반응(제2형)

제2형 과민(세포독성과민)의 경우, 항원은 특이세포나 조직의 표면에 위치하며 순환항체가 이에 결합할 수 있다. 모든 제2형 과민반응에는 IgG 항체와 IgM 항체가 관여하여 보체의 세포용해효소(고전경로의 C1)의 활성화에 의한 포식작용에 의해 항원을 가진 세포를 파괴한다. 그러한 반응의 예에는 불일치 ABO 혈액형으로 수혈하는 것 그리고 Rh 불일치반응이 포함된다. 항원-항체복합체가 침착된 부위에 영향을 미치는 제3형 반응과 비교하여 제2형 과민반응에 의해 야기되는 손상은 특정의 조직이나 세포종류에 국소화된다.

면역복합체과민반응(제3형)

제3형 과민반응은 어떤 자가면역질환에서 나타나는 면역복합체를 형성한다. 이러한 반응에는 항체와 결합하여 자유복합체를 형성하는 수용성항원이 포함된다. 이러한 복합체는 상피조직이나 기타 조직의 바닥막(기저막)에 침착되어 면역복합체반응을 일으킨다. 면역복합체병의 예가 혈청병인데 이는 동물의 혈청이나 호르몬을 투여 받은 후 발생하는 전신반응이다. 이 상태는 림프절종대, 발열, 발진, 관절통 그리고 콩팥기능부전을 야기할 수 있다. 면역접종을 위해 동물의 혈청을 사용하는 것이 감소되었기 때문에 혈청병은 그렇게 흔하지는 않다. 제3형 반응은 IgG 항체와 IgM 항체, 보체단백질 그리고 호중구가 관여한다.

지연과민반응(제4형)

지연과민(제4형)은 대개 24시간이 지나서 발생하며 반응은 항원이 염증물질을 분비하는 항원특이림프구와 상호작용할 때 발생한다. 이는 세포매개면역반응이며 따라서 세포매개면역의 일부가 된다. 반응은 항원에 의해 민감화된 T 림프구에 의해 야기되며 림포카인(lymphokine) 혹은 기타 화학매개자가 분비되어 염증이 개시되고 이어서 항원이 파괴된다. 이러한 종류의 알레르기반응은 접촉피부염 그리고 합텐에 의해 흔히 야기되는 표피반응이 그 예가 된다.

2] 자가면역질환

자가면역은 면역계통이 **자가항원**과 **비자가항원** 사이를 감별하지 못하는 경우 발생하며 몸의 세포, 조직, 혹은 기관을 공격하게 된다. 자가면역질환은 그레이브스병(Graves' disease)과 같은 기관특이질환 그리고 중증근육무력증(myasthenia gravis)과 같은 기관비특이질환으로 세분될 수 있다. 자가면역질환은 환자가 몸 자신의 세포 또는 기관에 대한 항체의 생산과 세포독성 T 세포의 활성화를 야기하는 감염이나 외상성손상을 겪은 후에 발생된다. 자가면역질환의 정확한 원인은 아직 모르지만 유전학과 성별에 기초하는 감수성이 있을 수 있다. 이 장은 가장 흔한 자가면역질환의 일부만을 다룬다(표 13.5).

중증근육무력증

자가면역질환 중증근육무력증(myasthenia gravis)은 신경근육이음부에 있는 아세틸콜린수용체에 대한 자가항체가 존재하는 것이 특징이다. 정상적인 생리학적 상태에서, 아세틸콜린은 신경충격에 반응하여 연접이전종말로부터 분비된다. 그 다음, 아세틸콜린은 연접이후막에 있는 그의 수용체에 결합하여 근육수축을 일으킨다. 신경근육이음부에서 아세틸콜린수용체에 자가항체가 결합하면 관련된 근육섬유의 수축이 방해된다. 이 병이 발병한 환자는 진행성의 근육쇠약을 겪게 되며 뼈대근육과 관련된 모든 다른 기능이 점차 쇠약해지고 곤란하게 된다. 병이 모든 뼈대근

표 13.5 일반적인 자가면역질환

질병	계통	증상	검사
중증근육무력증(myasthenia gravis)	뼈대근육	진행성의 근육쇠약, 마비, 사망	아세틸콜린수용체에 대한 자가항체
다발경화증(multiple sclerosis)	중추신경계통	협동과 균형의 장애, 말하고 걷는 것의 곤란함; 마비, 떨림, 팔다리의 무감각과 저림	신경검사, MRI, MRS, 뇌척수액검사
그레이브스병(Graves' disease)	갑상샘	불면증, 과민성, 체중감소, 발한, 근육쇠약, 돌출되는 눈, 떨리는 손	TSH에 대한 혈액검사
하시모토갑상샘염(Hashimoto's thyroiditis)	갑상샘	피로, 우울증, 냉감, 체중감소, 모발건조, 근육쇠약, 변비; 때로 무증상	TSH에 대한 혈액검사
전신홍반루푸스(systemic lupus erythematosus)	여러 기관계통에 영향을 미침	관절, 피부, 콩팥, 심장, 허파, 혈관 그리고 뇌의 부종과 손상; 코와 뺨을 지나는 발진["나비발진(butterfly rash)"]	혈액검사와 소변검사
류마티스관절염(rheumatoid arthritis)	전신성, 주로 관절에 영향을 주거나 신경계통, 허파 그리고 피부에도 영향을 줌	관절의 염증, 근육통, 쇠약, 피로, 식욕감퇴, 체중감소	혈액검사

MRI, 자기공명영상(magnetic resonance imaging); *MRS*, 자기공명분광법(magnetic resonance spectroscopy); *TSH*, 갑상샘자극호르몬(thyroid-stimulating hormone).

육에 침범한다고 해도, 눈(근육에 지배하는 신경의 비율이 높은)과 목구멍의 근육이 병의 첫 번째 징후를 나타낸다. 병이 진행되면서, 근육기능이 완전히 소실되어 마비와 사망을 초래한다.

다발경화증

다발경화증(multiple sclerosis, MS)은 중추신경계통의 만성마비성자가면역질환으로, 뇌와 척수에 있는 축삭(axon)의 말이집탈락(demyelination)이 일어난다. 말이집(myelin sheet)내의 병변이 T 세포와 자가항체에 의해 일어나기 때문에, 충격을 전도하는 신경세포의 능력이 심각하게 손상된다. 다발경화증은 중추신경계통(감각로와 운동로 모두)의 어떠한 구역에도 영향을 줄 수 있어 광범위하고 다양한 증상을 일으킨다. 운동증상에는 근육쇠약, 떨림, 보행곤란, 협동결여, 언어결함, 변비 그리고 배뇨조절문제가 포함되지만 이는 일부에 불과하다. 감각증상에는 무감각, 가려움증, 저림, 작열감, 통증 그리고 시야문제가 포함된다. 흔히 전신적으로 피로하며 우울증, 기분장애 그리고 때로 인지결함과 복합된다. 증상은 수일부터 수개월 동안 지속될 수 있으며 많은 환자에서 병의 초기에 증상이 완화되기도 한다. 다발경화증의 원인은 여전히 모르지만 병은 바이러스감염, 환경인자, 유전소인, 혹은 이들의 복합일 것으로 생각되고 있다.

그레이브스갑상샘기능항진증(그레이브스병)

그레이브스병(Graves' disease)은 갑상샘소포세포의 수용체에 자가항체가 결합함으로써 발생한다. 이 항원-항체반응은 뇌하수체앞엽(뇌하수체전엽, anterior pituitary)에서 생산되어 분비되는 갑상샘자극호르몬(thyroid-stimulating hormone)과 동일한 방식으로 갑상샘세포[티록신(thyroxin)분비]의 활성을 자극한다. 소포세포의 이러한 비정상적으로 계속되는 활성은 갑상샘을 비대시키며 이를 갑상샘종(goiter)이라 부른다.

전신홍반루푸스

전신홍반루푸스(systemic lupus erythematosus, SLE)는 전신자가면역성의 만성염증질환으로 많은 몸계통에 영향을 미친다. 이 병에 의해 주로 영향을 받는 기관과 구조는 콩팥, 피부, 골수, 신경계통, 관절, 근육, 심장 그리고 위창자관(위장관)이다. 이 병의 원인은 모르지만 이는 유전소인과 환경인자가 포함되는 것으로 생각된다. 여성이 남성보다 전신홍반루푸스가 더 많이 발생한다. 징후와 증상의 일부에는 뺨과 목을 지나는 특징적인 발진["나비발진(butterfly rash)"], 미열, 피로, 관절통, 입안궤양, 체중감소 그리고 림프절종대와 지라비대가 포함된다. 콩팥기능상실, 허파염증 그리고 심장내막염도 발생할 수 있다.

류마티스관절염

류마티스관절염(rheumatoid arthritis)은 전신성자가면역질환으로 관절의 악화성손상으로 진행된다. 때로 신경계통, 허파 그리고 피부와 같은 기관도 병발된다. 자가항체는 관절윤활막에 결합하는 면역복합체를 형성하며 사이토카인의 분비를 자극하도록 큰포식세포(대식세포)를 활성화시킨다. 사이토카인의 분비에 의한 만성염증은 흉터조직을 형성시키고 결국 관절을 파괴시키게 된다. 대개 항염증제나 면역억제제로 증상을 완화시킨다.

3] 면역결핍질환

면역결핍질환은 면역계통내 특이세포가 적절하게 기능하지 않거나 혹은 면역계통의 일부나 전부가 없는 경우에 발생한다. 원발성면역결핍증은 면역계통의 선천성이상(유전결함) 때문에 면역계통의 발생에 이상이 있는 경우에 발생한다. 속발성면역결핍증은 감염, 방사선, 화학요법, 혹은 화상과 같은 환경요인에 의해 손상이 발생하는 경우에 일어난다.

원발성면역결핍증

90가지 이상의 각기 다른 원발성면역결핍증(primary immune deficiencies)이 보고되어 왔다. 결핍증의 각 유형은 병발된 면역계통의 부분에 따라 어느 정도 다른 증상을 나타낸다. 모든 면역결핍증이 감염에 대한 감수성을 높인다 해도, 어떤 상태는 경미한 반면 다른 것은 치명적일 수 있다. 이러한 질환은 복잡하지만 현재 면역계통의 하나 이상의 부분이 기능상실된다는 것을 추적할 수 있다. 이들은 아래와 같이 적절하게 분류될 수 있다:

- B 세포(항체)결핍증
- T 세포와 B 세포(항체)의 복합결핍증
- T 세포결핍증
- 포식세포의 결함
- 보체의 결함
- 원인미상의 결핍증

원발성면역결핍증의 일부 증례는 복합결핍증일 수 있으며, 어떠한 감염도 거의 생명을 위협하게 된다.

중증복합면역결핍증(Severe Combined Immunodeficiency, SCID) 중증복합면역결핍증은 희귀질환으로 B 세포와 T 세포가 불활성화되거나 소실되며; 따라서 몸은 면역반응이 결핍되게 된다. 신생아에서의 T 세포결핍증은 대개 출생 수일 안에 확인되며, 패혈증, 폐렴 그리고 전신바이러스감염과 같은 다양한 감염이 일어날 수 있다. 아마도 가장 잘 알려진 중증복합면역결핍증의 증례는 미생물로부터의 방어를 위해 격리실에서 생활하며 "거품 속의 소년"이라고 불리는 텍사스의 소년일 것이다.

중증복합면역결핍증의 여러 주된 원인이 있는데, 각각은 각기 다른 유전결함에 의해 발생한다. 가장 흔한 종류는 X-연관유전자내 결함에 의해 야기되며 T 세포와 B 세포가 면역반응을 일으킬 수 없게 된다. 기타의 종류는 아데노신탈아미노효소(adenosine deaminase, ADA)결핍증과 퓨린뉴클레오티드인산화효소(purine nucleoside phosphorylase)결핍증인데, 이들 모두는 면역세포를 돕는 효소가 결핍되어 독성물질(세포대사의 부산물)을 세포질로부터 제거할 수 없게 된다.

속발성면역결핍증

후천성면역결핍증후군(acquired immunodeficiency syndrome, AIDS)은 사람면역결핍바이러스(human immunodeficiency virus, HIV)에 의해 야기되는 속발성면역결핍증이다. 도움 T 세포(CD4), 단핵구 그리고 큰포식세포(대식세포)가 이 바이러스에 감염되는 경우에 HIV 감염이 발생한다. HIV에 대한 검사는 면역계통이 생산한 항체만을 검출하므로 항체가 음성이라고 해서 본질적으로 이 바이러스가 없다는 것을 의미하지는 않는다. 결과적으로 면역반응이 감소하는 것은 B 세포의 활성화에 주된 역할을 하는 도움 T 세포의 고갈로 인한다. 일단, AIDS가 발생하면 바이러스, 진균, 원생동물 그리고 세균과 같은 각기 다른 기회미생물에 의해 감염이 일어나기 때문에 증상이 다양해 진다. HIV의 복제를 억제하기 위해서는 "칵테일(cocktails)"약물이 선택치료가 된다.

5 노화와 면역계통
Aging and the Immune System

노화의 과정 동안 사람은 미생물감염과 같은 질병에 대한 감수성이 높아진다. 이는 때로 나이와 함께 면역기능이 점진적으로 감소되는 것을 기술하기 위해 면역노화(*immune senescence*)라고 부른다. 복합적으로, 면역계통의 기능이 감소되는 것은 노화와 연관되는 스트레스인자와 복합되어 세포의 대사율이 정상적으로 감소되어 나타난다.

노화 동안 면역기능이 감소되는 것은 림프구의 생산이 감소되는 것과 관련이 있을 수 있다. 또한, 티모신의 생산이 20세 무렵에 감소되기 시작한다. 가슴샘이 나이가 들면서 위축되는 것은 60세 이후의 많은 사람들에서 주된 기능감소의 원인이 된다. 비록 노인은 도움 T 세포를 더 적게 생성한다고 해도, 대부분의 기억 T 세포가 여전히 존재하여 면역반응에 일조하고 있다.

요약 Summary

- 면역학은 면역계통에 대해 연구하며, 면역은 침입한 미생물에 대한 면역반응을 기술한다.
- 순환계통(림프계통과 심장혈관계통)은 면역계통의 세포와 항체를 몸 전반적으로 분포시킴으로써 면역반응의 촉진에 일조한다. 면역반응 동안 항원과 항체는 상호작용하여 항원-항체복합체를 형성한다.

- 면역계통의 조직과 기관에는 림프관, 림프조직, 림프소절, 편도, 아데노이드, 림프절, 지라(비장), 가슴샘(흉선) 그리고 적색골수가 포함된다. 면역계통의 세포는 호염기구, 호산구, 호중구, 단핵구, 큰포식세포(대식세포), 림프구(B 세포와 T 세포)가 포함되는 백혈구와 가지세포가 이다. 이러한 성분의 각각은 면역반응에서 특별한 기능을 수행한다.
- 항원은 다양한 포식세포에 의한 포식작용 그리고 B 세포에 의한 항체의 생산을 자극한다. 면역반응은 비특이적(선천)이거나 또는 특이적(적응)일 수 있다.
- 제1방어선은 비특이적인 방어기전이며 물리화학적 장벽으로 이루어진다. 물리적 장벽에는 피부, 점막, 땀, 눈물 그리고 소변흐름이 포함된다. 화학적 장벽에는 피부의 pH, 피지의 지방산과 젖산, 용해효소가 들어 있는 점액 그리고 위의 pH가 포함된다.
- 제2방어선 역시 선천면역계통의 일부이며, 포식세포(포식작용), 염증, 발열, 인터페론, 사이토카인 그리고 보체가 포함된다.
- 제3방어선은 세포매개(T 세포와 B 세포)면역반응과 체액(항체매개)면역반응으로 구성되는 후천/적응방어기전으로 이루어진다.
- 능동면역과 수동면역은 항체의 존재를 필요로 한다. 능동면역의 경우, B 세포는 항체를 생산하는 반면 수동면역의 경우 몸이 바깥근원으로부터 항체를 받는다. 능동면역과 수동면역 모두는 자연적으로 혹은 인공적으로 획득될 수 있다.
- 과다활성된 면역계통은 자가면역질환과 과민반응을 야기할 수 있다. 자가면역질환은 면역계통이 자기와 비자기를 감별할 수 없는 경우에 발생한다. 이들은 기관특이적이거나 기관비특이적일 수 있다.
- 과민반응은 제1, 2, 3 그리고 4형으로 분류될 수 있다.
- 노화과정 동안, 사람은 림프면역계통의 결핍증으로 인해 미생물감염과 자가면역질환에 대한 감수성이 더 많아진다.

복습문제

1. 몸의 분비물에 존재하는 항체는?

a. IgA
b. IgD
c. IgE
d. IgG

2. 항체는?

a. 알레르기반응을 개시하는 물질이다.
b. 큰포식세포(대식세포)의 표면표지자이다.
c. 형질세포에 의해 생산되는 단백질이다.
d. 비만세포의 표면표지자이다.

3. 다음의 어떤 세포종류가 항체를 생산할까?

a. 큰포식세포(대식세포)
b. T 세포
c. 형질세포
d. 단핵구

4. 다음 중 바이러스감염에 대한 방어를 제공하는 것은?

a. 히스타민
b. 항생제
c. 프로스타글란딘
d. 인터페론

5. 다음 중 어떤 세포가 과립구일까?

a. 호염기구
b. 단핵구
c. 림프구
d. 큰포식세포(대식세포)

6. 실제적인 감염의 결과인 면역은 무엇이라 부를까?

a. 인공획득수동면역

b. 인공획득능동면역
c. 자연획득수동면역
d. 자연획득능동면역

7. 체온을 높일 수 있는 물질은?
a. 헤파린
b. 발열원
c. 혈청
d. 프로스타글란딘

8. 기관이나 조직이 동일한 종의 유전적으로 각기 다른 개체 사이에서 이식될 때, 이는 무엇이라 부를까?
a. 이종이식편
b. 동계이식편
c. 자가이식편
d. 동종이식편

9. 다음 중 어느 것이 전신자가면역질환일까?
a. 그레이브스병
b. 다발경화증
c. 중증근육무력증
d. 류마티스관절염

10. 다음 중 제2방어선의 일부가 아닌 것은?
a. 피부의 pH
b. 사이토카인
c. 포식작용
d. 발열

11. 세균의 펩티도글리칸층을 공격하며 땀, 콧물, 침 그리고 눈물에 들어 있는 효소는 __________ (이)다.

12. 지연과민은 __________ 의 결과이다.

13. B 세포는 __________ 매개면역에 관여한다.

14. 항체의 생산을 자극하는 물질은 __________ (이)라 부른다.

15. 몸이 감염과 싸우는 능력이 감소되는 것은 __________ (이)라 부른다.

16. 숙주면역의 3가지 방어선을 기술하고 설명해 보라.

17. 염증의 단계에 대해 명칭을 쓰고 기술해 보라.

18. 다양한 면역글로불린의 주된 기능에 대해 기술해 보라.

19. 제1형 과민반응에 대해 논의해 보라.

20. 자가면역질환 2가지에 대해 명칭을 쓰고 기술해 보라.

SECTION 4

몸계통에 대한 특이영향

Effects On Specific Body Systems

14 피부계통, 연조직 그리고 근육뼈대계통의 감염

15 호흡계통의 감염

16 위창자계통의 감염

17 신경계통과 감각구조의 감염

18 심장혈관계통과 순환계통의 감염

19 비뇨계통의 감염

20 생식계통의 감염

CHAPTER 14

피부계통, 연조직 그리고 근육뼈대계통의 감염

Infections of the Integumentary System, Soft Tissue, and Musculoskeletal System

학습목표

1. 피부층 그리고 관련된 연조직에 기반하여 피부의 세균감염을 분류한다.
2. 각기 다른 포도알균피부감염을 확인하고 기술한다.
3. 각기 다른 사슬알균피부감염을 확인하고 기술한다.
4. 여드름과 나병의 원인을 설명한다.
5. 각기 다른 종류의 사마귀와 그의 원인균에 대해 기술한다.
6. 헤르페스바이러스에 의한 피부감염에 대해 논의한다.
7. 천연두의 중요성에 대해 논의한다.
8. 각기 다른 종류의 백선증에 대해 기술한다.
9. 피부칸디다증에 대해 기술한다.
10. 피부밑진균증에 대해 기술한다.

주요용어

고름집(농양)(abscess)
괴사감염(necrotizing infections)
랑게르한스세포(Langerhans cells)
백선증(tineas)
색소모세포진균증(chromoblastomycosis)
종기(boils)
종기(furuncles)
진균종(mycetoma)
진균증(mycoses)
진피(dermis)
칸디다증(candidiasis)
큰종기(carbuncles)
털집염(모낭염)(folliculitis)
표피(epidermis)
피부밑조직(피하조직)(hypodermis)
피부밑층(피하층)(subcutaneous layer)
피부진균(dermatophytes)
화농성삼출물(pyogenic exudates)
확산감염(spreading infections)

왜 알아야 할까

역사

몸의 주된 침입구인 입으로 병원체를 가장 효과적이고 직접적으로 운반할 수 있는 수단 중의 하나가 바로 손이다. 또한 손은 모아진 병원체를 다른 침입구, 즉 피부의 상처로 가장 효율적이고 직접적으로 옮길 수 있는 수단의 하나이기도 하다. 평균적으로 사람은 10,000~10,000,000마리의 세균을 손으로 옮긴다. 헝가리(Hungry)의 의사 이그나즈젬멜바이스(Ignaz Semmelweis)(1818-1865)는 손이 침입구로 세균을 옮긴다는 관계를 연결시키고 이해한 최초의 의사 중의 한 명이다. 그가 정보를 이용하여 원인을 평가한 것은 출산의 참화, 즉 산욕열(puerperal fever혹은 childbed fever)을 치유하는데 일조하였다. 그 시대(질병이 배종설이 만들어지던 대략 동일한 시대인 1800년대 중반) 의사의 의학적인 관료주의는 어떤 것도 심지어 손조차도 씻지 않고 부검실로부터 직접적으로 환자를 진료하던 시대였다. 실제로, 의사는 "경험"이 있는 것으로 보이게 하기 위해, 혈액의 딱지, 고름 그리고 일부 괴사조직의 잔류물을 옷깃으로 닦아 거기에 그대로 남아 있었다. 또한, 의료관계자들은 "4대 기질(four humors)"(제2장의 왜 알아야 할까? 역사 참조)의 균형과 독기(miasma)("나쁜 공기, bad air")에 대한 믿음은 있었지만 어떠한 위생도 포함되지 않은 그들의 판에 박힌 진료에서 어떠한 변화가 생기는 것도 싫어하였다. 실제적으로, 독기는 죽은 조직과 시체로부터 온 부패한 살의 냄새로부터 나왔다. 질병의 배종설은 아직 정립되지 못했다. 이후에, 젬멜바이스의 동료의사와 친한 친구가 수술용 칼로 입은 상처로 인해 사망하였는데, 그 증상은 산욕열환자와 동일하였다.

영향

이그나즈젬멜바이스는 냄새가 환자나 시체의 어떤 잔류물로부터 오고 그리고 만일 이를 제거하면 산욕열을 변화시킬 것이라 생각했다. 그는 불쾌한 냄새를 없애기 위해 그의 씻는 것을 환자와 시신을 검사하는 도구, 의과대학생의 손, 조산사 그리고 산욕열과 접촉했던 모든 사람들에게까지 확장시켰다. 그 결과는 극적이었다. 병동과 기타의 곳에서 사망률은 30% 이상에서 1%로 떨어졌다. 그러나, 그 "체제"는 그들의 유서 깊은 진료의 결과로써 산욕열로 죽어 가는 것과 죽는 것의 원인을 받아들이려 하지 않았다(아래의 젬멜바이스반사 참조). 결국, 젬멜바이스, 코흐(Koch), 파스퇴르(Pasteur), 리스터(Lister) 등의 설득으로 인해 1880년대 중후반 동안 배종설이 점진적으로 받아들여지게 되었다.

"현대 방부법의 아버지"조셉리스터(Joseph Lister)(1827~1912)는 젬멜바이스의 업적 그리고 다른 배종설이 옹호하는 것을 인식하였다; 하지만, 그는 손, 외과용 장비 그리고 수술실을 소독하기 위해 염소처리된 비누를 사용하지 않고 석탄산(carbolic acid)(페놀, phenol)을 사용했다. (당시에) 석탄산은 하수의 냄새를 제거하기 위해 사용되었으며 젬멜바이스와 마찬가지로 그의 논리는 냄새의 근원을 제거하는 것이었다. 또한, 리스터의 간호사 중의 한 명이 석탄산으로 인해 접촉성피부염이 발생했으며 그는 찰스굿이어(Charles Goodyear)가 만든 보호용의 외과용 고무장갑을 끼고 있었다. 그는 젬멜바이스의 초기 업적에 대해 감사하면서, "젬멜바이스가 없었다면, 내가 한 일도 없었을 것이다"라고 말했다.

미래

실험증거의 검증 없이 관료주의적으로 배제시키는 것은 새로운 매력적인 사상에 대해 생각이나 실험의 도움이 없이 자동반사로써 즉각적으로 묵살시키는 "젬멜바이스반사(Semmelweis reflex)"를 일으키는 것이다.

비누와 계면활성제는 미생물의 전파를 늦추거나 억제시키기 위한 분명하고 효과적인 도구이다. 항균비누의 개발은 이러한 제품을 대부분의 가정, 공공장소 그리고 건강관리환경에서도 사용할 수 있게 만들었다. 이러한 항균제품의 사용은 건강관리시설의 특정 구역에서는 필수적이지만, 가정에서 청소용 위생용으로 항균제품을 과다사용하는 것은 항미생물약물내성의 발생가능성에 대한 우려를 높인다.

항미생물약물내성은 선진국에만 국한된 것이 아니라 전세계적인 문제이다. 빈번한 손씻기와 복합된 건강한 생활습관은 질병의 예방에 일조할 것이며 따라서 항미생물약물의 남용과 오용을 줄여줄 것이다.

1 개요
Overview

피부는 침입미생물에 대한 효과적이고 중요한 장벽을 제공하며 감염에 대한 제1방어선을 의미한다(제13장 참조). 사람의 피부와 점막은 그의 정상균무리(제12장 참조)의 일부로써 많은 세균 종이 살고 있다. 이러한 미생물은 정상적으로 온전한 피부에는 감염을 야기하지 않는다 해도, 피부의 어떠한 상처/손상은 치료가 가능한 것부터 생명을 위협할 수 있는 피부상태와 같은 범위의 감염을 일으킬 수 있다. 세균, 바이러스, 진균 그리고 기생충과 같은 각기 다른 미생물에 의해 야기되는 여러 종류의 피부감염이 있다. 미생물에 의한 피부병은 아래와 같은 원인으로 초래될 수 있다:

- 미생물이 몸으로 침입할 수 있게 하는 피부의 상처
- 그 자체로 피부에서도 발현될 수 있는 전신감염(건강관리의 응용 표 참조)
- 초기의 감염부위로부터 멀리 떨어진 몸의 부위에서 미생물독소가 생산되기 때문에 일어나는 독소매개피부손상

어떤 상태나 질병을 가진 사람은 그러한 감염에 대한 더 높은 위험이 있을 수 있는데; 그러한 사람은 간단하게 다음과 같은 조건을 가진 사람들이다:

- 피부로 가는 혈류가 불량한 당뇨병

- 면역계통의 손상으로 인한 후천성면역결핍증후군(acquired immunodeficiency syndrome, AIDS)
- 많은 구역이 노출되고 피부와 아래조직구역이 개방되는 화상
- 면역계통을 억제시키는 화학요법, 방사선요법과 같은 의학적인 치료

피부와 피부밑조직의 각기 다른 감염을 이해하기 위해 조직의 구조를 이해하는 것이 중요하다. 피부는 표피(epidermis), 진피(dermis) 그리고 피부밑조직(subcutaneous tissue), 즉 피하조직(hypodermis)이라는 3층으로 구성된다(그림 14.1).

- **표피**는 5층의 상피세포로 구성되는데, 세포는 유사분열을 통해 가장 안쪽층에 의해 꾸준하게 형성된다. 표피에는 침입미생물에 대한 방어역할을 수행하는 가지세포(dendritic cell)인 **랑게르한스세포(Langerhans cell)**가 있다(제13장 참조).
- **진피**는 (표피와 가장 가까운) 얕은유두모양층(superficial papillary layer)과 더 깊은 그물층(reticular layer)의 2층으로 구성된다. 유두모양층은 성긴결합조직으로 구성되며 표피와 피부의 수용기로 작용하는 모세혈관이 포함된다. 그물층은 혈관, 털주머니(모낭, hair follicle), 땀샘 그리고 피지샘(sebaceous gland)을 둘러싸고 있는 불규칙한 치밀결합조직으로 구성된다. 표피는 바닥막에 의해 진피에 고정된다.
- **피하조직**, 즉 **피부밑층**은 지방세포[adipose (fat) cell]가 풍부한 성긴결합조직으로 이루어진다.

2 세균감염
Bacterial Infections

피부, 연조직(soft tissue), 근육 그리고 뼈의 세균감염은 침범된 피부층과 물렁조직에 따르는 해부학적인 기준으로

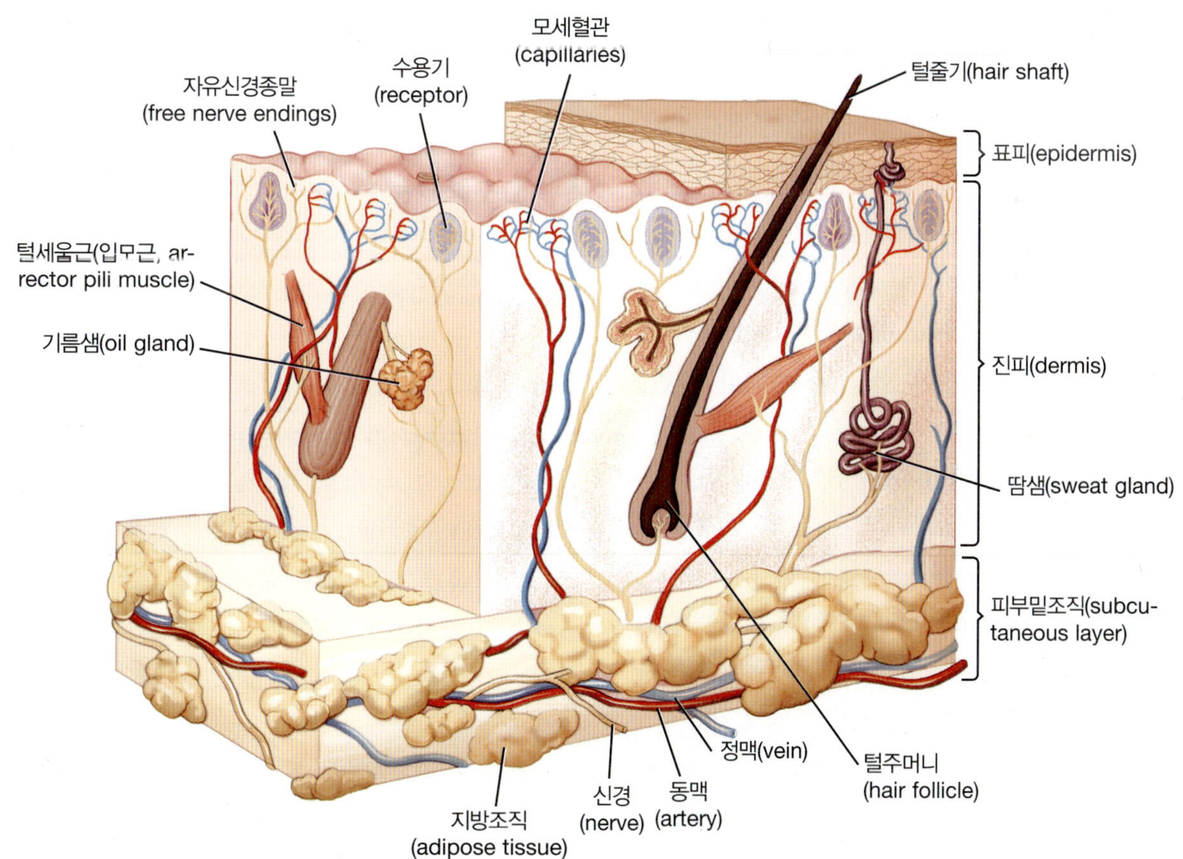

그림 14.1 **표피, 진피 그리고 피부밑조직을 가진 피부의 기본구조.**

건강관리의 응용

전신성의 바이러스감염과 진균감염의 피부소견

질병/감염	미생물	소견
독성쇼크증후군(toxic shock syndrome)	황색포도알균(*Staphylococcus aureus*)과 기타 일부의 사슬알균(streptococci)	세균독소로 인한 발진과 박리
성홍열(scarlet fever)	고름사슬알균(*Streptococcus pyogenes*)	세균발적독소로 인한 홍반발진
매독(syphilis)	매독균(*Treponema pallidum*)	병의 제2기에서 파종성감염성발진
창자열(enteric fever)	장티프스균(*Salmonella typhi*)	세균이 포함된 "장미반점(rose spot)"
수막염(meningitis), 패혈증(septicemia)	수막염균(*Neisseria meningitides*)	세균이 포함된 반점상이거나 반점구진성의 병변
패혈증(septicemia)	녹농균(*Pseudomonas aeruginosa*)	괴저성고름궤양증(ecthyma gangrenosum)
발진티프스(typhus)	리케차프로바제키(*Rickettsia prowazeki*) 리케차티피(*Rickettsia typhi*)	구진성발진 혹은 출혈성발진
분아균증(blastomycosis)	블라스토마이세스데르마티티디스(*Blastomyces dermatitidis*)	진균이 들어 있는 육아종성의 병변속으로 구진(papule) 혹은 고름물집(pustule)이 발생
크립토콕쿠스증(cryptococcosis)	크립토콕쿠스네오포르만스(*Cryptococcus neoformans*)	주로 얼굴과 목의 구진이나 고름물집

분류한다.

- 고름집(농양, *abscess*): **고름집**은 감염된 조직구역에서 고름이 국소적으로 모인 것이다. 이는 몸의 다른 구역으로 감염물질이 확산되는 것을 억제하는 몸의 방어기전이다. 고름집은 어떤 종류의 고형조직에서도 발생할 수 있지만 주로 눈에 쉽게 띄는 피부표면에서 발생한다. 이들은 얕은고름물집(superficial pustule) 혹은 여드름(pimple), 종기(furuncle 혹은 **boil**), 큰종기(carbuncle) 혹은 털주머니의 화농성무리 그리고 깊은 피부고름집일 수 있다.
- **확산감염(spreading infection)**: 농가진(impedigo)처럼 표피에만 국한될 수 있거나 혹은 연조직염(봉소염, cellulitis)처럼 피부밑지방에 침범할 수 있다.
- **괴사감염(necrotizing infection)**: 이러한 감염은 감염조직을 사멸(즉, 괴사)시킨다. 이러한 감염의 일부는 근육의 표면을 따라 위험할 정도로 빠르게 확산되어 혈류를 차단시킨다[예, "식인세균(flesh-eating bacteria)"]. 면역계통이 방어의 목적을 위해 혈류를 이용하기 때문에, 면역계통의 세포와 항체는 감염구역에 도달되지 못하며; 따라서 감염이 빠르게 확산되어 조절하기가 힘들 수도 있다. 괴사감염의 경우, 심지어 적절한 치료에도 불구하고 사망할 수 있다.

1] 포도알균감염

가장 흔한 세균성피부감염은 포도알균감염이다. 포도알균(Staphylococci)은 건강인의 피부와 코에 있는 정상균무리의 일부이며, 이러한 세균은 해가 되지 않지만, 피부에 상처가 있거나, 화상을 입거나, 혹은 기타 손상이 있게 되면 이 세균이 기계적인 피부장벽을 통해 침입하여 감염을 일으킨다. 포도알균감염은 경증에서 위독한 경우까지의 범위에 이른다. 포도알균감염에 취약한 사람은 신생아, 모유수유하는 여성, 피부질환이 있는 사람 그리고 당뇨병과 암을 가진 사람처럼 면역계통이 약화된 사람이다.

종기

종기의 주된 원인은 황색포도알균(*Staphylococcus aureus*)이며, 황색포도알균(*S. aureus*)의 병독성균주의 보균자는 흔히 종기가 반복적으로 재발된다. 온수욕조나 수영장에서 녹농균(*Pseudomonas aeruginosa*)에 노출되면 **종기**가 생길 수 있다. 감염은 털주머니에서 시작되며(**털주머니염, folliculitis**) 이어서 주위의 진피로 확산된다(그림 14.2). 종기는 몸의 어디에서나 털주머니에서 발생될 수 있지만, 주로 얼굴, 목, 겨드랑, 엉덩이 그리고 넙다리에서 나타난다. 처음에는 병변이 그 자체로 견고하고 붉으며 통증성의 결절이지만 이후에는 커다란 통증성의 덩이로 발달하며 흔히 많은 양의 **화농성삼출물(pyogenic exudate)**(고름)을 배출한다. 종기무리는 융합하여 커다란 감염덩이인 **큰종기(carbuncle)**를 형성할 수 있는데 이는 여러 굴을 통해 배출될 수 있거나 고름집으로 발생되기도 한다. 내부로의 배출은 아래의 부위를 세균과 접하게 만드는데 이는 이후에 배막염, 가슴고름집(농흉, empyema), 수막염, 혹은 전신적인 중독(패혈증)을 일으킬 수 있다. 종기는 만일 적절하게 배출된다면 그 자체로 치유될 수 있다. 따듯하고 촉촉하게 압박하면 종기가 배출되며 따라서 치유과정이 빨라진다. 깊거나 큰 병변은 흔히 절개하거나 외과적으로 배출시킨다.

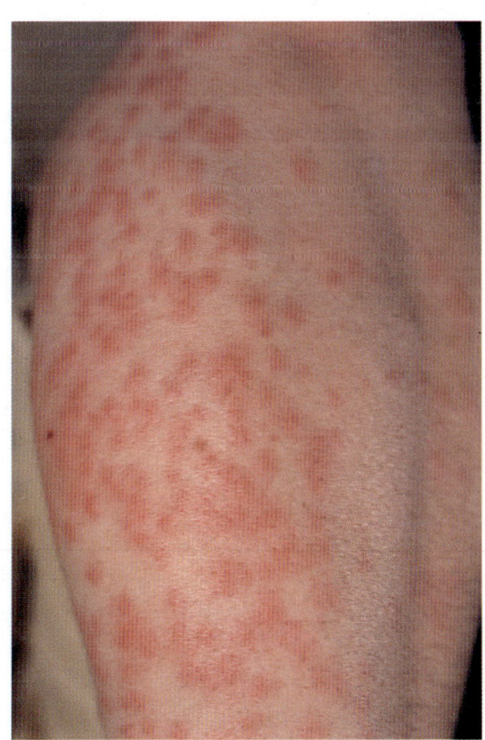

그림 14.2 슈도모나스(*Pseudomonas*) 털주머니염(모낭염, folliculitis). 이는 털주머니에서 시작되어 주위의 진피로 확산되는 얕은 감염이다. (출처: Cohen J, Powderly WB: *Infectious Diseases*, ed 2, St. Louis, 2004, Mosby.)

연조직염

연조직염은 진피와 피부밑조직의 급성감염으로 대개 황색포도알균(*S. aureus*), 사슬알균(streptococci), 혹은 기타 세균에 의해 발생한다. 감염원은 외상으로부터 초래되는 종기나 궤양과 같은 얕은피부병변이다. 연조직염은 발적, 종창, 열감 그리고 통증이나 누름통증(압통)이 특징이며 외상 수시간이나 수일내에 발생한다. 이는 주로 다리아래(그림 14.3)과 팔이나 손에서 발생하지만, 몸의 다른 구역에서도 발생할 수 있다. 국소림프절이 확장되며 환자는 권태감(malaise), 오한 그리고 발열을 겪게 된다. 대개, 전신항생제뿐만 아니라 국소찜질과 진통제가 필요하다.

농가진(고름피부증)

농가진은 표피에 국한되는 얕은 감염이며 흔히 영아와 소아에서 나타난다. 나이와 관계 없이 접촉운동(예, 축구, 레슬링)을 하는 사람 역시 감수성이 있다. 황색포도알균(*S. aureus*)은 신생아에서 농가진을 일으켜 신생아중환자실

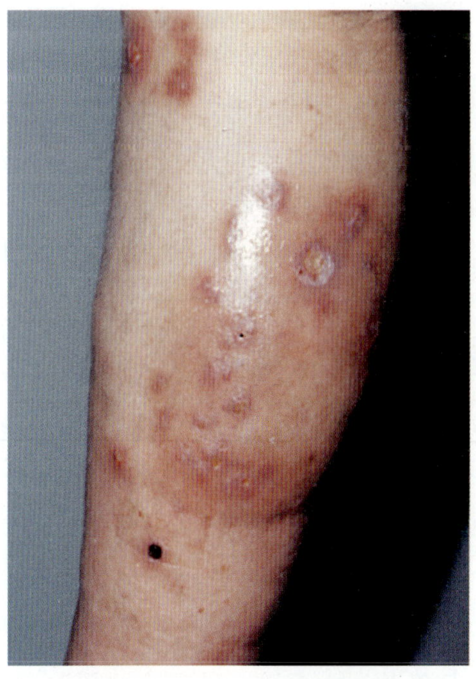

그림 14.3 아래다리의 연조직염. 발적, 결절 그리고 종창이 특징이다. (출처: Mahon CR, Lehman DC, Manuselis G: *Textbook of Diagnostic Microbiology*, ed 4, St. Louis, 2011, Saunders.)

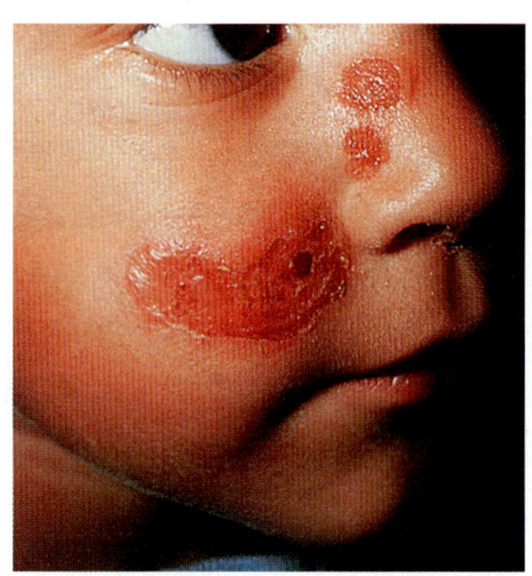

그림 14.4 농가진(impetigo). (출처: James WD, Berger TG, Elston DM: *Andrews' Diseases of the Skin: Clinical Dermatology*, ed 10, Edinburgh, 2006, Saunders.)

로 가게 할 수 있는 것처럼 고도로 전염성인 감염을 일으킬 수 있는 세균이다. 나이가 든 소아의 경우, 농가진은 Group A 베타 용혈성사슬알균[group A Beta(β) hemolytic streptococci]에 의해 일어날 수 있다. 긁히거나, 손으로 직접 접촉하거나, 식기, 혹은 수건도 감염을 확산시키는 쉬운 벡터가 될 수 있다. 병변은 주로 얼굴, 팔 그리고 다리에서 붉어지거나 여드름모양의 궤양으로 시작된다. 작은 소포는 빠르게 팽창하며 고름으로 채워지고 이어서 파열되어 황갈색의 딱딱한 덩이를 형성한다(그림 14.4). 손, 수건 그리고 옷으로 자가접종되기 때문에, 추가적인 소포가 일차감염부위 주위에서 발생한다. 농가진의 치료는 소아의 나이와 감염의 중증도에 따르며 위생조치, 국소치료 그리고 보다 중증인 경우는 경구용 항생제로 치료한다.

2] 사슬알균감염

흔히 피부의 사슬알균감염은 또 다른 미생물에 의한 원발성병변의 속발성이다. 앞에서 설명한 대로, 사슬알균(streptococci)은 연조직염과 농가진을 일으킬 수 있다. 흔하지는 않다고 해도, 항생제로 치료되기 때문에 사슬알균 감염이후에 토리콩팥염(신우신염, glomerulonephritis)이 일어날 수 있다.

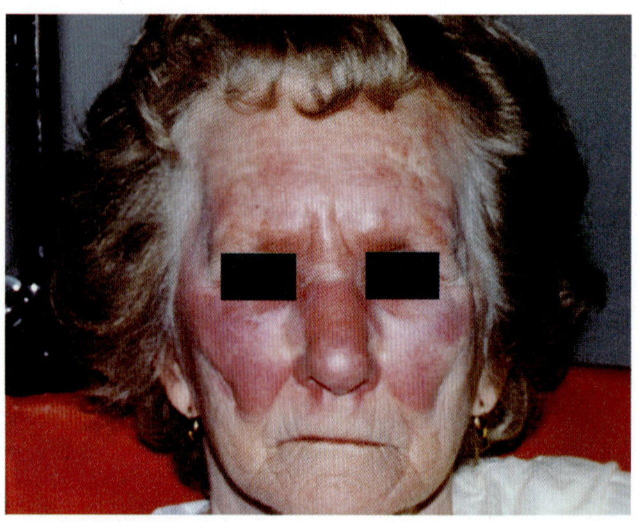

그림 14.5 Group A 사슬알균(*Streptococcus*)에 의해 발생한 얼굴의 얕은연조직염(단독). (출처: Mahon CR, Lehman DC, Manuselis G: *Textbook of Diagnostic Microbiology*, ed 4, St. Louis, 2011, Saunders.)

얕은연조직염(단독)

얕은연조직염(단독)은 일반적으로 Group A 사슬알균(*Streptococcus*)에 의해 야기되는 일종의 급성감염이다. 역사적으로, 감염의 주된 부위가 얼굴이었지만 이는 현재 증례의 약 20%를 차지하며 다리가 주된 병발부위이다(그림 14.5). 얕은연조직염은 경계가 뚜렷하고 모서리가 융기되어 진행되는 면에서 연조직염과 감별될 수 있다. 일반적으로, 감염을 치료하기 위해 페니실린(penicillin)(제10장과 제11장 참조)과 같은 경구용 항생제가 사용되지만; 세균혈증(bacteremia)(혈액내 세균)과 같은 합병증을 가진 중증의 증례는 정맥내 항생제가 사용될 필요가 있을 것이다.

급성괴사근막염

괴사근막염(의학적인 사건 "식인세균" 참조)은 빠르게 확산되는 감염을 지칭한다. 이 상태는 피부와 피부밑조직의 깊은 층을 침범하여 조직을 괴사시킨다. 병원체에 의해 방출되는 조직파괴효소 단백질분해효소가 괴사를 일으키며 생성된 독소가 때로 면역반응을 억제시킨다. 감염구역은 현저하게 염증성, 통증성 그리고 부종성으로 되며 진피가 괴저되는 증상이 나타난다. 발열, 빠른맥(빈맥), 저혈압,

정신착란, 방향감상실 그리고 아마도 기관기능상실을 동반하는 전신독성이 나타난다. 즉각적이고 적극적인 치료가 필수적인데, 침범조직의 외과적인 절제술, 동시에 적극적인 항미생물요법, 수액보충 그리고 감염의 추가적인 확산을 막기 위한 절단술의 가능성이 있다.

이 질병이 흔하지 않게 일어난다고 해도, 이는 몸의 거의 어떠한 구역에도 침범할 수 있다. 보고된 증례의 대부분은 Group A 베타-용혈성사슬알균에 의해 야기되었지만; 지금은 많은 연구들이 각기 다른 세균의 속과 종도 관여하는 것을 보여준다. 많은 연구자는 괴사근막염을 일반적인 3가지 무리의 변이형으로 구분하고 있다.

- 제1형: 2종류 이상의 세균(속)에 의해 야기되거나(복수미생물) 혹은 비브리오(*Vibrio*)와 같은 단일(속) 혹은 칸디다(*Candida*)와 같은 진균(속)에 의해 야기된다.
- 제2형: 사슬알균(*Streptococcus*)에 의해 야기된다.
- 제3형: 클로스트리듐(*Clostridium*)에 의해 야기되며 제3형 가스괴저(*type 3 gas gangrene*)라고도 부른다.

사망률은 40~60%로 추산된다. 원인균에 따라 사망률은 75%까지 보고되고 있다.

3] 여드름

여드름은 사람들 대부분의 피부에 존재하는 여드름균(*Propionibacterium acnes*)에 의해 일어난다(그림 14.6). 이는 청소년기에 호르몬의 변화로 인해 활성이 증가된 피지샘에서 분비되는 지방산을 먹고 산다. 이러한 과도한 양의 피지분비는 백색면포(whitehead)와 흑색면포(blackhead)를 형성시키며, 여드름균(*P. acnes*)에 의한 피지의 분해는 국소염증을 야기하고 여드름을 맹출시켜 때로 영구적인 흉터가 형성될 수 있는 피부병변(털주머니염)을 일으킨다. 여드름균(*P. acnes*)은 항생제와 항미생물제로 치료될 수 있지만, 테트라사이클린내성여드름균(tetracycline-resistant *P. acnes*)이 증가하고 있다.

4] 나병

나병[한센병(Hansen's disease)]은 나병균(*Mycobacterium*

의학적 사건

식인세균

"식인세균"이라는 표현은 어떤 면에서 인상적이지만, 사실은 세균이 공격하여 피부밑(연)조직을 파괴하고 괴사근막염의 상태를 야기하며 이후에 괴저가 일어난다. 비록, 이 상태가 새로운 것은 아니라고 해도, 이는 드물며 그리고 최근에 주로 다양한 새로운 매체에서 표지를 장식하였기 때문에 대중의 주의와 상상력을 끌고 있다.

감염은 피부 아래의 연조직에서 일어나서 힘줄과 근육을 덮고 있는 지방과 근막에 침범하고 그리고 혈액이 없기 때문에 대단히 빠르게 이러한 조직을 죽이며 그 다음 괴저괴사성의 계통이 제거되거나 혹은 괴사근막염이 전신성으로 되어 사망하게 된다. 치료가 가능하려면 전신성으로 되기 전에 신속하게 입원해야만 한다. 암, 당뇨병 그리고 투석을 요하는 후기콩팥질환을 가진 환자는 "패혈성인두염(strep throat)"을 일으키는 Group A 사슬알균(*Streptococcus*)과 동일한 세균인 괴저침투성의 Group A 사슬알균(*Streptococcus*)이 발생할 위험이 가장 크다. 하지만, 패혈성인두염을 가진 환자에서 Group A 사슬알균(*Streptococcus*)이 검출될 때 식인병에 걸릴 위험이 증가한다는 증거는 없다. 실제로, 100만명당 1명 이하의 소아가 식인병에 걸리며; 통계적으로 자동차사고로 죽을 가능성이 괴사근막염으로 죽을 가능성보다 (100배) 더 높다.

피부를 온전하고 깨끗하게 유지하는 것이 취해야 할 가장 중요한 2가지 예방법이다. 손을 적절하게 씻으며 (과도하지 않은) 적당한 양의 항생제연고를 균일하게 피부의 상처부위에 바르는 것이 필수적이다. 독감계절 동안 독감유사증상에 주의하면서, 추가검사를 위해 정기적으로 병원에 내원하여 항생제요법을 시작한 후 많은 사람들로부터 떨어져 있는 것과 같은 적절한 상식적인 행동이 뒤따라야 할 것이다.

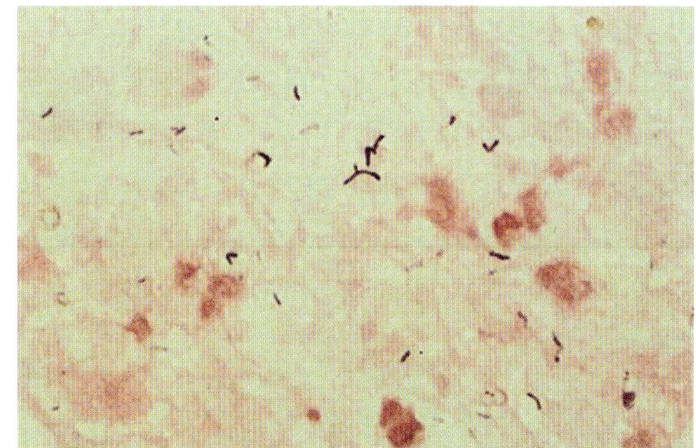

그림 14.6 프로피오니박테륨(Propionibacterium). 여드름을 일으키는 주된 세균 프로피오니박테륨의 그람염색. (출처: Murray PR, Rosenthal KS, Pfaller MA: *Medical Microbiology*, ed 7, Philadelphia, 2013, Elsevier.)

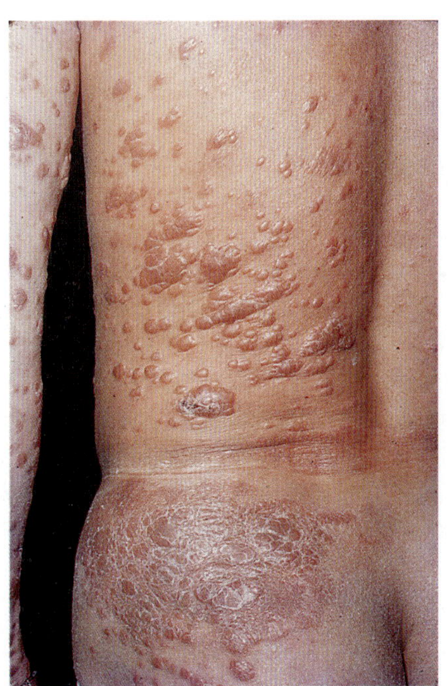

그림 14.7 **다균나병.** 이 환자는 각 결절이 많은 세균을 포함하는 다발결절을 가진 나종나병(lepromatous leprosy)을 보여준다. (출처: Cohen J, Powderly WB: *Infectious Diseases*, ed 2, St. Louis, 2004, Mosby.)

leprae)에 의해 일어나며 이전에는 전세계적으로 수백만 명이 발병되었다. 비록, 나병이 아프리카, 아시아, 남태평양 그리고 일부 남미국가의 일부에서 여전히 건강문제로 남아 있다고 해도, 세계보건기구(World Health Organization, WHO)에 따르면, 매년 전세계적으로 확인되는 새로운 환자의 수가 계속해서 극적으로 감소되고 있다. 나병은 고도로 전염성은 아니며 장기적으로 근원에 노출되어야 감염이 된다. 감염의 전파는 인구밀집과 위생불량과 관계가 있으며; 이는 일반적으로 직접적인 접촉과 비말흡입에 의해 발생된다. 임상소견은 다양하지만 일반적으로 피부, 점막 그리고 신경에 침범한다(제17장 참조). 만성질환은 경계나병(borderline leprosy), 희균나병(paucibacillary leprosy), 혹은 다균나병(multibacillary leprosy)으로 분류한다.

- 경계나병은 가장 흔한 종류이며; 피부병변, 즉 반점이 결핵나병(tuberculoid leprosy)과 유사하지만(즉, 면역반응으로 인해 신경조직이 파괴되어 느낌이 없는 색소침착저하로 옅은 구역) 수가 더 많고 불규칙적이다

의학적 사건

나병의 박멸

세계보건기구(WHO)에 따르면, 전세계적으로 보고되는 나병의 증례가 2006년부터 2007년까지 4%로 감소하였다. WHO의 전략 중의 하나는 풍토성의 구역에 있는 모든 건강시설에 대해 다제요법(multidrug therapy (MDT)서비스를 확장하는 것이다. 우선순위의 국가나 구역이 확인되고 있으며 모든 마을에 대해 다제요법 서비스가 광범위하고 유연성이 있게 사용되는 것을 목표로 한다. 이 캠페인은 나병을 박멸하기 위한 "최종압박(Final Push)"이라고 부른다.

- 희균나병은 하나 이상의 색소침착저하된 반점과 면역반응의 염증세포가 공격한 결과로 말초신경이 손상되는 특징이 있다.
- 다균나병은 대칭적인 피부병변, 결절, 비후된 진피 그리고 코점막의 손상과 연관된다(그림 14.7). 일반적으로, 면역반응이 효과적으로 일어나지 않기 때문에 이 형태의 나병환자는 감각이 소실되지 않는다.

세균이 인공배양배지에서 증식할 수 없기 때문에 발병기전은 상대적으로 알지 못하며 이는 연구실환경에서 연구하는 것을 어렵게 만든다. 그러므로, 나병균(*M. leprae*)의 검사실진단은 피부생검의 현미경검사에 따른다. 나병의 치료에는 항생제, 재활 그리고 교육이 포함된다. 면역약화자의 경우, 약물요법이 생애 전반적으로 필요할 것이다. 세균의 전반적인 피부감염은 표 14.1에 있다.

6] 뼈속질염

뼈속질염(골수염)은 뼈의 감염으로 일반적으로 세균에 의해 야기되지만 때로 진균에 의해서도 야기된다. 가장 흔한 원인균은 황색포도알균(*S. aureus*)이지만 Group A와 B 사슬알균(*Streptococcus*), 인플루엔자균(*Haemophilus influenzae*), 대장균(*Escherichia coli*) 그리고 살모넬라(종)(*Salmonella species*)도 이 감염을 일으킬 수 있다. 세균은 혈류를 통해 혹은 골절된 뼈를 복구시키기 위해 사용되는 핀이나 판과 함께 뼈로 직접접촉되어 뼈로 침입할 수 있다. 혈류순환이 감소된 당뇨병환자 그리고 뼈나 관절의 수

표 14.1 피부의 세균감염

감염/질병	미생물	전파	표적	징후/증상	치료
털주머니염(folliculitis), 종기(furuncles), 큰종기(carbuncles)	황색포도알균(*Staphylococcus aureus*)	직접전파: 사람대 사람, 매개물	털주머니와 주위의 진피	고름을 형성하는 커다란 통증성의 덩이로 진행될 수 있는 딱딱하고 붉은 통증성의 결절	온습하게 종기를 배출시킴; 국소항생제[예, 2% 에리트로마이신(erythromycin)], 경구용 항생제
연조직염(cellulitis)	황색포도알균(*S. aureus*) 고름사슬알균(*Streptococcus pyogenes*)	직접전파: 사람대 사람, 매개물, 얕은피부병변	진피, 피부밑조직, 전신성으로 될 수 있음	발적, 종창, 열감 그리고 통증이나 누름통증을 수반하는 결절	감염부위에 냉습한 붕대; 경구용 항생제
농가진(impetigo)	황색포도알균(*S. aureus*) 고름사슬알균(*S. pyogenes*)	직접전파: 사람대 사람, 매개물	표피	확장되어 고름으로 채워진 소포를 형성하는 붉은 여드름모양의 궤양 소포가 파열되는 경우 박리되어 딱지모양의 덩이를 형성함	국소용과 경구용 항생제
얕은연조직염(단독, erysipelas)	Group A 사슬알균(*Streptococcus*)	직접전파: 사람대 사람, 매개물	진피, 피부밑조직, 전신 합병증을 일으킬 수 있음	융기되어 진행되는 모서리와 분명한 경계를 가진 연조직염과 유사한 병변	경구용 항생제; 중증(세균혈증)인 경우에는 정맥내 항생제
급성괴사근막염(acute necrotizing fasciitis)	Group A 사슬알균(*Streptococcus*)	개방된 병변, 피부의 상처/외상	피부의 깊은층, 피하조직(근육과 근막포함)	감염부위에서 중증의 염증과 부종, 급속한 조직괴사 전신성: 발열, 빠른맥(빈맥), 저혈압, 착란, 기관기능상실이 가능성	감염조직의 외과적인 절제, 적극적인 항미생물요법, 수액보충
여드름(acne)	여드름균(*Propionibacterium acnes*)	일반적으로 전파되지 않음-자연적인 균무리의 일부	피지샘	국소염증과 흑색면포나 백색면포의 발진, 때로 피부병변과 흉터를 일으킬 수 있음	국소용 항균제, 경구용 항생제
나병(leprosy)	나병균(*Mycobacterium leprae*)	직접전파, 비말흡입	피부, 점막, 신경	색소침착저하된 피부병변, 결절, 피부핀, 비후된 진피, 말초신경 손상으로 인한 감각소실; 감각소실은 침범구역을 반복적으로 손상시켜 결과적으로 부속기와 같은 조직을 잃게 만들 수 있다.	항생제, 재활, 교육

술로부터 회복되는 환자는 흔히 뼈속질염(골수염)이 발생할 위험이 있다.

세균은 감염부위에서 뼈조직 그 자체뿐만 아니라 뼈에 공급되는 주위의 혈관을 파괴할 수 있다. 국소적인 혈류가 파괴되면 혈류에 있는 항생제가 감염부위에 효과적으로 도달되기가 매우 어렵게 된다. 뼈속질염(골수염)의 일반적인 증상에는 병발된 팔다리에서의 통증, 부종 그리고 발적이 포함된다. 전신증상 역시 발열, 오한, 또는 구역이 포함될 수 있다. 심각하게 뼈가 손상된 경우에는 뼈 그 자체가 골절된다. 소아에서, 이 감염은 주로 긴뼈의 끝에 침범되며, 성인의 경우에는 척추, 발, 혹은 골반이 주로 침범된다.

많은 경우, 뼈속질염(골수염)은 침범된 미생물에 특이적인 항생제로 치료될 수 있다. 국소적인 고름집을 개방하여 배출시키고 깨끗하게 할 필요가 있는 증례의 경우에는 때로 수술이 필요할 수 있다. 만일, 감염부위에서 뼈나 연

생명의 응용

따듯한 염수 속의 식인세균

2014년 7월: 플로리다의 보건관계자가 치명적인 비브리오세균에 대해 경고하였다. 이 날(2014년 7월 30일)까지 32명이 식인세균에 감염되어 10명이 이 특이균주로 사망하였다. 세균은 패혈증비브리오균(*Vibrio vulnificus*)이며 따듯한 염수에서 번성한다. 이 세균은 특히 여름철에 멕시코만과 기타 해변가의 바닷물에서 일반적으로 발견된다. 보건관계자는 해변이나 육지의 물에 개방된 (심지어 작은 베인) 상처가 물에 닿지 말게 하며 굴을 날로 먹지 말라고 경고하였다. 보건당국은 면역계통이 약화된 사람 혹은 개방상처가 있는 사람은 물에 들어가지 말라고 권고하였다. 모든 사람은 귀가하기 전에 샤워를 하도록 하였다. 앨라배마, 루이지애나, 텍사스 그리고 미시시피에서도 패혈증비브리오균(*V. vulnificus*)의 증례가 보고되었다.

조직의 손상이 심각한 정도라면 조직을 제거할 필요가 있을 수도 있다. 가장 중증인 증례의 경우, 뼈를 제거하고 뼈 이식편 혹은 장기간의 구조적 지지/복구나 안정화에 도움이 되는 기타 장치로 복구시킬 필요가 있다.

3 바이러스감염
Viral Infections

바이러스는 반드시 입원을 해야 할 필요가 없는 급성감염의 가장 흔한 원인이다. 이 절은 피부에서 병발되는 바이러스감염을 다루지만 또한 다른 계통에 대해서도 설명한다. 어떤 바이러스는 피부의 상처를 통해 침입할 수 있고; 또 어떤 바이러스는 곤충에 물린 상처를 통해 침입할 수 있다. 오직 소수의 바이러스만이 동물에 물린 상처, 피하주사용 바늘, 수혈, 혹은 침술을 통해 인체로 침입한다. 바이러스피부감염은 표 14.2에 요약하였다. 일부의 바이러스는 호흡계통을 통해 침입하여 피부병을 일으킨다. 이들에는 홍역, 풍진(rubella) 그리고 수두를 일으키는 바이러스가 있다(제15장 참조).

- 홍역(*measles*): 홍역은 홍역바이러스(속)(genus Morbillivirus)의 파라믹소바이러스(paramyxovirus)에 의해 일어난다. 홍역은 고도로 전염성인 급성호흡기질환이며 그 자체가 특징적인 피부발진으로 발현된다. 이는 열이 오른 후 시작되는 반점구진성이고 홍반성인 전신성발진이다(제15장 참조). 일반적으로, 발진이 시작되는 구역은 머리이고, 이어서 몸의 나머지 피부로 확산되며, 흔히 극도의 가려움증을 일으킨다.
- 풍진: 독일홍역(*German measles*)이라고도 부르는 풍진은 루비바이러스(속)(genus Rubivirus)의 풍진바이러스(rubella virus)에 의해 일어난다. 이는 또한 추가적인 피부소견을 갖는 호흡기감염이며 이는 발진의 형태로 얼굴에 나타나서 몸통과 팔다리로 확산된다(제15장 참조). 발진은 질병의 첫째 날이나 셋째 날에 피부 아래에서 분홍색의 반점으로 나타나며 피부를 벗기지 않고 수일 후에 사라진다. 이 상태는 일반적으로 양호한 양성이지만 이 병이 태아에 대한 심각한 상태인 선천성풍진을 일으킬 수 있기 때문에 임신여성에서는 큰 우려가 된다(제22장 참조).
- 수두(*chickenpox*)와 대상포진(*shingles*): 이에 대해서는 이 장의 뒤에 이는 수두대상포진감염에서 설명된다.

1] 사마귀

사마귀는 사람유두종바이러스(human papillomavirus, HPV)의 감염으로 일어나는 흔한 바이러스감염의 결과이다. 이는 일반적으로 작고 거친 종창이며 주로 손과 발에 위치한다.

이 바이러스는 사람과의 직접접촉에 의해 혹은 수건과 같은 매개물에 의해 전파된다. 때로 환자에서 자가접종에 의해 사마귀가 확산된다. 형태(그림 14.8), 병발부위 그리고 사람유두종바이러스(HPV)의 종류에 따라 각기 다른 유형이 확인된다.

- 보통사마귀(*common wart*): 표면이 거칠고 융기된 회황색이거나 갈색이며 주로 손, 손톱주위 그리고 무릎에서 생기는 사마귀
- 편평사마귀(*flat wart*): 작고, 부드러우며, 편평하고, 황갈색이거나 살색이며 주로 얼굴, 목, 손, 손목 그리고 무릎에서 많은 수로 발생될 수 있는 사마귀
- 실모양사마귀(*filiform wart*) 혹은 손가락모양사마귀(*digitate wart*): 일반적으로, 얼굴, 눈꺼풀과 입술 주위

표 14.2 피부의 일반적인 바이러스감염

감염/질병	미생물	전파	표적	징후/증상	치료
사마귀(warts)	사람유두종바이러스(Human papillomavirus)	직접접촉: 사람대 사람 혹은 매개물	피부표면의 어디나 가능할 수 있지만 흔히 손과 발에서 나타남	일반적으로 작고 거친 종창(tumor)이지만 종류와 부위에 따라 특이적인 특성이 다름	살리실산(salicylic acid)과 젖산(lactic acid)의 도포; 액체질소로 얼림; 전기건조법; 면역요법; 레이저수술
입술헤르페스(입술물질, cold sores)	HSV-1 혹은 HSV-2(덜 흔함)	입술이나 생식기의 사람대 사람 직접접촉	입과 생식기의 피부나 점막	통증성의 맑은 물집(blister)	국소용 항바이러스연고, 경구용 항바이러스약물
수두(chickenpox)	수두대상포진바이러스(Varicella-zoster virus)	호흡비말의 흡입, 매개물 위의 감염된 분비물과의 접촉	피부, 호흡기점막, 말초신경관	3단계: 작은 붉거나 분홍색의 융기된 가려운 구진, 후에 파열되어 누출되는 체액으로 채워진 잔물질을 형성함, 결국 박리되어 딱지로 됨	(일반적으로) 내과치료 없음; 가려움증을 완화시키기 위한 항히스타민; 고위험환자에서는 항바이러스제
대상포진(띠헤르페스, shingles)	수두대상포진바이러스(Varicella-zoster virus)	이전에 수두에 걸려 몸에 남아 있는 환자	피부, 호흡기점막, 말초신경관	매우 아픔, 일반적으로 몸통의 왼쪽면이나 오른쪽면의 주위를 싸는 가려운 물집모양의 병변; 때로, 이들은 눈의 주위와 목이나 얼굴의 한쪽면에서 발생할 수 있음	침상안정; 국소용 제제; 병발된 피부구역의 얼음찜질; 항바이러스제; 스테로이드; 필요시 항우울제와 항경련제
영아장미진(roseola infantum)	HHV-6와 HHV-7	콧물과 침으로부터 나온 비말의 흡입	호흡관, 피부	어린 소아: 고열, 과민성, 식욕감퇴, 목림프절종대 열이 내리는 경우, 분홍색/적색의 융기된 발진이 몸에서 발생하며, 건드리면 반점은 백색으로 변하고 더 밝은 테두리로 둘러 싸일 수 있음	발열에 대한 치료
물사마귀(전염물렁종, molluscum contagiosum)	물사마귀(*Molluscum contagiosum)*	직접접촉: 사람대 사람, 침, 매개물, 성적접촉	피부: 소아의 몸 어디에서나 발생가능 성인: 대개 생식기, 아래배, 엉덩이, 안쪽넙다리	소아의 피부에 융기된 진주모양의 구진 혹은 결절 성인: 병변은 살색이며, 돔모양이고 진주모양임; 대개 통증은 없지만 가려고 자극적으로 됨	면역계통이 기능적인 사람에서는 치료 없음 지지요법
천연두(마마, smallpox)	천연두바이러스(variola virus)	직접접촉: 피부병변이나 호흡관분비물을 통한 사람대 사람	피부의 혈관 그리고 입과 목구멍의 점막, 림프절, 지라(비장), 골수, 소화관	발진으로 시작되어 구진으로 융기됨 고름물집(pustule)의 모양을 만드는 불투명하고 혼탁하게 되는 체액으로 채워진 구진 결과적으로 구진은 수축되어 마르게 되고 딱지가 됨, 변색된 흉터를 남김	예방을 위한 예방접종 지지요법

HHV, 사람헤르페스바이러스(human herpesvirus); *HSV*, 단순헤르페스바이러스(herpes simplex virus).

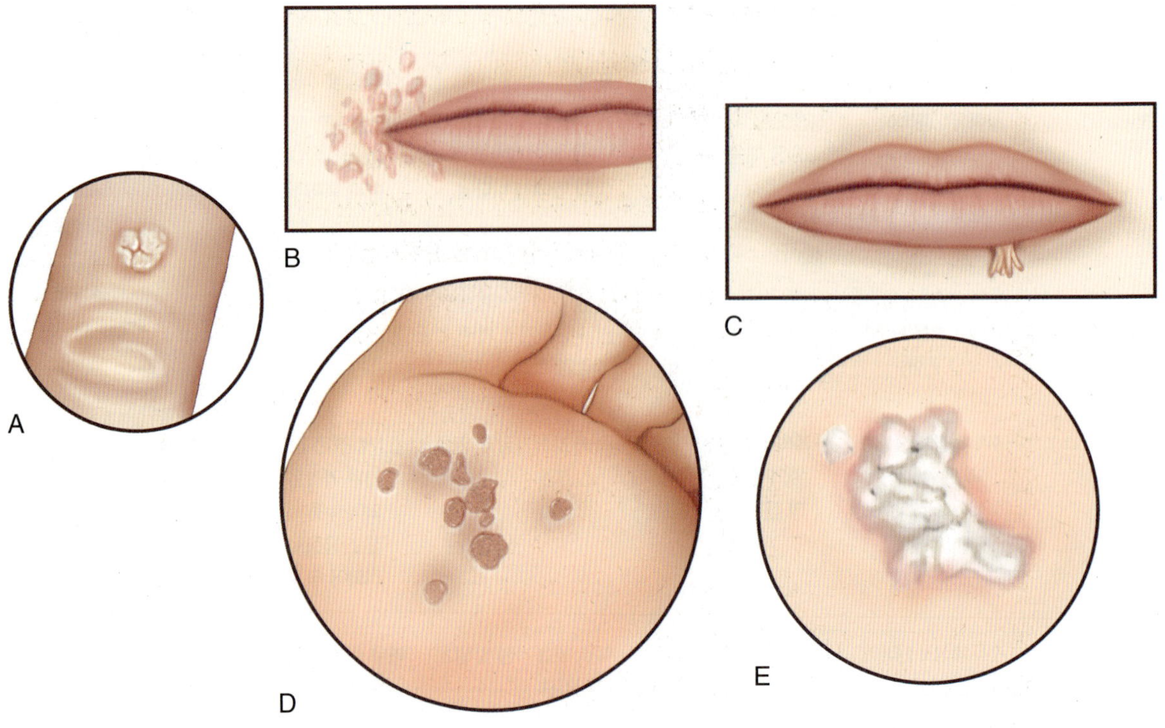

그림 14.8 각기 다른 종류/형태의 사마귀. **A,** 보통사마귀(Common wart); **B,** 편평사마귀(flat wart); **C,** 실모양사마귀(filiform wart); **D,** 발바닥사마귀(plantar wart); **E,** 모자이크사마귀(mosaic wart).

에서 발생하는 손가락모양(실모양)의 사마귀

- 발바닥사마귀(*plantar wart*): 흔히 중심에 여러 개의 흑색알갱이를 가지며 발바닥의 압력점에서 발생되는 때로 통증성인 견고한 덩이
- 모자이크사마귀(*mosaic wart*): 손이나 발바닥에서 발생하며, 치밀하게 응집된 일단의 발바닥형의 사마귀,
- 생식기사마귀(*genital wart*): 흔히 무리로 발생하며 작을 수도 있고 생식기부위에 커다란 덩이로 확산될 수 있다; 생식기사마귀는 전염성이며 바이러스는 구강성교, 질성교, 혹은 항문성교 동안 다른 사람으로 전파된다(제21장 참조).

소아와 청소년에서의 사마귀는 흔히 그 자체로 사라진다. 사마귀의 치료는 피부 위에 있던 기간, 부위, 형태 그리고 중증도에 따른다. 치료는 감염부위를 부드럽게 하기 위한 살리실산(salicylic acid)과 젖산의 도포, 액체질소로 사마귀를 얼리는 것, 전기건조, 혹은 레이저수술이 있다.

2] 단순헤르페스감염

헤르페스감염은 일반적으로 그 자체가 통증성이며, 입술, 입, 혹은 생식기의 피부나 점막에 맑은 물집(blinster)으로 발현된다(그림 14.9). 단순헤르페스바이러스(herpes simplex virus, HSV)는 제1형(HSV-1)과 제2형(HSV-2)의 2가지가 있다. HSV-1은 대개 입술과 입에 감염을 일으키며(열성물집, fever blister), 반면 HSV-2는 주로 생식기헤르페스를 일으킨다. 두 바이러스주 모두 잠재적으로 생식기부위에 감염될 수 있다는 것을 아는 것이 중요하다. 모든 헤르페스바이러스는 피부의 특정구역에 신경지배하는 감각신경섬유의 신경절내에서 잠복해 있을 능력을 가지고 있다. 그러므로 동일한 구역에서 추가적인 감염이 발생하는 경향이 있다. 단순헤르페스바이러스(HSV)는 궤양이 있거나 이들이 사라지기 바로 직전 동안 입술이나 생식기의 직접전파에 의해 확산된다. 바이러스의 재활성화기전은 정확하게는 밝혀지지 않았지만 자외선, x-선, 열, 추위, 호르몬불균형 그리고 감정적이거나 기타의 스트레스요인과 같은 여러 요인이 재발원인으로 확인되고 있다. 헤르페

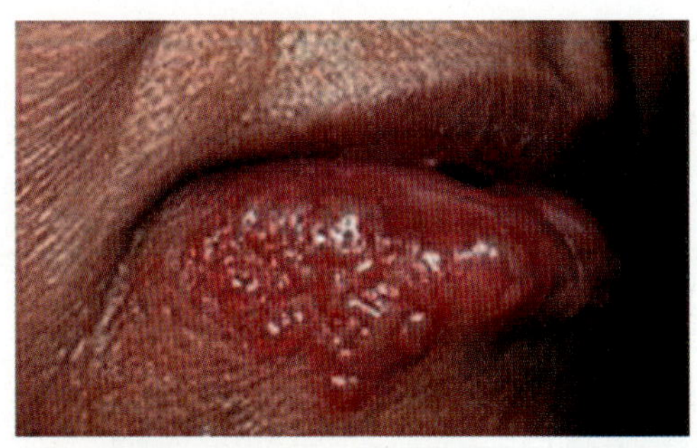

그림 14.9 재발성입술헤르페스(Recurrent herpes labialis). (출처: Sapp JP, Eversole LR, Wysocki GP: *Contemporary Oral Maxillofacial Pathology*, ed 2, St. Louis, 2002, Mosby.)

스는 또한 출산 동안에도 전파될 수 있으며 이 병은 신생아에게 치명적일 수 있다. 두 바이러스주 모두는 면역억제 환자에서 사망과 이환을 일으킬 수 있다.

치료는 증상의 기간을 줄이고 치유를 빠르게 하는 일종의 항바이러스제로 가능하지만 상태를 치유하거나 바이러스의 잠복이나 재발감염을 못하게 할 수는 없다.

3] 수두대상포진감염

수두대상포진바이러스(varicella-zoster virus, VZV)는 수두의 원인체인 헤르페스바이러스(herpesvirus)이며 생의 후반기에 재발될 때 이는 대상포진(*shingles*)이라 부르는 띠헤르페스(herpes zoster)를 일으킨다. 이 바이러스는 호흡비말이나 혹은 감염자의 호흡관분비물과의 어떤 접촉에 의해 전파된다. 그러므로, 일차감염은 호흡관의 점막에서 시작되며 이후 혈류에 의해 몸과 피부 전반적으로 진행된다. 수두대상포진바이러스(VZV)는 단순헤르페스바이러스(HSV)처럼 신경세포에 잠복감염하는 능력과 같은 공통적인 어떤 특징이 있으며, 따라서 병을 재발시키고 물집모양의 병변을 형성하는 능력을 가진다.

수두대상포진바이러스(VZV)에 의해 야기되는 주된 질환은 수두인데 이는 대개 소아에서는 상대적으로 경증이지만 만일 성인에서 발병된다면 더 중증일 수 있다. 바이러스가 잠복하기 때문에 이는 노인이나 혹은 면역이 손상된 사람에서 재활성화될 수 있다. 일단 재활성화되면 바이러스는 신경로를 따라 증식하고 피부를 감염시켜 전체 피부분절(dermatome)을 따라 특징적인 발진을 일으키게 된다(그림 14.10).

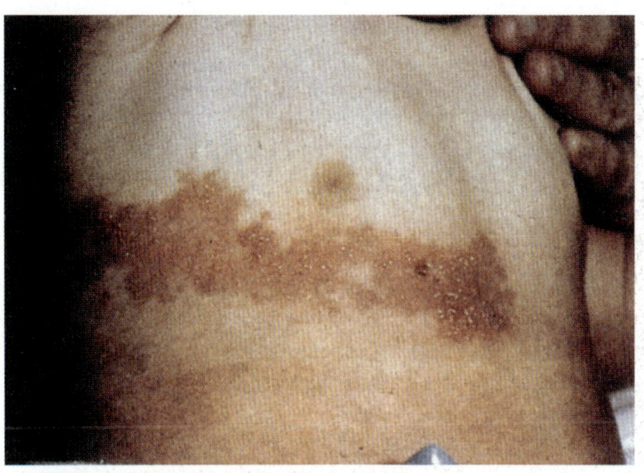

그림 14.10 가슴피부분절을 따르는 대상포진. (출처: Murray PR, Rosenthal KS, Pfaller MA: *Medical Microbiology*, ed 7, St. Louis, 2013, Elsevier.)

4] 물사마귀(전염물렁종)

물사마귀(전염물렁종)은 폭스바이러스(poxvirus) 물사마귀바이러스(molluscum contagiosum virus)에 의해 일어난다. 이 바이러스피부감염은 일반적으로 소아의 피부에서 융기된 진주모양의 구진이나 결절을 일으킨다. 소아에서의 병변은 흔히 얼굴, 목, 팔꿈치, 팔 그리고 손에서 나타나지만 손바닥과 발바닥을 제외한 몸의 어느 부위에서도 발생할 수 있다. 바이러스는 전염성이며 소아에서는 직접접촉, 침, 혹은 수건을 포함한 같이 쓰는 의류를 통해 전파된다. 성인에서 물사마귀의 감염은 주로 성적접촉에 의해 확산되며 대개 생식기 아래배, 엉덩이 그리고 넙다리 안쪽에 침범된다. 피부병변은 살색의 돔모양인 진주 같은 형태이며 일반적으로 통증은 없지만 가렵거나 자극적일 수 있다. 면역계통이 정상인 사람에서의 물사마귀병변은 6~9개월에 사라지지만 자가접종을 통해 지속될 수도 있다. AIDS 환자 혹은 면역계통의 정상적인 기능에 영향을 주는 기타 상태에 있는 환자에서는 병변이 광범위할 수 있다. 필요한 경우, 치료는 환자의 나이, 전반적인 건강 그리고 병력 그리고 병변의 수와 부위에 따르며 다양한 국소적용 약물뿐만 아니라 냉동수술(cryosurgery)과 레이저요법이 있다.

5] 영아장미진

영아장미진, 즉 제6병(sixth disease)은 제6형 사람헤르페스바이러스(human herpesvirus type 6, HHV-6)와 제7형 사람헤르페스바이러스(HHV-7)(장미진바이러스, roseolovirus)에 의해 일어난다. 이는 6개월~3세 사이의 소아에서 발병하는 자기제한적인 질병이며 39~40°C (102~104° F) 의 고열과 몸에서 발진이 전신적으로 일어나는 특징이 있다. 어떤 경우, 체온의 급격한 상승으로 인한 고열은 열성경련(febrile convulsion)을 일으킬 수 있다. 열이 내리고 3~5일 후에 대개 몸통에서 시작되어 팔다리로 확산되는 발진이 나타난다. 발진은 수시간에서 하루 안에 사라진다.

6] 천연두(마마)

천연두는 급성전염병으로 오소폭스바이러스(속)(genus Orthopoxvirus)에 속하는 마마바이러스(variola virus)에 의해 일어난다. 이는 인류에게 알려진 가장 재앙적인 질병이며 수 세기 동안 대륙에 걸쳐 인구를 극적으로 감소시켰다. 이 바이러스는 피부병변과의 접촉이나 호흡관의 분비물을 통해 사람으로부터 사람으로 전파될 수 있다. 아무런 효과적인 치료제가 개발되지 않았던 이 질병은 감염자의 약 30%를 사망케 하였다. 생존자들은 특히 얼굴에서 두드러지는 특징적인 깊은 오목흉터[곰보(마마자국, pockmark)가 나타난다. 잠복기는 대개 12~14일이며 이어서 발열, 권태감, 두통, 탈진, 심한 요통과 같은 인플루엔자유사증상이 갑자기 발생하며; 소화관이 침범되는 경우에는 복통과 구토가 일어난다. 수일이 지난 뒤 체온이 떨어질 때, 병과 연관되는 특징적인 여드름(뾰루지)이 입, 팔, 손에서 돋아나기 시작하며 이후에는 몸의 나머지에서 나타난다(그림 14.11). 지금은 반점(*macule*)이라 부르는 이러한 여드름은 여전히 작지만 환자는 대단히 전염성이 있는 상태가 된다.

1967년, 세계보건기구(WHO)는 생약독화시킨 주로 우두바이러스(vaccinia virus)로 예방접종[에드워드제너(Edward Jenner)에 의해 최초로 개발됨]하여 천연두를 박멸시키고자 하는 운동을 시작했다. 전세계적으로 성공적인 캠페인을 끝낸 후, 세계보건기구(WHO)는 1980년 천연두가 박멸되었다고 확인하였다. 바이러스는 미국의 질병통제예방센터(Centers for Disease Control and Prevention, CDC)와 시베리아 노보시비르스크(Novosibirsk, Siberia)에 있는 러시아바이러스학벡터연구소(Russian Vector Institute for Virology)에서 배양이 유지되고 있다. 1999년 12월, 세계보건기구(WHO)의 우두바이러스자문위원회(Advisory Committee on Variola Virus Research)는 현재의 백신으로는 천연두돌발(smallpox outbreak)을 예방하고 조절하기에는 한계가 있다고 결론지었다. 결과적으로, 많은 정부가 재고량을 조사하고 효능을 검사하며 더 많은 백신이 필요한지에 대해 고려하게 되었다. 현재, 미국은 천연두가 출현하는 경우 미국인 모두에게 예방접종을 할 수 있을 만큼 충분한 양의 천연두백신을 보유하고 있다(CDC 정보).

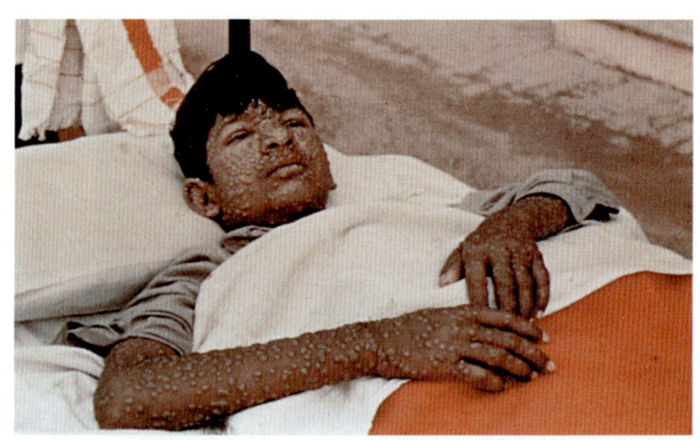

그림 14.11 천연두와 연관되는 특징적인 여드름(뾰루지, pimple). (출처: Murray PR, Rosenthal KS, Pfaller MA: *Medical Microbiology*, ed 7, St. Louis, 2013, Elsevier.)

4 진균감염(진균증) Fungal Infections (Mycoses)

피부의 진균감염은 **진균증**이라고 부른다. 진균증은 흔하고 대개 경증이다. 하지만, 면역계통이 약화된 사람의 경우, 진균은 잠재적으로 심각한 병을 일으킬 수 있다. 진균은 기생균이거나 부생균이며; 이들은 살아 있거나 죽은 유기물질에 존재한다(제6장 참조). 일부의 진균은 사람에만 감염되며; 다른 것들은 다른 동물에도 질병을 일으킬 수 있다. 비록, 자연적인 진균서식지가 토양이라고는 해도, 이들은 흔히 감염된 사람이나 동물과의 직접접촉에 의해 혹은 매개물(예, 마루의 수건)과의 접촉을 통해 간접적으로 전파된다. 많은 진균이 대중목욕탕과 경의실(locker room)의 바닥과 같은 축축한 표면에서 살고 있어, 직접접촉에 의해 쉽게 옮을 수 있다. 또한, 진균은 사람의 몸에서 축축한 구역, 즉 피부주름, 발가락사이 그리고 생식기구역을 좋아한다. 일반적인 진균감염은 표 14.3에 요약하였다.

표 14.3 피부진균감염의 예

감염/질병	미생물	전파	표적	징후/증상	치료
머리백선증(tinea capitis)	트리코피톤톤슈란스(*Trichophyton tonsurans*) 오두앵작은포자균(*Microsporum audouinii*) 개작은포자균(*Microsporum canis*)	직접접촉: 사람대 사람, 애완동물, 매개물	머리덮개	가려운 적색구역, 머리털파괴, 탈모반점	경구용 항진균제
몸백선증(tinea corporis)	홍색백선균(*Trichophyton rubrum*) 개작은포자균(*Microsporum canis*) 트리코피톤톤슈란스(*T. tonsurans*) 트리코피톤베리코숨(*Trichophyton verrucosum*)	직접접촉: 사람대 사람, 애완동물, 매개물	주로 팔, 다리, 가슴의 피부	명확한 중심을 가진 잔물집이나 구진의 둥글고 가려운 홍반성의 고리("버짐, ringworm")	국소용 처방외약물; 중증이거나 만성인 감염은 경구용 항진균제와 항생제
샅백선증(완선, tinea cruris)	홍색백선균(*T. rubrum*) 유모표피사상균(*Epidermophyton floccosum*)	직접접촉: 사람대 사람, 애완동물, 매개물(특히 감염된 외류)	샅구역의 피부	피부는 적색, 황갈색, 또는 갈색, 조각으로 떨어져 나오고, 부서지고, 혹은 벗겨지며, 가려움	자가치료; 처방외 국소용 제제
손발톱백선증(tinea unguium)	홍색백선균(*T. rubrum*) 보창형 보창백선균(*Trichophyton mentagrophytes var. mentagrophytes*)	직접접촉: 사람대 사람, 애완동물, 매개물(특히 감염된 양말) 흔히 온습한 환경과 당뇨병환자나 말초혈관병을 가진 환자에서 나타남	손톱, 특히 발톱	손톱이 백색 혹은 불투명해짐, 두꺼워지고 무서짐	경구용 항진균제와 국소용 살진균제(치료가 수개월이 걸릴 수 있음)
어루러기(tinea versicolor)	말라세시아글로보사(*Malassezia globosa*)	일반적으로 전염성은 아님-정상균무리 흔히 온습한 환경에서 존재함	어린 사람의 피부: 일반적으로 등, 팔아래, 위팔, 가슴, 아래다리 그리고 목	적갈색이거나 주위구역보다 더 밝은 반점 피부가 검은 사람의 경우, 색소침착저하증이 일반적임; 피부가 흰 사람의 경우 생소과다침착증이 일반적임	처방외 국소용 약물; 중증인 경우, 강도가 조절된 국소용 또는 경구용 처방약물
발백선증(tinea pedis)	홍색백선균(*T. rubrum*) 지간형 모창백선균(*Trichophyton mentagrophytes var. interdigitale*) 유모표피사상균(*E. floccosum*)	직접접촉: 사람대 사람 혹은 매개물(특히 양말이나 축축한 바닥)	발가락사이의 피부, 발바닥, 손가락사이의 피부와 손바닥	구역은 적색이며, 발가락 사이의 피부가 부서지고, 떨어지고, 벗겨짐 가려움증, 화끈거리고/찌름, 진물이 나거나 부서지는 물집,	처방외 항진균분말, 스프레이, 혹은 연고

표 14.3 피부진균감염의 예(계속)

감염/질병	미생물	전파	표적	징후/증상	치료
피부칸디다증(cutaneous candidiasis)	칸디다알비칸스(*Candida albicans*)	일반적으로 전파되지 않음-정상피부균무리	축축한 피부, 일반적으로 샅굴부위와 겨드랑 흔히 면역약화자에서 나타남	피부의 축축한 구역, 손톱 그리고 입의 구석에서 적색의 가려운 발진	국소용 항진균제
색소모세포진균증(chromoblastomycosis)	클라도스포륨카리오니(*Cladophialophora carrionii*) 폰세카에아페드로소이(*Fonsecaea pedrosoi*) 폰세카에마콤파타카(*Fonsecaea compacta*) 피알로포라베루코사(*Phialophora verrucosa*)	피부의 상처나 구멍을 통해 침입	다리의 피부조직	초기: 작고 적색인 무통성의 구진 위성병변이 일어날 수 있음 - 발진모양의 구역이 불규칙한 판의 융기와 함께 더 커지고 때로 양배추모양의 특징을 가진 종창으로 됨	경구용 항진균제, 냉동수술; 이차감염을 예방하기 위한 항생제
진균종(mycetoma)	아크레모늄팔시포르메(*Acremonium falciforme*) 아크레모늄레시페이(*Acremonium recifei*) 아크레모늄니둘란스(*Acremonium nidulans*) 엑소피알라제안셀메이(*Exophiala jeanselmei*) 렙토파에리아세네갈렌시스(*Leptosphaeria senegalensis*) 마두렐라그리세아(*Madurella grisea*) 마두렐라미세토마티스(*Madurella mycetomatis*) 네오테스투디나로사티(*Neotestudina rosatii*) 슈달레쉐리아보이디(*Pseudallescheria boydii*) 피레노차에타로메로이(*Pyrenochaeta romeroi*)	일반적으로 피부상처나 병변을 통해 침입, 흔히 발에 있음	피부밑조직, 뼈까지 깊게 침투할 수 있음	초기에는 피부가 붓고, 그 다음 병변이 안으로 들어가 궤양화되며 고름과 가루를 배출함; 그 다음 구멍이 만들어지고, 가려움증과 작열감을 일으킴, 부속조직이 심각하게 변형될 수 있음	병인원과 질병의 정도에 따라 다름; 장기간에 걸치는 복합약
스포로트릭스증(sporotrichosis)	스포로트릭스셴키(*Sporothrix schenckii*)	사람대 사람접촉을 통해 전파되지 않음 가시식물, 물이끼, 혹은 건초에 베이거나 찔려서 침입	베이거나 찔려 피부밑조직으로 들어 옴	초기: 적색, 분홍색, 혹은 자색, 곤충에 물린 것 같은 무통성의 작은덩이; 종기와 유사한 추가적인 덩이가 발생하여 느리게 치유됨	경구용 요오드화칼륨(potassium iodide); 이트라콘아졸(itraconazole)

1] 백선증

백선증(tinea)은 피부의 바깥층, 손톱 그리고 털에 얕게 침범하는 진균감염이다. 원인균은 표피가 각화되어 죽어 떨어져 나온 세포에서 산다. 피부, 털 그리고 손톱의 질병을 일으키는 가장 중요한 진균은 **피부사상균(dermatophyte)**이라 부른다. 피부사상균은 일반적인 피부서식균이며 여러 종류의 얕은 피부감염을 일으키는데 감염된 몸의 구역에 따라 병명이 붙는다. 진균이 증식하면서 이는 원형으로 퍼져나가고 정상으로 보이는 피부는 가운데에 남게 된다. 고리모양의 형태는 이러한 종류의 감염을 "백선증(버짐, ringworm)"이라 부른지의 이유가 되지만 그의 이름과는 달리 이는 벌레에 의해 일어나는 것이 아니라 백선증을 일으키는 진균에 의해 일어난다.

머리백선증

머리백선증은 머리덮개(두피)의 감염으로 부위를 가렵고 붉게 만들며 털을 파괴하여 탈모반점을 남게 한다(그림 14.12A). 이 감염은 학령기 아동에서 흔하며 고양이와 개가 전파하는 개작은포자균(*Microsporum canis*), 혹은 사람이 전파하는 트리코피톤톤슈란스(*Trichophyton tonsurans*)의 감염으로부터 기인될 수 있다. 이 감염은 또한 모자, 빗, 옷, 혹은 기타의 물건과 같은 감염된 물건(매개물)에 의해 전파될 수도 있다. 경구용 항진균제가 치료제로 사용된다.

몸백선증

몸백선증은 몸의 어디에나 발생하며; 팔, 다리, 혹은 가슴, 특히 털이 없는 부분에 주로 발생한다. 병변은 둥글고 중심이 뚜렷한 홍반성의 물집이나 구진의 고리가 특징으로 일반적인 "백선증"감염이다(그림 14-12B). 가려움증이나 작열감이 흔하지 않은 것은 아니다. 몸백선증은 전염성이며 감염된 사람으로부터 혹은 오염된 물건, 샤워실의 바닥과 벽 그리고 수용장의 바닥을 통해 전염될 수 있다. 감염은 또한 애완동물, 특히 고양이에 의해 확산될 수 있다. 국소용 처방외 진균제가 때로 효과적이다. 중증이거나 만성인 감염은 경구용 항진균제가 필요할 수 있으며 이차세균

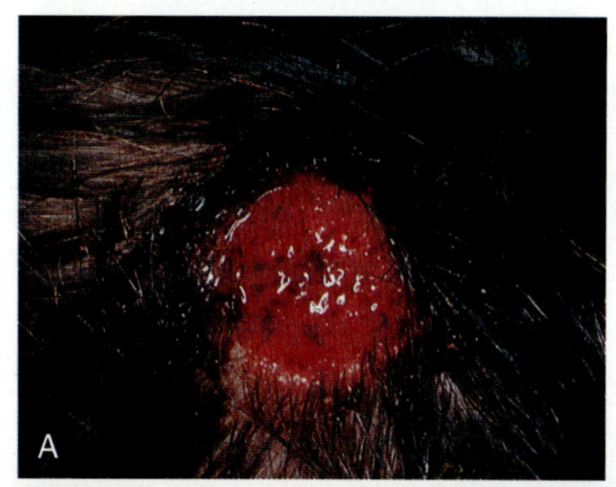

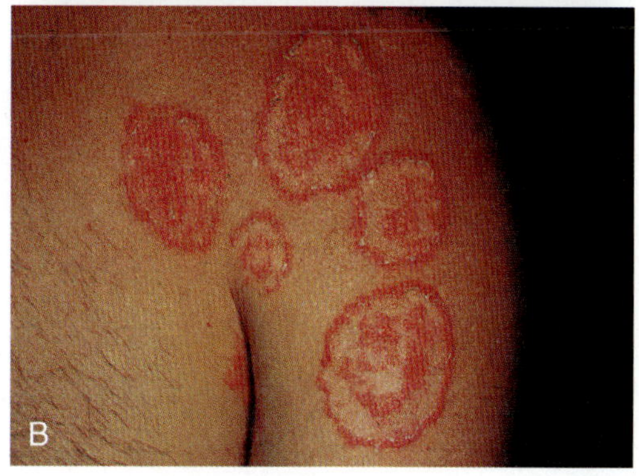

그림 14.12 A, 머리백선증(tinea capitis). B, 몸백선증(tinea corporis). 두 감염 모두 "작은" 혹은 "새끼" 진균인 "개작은포자균(Microsporum canis)에 의해 일어난다. (출처: Habif TP: *Clinical Dermatology: a Color Guide to Diagnosis and Therapy*, ed 4, St Louis, 2004, Mosby.)

감염을 예방하기 위해 항생제가 투여될 수 있다. 또한, 애완동물에 의해 전파된다면 애완동물도 치료되어야 한다.

어루러기

어루러기(tinea versicolor)는 일반적으로 사람의 피부에서 효모 말라세시아글로보사(*Malassezia globosa*)[과거의 피티로스포룸오발레(*Pityrosporum ovale*)]에 의해 발생하며; 따라서 다름 사람에게 전염되지는 않는다. 이 특이적인 진균의 병원성은 온습한 환경과 같은 특정의 조건에 일어나는 그의 효모형태(yeast form)에서 균사형태(hyphal form)로 바뀌는 것과 연관된다. 이 진균은 흔히 젊은 사람의 피부에 영향을 주며, 흔히 등, 아래팔, 위팔, 가슴, 다리아래 그리고 목에서 반점으로 나타난다. 생겨난 반점은 적갈색이거나 주위의 구역보다 더 밝다. 피부가 검은 사람의 경우에는 색소침착저하가 흔하며 피부가 흰 사

람의 경우에는 색소과다침착이 더 흔하다. 치료는 처방외 국소제지만, 중증인 경우에는 강도가 조절된 국소용 또는 경구용 처방약물이 필요할 수 있다. 비록, 어루러기가 영구적인 피부변색을 일으키지는 않는다 해도, 피부는 성공적인 치료 후에도 수주 동안 색깔이 다를 수 있다.

샅백선증(완선)

샅백선증은 샅굴구역의 진균감염이며 일반적으로 "샅진균증(jock itch)"이라 부른다. 이 감염은 주로 성인남성에서 일어나며, 옷과의 마찰 그리고 땀이 나는 동안 샅굴구역이 오래 축축해져서 유발될 수 있다. 이 상태는 가려움증과 작열감을 일으키고, 침범된 구역이 적색, 황갈색, 혹은 갈색으로 변하며 피부가 부서지고, 떨어지거나, 혹은 벗겨진다. 샅백선증은 직접적인 피부접촉에 의해 혹은 국부보호대(athletic supporter)처럼 세탁하지 않은 옷과 접촉하여 발생될 수 있으며; 따라서 "샅진균증"이라 부른다. 이 상태는 피부를 청결하고 건조하게 유지하면서 국소용 처방외 항진균제나 분말을 도포하고 꽉 끼는 옷을 입지 않는다면 대개 2주 안에 자가치유된다.

손발톱백선증

손발톱진균증(*onychomycosis*)이라고도 부르는 손발톱백선증은 손톱, 특히 발톱에 감염된다. 이 감염은 손톱 그 자체에서 직접 일어나거나 발의 진균감염이 치료되지 않아 발생될 수 있다. 손발톱백선증은 손톱을 백색으로 불투명하게 만들며 두껍고 부서지기 쉽게 만든다. 감염의 위험이 있는 사람은 당뇨병 또는 말초혈관병, 노인여성 그리고 인공손톱을 끼는 어떠한 나이대의 사람이다. 또한, 일할 때 꽉 끼는 고무장화를 신어야 하는 사람 그리고 온습한 기후에서 사는 사람 역시 이 감염에 걸리기가 쉽다.

치료는 수개월이 걸릴 수 있으며 대개 경구용 항진균제뿐만 아니라 국소용 살진균제가 포함된다. 손발톱진균증은 치료하기가 어려우며 심지어 치료후에도 재발될 수 있다.

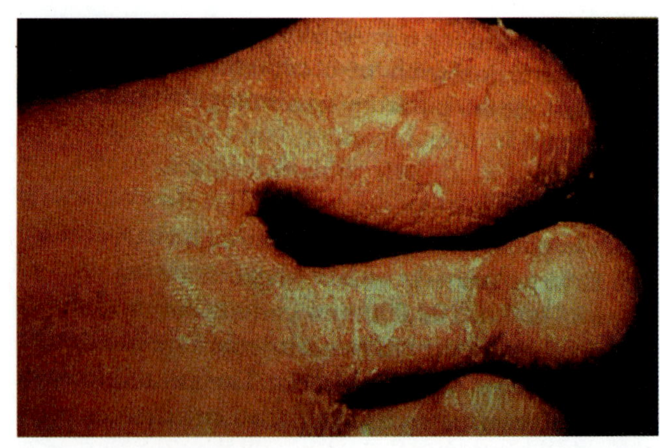

그림 14.13 무좀(athlete's foot). 발가락 사이의 병변은 발백선증(tinea pedis)의 증상이다. (출처: Bergquist L, Pogosian B: *Microbiology*, St. Louis, 2000, Saunders.)

발백선증

흔히 "무좀(athlete's foot)"이라 부르는 발백선증은 온습한 조건에서 증식한다. 감염은 주로 홍색백선균(*Trichophyton rubrum*), 지간형백선균(*T. interdigitale*), 유모표피사상균(*E. floccosum*)에 의해 일어난다. 모든 백선증감염 중에서 무좀이 가장 흔하다. 이는 일반적으로 발가락 사이의 피부가 부서지고, 떨어지고, 벗겨지며, 무좀부위는 흔히 붉게 된다. 가려움증, 작열감, 혹은 따끔거리는 물집, 진물, 혹은 껍질이 벗겨지는 것도 일어날 수 있다(그림 14.13).

생명의 응용

무좀

발백선증, 즉 무좀은 모든 나이대의 사람이 걸리지만 소아보다는 주로 성인에서 더 흔하다. 진균은 일반적으로 샤워실의 바닥, 경의실, 목욕탕, 탈의실, 수영장, 증기실 그리고 일반적인 운동시설로부터 옮기게 된다. 이러한 온습한 환경을 자주 소독하지 않는 한 진균포자는 이러한 환경에서 수개월이나 수년 동안 지속될 수 있다. 공동생활하는 바닥을 맨발로 걷거나 수건을 같이 쓰는 것은 감염을 초래할 수 있다. 어떤 상식적인 주의가 지겨운 무좀감염을 예방할 수 있을 것이다. 여기에는 운동 동안 면양말을 신는 것 그리고 공동생활하는 바닥을 걸을 때 고무슬리퍼나 샌들을 신는 것; 신발을 자주 말리는 것; 꽉 끼는 양말을 신지 않는 것; 목욕이나 수영을 한 후에 발을 철저히 말리는 것; 항진균분말제를 사용하는 것; 그리고 발을 청결하고 건조하게 유지하는 것이 포함된다.

감염은 또한 발꿈치, 손바닥 그리고 손가락 사이에서도 일어날 수 있다. 무좀은 전염성이며 직접접촉 혹은 신발, 양말, 수건, 혹은 수영장의 바닥과 같은 매개물을 통해 일어날 수 있다(생명의 응용: 무좀 참조). 무좀에 걸린 발은 냄새가 심하게 날 수 있고 이차세균감염도 흔하여 염증과 괴사를 일으킬 수도 있다. 처방외 항진균분말, 스프레이, 혹은 연고가 감염조절에 도움이 될 수 있다.

2] 피부칸디다증

피부칸디다증은 진균 **칸디다(Candida)**에 의한 피부감염이다. 칸디다알비칸스(*Candida albicans*)는 널리 존재하는 효모이며 입안, 생식기, 큰창자 그리고 약 20%의 사람에서 피부에 존재한다. 건강한 사람은 대개 칸디다(종)(*Candida* species)에 감염되지 않는다. 면역억제환자의 경우, 어떤 항미생물제의 사용, 부적절한 영양 그리고 특정의 질환이 다양한 계통에 이 진균의 감염을 일으킨다. 피부칸디다증은 거의 모든 피부에 감염되지만 겨드랑이와 샅굴처럼 대개 주름진 온습한 구역에서 감염이 잘 일어난다. 칸디다알비칸스(*Candida albicans*)는 신생아에서 기저귀발진의 흔한 원인이며, 이곳은 이 진균이 증식하기에 이상적인 온습한 곳이다. 이 진균은 또한 손톱과 입모서리에 시 감염을 일으킬 수 있다. 다른 구역에는 통상적으로 고무장갑을 끼고 일하는 사람의 손, 샅굴주위의 구역, 엉덩이의 주름 그리고 큰 유방밑의 피부주름이 포함된다. 당뇨병, 비만 그리고 항생제 또는 경구용 피임제의 사용은 피부칸디다증의 위험을 증가시킨다. 이 상태의 치료는 일반위생; 피부건조유지와 공기노출도 도움이 되며, 국소용 항진균제가 사용될 수 있다.

3] 피부밑진균증

피부밑진균증이라는 용어는 진균감염을 의미하는데, 이 병원체는 피부외상 동안 혹은 그 후에 진피 혹은 심지어 더 깊은층을 침투한다. 피부밑진균증에는 3가지의 일반적인 종류가 있지만 일반적으로 병원체의 특징은 몇 가지 정도이며 각기 다른 분류군에 속한다. 이러한 종류는 색소모세포진균증(chromoblastomycoses), 진균종(mycetomas) 그리고 스포로트릭스증(sporotrichosis)이다. 피부밑진균증은 주로 열대에서 일어나는데, 그 이유는 병원체의 지리학적인 분포와 병인 그리고 또한 이러한 지역에서 적절한 의료시설/치료가 부족할 수 있기 때문이다.

색소모세포진균증

색소모세포진균증(chromoblastomycoses)은 피부밑조직의 만성적인 국소감염으로 대개 다리에 있는 피부의 사마귀모양병변(verrucoid lesion)이 특징이다. 이는 주로 뼈, 힘줄, 혹은 근육을 침범하지 않고 주로 피부조직에 국한된다. 감염의 최초부위는 작을 수 있으며 가시식물이나 나무가시 같은 식물성물질에 의해 야기되고 그리고 수개월에서 수년에 걸쳐 그 부위에서 감염이 지속된다. 작고 붉은 구진이 나타나지만 대개 병변은 무통성이고 환자는 흔히 병원치료를 받지 않는다. 병이 커지면서 위성병변(satellite lesion)이 나타날 수 있으며; 발진유사구역이 더 커지고 불규칙한 판으로 융기되며 대로 양배추모양을 가진 종창으로 된다. 비록, 작은 병변의 예후는 양호하다고 해도, 중증인 감염환자는 치료가 어렵다. 일부 항진균제가 경구용으로 투여되며 냉동수술이 어떤 효과를 보여주고 있다. 이러한 진균증의 결과로 일어날 수 있는 세균중복감염의 예방 또는 치료를 위해 항생제가 투여될 수 있다.

진균종

진균종(mycetomas)은 손상후에 피부결절로 시작되어 조직의 더 깊은 곳 심지어 뼈까지 침투하는 만성감염이다. 진균종은 여러 진균 또는 진균처럼 실모양의 균사를 형성하는 방선균(actinomycetes)에 의해 일어날 수 있다. 이들 2종류의 미생물은 열대지역의 흙과 식물에서 살며 흔히 발의 손상과 연관된다. 감염이 최초부위로부터 진행되면서 이는 특징적으로 붓게 되고 병변의 가운데가 안으로 들어가 궤양화되어 고름과 가루를 배출한다. 결과적으로 굴경로(구멍)가 만들어지며 미생물로 채워진 가루와 함께 화농성으로 된다. 현저한 변형이 일어나며 이는 걷는 것을 어렵게 만든다. 또한, 진균종은 흔히 일어나는 이차세균감염과 함께 가려움증이나 작열감을 일으킬 수 있다. 원인 미생물의 범위가 광범위하기 때문에, 진균종의 치료는 주로 원인균과 질병의 정도에 따른다. 장기간에 걸치는 복합 약물치료가 어떤 정도로 성공적이지만; 그러나 중증의 감염은 감염된 발이나 손의 절단술과 같은 보다 큰 중재를 필요로 할 수 있다.

스포로트릭스증

세 번째로 흔한 피부진균종인 스포로트릭스증(sporotrichosis)은 전세계적으로 토양, 물이끼(sphagnum moss), 건초 그리고 기타 식물성물질에서 발견되는 진균 스포로트릭스셴키(*Sporothrix schenckii*)에 의해 일어난다. 진균은 작은 베인상처 혹은 가시, 껍질, 소나무잎, 혹은 철사로 찔린 상처를 통해 피부로 들어온다. 위험이 있는 사람은 가시나무, 물이끼 그리고 건초와 함께 작업하는 사람이다. 진균은 사람대 사람접촉으로는 전파되지 않는다. 초기의 감염은 적색, 분홍색, 혹은 자색일 수 있는 무통성의 작은혹이며 곤충에 물린 것과 유사하다. 작은혹은 진균이 침입한 대개 손가락, 손, 혹은 팔의 부위에서 나타난다. 부수적인 작은혹은 종기와 비슷하며 매우 느리게 치유된다. 최초의 작은혹은 노출 1~12주의 어느 때라도 발생될 수 있지만; 대부분의 경우에 이들은 3주 안에 나타난다. 감염은 대개 침범된 팔다리의 피부림프관을 따라 확산된다. 스포로트릭스증은 이전에는 경구용 요오드화칼륨(potassium iodide)으로 치료되었으며 현재는 부작용이 더 적은 이트라콘아졸(itraconazole)로 주로 치료된다. 피부를 찌를 수 있는 식물이나 철사를 가지고 작업하는 경우 장갑을 끼고 소매가 긴 옷을 입고 일함으로써 스포로트릭스증을 예방할 수 있을 것이다. 육묘장(plant nursery)에서 물이끼가 많은 돌발의 원인이 되는 진균이기 때문에 특히 물이끼에 피부가 접촉되는 것을 피해야 한다.

요약 Summary

- 피부는 감염의 제1방어선이며, 피부의 어떠한 상처도 병원체나 기회미생물이 침입하게 한다. 광범위한 미생물이 피부감염과 피부병에 연관된다.
- 피부의 미생물병은 온전한 피부의 상처, 그 자체가 피부에서 발현되는 전신감염, 혹은 몸의 각기 다른 구역에서 미생물독소로 인한 피부의 독소매개손상의 결과로 일어날 수 있다.
- 피부의 세균감염은 침범된 피부층과 연조직에 따르는 해부학적인 기초로 고름집(농양), 확산감염, 혹은 괴사감염으로 분류된다.
- 피부의 세균감염에는 종기, 큰종기, 연조직염 그리고 농가진과 같은 포도알균감염; 사슬알균감염; 급성괴사근막염; 여드름; 그리고 나병이 포함된다.
- 뼈속질염(골수염)은 주로 세균에 의해 그러나 때로는 진균에 의해 야기되는 뼈의 감염이다.
- 일부의 바이러스는 피부의 상처를 통해 혹은 곤충에 물림으로써 침입하며 그리고 일부의 바이러스는 각기 다른 침입구를 가지며 그 자체가 피부병변으로 발현된다. 피부감염에는 사마귀, 단순헤르페스감염, 수두대상포진감염, 물사마귀, 영아장미진 그리고 천연두가 포함된다.
- 홍역, 풍진 그리고 수두는 호흡기질환이지만 피부병변도 나타낸다.
- 대부분의 진균감염은 얕으며, 피부의 바깥층, 손톱 그리고 털에 침범한다. 이러한 감염에는 백선증과 피부칸디다증이 포함된다.
- 피부밑진균증은 병원체가 진피와 더 깊은층으로 침투될 때 발생한다. 일반적인 3가지 종류는 색소모세포진균증, 진균종 그리고 스포로트릭스증이다.

복습문제

1. 미생물에 대한 방어역할을 수행하는 랑게르한스세포는 다음 중 어디에 위치할까?

a. 표피
b. 진피
c. 피하조직
d. 피부밑층

2. 피부의 유두모양층은 어디의 일부일까?

a. 표피
b. 진피
c. 피하조직
d. 피부밑층

3. 다음 중 피부감염과 독성쇼크증후군의 원인균은?

a. 대장균(*Escherichia coli*)
b. 황색포도알균(*Staphylococcus aureu*)
c. 매독균(*Treponema pallidum*)
d. 여드름균(*Propionibacterium acnes*)

4. 다음 중 어떤 것이 일반적으로 Group A 사슬알균(*Streptococcus*)에 의해 일어나는 급성감염일까?

a. 괴사근막염
b. 농가진
c. 단독(얕은연조직염)
d. 여드름

5. "식인세균"이라 불리는 미생물은?

a. 황색포도알균(*Staphylococcus aureus*)
b. 표피포도알균(*Staphylococcus epidermidis*)
c. 고름사슬알균(*Streptococcus pyogenes*)
d. 여드름균(*Propionibacterium acnes*)

6. 여드름의 원인균은?

a. 황색포도알균(*Staphylococcus aureus*)
b. 표피포도알균(*Staphylococcus epidermidis*)
c. 고름사슬알균(*Streptococcus pyogenes*)
d. 여드름균(*Propionibacterium acnes*)

7. 일반적으로 사마귀를 일으키는 미생물은?

a. 사람유두종바이러스(human papillomavirus)
b. 헤르페스바이러스(herpesvirus)
c. HIV
d. 수두대상포진바이러스(varicella-zoster virus)

8. 주로 입술과 입에서 단순헤르페스를 일으키는 것은?

a. HSV-1
b. HSV-2
c. HSV-6
d. HSV-7

9. "무좀"을 일으키는 것은?

a. 머리백선증
b. 몸백선증
c. 어루러기
d. 발백선증

10. 일반적으로 기저귀발진을 일으키는 것은?

a. 스포로트릭스셴키(*Sporothrix schenckii*)
b. 방선균(*Actinomycetes*)
c. 칸디다알비칸스(*Candida albicans*)
d. 어루러기균(*Malassezia furfur*)

11. 나병은 __________ 에 의해 일어난다.

12. 감염조직을 사멸시키는 감염은 __________ 감염이라 부른다.

13. 수두와 대상포진은 __________ 바이러스에 의해 야기된다.

14. 피부의 진균감염은 __________ (이)라 부른다.

15. 샅굴의 백선증은 일반적으로 "__________" (이)라 부른다.

16. 사마귀종류를 형태와 침범부위에 따라 기술해 보라.

17. 가장 흔한 포도알균피부감염에 대해 기술해 보라.

18. 가장 흔한 사슬알균피부감염에 대해 기술해 보라.

19. 천연두의 발생과 천연두의 백신에 대해 논의해 보라.

20. 피부밑진균증의 종류에 대해 기술해 보라.

CHAPTER 15

호흡계통의 감염
Infections of the Respiratory System

학습목표

1. 호흡계통의 감염을 야기하는 미생물에 대해 필요한 기준의 명칭을 쓴다.
2. 일반적으로 호흡관의 정상균무리로 존재하는 미생물을 확인한다.
3. 각기 다른 사슬알균감염의 명칭을 쓰고 각각에 대한 전파, 증상 그리고 치료에 대해 기술한다.
4. 약물내성포도알균폐렴병에 대해 논의한다.
5. 미코플라스마폐렴과 클라미디아폐렴의 전파와 치료에 대해 기술한다.
6. 백일해, 결핵 그리고 이들의 치료에 대해 기술한다.
7. 세균에 의한 호흡기의 희귀감염과 기회감염에 대해 기술한다.
8. 감기와 인플루엔자 그리고 이들의 예방과 치료를 비교하고 대조한다.
9. 진균에 의해 야기되는 호흡계통의 감염 그리고 이러한 감염의 치료에 대해 기술한다.
10. 위(아래)호흡계통감염의 일반적인 증상, 가능한 치료 그리고 예방에 대해 기술한다.

주요용어

결핵(tuberculosis, TB)
기관지(bronchi)
기관지나무(bronchial tree)
독감(플루)(flu)
백일해(pertussis)
섬모에스컬레이터(ciliary escalator)
성홍열(scarlet fever)
인두(pharynx)
인두염(pharyngitis)
인플루엔자(influenza)
성상균부리(normal flora)
폐렴(pneumonia)
허파(lungs)
후두(larynx)

왜 알아야 할까

역사

물리적인 환경과 그곳에 포함된 미생물과 직접적으로 접촉하면서 분당 약 8마리, 하루에 약 10,000마리의 미생물에 노출되는 호흡관은 몸에서 병원성감염의 주된 부위 중의 하나가 된다. 우리의 호흡관은 온습한 장벽층의 표면과 함께 감염을 허용할 수 있는 입자를 포획하는 우수한 조건을 가지고 있다. 감기로부터 폐렴까지, 평생을 지속하면서 미약하게 자극적인 것부터 치명적인 것까지의 범위에 이르는 병을 일으키는 바이러스와 세균을 위한 길이 호흡관이다. (감기의 영어 명칭인 common cold에서) "cold(차가운)"라는 이름은 증상이 더 많이 발생하는 계절을 나타내는 혹은 몸이 대사율을 증가시킴으로써 열이나 에너지를 생성하는 과정인 발열을 일으키는 미생물의 능력을 설명하는 오칭일 것이다. 발열과정은 젖은 머리, 통풍장치에 노출된 몸 부분, 혹은 낮은 온도에서 오랜 동안 있는 경우와 같은 상태에서 유발된다.

감기의 증상은 고대 이집트에서도 기록되었으며, 기원전 400년대에 히포크라테스(Hippocrates)가 이 병에 대해 언급하였다. 초기, 미국인디언, 마야 그리고 아즈텍의 문명은 감기에 대한 설명을 기록하였으며; 아즈텍의 치료는 칠레고추, 꿀 그리고 담배의 혼합물로 구성되었다.

1700년대와 1800년대에 각각 존웨슬리(John Wesley)와 윌리암부찬(William Buchan)은 젖은 발과 젖은 옷이 아마도 감기의 원인이라고 설명하였다. 1800년대 후반, 바이러스 그리고 감기와 바이러스의 연관성이 발견된 다음, 급성바이러스성코인두염(acute viral nasopharyngitis)이 이 병을 기술하는 병명이 되었다. 비록, 질병의 배종설에서 초기에는 세균의 역할이 지배적이라고 해도, 감기는 바이러스가 원인이기 때문에 항생제는 동반되는 세균의 자극과 이차감염을 완화시킬 수는 있었지만 감기를 치료하지는 못했다.

호흡관의 질병인 **폐렴**은 체액으로 채워진 염증성의 허파꽈리로 인해 발생하며 이는 분 단위로 생명을 지지하기 위해 필요한 가스의 운반을 방해한다. 폐렴의 원인은 바이러스, 진균, 혹은 기생충의 감염뿐만 아니라 화학적이거나 물리적인 손상과 같은 여러 가지이거나; 혹은 알코올남용이나 암과 같은 기타 질병의 속발성으로 발생될 수 있다. 중증급성호흡기증후군(severe acute respiratory syndrome, SARS)은 고도로 전염성인 SARS 코로나바이러스(coronavirus)에 의해 야기되며, 2003년 중국에서 처음 돌발(outbreak)한 후에 출현하였다. 세계보건기구(World Health Organization)에 따르면, 2003년의 돌발에서 전세계적으로 8000명 이상의 사람이 이 병에 걸렸으며 이들 중 774명이 사망하였다.

영향

감기는 등교하는 것과 출근하는 것을 힘들게 하며 병원과 약국을 찾게 한다. 사람에게 고통을 주는 이 주된 문제는 통상적으로 매년 병원비로 800만불을 지출하게 하며 처방외약과 처방약값으로 35억불 조금 아래로 지출하게 만든다. 의료비 외에도 2억일을 결석하게 만들며 그들의 부모도 1억3천일을 결근하게 만든다. 고용주가 입는 손실액과 감기관련 작업손실액은 매년 200억불을 초과한다.

폐렴은 모든 나이대에서도 흔하며 노인과 만성말기질환자의 가장 큰 사망원인이다. 치유되지 않고 오직 지지요법만을 받는 감기와는 달리 일부 폐렴원인균에 대해서는 효과적인 백신이 있다.

미래

현재, 감기에 대해서는 백신이 없고 치유도 되지 않는다. 바이러스성폐렴에 대한 효과적인 백신을 개발하려는 노력이 계속되어야 할 것이다. 잘 작동하는 면역계통 외에도, 일반적으로 바이러스감염에 가장 전향적인 방어는 백신을 통해서일 것이다. 다시 말하면, 증상완화요법이 유일한 방법이다. 2003년 중증급성호흡기증후군(SARS)돌발의 봉쇄와 함께, 이 치명적인 증후군이 통제되는 듯이 보였기 때문에 많은 사람들이 안도할 수 있었다. 거의 10년이 지난 후 중동호흡기증후군(Middle Eastern respiratory syndrome, MERS)이라 부르는 새로운 SARS 유사바이러스가 출현하였다. 2014년 초, MERS는 전세계적으로 290명을 감염시켰다. 사우디아라비아에서 시작된 이 바이러스는 이미 프랑스, 독일, 카타르, 요르단 그리고 영국으로 확산되었다. 중동호흡기증후군(MERS)은 중증급성호흡기증후군(SARS)과 유사한 호흡기증상을 보일 뿐만 아니라 이 새로운 바이러스는 다중기관기능상실의 증례도 보였으며 이 새로운 도전에 직면하여 역학자와 건강관리전문가의 작업을 더욱 복잡하게 하였다.

1 개요
Overview

호흡관은 코안, **인두**, **후두**, **기관지나무** 그리고 **허파**로 구성된다. 구조적으로 그리고 기능적으로 이 계통은 위호흡계통과 아래호흡계통을 구분할 수 있다(그림 15.1).

- 위호흡계통에는 코, 인두 그리고 연관구조를 포함한다.
- 아래호흡계통은 후두, 기관, **기관지** 그리고 허파로 구성된다.

호흡관의 속층은 미생물의 침입에 대항하는 장벽으로 기능하는 점막상피이지만; 이는 온전한 피부장벽만큼 효과적이지는 않다. 호흡관의 점막속층은 미생물에 적합한 온습한 환경을 가진다. 또한, 미생물이 점막층에 포획될 수 있으며 **섬모 상승(ciliary escalator)**방식으로 인두까지 수송된 다음 삼켜지게 된다. 호흡계통의 **정상균무리(normal flora)**(제12장 참조)는 잠재적인 병원체와 경쟁하여 숙주를 건강한 상태로 유지시키는 데 일조하는 대단히 많은 수의 세균으로 구성된다. 정상균무리의 미생물은 대개 무해하지만, 숙주의 면역계통이 억제되거나 혹은 점막이 손상되는 경우에는 이들이 기회병원체가 될 수 있다. 호흡계통의 감염은 세균, 바이러스 그리고 진균에 의해 일어날 수 있다. 외인성의 병원체에 의해 일어나는 호흡계통의 감염은 다음과 같은 기준에 부합되어야 한다.

- 충분한 수(용량)의 감염원이 흡입되어야 한다.

- 감염원이 공기전파되거나 비말핵에 포함되어야 한다.
- 감염미생물이 살아 있어야 하고 공기 중에서도 생존해야 한다.
- 미생물이 숙주조직에 감수성을 나타내야 하고 부착과 증식에 적합해야 한다.
- 병을 일으키기 전에 호흡관에서 미생물이 표면에 집락화되어야 한다.

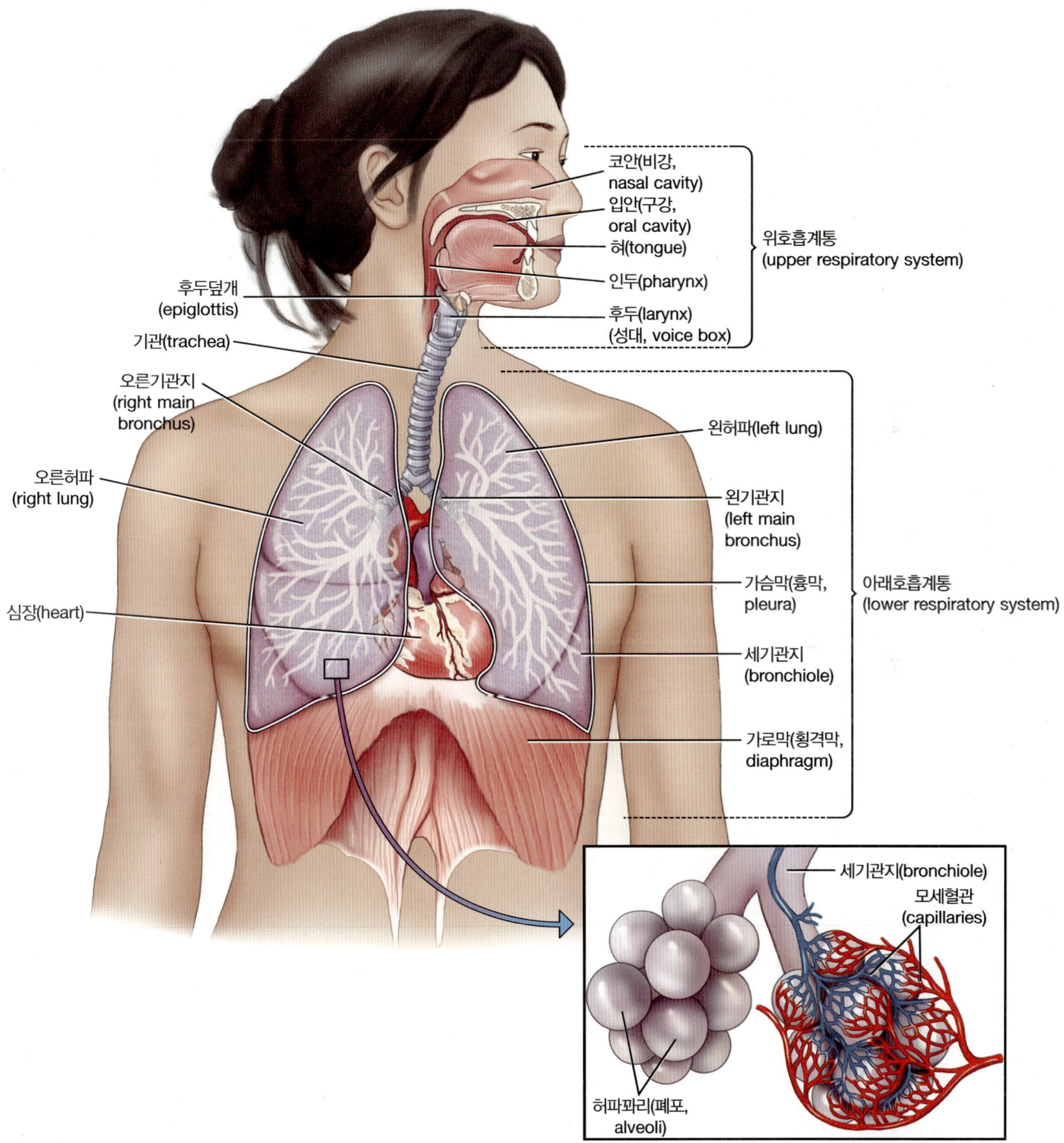

그림 15.1 호흡관. 호흡관은 코, 인두 그리고 연관구조를 포함하는 위호흡계통; 그리고 후두, 기관, 기관지 그리고 허파로 구성되는 아래호흡계통으로 구분할 수 있다.

2 세균감염 Bacterial Infections

위호흡관점막의 대부분은 정상균무리가 집락화되어 있다. 위호흡관의 정상균무리에 존재하는 주된 세균은 황색포도알균(*Staphylococcus aureus*)과 표피포도알균(*S. epidermidis*)이다. 또한, 유산소균 코리네박테륨(corynebacteria)이 코의 표면에서 증식할 수 있다. 게다가, 일부 환자의 코인두에서 소수의 폐렴균(*Streptococcus pneumoniae*), 수막염균(*Neisseria meningitidis*) 그리고 인플루엔자균(*Haemophilus influenzae*)이 발견될 수 있다. 스트렙토콕쿠스미티스(*S. mitis*), 스트렙토콕쿠스뮤탄스(*S. mutans*), 스트렙토콕쿠스밀레리(*S. milleri*) 그리고 스트렙토콕쿠스살리바리우스(*S. salivarius*)를 포함하는 (α)-용혈성사슬알균은 이 구역의 중요한 세균이라 간주되는데 그 이유는 이러한 세균이 병원성사슬알균의 침입을 방어하는 것으로 생각되기 때문이다. 하지만, 이러한 동일한 세균들 역시 조절되지 않는다면 치아우식증과 잇몸주위병을 일으킬 수 있다.

호흡관의 세균감염은 포도알균(*Staphylococcus*), 사슬알균(*Streptococcus*), 크레브시엘라(*Klebsiella*), 헤모필루스(*Haemophilus*), 보르데텔라(*Bordetella*), 코리네박테륨(*Corynebacterium*), 미코박테륨(*Mycobacterium*), 레지오넬라(*Legionella*), 미코플라스마(*Mycoplasma*), 클라미디아(*Chlamydia*) 그리고 콕시엘라(*Coxiella*)에 의해 일어날 수 있다. 정상균무리의 흡입에 의한 감염이 일어날 수 있고, 점막속층이 손상된 후의 속발성감염으로 나타나며, 대개 감기와 같은 바이러스감염으로 일어난다. 호흡계통을 통해 걸릴 수 있는 세균감염은 표 15.1에 요약하였다.

표 15.1 호흡관을 통한 세균감염

질환/질병	미생물	전파	표적	징후/증상	치료
사슬알균인두염(streptococcal pharyngitis)(패혈성인두염, strep throat)	Group A 사슬알균(*Streptococcus*)	콧물과 침; 사람대 사람 접촉	인두	목구멍통증, 호흡곤란, 부은 편도, 물렁입천장과 단단입천장 위의 반점, 발열, 피로	페니실린(penicillin), 아목시실린(amoxicillin), 클린다마이신(clindamycin), 아지트로마이신(azithromycin), 세팔로스포린(cephalosporins)
성홍열(scarlet fever)	고름사슬알균(*Streptococcus pyogenes*)	감염자와의 직접접촉; 콧물; 같이 쓰는 물컵과 같은 매개물	인두, 혀	발열, 인후통, 물렁입천장의 적색반점, 혀, 뺨, 가슴 그리고 겨드랑의 밝은적색 발진	페니실린, 아목시실린, 클린다마이신, 아지트로마이신, 세팔로스포린
약물내성사슬알균폐렴병(drug-resistant *Streptococcus pneumoniae* disease, DRSP)	폐렴균(*S. pneumonia*)	사람대 사람접촉	인두, 허파, 허파꽈리(폐포)	기침, 호흡곤란, 발열, 피로	리네졸리드(linezolid), 텔리트로마이신(telithromycin)
미코플라스마폐렴(mycoplasmal pneumonia)	폐렴미코플라스마(*Mycoplasma pneumonia*)	밀집환경에서 사람 사이의 콧물	허파; 점막	인후통, 기침과 재채기, 발열, 두통	에리트로마이신(erythromycin)과 클라리트로마이신(clarithromycin) 테트라사이클린(tetracycline), 케토리드(ketolides), 플루오로퀴놀론(fluoroquinolones)
클라미디아폐렴(chlamydial pneumonia)	폐렴클라미도필라(*Chlamydophila pneumoniae*)	호흡비말의 흡입	허파	흔히, 무증상적, 건성기침, 발열, 권태감	테트라사이클린, 마크롤리드(macrolides)

표 15.1 호흡관을 통한 세균감염(계속)

질환/질병	미생물	전파	표적	징후/증상	치료
백일해(pertussis, whooping cough)	백일해균(*Bordetella pertussis*)	호흡비말의 흡입	기관-섬모상피세포	심한 기침발작에 이은 "쌕쌕거리는(whooping)"소리, 구토, 갈비뼈골절, 충혈된 눈	에리트로마이신, 아지트로마이신
결핵(tuberculosis)	결핵균(*Mycobacterium tuberculosis*)	호흡비말의 흡입	허파	지속적인 심한 기침, 가슴의 통증, 피가래, 피로, 체중감소, 발열 그리고 오한	이소니아지드(isoniazid), 리팜핀(rifampin), 에탐부톨(ethambutol), 피라진아미드(pyrazinamide)
포도알균폐렴(staphylococcal pneumonia)	황색포도알균(*Staphylococcus aureus*); 폐렴균(*S. pneumoniae*)	병원내감염; 인플루엔자이후의 합병증	허파	호흡곤란, 발열, 피로, 권태감	레보프록사신(levofloxacin), 클린다마이신, 플루오로퀴놀론
헤모필루스(*Haemophilus*)감염	인플루엔자균(*Haemophilus influenza*)	호흡비말의 흡입	인두, 기관지, 허파	지속적인 건성기침, 낮은등급의 발열	세포탁심(cefotaxime), 암피실린(ampicillin), 술박탐(sulbactam), 세팔로스포린, 플루오로퀴놀론
크레브시엘라(*Klebsiella* pneumonia) 폐렴	폐렴막대균(*Klebsiella pneumoniae*)	병원내감염	허파	호흡곤란, 발열, 피로, 권태감	카르바페넴(carbapenems), 세팔로스포린, 아미노글리코시드(aminoglycosides), 퀴놀론(quinolones)
디프테리아(diphtheria)	디프테리아균(*Corynebacterium diphtheria*)	호흡비말의 흡입	호흡막	인후통, 쉰소리, 기침, 호흡곤란, 삼킴곤란과 통증, 청색증, 목이 부음	항독소(antitoxin), 메트로니다졸(metronidazole), 에리트로마이신, 프로카인(procaine), 페니실린(penicillin) G
레지오넬라증(Legionellosis)	레지오엘라 뉴모필라(*Legionella pneumophila*)	호흡비말의 흡입	허파	발열, 오한, 기침, 근육통, 인지결함, 두통	아지트로마이신, 클라리트로마이신(clarithromycin), 록시트로마이신(roxithromycin), 레보프록사신, 목시플록사신(moxifloxacin)
앵무새병(psittacosis, "parrot fever")	클라미디아시타시(*Chlamydia psittaci*)	건조된 조류배설물이나 분비물의 흡입	허파	고열, 설사, 심한 두통, 기침, 피부의 붉은 반점	독시사이클린(doxycycline), 테트라사이클린, 클로람페니콜(chloramphenicol), 에리트로마이신
흡입탄저병(inhalation anthrax)	탄저균(*Bacillus anthracis*)	포자의 흡입	허파	발열, 오한, 가슴통증, 숨참, 기침, 구역, 두통, 발한, 심한 피로	시프로프록사신(ciprofloxacin)
Q열	콕시엘라부르네티(*Coxiella burnetii*)	감염동물에서분비된 오염된 비말의 흡입	허파	발열, 오한, 가슴통증, 기침, 구역, 두통, 발한, 심한 피로, 복통	독시사이클린

1] 사슬알균감염

사슬알균(속)(genus *Streptococcus*)은 "패혈성인두염(strep throat)"을 일으키는 것으로 잘 알려져 있지만 또한 수막염, 폐렴, 심장내막염, 단독(얕은연조직염, erysipela), 괴사근막염(제14장 참조) 그리고 독성쇼크증후군도 일으킬 수 있는 알모양의 그람양성균으로 구성된다. Group A 사슬알균(*Streptococcus*)의 독력은 전세계적으로 증가하고 있다.

패혈성인두염(사슬알균인두염)

패혈증인두염(strep throat), 혹은 사슬알균인두염은 Group A 사슬알균(*Streptococcus*)에 의해 일어나며 목구명의 가장 흔한 세균감염이다. 이 감염이 어떠한 나이에서도 발생할 수 있지만 주로 5~15세 사이의 소아에서 발생한다. 패혈성인두염은 감염자나 보균자에 의한 콧물이나 침(재채기 또는 기침)을 통한 사람대 사람의 직접접촉에 의해 전파된다. 때로, 오염된 음식, 특히 우유와 유제품이 감염의 원인일 수 있다.

감염은 늦가을, 겨울 그리고 초봄에 가장 높은 빈도로 발생한다. 대부분의 인두염이 세균이 아닌 바이러스에 의해 야기되며 따라서 질병통제예방센터(Centers for Disease Control and Prevention, CDC)는 사슬알균감염검사가 양성이 아닌 한 항생제를 사용하지 말 것을 권장하는데, 그 이유는 일부의 항생제에 대한 세균내성이 보고되고 있기 때문이다. 하지만, 결과가 사슬알균(*Streptococcus*)에 대해 양성이라면, 환자는 전파를 최소화시키고 류마티스열(rheumatic fever)과 같은 추가적인 합병증의 위험을 줄이기 위해 항생제를 투여 받아야만 한다.

성홍열

성홍열(scarlet fever)은 위호흡기병이며 Group A β-용혈성사슬알균[고름사슬알균(*Streptococcus pyogenes*)]에 의한 감염으로 발생하는데(그림 15.2), 한때는 심각한 소아병이었지만 지금은 제외 치료가 가능하다. 잠복기는 1~2일이며 일반적으로 발열과 인후통과 함께 시작되지만 또한 오한, 구토, 복통 그리고 권태감을 나타낼 수도 있다. 세균에 의해 생성되는 외독소는 "딸기(strawberry)"혀(그림 15.3)를 일으킬 뿐만 아니라 가슴, 목, 샅굴 그리고 넙다리에 특징적인 미세한 발진을 일으킨다. 성홍열의 치료는 패혈성인두염에서 사용되는 항생체요법과 동일하며, 적절하게 치료한다면 합병증은 거의 일어나지 않는다.

의학적 사건

패혈성인두염의 합병증(류마티스열)

류마티스열은 치료되지 않거나 혹은 치료가 덜 이루어진 경우 패혈성인두염으로 발생할 수 있는 염증질환으로 Group A 사슬알균(*Streptococcus*)에 의해 발생한다. 미국에서는 흔하지 않다고 해도, 이는 이미 사용할 항생제가 준비되어 있으며 개발도상국에서는 여전히 성행하고 있다. 류마티스열은 패혈성인두염의 발생 18~20일 후에 그 자체로 발현되며 관절통과 아마도 심장판막병을 일으킨다. 병의 정확한 발병원인이나 기전은 여전히 분명하지 않지만 이는 자가면역반응으로부터 기인되는 것으로 생각된다. 이 병은 주로 6~15세인 소아에서 발병한다. 또한, 류마티스열로 고통을 받는 환자가 앞으로 Group A 사슬알균(Streptococcus)에 대한 노출로부터 반복감염이 생기기가 더 쉽다. 때로, 환자는 울혈심장기능상실(congestive heart failure)을 일으킬 심장염이 발생한다. 류마티스열의 치료에는 증상완화, Group A 사슬알균(*Streptococcus*)의 퇴치 그리고 추가적인 감염의 예방이 포함된다. 또한, 치료되지 않은 Group A 사슬알균감염은 사슬알균이후토리콩팥염(post-streptococcal glomerulonephritis)을 일으킬 수 있으며, 이 상태는 콩팥의 토리를 파괴하여 결과적으로 콩팥기능상실을 야기할 수 있다.

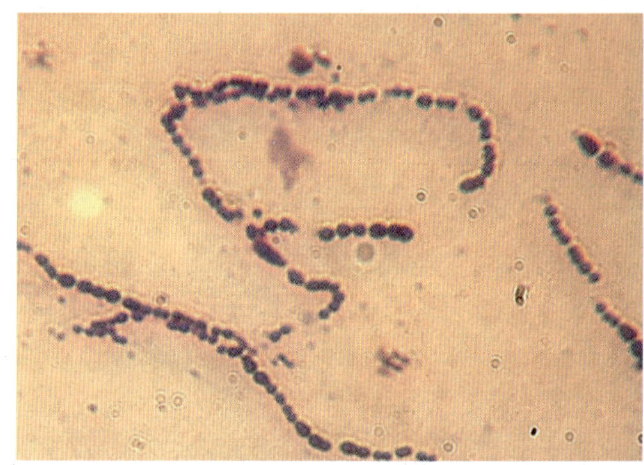

그림 15.2 고름사슬알균(*Streptococcus pyogenes*). 이 현미경사진은 대개 사슬로 배열된 그람양성알균 고름사슬알균(*S. pyogenes*)의 그람염색을 보여준다. 이 세균은 일반적으로 입안과 목구멍에 존재한다. 이 세균은 패혈성인두염, 편도염 그리고 괴사근막염을 포함하는 다양한 감염을 일으킨다.

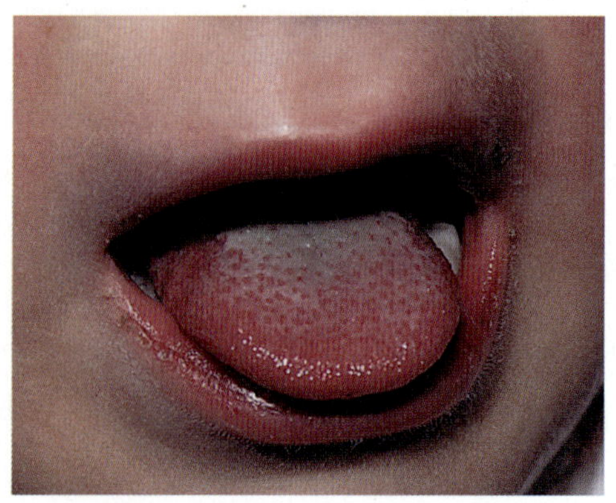

그림 15.3 성홍열. 두드러진 유두를 가진 "딸기"혀. (출처: Zitelli BJ, Davis HW: *Atlas of Pediatric Physical Diagnosis*, ed 5, St. Louis, 2008, Mosby.)

폐렴사슬알균

폐렴사슬알균(*Streptococcus pneumoniae*)은 협막을 가진 그람양성 α-용혈성쌍알균으로(그림 15.4), 폐렴알균(*pneumococcus*)이라고도 알려져 있으며 경증의 호흡기질환의 흔한 원인이지만 또한 폐렴의 주된 원인이기도 하다. 이 세균은 폐렴 외에도 인두염, 굴염(부비동염, sinusitis), 가운데귀염(중이염, otitis media), 수막염, 뼈속질염(골수염, osteomyelitis), 패혈성관절염(septic arthritis), 심장내막염, 배막염(복막염, peritonitis), 심장막염, 연조직염 그리고 뇌농양(brain abscess)을 일으킬 수 있다. 폐렴사슬알균(*S. pneumoniae*)은 건강한 사람의 코인두에서 일반적으로 서식하지만 이 세균이 귀인두관(유스타키오관, eustachian tube), 코곁굴(부비동, nasal sinus) 그리고 허파와 같은 다른 구역에 침범된다면 병을 일으킬 수 있다. 이 세균은 사람이 서로 밀접하여 시간을 보내는 환경에 많은 수로 존재하며 사람대 사람 사이 혹은 흡입에 의해 전파될 수 있다. 만일 세균이 흡입되면 (섬모가 손상되거나 퇴화된 흡연자에서처럼) 섬모의 손상 혹은 바이러스감염으로 손상된 점막에 의해 제거되지 않으며, 세균이 부착될 수 있거나 혹은 심지어 점막을 침투하게 된다. 일단 세균이 정상적으로는 존재하지 않는 부위에서 성공적으로 자리를 잡으면 이는 숙주의 면역계통을 자극하여 백혈구를 보충시키게 된다(제13장 참조). 폐렴사슬알균(*S. pneumoniae*)의 협막은 포식작용에 저항하며 만일 면역이 없다면 허파꽈리큰포식세포(폐포대식세포, alveolar macrophage)가 폐렴알균을 파괴하지 못하게 된다. 이러한 경우, 세균은 혈류로 확산되어 세균혈증을 일으키기가 쉽다. 이후에 세균은 몸의 다른 구역에 도달하여 앞에서 설명된 상태를 일으키게 된다. 폐렴사슬알균(*S. pneumoniae*)의 발병력은 그의 협막에 의한 직접적인 결과이며 협막(매끈)균주는 병을 일으키는 반면, 무협막(거친)균주는 발병력이 없다.

약물내성사슬알균폐렴병

약물내성사슬알균폐렴병(drug-resistant *Streptococcus pneumoniae* disease, DRSP)은 그 자체로 폐렴, 세균혈증, 가운데귀염, 수막염, 배막염 그리고 굴염으로 발현된다. 이러한 상태는 일반적으로 사용하는 하나 이상의 항생제에 내성을 가진 세균에 의해 일어난다. 내성의 출현과 내

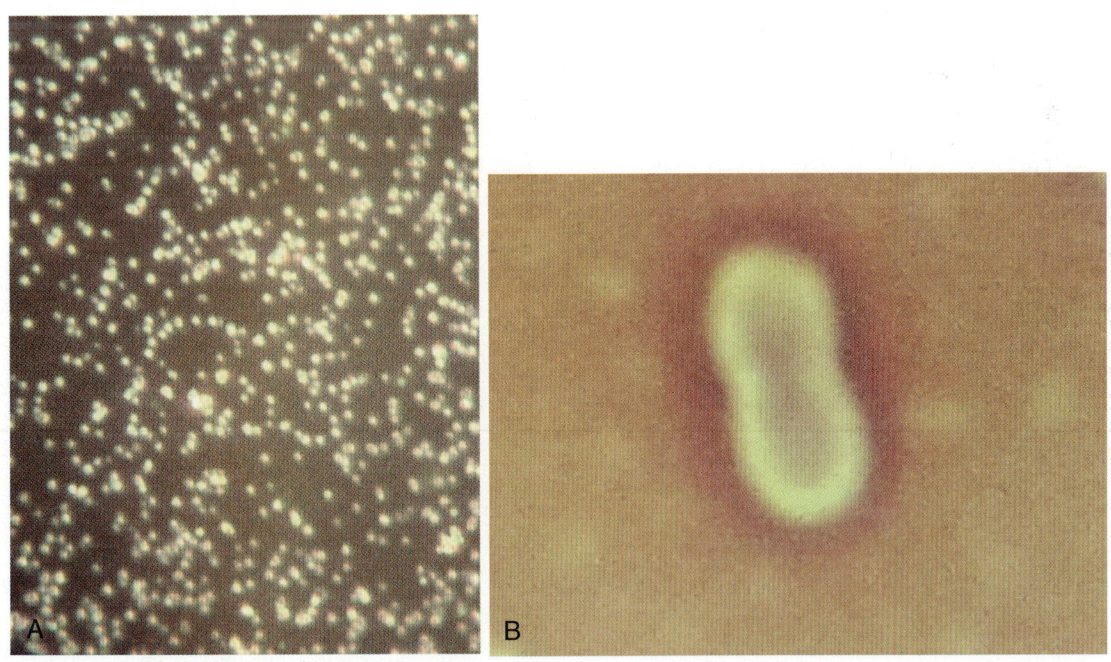

그림 15.4 폐렴사슬알균(*Streptococcus pneumoniae*). **A,** 폐렴사슬알균(*Streptococcus pneumoniae*)은 그람양성알균이며; 알균은 대개 쌍으로 배열된다(쌍알균). 무리의 많은 비율에서, 이 세균은 입과 목구멍의 정상균무리이다; 하지만, 이는 폐렴을 일으킬 수 있다. **B,** 세포의 배열과 이를 둘러 싸는 두꺼운 협막을 보여주는 협막염색.

의학적 사건

약물내성폐렴사슬알균

폐렴사슬알균(*Streptococcus pneumoniae*)은 100년전에 루이스파스퇴르(Louis Pasteur)에 의해 분리되었고 그 이래로 이 세균에 대한 많은 연구가 이루어져 왔다. 과거, 폐렴사슬알균(*S. pneumoniae*)의 분리주가 일관되게 페니실린(penicillin)에 감수성을 가졌지만 이제는 페니실린내성균주와 다제내성균주가 출현하였고 특히 의료시설과 같은 일부의 공동체에서 광범위하게 되었다. 질병통제예방센터(CDC)에 따르면, 폐렴사슬알균(*S. pneumoniae*)은 미국에서 이환과 사망의 가장 큰 원인이며, 매년 3000명의 수막염환자, 50,000명의 폐렴환자 그리고 700만명 이상의 가운데귀염환자가 발생하는 것으로 추산된다. 미국의 대부분에서 전부가 다 보고되지는 않는 상태이기 때문에 약물내성폐렴사슬알균이 가진 문제의 전체적인 내용은 모른다.

세균성폐렴의 발생은 점진적인 것부터 갑작스러운 것까지 다양하다. 중증인 경우, 환자는 발열, 덜덜 떨리는 오한, 숨참, 녹슨 색깔이거나 녹색인 점액이 나오는 기침 그리고 가슴막염증성의 가슴통증이 있을 수 있다. 폐렴알균폐렴이 있는 노인환자에서는 발열과 가래생성이 없을 수도 있다. 세균성폐렴에 대한 위험은 어린 소아, 노인, 만성적인 내과적인 상태(예, 심장질환, 허파질환 그리고 당뇨병)에 있는 사람 그리고 면역계통이 억제된 사람에서 가장 높다. 세균성폐렴이 공동체에서 한 사람으로부터 다른 사람으로 쉽게 전파되기 때문에, 이는 그 자체로 공동체획득폐렴(*community-acquired pneumonia*)이라 부르는 상태로 유행할 수 있다. 이러한 종류의 병은 전세계적으로 일어나며 모든 나이대의 사람들 중에서 가장 큰 사망원인이 되고 있다.

폐렴알균폐렴의 예방을 위한 예방접종이 이용가능하다. 정기적인 신생아면역접종스케줄의 일부인 폐렴알균접합체백신(pneumococcal conjugate vaccine) 그리고 성인의 면역접종을 위해 사용하는 폐렴알균다당류백신(pneumococcal polysaccharide vaccine)의 2가지 종류가 이용가능하다. 폐렴알균다당류백신의 예방접종은 65세 이상인 모든 성인과 어떤 만성질환이나 면역억제상태에 있는 2~64세 사이의 사람들에게 권장된다. 예방접종이 없다면 선택치료는 페니실린(penicillin)이지만; 이전에는 페니실린(penicillin)에 감수성이 있었던 폐렴사슬알균(*S. pneumoniae*)의 거의 모든 균주가 항생제의 남용 때문에 페니실린(penicillin)뿐만 아니라 다른 항생제에 내성을 보인다.

성균주의 확산에 관여하는 요인은 항미생물약물의 남용이다. 전파는 사람대 사람접촉에 의해 일어나며 위험집단은 주로 노인, 2세 이상인 소아, 아동보호센터에 가거나 그곳에서 일하는 사람, 면역약화자[예, 후천성면역결핍증후군(acquired immunodeficiency syndrome, AIDS)환자] 그리고 최근에 항미생물제를 사용한 사람이다. 약물내성사슬알균폐렴병(DRSP)의 돌발은 요양원, 보육원 그리고 사람면역결핍바이러스(HIV)감염자에서 보고되고 있다. 폐렴알균접합체백신이 이용가능하며 이의 사용은 약물내성폐렴알균으로 인한 많은 감염을 억제해 준다. 앞으로 백신사용을 증가시키고, 체계적으로 감시하며, 정기적으로 약물내성균주를 검사하는 것이 이 세균의 약물내성의 출현을 늦출 수 있을 것이다.

2] 기타 감염

미코플라스마폐렴

폐렴미코플라스마(*Mycoplasma pneumoniae*)는 세포벽이 없는 작은 세균이며(그림 15.5), 대개 40세 이하인 젊은 사람들에서 발병되는 상대적으로 경증인 폐렴인 원발성비정형성폐렴(primary atypical pneumonia)의 원인이다. 전파는 사람대 사람접촉 혹은 호흡비말의 흡입을 통해 발

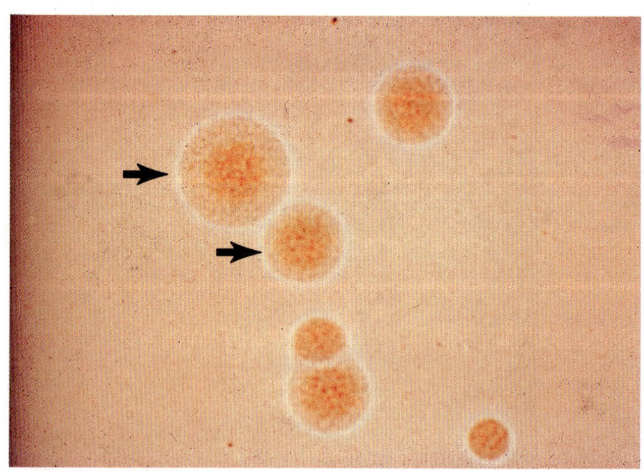

그림 15.5 폐렴미코플라스마(*Mycoplasma pneumoniae*). 폐렴미코플라스마(*M. pneumoniae*)는 세포벽이 없는 작은 세균이며 미국에서 매년 약 10만명의 입원환자를 포함하여 약 200만명의 폐렴환자를 발생시킨다. (출처: Forbes BA, Sahm DF, Weissfeld AS: *Bailey and Scott's Diagnostic Microbiology*, ed 12, St. Louis, 2007, Mosby.)

생한다. 잠복기는 10~14일이며 특히 학교와 같은 밀집구역, 군인들 사이 그리고 홈리스보금자리 그리고 집에서 유행이 일어날 수 있다. 증상은 피로, 인후통 그리고 입안건조로 시작하여 1~3주 지속될 수 있다. 이는 처음에는 인플루엔자와 유사하며, 기침이 악화된 후 결국 가래가 생긴다. 대개 상태가 경증이고 대부분의 사람이 치료 없이 회복된다고 해도, 중증인 경우에는 항생제치료를 필요로 한다. 이러한 세균이 세포벽이 없기 때문에 세균세포벽의 펩티도글리칸 교차연결형성을 방해하는 작용을 하는 페니실린(penicillin)과 기타 β-락탐(lactam)항생제(제11장 참조)에 내성이 있다는 것을 확인하는 것이 중요하다.

클라미디아폐렴

지금은 폐렴클라미도필라(*Chlamydophila pneumoniae*)라고 부르는 폐렴클리미디아(*Chlamydia pneumoniae*)는 폐렴이나 기관지염의 주된 원인 중의 하나이며 이는 열이 거의 없거나 전혀 없이 기침이 점진적으로 발생하는 것이 특징이다. 병의 범위는 무증상감염부터 중증질환까지에 이를 수 있다. 전파는 감염자의 호흡기분비물을 통해 일어나며 모든 나이에서 위험이 있지만; 실병통제예방센터(CDC)에 따르면, 이는 학령기의 아동에서 가장 흔하다. 질병이 공동체의 한 구성원으로부터 다른 사람에게 쉽게 전파되기 때문에 이는 "공동체획득폐렴(community-acquired pneumonia)"을 일으킬 수 있다. 감염은 항생제로 치료되며 에리트로마이신(erythromycin)이 일반적인 선택약물이다.

백일해

백일기침(*whooping cough*)이라도도 부르는 **백일해**는 고도로 전염성인 질병으로 극히 작은 그람음성 유산소짧은막대균 백일해균(*Bordetella pertussis*)에 의해 일어난다(그림 15.6). 백일해는 영구적인 장애 그리고 심지어 사망을 야기할 수 있는 심각한 질병이다. 백일해는 감염자의 점막으로부터 방출된 공기비말에 의해 사람에서 사람으로 쉽게 확산된다. 초기의 증상은 노출 약 1주에 나타나며 감기와 비슷하다. 약 10~12일후에 심한 기침발작이 시작되며

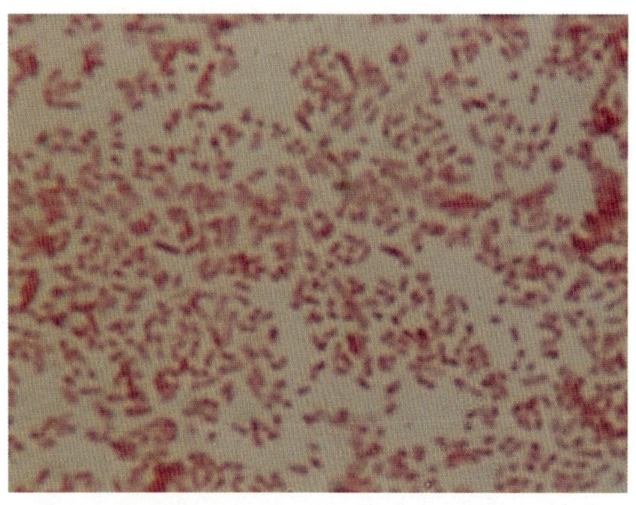

그림 15.6 백일해균(*Bordetella pertussis*). 백일해균(*B. pertussis*)은 그람음성 짧은막대균(gram-negative coccobacillus)(다형태성)이며 백일기침(백일해, whooping cough)의 원인균이다.

이 발작은 구토를 유발할 수 있다. 기침은 흔히 환자가 숨을 쉬려고 할 때 "씩씩거리는"소음이 생기면서 끝난다. 백신이 이용가능하고 많이 있음에도 불구하고 백신으로 예방이 가능한 백일해는 전세계적으로 가장 많이 사망하는 원인의 하나이다. 모든 증례의 90%가 후진국에서 발생하며 사망의 대부분은 예방접종을 받지 않았거나 불완전하

의학적 사건

결핵: 고양이는 사랑 이상의 것을 준다

최근까지도, 결핵균(*Mycobacterium tuberculosis*)은 기침, 재채기, 혹은 심지어 가까운 대화에서 나오는 에어로졸비말(aerosol droplet)의 흡입 그리고 드문 경우에는 오염된 음식, 주로 우유의 섭취에 국한되어 전파되었다. 2014년 3월, 영국에서는 사람이 고양이와의 접촉을 통해 결핵에 걸린 첫 번째 증례보고가 확인되었다. 증례의 모두는 대개 오염된 우유를 마심으로써 걸리는 우형결핵(bovine form of tuberculosis)에 관한 것이었다. 역학자들은 아마도 고양이가 감염된 설치류를 잡아 먹고 그 미생물에 감염되었거나 혹은 감염된 오소리와 싸우다가 감염되었을 것이라 추측하였다. 고양이로부터 사람으로 전파되는 것은 피부결핵병변을 가진 동물을 다루는 것을 통해, 기침이나 재채기로부터 나온 에어로졸을 통해 그리고 소유주의 개방피부병변과 동물의 접촉을 통해 이루어질 수 있다. 고양이로부터 사람에게 결핵이 전파될 위험은 낮지만, 다른 고양이감염의 증상이 다양하고 일반적이며 흔하기 때문에 흔히 고양이가 (이 세균에) 감염되었는지를 알 수 없고 따라서 치료를 해 주지 않는다. 고양이의 소유주가 취할 수 있는 최선의 예방책은 고양이에게 최신의 면역접종을 실시하고 털을 깨끗하게 해 주고, 고양이를 만진 다음 손을 씻는 것이다.

게 예방접종을 받은 영아에서 발생한다. 효과적인 항생제 치료를 조기에 시작한다면 감염기간을 단축시키지만 대개 병의 결과를 바꿀 수는 없다.

결핵

결핵은 항산막대균 결핵균(*Mycobacterium tuberculosis*)에 의한 치명적인 감염병이다(그림 15.7). 결핵은 감염된 사람이 기침을 하거나 재채기를 하거나 혹은 심지어 말을 할 때 공기를 통해 주로 전파된다. 또한, 결핵은 더 이상의 과거의 질병이 아니며, 이는 여전히 전세계적으로 젊은 사람을 사망하게 하고 있다. 결핵은 대개 허파에 감염되는 만성상태이지만 몸의 다른 부분에도 병발될 수 있다. 이 세균에 감염된 많은 사람이 증상을 나타내지 않는 잠복결핵이다. 세계보건기구(WHO)가 추산하는 바에 따르면, 매년 전세계적으로 800만명이 활동성결핵으로 발전하며 약 200만명이 사망한다. 결핵의 발생위험은 감염후 첫 해에 더 높지만 이 병은 훨씬 뒤에라도 발생될 수 있다.

첫 번째(1940년대와 1950년대) 효과적인 항생제치료가 도입된 후 미국에서 결핵의 발생은 감소되었다. 신규환자는 1985년까지 감소되었지만, 결핵의 발생률이 다시 증가하기 시작했다. 국립알레르기감염병연구소(National Institute of Allergy and Infectious Diseases)에 따르면 이러한 부활에는 여러 요인이 관여한다:

- *HIV/AIDS* 유행: HIV 환자는 면역계통이 악화되며 심지어 첫 번째 감염 즉시 활동성결핵이 더 많이 발생한다.
- 결핵환자가 많이 발생하는 지역으로부터 미국에 입국한 외국태생인 국민의 수적증가. 이러한 지역은 아프리카, 아시아 그리고 남미가 포함된다. 미국내 결핵환자의 1/2 이상은 현재 미국에 살고 있는 외국태생인 국민이다.
- 환자가 처방된 항생제요법을 완료하지 못함. 이러한 환자는 더 오래 감염이 지속되고 더 많은 사람에게 전파한다. 또한, 불완전한 항생제치료는 항생제내성인 결핵균(*M. tuberculosis*)의 균주가 생기게 할 수 있다.
- 미국내 노인수의 증가. 미국에서 노인인구의 증가는 장기보호시설에 거주하는 수를 크게 증가시켰다. 이러한 노인의 대부분은 건강이 약화되어 생의 훨씬 오래 전에 획득한 감염으로부터 활동성결핵이 발생할 수 있다.

2002년, 환자의 수가 다시 적어지기 시작했고 현재도 계속해서 떨어지고 있다.

활동성결핵의 초기증상에는 체중감소(따라서, 과거에 이 병은 소모병이라고 부름), 발열, 야간발한 그리고 식욕감퇴가 포함된다. 증상이 모호한 경우, 감염된 것을 느끼지 못하며 완화되어 더 만성으로 악화되게 된다. 이러한 증상에는 가슴통증과 피가래를 수반하는 기침이 포함된다. 일반적으로 효과적인 적절한 항생제로 치료가 가능하며 대부분의 사람들이 치유될 수 있다. 치료가 성공을 거두려면 각기 다른 항생제를 사용하며 치료가 12개월 이상 지속될 수 있다. 치료의 성공은 또한 환자를 감염시킨 미생물의 균주에도 의존한다. 세계보건기구(WHO)에 따르면, 비록 신규환자가 감소된다고는 해도, 항생제내성균주로부터 오는 위협은 실제적으로 높아지고 있다. 항생제내성균주는 치료하기가 더 힘들어서 각기 다른 약물들을 필요로 하며 치료기간도 더 늘어날 수 있다. 만일 둘 이상의 약물에 내성을 가진 균주에 사람이 감염되었다면, 이 상태

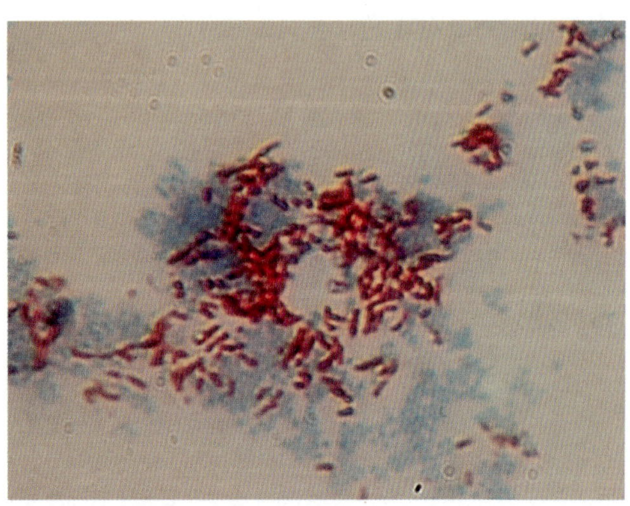

그림 15.7 미코박테륨(*Mycobacterium*). 이 현미경사진은 결핵의 원인균 결핵균(*M. tuberculosis*)과 형태적으로 유사한 세균 치구균(*Mycobacterium smegmatis*)의 항산염색을 보여준다. 미코박테륨은 긴 적색의 막대균이며 청색의 알균은 항산염색음성인 작은 알균(micrococci)이다.

는 다제내성결핵(*multidrug-resistant tuberculosis*, MDR-TB)이라 부르는데, 이는 치유하기가 훨씬 더 어렵다.

결핵은 대부분 예방이 가능하다. 미국에서, 건강관리 제공자는 활동성결핵으로의 진행과 병의 확산을 가능한 조기에 억제하고자 결핵균(*M. tuberculosis*)에 감염된 사람을 확인하려 하고 있다. 감염자는 활동성결핵을 억제하기 위해 6~12개월 동안 이소니아지드(isoniazid, INH)를 투여 받게 된다. 병원에서는 확산이 더 이상이 위협이 되지 않을 때까지 활동성결핵환자를 통제된 환경에 격리시킨다.

결핵백신이 이용가능하며, 세계보건기구(WHO)는 이 질병이 풍토성인 전세계 국가에서 결핵백신을 사용할 것을 제안한다. 백신은 결핵균(*M. tuberculosis*)과 관련이 있는 생약독화세균으로부터 제조되며 영아에게 투여하는 것이 권장된다.

결핵감염의 예방을 위한 여러 새롭고 더 양호한 백신이 미국에서 개발되고 있으며 임상시험에 들어가 있다. 현재, 미국내 건강전문가들은 백신을 일반적인 사용을 위해서는 권장하지 않는데 그 이유는 백신이 감염자의 검진 절차를 더 어렵게 만들기 때문이다. 투베르쿨린정제단백질유도체(*tuberculin purified protein derivative*)검사라 부르는 결핵피부검사가 검진목적으로 이용되며 현재 결핵에 걸렸거나 이전에 노출되었거나 혹은 예방접종을 받은 사람에서는 양성을 나타내게 된다. 이 검사는 결핵균(*M. tuberculosis*)과 접촉하면 세균의 특정성분에 대한 지연과민피부반응(delayed hypersensitivity skin reaction)(제13장 참조)을 일으킨다는 근거로 시행된다.

생명의 응용

결핵과 항공여행

1990년대 초, 장거리비행 동안 결핵이 전파될 수 있다는 보고는 공중보건당국과 항공사에 심각한 우려를 갖게 했다. 이러한 보고에는 가장 위험한 결핵형인 다제내성결핵(MDR-TB)이 포함되었다. 세계보건기구(WHO)는 문제의 정도, 잠재적인 위험 그리고 여행자, 의사, 보건당국 그리고 항공사를 위한 권장사항이 들어 있는 지침을 1988년에 발간하였다. 비행기의 탑승 중에 결핵이 전파될 위험이 높아진 것 외에도, 국제선 항공기를 타고 가는 동안 실제적이거나 잠재적으로 감염이 전파되는 것을 포함하여 공기로 전파되는 질병이 국제적인 보건건강에 중요한 비상을 불러일으켰다. 또한, 다제내성결핵(MDR-TB)의 발생이 그 다음 해에 증가된 것은 특히 결핵균(*Mycobacterium tuberculosis*)의 위험한 균주가 국제적으로 확산될 지 모른다는 특별한 우려를 높이게 하였다.

국제민간항공기구(International Civil Aviation Organization), 국제항공운송연합회(International Air Transport Association), 결핵과 기타 감염병의 국제적인 전문가 그리고 공중보건과 여행의 학을 이끄는 당국과 협력하여 세계보건기구(WHO)는 "결핵과 항공여행: 예방과 조절을 위한 지침(Tuberculosis and Air Travel: Guidelines for Prevention and Control)"의 제3판을 준비하였다. 2007년, 이러한 지침은 애틀랜타 조지아(Atlanta, Georgia)에 사는 앤드류스피커(Andrew Speaker)의 장거리 비행기여행을 막지 못했다. 비록, 여행 바로 직전에 결핵의 항생제내성균주로 진단되었다고는 해도, 그는 그가 비행기와 같은 한정된 구역에서의 장거리 여행이 질병을 확산시킬 수 있을 위험에 관해 적절한 경고를 받지 못했다고 주장했다. 프랑스, 그리스, 이탤리, 체코공화국 그리고 캐나다를 여행한 다음, 그가 미국으로 돌아오면서 그는 질병통제예방센터(CDC)로부터 격리명령을 받았다. 이와 같은 상황을 다루는 법적인 문제는 복잡하며 지금도 질병통제예방센터(CDC)를 포함하는 여러 기구에서 검토 중에 있다.

3] 희귀감염과 기회감염

포도알균폐렴

건강인에서는 포도알균에 의한 호흡기감염은 상대적으로 드물지만 병원이나 기타 시설에 입원 중인 환자에서는 기회미생물이 일반적이어서 병원획득폐렴 혹은 기관획득폐렴을 일으킨다. 그람양성알균인 황색포도알균(*Staphylococcus aureus*)(그림 15.8)은 공동체획득폐렴의 약 2%를 일으키지만 병원획득폐렴의 10~15%는 이 세균으로 인한다. 이러한 감염은 다른 병으로 입원한 환자에서 발생하기가 쉽고 흔히 매우 어리거나, 노인 그리고 다른 악화성질병을 가진 사람을 포함한다. 비록, 드물다고는 해도, 이는 환자의 약 15~40%에서 사망을 야기할 정도로 심각하다. 치료는 대개 페니실린(penicillin)이지만; 더 많은 포도알균(*Staphylococcus*)이 이 약물에 내성이 생기고 있어 반코마이신(vancomycin)과 같은 항생제가 필요할 수 있다. 포도알균폐렴은 또한 2003~2004년의 인플루엔자계절 이후에 중증의 합병증도 일으키는 것으로 보고되고 있다.

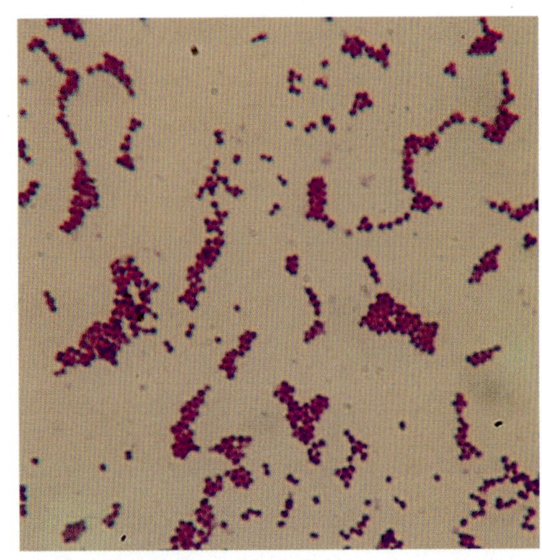

그림 15.8 **황색포도알균(*Staphylococcus aureus*).** 황색포도알균(*S. aureus*)은 그람양성알균으로 포도모양의 집락으로 배열된다. 이는 어디에나 존재하는 세균으로 다양한 감염과 질병을 일으킬 수 있다.

헤모필루스감염

많은 헤모필루스(종)(*Haemophilus* species)은 소아와 성인의 위호흡관에 있는 정상균무리이며, 이들의 대부분은 병을 일으키지 않는다. 하지만, 그람음성 짧은막대균 인플루엔자균(*Haemophilus influenzae*)(그림 15.9)은 소아에서

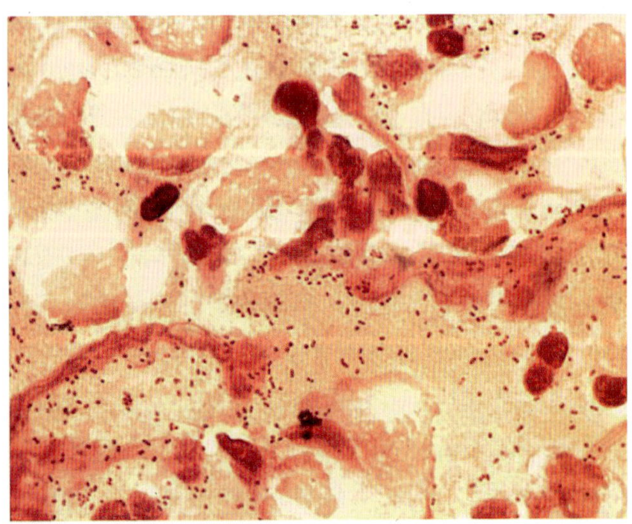

그림 15.9 **인플루엔자균(*Haemophilus influenzae*).** 인플루엔자균(*H. influenzae*)은 그람음성의 짧은막대균(다형태성)이며 위호흡관에서 주로 발견된다. 이 세균은 폐렴, 후두덮개염 그리고 수막염을 일으킬 수 있다. (출처: Murray PR, Rosenthal KS, Pfaller MA: *Medical Microbiology*, ed 7, Philadelphia, 2013, Saunders.)

감염(세기관지염, bronchiolitis)의 흔한 원인이며 성인에서 만성기관지염 그리고 때로 수막염의 흔한 원인이다.

인플루엔자균(*H. influenzae*)과 폐렴균(*S. pneumoniae*)이 때로 같은 사람에서 분리된다. 감염자로부터 나오는 에어로졸을 통해 전파가 일어난다. 소아는 특히 수막염을 예방하기 위해 b형 인플루엔자균(*H. influenzae* type b)에 대한 정기적이고 성공적인 예방접종을 실시한다.

크레브시엘라폐렴

폐렴막대균(*Klebsiella pneumoniae*)은 그람음성의 협막막대균으로 입, 피부 그리고 창자의 정상균무리에 존재한다. 이는 대부분 병원에서 획득(병원내감염)되거나 요양원에서 발생하는 세균성폐렴의 원인인 기회병원체이다. 위험이 있는 기타의 사람에는 영아, 노인, 알코올중독자 그리고 면역질환과 같은 만성질환자가 포함된다. 감염은 심각하며 환자는 항생제, 산소보충 그리고 정맥내수액으로 치료된다. 치료에도 불구하고 감염자의 25~50%가 사망한다.

디프테리아

디프테리아는 융통무산소균인 그람양성막대균 디프테리아균(*Corynebacterium diphtheriae*)에 의해 일어나며(그림 15.10), 이는 목구멍과 코를 공격한다. 이는 인후통, 낮은 등급의 발열 그리고 편도와 인두위 거짓막(pseudomembrane)의 형성이 특징인 위기도병이다. 거짓막의 형성은 생명을 위협하는 기도폐쇄를 일으킬 수 있다. 이는 고도로 전염성인 병으로 직접적인 신체접촉 혹은 감염자로부터 나온 에어로졸분비물을 통해 쉽게 확산된다. 일단 감염이 되면, 이 세균은 내독소를 생성하는데, 이는 잠재적으로 혈류를 통해 심장과 같은 다른 기관으로 확산되어 심각한 손상을 야기하게 된다.

백신이 이용가능하며 광범위한 통상적인 소아면역접종으로 인해 디프테리아는 미국과 많은 다른 나라에서는 드물다. 이는 정확하게 추가면역접종이 실시되지 않는 세계의 다른 지역에서는 재출현하고 있다. 다른 위험요인에는 밀집된 환경과 불량한 위생이 있다.

디프테리아는 의학적인 응급이며 치료를 늦추면 장기

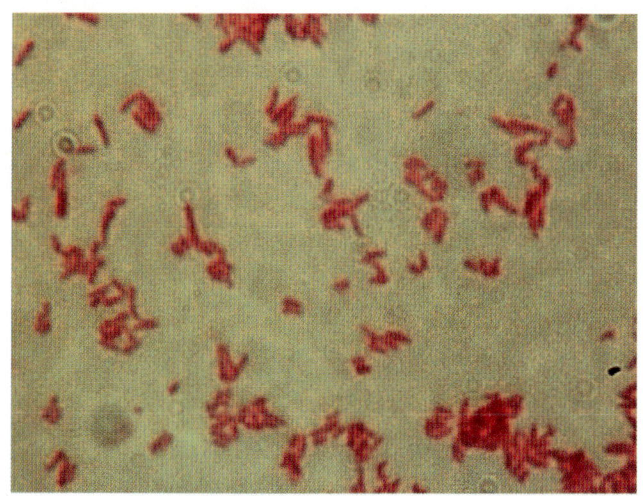

그림 15.10 디프테리아균(*Corynebacterium diphtheriae*). 디프테리아균(*C. diphtheriae*)은 포자를 형성하지 않는 막대모양의 다형태성의 그람양성균으로 디프테리아를 일으킨다. 흔히 막대의 긴 축을 따라 평행하거나 혹은 때로 "한자(Chinese character)"배열이라고 지칭되는 V자형 혹은 W자형의 덩이인 막대균의 독특한 배열에 주목하라. 이는 세포가 세포의 끝 대신에 긴 축을 따라 분열하여 증식하는 "꺽기분열(snapping division)"이라 부르는 과정으로 인한다.

적인 심장병이 발생할 수 있다. 치료에는 독소를 제거하기 위한 항독소 그리고 독소생성세균 그 자체를 제거하기 위한 항체가 포함된다. 병으로부터의 회복은 느리며 감염환자의 10%는 디프테리아로 인해 사망한다.

레지오넬라증

레지오넬라증은 환경내의 식수원(water source)에 존재하는 그람음성막대균 레지오넬라뉴모필라(*Legionella pneumophila*)에 의해 일어나는 질환이다. 이 병은 독특한 2가지 종류가 있다:

1. 폰티악열(*Pontiac fever*)은 상대적으로 경증인 호흡기 감염이다.
2. 재향군인회병(*legionnaire's disease*)은 잠재적으로 치명적인 중증의 폐렴 종류이다. 재향군인회병은 폐렴의 돌발이 1976년 미국필라델피아지역모임에 참석한 사람들에서 일어났을 때 그의 병명을 얻게 되었다.

레지오넬라증은 세균이 포함된 물분무미립자를 사람이 흡입할 때 발생한다. 레지오넬라(*Legionella*)를 잠재적으로 포함할 수 있는 미립자생성장치에는 가정, 직장, 병원, 혹은 기타 대중이 모이는 장소에 있는 에어컨장치가 포함된다. 레지오넬라증은 사람으로부터 사람으로 확산되지 않으며 오직 오염된 수원을 통해 확산된다.

폰티악열의 증상에는 발열과 근육통이 포함되지만 폐렴은 포함되지 않으며, 감염자는 치료가 필요 없이 대개 2~5일 안에 회복된다. 재향군인회병을 가진 사람은 고열, 오한 그리고 가래를 생산하거나 생산하지 않는 기침을 포함하는 더 중증인 증상을 나타낸다. 기타 증상에는 근육통, 두통, 피로감, 식욕감퇴 그리고 때로 설사가 포함된다. 가슴 x-레이는 흔히 폐렴의 징후를 나타낸다. 증상만으로 재향군인회병과 기타 다른 폐렴을 감별하는 것은 어려우며; 안전한 진단을 위해서는 특수검사가 필요하다. 이러한 검사에는 환자의 가래와 체액에서 레지오넬라(*Legionella*)를 검출하거나 혈액에서 특이항체가 존재하는지를 확인하는 것이 포함된다. 재향군인회병은 항생제로 치료될 수 있다.

앵무새병

앵무새병(psittacosis)은 조류의 배설물에 존재하는 절대세포내세균 클라미디아시타시(*Chlamydia psittaci*)에 의해 일어나는 감염이다. 이 병은 앵무새병(*parrot disease*), 앵무새열(*parrot fever*) 그리고 비둘기병(*ornithosis*)이라고도 부른다. 조류에서, 이 감염은 조류클라미디아증(*avian chlamydiosis*)이라 부르며 클라미디아(*Chlamydia*)는 분변과 코분비물을 통해 감염된 조류로부터 떨어져 나오며 수개월 동안 감염성을 남게 된다. 앵무새병은 희귀한 인수공통감염증이며 조류로부터 사람으로 확산된다. 위험에 있는 사람에는 조류의 소유자, 애완동물직원, 가금류의 가공공장에서 일하는 사람 그리고 수의사가 포함된다. 병의 증상에는 발열, 오한, 두통, 근육통, 입안건조 그리고 흔히 폐렴이 포함된다. 건조된 조류의 배설물을 흡입한 뒤의 잠복기는 5~19일이다. 감염은 항생제로 치료된다.

흡입탄저병

탄저병은 일반적으로 가축과 야생척추동물에서 발견되는 그람양성, 포자형성, 융통무산소균 탄저균(*Bacillus an-*

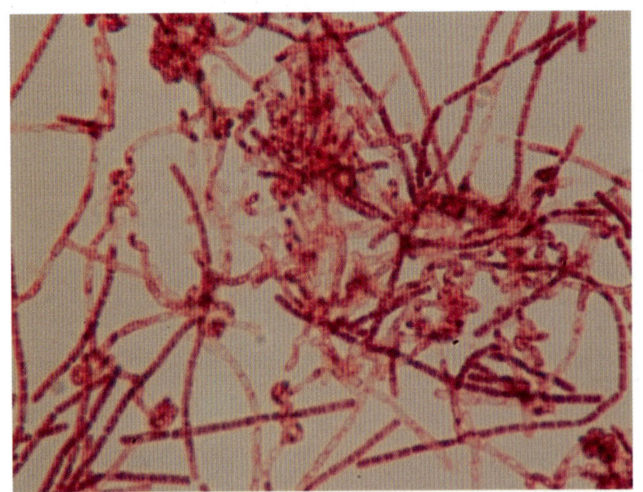

그림 15.11 **탄저균(*Bacillus anthracis*).** 이 현미경사진은 탄저병을 일으킬 수 있는 그람양성, 포자형성막대균 탄저균(*B. anthracis*)의 단순한 균주를 보여준다. 이 세균은 전형적인 토양균무리의 일부이다.

thracis)에 의해 일어나는 급성감염병이다(그림 15.11). 이 병은 인수공통감염증(인수전염병)이며 만일 사람이 감염된 동물에 노출되거나 세균의 포자에 노출된다면 이 병이 발생할 수 있다. 피부를 통해, 흡입에 의해, 혹은 섭취에 의해 감염될 수 있다. 사람으로부터 사람으로 탄저병이 전파된다는 것은 알려지지 않았다. 탄저병의 증상은 어떻게 걸렸느냐에 따라 달라진다. 증상은 일반적으로 7일 안에 발생하지만 60일이 발생할 수도 있다. 포자를 흡입했다는 것은 그 사람이 병에 노출되었다는 것을 의미하며, 세균포자가 실제로 병을 일으키려면 발아해야 하기 때문에 증상이 자동적으로 나타난다는 것을 의미하지는 않는다. 일단, 포자가 발아하면 이들은 내부출혈, 부종 그리고 조직의 괴사를 야기하는 여러 독소를 방출한다. 탄저균포자는 환경에서 50일 동안 살아 있을 수 있다.

세균포자가 흡입을 통해 들어온 경우 탄저병의 초기증상은 감기와 비슷하여 발열, 오한, 발한, 피로, 권태감, 두통, 기침, 숨참 그리고 약간의 가슴통증이 있게 된다. 수일후에, 대개 증상은 2기로 진행되어 발열, 심한 호흡문제 그리고 쇼크가 나타난다. 피부탄저병은 피부에 크고 깊은 병변으로 나타나며, 위창자탄저병은 창자관에서의 병변을 일으켜 흔히 창자출혈을 수반한다. 탄저병에 대해 여러 항생제가 효과적이지만; 만일 2기에 도달하면, 흡입탄저병은 대개 치명적이다. 예방접종이 개발되어 왔으며 일반인이 아닌 선정된 미군에 대해 이용가능하다. 탄저균포자와 이들의 생물테러에서의 사용은 제23장에서 설명되었다.

Q열

Q열은 인수공통감염증(인수전염병)이며 포자유사구조를 형성할 수 있는 그람음성 짧은막대균 콕시엘라부르네티(*Coxiella burnetii*)에 의해 일어난다. 이 종은 전세계적으로 분포하며 양, 염소, 소, 개, 고양이, 조류, 설치류 그리고 진드기에 감염된다. 이 세균은 젖, 소변 그리고 분변으로 배출될 수 있으며 출산과정 동안 태반과 양수에 많은 수로 떨어져 나온다. 콕시엘라(*Coxiella*)는 열, 건조 그리고 일반적인 소독제에 저항성이 있으며, 따라서, 환경에서 장시간 동안 생존할 수 있다. 사람은 오염된 마당의 먼지, 출산액 그리고 오염된 가축배설물에서 나온 세균을 흡입하여 감염될 수 있다. 또 다른 전파방식은 감염된 진드기에 물리는 것이다.

이 질병에 대한 사람의 감수성은 높으며 소수의 세균

건강관리의 응용

폐렴

미생물	특징	전파	치료/예방
폐렴균(*Streptococcus pneumonia*)	떨리는 오한, 발열, 가슴막염통증, 기침, 녹슨 색깔 혹은 녹색의 점액	비말의 흡입	폐렴알균접합체백신; 폐렴알균다당류백신; 항생제[아목시실린(amoxicillin), 세팔로스포린(cephalosporins), 에리트로마이신(erythromycin), 아지트로마이신(azithromycin), 클라리트로마이신(clarithromycin), 플루오로퀴놀론(luoroquinolones)]

인플루엔자균(*Haemophilus influenza)*	COPD 환자, 알코올중독자 그리고 노인에서 더 흔하게 발생함	호흡비말의 흡입	b형 인플루엔자균(*Haemophilus influenzae* type b)백신; 항생제[세팔로스포린, 아목시실린-클라부란트산(clavulanate)], 아지트로마이신, 플루오로퀴놀론, 트리메토프림-술파메톡사졸(trimethoprim-sulfamethoxazole)
레지오넬라뉴모필라(*Legionella pneumophila)*	고열, 오한, 가래가 나오거나 나오지 않는 기침, 근육통, 두통, 피로, 식욕감퇴, 때로 설사	물분무미립자의 흡입; 사람 사이에서는 전파되지 않음	항생제(에리트로마이신, 아지트로마이신, 플루오로퀴놀론)
폐렴미코플라스마(*Mycoplasma pneumonia)*	피로, 인후통, 입안건조(구강건조), 결과적으로 가래생성	밀접한 접촉; 호흡분비물의 흡입	경증인 환자는 치료가 필요 없음; 가정치료에는 휴식, 고단백식사 그리고 적절한 수분섭취; 중증인 환자는 항생제[에리트로마이신, 독시사이클린(doxycycline), 아지트로마이신, 클라리트로마이신, 플루오로퀴노론]으로 치료
폐렴클라미디아(*Chlamydophila pneumonia)*	점진적인 기침발생, 열은 없거나 거의 없음	호흡분비물의 흡입	항생제(에리트로마이신, 독시사이클린, 아지트로마이신, 클라리트로마이신, 플루오로퀴놀론)
황색포도알균(*Staphylococcus aureus)*	중심강소를 가진 여러양쪽성결절침윤; 낭성섬유증환자에서 일반적임	정맥내 약물사용, 비말의 흡입, 인플루엔자감염후	항생제-대개 페니실린(penicillin)이지만 많은 균주가 내성이 생기고 있으며 기타 항생제[세팔로스포린, 나프실린(nafcillin), 옥사실린(oxacillin), 반코마이신(vancomycin)]가 사용될 수 있음
폐렴크레브시엘라(*Klebsiella pneumonia)*	영아, 노인, 알코올중독자, 만성질환을 가진 사람에서 기회감염,	주로 병원내감염, 또한 공동체획득감염	항생제, 산소보충, 정맥내 수액
탄저균(*Bacillus anthracis)*	발열, 오한, 발한, 피로, 권태감, 두통, 기침, 숨참, 가슴통증, 쇼크, 피부괴사딱지형성, 위창자출혈	포자의 흡입, 섭취 혹은 피부상처를 통한 침투	미군에만 예방접종, 일반인은 해당 안됨; 60일 동안의 항생제[시프로프록사신(ciprofloxacin), 페니실린, 독시사이클린]
바이러스성폐렴; 인플루엔자바이러스, 파라인플루엔자, 아데노바이러스, 리노바이러스, 단순헤르페스바이러스, 호흡기융합바이러스, 한타바이러스 그리고 거대세포바이러스를 포함하는 많은 바이러스에 의해 일어날 수 있음	발열, 마른기침, 두통, 근육통, 쇠약; 이어서 점점 숨이 차고, 고열 그리고 소량의 점액을 생성할 수 있는 기침이 악화됨	사람대 사람접촉, 호흡비말	가습공기, 수분증가 그리고 산소; 중증인 형은 항바이러스제로 치료될 수 있음
히스토플라스마캡슐라툼(*Histoplasma capsulatum)*	발열, 두통, 건성기침	진균포자의 흡입	경증인 환자는 치료 없이 완화됨; 항진균약물[이트라콘아졸(itraconazole), 케토콘아졸(ketoconazole)]
콕시디오데스이미티스(*Coccidioides immitis)*	기침, 가슴통증, 발열, 오한, 야간발한, 두통, 근육경직, 발진, 피빛가래, 체중감소, 재채기, 쌕쌕거림(천명) 그리고 기타	공기매개 절지동물의 흡입	급성형은 대개 치료 없이도 사라짐-증상치료가 권장됨; 중증인 질병은 항진균제[암포테리신(amphotericin) B, 케토콘아졸, 플루콘아졸(fluconazole), 이트라콘아졸]로 치료되어야 함
블라스토미세스더마티티디스(*Blastomyces dermatitidis)*	아마도 갈색 혹은 피색깔의 점액, 숨참, 발한, 발열, 피로, 권태감, 체중감소, 관절경직, 근육경직, 발진, 가슴통증	토양내 진균의 흡입	허파의 경미한 감염은 치료가 필요 없음; 중증인 감염은 항진균제가 필요함
아스페르길루스(*Aspergillus)*	가슴통증, 기침(마른기침, 혹은 피나 점액질을 생성하는 기침), 숨참, 발열, 관절통, 체중감소	포자의 흡입	항진균제[암포테리신 B, 이트라콘아졸, 보리콘아졸(voriconazole), 카스포풍긴(caspofungin)]

COPD, Chronic obstructive pulmonary disease; *IV*, intravenous.

이 질병을 야기하는 것으로 나타난다. 잠복기는 환자에 감염된 세균의 수에 따르지만 대개 증상은 노출 2~3내에 발생한다. 급성 Q열의 증상에는 발열, 두통, 근육통, 기침, 숨쉬는 동안의 가슴통증, 숨참, 황달 그리고 진흙색깔의 분변이 포함된다. 조기에 항생제치료를 시작하는 것이 가장 효과적이다. 최초감염 6개월 이내에 효과적으로 치료되지 않은 사람에서 만성 Q열이 발생하며, 관리는 복합약물로 장기간 치료할 필요가 있다. 이 세균의 본질(열과 건조에 대한 저항성) 그리고 세균에 대한 사람의 감수성 때문에 이는 생물무기로 사용하기 위해 개발될 수 있으며 탄저병처럼 잠재적인 테러무기로 간주된다.

3 바이러스감염 Viral Infections

많은 세균이 위호흡계통에 상주하는 정상균무리의 일부이지만 또한 많은 수의 바이러스도 일시적으로 코인두세포의 균무리에 속한다. 세포의 감염 모두가 병을 일으키지는 않으며 그러한 감염은 증상이 없기 때문에 명확하지 않을 수 있다. 게다가, 허파에 도달될 수 있는 대부분의 바이리온(virion)은 허파꽈리큰포식세포(폐포대식세포)에 의해 파괴된다. 그럼에도 불구하고, 급성위호흡기감염의 약 90% 그리고 아래호흡기감염의 약 50%는 바이러스에 의해 일어난다(표 15.2).

1] 감기

대단히 다양한 바이러스가 흔히 코인두로 침입하며 감기를 일으킨다. 감기는 정상적으로는 경증이며 스스로 낫는다. 감기는 사람의 모든 질병 중에서 가장 흔하며 일반적으로 3~5일 지속된다. 감기증상은 대개 비염, 콧물, 코충혈 그리고 재채기가 포함된다. 인후통, 기침, 두통, 혹은 기타 증상들도 나타날 수 있다. 콧물은 대개 1~3일내에 더 진해지며 외견상 황색이거나 녹색일 수 있다. 천식이 있는 소아의 경우, 감기는 가장 일반적으로 천식증상을 유발한다. 감기는 또한 귀감염의 흔한 전구원인이지만 감기가 걸린 동안 충혈된 귀는 본질적으로 세균감염의 징후는 아니며 감기의 부작용으로 체액이 축적된 것이다.

미국에서는 매년 200개의 바이러스에 의해 10억번 이상의 감기가 발생한다. 소아는 1년에 평균 3~8번 감기에 걸리고 성인은 매년 평균 2~4회 감염된다. 소아는 대개 다른 아이로부터 옮으며, 학교나 보육원에서 새로운 균주

표 15.2 호흡관을 통한 바이러스감염

질환/질병	미생물	전파	표적	징후/증상	치료
감기(common cold)	아데노바이러스(adenovirus) 리노바이러스(rhinovirus)	호흡비말 호흡비말, 매개물, 개인 접촉	호흡관 위호흡관	기침, 콧물, 코충혈, 발열, 근육통, 두통, 피로	증상완화를 위해: 기침약, 진통제, 항히스타민, 해열제
인플루엔자(influenza)	인플루엔자바이러스(influenza virus)	공기매개 바이러스의 흡입; 매개물을 통해	허파, 호흡관	기침, 콧물, 코충혈, 발열, 근육통, 두통(흔히 중증임), 피로, 오한	뉴라미미니다제억제제[오셀타미비르(oseltamivir)와 자나미비르(zanamivir)], M2 단백질억제제, 지지요법
볼거리(유행귀밑샘염, mumps, parotitis)	볼거리바이러스(mumps virus)(파라믹소바이러스, paramyxovirus)	호흡기분비물	위호흡기세포	발열, 두통, 침샘의 통증성 부종, 식욕부진, 고환의 통증성부종	증상완화를 위해: 진통제(아세트아미노펜), 목이나 고환구역에 간헐적인 냉온찜질
중증급성호흡기증후군(severe acute respiratory syndrome, SARS)	SARS(코로나바이러스, coronavirus)	공기매개 바이러스의 흡입	허파	발열, 근육통, 피로, 기침, 숨참, 인후통	증상완화를 위해 지지요법, 해열제

가 출현할 때 이는 고도로 전염성이며 빠르게 전체로 확산된다. 부모는 대개 학령기 아동으로부터 감염된다. 전파는 에어로졸을 통해 일어날 수 있지만 병은 주로 오염된 손이나 매개물에 의해 확산된다. 가장 전염성이 있는 것은 첫 2~3일이며, 이후에는 전염성이 덜하고 7~10일에는 일반적으로 전염성이 없다. 증상완화를 위한 충분한 휴식 그리고 물을 많이 마시는 것 외에는 특별한 치료가 없다. 처방외약이 증상완화를 위해 도움이 될 수 있지만 병의 기간은 줄이지는 못한다. 감기를 치료하기 위해 항생제는 사용하지 말아야 하는데, 그 이유는 감기가 바이러스기원이기 때문이며, 오직 이차세균감염의 징후가 있는 경우에만 항생제가 투여되어야 한다.

2] 인플루엔자

인플루엔자바이러스(influenza virus)는 호흡계통의 유행병과 풍토병의 주된 원인이다. 일반적으로 **독감(플루, flu)**라고 부르는 **인플루엔자**는 오소믹소바이러스(orthomyxoviruses)에 의해 일어난다. 이들은 리보핵산(RNA)바이러스이며 A형, B형 그리고 C형으로 나눈다. 바이러스는 주로 감염자의 기침이나 재채기를 통해 혹은 매개물에 의해 그리고 입, 코, 혹은 눈을 만진 손에 의해 사람 사이에서 전파된다.

A형과 C형 인플루엔자바이러스는 다양한 종에 감염시킬 수 있는 반면 B형 인플루엔자는 주로 사람에 감염된다. A형 바이러스는 이러한 3가지 유형의 독감바이러스 중에서 가장 독력이 강한 사람병원체이며 보다 중증인 질병상태를 일으킨다. 인플루엔자바이러스가 상피세포를 죽이기 때문에 감염에 대한 허파의 제1방어선이 침범되며 독감환자는 건강인에 비해 세균감염에 더욱 감수성이 있게 된다. 이러한 감수성은 바이러스에 의한 면역억제로 인해 더욱 높아지며, 인플루엔자환자에서는 일반적이다.

인플루엔자의 유전체는 단일의 핵산조각이지만 8조각의 음성가닥 RNA 분절로 구성된다. 이러한 단백질 중의 2가지는 커다란 당단백질 적혈구응집소(hemagglutinin)와 뉴라미니다아제(neuraminidase)인데 이는 특성이 잘 분석되었으며 바이러스입자의 바깥에 존재한다(그림

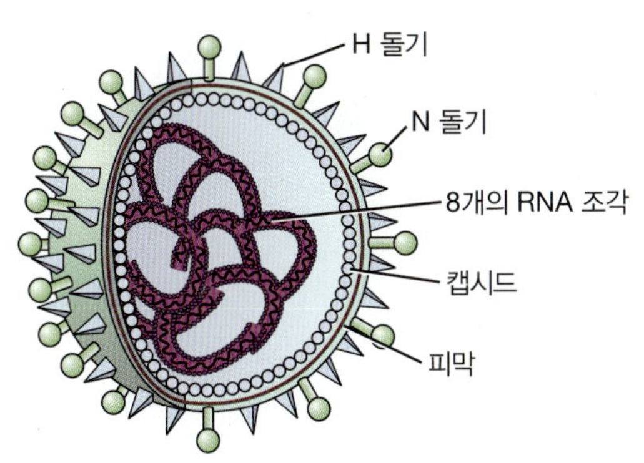

그림 15.12 이 모식도는 바이러스표면에 표면적혈구응집소(hemagglutinin)와 뉴라미니다아제(neuraminidase)의 당단백질을 가진 전형적인 인플루엔자바이러스(influenza virus)를 보여준다.

15.12). 뉴라미니다아제는 감염세포로부터 바이러스자손을 방출시키는 효소이다. 적혈구응집소는 바이러스가 표적세포에 부착하여 이후에 숙주내로 바이러스유전체가 침입하는 것을 매개하는 렉틴(lectin)이다. 새로이 생성된 인플루엔자바이러스가 방출된 후 숙주세포는 사멸한다.

인플루엔자바이러스는 그의 항원특성에 기반하여 각기 다른 변종으로 구분될 수 있다(박스 15.1). 바이러스복제 동안의 점돌연변이로부터 빈번한 항원변화[즉, 항원변이(antigenic drift)]가 일어나는 결과로 인플루엔자바이러스의 새로운 변종이 출현한다. 이러한 빠른 돌연변이는 부분적으로 RNA-교정효소가 없기 때문이다. 결과적으로, RNA-의존 RNA 전사효소가 단일의 뉴클레오티드 삽입 오류를 10,000개의 뉴클레오티드당 약 1번 만들어 새로이 형성된 인플루엔자바이러스의 거의 모두가 잠재적인 돌연변이체가 된다. B형 인플루엔자바이러스는 A형 인플루엔자바이러스보다 항원변이를 덜 일으킨다.

박스 15.1 인플루엔자 A 바이러스의 혈청형

- H_1N_1: 스페인독감(Spanish flu)
- H_2N_2: 아시아독감(Asian flu)
- H_3N_2: 홍콩독감(Hong Kong flu)
- H_5N_1: 2006~2007 독감계절에서 범유행위협(조류인플루엔자)
- H_7N_7: 흔하지 않은 인수공통감염가능성
- H_1N_2: 사람과 동물에서 풍토성
- H_9N_2, H_7N_2, H_7N_3, $H_{10}N_7$

독감의 돌발 동안 독감의 징후와 증상의 소견은 대개 인플루엔자의 진단으로 충분하다. 이러한 증상에는 다음과 같은 것이 있다.

- 발열
- 두통
- 피로
- 입안건조(구강건조)
- 인후통
- 콧물이나 코막힘
- 근육통
- 위창자증상(구역, 구토 그리고 설사: 성인보다는 소아에서 더 흔함)

필요하다면 바이러스변종 사이를 감별하기 위해 면역형광법이나 효소결합면역흡착법(enzyme-linked immunosorbent assay, ELISA)과 같은 검사실검사가 이용된다. 인플루엔자와 함께 발생하는 합병증에는 세균성폐렴, 귀감염, 굴감염, 탈수 그리고 울혈심장기능상실, 천식, 혹은 당뇨병과 같은 만성적인 기존의 의학적 상태의 악화가 있다.

미국에서의 인플루엔자유행은 일반적으로 겨울철에 발생하며 모든 나이대에서 병을 일으킨다. 매년 100만명의 미국인이 감염되며 36,000명이 인플루엔자와 연관된 질환으로 사망한다. 특히 취약한 사람은 매우 어리거나 노인이거나 혹은 암치료나 병의 결과로 면역계통이 약화된 사람이다. 독감 그리고 그의 가능한 합병증을 예방하는 주된 방법은 인플루엔자 예방접종, 즉 매년 실시되는 "독감주사(flu shot)"이다. 예방접종은 위험에 있는 사람들의 입원과 사망을 방지할 수 있을 뿐만 아니라 모든 나이대의 사람들에서 독감과 연관된 호흡기질환을 줄여줄 것이다. 질병통제예방센터(CDC)의 예방접종자문위원회(Advisory Committee on Immunization Practices)에 따르면, 인플루엔자와 연관된 합병증의 위험이 있는 사람 그리고 고위험인 사람과 같이 살거나 그를 돌보는 사람에게는 매년 인플루엔자 예방접종이 권고된다(박스 15.2).

박스 15.2 매년 인플루엔자예방접종이 권장되는 집단

인플루엔자와 연관되는 합병증과 중증질환의 위험이 있는 사람:
- 6~59개월의 소아
- 임신여성
- 50세 이상인 사람
- 장기적의 어떤 의학적인 상태를 가진 어떠한 나이대의 사람

고위험을 가진 사람과 같이 살거나 돌보는 사람:
- 고위험을 가진 사람과 자주 접하는 사람 그리고 고위험을 가진 사람에 인플루엔자를 전파할 수 있는 사람과의 가정내 접촉
- 의료종사자

3] 바이러스성폐렴

모든 폐렴의 1/2은 인플루엔자바이러스(influenza virus), 아데노바이러스(adenovirus), 콕사키바이러스(coxsackievirus), 수두대상포진바이러스(varicella-zoster virus), 홍역바이러스(measles virus), 거대세포바이러스(cytomegalovirus) 그리고 호흡기융합바이러스(respiratory syncytial virus)에 의해 야기되는 것으로 생각된다. 바이러스성폐렴의 증상에는 발열, 건성기침(nonproductive cough), 비염, 근육통 그리고 두통이 포함되지만; 각기 다른 바이러스는 각기 다른 증상을 일으킨다.

바이러스성폐렴의 증례 대부분은 경증이며 치료가 없어도 1~3주 안에 사라진다. 보다 중증인 증례는 입원을 필요로 하며 일반적으로 위험이 있는 사람은 면역계통이 손상된 사람들이다. 바이러스성폐렴을 치료하는데 있어 항생제는 효과가 없으며 보다 중증인 형태의 폐렴은 항바이러스제로 치료될 수 있다. 또한 다른 지지요법에는 가습공기사용, 수액섭취증가 그리고 산소가 포함된다. 탈수를 막고 호흡을 돕기 위해 입원이 필요할 수 있다. 합병증은 호흡기능상실, 간기능상실 그리고 심장기능상실을 초래할 수 있으며 때로 바이러스감염에 이어 세균감염이 뒤따를 수 있어 보다 중증인 형태의 폐렴을 일으킬 수 있다.

4] 한타바이러스허파증후군

한타바이러스허파증후군(hantavirus pulmonary syndrome, HPS)은 한타바이러스(*hantavirus*)라고 부르는 일

단의 바이러스에 의해 일어나는 치명적인 질병이다. 이는 설치류가 옮기며 사람은 감염된 설치류, 이들의 소변, 혹은 이들로부터 나온 물질과 접촉할 때 병에 걸리게 된다. 사람대 사람전파는 보고되지 않고 있다. 한타바이러스허파증후군(HPS)은 1993년 미국에서 처음으로 나타났지만 전문가들은 1978년 이래 남미와 아시아에서 발생했던 것으로 보고하고 있다.

한타바이러스감염은 처음에는 심한 독감이나 인플루엔자와 유사한 것으로 나타나며 발열과 근육통을 동반한다. 이후에 감염은 빠르게 중증의 호흡곤란 그리고 급성호흡곤란증후군(acute respiratory distress syndrome, ARDS)으로 진행되며 환자의 30~40%가 사망하게 된다. 급성호흡곤란증후군(ARDS)의 경우, 허파에서의 가스교환 따라서 산소섭취가 심각하게 손상되어 몸의 모든 계통의 기능에 결함이 있게 된다. 항바이러스제의 실험적인 사용이 일부 행해졌지만, 현재 급성호흡곤란증후군(ARDS)은 인공호흡기로 치료된다.

집안과 집주변에서 설치류를 통제하는 것이 필수적이며, 질병통제예방센터(CDC)는 오염된 구역의 거주자, 노동자, 야영객 그리고 여행자를 위해 설치류를 근절시키는 방법과 피하는 방법에 대한 지침을 발간하고 있다. 한타바이러스허파증후군(HPS)은 신종감염병뿐만 아니라 생물테러의 위협가능성을 가진 것으로 간주되는 병원체라고 공표되었다.

5] 중증급성호흡기증후군

중증급성호흡기증후군(SARS)은 SARS 코로나바이러스에 의해 일어나는 호흡기병이다. 최초의 돌발(2002년 11월)은 중국본토에서 시작된 것으로 보인다. 이 병은 돌발이 세계보건기구(WHO)의 원조와 협동으로 가라앉기 전 수 개월에 걸쳐 전세계로 확산되었다. 이 최초의 전세계적인 중증급성호흡기증후군(SARS)의 돌발은 2002년과 2003년 사이의 사망률이 9.6%인 것으로 보고되었다(건강관리의 응용: 전세계적인 SARS의 돌발 참조).

중증급성호흡기증후군(SARS)은 밀접한 사람대 사람 접촉에 의해 주로 인접된 사람의 점막에서 떨어져 나온

건강관리의 응용

전세계적인 SARS의 돌발(2002년 11월~2003년 7월)*

국가	환자	사망
중국(China)	5327	348
홍콩(Hong Kong)	1755	298
대만(Taiwan(	671	84
캐나다(Canada)	250	38
싱가포르(Singapore)	206	32
미국(United States)	75	0
베트남(Vietnam)	63	5
필리핀(Philippines)	14	2
기타(Other)	76	6
합계	8436	812

*출처: 질병통제예방센터(Centers for Disease Control and Prevention).

호흡비말에 의해 쉽게 전파되는 것으로 보인다. 중증급성호흡기증후군(SARS)는 생명을 위협할 수 있으며, 증상에는 폐렴이 뒤따르게 되는 고열, 두통, 전신적인 통증 그리고 입안건조(구강건조)가 포함된다. 일부의 환자는 설사도 발생할 수 있다. 대개 노출 2~10일후에 증상이 나타나지만, 대부분의 환자에서 2~3일내에 증상이 나타나고 환자의 약 10~20%는 인공호흡기를 필요로 한다. 필요한 경우, 해열제, 보조산소 그리고 추가적인 환기보조로 지지하는 것이 현재 이용가능한 유일한 치료이다.

4 진균감염
Fungal Infections

진균은 피부, 털, 손톱 그리고 호흡계통을 감염시킬 수 있다. 주로 진균에 의해 발생하는 호흡기질환은 허파를 침범하며 깊은진균증(*deep mycoses*)이라고 부른다. 이러한 병에는 히스토플라스마증(histoplasmosis), 콕시디오이데스진균증(coccidioidomycosis), 분아균증(blastomycosis) 그리고 아스페르길루스증(aspergillosis)이 포함된다(표 15.3). 일부 진균이 두형태성(dimorphism)(제6장, 진균 참조)을 가진 것은 단세포효모가 더 쉽게 혈류를 타고 몸

전반적으로 확산되는 감염에 일조할 수 있다.

1] 히스토플라스마증

히스토플라스마캡슐라툼(*Histoplasma capsulatum*)(그림 15.13)감염은 일반적으로 급성호흡기감염이며 성별에 관계 없이 모든 나이대에서 발생한다. 이 병은 주로 허파 그리고 때로 기타 기관에 침범한다. 감염은 아마도 직업적으로 더 자주 접하기 때문에 성인남성에서 더 흔하다. 전파는 공기매개되는 진균분생포자(conidia)(제6장 참조)의 흡입으로 일어난다. 이 미생물의 병원소는 오래된 닭장 주위의 토양, 찌르레기새의 횃대 그리고 박쥐동굴에서 발견된다.

감염자의 대부분은 명확한 증상을 나타내지 않지만 급성감염은 대개 노출 10일후에 결핵과 유사한 증상을 보인다. 진균에 광범위하게 노출된 후의 증상에는 발열, 두통 그리고 건성기침이 포함된다. 병의 진행형은 일반적으로 소아와 노인뿐만 아니라 면역결핍증을 가진 어느 누구라도 발생된다. 히스토플라스마캡슐라툼(*H. capsulatum*)은 허파의 허파꽈리큰포식세포(폐포대식세포)를 먼저 공격하는 세포내기생체이다. 이후에 큰포식세포(대식세포)가 혈액과 림프를 통해 이 진균을 확산시키며 병은 파종성으로 된다. 경미한 증상은 치료를 필요로 하지 않으며; 다른 경우에는 항진균제로 치료될 수 있다. 치료되지 않으면, 이 병은 치명적이다. 감염위험을 줄이기 위해 아래와 같은 주의사항을 지켜야 한다:

- 조류의 구아노(조분석, guano)가 축적되어 진균의 병원소가 될 수 있는 구역은 피한다.
- 히스토플라스마캡슐라툼(*H. capsulatum*)에 대한 노출위험이 있는 구역에서 일하는 사람은 국립직업안전위생연구소(National Institute for Occupational Safety and Health, NIOSH)의 문서 "히스토플라스마증-위

표 15.3 호흡관을 통한 진균감염

질환/질병	미생물	전파	표적	징후/증상	치료
허파분아균증(pulmonary blastomycosis)	블라스토마이세스데르마티티디스(*Blastomyces)*	먼지로부터 나온 포자의 흡입	허파	발열, 오한, 관절통, 근육통, 두통 그리고 기침	플루코나졸(fluconazole), 이트라코나졸(itraconazole), 케토코나졸(ketoconazole), 암포테리신(amphotericin) B
히스토플라스마증(histoplasmosis)	히스토플라스마캡슐라툼(*Histoplasma capsulatum*)	조류나 박쥐의 배설물과 인접된 포자의 흡입	허파의 허파꽈리큰포식세포(폐포대식세포)	비특이적 독감유사증상, 기침 만성형은 결핵과 유사함	이타코나졸, 암포테리신 B
콕시디오이데스진균증(coccidioidomycosis)	콕시디오이데스이미티스(*Coccidioides immitis*)	포자의 흡입	허파의 허파꽈리공간	발열, 기침, 두통, 발진, 근육통 그리고 관절통	플루코나졸, 암포테리신 B, 케토코나졸, 이타코나졸
폐포자충폐렴(*Pneumocystis* pneumonia)	사람폐포자충(*Pneumocystis jiroveci*)[이전의 쥐폐포자충(*P. carinii*)]	포자의 흡입	허파	발열, 건성기침(습성기침이 되기에는 가래가 너무 진하기 때문), 숨참, 체중감소 그리고 야간발한	아토바쿠온(atovaquone); 혹은 레펜타미딘흡입제(repentamidine inhalers), 리메트렉세이트(rimetrexate), 다프손(dapsone), 프리마퀸(primaquine), 파푸라미딘말레이드산(pafuramidine maleate)(연구 중에 있음) 그리고 클린다마이신(clindamycin)
아스페르길루스증(aspergillosis)	아스페르길루스(종)(*Aspergillus* spp.)	곰팡이가 난 부패한 식물로부터 나온 포자의 흡입	허파	피가 나오는 기침, 재채기, 피로, 숨참, 발열과 오한, 가슴통증, 얼굴부종, 피부병변	증상/합병증의 치료를 위한 경구용 코르티코스테로이드 항진균제: 보리코나졸(voriconazole), 암포테리신 B

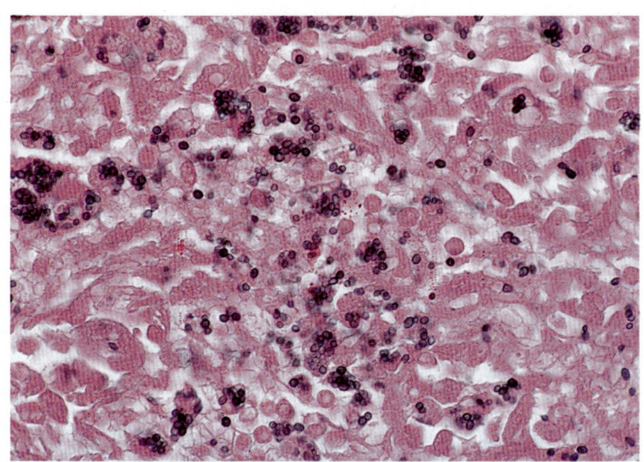

그림 15.13 히스토플라스마캡슐라툼(*Histoplasma capsulatum*). 이 현미경사진은 효모세포단계에 있는 진균 히스토플라스마캡슐라툼(H. capsulatum)이 히스토플라스마증(histoplasmosis)을 일으킨 것을 보여준다. (출처: Forbes BA, Sahm DF, Weissfeld AS: *Bailey and Scott's Diagnostic Microbiology*, ed 12, St. Louis, 2007, Mosby.)

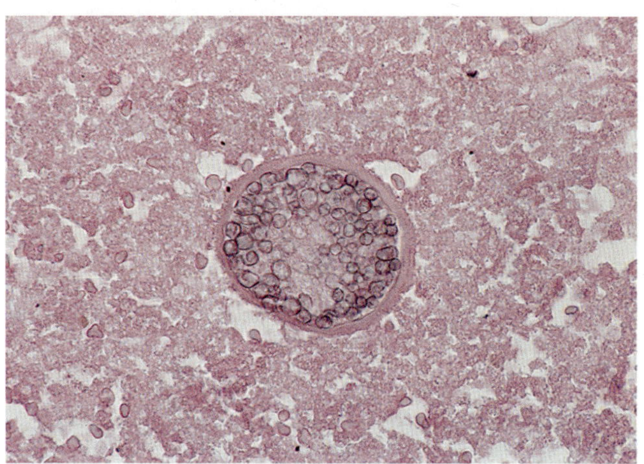

그림 15.4 콕시디오이데스이미티스(*Coccidioides immitis*). 이 현미경사진은 콕시디오이데스진균증(coccidioidomycosis)을 일으키는 두형태성진균 콕시디오이데스이미티스(C. immitis)이다. (출처: Forbes BA, Sahm DF, Weissfeld AS: *Bailey and Scott's Diagnostic Microbiology*, ed 12, St. Louis, 2007, Mosby.)

험작업자보호(Histoplasmosis—Protecting Workers at Risk)"를 참고해야 한다(웹사이트: www.ced.gov/niosh/docs/2005-109). 이 문서는 감염위험을 줄이기 위해 제작된 개인보호장구와 작업실무에 관한 정보가 담겨 있다.

2] 콕시디오이데스진균증

콕시디오이데스진균증의 원인균은 콕시디오이데스이미티스(*Coccidioides immitis*)이며(그림 15.14), 이는 미국남서부지역(애리조나, 캘리포니아, 네바다, 뉴멕시코 그리고 텍사스), 멕시코의 일부 그리고 남미지역의 토양에서 살고 있다. 병원소에는 사막의 토양, 설치류의 굴, 고생물학적인 잔류물 그리고 광산이 포함된다. 이는 공기매개되는 분절포자(arthroconidium)의 흡입으로 전파된다. 먼지폭풍과 지진과 같은 자연재해후에 흔히 노출이 있게 되며, 잠재적으로 수천명의 사람이 노출될 수 있다. 이러한 종류의 노출은 또한 사람에 의해 토양이 파헤쳐진 후에도 가능하다. 풍토성의 구역으로부터 나온 물질을 덮고 있는 먼지 역시 감염의 매개체로 작용할 수 있으며; 이러한 물질의 일부에는 미국본토인의 항아리, 담뇨 그리고 특히 유원지에서 여행객에게 팔리고 있는 기타 상품이 포함된다.

감염의 약 60%는 증상을 일으키지 않는다고 해도, 나머지 40%는 경증에서 중증까지의 범위에 이르는 증상을 초래한다. 질병 그 자체는 급성, 만성, 혹은 파종성으로 발현된다. 증상성의 감염은 기침, 가슴통증, 발열, 오한, 야간발한, 두통, 근육경직, 근육통, 관절경직, 목과 어깨의 경직, 발진, 피빛의 가래, 식욕감퇴, 체중감소, 재채기, 과도한 발한, 정신상태의 변화 그리고 광과민성이 포함된다. 이 병의 급성형은 대게 치료가 없이 사라지며; 침상안성과 독감유사증상의 치료가 권장될 수 있다. 급성형은 만성으로 되거나 혹은 몸 전체로 광범위하게 감염을 일으킬 수 있다. 치료되지 않는다면, 만성감염의 결과는 대개 양호하지만 재발이 일어날 수 있다. 이러한 재발은 대개 면역계통이 약화된 사람에서 발생한다. 만일 질병이 다른 기관계통으로 파종된다면 이는 높은 사망률을 갖게 된다. 파종성이거나 중증인 병은 항진균제로 치료되어야 한다.

3] 분아균증

분아균증(blastomycosis)은 병원체 블라스토마이세스데르마티티디스(*Blastomyces dermatitidis*)에 의한 급성감염 혹은 만성감염이다(그림 15.15). 진균의 포자는 일반적으로 흡입에 의해 몸으로 들어오며 주로 허파에 침범하지만,

때로 혈류를 통해 피부를 포함하는 다른 구역으로 확산될 수 있다. 블라스토마이세스데르마티티디스(*B. dermatitidis*)의 병원소는 주로 삼림과 토양이다. 분아균증은 희귀 감염으로 간주되며 주로 미국의 중남부와 중서부 그리고 캐나다에서 발생한다. 또한, 감염은 아프리카지역에서 광범위하게 발생한다. 병은 흔히 이식편의 수용자와 화학요법을 받는 환자처럼 면역계통이 약화된 사람에게 영향을 미친다.

허파의 분아균증은 무증상적일 수 있지만 일반적으로 그 자체가 아래와 같은 방식의 하나로 발현된다:

- 수일 내에 그 자체로 완화되는 발열, 오한, 근육통, 두통 그리고 건성기침을 수반하는 독감유사상태
- 고열, 오한, 습성기침(productive cough)(갈색이거나 피빛의 점액) 그리고 가슴막염증성의 가슴통증을 포함하는 세균성폐렴의 경우와 유사한 증상을 수반하는 급성질환
- 결핵이나 폐암과 유사한 만성질환; 증상에는 낮은등급의 발열, 습성기침, 야간발한 그리고 체중감소가 포함된다.
- 빠르게 진행되는 중증질환인 급성호흡곤란증후군(ARDS), 이 상태는 허파부종과 허파꽈리내 체액축적을 일으키며 생명을 위협하는 상태이다.

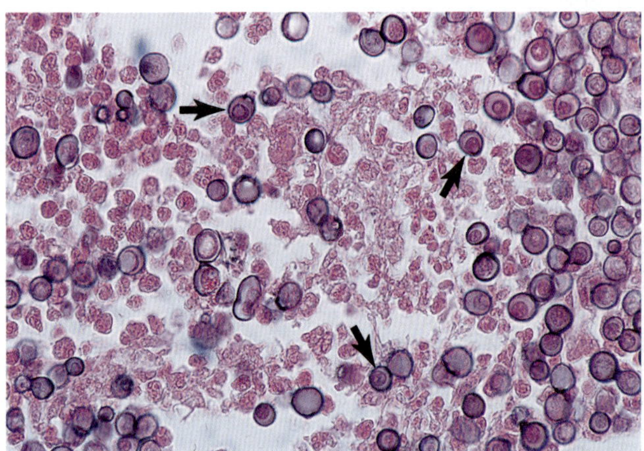

그림 15.5 블라스토마이세스데르마티티디스(*Blastomyces dermatitidis*). 이 현미경사진은 효모세포단계에서 전신진균감염인 분아균증(blastomycosis)을 일으킬 수 있는 두형태성진균 블라스토마이세스데르마티티디스(B. dermatitidis)이다. (출처: Forbes BA, Sahm DF, Weissfeld AS: Bailey and Scott's *Diagnostic Microbiology*, ed 12, St. Louis, 2007, Mosby.)

후자의 상태는 의학적인 응급인데, 그 이유는 체액이 가스교환을 억제하며 따라서 산소가 공기로부터 혈류로 들어오는 것에 결함이 생기기 때문이다.

만일 분아균증감염이 허파에서 발생하고 중증이 아니라면 약물이 필요하지 않을 수 있다. 분아균증이 확산되어 몸의 다른 구역에 침범하는 경우, 수개월 동안 지속될 수 있는 항진균제요법이 필요할 수 있다. 치료되지 않은 전신감염은 느리게 악화되며 치명적일 수 있다.

4] 허파아스페르길루스증

허파아스페르길루스증(pulmonary aspergillosis)은 부패한 식물, 건초더미, 퇴비더미, 조류배설물 그리고 먼지가 과도하게 축적된 어떠한 부위에서 일반적으로 서식하는 곰팡이 아스페르길루스(*Aspergillus*)의 하나 이상의 종에 의해 야기된다(그림 15.16). 적절한 조건에서, 이 진균은 다량의 포자를 형성하여 환경으로 방출하며, 장기적으

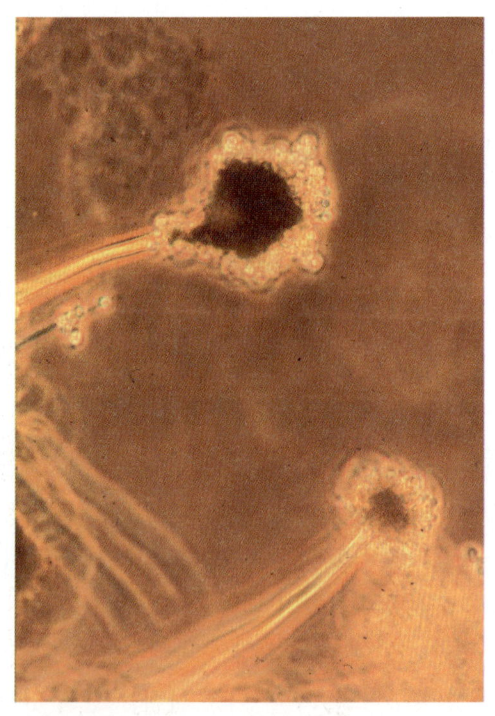

그림 15.16 아스페르길루스(종)(*Aspergillus species*). 이 현미경사진은 집합적으로 아스페르길루스증(*aspergillosis*)이라 부르는 다양한 병을 일으킬 수 있는 기회진균병원체 아스페르길루스(*Aspergillus*)이다.

로 존재하게 될 수 있다. 아스페르길루스(종)(*Aspergillus* species)은 또한 샤워꼭지, 병원의 물저장탱크 그리고 식물의 화분을 포함하는 병원환경에서도 존재한다. 아스페르길루스분생포자(*Aspergillus* conidium)는 작아서 흡입에 의해 쉽게 전파될 수 있고 결국 위호흡관이나 아래호흡관에서 집락화될 수 있다. 호흡관은 이 진균에게는 가장 빈번하고 가장 중요한 침입구가 된다. 현재, 사람대 사람 전파의 증거는 없다. 허파아스페르길루스증은 4가지 주된 형태로 세분된다.

- 원발성급성폐렴
- 결핵이나 폐농양과 같이 이전의 폐병구역내에서 발생된 기존의 강소내 "곰팡이덩이(fungus ball)"(아스페르길루스종, aspergilloma)의 형성
- 기관지 또는 허파꽈리의 염증이 특징인 알레르기성기관지허파아스페르길루스증(allergic bronchopulmonary aspergillosis, ABPA). 이 상태는 천식이나 폐렴과 유사할 수 있으며, ABPA를 가진 많은 환자 역시 천식을 앓는다. 천식환자 그리고 낭성섬유증환자는 알레르기성아스페르길루스증에 대한 가장 높은 위험군이다.
- 면역약하자에서 기회전신감염인 속발성허파(비침습성)아스페르길루스증. 이는 심각한 감염이며 몸의 다른 부분으로 확산될 수 있다.

아스페르길루스증를 치료하는 주된 방법은 항진균제인데, 이는 때로 정맥내로 투여된다. 항진균제는 알레르기반응을 일으키지 않으며 스테로이드와 기관지확장제와 같은 완화제가 이러한 조건에서 필요할 수 있다. 허파속으로 출혈이 있지 않는 한, 일반적으로 곰팡이덩이는 치료를 필요로 하지 않으며, 만일 출혈이 된다면 곰팡이덩이를 제거하기 위한 외과적인 절제술이 필요할 수 있다.

요약 Summary

- 호흡계통은 구조적으로 그리고 기능적으로 코, 인두 그리고 연관구조를 포함하는 위호흡관 그리고 후두, 기관, 기관지 그리고 허파로 구성되는 아래호흡계통으로 나뉜다.
- 위호흡관은 일반적으로 황색포도알균(*Staphylococcus aureus*)과 표피포도알균(*S. epidermidis*)으로 대표되는 정상균무리가 집락화되어 있지만 다른 미생물 역시 훨씬 수가 적지만 일반적으로 정상균무리의 일부일 수 있다.
- 호흡관의 세균감염은 포도알균(*Staphylococcus*), 사슬알균(*Streptococcus*), 크레브시엘라(*Klebsiella*), 헤모필루스(*Haemophilus*), 보르데텔라(*Bordetella*), 코리네박테륨(*Corynebacterium*), 미코박테륨(*Mycobacterium*), 레지오넬라(*Legionella*), 미코플라스마(*Mycoplasma*), 클라미디아(*Chlamydia*) 그리고 콕시엘라(Coxiella)에 의해 일어날 수 있다.
- 정상균무리에 의한 세균감염은 감기와 같은 바이러스감염으로 인해 점막속층이 손상된 후에 속발성감염이 흔히 발생한다.
- 기타 기회감염은 건강인에서는 감염을 일으키지 않는 세균이 면역계통이 약화된 사람에서 흔히 일어난다.
- 희귀기회세균감염에는 사슬알균폐렴, 헤모필루스감염, 크레브시엘라폐렴, 디프테리아, 레지오넬라증, 앵무새병, 흡입탄저병 그리고 Q열이 포함된다
- 많은 각기 다른 바이러스가 코인두에 흔히 침입하지만, 정상적으로 자가완화되며 사람의 질병 중에서 가장 흔한 감기를 일으킨다.
- 호흡계통의 유행병과 풍토병의 주된 원인은 인플루엔자바이러스(influenza virus)인데, 이는 빠르게 돌연변이될 수 있다. 미국에서의 유행병은 대개 겨울철에 발생하여 모든 나이대에서 질병을 일으키며 매우 어리거나 나이가 많거나 만성질환자이거나 그리고 면역약화된 사람에서는 잠재적으로 위험할 수 있다.
- 감기와 인플루엔자 외에도, 바이러스성폐렴, 한타바이러스허파증후군 그리고 중증급성호흡기증후군(SARS)는 호흡계통을 통해 전파되는 바이러스감염이다.
- 진균에 의한 호흡기질환은 주로 허파에 침범한다. 이들은 깊은진균증이라 부르며 여기에는 히스토플라스마증, 콕시디오이데스진균증, 분아균증 그리고 아스페르길루스증이 포함된다.

복습문제

1. 아래호흡계통의 구조가 아닌 것은?
   - **a.** 허파
   - **b.** 인두
   - **c.** 기관지
   - **d.** 기관

2. 성홍열을 일으키는 것은?
   - **a.** 황색포도알균(*Staphylococcus aureus*)
   - **b.** 표피포도알균(*Staphylococcus epidermidis*)
   - **c.** 고름사슬알균(*Streptococcus pyogenes*)
   - **d.** 폐렴사슬알균(*Streptococcus pneumonia*)

3. 다음의 어떤 미생물이 위호흡계통의 정상균무리로 일반적으로 존재할까?
   - **a.** 황색포도알균(*Staphylococcus aureus*)
   - **b.** 폐렴미코플라스마(*Mycoplasma pneumoniae*)
   - **c.** 백일해균(*Bordetella pertussis*)
   - **d.** 폐렴막대균(*Klebsiella pneumonia*)

4. 백일해의 원인균은?
   - **a.** 폐렴사슬알균(*Streptococcus pneumonia*)
   - **b.** 백일해균(*Bordetella pertussis*)
   - **c.** 인플루엔자균(*Haemophilus influenzae*)
   - **d.** 디프테리아균(*Corynebacterium diphtheria*)

5. 다음 중 항생제로 치료할 수 없거나 치료되지 말아야 할 것은?
   - **a.** 패혈성인두염
   - **b.** 결핵
   - **c.** 감기
   - **d.** 디프테리아

6. 결핵을 전파시킬 수 없는 것은?
   - **a.** 매개물
   - **b.** 기침
   - **c.** 대화
   - **d.** 재채기

7. 사람의 독감바이러스에서 가장 독력을 가진 종류는?
   - **a.** A형
   - **b.** B형
   - **c.** C형
   - **d.** D형

8. 호흡기질환인 중증급성호흡기증후군(SARS)의 원인균은?
   - **a.** 사슬알균(*Streptococcus*)
   - **b.** 코로나바이러스(Coronavirus)
   - **c.** 히스토플라스마(*Histoplasma*)
   - **d.** A형 바이러스(type A virus)

9. 다음 중 콕시디오이데스이미티스(*Coccidioides immitis*)에 대한 병원소를 포함하고 있는 지리학적인 구역은?
   - **a.** 프랑스
   - **b.** 남아프리카
   - **c.** 애리조나
   - **d.** 아이오와

10. 기존의 강소내 "곰팡이덩이"형성은 다음 중 어떤 경우에 일반적으로 발생하는 걸까?
    - **a.** 분아균증
    - **b.** 허파아스페르길루스증
    - **c.** 콕시디오이데스진균증
    - **d.** 히스토플라스마증

11. 폐렴사슬알균(*Streptococcus pneumoniae*)은 그람 _______ 균이다.

12. 류마티스열은 __________ 의 희귀합병증이다.

13. 앵무새병은 __________ 에 의해 일어난다.

14. 레지오넬라증은 주로 __________ 에 침범한다.

15. 사람에서 질병을 일으키는 한타바이러스(hantavirus)는 __________ 에 의해 운반된다.

16. 사슬알균(종)(Streptococcus species)에 의해 일어나는 각기 다른 종류의 호흡기감염에 대해 기술해 보라.

17. 결핵과 다제내성결핵(MDR-TB)의 재출현에 대해 논의해 보라.

18. 각기 다른 2종류의 레지오넬라증에 대해 명칭을 써 보라.

19. 호흡관을 통해 인체에 침입하며 잠재적으로 생물테러위협이 될 수 있는 미생물에 대해 논의해 보라.

20. 주된 진균호흡기감염에 대해 기술해 보라.

CHAPTER 16

위창자계통의 감염

Infections of the Gastrointestinal System

학습목표

1. 위창자관(위장관)의 각 부분에 대한 정상균무리를 확인한다.
2. 입안에서 일어날 수 있는 일반적인 감염에 대해 기술한다.
3. 위창자염의 증상과 그의 가능한 원인에 대해 기술한다.
4. 세균감염과 세균중독 사이의 차이를 설명한다.
5. 위궤양, 살모넬라증, 장티푸스, 시겔라증, 캄필로박터증 그리고 예르시니아증의 원인, 증상, 전파, 예방 그리고 가능한 치료에 대해 기술한다.
6. 각기 다른 종류의 대장균(*Escherichia coli*) 위창자염 차이를 확인하고 감별한다.
7. 보툴리눔증, 포도알균중독, 막대균중독 그리고 콜레라의 원인, 전파, 예방 그리고 가능한 치료에 대해 기술한다.
8. 일반적으로, 바이러스성위창자염의 돌발(outbreak)을 일으키는 미생물의 이름을 쓰고 예방과 치료에 대해 논의한다.
9. 건강인과 면역약화자 모두에서 위창자계통(위장계통)에 영향을 줄 수 있는 진균증에 대해 기술한다.
10. 미국에서 일반적인 기생충감염에 대해 기술하며 주로 후진국에 국한되는 기생충감염에 대해 기술한다.

주요용어

간염(hepatitis)
괴사궤양잇몸염(necrotizing ulcerative gingivitis)
리스테리아증(listeriosis)
보툴리눔증(botulism)
살모넬라증(salmonellosis)
선모충증(trichinosis)
세균감염(bacterial infection)
세균중독(bacterial intoxication)
시겔라증(shigellosis)
아메리카구충증(necatoriasis)
아메바증(amebiasis)
아스페르길루스증(aspergillosis)
와포자충증(cryptosporidiosis)
위궤양(peptic ulcers)
위창자관(위장관)[gastrointestinal (GI) tract]
위창자염(gastroenteritis)
잇몸염(치은염)(gingivitis)
장티푸스(typhoid fever)
점막(mucosa)
조충증(촌충증)(taeniasis)
치아우식증(caries)
치아주위조직염(치주염)(periodontitis)
치태(dental plaque)
칸디다증(candidiasis)
캄필로박터증(campylobacteriosis)
편모충증(giardiasis)
회충증(ascariasis)

왜 알아야 할까

역사

기록된 역사를 통틀어, 콜레라, 이질 그리고 장티푸스와 같은 질병은 인류의 역사에서 줄기차게 인류를 괴롭혀 왔다. 이러한 질병은 집합적으로 위창자/소화계통병 혹은 위/아래소화계통병이라 알려진 질병의 큰 무리로 분류된다. 이러한 질병은 세균, 바이러스, 진균, 원생동물 그리고 연충을 포함하는 광범위한 미생물에 의해 야기된다. 이들은 급성위꿈틀운동이상항진(upset stomach)과 같은 경증이거나 혹은 극단적인 경우 사망을 초래할 수 있다.

이러한 질병무리의 역사는 또한 1900년대 초반 뉴욕에 거주하던 요리사 마리말론(Mary Mallon)의 흥미 있는 이야기가 포함된다(의학적인 사건: 무증상질병보균자; 장티푸스 마리 참조). 또한, 남북전쟁 동안, 에이브러햄링컨(Abraham Lincoln)과 마리링컨(Mary Lincoln)의 사랑했던 아들인 윌리링컨(Willie Lincoln)이 포토맥강에서 백악관으로 끌어 온 미처리된 식수에 아마도 감염되어 장티푸스로 사망하였다.

실제적인 병원성의 기전도 변하며 숙주의 영양소를 빼앗는 기생충의 단순한 증례처럼 잠행성일 수 있거나 세균 단구성리스테리아(Listeria monocytogenes)의 감염경로처럼 복잡할 수 있다. 이러한 미생물의 다양성 그리고 사람의 소화계통에 대한 이들의 영향은 공중보건영역에서 이들에 대해 심각하게 우려하도록 만든다.

영향

1800년대 당시 미국 전역에서 발생하여 20만명 이상의 생명을 앗아간 콜레라의 유행 혹은 1997년 단지 3주의 기간 동안 콩고에서 1500명 이상을 죽게 만든 중증설사의 유행을 보면 위창자병(위장병)이 얼마나 심각한 영향을 미치는지가 쉽게 확인될 수 있다.

오늘날, 미국과 해외에서 테러의 위협과 함께, 미생물이 생물무기로 될 가능성이 심각하게 제기된다. 2001년 9월 18일, 미국 상원에 보내진 "탄저병편지"가 널리 알려진 것 외에도, 1984년에 오레곤의 광신자가 유권자를 투표소로 가게 하는 대신 병원침상으로 보내 지역선거에 영향을 주려는 시도로 레스토랑 샐러드바에서 음식에 살모넬라(*Salmonella*)를 살포하였다. 최근, 주로 위장차계통(위장계통)에 영향을 미치는 병원체가 포함된 땅콩버터로부터 상추와 소고기까지의 범위에 이르는 다양한 식제품의 리콜은 이러한 미생물이 사회에 어떻게 영향을 미칠 수 있는지 보여주는 추가적인 예가 된다. 오염된 제품은 공중보건에 해로운 영향을 미치며 또한 대량리콜과 병원체로 오염된 제품의 희생자가 제기하는 법적대응의 형태로 심각한 경제적인 문제를 일으킨다.

미래

인류가 물과 자연에서 자라는 음식을 소비하는 한, 미생물과 인간의 소화계통 사이에는 상호작용이 있게 될 것이다. 이들의 대부분은 무해하다. 음식을 가공하고 처리하는 기술뿐만 아니라 폐기물의 처리와 개인위생과 공중위생은 소화계통의 질병을 예방하고 조절하는 쪽을 향해 오랜 시간에 걸쳐 발전되어 왔다. 식품의 방사선조사와 같은 진전은 시판되는 식제품의 질을 개선시킬 가능성을 보여준다. 최근, 위창자계통(위장계통)을 표적으로 하는 미생물에 대한 몸의 방어를 증진시킬 수 있는 제품이 시판되고 있다. 예를 들어, 창자에 정상적으로 존재하는 세균배양이 포함된 요구르트제품은 잠재적인 병원체에 대한 몸의 면역반응을 도와 줄 어떤 가능성을 보여준다. 최근에 소비자가 유기농재배상품을 더 많이 요구하게 되면서, 이러한 식제품이 흔히 유기질비료나 기타 다른 유기퇴비와 혼합물로 경작되기 때문에 분변미생물에 오염될 위험이 증가되고 있다. 이러한 위험증가에 맞서기 위해 화학세척 그리고 심지어 방사선조사와 같은 오염제거법이 연구되고 있으며 개발되고 있다. 식물성제품의 오염제거는 많은 식물성제품이 정상적으로 많은 미생물을 파괴할 조리를 할 수 없고 날 것으로 소비되어야 하기 때문에 특별한 어려움이 있다.

1 개요
Overview

위창자관[위장관, gastrointestinal (GI) tract]은 감염, 염증, 또는 질병을 일으킬 능력을 가진 미생물과 미생물독소가 일반적으로 쉽게 접근할 수 있는 침입구(portal of entry)이다. 전세계적으로 식품매개병은 큰 우려가 된다. 오염된 음식, 식수 그리고 매개물이 분변구강경로(fecal-oral route)를 통해 들어온다면 이들 모두는 위창자관(위장관)을 감염시킬 수 있다. 또한 위창자관(위장관)의 미생물감염과 질병은 미국에서 가장 흔한 호흡기질환과 함께 2번째로 흔한 질병의 원인이다. 소화계통의 질병을 일으키는 미생물은 표 16.1에 요약하였다.

소화관(*digestive tract*)이라고도 부르는 위창자관(위장관)은 입안(입)에서 시작되어, 인두, 식도, 위, 작은창자(소장 small intestine) 그리고 큰창자(대장, large intestine)를 지나 항문에서 끝나는 관모양의 구조이다(박스 16.1). 소화계통(그림 16.1)은 그의 부속기관과 함께 몸의 모든 세포를 위한 영양소를 소화하고 흡수하여 이들이 기능할 수 있게 해주는 생물학적인 기능을 가진다.

위창자관(위장관)의 속층은 점막층이며 이는 피부처럼 미생물에 대한 제1방어선(first line of defense)으로 작용한다(제13장 참조). 하지만, 이는 피부의 경우와 달리 죽은 층은 없으며 따라서 효율적인 방어기전은 없다. 반면, 이는 미생물의 증식을 위해 완벽한 습윤환경을 제공한다. 다른 침입구처럼, 위창자관(위장관)은 경쟁을 통해 병원체에 대한 방어를 돕는 정상균무리를 가지고 있다.

표 16.1 소화계통에서 병을 일으키는 미생물의 일부

미생물	근원	질병/감염과 증상	치료
입안: 세균			
바퀏살균(방선균)(*Actinomyces*)	정상균무리	바퀏살균증(방선균증, actinomycosis) 치아주위병(치주병): 치아우식증(충치, dental caries), 목/얼굴감염, 골반/배감염	양치, 치실, 불소; 당분제한
푸소박테륨 누클레아툼(*Fusobacterium nucleatum*)	정상균무리 Normal flora	위창자염, 세균혈증, 허파감염/폐농양, 참호입안염(참호구강염, trench mouth)	양치, 치실, 불소; 당분제한; 감염에 대해서는 페니실린(penicillin)
유산균(젖산균)(*Lactobacillus*)	정상균무리	세균혈증, 심장내막염, 치아우식증	양치, 치실, 불소; 당분제한
스트렙토콕쿠스미티스(*Streptococcus mitis*) 스트렙토콕쿠스뮤탄스(*S. mutans*) 스트렙토콕쿠스산구이스(*S. sanguis*)	정상균무리 Normal flora	치우우식증, 심장내막염, 배안감염	양치, 치실, 불소; 당분제한
트레포네마(종)(*Treponema spp.*)	오염된 음식이나 식수; 불량한 구강/치아위생	구강병, 발열, 잇몸출혈과 통증, 악취, 독감유사 증상, 권태감, 림프절종대, 인후통	메트로니다졸(metronidazole), 페니실린, 아지트로마이신(azithromycin)
입안: 바이러스			
파라믹소바이러스(과)(Paramyxovirus family): 볼거리바이러스(mumps virus)	침과 호흡기분비물	볼거리(유행귀밑샘염, mumps, parotitis), 귀밑샘의 부종, 식욕감퇴, 두통, 사춘기이후 환자에서 생식기관 손상	예방을 위한 볼거리백신; 항바이러스요법은 이용가능하지 않음
단순헤르페스바이러스(Herpes simplex virus)	직접접촉, 매개물, 오염된 음식이나 식수	입헤르페스: 입이나 목구멍의 물집/병변, 발열, 인두염	아시크로비르(acyclovir)
입안: 진균			
칸디다알비칸스(*Candida albicans*)	아래위창자관의 정상균무리	아구창: 구역, 구토, 허위 혹은 목구멍속의 고름물집, 피부발진, 심장판막손상	암포테리신 B와 플루콘아졸(fluconazole)
위창자관: 세균			
세레우스균(*Bacillus cereus*)	오염된 음식	위창자염: 구역, 설사, 복부경련, 격렬하고 지속적인 구토	권장되는 항생제요법 없음; 수액보충
박테로이데스(*Bacteroides*)	정상균무리	위창자염, 세균혈증, 배안감염: 설사, 발열	클린다마이신(clindamycin)
캄필로박터제주니(*Campylobacter jejuni*)	오염된 음식	위창자염, 세균혈증, 패혈유산, 수막염 길렝바레증후군(Guillain-Barré syndrome): 발열, 복통, 설사, 권태감	권장되는 항생제요법 없음, 중증인 경우에는 에리트로마이신(erythromycin)이 사용됨; 수액보충
캄필로박터페투스(태아고균)(*Campylobacter fetus*)	오염된 음식	위창자염, 세균혈증, 패혈유산, 수막염: 피설사와 전신패혈증후군	권장되는 항생제요법 없음, 중증인 경우에는 에리트로마이신이 사용됨; 수액보충
클로스트리듐퍼프린젠스(*Clostridium perfringens*)	오염된 음식	클로스트리듐식중독, 패혈증, 괴사창자염: 복통, 설사, 작은창자내 궤양, 배막염(복막염)	전해질/수액보충
클로스트리듐보툴리눔(*Clostridium botulinum*)	오염된 음식	음식보툴리눔증(food botulism): 근육조절소실, 말의 어눌함, 삼킴곤란 또는 호흡곤란, 결국 근육마비	보툴리눔증항독소, 인공호흡
클로스트리듐디피실레(*Clostridium difficile*)	오염된 음식	위창자염, 대장염: 구역, 구토, 설사	클린다마이신

표 16.1 소화계통에서 병을 일으키는 미생물의 일부(계속)

미생물	근원	질병/감염과 증상	치료
대장균(*Escherichia coli*)	오염된 음식	패혈증, 요로감염(UTI), 세균성무막염, 위창자염: 구역, 설사, 특정의 균주는 창자출혈을 일으킴	수액보충; 젠타마이신(gentamicin), 폴리믹신(polymyxin); 대장균위창자염(*E. coli* gastroenteritis)을 예방하기 위해 플루오로퀴놀론(fluoroquinolone)과 비스무스제제(bismuth preparations)가 도움이 됨
헬리코박터피로리(*Helicobacter pylori*)	오염된 음식이나 식수	위궤양: 복통, 구토, 트림, 궤양으로부터의 출혈	항생제[메트로니다졸, 아목시실린(amoxicillin), 혹은 클라리트로마이신(clarithromycin)] 2가지와 위산을 억제하거나 감소시키는 약물의 복합
단구성리스테리아(*Listeria monocytogenes*)	오염된 음식	리스테리아증(listeriosis): 위창자염, 패혈증	페니실린, 암피실린, 젠타마이신
살모넬라엔테리티디스(*Salmonella enteritidis*)	오염된 음식	살모넬라증(salmonellosis) 발열, 구역, 경련, 설사	다른 조직이나 혈액으로 침입하지 않은 한 권장되는 항생제요법 없음; 수액보충
살모넬라티피(*Salmonella typhi*)	오염된 음식	발열, 계속되는 두통, 구역, 경련, 설사	백신이 이용가능함
이질이질균(*Shigella dysenteriae*) 플렉스네리이질균(*S. flexneri*) 손네이이질균(*S. sonnei*)	오염된 음식	시겔라증(shigellosis) 구역, 경련, 창자출혈(이질이질균의 경우에만), 설사	암피실린, 동시에 트리목사졸(trimoxazole); 수액보충
황색포도알균(*Staphylococcus aureus*)	오염된 음식, 직접접촉	패혈증, 위창자염, 구역, 경련, 설사	
콜레라균(*Vibrio cholera*)	오염된 음식이나 식수	콜레라 구토, 근육경련, 심한 물설사	예방백신; 수액과 전해질의 신속한 보충
예르시니아엔테로콜리티스(*Yersinia enterocolitica*)	오염된 음식이나 식수	예르시니아증(yersiniosis): 세균혈증, 작은창자 큰창자염(소장대장염, enterocolitis), 위창자염, 복통, 발열	세팔로스포린(cephalosporins), 아미노글리코시드(aminoglycosides), 클로람페니콜(chloramphenicol)
위창자관: 바이러스			
로타바이러스(Rotaviruses)	오염된 음식이나 식수	위창자염: 구토, 미열, 물설사	항바이러스요법 없음; 수액보충
A형, E형 간염바이러스(Hepatitis A, E)	오염된 음식이나 식수	위창자염, 황달: 구역, 복통, 흑색뇨, 황달	A형에 대한 백신
노르워크바이러스(Norwalk virus)	오염된 음식이나 식수	위창자염: 구역, 구토g	백신 없음, 항바이러스요법 없음
위창자관: 진균			
아스페르길루스플라부스(*Aspergillus flavus*)	오염된 음식, 대개 땅콩	아스테르길루스증(aspergillosis) 간손상(간경화증)	암포테리신 B, 보리콘아졸(voriconazole)
맥각균(*Claviceps purpurea*)	오염된 음식, 대개 곡물가루나 버섯	맥각중독증(ergotism): 팔다리로 가는 혈류의 감소, 괴저를 유발함; 섬망, 근육경련 그리고 발작	경련, 발작에 대해 니페디핀(nifedipine)-약물해독프로토콜
위창자관: 원생동물			
대장섬모충(*Balantidium coli*)	오염된 음식이나 식수	위창자염: 구역, 쇠약, 체중감소, 복통, 설사, 구토	테트라사이클린(tetracycline), 요오도퀴놀(iodoquinol), 메트로니다졸

표 16.1 소화계통에서 병을 일으키는 미생물의 일부(계속)

미생물	근원	질병/감염과 증상	치료
작은와포자충(*Cryptosporidium parvum*)	오염된 음식이나 식수, 구강-대변오염	와포자충증(cryptosporidiosis): 구역, 쇠약, 체중감소, 복통, 지속성설사, 구토	1~11세의 소아에 대해 스피라마이신(spiramycin), 니타족사니드(nitazoxanide)
이질아메바(*Entamoeba histolytica*)	오염된 음식이나 식수	아메바증(amebiasis): 구역, 쇠약, 체중감소, 복통, 설사, 구토, 혈변	메트로니다졸 + 요오도퀴놀, 파로모마이신(paromomycin)
람블편모충(*Giardia lamblia*)	오염된 음식이나 식수, 구강-대변경로 혹은 구강-항문경로	편모충증(giardiasis): 권태감, 구역, 쇠약, 체중감소, 경련, 설사	메트로니다졸, 푸라졸리돈(furazolidone), 티니다졸(tinidazole), 퀴아크린(quinacrine)
위창자관: 연충			
무구조충(*Taenia saginata*)(조충, tapeworm)	오염된 고기의 섭취	조충증(taeniasis): 미주복부불편감, 거의 증상이 없으며 있다면 빈혈	니클로스아미드(miclosamide)[프라지퀀텔(praziquantel), 파로모마이신(paromomycin) 혹은 퀴아크린]
단방조충(*Echinococcus granulosus*)(조충, tapeworm)	토양, 먼지, 음식, 물, 옷, 혹은 오염된 고양이대변에 있는 충란의 섭취	포충병/포충증(hydatid disease/echinococcosis): 포충낭(hydatid cyst)의 형성	낭충의 외과적 절제술; 메벤다졸(mebendazole), 알벤다졸(albendazol)
요충(*Enterobius vermicularis*)(요충, pinworm)	토양, 먼지, 음식, 물, 옷, 공기, 기타에 있는 충란의 섭취	요충증(enterobiasis): 항문부위의 가려움증, 초조, 과민성, 수면불량, 신경질	피란텔파모에이트(pyrantel pamoate), 메벤다졸
아메리카구충(*Necator americanus*)(구충, hookworm)	오염된 흙과의 직접접촉	아메리카구충증(necatoriasis): 대개, 무증상, 때로 기침, 숨참, 설사, 구역, 구토; 소아에서 빈혈은 정신지체를 일으킬 수 있음	메벤다졸, 피란텔파모에이트
회충(*Ascaris lumbricoides*)	토양, 먼지, 음식, 물, 옷, 공기, 기타에 있는 충란의 섭취	회충증(ascariasis): 대개 무증상, 때로 발열발작, 호흡곤란, 기침 그리고 재채기	메벤다졸, 피페라진(piperazine)
선모충(*Trichinella spiralis*)	오염된 덜 익힌 고기(대개 돼지고기)의 섭취	선모충증(trichinosis): 복통, 설사, 발열, 눈주위의 부종, 발진	메벤다졸, 티아벤다졸(thiabendazole)과 함께 스테로이드
편충(*Trichuris trichiura*)(편충, whipworm)	분변구강경로	편충증(trichuriasis): 소수에서는 무증상; 다수에서는 복통, 쇠약, 피설시, 체중감소	메벤다졸

1] 상주미생물무리

위창자관(위장관)에 상주하는 (정상)미생물무리는 소화계통에 의해 제공되는 영양소가 풍부한 환경에서 번성하는 미생물의 커다란 무리를 포함하는 복잡하고 다양한 생태계이다. 균무리의 종류와 양은 위창자관(위장관)의 각기 다른 구역에서 다양하며 위쪽의 위창자관(위장관)으로부터 큰창자까지 내려가면서 수가 더욱 증가된다. 창자의 정상균무리는 병원체 혹은 잠재적으로 병원성인 미생물과 경쟁하거나 억제함으로써 감염을 막아줄 수 있다. 정상균무리의 균형을 망가뜨리는 항생제치료는 외인성병원체에 의한 감염을 일으킬 수 있으며 또한 내인성병원체를 과다증식시킬 수 있다. 수술에서 회복되는 동안, 전신적인 항생제가 과하게 처방되며, 회복되는 환자는 흔히 항생제요법으로 사멸되었을 수 있는 정상창자균무리를 보충시키기 위해 요구르트와 같은 제품을 섭취하거나 혹은 생균캡슐(제12장 생명의 응용: 생균제: 요구르트는 의약품일까? 참조)을 복용할 것이 권장된다. 듀크대학교, 하바드대학교, 캘리포니아대학교 샌프란시스코분교 그리고 보스톤소아과병원에서 수행된 최근의 연구에서, 위창자관(위장관)의 정주균무리가 사람의 음식변화에 매우 민감하다는 것이 밝혀졌다. 사람이 동물성음식에서 식물성음식으로 바

박스 16.1　위창자관(위장관)의 성분

입안(구강, ORAL CAVITY)
입인두(OROPHARYNX)
식도(ESOPHAGUS)
위(STOMACH)
- 위바닥(fundus)
- 위몸통(body)
- 위날문(pylorus)

작은창자(소장, SMALL INTESTINE)
- 샘창자(십이지장, duodenum)
- 빈창자(공장, jejunum)
- 돌창자(회장, ileum)

큰창자(대장, LARGE INTESTINE)
- 막창자(맹장, cecum)
- 주름창자(결장, colon)
- 오름주름창자(상행결장, ascending colon)
- 가로주름창자(횡행결장, transverse colon)
- 내림주름창자(하행결장, descending colon)
- 구불주름창자(S상결장, sigmoid colon)
- 곧창자(직장, rectum)
- 항문관(anal canal)

꾼 후 약 24시간내에 정주균무리가 극적으로 바뀌는 것이 밝혀졌다. 각기 다른 종류의 세균 외에도, 세균이 가진 어떤 유전자의 발현 역시 영향을 받았다.

입안(구강)

입안의 정상미생물무리는 가장 큰 무리의 세균을 가질 정도로 복잡하다. 700 종 이상의 세균이 성인의 입안에서 확인되지만, 이들의 50% 이상은 연구실에서 현재까지도 배양하지 못한다. 출생시에 입안은 무균이지만 환경, 특히 첫 번째 모유수유하는 동안 산모로부터 오는 미생물이 빠르게 집락화된다. 이 시기에는 스트렙토코쿠스살리바리우스(*Streptococcus salivarius*)가 우점종이지만, 균무리의 복잡성은 시간과 함께 더욱 커진다. 입안의 세균에는 사슬알균(streptococci), 유산균(lactobacilli), 포도알균(staphylococci), 코리네박테륨(corynebacteria), 유산소균, 박테로이데스(*Bacteroides*), 다양한 종류의 스피로헤타(spirochetes) 그리고 무산소균이 포함된다.

위

위는 산도가 높기 때문에 세균에 대해 상대적으로 적대적인 환경으로 만들며 세균이 거의 없다. 음식과 함께 같이 있거나 입에서 떨어져 나와 삼켜진 세균은 이러한 산도 때문에 수가 극적으로 감소된다. 하지만, 일부의 세균은 이러한 극한의 환경에서도 생존하며 작은창자로 이동한다. 이는 모두 수적인 것으로 세균이 음식과 함께 더 많이 삼켜지면, 더 많은 수가 생존하여 위창자관(위장관)의 다음 부분으로 운반될 것이다.

사람의 위에서 사는 것으로 밝혀진 세균 하나가 헬리코박터피로리(*Helicobacter pylori*)인데, 이는 그람음성인 나선모양의 미세유산소균이다(그림 16.2). 이 세균은 그의 편모로 인해 이동성이 매우 크며 위내강을 통해 이동하여 pH가 본질적으로 중성인 깊이의 위**점막**속으로 파고든다. 전세계인의 약 30~50%는 헬리코박터피로리(*H. pylori*)가 집락화되어 있는 것으로 추산된다. 위에서 이 세균의 집락화가 본질적으로 문제가 되지는 않는다 해도, 헬리코박터피로리(*H. pylori*)는 위염과 위궤양의 가장 주된 원인이다 (이 장의 뒤에 있는 세균감염/질환 참조).

작은창자(소장)

작은창자는 위에 비해 미생물의 생존을 위한 더 우호적인 환경을 제공한다. 하지만, 빠른 꿈틀운동(연동운동, peristalsis) 그리고 이자액과 쓸개즙이 샘창자(십이자장, duodenum)의 첫 번째 부분으로 분비되어 세균이 세척되어 나가기 때문에 작은창자에서 세균이 집락화되기는 어렵다. 그 결과, 특히 작은창자의 첫 번째 분절에 있는 세균무리는 상대적으로 적게 남는다. 위창자관의 이 부분에서는 그람양성균, 주로 유산균(lactobacilli)과 엔테로코쿠스파이칼리스(*Enterococcus faecalis*)가 서식한다. 작은창자의 끝 부분에서는 세균무리가 증가하며, 창자막대균(enteric rods)과 박테로이데스(*Bacteroides*) 역시 위창자관의 이 부분에서 집락화될 수 있다. 창자세균은 사람의 소화관이 대사하지 못하는 어떤 화합물을 대사할 수 있으며, 이는 음식을 보다 효과적으로 이용하게 만든다.

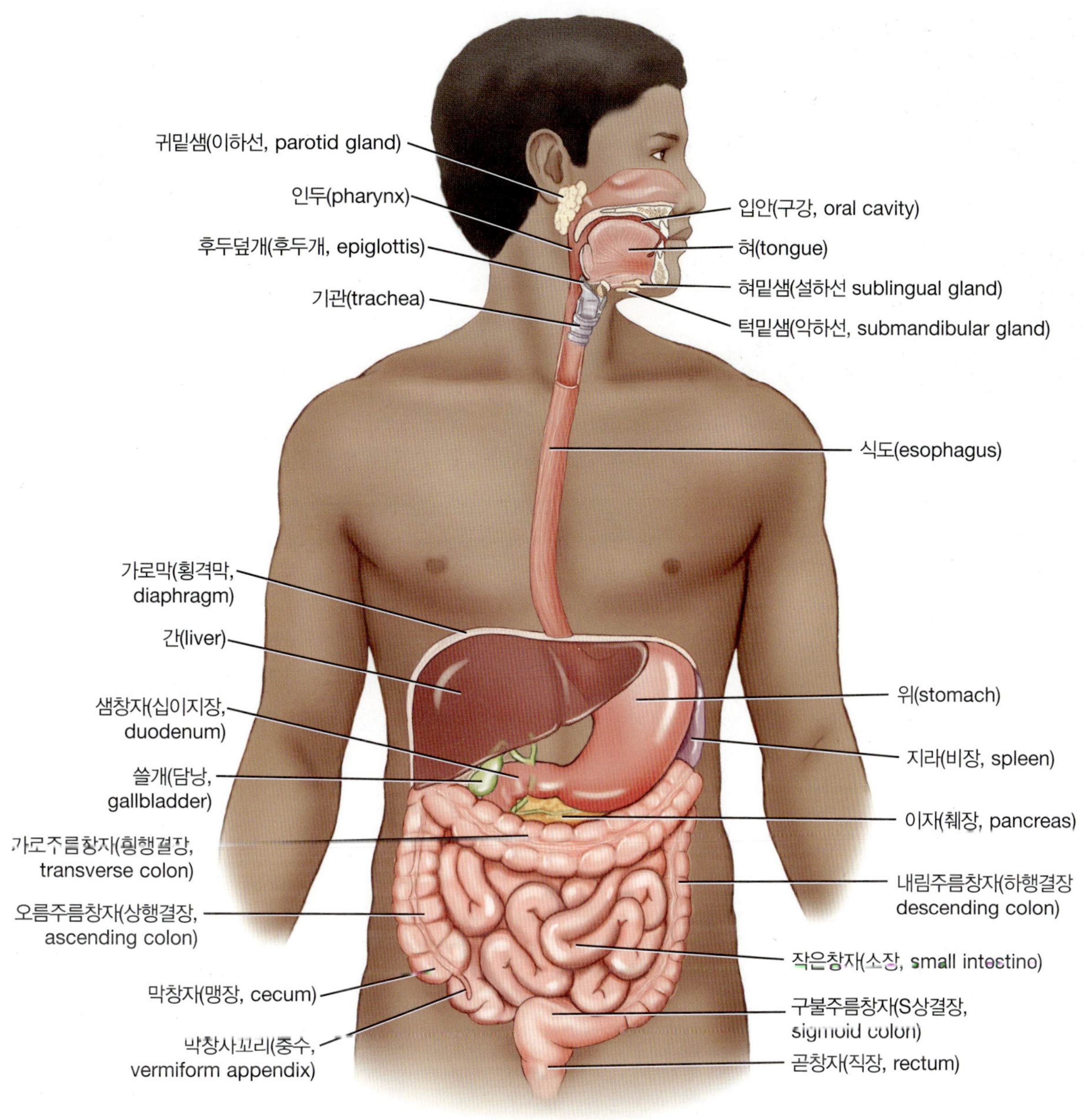

그림 16.1 **소화계통의 개관.** 소화계통은 위창자관과 그의 부속기관으로 구성된다. 위창자관에는 입, 인두, 식도, 위, 작은창자, 큰창자, 항문관 그리고 항문을 포함한다. 부속기관은 치아, 혀, 침샘, 간, 쓸개(담낭) 그리고 이자(췌장)가 포함된다.

큰창자(대장)

큰창자에서의 흐름속도는 작은창자에서보다 훨씬 느리며 세균이 집락화하여 증식할 수 있는 시간이 되어 최대 농도에 도달된다. 약 1000 종이 존재하는데 여기에는 창자막대균(enteric rods), 사슬알균(streptococci), 클로스트리듐(clostridi) 그리고 유산균(lactobacilli)이 포함된다. 우점종은 무산소균 박테로이데스(*Bacteroides*)와 비피더스균(bifidobacteria)인데, 이는 대장균(*Escherichia coli*)의 수를 크게 압도한다. 주름창자는 음식소화의 최종단계에 참여하는 세균을 위한 저장탱크로 기능한다. 창자세균은 사람의 효소가 분해할 수 없는 다당류(예, 셀룰로오스, cellulose)를 대사할 수 있으며, 이들은 또한 위창자관(위장관)에서 흡수될 수 있는 비타민 K와 B를 합성한다. 건강한 사람의 대변 약 20%는 세균으로 구성되며 이 세균은

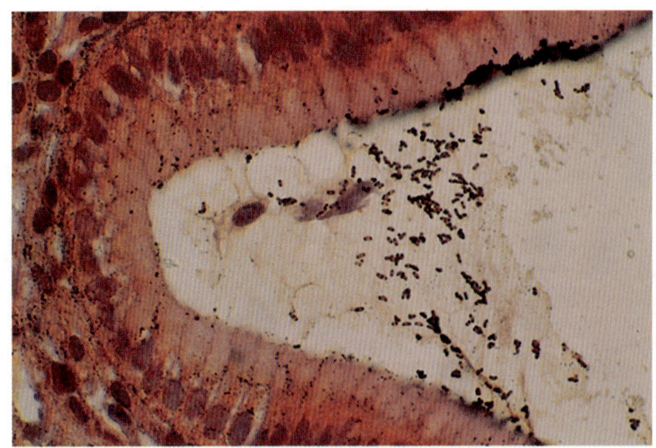

그림 16.2 위점막(분홍색)을 감염시킨 헬리코박터피로리(H. pylori)(흑색입자)의 현미경사진. (출처: Patton KT, Thibodeau GA: *Anatomy & Physiology*, ed 8, St. Louis, 2013, Elsevier.)

대부분 주름창자(결장, colon)로부터 온다.

2] 치아우식증(충치)

입안은 다양한 미생물이 번성하기 위한 양호한 환경을 제공한다. 치아, 혀 그리고 침샘은 이 구역에 있는 소화부속기관이다. 치아 위에 미생물이 산다는 것은 반레벤후크(van Leeuwenhoek)(제1장 참조)가 처음으로 관찰하였는데, 그는 심지어 식초로 이를 세척한 후에도, 바깥층에 있는 미생물만이 죽고, 더 깊은층에 있는 미생물은 그렇지 않다는 것으로 관찰했다.

치아의 사기질표면(그림 16.3)은 견고하여 세포가 떨어져 나오지 않아 미생물이 부착하여 **치태(dental plaque)**라고 부르는 세균막(biofilm)을 형성할 수 있다. 만일 정기적으로 제거하지 않으면 이는 구멍(우식증)을 만들 수 있거나 **잇몸염(치은염, gingivitis)**(잇몸의 염증)과 같은 기타의 치아주위문제를 일으킬 수 있다. 치태를 형성시키는 미생물(그림 16.4)은 거의 전적으로 세균이며, 정상적으로 입안에 존재한다. 통상적인 조건에서, 이러한 세균[예, 푸소박테륨(fusobacteria)과 방선균(actinomycetes)]은 손상을 일으키지 않지만; 치아를 규칙적으로 칫솔질하여 이러한 세균막을 제거하지 못하면 치아의 표면

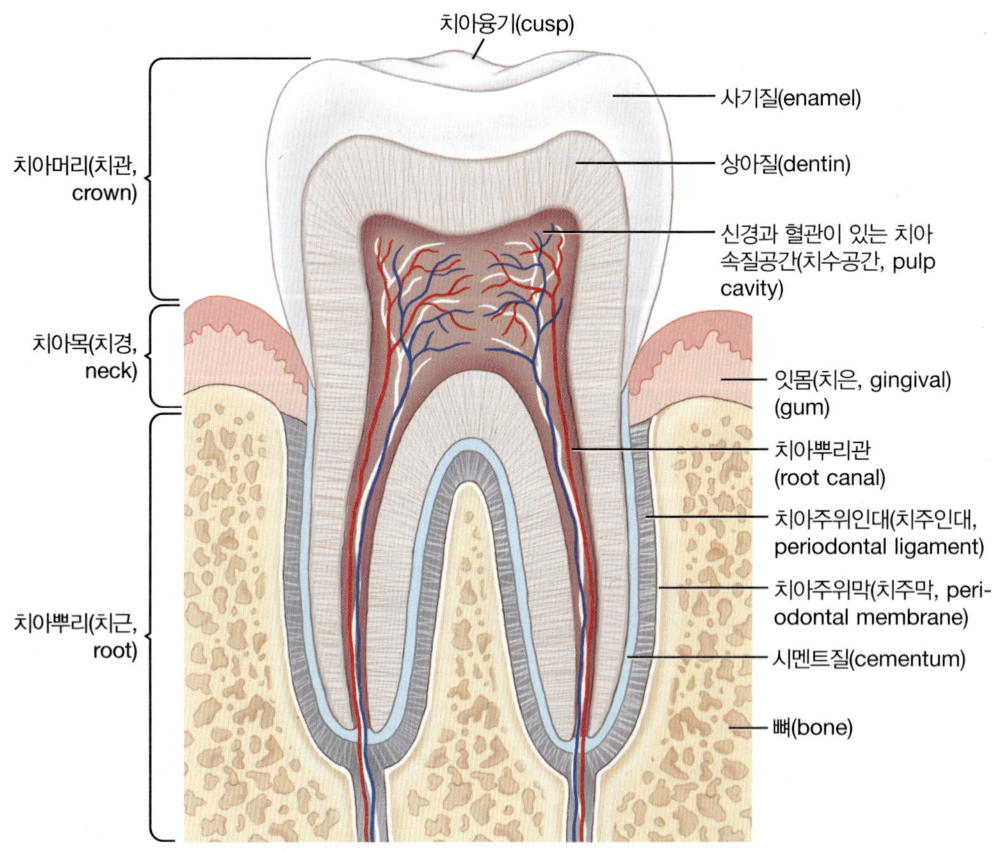

그림 16.3 전형적인 큰어금니(대구치, molar tooth)를 관통한 절단면.

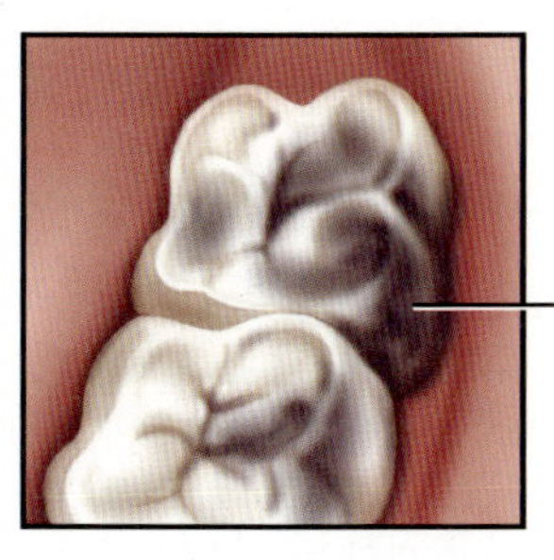

그림 16.4 **치태(dental plaque).** 치아를 덮고 있는 세균막(치태)은 입안세균을 위한 부착환경을 제공한다. 세균이 탄수화물을 대사할 때 이는 산을 생성하며 치아를 부식시키게 된다.

에 가장 가까이 있는 세균이 무산소호흡으로 바뀌게 된다. 세균의 무산소호흡은 수크로스(sucrose)와 기타 다른 탄수화물을 젖산으로 전환하며, 이는 결과적으로 인접된 치아표면의 무기질을 제거하게 되고, 치아우식증(충치, dental caries)을 일으키게 된다.

3] 치아주위병(치주병)

치아주위병에는 잇몸염(치은염, gingivitis)과 **치아주위조직염(치주염, periodontitis)**이 포함되는데, 만일 치료하지 않으면 부식을 일으키고 결과적으로 치아를 뽑아야 하며, 전신감염을 일으킬 수 있는 심각한 감염이다. 치아주위병(치주병)의 주된 원인이 치태 그리고 확립된 입안세균의 과다증식이라고는 해도, 기타의 요인도 역시 입안 건강에 영향을 미친다. 이러한 요인에는 다음과 같은 것이 포함된다.

- 흡연/담배는 치아주위병(치주병)의 발생과 진행에 가장 중요한 위험인자의 하나라고 알려졌다.
- 여러 연구에 의해 치아주위병(치주병)의 유전소인이 있음이 시사되어 왔으며 미국치주과학회(American Academy of Periodontology)에 의해 보고되었다.
- 임신, 사춘기, 스트레스, 약물, 당뇨병, 치아마모, 영양불량 그리고 기타의 전신질환 역시 치아주위병(치주병)의 발생과 관련된다.

만일 치아주위병(치주병)이 잇몸에만 국한된다면 그 염증은 잇몸염(치은염)이라고 부르며 주로 양치질을 할 때 잇몸에서 피가 나는 것이 특징이다. 이 상태는 만성상태로 진행될 수 있는데, 이를 치아주위조직염(치주염)이라 부른다. 비록 이 상태는 대개 많은 불편감을 일으키지는 않는다고 해도, 자신의 치아를 갖고 있는 것을 원하는 노인이 증가하면서, 일반적으로 관심을 갖게 된다. 만일 잇몸을 치료하여 건강하게 유지하지 않는다면 치아를 지지하는 조직과 뼈 모두가 악화되어 결과적으로 치아를 뽑아야 한다. 통증이 심해 정상적으로 씹지 못하고 작업을 어렵게 만드는 감염 급성**괴사궤양성잇몸염**(치은염)이 보다 심각한 상태이다.

생명의 응용

어리석은 유행

사람의 입안은 매우 다양한 미생물이 있으며, 이의 많은 것이 병원체이거나 기회병원체이다. 세균(속) 바퀴살균(방선균)(*Actinomyces*), 박테로이데스(*Bacteroides*), 푸소박테륨(*Fusobacterium*), 사슬알균(*Streptococcus*), 유산균(*Lactobacillus*), 베일로넬라(*Veillonella*) 그리고 프레보텔라(*Prevotella*) 그리고 진균 칸디다알비칸스(*Candida albicans*)가 입안에 일반적으로 존재하고 각각은 국소감염이나 심지어 전신감염의 가능성을 가진다. 다행스럽게도, 입안점막은 항미생물특성을 가진 침과 함께 효율적인 장벽을 제공한다. 베이거나 혹은 기타의 상처에 의해 보호장벽이 손상을 받게 되면 미생물이 더 깊은 조직으로 침입할 수 있으며 잠재적으로 순환계통으로 들어갈 수 있다. 치과수술로부터 오는 감염위험이 높으며, 치과의사는 흔히 수술전에 항생제요법으로 잇몸을 통해 혈류로 들어오게 될 세균의 공격에 대해 몸을 준비시킨다.

한 특이한 유행인 입안피어싱(oral piercing)은 입안의 감염과 입안으로부터 기원하는 감염의 증가와 연관되고 있다. 오하이오주립대학교와 같은 주요 대학교 그리고 치의학아카데미(Academy of General Dentistry)와 같은 단체가 계산한 통계에 의하면 입안피어싱과 결과적인 감염으로 입안에 손상을 입게 되는 것 사이에는 직접적으로 연관된다는 것을 보여준다. 한 치의학연구진은 그들의 연구에서 입안피어싱을 한 사람 5명 중의 1명이 감염되었음을 보고하였다. 장기적인 출혈, 조직부종, 치아와 잇몸의 손상, 뺨의 감염, 신경손상 세균혈증 그리고 어떤 극단적인 증례에서의 심장내막염이 입안피어싱으로부터 초래되고 있다.

4] 위창자염(위염)

위창자염(위염)은 미생물이나 화학독물의 섭취에 의해 일어나는 위와 창자의 염증을 기술하기 위해 사용되는 용어이다. 이 상태는 흔히 "위장독감(stomach flu)"이라고 부르는데; 하지만 이는 호흡기감염인 인플루엔자(독감)와는 전혀 관련이 없다. 위창자염은 전세계 모두에서 발생하며 모든 나이, 인종 그리고 사회경제적인 지위에 관계 없이 영향을 미치며, 후진국에서 소아사망의 가장 큰 원인이다. 창자감염은 많은 사람이 학교, 기숙사 그리고 기타 인구밀집이 높은 생활구역이나 작업구역에 밀집하거나 밀접하게 접촉하는 곳에서 발생하는 경향이 있다.

위창자염이 불쾌함과 불편함과 일으킨다고 해도, 이는 건강인에서는 심각하지는 않다. 위험집단에는 보육원에 있는 소아 그리고 요양원에 있는 노인뿐만 아니라 만성질환 또는 면역계통이 약화된 사람이 포함된다. 이러한 경우, 위창자염은 탈수와 전해질불균형(제2장 참조)으로 생명을 위협할 수 있다.

위창자염의 주요 증상은 경증부터 심한 설사까지지만, 이는 또한 식욕감퇴, 구역, 구토, 경련 그리고 기타 복부불편감을 포함할 수 있다. 때로, 근육통, 두통 그리고 낮은등급의 발열도 일어날 수 있다. 위창자염의 일부 원인에는 다음과 같은 것이 있다.

- (미생물이나 그의 독소로) 오염된 음식
- 오염된 식수
- 감염자와의 접촉
- 씻지 않은 손
- 불결한 식사도구
- 오염된 작업공간

위창자염의 감염성인 종류는 사람대 사람, 특히 배변을 한 뒤 그의 손을 철저히 씻지 않은 설사환자로부터 전파될 수 있다. 또한 식사도구, 수건을 같이 쓰거나, 혹은 오염된 음식이나 식수를 통해 전파될 수 있다. 위창자염은 또한 세균독소를 먹게 되어 걸릴 수도 있는데, 이는 독소혈증을 일으키며 활성감염은 포함되지 않는다.

2 세균감염/질환
Bacterial Infections/Illnesses

세균은 식품매개질환의 주된 원인인데, 이는 세균, 그의 독소, 혹은 둘 모두에 의해 그 자체로 야기될 수 있다. **세균감염**은 병원체가 위창자관(위장관)으로 들어와서 부착하여 증식할 때 발생한다(제12장 참조). **세균중독**은 세균에 의해 생성된 독소가 음식이나 식수를 오염시킨 다음 인체로 들어올 때 발생한다.

> **의학적 사건**
>
> **식품안전성에서의 새로운 무기: 식품방사선조사**
>
> 위창자질환(위장질환)의 많은 증례가 오염된 식제품에서 비롯되는 것으로 알려져 왔다. 사람들은 최근의 뉴스헤드라인에서 위창자염이 식품과 관련되어 돌발했다는 수많은 보도를 쉽게 접할 수 있다. 땅콩버터 속의 식중독살모넬라균(*Salmonella enteritidis*)으로부터 고기 속의 대장균(*E. coli*)까지, 음식 속의 세균오염이 건강과 경제 모두의 문제로 되고 있다. 위해요소중점관리기준(Hazard Analysis and Critical Control Points)프로그램과 같은 철저한 검사요구사항의 개발과 위생관념의 제고는 가공하고 포장하는 동안 식품의 오염을 현저하게 감소시키고 있다.
>
> 이러한 방법 외에도, 식품방사선조사의 과정은 대중과 회사 모두가 받아들이며 식품의 세균오염을 현저하게 감소시킬 수 있을 것이다. 방사선조사는 고에너지전자, 감마선, 혹은 x-선을 사용하여 DNA의 화학결합을 파괴하며 따라서 미생물을 죽인다. 사용되는 방사선의 준위는 낮아서 방사성잔류물을 남기지 않고 식품의 영양가에 부정적인 영향을 미치지 않으며 원하지 않는 화학부산물을 만들지 않고서도 식품을 충분히 살균하거나 멸균시킨다.
>
> 식품을 방사선조사하는 과정은 1960년대에 상업적인 목적을 위해 처음으로 개발되었으며 연구의 대부분은 NASA와 우주프로그램에서 만들어졌다.
>
> 1984년, 미국복지부장관은 식품의 방사선조사를 승인하였다. 시장에 있는 방사선조사된 식제품의 수는 가격이 약간만 오른 채 빠르게 증가하고 있다.

1] 세균감염

감염이란 용어는 조직이나 세포에 미생물이 침입하여 집락화된 것을 뜻한다. 따라서, 다음과 같은 상태의 설명은 특정의 세균이 위창자계통(위장계통)에 감염된 질병에 대한 것이다.

헬리코박터 위궤양

위궤양(peptic ulcer)은 미국에서는 흔한 병으로 10명의 미국인 중 1명이 평생 동안 어떤 시기에 궤양을 겪게 된다. 궤양은 일종의 위창자점막손상이며 항염증제의 장기적인 사용; 식도, 위, 혹은 이자의 암과 같은 상태; 혹은 세균 헬리코박터피로리(*Helicobacter pylori*)에 의해 일어난다. 이 세균은 나선형의 이동성인 작은유산소 그람음성균이다. 많은 과학자들은 위궤양의 대부분이 이 세균에 의해 일어난다고 생각한다. 비록, 대부분의 감염자는 궤양이 생기지 않지만 다른 사람에서는 생긴다. 헬리코박터피로리(*H. pylori*)의 전파는 완전히 이해되지 못했지만, 음식과 식수뿐만 아니라 키스에 의해서도 가능할 수 있다. 다른 세균과 달리, 헬리코박터피로리(*H. pylori*)는 산을 중화시키는 효소를 생성하기 때문에 위의 산성환경에서도 생존이 가능하고 세균이 창자점막에 부착하도록 하여 위산이 아래의 조직과 접촉하게 하여 궤양을 일으키게 된다. 위궤양의 증상에는 체중감소, 식욕감퇴, 고장증(bloating), 트림, 구역 그리고 구토가 포함된다. 헬리코박터피로리(*H. pylori*)에 의해 일어나는 궤양은 항생제, H2 차단제, 양성자펌프억제제 그리고 위점막보호제로 치료될 수 있다.

살모넬라증

살모넬라증은 엔테로박테리아케아(과)(family Enterobacteriaceae)에 속하는 살모넬라(종)(*Salmonella* species)에 의해 일어나는 위창자염이다. 이 세균은 막대모양의 그람음성 융통무산소균으로 포자를 형성하지 않으며 이들의 정상서식처는 사람을 포함하는 많은 동물의 창자관이다. 살모넬라(종)(*Salmonella* species)은 사람에서 장티푸스, 파라티프스(paratyphoid fever) 그리고 식품매개병을 일으킨다. 살모넬라(*Salmonella*)의 분류학이 복잡하기 때문에, 병을 일으키는 종은 수많은 혈청형(serovar, serotype)을 가진 살모넬라엔테리카(*Salmonella enterica*)라는 1종으로 재분류되었다. 그러므로, 통상적인 장티푸스균(*Salmonella typhi*)이라는 명칭 대신에 현재 이 혈청형은 흔히 살모넬라엔테리카 장티푸스혈청형(*Salmonella enterica* serotype Typhi)이라고 부른다. 병리학적인 견지에서 살모넬라(*Salmonella*)는 장티푸스혈청형과 비장티푸스혈청형으로 분류될 수 있다.

살모넬라(*Salmonella*)에 감염된 사람의 대부분은 감염 12~72시간후에 설사, 발열 그리고 복부경련이 발생한다. 잠복기와 결과적인 질병의 중증도는 섭식된 세균의 수에 비례한다. 이 병은 대개 5~7일 안에 완화되며 대부분의 사람들은 치료를 요하지 않는다. 하지만, 만일 심한 설사 때문에 탈수가 일어나면 환자는 입원할 필요가 있으며 감염이 혈류로 확산되었다면 패혈증과 사망을 피하기 위해 즉각적인 항생제치료가 필요하다. 영아, 노인, 만성질환자 그리고 면역약화자는 중증질환이 발생하기가 쉽다. 비록, 대개 감염이 치료될 수 있다고는 해도, 세계보건기구(World Health Organization, WHO)는 아마도 가금류와 가축산업 모두에서 항생제를 장기적으로 사용한 결과로 항생제내성살모넬라균주의 발생이 증가된 점을 지적해오고 있다.

살모넬라증(salmonellosis)은 날계란이나 덜 익힌 계란, 가금류, 미처리 유제품 그리고 육류 혹은 분변으로 오염된 기타 제품처럼 대개 살모넬라(*Salmonella*)로 오염된 동물성의 음식을 섭취함으로써 발생한다. 살모넬라증환자는 이들이 더 이상 세균을 전염시키지 않을 때까지 음식을 만들지 말아야 한다. 예방법은 다음과 같다.

- 날 것이거나 덜 익힌 계란, 가금류, 혹은 고기를 피한다.
- 날계란이 포함된 가정음식[예, 홀란데이즈소스(hollandaise sauce), 샐러드드레싱(salad dressing), 아이스크림, 마요네즈, 쿠키반죽 그리고 프로스팅(frosting)]을 세밀하게 살펴본다.
- 저온살균되지 않은 유제품을 섭취하지 않는다.
- 날음식과 조리음식 사이에 교차요염될 기회를 없앤다.
- 조리되지 않은 음식은 완제품, 조리제품 그리고 인스턴트식품과 분리시킨다.
- 조리되지 않은 음식을 다룬 후에 손, 도마, 식탁, 식칼 그리고 기타 식기구는 적절하게 세척한다.
- 음식을 다루기 전후에 손을 씻는다.
- 파충류나 조류를 만지거나 애완동물의 배설물에 접촉된 뒤에는 손을 씻는다.

질병통제예방센터(Centers for Disease Control and Prevention, CDC)에 따르면, 미국에만 매년 약 120만명의 환자가 살모넬라(*Salmonella*)로 인한 병에 걸린다. 이는 매년 23,000명을 입원시키고 450명을 사망하게 한다.

의학적 사건

살모넬라(Salmonella): 2000가지 이상의 "특질"

살모넬라(속)(genus *Salmonella*)은 식품산업에서 심각한 문제가 되는 수많은 병원성세균을 포함한다. 2011년, 질병통제예방센터(CDC)는 미국에서만 120만명이 살모넬라(*Salmonella*)에 감염되어 23,000명이 입원하고 450명이 사망한 것으로 추산하였다. 일부 건강전문가는 많은 증례가 보고되지 않았기 때문에 살모넬라증에 걸린 환자의 수가 200만명이 넘을 것으로 추산했다. 이러한 종류의 가장 흔한 감염원인은 가금류제품, 계란, 유제품 그리고 조리되지 않은 가금류가 준비되는 작업장에서 제조되는 기타 종류의 식품이다. 살모넬라(*Salmonella*)감염에는 4가지 각기 다른 형태가 있지만 가장 흔한 형의 살모넬라증은 위창자염이다.

대부분의 분류학적인 분류체계에 따르면, 살모넬라(*Salmonella*)에는 오직 2~3 종만이 있지만, 각 아종에는 대단히 많은 수의 혈청형이 있다. 또한, 대부분이 사람병원체인 종에는 2000가지 이상의 독특한 혈청형이 있다. 위창자염을 일으키지 않는 경우, 병원성의 혈청형은 또한 특히 소아, 노인, 혹은 다른 면으로 면역이 약화된 사람에서 세균혈증을 일으킬 수 있다.

살모넬라증은 계절적으로 겨울보다는 여름철에 더 흔하다. 또한, 소아가 병에 걸릴 위험이 더 높다.

장티푸스

장티푸스는 살모넬라엔테리카(*Salmonella enterica*)의 막대모양의 편모가 있는 가장 독력이 높은 그람음성균 장티푸스혈청형(serotype Typhi)에 의해 일어나는 급성의 생명을 위협하는 질병이다. 장티푸스는 오염된 음식이나 식수를 통해 혹은 감염자와의 밀접한 접촉을 통해 전파되며; 이는 동물에서는 발견되지 않으며 오직 사람의 대변을 통해서만 전파된다. 살모넬라엔테리카 장티푸스혈청형(*Salmonella enterica* serotype Typhi)은 오직 사람에서만 살며 장티푸스환자는 혈류와 소화관에 세균을 가지고 있다. 일부의 사람은 병을 일으키지 않는 세균에 노출되어 감염되거나 경미하게 병에 걸려 이후에 회복되며 따라서 병의 보균자가 된다(의학적인 사건: 무증상질병보균자: 장티푸스 마리 참조). 장티푸스는 손을 잘 씻지 않고 사람의 하수로 수질이 오염된 지방에서 더욱 흔하다.

장티푸스의 증상에는 갑자기 발생하여 지속되는 39~40°C (103~104°F)의 고열, 심한 두통, 구역, 복통, 변비나 설사가 포함되며 그리고 때로 쉰기침이 동반된다. 항미생물요법이 장티푸스의 임상경과를 단축시키며 또한 사망위험을 감소시키지만 다른 많은 미생물에서처럼 항생제내성이 흔한 문제이다

장피프스는 선진국에서는 드물지만, 후진국에서는 심각하게 건강을 위협하고 있다. 질병통제예방센터(CDC)의 2010년 자료에 따르면 전세계적으로 매년 2150만명이 장티푸스에 걸리고 190만명이 사망하는 것으로 추산된다. 미국에서 보고된 증례는 주로 최근의 해외여행자가 대부분이다. 남아시아의 여행객 그리고 아시아, 아프리카, 카리브 그리고 중남미의 개발도상국에서 위험이 높다. 남아시아의 여행객이 다제내성인 감염의 위험이 가장 높다. 장티푸스백신이 이용가능해도 해외여행을 위해서는 필요하지 않지만, 질병통제예방센터(CDC)는 세균에 노출될 위험이 있다고 알려진 지역으로 가는 여행객에게는 권장된다.

창자열(*enteric fever*)이라고도 알려진 파라티프스는 장티푸스와 유사하지만 일반적으로 더 경증이다. 이는 살모넬라엔테리카 파라티프스혈청형(*Salmonella enterica* serovars Paratyphi)에 의해 일어난다. 살모넬라(*Salmonella*)의 혈청형 A, B 그리고 C라는 3 종이 이 병을 일으키는데, 이들 모두는 오염된 식수나 음식으로 전파된다. 장피프스의 원인균은 사람에 의해서만 전파되지만 파라티프스는 동물이나 사람에서 나온 것으로부터 사람으로 또는 사람으로부터 사람으로 전파된다. 창자열은 미국에서는 드물어 보고된 환자의 약 60%는 멕시코, 인도, 혹은 남미를 여행하는 중에 발생한다.

시겔라증(이질)

세균이질(*bacillary dysentery*)이라고도 부르는 **시겔라증**은 보이디이질균(*Shigella boydii*), 이질이질균(*Shigella dysenteriae*), 플렉스네리이질균(*Shigella flexneri*), 손네이이질균(*Shigella sonnei*)의 4 종에 의해 일어나는 감염병이다. 이러한 세균은 포자를 형성하지 않는 그람음성 막대균이며 오직 사람, 유인원 그리고 원숭이에서만 존재한다.

위의 pH에 세균이 어느 정도 저항하기 때문에 감염용량은 적다. 작은창자의 pH 환경에서 세균은 빠르게 증식

의학적 사건

무증상질병보균자: 장티푸스 마리

아일랜드계의 근면한 이민자인 마리말론(Mary Mallon)(1869-1938)은 아일랜드 타이런카운티(County Tyrone, Ireland)에서 가난하게 태어났으며, 1900~1907년 사이에 뉴욕시 일대에서 고액을 받는 가정의 요리사로 신분이 상승하였다. 당시에 아일랜드사람들에 대해 유행하던 편견적인 태도 때문에, 다른 가정에서 가정부의 지위로 일하는 이민자계급은 생활임금을 아주 조금 밖에 받지 못했다. 그녀가 직업적으로 성공을 거뒀다고는 하지만 그는 아무도 모르는 장티푸스의 무증상보균자였으며 이 시기에 22명을 감염시켰고 그 중의 1명이 사망하였다. 요리사로 살았던 그녀의 일생 동안 그녀는 장티푸스의 건강한 보균자였으며 53명을 감염시켰고, 그 중 3명이 사망하였다. 건강하고 근면하게 일하는 아일랜드 출신의 여자로 아무런 병력이 없던 그녀는 병의 무증상보균자일 것이라는 사실을 쉽게 받아들일 수 없었으며 보건당국이 조사하려 할 때 검사를 거부하였다. 그녀가 확고하고 완강하게 거부하자 강제적으로 격리되었다. 심지어 그녀는 고액을 받는 가정요리사로 계속 일할 수 있도록 이름을 마리브라운(Mary Brown)으로 바꾸었지만 결국 보건당국에 의해 체포되어 뉴욕시 외곽의 노스부라더섬(North Brother Island)에 평생 동안 격리되었다. 마리는 마비성뇌졸중 6년후인 69세에 폐렴으로 사망하였다. 부검에서, 장티프스 세균이 그녀의 쓸개에서 분리되었다.

현재, 어떤 무증상보균자는 "장티푸스 마리"라고 부르며; 보다 최근의 예가 약물내성 XDR 결핵균주[drug-resistant XDR (광범위약물내성, extensively drug resistant) tuberculosis strain]의 보균자라고 의심되는 미국인 앤드류스피커(Andrew Speaker)이다. 스피커는 민간항공기로 유럽으로 갔다가 되돌아오는 길에 격리되었다. 이는 후에 위험성(약물내성)이 덜한 약물내성결핵균주로 밝혀졌다.

하고 위창자관(위장관)으로 내려가서 병의 일차활성부위인 큰창자의 상피세포에 부착한다. 시겔라(*Shigella*)는 이후에 세포내에서 증식하고 인접세포로 확산되어 조직을 파괴하는 시가독소(Shiga toxin)를 생성하여 결국 이질을 일으킨다.

감염은 흔히 노출 1~2일내에 설사를 일으키며 출혈, 발열 그리고 위경련이 있게 된다. 발병 5~7일후, 대개 감염이 완화된다. 다른 감염병과 마찬가지로, 소아, 노인 그리고 면역약화자가 가장 위험이 높다. 2세 이하인 소아에서, 감염은 또한 발열발작(고열로 인한 발작)과 연관될 수 있다. 여러 세균이 설사와 피설사를 일으키며; 따라서 검사실검사를 통해 확진이 이루어진 후에 치료를 위한 적절한 항생제를 선택해야 한다.

질병통제예방센터(CDC)는 국가에서 시겔라감염의 발생빈도를 모니터링하며, 또한 전파수단을 확인하고 돌발을 조사하는 지역과 주의 보건당국에 통제방법을 제공하는 등의 지원을 하고 있다. 미국에서는 매년 14,000명의 시겔라증환자가 발생하는 것으로 추산되며, 이는 보고된 식품매개병 돌발의 10% 이하를 차지한다. 경증인 시겔라증을 앓는 환자는 진단을 받지 않으며 보고되지 않으며, 따라서 실제적인 감염수는 훨씬 더 많을지 모른다. 미국에서 보고된 가장 흔한 종은 손네이이질균(*S. sonnei*)인데, 이는 상대적으로 경증인 이질을 일으킨다. 후진국의 경우, 이러한 감염은 훨씬 더 많으며 주로 공동체에서 발생한다.

시겔라(*Shigella*)는 감염자로부터 전파되거나 흙 묻은 손으로 다른 사람의 입을 만져 전파된다. 이러한 종류의 전파는 기본위생과 손씻는 습관이 적절하지 않은 경우에 일어나며 특히 화장실훈련이 아직 충분하지 않은 아기 사이에서 흔하다. 시겔라(*Shigella*)는 또한 음식을 준비하는 사람이 비위생적으로 다룬 음식을 통해서도 전파될 수 있다.

시겔라(*Shigella*)는 많은 경우에 동시에 발생하는데 이는 특정지역의 레스토랑 혹은 상수원이나 음식의 문제로 인할 수 있다. 어떤 종류의 공동체에서 확산되는 돌발은 시, 군, 주의 보건당국에 의해 점검되어 상수원과 식품의 공급원에 대한 안전이 보장되어야 한다.

캄필로박터증

사람에서의 **캄필로박터증**은 대개 캄필로박터제주니(*Campylobacter jejuni*), 캄필로박터페투스(*C. fetus*) 그리고 캄필로박터콜리(*C. coli*)에 의해 일어난다. 이러한 세균은 비브리오형이거나 나선형이며, 그람음성이고 이동성의 미세산소균이다. 질병통제예방센터(CDC)에 따르면, 캄필로박테제주니(*C. jejuni*)는 미국에서 가장 흔한 세균성설사를 일으키며 주로 5세 이하인 소아와 15~29세 사이의 젊은 성인에서 발생한다. 전세계적으로, 세균은 모든 설사병의 5~14%를 일으키는 것으로 알려져 있다. 병은 대개 2~5일 동안 지속되지만 10일까지 지속되는 경우도 보고되고 있다.

가금류를 생으로 다루거나 덜 익힌 가금류를 먹거나, 염소처리되지 않은 물이나 생우유를 마시거나, 혹은 적절한 손씻기절차를 따르지 않고 사람이나 동물의 분변을 다룸으로써 전파가 일어날 수 있다. 세균의 근원이 되는 가금류와 소의 배설물 외에도, 강아지, 새끼고양이 그리고 조류의 배설물도 이러한 세균이 포함될 수 있다.

미생물에 의해 일어나는 대단히 많은 위창자병(위장병)의 경우처럼, 감염은 스스로 완화되며 특별한 치료를 필요로 하지는 않는다. 하지만, 보다 중증인 경우에는 항생제치료가 필요할 수 있다. 오직 소수의 사람만이 감염의 합병증이 발생한다.

대장균종위창자염

대장균(*Escherichia coli*)은 창자에 있는 정상균무리에 속하며 정상적으로 무해하거나 병원성세균의 증식을 억제하는 유용한 균이다. 대장균(*E. coli*)은 비타민을 합성하며 이는 큰창자의 내강에 의해 흡수된다. 하지만, 대장균에는 병원성의 균주도 있다. 이러한 균주는 특수한 술(채, fimbriae)를 가지고 있는데, 이는 세균이 창자상피세포에 부착하여 미세융모를 파괴할 수 있게 만든다. 일단 세균이 작은창자에 집락화되면, 이는 병을 일으키는 창자독소(장독소, enterotoxin)를 생성한다. 대장균(*E. coli*)에 의해 일어나는 창자병에는 창자독소생성대장균(enterotoxigenic *E. coli*, ETEC), 창자침습성대장균(enteroinvasive *E. coli*, EIEC), 창자병발생성대장균(enteropathogenic *E. coli*, EPEC), 창자공격성대장균(enteroaggregative *E. coli*, EAggEC) 그리고 창자출혈성대장균(enterohemorrhagic *E. coli*, EHEC)이 포함된다.

- 창자독성생성대장균(ETEC)은 후진국이나 위생이 불량한 지역의 영아와 여행자에서 설사를 일으키는 원인이다. 이는 일반적으로, 오염된 음식과 식수를 섭취하여 걸리게 되며 세균이 작은창자에 집락화된다. 병은 경미한 불편감으로부터 중증의 콜레라유사증상까지 다양할 수 있다. 생성된 창자독소는 열불안정독소(heat-labile toxin, LT) 또는 열안정독소(heat-stable toxin, ST)이다.
- 창자침습성대장균(EIEC)은 주름창자(결장)의 상피세포를 침투하고 증식하여 세포를 파괴한다. 임상증상은 발열을 동반하는 시겔라이질(*Shigella* dysentery)과 유사하다(이질유사설사). 창자침습성대장균(EIEC)은 침습성의 세균이지만, 열불안정독소(LT)나 열안정독소(ST)를 생성하지는 않는다.
- 창자병발생성대장균(EPEC)은 세균이 시겔라(*Shigella*)의 경우와 유사한 창자독소를 생성한다는 보고가 있지만 창자침습성대장균(EIEC)과 유사하여 열불안정독소(LT)나 열안정독소(ST)를 생성하지 않는다.
- 창자공격성대장균(EAggEC)은 어린소아에서 지속적인 설사를 일으킨다. 이는 또한 독소(창자공격성열안정독소유사독소, enteroaggregative ST-like toxin) 외에도 용혈소(hemolysin)를 생성하는데, 이는 흔히 요로감염을 일으키는 대장균의 한 균주가 생성하는 것과 관련이 있다.
- 창자출혈성대장균(EHEC)은 현재 단일의 균주인 O157:H7 균주이다. 이 혈청형은 관련된 하나 이상의 강력한 독소를 다량으로 생산하여 창자속층에 심각한 손상을 입힐 수 있다. 이러한 독소는 이질이질균(*Shigella dysenteriae*)에 의해 생성되는 독소와 밀접한 관련이 있으며 많은 양의 혈액이 포함된 설사를 일으킨다. 이는 흔히 콩팥에 대한 그의 독성효과(용혈성요독증, hemolytic uremia) 때문에 생명을 위태롭게 한다.

예르시니아증

예르시니아증의 원인균 예르시니아엔테로콜리티스(*Yersinia enterocolitica*)는 감염자의 나이에 따라 다양한 증상을 일으킬 수 있으며; 감염자는 주로 젊은 사람이다. 이 세균은 그람음성 융통무산소막대균이다. 일반적으로, 증상은 노출 4~5일후에 시작되는데 여기에는 3주 이상 지속될 수 있는 발열, 복통 그리고 설사가 포함된다. 상대적으로 흔하지는 않다고 해도, 성인과 유소년에서의 감염증상은 오른쪽의 복통과 발열 때문에 때로 막창자꼬리염(맹장염, appendicitis)으로 오인될 수 있다. 감염의 대부분

생명의 응용

대장균

아마도 어떤 다른 미생물도 대장균(Escherichia coli, *E. coli*)만큼 언론의 주목을 받는 것도 없다. 이 분변세균은 사람이 태어날 때부터 죽을 때까지 창자의 정상균무리의 일부로 존재한다. 위창자관(위장관)의 정상적인 정주균이라고 해도, 대장균(*E. coli*)은 중추신경계통, 아래호흡관, 순환계통 그리고 요로를 포함하는 많은 기관계통에서 병원체로 발견된다. 위창자염을 일으키는 대장균의 5가지 균주 중에서, 창자출혈성대장균(EHEC)주가 선진국에서 가장 흔하게 병을 일으키는 종류이다. 이 균주는 미국에서만 매년 73,000명을 감염시키고 60명 이상을 사망하게 하는 것으로 추산된다. 미국에서는 이 균주의 O157:H7 혈청형이 창자출혈성대장균 증례의 대부분을 일으키는 것으로 보인다.

은 자체적으로 완화되며, 오직 중증의 증례만 항생제요법을 필요로 한다. 감염은 흔히 오염된 음식, 저온살균되지 않은 우유, 혹은 처리되지 않은 식수에 의해 획득된다. 돼지창자를 날로 다룰 때가 특히 위험하다. 예르시니아증은 북유럽, 스칸디나비아 그리고 일본에서 훨씬 더 흔하지만; 질병통제예방센터(*CDC*)는 매년 미국에서도 17,000명의 환자가 발생하는 것으로 추산한다.

리스테리아증

리스테리아증은 미세균 단구성리스테리아(*Listeria monocytogenes*)에 의해 일어나는 병이다. 이 그람양성 비포자 막대균은 융통무산소 세포내병원체이며 오염된 음식을 통해 침입한다. 이 세균은 혈류와 중추신경계통으로 확산될 수 있다(제17장 참조). 이는 다양한 세포를 감염시킬 수 있으며 그리고 순환계통으로도 확산될 수 있기 때문에 여러 각기 다른 몸계통에 감염을 일으킬 수 있다.

리스테리아(*Listeria*)의 주된 근원은 토양과 부패하는 식물로 생각되며; 세균은 또한 많은 동물에 의해 운반될 수 있고 동물의 먹이에도 존재할 수 있다. 미국에서는 매년 1600명의 환자가 발생하여 260명이 사망하는 것으로 추산되지만, 훨씬 더 큰 돌발은 오염된 식제품과 연관된다.

1980년대, 미국정부는 리스테리아증의 발생을 감소시키기 위한 방법을 취하기 시작했다. 1999년, 미국에서의 돌발은 3000만 파운드(약 13600톤)의 육류를 리콜하게 하였다. 현재, 가공된 육류와 유제품에서 단구성리스테리아(*Listeria monocytogenes*)의 존재여부를 검사하고 있다. 미국식품의약국(U.S. Food and Drug Administration, FDA)과 미국농무부식품안전국(U.S. Department of Agriculture Food Safety and Inspection Service, FSIS)은 정기적으로 식품을 모니터링하며 만일 가공된 육류와 유제품에서 리스테리아(*Listeria*)가 검출되면 식품의 선적을 중지시키고 식품의 리콜을 명령한다.

개인적으로 발생하거나 또는 더 큰 돌발이거나 간에 대부분의 감염은 오염되거나 혹은 저온살균되지 않은 우유; 연치즈; 덜 익힌 육류; 델리미트(deli meat), 핫도그 그리고 통조림육류와 같은 가공된 육류; 가금류; 세척되지 않은 야채; 그리고 양배추의 섭취와 연관된다. 비록, 유제품과 육류제품과 주로 연관된다고 해도, 2011년 여러 주에서의 돌발은 오염된 칸탈루프(cantaloupe)의 섭취로 인한 것이었다. 신생아, 노인, 면역계통약화자 그리고 세균이 태반을 통과할 정도로 작기 때문에 임신부가 이 병의 위험이 높다. 리스테리아감염(*Listeria* infection)의 사망률은 약 20~30%인데, 이는 식품매개병 중에서 가장 높다.

리스테리아(*Listeria*)에 오염된 음식을 섭취한 후, 감염 증상은 11일부터 70일까지의 사이에 나타나게 된다. 증상에는 발열, 근육통 그리고 때로 구역이나 설사와 같은 위창자증상(위장증상)이 포함된다. 만일 감염이 중추신경계통을 침범하면 두통, 목경직, 착란, 균형감상실, 혹은 경련이 발생할 수 있다(제17장 참조). 리스테리아증은 항생제로 치료되며; 치료의 기간은 환자와 병의 증상에 따른다.

2] 세균중독

세균성식중독은 세균독소를 섭취하여 일어나는 질병이다. 이러한 종류의 독소혈증을 일으킬 수 있는 미생물에는 클로스트리듐보툴리눔(*Clostridium botulinum*), 황색포도알균(*Staphylococcus aureus*), 콜레라균(*Vibrio cholerae*), 세레우스균(*Bacillus cereus*) 그리고 아마도 기타 독소를 생성하는 막대균(종)(*Bacillus* species)이 있다.

보툴리눔증

보툴리눔증(제10장 참조)은 미국에서는 희귀한 질병이며 건강관리제공자(의료인)는 매년 평균 110건의 증례를 보고한다. 드물다고는 해도, 주로 식품으로 매개되는 이 질환은 신속하게 치료되지 않으면 치명적일 수 있다. 보툴리눔증은 (1) 전형적인 식품매개보툴리눔증, (2) 영아보툴리눔증(infant botulism), (3) 상처보툴리눔증(wound botulism) 그리고 (4) 흡입보툴리눔증(inhalation botulism)의 4가지 형태가 확인되고 있다. 이 병은 밀봉된 용기 속에서 번성하는 무산소균 클로스트리듐보툴리눔(*Clostridium botulinum*)에 의해 생성되는 독소에 의해 일어나며, 전세계적으로 주로 토양과 식수에서 분리된다. 세균은 주로 오염된 음식의 섭취를 통해 환자에게 침입하여 신경독소를 생성한다. 식품매개보툴리눔증은 아스파라거스(asparagus), 껍질콩(green bean), 비트(beet) 그리고 옥수수와 같이 흔히 산의 함량이 낮은 가정용 통조림제품에서 걸릴 수 있다. 하지만, 알루미늄포일로 싸서 구웠지만 뜨겁게 유지시키지 않은 감자 역시 돌발을 일으켜 왔다. 에어로졸형태인 독소에 노출되면 빠르게 치명적일 수 있으며 생물무기로 사용되는 경우 그를 방어하는 것에 관심을 끌고 있다(제23장, 생물테러 참조).

식품매개보툴리눔증의 증상은 일반적으로 오염된 음식을 섭취한 후 18~36시간 안에 발생하지만, 이들은 섭취 후 6시간 안에 혹은 10일 후에도 나타날 수 있다. 환자는 약화되고 어지러워하며, 초기의 증상에는 흐린시야, 입안건조(구강건조), 변비 그리고 복통이 포함될 수 있다. 병이 진행되면서 말초근육이 무기력해진다. 주로 호흡기마비로 인해 사망한다.

포도알균중독

만든 뒤에 적절하게 식히지 않거나 냉장보관시키지 않은 어떠한 음식도 식중독을 일으킬 수 있다. 황색포도알균(*Staphylococcus aureus*)은 오염된 음식을 섭취한 결과, 음식에 존재하는 포도알균창자독소의 섭취로 인해 발생하는 질병인 위창자염을 일으키는 가장 큰 원인균의 하나이다. 황색포도알균(*S. aureus*)은 클로스트리듐퍼프리젠스(*C. perfringens*), 플로스트리듐보툴리눔(*C. botulinum*) 그리고 세레우스균(*B. cereus*)과 다르게 내포자를 형성하지 않는다. 포도알균(*S. aureus*)은 어떤 면에서 열에 안정적이어서 심지어 1시간 30분 동안 60°C에서도 견딜 수 있다.

건강관리의 응용

식중독을 일으키는 미생물

미생물	전파	독소	증상
황색포도알균(*Staphylococcus aureus*)	섭취: 마요네즈와 유제품 감염용량은 음식 g당 100,000마리의 세균; 오염된 음식내 1 μg 이하의 독성용량이 증상을 일으킴	열안정창자독소(A, B, C, D 그리고 E)	구역, 구토, 구역질, 복부경련, 설사는 없거나 거의 없음, 발열 없음
세레우스균(*Bacillus cereus*)	섭취: 육류와 크림소스 섭취: 녹말음식	설사병: 열불안정창자독소 구토병: 열안정창자독소(과도한 구토를 야기함)	설사, 구토는 거의 없음, 발열 없음 구토, 설사 거의 없음, 발열 없음
클로스트리듐퍼프린젠스(*Clostridium perfringens*)	독소의 섭취	열불안정한 단일의 단백질	설사, 구토는 거의 없거나 전혀 없음, 발열 없음
클로스트리듐보툴리눔(*Clostridium botulinum*)	(영아보툴리눔증의 경우처럼) 독소 혹은 오염된 음식의 섭취	신경독성단백질(신경독); 나노그램 이하의 양으로도 치명적임 (1 ng = 10^{-9} g)	보툴리눔증: 머리에서 시작되어 점진적으로 아래로 내려오는 뼈대근육의 이완마비(예, 눈꺼풀처짐증, 얼굴근육마비; 가로막근육의 마비로 인한 사망)

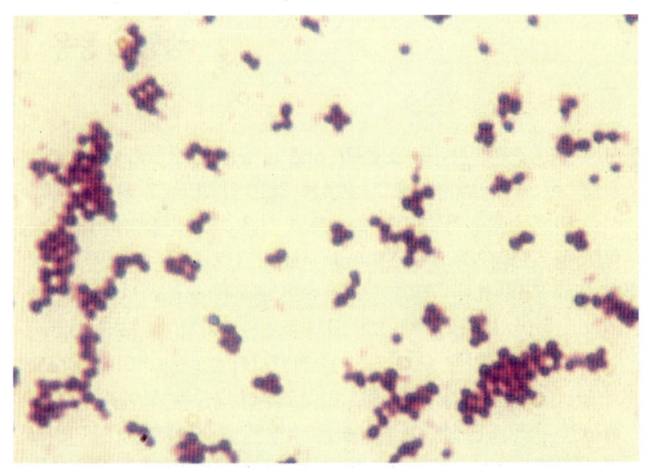

그림 16.5 황색포도알균식중독(*Staphylococcus aureus* food intoxication). 이 현미경사진에서 보이는 그람양성 알균 황색포도알균(*S. aureus*)은 피부감염과 상처감염을 일으킬 뿐만 아니라 강력한 창자독소를 생성하여 심각한 위창자염의 증례를 일으킨다.

이 세균은 또한 삼투변화에도 매우 저항적이어서 다른 세균이 생존할 수 없는 고농도의 염분환경과 같은 조건에서도 증식할 수 있다. 황색포도알균(*S. aureus*)은 건강인의 25%와 동물의 코안에서 흔히 정상균무리로 존재하며; 이는 또한 피부에서도 생존할 수 있어 손에 의해 음식으로 전파될 수 있으며, 환경변화에 저항적이기 때문에, 번성하여 병을 일으키는 독소를 생산하게 된다(그림 16.5). 일반적으로, 음식 1 g당 황색포도알균(*S. aureus*)이 100,000마리를 넘으면 감염용량(제10장 참조)에 도달한다

황색포도알균중독의 발생은 대개 빠르며 많은 경우에 급성이지만 이는 독소에 대한 사람의 감수성, 오염된 음식/독소의 섭취량 그리고 그 사람의 전신적인 건강상태에 따라 달라진다. 가장 흔한 증상은 구역, 구토, 구역질, 복통 그리고 탈진(prostration)이 포함된다. 여기에는 또한 두통, 근육경련 그리고 혈압과 맥박의 변화도 포함된다.

막대균중독

세레우스균(*Bacillus cereus*)에 의한 식중독은 마련한 음식을 냉장보관하지 않고 여러 시간이 지난 후 먹게 될 때 일어날 수 있다. 세레우스균(*B. cereus*)은 포자를 형성하는 그람양성의 유산소균이며 창자독소를 생성할 수 있다. 이는 일반적으로 토양, 식물 그리고 많은 날음식과 가공음식에서 발견된다. 106마리/g 이상의 세레우스균(*B. cereus*)이 포함된 음식을 섭취하면 구토형이거나 설사형인 2종류 식중독 중의 하나가 일어날 수 있다.

- 설사병은 식사 4~16시간후에 시작되는 복통과 물설사가 특징이다. 증상은 12~24시간 동안 지속된다. 이 중독형태에서는 구역이 발생할 수 있다고는 해도 구토는 극히 드물다. 이 병과 연관되는 창자독소는 열과 산에 약하여 56℃에서 5분 안에 불활성화된다.
- 구토병은 이미 형성된 독소를 섭취한 결과처럼, 오염된 음식을 먹은 후 30분~6시간에 발생하며, 구역과 구토의 급성발작이 특징이다. 증상은 일반적으로 24시간 이하로 지속된다. 증상이 빠르게 발생하기 때문에 이러한 종류의 식중독은 음식이 오염되었다는 추가적인 소견과 함께 신속하게 진단된다. 구토병과 연관되는 독소는 대단히 열에 안정적이어서 고온(126℃에서 90분), 트립신, 펩신 그리고 극한의 pH 변화(2~11)에 노출되어도 생존이 가능하다.

병의 돌발은 조리된 육류와 야채류, 끓이거나 튀긴 쌀, 바닐라소스, 커스터드(custard), 수프 그리고 날야채싹과 연관되어 왔다. 또한, 식물성기원의 날음식이 세레우스균(*B. cereus*)의 주된 근원이다. 이 세균은 포자가 건조한 소선에서도 살 수 있고 또 열에 저항적이기 때문에 광범위하게 분포한다. 인스턴트식품은 흔히 세레우스균(*B. cereus*)을 포함할 수 있어, 이의 증식을 억제하기 위한 다양한 방법이 필요하다. 구토성의 독소를 생성하는 균주는 쌀밥과 기타 녹말성음식에서도 잘 자라며; 설사성의 독소를 생성하는 균주는 야채, 샐러드, 육류 그리고 캐서롤(casserole)과 같은 광범위한 음식에서 증식한다.

식중독의 발생에 관여하는 기타 막대균(종)(*Bacillus* species)은 고초균(*B. subtilis*)과 바실루스리체니포르미스(*B. licheniformis*)인데, 이들 둘 모두는 세레우스균(*B. cereus*)에 의해 생성되는 구토형과 유사한 고도로 열에 안정적인 독소를 생성할 수 있다.

콜레라

가장 심각한 위창자(위장)감염의 하나는 콜레라균(*Vibrio*

cholerae)에 의한 급성설사병이다. 이 감염이 경증이고 증상이 없다고는 해도, 감염자 20명당 약 1명은 다량의 물설사, 구토 그리고 다리경련이 발생한다. 결과적으로 체액이 빠르게 소실되어 탈수와 쇼크를 유발하게 되고 치료가 없다면 수시간 안에 사망하게 되는데, 이때는 총체중의 10~15%가 줄어들게 된다.

콜레라균(*V. cholerae*)은 그람음성의 비브리오형이거나 막대형인 융통무산소균으로 콜레라독소와 창자독소를 생성하는데, 이러한 독소는 작은창자의 점막상피에 작용하여 특징적인 대량의 설사를 일으킨다.

콜레라가 생명을 위협할 수 있다고 해도, 이는 적절한 식수처리와 위생계통에 의해 쉽게 예방되며 선진국에서는 거의 발생하지 않는다. 여전히 60개국 이상에서 매년 이 병의 돌발에 관해 보고되고 있다. 질병통제예방센터(CDC)는 2013년 전세계적으로 300만~500만 건의 증례가 발생하여 100,000명 이상이 사망한 것으로 추산한다. 미국에서, 1800년대에는 콜레라유행이 주된 문제였지만 현대적인 하수처리와 수계처리계통의 사용을 통해 기본적으로 제거되어 있다. 하지만, 아프리카, 아시아, 혹은 남미로 여행을 다녀 온 미국시민이 병원체에 노출될 수 있고 미국으로 반입된 오염된 해산물이 식품매개돌발을 야기할 수 있다.

감염은 비록 사람대 사람전파도 가능하다 해도 대개 오염된 식수나 음식을 섭취함으로써 야기된다. 콜레라에 감염된 사람은 흔히 "쌀뜨물모양변(rice water stools)"이라고 기술되는 다량의 설사를 하는데, 여기에는 병원체가 들어 있어 위생불량인 상태에서는 확산될 수 있다. 어떤 오염된 식수, 오염된 물로 세척한 음식, 혹은 오염된 물에 사는 패각류는 콜레라의 돌발을 야기할 수 있다. 게다가, 독성균주와 비독성균주 모두 콜레라균(*V. cholerae*)은 담수, 기수 그리고 염수의 동물성플랑크톤(zooplankton)에 존재한다. 흔히 해변가에서 콜레라가 돌발하는 것은 동물성플랑크톤의 대발생(bloom) 후에 일어난다.

콜레라의 주된 치료법은 적극적인 재수화와 전해질보충이다. 항생제가 병의 경과와 중증도를 줄여줄 수 있지만 약물내성이 보고되고 있다.

생명의 응용

존스노우박사: 콜레라 다루기

1800년대 중반, 런던의 소호구(Soho district of London)에 사는 사람들은 콜레라유행병으로 고통을 겪고 있었다. 그 당시의 지배적인 이론은 콜레라 그리고 페스트와 같은 기타의 질병은 어떤 종류의 공기오염, 즉 미아스마(*miasma*)라고 지칭되는 "나쁜 공기"에 의해 일어난다는 것이었다. 질병의 배종설(germ theory)이 널리 받아들여지지 않을 때였다. 의사 존스노우박사(Dr. John Snow)(1813-1858)는 "나쁜 공기"가 병을 확산시키는 원인이 아니라 보드가(Broad Street)에 있는 펌프 하나로부터 나오는 식수가 이 지리학적인 구역에 밀집되어 발생하는 수많은 콜레라환자의 원인이라고 생각했다. 스노우는 이 이론을 확실하게 입증할 수는 없었지만 질병이 확산되는 양상에 대한 그의 연구는 펌프손잡이를 제거함으로써 우물을 사용하지 못하게 만들도록 당국에 확신을 주기에 충분하였다. 이 행동은 비록 스노우 그 자신은 펌프의 손잡이를 없앨 때 이미 유행병 그 자체가 감소추세에 있는 것이라 생각했다고 해도 결과적으로 돌발을 종료시켰다. 어떠한 환자에 대해서도, 스노우는 우물의 사용과 관련하여 수집된 지역지도와 사용되던 특정의 우물을 중심으로 환자가 집중되어 병이 확산되었다는 통계를 제시할 수 있었다. 그 우물은 분변세균이 새어 나오기 시작했던 낡고 부패한 구멍으로부터 몇 미터밖에 떨어져 있지 않았다. 추가적인 연구를 통해 그는 질병을 식수원의 수질과 연관 지을 수 있었다. 이 사건으로 역학이라는 과학이 탄생한 것이라 일컬어진다(제12장 역학과 공중보건 참조).

3 바이러스감염
Viral Infections

바이러스의 로타바이러스(rotavirus)와 노로바이러스(norovirus) 과(family)는 바이러스성위창자염의 가장 큰 원인이다. 또한, 아스트로바이러스(astrovirus), 칼리시바이러스(calicivirus) 그리고 창자아데노바이러스(enteric adenovirus)를 포함하는 많은 수의 기타 바이러스도 위창자염의 돌발에 관여한다. 바이러스성위창자염은 대개 경증인 질환이지만 만일 재수화가 유지되지 않는다면 치명적일 수 있다. 위창자염의 다른 증례에서처럼, 이는 분변구강경로에 의해, 사람대 사람의 접촉에 의해, 혹은 오염된 음식이나 식수의 섭취에 의해 전파된다.

1] 로타바이러스

로타바이러스(rotavirus)는 전세계적으로 영아와 소아에서 감염성설사의 가장 흔한 원인이며 설사로 인한 소아입원의 50% 이상을 차지한다. 질병통제예방센터(CDC)에 따르면 미국에서 매년 약 40,000~50,000명의 소아가 입원하며, 2008년에는 전세계적으로 매년 453,000명의 소아가 로타바이러스감염으로 사망하였는데, 80%가 후진국에서 발생하였다.

일반적으로, 소아는 5세가 되기 이전에 로타바이러스(rotavirus)에 최소한 1번은 감염된다. 감염후에 면역은 불완전하지만, 반복감염은 덜 중증이며, 따라서 로타바이러스(rotavirus)에 감염된 성인에서는 흔히 증상이 발현되지 않지만 보균자가 될 수 있어 감염을 확산시킬 수 있다. 잠복기는 약 2일이며 흔히 발열과 복통의 증상과 함께 위창자염이 3~8일 동안 지속된다.

이러한 병이 주된 문제인 나라를 돕기 위해 여러 백신이 개발되어 왔으며 계속해서 개발되고 있다. 세계보건기구(WHO)의 건강적정기술프로그램(Program for Appropriate Technology in Health, PATH)과 질병통제예방센터(CDC) 사이에서 제휴되었고 세계백신면역연합(Global Alliance for Vaccines and Immunization)에 의해 자금지원을 받는 로타바이러스백신프로그램(Rotavirus Vaccine Program, RVP)이 설립되어 로타바이러스감염에 의한 사망을 없애는데 일조하고 있다.

2] 아스트로바이러스와 칼리시바이러스

아스트로비리다에(과)(Astroviridae)와 칼리시비리다에(과)(Caliciviridae)은 양성단일가닥 RNA[(+) ssRNA] 바이러스이며 발티모어분류체계(Baltimore classification system)에 따라 Group IV에 속한다. 아스트로바이러스(astroviruses)와 칼리시바이러스(caliciviruses)는 조류, 고양이, 개, 돼지, 양, 소 그리고 사람에서 분리되어 왔다. 이들은 1974년 설사병의 돌발 동안 전자현미경의 도움으로 처음 기술되었다. 바이러스는 소아와 성인에서 위창자염의 주된 원인으로 간주된다. 감염은 연중 겨울철에 최대로 발생한다. 감염은 전세계적으로 발생하며 증상에는 설사, 두통, 권태감 그리고 구역이 포함되고; 비록 구토가 일어날 수 있다고 해도, 이는 흔하지는 않다. 잠복기는 3~4일인 것으로 보고되었으며, 증상은 합병증이 없다면 약 5일 동안 지속된다.

3] 노로바이러스

노로바이러스(noroviruses)[칼리시비리다에(과)(family Caliciviridae)]는 단일가닥 RNA, 무피막바이러스와 관련되는 Group이며, 이전에는 "노르워크유사바이러스(Norwalk-like viruses)"라고 기술되었다. 이 바이러스 모두는 사람에서 급성위창자염을 일으킨다. 설사, 구역 그리고 구토 외에도, 이러한 바이러스는 근육통, 두통, 피로 그리고 심지어 낮은등급의 발열도 일으킬 수 있다. 노로바이러스(noroviruses)는 소아와 성인에 영향을 미치며 흔히 가족뿐만 아니라 특히 좁은 공간에 밀집되어 있는 공동체에 감염된다. 대개 병은 노출 18~72시간 안에 발생하며 그리고 비록 증상이 1~2일 안에 사라진다고 해도, 감염자는 병으로부터 회복되고 최소 3일~2주 동안은 여전히 전염성으로 있게 된다.

4] 아데노바이러스

아데노바이러스(adenoviruses)(Group I 이중가닥 DNA)는 호흡관의 막, 결막, 위창자관(위장관) 그리고 요로의 점막을 감염시킬 수 있는 바이러스무리이다. 아데노바이러스(adenoviruses)는 주로 호흡기병을 일으키지만; 그러나 감염혈청형에 따라 이들은 각기 다른 감염과 증상을 일으킨다. 아데노바이러스 40과 41은 소아에서 급성바이러스성위창자염의 주된 원인이며 창자아데노바이러스(enteric adenoviruses)(Group F)로 분류되고 있다. 아데노바이러스(adenoviruses)의 역학특성이 다양하다고 해도, 이들 모두는 직접전파, 분변구강경로, 혹은 때로 오염된 식수를 통해 전파된다.

5] 간염

간염은 주로 A형부터 E형까지 많은 수의 간염바이러스에 의해 일어날 수 있는 간의 염증이다. A형과 E형 간염은 분변구강경로로 전파되며 어느 것도 만성감염을 초래하지는 않는다. 이들 둘 모두의 감염은 위창자염을 일으키며 오염된 음식이나 식수를 통해 전파될 수 있다.

- A형 간염바이러스(hepatitis A virus, HAV)에 의해 발생하는 A형 간염은 미국에서 어떤 누구라도 감염될 수 있으며; 감염은 지역적이거나 광범위할 수 있다. 양호한 개인위생과 적절한 공중위생이 병의 확산을 억제할 수 있을 것이다. 생후 12개월 이상에서 장기적인 방어를 위한 백신이 이용가능하다.
- E형 간염은 미국에서는 드물다. 이는 E형 간염바이러스(hepatitis E virus, HEV)에 의해 일어나며, A형 간염의 경우와 동일하게 전파된다.

4 진균감염 Fungal Infections

위창자계통에 영향을 미치는 진균증은 일반적으로 기회감염이며 전형적으로 건강인에는 영향을 미치지 않는다. 기회감염진균증은 면역약화자에 국한되지만, 어떤 진균은 다른 면에서 건강한 사람에도 문제를 일으킬 수 있다. 이러한 종에는 칸디다알비칸스(*Candida albicans*), 아스페르길루스플라부스(*Aspergillus flavus*) 그리고 맥각균(*Claviceps purpurea*)이 포함된다.

1] 칸디다증

칸디다증은 칸디다(속)(genus *Candida*)에 속하는 다양한 기회진균에 의한 감염이다. 칸디다알비칸스(*Candida albicans*)는 사람의 약 80%에서 정상균무리의 일부이며, 대개 어떠한 문제도 일으키지 않는다. 단지 정상적인 환경의 변화로 인해 칸디다(*Candida*)가 과다증식된 경우에만 많은 각기 다른 몸계통에서 발생될 수 있는 칸디다증을 일으킨다. "아구창(thrush)"이라 부르는 입안칸디다증(구강칸디다증, oral candidiasis)은 건강인에서는 드물며 신생아의 약 5% 그리고 노인의 약 10%에서 발생하지만 면역약화자에서는 흔하다. 아구창은 그 자체가 혀 위, 입의 속층, 또는 목구멍에서 연고 같은 백색 혹은 청백색의 반점으로 발현된다(그림 16.6). 항생제, 코르티코스테로이드(corticosteroids) 그리고 피임제와 같은 어떤 약물은 입의 정상균무리를 교란시켜 칸디다(*Candida*)를 과다증식하게 만들 수 있다. 조절되지 않은 당뇨병, HIV 감염, 암, 입안건조, 혹은 임신과 같은 어떤 의학적인 상태 역시 칸디다증의 발생에 유리한 조건을 제공한다. 여러 항진균제가 이러한 상태를 치료하기 위해 이용가능하다(제11장 참조).

2] 아스페르길루스증

아스페르길루스증은 아스페르길루스(속)(genus *Aspergil-*

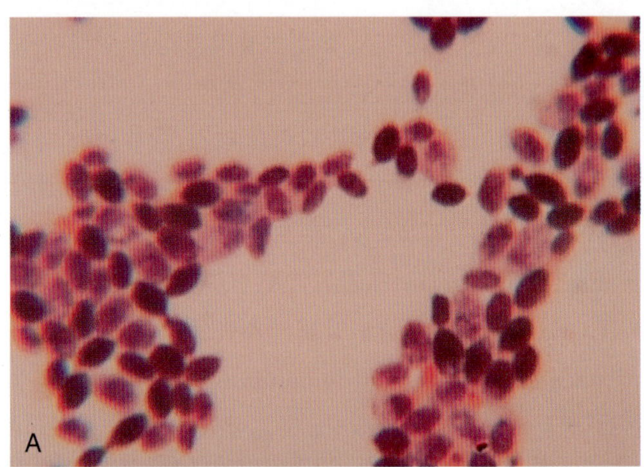

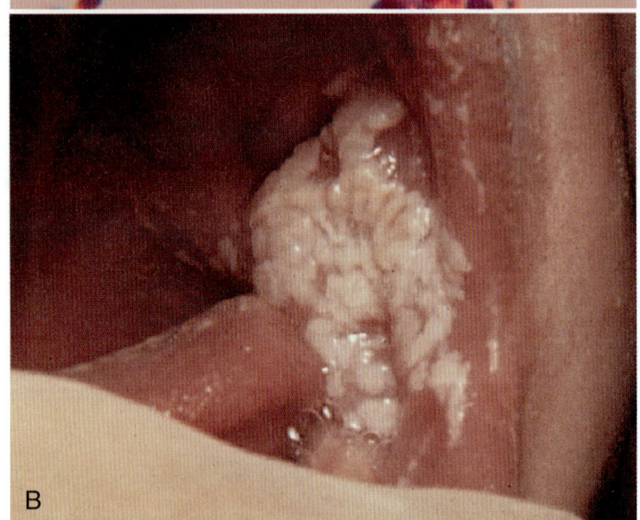

그림 16.6 아구창(thrush). **A,** 아구창이라 부르는 입안감염을 일으키는 진균 칸디다알비칸스(*Candida albicans*) 효모형(이 진균은 또한 실모양 균사체를 형성할 수 있음)의 현미경사진. 칸디다알비칸스(*C. albicans*)는 여성에서 질을 감염시킬 수 있다. **B,** 백색의 판을 보여주는 아구창, 즉 입안진균증. (출처: Zitelli BJ, Davis HW: *Atlas of Pediatric Physical Diagnosis*, ed 5, St. Louis, 2008, Mosby.)

lus)에 속하는 진균에 의한 병에 사용되는 용어이다. 아스페르길루스(*Aspergillus*)는 전세계적으로 토양, 음식, 퇴비, 농업용 창고 그리고 가정과 사무실의 환기구에서 발견된다. 아스페르길루스플라부스(*Aspergillus flavus*)는 땅콩과 옥수수에 흔한 곰팡이이며 발암물질 아플라톡신(aflatoxin)을 생성하는 것으로 알려진 여러 종들 중의 하나이다. 이의 독성효과에는 급성간염, 면역억제 그리고 간세포암종이 포함된다. 이러한 독성효과 때문에 식품의약국(FDA)은 음식과 사료 속에 아플라톡신의 허용가능한 농도를 모니터링하고 조절한다.

아스페르길루스(종)(*Aspergillus* species)은 몸의 거의 모든 조직에서 기회병원체이다. 이들은 주로 3종류의 독특한 허파질환을 일으키지만(제15장 참조), 전신질환은 특히 AIDS 환자에서 위창자관(위장관)에 고름집을 만들 수 있다.

3] 맥각중독증

진균 맥각균(*Claviceps purpurea*)은 호밀과 밀을 오염시켜 알칼로이드(*alkaloid*)라 부르는 물질을 생성한다. 맥각중독증은 진균에 의해 생성되는 알칼로이드[에르고타민(ergotamine)]을 섭취한 결과이다. 과도한 경우, 에르고타민은 환식, 중증의 위창자꿈틀운동이상항진(gastrointestinal upset), 어떤 종류의 건성괴저(dry gangrene) 그리고 팔다리와 말초의 "성안토니오열(St. Anthony's fire)"이라 부르는 통증성작열감을 일으킬 수 있다. 중추신경계통에 대한 알칼로이드의 효과 때문에 맥각중독증은 제17장에서 자세히 설명된다.

5 기생충감염 Parasitic Infections

비록 모든 기생충이 사람을 감염시킬 수 있다고 해도, 흔히 기생충병은 원생동물이나 연충에 의한 감염에 국한되며 이 절에서는 사람의 위창자(위장)계통의 원생동물감염과 연충감염에 중점을 둔다.

1] 원생동물

원생동물은 광범위한 서식지에서 발견되는 단세포진핵생물이며(제6장 참조); 대부분은 자유유생하며 사람에게 해를 입히지 않는다. 하지만, 일부는 기생충이며 악화성이고 치명적인 병을 일으킬 수 있다. 원생동물은 활동성의 섭식 영양단계인 영양소체(trophozoite) 혹은 휴면상태인 낭충으로 인체에 들어와 적절한 환경조건에서 활성을 나타나게 된다.

장편모충(편모충증)

편모충증은 미국에서는 식수와 물놀이의 물에 들어 있는 감염원으로 인한 수인성의 흔한 위창자병(위장병)이다. 원인은 장편모충(*Giardia intestinalis*)이라고도 부르는 람블편모충(*G. lamblia*)인데, 이는 전세계적으로 동물과 사람의 창자관(장관)에서 서식하는 생물이다. 일단 사람이나 기타 동물에 감염되면, 이 기생충은 창자에서 상주하면서 대변으로 나간다(제6장 참조). 그러므로, 편모충(*Giardia*)은 흙, 음식, 물, 혹은 감염된 대변으로 오염된 어떠한 표면에서 발견된다. 편모충감염의 증상에는 설사, 고창증, 유지성대변(greasy stool), 위경련 그리고 구역이 포함되며 정상적으로는 감염 1~2주에 시작되어 2~6주 동안 지속된다. 수개월에서 수년에 걸쳐 지속되는 만성감염 역시 보고되고 있다. 편모충증을 치료하기 위한 처방약물이 이용가능하지만, 설사로 인한 탈수를 보충하기 위한 다량의 수액섭취도 필요하다.

대장섬모충

대장섬모충(*Balantidium coli*)은 가장 커다란 원생동물 사람기생충이다. 이는 열대에서 만연하지만 온대지역에서도 존재한다. 대장섬모충(*B. coli*)은 돼지 그리고 덜 흔하게도 원숭이의 주름창자(결장)나 막창자(맹장)에서 서식한다. 전파는 분변구강경로에 의해 그리고 음식을 다루는 사람을 통한 사람대 사람접촉에 의해 발생한다. 병의 증상에는 복통, 누름통증, 구역, 식욕부진 그리고 피가 섞인 물변(watery stool)이 포함된다. 사람에 대한 위험요인에는 돼지와의 접촉 또는 표준 이하의 위생상태가 포함된다. 치료를 위한 선택약물은 테트라사이클린(tetracycline), 혹은 대체약물로 메트로니다졸(metronidazole)과 요도퀴놀(iodoquinol)이다.

이질아메바(아메바증)

무증상적인 이질아메바(*Entamoeba histolytica*)는 사람집단의 약 10%에서 소화관내에 존재한다. 이러한 보균자는 주로 후진국, 특히 식수와 위생습관이 결핍되는 시골에 있다. 병이 발생하는 경우, 이는 치명적이며 전세계적으로 매년 10만명이 사망한다. 감염은 주로 낭충이 들어 있는 사람대변으로 오염된 식수를 마심으로써 발생하며, 동물숙주는 없다. 또 다른 방식의 전파는 손이나 음식의 대변오염에 의해 혹은 감염체가 한 사람의 대변물질로부터 다른 사람의 위창자관(위장관)으로 확산되게 만드는 어떤 다른 활동 동안 일어난다.

일단 섭식되면, 낭충은 새로운 숙주의 작은창자에서 탈낭(excystment)하게 된다. 새로운 영양소체가 형성되며 큰창자로 이동하여 증식한다. 결과적으로, 낭충과 영양소체가 감염자의 대변을 통해 환경으로 방출되며; 영양소체는 빠르게 죽지만, 감염성의 낭충은 남아 있게 된다. 감염의 90%는 영양소체가 낭충을 다시 형성하여 감염이 무증상적이고 자기제한적이지만; 병의 증상이 재발될 수 있다. 급성아메바성대장염은 1~2주 동안 점진적으로 발생하여 복통과 설사를 일으키게 된다. **아메바증**을 치료하기 위한 다양한 항체가 이용가능하다(제11장 참조).

와포자충증

"크립토(crypto)"라고도 부르는 이 기생충성설사병 와포자충증은 원생동물 와포자충(*Cryptosporidium*)에 의해 일어나며 분변구강경로를 통해, 오염된 식수를 통해 그리고 덜 조리되거나 교차감염된 음식을 통해 확산된다. 감염후, 이 기생충은 동물과 사람의 창자에서 살면서 분변으로 방출된다(그림 16.7). 기생충의 바깥껍질 때문에, 이는 숙주의 몸 바깥에서 장기간 생존할 수 있다. 또한, 이 기생충은 염소와 염소기반 소독제에 저항적이며 염소처리된 수영장에서도 여러 날을 살 수 있다.

질병통제예방센터(CDC)에 따르면, **와포자충증**은 미국에서 가장 흔한 수인성질병의 하나이며, 이 생물이 식수와 물놀이물에서 발견되기 때문에 매년 748,000명의 환자가 발생하는 것으로 추산된다. 증상에는 물설사 외에도 탈수, 체중감소, 위경련이나 위통, 발열, 구역 그리고 구토가 포함된다. 어떤 사람에서는 증상이 없지만, 나머지에서는

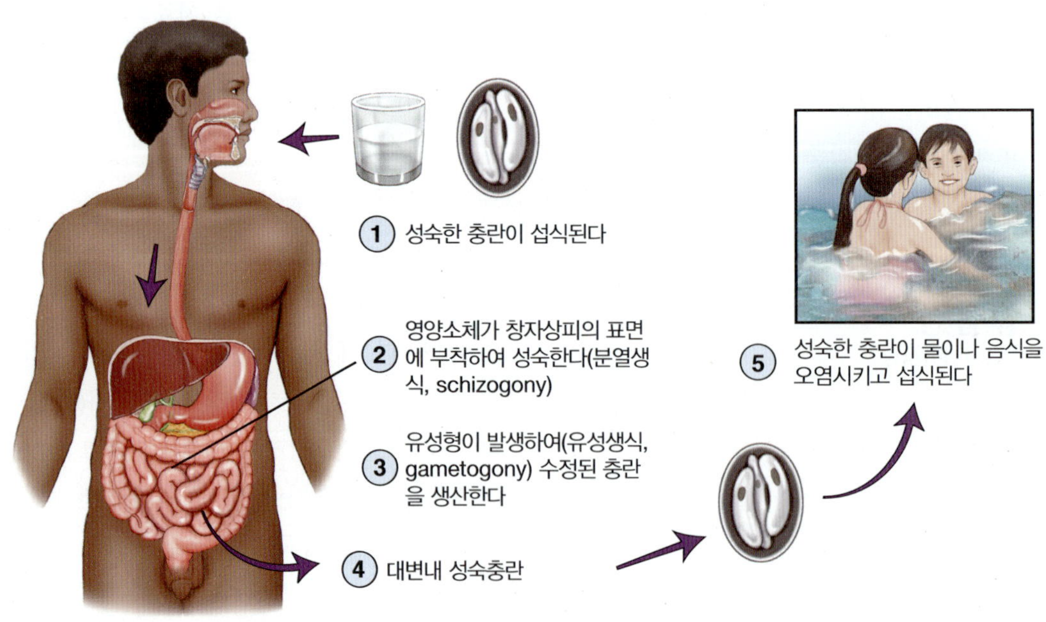

그림 16.7 와포자충(*Cryptosporidium*)의 생활사.

일반적으로 감염 2~10일후에 증상이 시작되며, 면역계통이 건강한 사람의 경우에는 1~2주 안에 가라앉게 된다.

2] 연충

앞에서 설명한 대로, 연충(helminth)은 미생물이 아니며; 이들은 거시적인 다세포성의 진핵충체이며 전세계적으로 발견된다. 미생물학자가 관심을 갖는 것은 이들의 충란과 유충이 미시적이라는 사실이다. 감별특성, 생활사 그리고 분류는 제6장에서 설명되었다. 이 장에서는 주된 사람창자기생충 연충의 일부에 대해서만 중점적으로 설명한다.

선모충증

선모충증은 선충 선모충(*Trichinella spiralis*)에 의한 사람감염이며, 일반적으로 주로 덜 익힌 오염된 돼지고기를 섭취함으로써 감염된다. 감염은 낭유충으로 오염된 육류를 먹을 때 발생한다. 1~2일 안에 성충으로 발달할 때, 이들은 창자의 점막을 통과하여 혈류로 들어간다. 그 다음에 이들은 몸 전반적으로 각기 다른 근육부위로 옮겨지게 되어 가로무늬근(횡문근)으로 침두하여 수년 동안 살아 있을 수 있는 낭충을 형성한다. 감염은 무증상적이거나 혹은 포함된 낭충의 수 그리고 몸에서의 존재부위에 따라 심각한 소견을 나타낼 수 있다. 경증인 감염에서는 소견이 전신적이며 가벼운 발열과 설사를 수반하는 독감유사증상이 있게 된다.

조충증

사람의 조충감염에 대한 용어인 **조충증**은 감염된 동물의 고기를 날로 먹거나 덜 익혀 먹을 때 감염된다. 무구조충(*Taenia saginata*)은 소고기에 흔하며, 유구촌충(*Taenia solium*)은 돼지고기에 흔하다(그림 16.8). 감염된 고기에 들어 있는 유충은 사람의 창자에서 성체조충으로 성장하여 수년 동안 살 수 있으며 약 3.6미터(12 피트) 이상으로 매우 크게 자라게 된다. 이들 두 생물의 유일한 최종숙주가 사람이며(제6장 참조), 두 종 모두는 전세계적으로 분포한다. 조충감염은 대개 어떠한 증상도 일으키지 않으며,

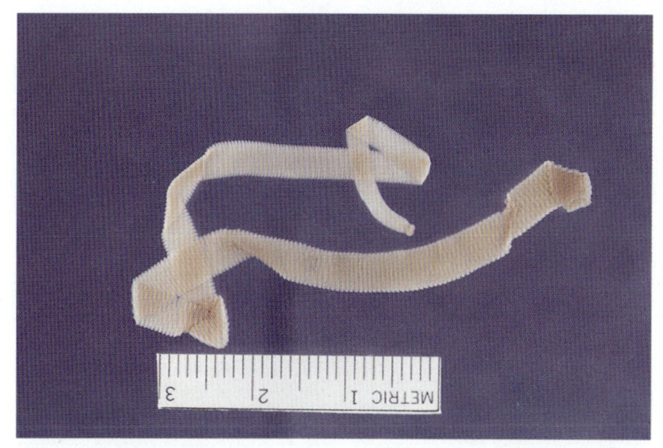

그림 16.8 조충(tapeworm). 조충의 2가지 주된 특성은 부착을 위한 갈고리로 둘러싸인 근육질의 빨판을 가진 머리마디(두절, scolex) 그리고 편절(*proglottid*)이라 부르는 각각의 몸분절이다.

감염은 일반적으로 충체의 분절이 대변내에 존재하는 것으로 확인된다. 감염자가 오염된 손으로 만진 음식을 통해 다른 사람에게 전파될 수 있으며, 개인위생이 결여된 경우 자가감염될 수도 있다. 조충감염은 치료될 수 있으며, 치료후에는 조충이 박멸된다.

요충감염

가장 잘 알려진 사람요충(pinworm, 또는 "seatworm"으로도 부름)은 토양, 먼지, 음식 그리고 물에서 사는 작고 백색인 창자충체(선충)인 요충(*Enterobius vermicularis*)이다(그림 16.9). 질병통제예방센터(CDC)에 따르면, 요충증, 즉 요충감염은 미국에서의 주된 충체감염이며 학령기 아동과 유치원생이 가장 위험이 높고 모든 나이대를 통틀어 11.4%가 감염되는 것으로 추산된다. 암컷요충은 대개 밤 동안에 항문을 통해 창자를 빠져 나와 피부주위에 산란한다. 이는 항문주위에 가려움증을 유발하여 감염자는 수면을 방해 받는다. 요충의 충란은 옷, 침대, 혹은 기타 물체 위에서 2주까지 생존할 수 있다. 감염은 오염된 표면이나 손가락으로부터 요충의 충란을 의도치 않게 먹게 됨으로써 발생한다. 요충감염은 메벤다졸(mebendazole)과 같은 처방약이나 혹은 2가지 용량과정이 있는 피란텔파모에이트(pyrantel pamoate)와 같은 처방외약으로 치료할 수 있다.

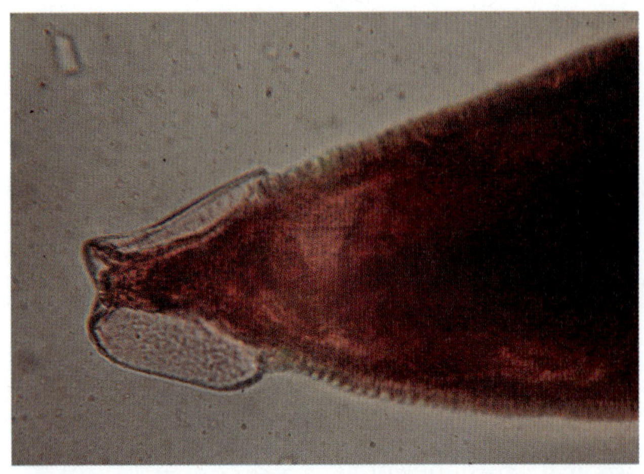

그림 16.9 요충(pinworm). 이 현미경사진은 요충증(enterobiasis)을 일으키는 요충(*Enterobius vermicularis*)의 입구조를 보여준다.

회충증

회충(*Ascaris*)감염, 혹은 **회충증**은 회충(*Ascaris lumbricoides*, 그림 16.10)에 의해 일어나며 전세계적으로 가장 흔한 선충감염이다. 질병통제예방센터(CDC)는 8억7백만~12억명이 회충(*Ascaris*)에 감염된 것으로 추산한다. 감염은 주로 열대지역과 아열대지역에서 흔하지만 미국남동부 풍토성의 시골지역에서도 흔하다. 회충(*Ascaris*)의 충란은 사람의 대변에 존재하며 토양이 오염되는 경우, 충란은 수주후에 감염성으로 된다. 감염은 감염성의 회충충란을 우연히 먹게 되어 발생한다(생활사는 제6장 참조). 기생충은 사람의 대변으로 오염될 때 토양으로 가서 장기간 동안 토양에서 살아 있게 된다. 결과적으로, 이 땅에서 자란 야채와 과일이 오염되며; 사람이 이것을 먹게 되면 감염된다.

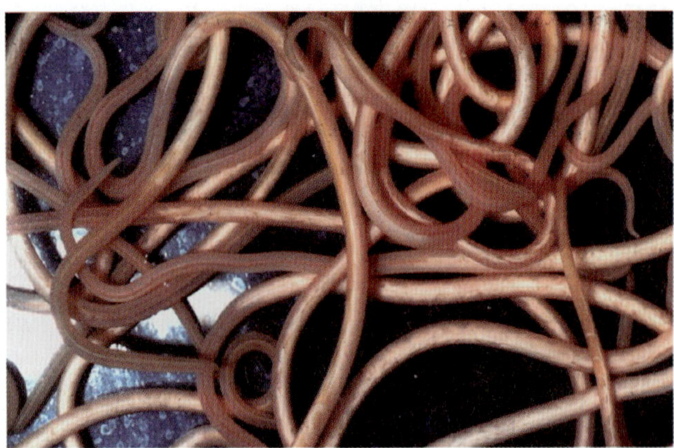

그림 16.10 회충(*Ascaris*). 회충(*Ascaris lumbricoides*)은 소화관 또는 허파를 침범하여 회충증(ascariasis)을 일으킬 수 있는 단순회충이다. (출처: Dr. Richard Martin, Biomedical Science, College of Veterinary Medicine, Iowa State University.)

대부분의 감염자는 무증상적이지만, 병은 체중증가와 성장을 서서히 늦추게 한다. 미국에서는 일반적으로 항기생충약물로 1~3일 동안 감염을 치료한다. 회충에 대해 사용되는 주된 약물은 메벤다졸(mebendazole), 알벤다졸(albendazole) 그리고 피란텔파모에이트(pyrantel pamoate)이다. 심한 감염은 창자손상을 복구하고 충체를 제거하기 위해 수술이 필요할 수 있다.

구충감염(아메리카구충증)

아메리카구충증은 개, 고양이 그리고 사람과 같은 포유류의 작은창자에 서식하는 기생신충 구충(hookworm)에 의해 일어난다. 사람에 감염을 일으킬 수 있는 2가지의 종은 두비니구충(*Ancylostoma duodenale*)과 아메리카구충(*Necator americanus*)이다. 구충성체가 창자에 도달되면(생활사는 제6장 참조), 이는 스스로 창자벽융모에 부착하여 숙주의 혈액을 빨아 영양소를 얻게 된다. 아메리카구충(*N. americanus*) 1마리는 매일 약 30 μl의 혈액을 먹으며, 더 큰 두비니구충(*A. duodenale*)은 하루에 260 μl의 혈액을 먹을 수 있다. 경미한 감염은 무증상적일 수 있지만 다른 경우에는 복부불편감, 설사, 경련, 식욕부진 그리고 체중감소를 일으킨다. 심각한 감염은 일반적으로 철결핍빈혈을 야기한다. 구충은 피부에 있을 때, 이동단계에서 그리고 창자단계 동안에 치료될 수 있다.

요약 Summary

- 위창자관(위장관)은 질병을 일으킬 수 있는 미생물과 그의 독소가 쉽고 흔하게 접근할 수 있는 침입구이다. 따라서, 전세계적으로 식품매개병과 수인성질환이 주된 공중보건문제가 된다.
- 많은 각기 다른 미생물이 치아우식증(충치)과 치아주위병(치주병)을 수반하는 입안으로부터 위궤양을 수반하는 위 그리고 위창자염까지의 범위에 이르는 소화관

감염을 일으킨다.

- 살모넬라증, 장티프스, 시겔라증, 캄필로박터증, 대장균(종)위창자염(*Escherichia* species gastroenteritis) 그리고 예르시니아증은 모두 각기 다른 기원의 세균감염이지만 증상과 결과는 약간만 다르다. 이들은 모두 일종의 위창자염을 일으킨다. 이러한 질환 모두는 미생물이 체내에 존재하고 활동성감염을 일으킬 때 발생한다.
- 세균성위창자관중독은 세균독소를 섭취하여 발생하는 상태이다. 이러한 유형의 독소혈증을 일으킬 수 있는 미생물에는 보툴리눔증의 원인균 클로스트리듐보툴리눔(*Clostridium botulinum*), 황색포도알균(*Staphylococcus aureus*), 콜레라균(*Vibrio cholerae*), 세레우스균(*Bacillus cereus*) 그리고 독소를 생성하는 일부의 기타 막대균(종)(*Bacillus* species)이 포함된다.
- 일반적으로, 세균성위창자감염은 오염된 음식과 오염된 식수를 통해, 분변구강경로를 통해 그리고 사람대 사람접촉에 의해 전파된다. 반면, 세균중독은 대개 잘못된 음식준비, 저장, 또는 취급으로 인한다.
- 바이러스성위창자염의 가장 큰 원인은 로타바이러스(rotavirus)와 노로바이러스(norovirus) 과(family)지만, 기타 다른 바이러스 역시 돌발에 관여하며, 여기에는 아스트로바이러스(astroviruses), 칼리시바이러스(caliciviruses), 창자아데노바이러스(enteric adenoviruses) 그리고 간염바이러스(hepatitis viruses)가 포함된다.
- 바이러스성위창자염은 대개 경증이지만 독성으로 될 수 있거나, 혹은 재수화가 유지되지 않으면 치명적일 수 있다.
- 위창자관(위장관)에 영향을 미치는 진균증은 일반적으로 기회감염이며 전형적으로 건강한 면역계통을 가진 사람에서는 침범되지 않는다. 하지만, 특정의 진균은 다른 면에서는 건강한 사람도 문제를 일으킬 수 있다. 여기에는 아스페르길루스플라부스(*Aspergillus flavus*), 맥각균(*Claviceps purpurea*) 그리고 칸디다알비칸스(*Candida albicans*)가 포함된다.
- 일부의 원생동물은 사람기생충이며 악화성이고 치명적인 질병을 일으킬 수 있다. 이들에는 장편포충(*Giardia intestinalis*), 대장섬모충(*Balantidium coli*), 이질아메바(*Entamoeba histolytica*) 그리고 크립토스포리듐(*Cryptosporidium*)이 포함된다.
- 연충은 미생물은 아니지만 이들의 충란과 유충의 크기가 미시적이고 사람의 위창자관(위장관)에서 병을 일으킬 수 있다. 이러한 감염에는 조충증(조충감염), 요충감염, 회충증 그리고 구충감염이 포함된다.

복습문제

1. 다음 중 위창자관(위장관)의 성분이 아닌 것은?

a. 지라(비장)
b. 인두
c. 식도
d. 위

2. 치아에서 살고 있는 미생물을 처음으로 관찰한 사람은?

a. 제너(Jenner)
b. 젬멜바이스(Semmelweis)
c. 반레벤후크(van Leeuwenhoek)
d. 파스퇴르(Pasteur)

3. 여러 위궤양의 원인균은?

a. 장티푸스균(*Salmonella typhi*)
b. 헬리코박터피로리(*Helicobacter pylori*)
c. 보이디이질균(*Shigella boydii*)
d. 살모넬라엔테리카(*Salmonella enterica*)

4. 세균이질(*bacillary dysentery*)은 무엇이라고도 부를까?

a. 살모넬라증

b. 시겔라증
c. 장티푸스
d. 캄필로박터증

5. 대장균(*E. coli*)에 의한 위창자염에는 몇 가지 형태가 알려져 있을까?
a. 2
b. 3
c. 4
d. 5

6. 막대균중독(*Bacillus* intoxication)을 일으키는 세균은?
a. 고초균(*Bacillus subtilis*)
b. 비티균(*Bacillus thuringiensis*)
c. 탄저균(*Bacillus anthracis*)
d. 세레우스균(*Bacillus cereu*)

7. 영아와 소아에서 감염성설사의 주된 원인은?
a. 노로바이러스(noroviruses)
b. 아데노바이러스(adenoviruses)
c. 로타바이러스(rotaviruses)
d. 칼리시바이러스(caliciviruses)

8. 조류, 고양이, 개, 돼지, 양, 소 그리고 사람에서 분리되었고 위창자염의 주된 원인인 (+) ssRNA 바이러스 Group은?
a. 로타바이러스(rotaviruses)
b. 칼리시바이러스(caliciviruses)
c. 아데노바이러스(adenoviruses)
d. 노로바이러스(noroviruses)

9. 다음 중 발암물질 아플라톡신을 생성하는 미생물은?
a. 칸디다알비칸스(*Candida albicans*)
b. 맥각균(*Claviceps purpurea*)
c. 아스페르길루스플라부스(*Aspergillus flavus*)
d. 황색포도알균(*Staphylococcus aureus*)

10. 요충(*Enterobius vermicularis*)은 사람의 어디에서 살까?
a. 샘창자(십이지장)
b. 돌창자(회장)
c. 가로주름창자(횡행결장)
d. 곧창자(직장)

11. 잇몸에 국한되는 치아주위병(치주병)은 __________ (이)라 부르는 염증이다.

12. "위장독감(stomach flu)"이라 부르는 용어는 __________ (을)를 의미한다.

13. 보툴리눔증은 __________ 에 의해 발생된다.

14. 포도알균중독은 __________ 포도알균(*Staphylococcus* __________)에 의해 야기된다.

15. "아구창(thrush)"은 __________ 에 의해 일어난다.

16. 세균감염과 세균중독 사이를 감별해 보라.

17. 콜레라의 원인, 전파, 증상, 예방 그리고 치료에 대해 기술해 보라.

18. 유행, 전파, 예방 그리고 치료를 포함하여 로타바이러스(rotavirus)감염에 대해 기술해 보라.

19. 편모충증에 대해 원인균, 전파, 증상 그리고 치료를 포함하여 논의해 보라.

20. 사람에서 구충감염을 일으키는 2가지 미생물의 명칭을 쓰고 논의해 보라.

CHAPTER 17

신경계통과 감각구조의 감염

Infections of the Nervous System and Sensory Structures

학습목표

1. 미생물이 신경계통으로 침입하는 방법에 대해 기술한다.
2. 수막염의 증상에 대해 기술하며, 각 종류의 질병에 대한 각기 다른 원인과 각기 다른 치료방법에 대해 논의한다.
3. 원인, 증상 그리고 치료를 포함하여 각기 다른 종류의 바이러스성수막염에 대해 논의한다.
4. 파상풍의 각기 다른 4종류와 그의 원인, 예방 그리고 치료에 대해 기술한다.
5. 보툴리눔증과 각기 다른 균주에 의해 생성되는 각기 다른 독소에 대해 논의한다.
6. 나병의 원인, 증상 그리고 치료에 대해 설명한다.
7. 결막염의 원인, 증상 그리고 치료에 대해 기술한다.
8. 회색질척수염, 광견병 그리고 아르보바이러스뇌염의 원인, 증상, 예방 그리고 치료에 대해 기술한다.
9. 사람신경계통의 전형적인 진균감염에 대해 기술한다.
10. 아프리카파동편모충증과 아메리카파동편모충증 사이를 감별한다.
11. 프리온 그리고 이들과 연관되는 사람질병에 대해 기술한다.

주요용어

강직증(tetany)
결막염(conjunctivitis)
뇌염(encephalitis)
뇌척수액(cerebrospinal fluid)
말초신경계통(peripheral nervous system)
무균(aseptic)
보툴리눔증(botulism)
수막(meninges)
수막뇌염(meningoencephalitis)
수막염(meningitis)
신경근육이음부(neuromuscular junction)
신경독(neurotoxin)
신경전달물질(neurotransmitter)
아세틸콜린(acetylcholine)
염증반사(inflammatory reflex)
운동신경세포 motor neuron)
중이염(가운데귀염)(otitis media)
중추신경계통(central nervous system)
파상풍(tetanus)
패혈(septic)
혈액-뇌장벽(blood-brain barrier)

왜 알아야 할까

역사

소아마비(회색질척수염)는 고대에도 있었던 병이지만 과학자들은 20세기가 되어서야 병을 완전히 확인하고 병명을 붙일 수 있었다. 이 병은 고도로 전염성인 급성의 질병으로 폴리오바이러스(poliovirus)에 의해 발생한다. 1900년대 유행이 여러 번 미국을 휩쓸고 지나갔으며 수천명이 사망하고 더 많은 사람이 마비되었다. 희생자의 대부분은 소아였으며 이 병은 20세기 전반에 가장 무서운 소아병 중의 하나가 되었다. 1937년, 마치오브다임(*March of Dimes*)이라 알려졌던 국립소아마비재단(National Foundation for Infantile Paralysis)이 그 자신이 1921년 소아마비에 걸렸던 프랭클린델라노루즈벨트(Franklin Delano Roosevelt)에 의해 설립되었다. 재단의 연구비로 조나스 살크(Jonas Salk)가 1952년 처음으로 백신을 개발하였다. 알버트사빈(Albert Sabin)은 1961년 첫 번째 경구용 소아마비백신을 개발했으며 이는 소아마비의 발생률을 더욱 감소시켰다.

미생물에 의해 생성되어 신경계통에 영향을 미치는 또 다른 독소인 맥각(ergot)은 호밀에서 자라는 진균 맥각균(*Claviceps purpurea*)의 산물이다. 이 독소는 일부만 말하면 혈관수축제, 자궁민무늬근육수축제 그리고 중추신경계통신경전달에 효과적인 물질처럼 생물학적인 활성산물이라 정확히 표지된 약리학적인 보고이다. 맥각에 노출되어 일어나는 반응이 맥각중독증(ergotism)이며 이는 장기적으로 맥각에 중독되는 것이다. 맥각중독증은 구토, 설사, 환각, 경련성발작 그리고 기타 무리한 행동과 같은 다양한 증상들이 용량의존적으로 발현된다. 조증중증우울증(manic melancholia)의 행동, 정신병, 섬망, 팔다리피부에서 벌레가 기어가는 느낌, 어지럼증, 편두통, 구토 그리고 설사(맥각중독증의 모든 증상)와 1600년대 말, 매사추세츠 살렘(Salem, Massachusetts)에서 재판을 받은 "살렘의 마녀(witches of Salem)"를 고발하는 데서 나타난 유사한 증상을 연관 지으려는 어떤 시도가 있어 왔다. 1692년, 이러한 소위 살렘의 마녀 약 20명이 그들의 "죄"에 대해 유죄를 선고 받고 교수형에 처해졌다.

영향

미생물, 그의 독소 그리고 신경계통에 미치는 이들의 효과에 대한 과학자들의 지식은 보다 더 우수한 백신용법을 갖게 했을 뿐만 아니라 항미생물약물을 더욱 개발시키게 하였다. 예를 들어, 파상풍예방접종프로그램은 미국에서 매년 파상풍환자를 약 100명까지 감소시킨 반면 전세계적으로 약 100만명이 보고된다.

불행하게도, 미생물과 인체에 미치는 그의 작용에 대한 이해는 생물무기로 사용할 수 있을 위협을 주고 있다(제23장, 생물테러 참조). 테러분자는 보툴리눔독소를 정제하여 무기화시켜 에어로졸형태로 분무하려 시도한다. 독소제제는 독이 든 음식이나 음료로 이용할 것이며 정교한 운송체계와 함께 항공기로 독소를 전파시킬 것이다. 보툴리눔독소는 몸 전반적으로 확산되어 주요 신경계통에 영향을 미치며 높은 사망률을 나타낸다.

미래

기술이 발전하는 만큼 새로운 개념이 연구를 이끈다. 그러한 새로운 개념의 예는 **염증반사(inflammatory reflex)**이다. 이는 신경계통과 면역계통 사이의 반응으로 미주뇌신경을 통해 "신경면역축(neuroimmune axis)"을 만든다. 신경계통은 미주뇌신경을 통해 미생물이나 조직손상에 의해 유도된 종양괴사인자-알파(tumor necrosis factor-alpha, TNF-α)의 순환농도를 조절한다. TNF-α는 몸에 정상적으로 존재하는 단백질이지만 그의 순환농도는 면역계통에 의해 증가되어 감염부위로 백혈구를 이동시키게 하며 결과적으로 감염구역에서 염증을 일으킨다.

프리온과 관련된 병에 대해서도 광범위한 연구가 진행되고 있다. 미국내의 사슴무리에서 전염성해면모양뇌병증(transmissible spongiform encephalopathy, TSE)의 확산에 대한 관심이 증가하고 있다. 만성소모병(일종의 TSE)에 대해 양성으로 검사된 사슴의 수가 증가하면서 사냥꾼/소비자가 사슴고기를 섭취함으로써 프리온이 전파될 우려가 커지고 있다. 이 연구의 결과는 사슴사냥과 일반적인 자연자원의 관리에 대해 중요한 영향을 미칠 수 있다.

현재, 중추신경계통에 대한 손상의 대부분은 증상완화 그리고 신경조직이 더 이상 손상되지 않도록 하는 단계로 치료된다. 중추신경계통의 퇴행에 대한 최근의 연구로 성인신경계통에서 줄기세포가 발견되었으며, 이는 중추신경계통의 신경세포손상을 복구시킬 뿐만 아니라 아교세포를 지지하는 새로운 희망을 주고 있다.

1 개요 Overview

신경계통은 **중추신경계통(central nervous system**, CNS)과 **말초신경계통(peripheral nervous system**, PNS)으로 구분된다. 중추신경계통은 뇌와 척수로 구성되며 말초신경계통은 12쌍의 뇌신경, 31쌍의 척수신경, 아교세포 그리고 연관된 감각수용기로 이루어진다(그림 17.1) 뇌와 척수는 집합적으로 **수막(meninges)**이라 부르는 3층의 보호막으로 덮여 있다(그림 17.2). 가장 바깥막은 경질막(dura mater)이며, 가운데층은 거미막(arachnoid)이고 그리고 가장 안쪽의 막이 연질막(pia mater 이다. 연질막과 거미막 사이의 공간은 거미막밑공간(*subarachnoid space*)이라 부르는데 이는 뇌의 뇌실, 척수의 중심관 그리고 거미막밑공간을 순환하는 **뇌척수액(cerebrospinal fluid**, CSF)을 포함하고 있다. 뇌척수액은 낮은 수준의 보체단백질, 순환항체 그리고 만일 세균이 뇌척수액에 침범하면 몸의 면역반응으로 거의 일으키지 않고 증식하게 되는 일부의 포식세포가 들어 있다.

이러한 보호막덮개 모두의 염증은 **수막염(meningitis)**이라 부르며 미생물에 의해 유발되거나 혹은 물리적인 손상, 암, 혹은 어떤 약물에 의한 결과로써 비감염성일 수 있다. 원인이 무엇이건, 수막염은 즉각적인 의학적인 치료를 필요로 하는 심각한 상태이다. 수막염을 일으키는 병원체에는 세균, 바이러스 그리고 원생동물이 있다.

중추신경계통의 감염 동안 뇌척수액에서는 특이적인 변화가 일어난다. 바이러스감염에 대한 뇌척수액에서의 반응은 일반적으로 림프구와 단핵구의 증가 그리고 단백질의 약한 증가로 나타나며; 뇌척수액은 투명한 채로 있다. 이 상태는 **무균**수막염(**aseptic** meningitis)이라 부른다. 세균감염인 경우, 과립구와 단백질이 빠르게 증가되며 뇌척수액은 눈에 띄게 혼탁해진다. 이 상태는 **패혈**수막염(**septic** meningitis)이라 부른다(표 17.1).

중추신경계통은 주로 혈액순환과 신경조직 사이의 장벽, 소위 **혈액-뇌장벽**(**blood-brain barrier**) 때문에 감염에 대단히 저항적이다. 혈액-뇌장벽의 모세혈관은 오직 선택된 물질만을 혈액으로부터 뇌로 지나게 하며 모든 다른 것은 제한시킨다. 지질에 녹지 않지만 장벽을 지나 수송하게 해주는 특이적인 운반기전을 가진 글루코스(포도당, glucose)와 특정의 아미노산을 제외하고, 필수적으로, 오직 지용성인 물질만이 장벽을 통과한다. 지용성이 아니라면 약물도 혈액-뇌장벽을 통과할 수 없다. 예를 들어, 지용

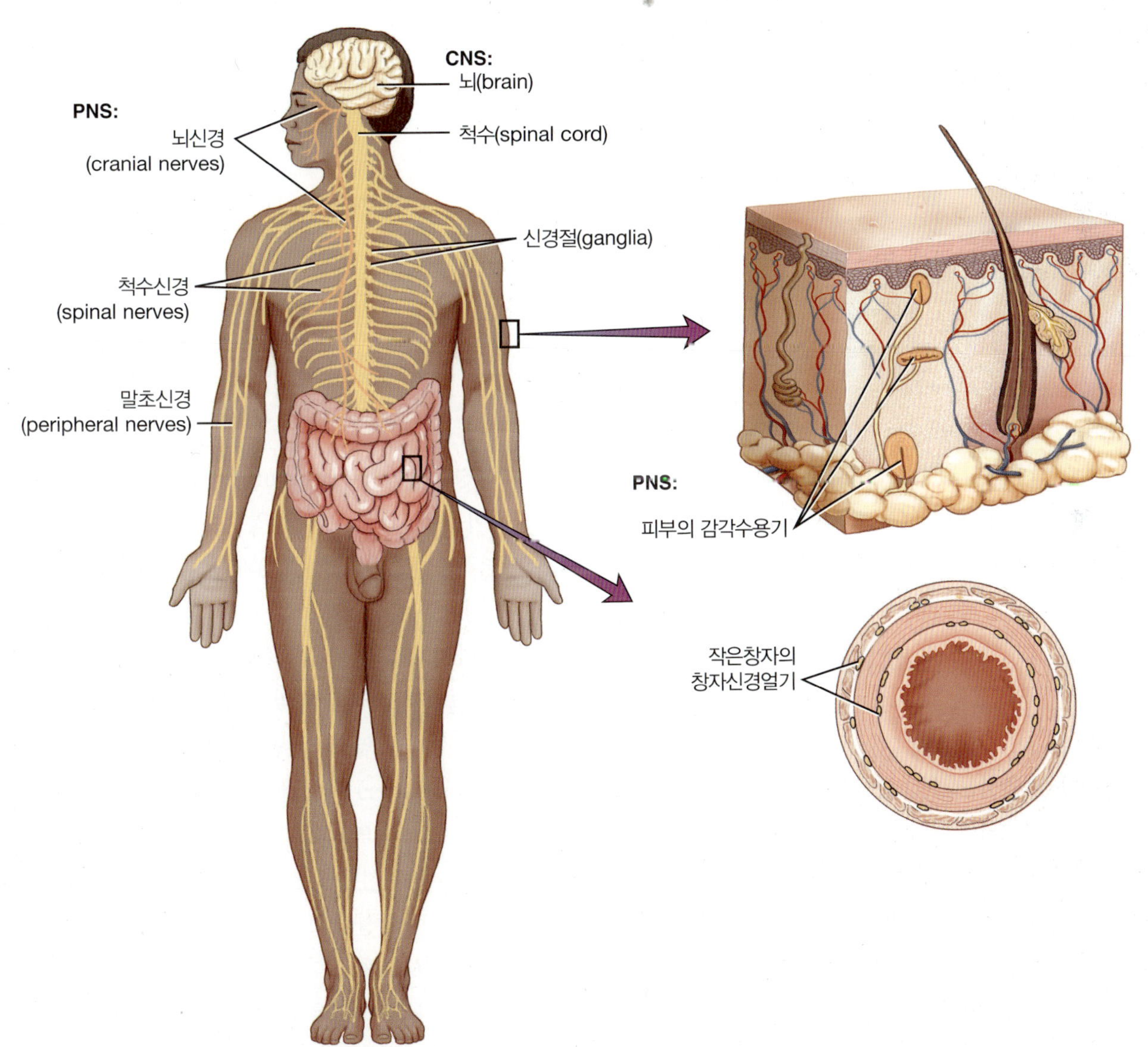

그림 17.1 신경계통의 개관. 신경계통은 뇌와 척수로 구성되는 중추신경계통(CNS) 그리고 뇌신경과 척수신경, 신경절 그리고 감각수용기를 포함하는 말초신경계통(PNS)으로 나뉘어진다.

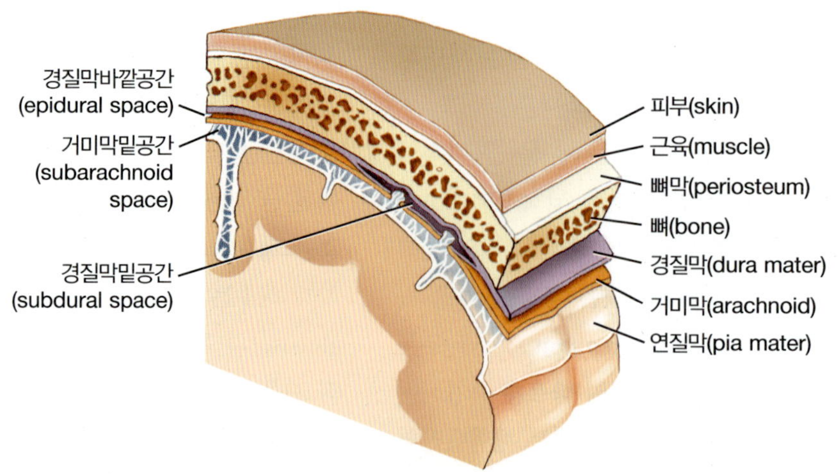

그림 17.2 수막(meninges). 뇌와 척수는 집합적으로 수막이라 부르는 3층의 보호막으로 덮여 있다. 가장 바깥막은 경질막(pia mater), 가운데 층은 거미막(arachnoid) 그리고 가장 속층은 연질막(pia mater)이다.

표 17.1 뇌척수액의 감염 동안 뇌척수액의 변화

	원인	세포/ml	단백질(mg/dl)	백혈구
정상		0~5	15~45	
무균수막염 혹은 수막뇌염	바이러스, 결핵, 렙토스피라, 진균, 뇌고름집(뇌농양)	100~1000	50~100	림프구와 단핵구가 증가됨
패혈수막염	세균, 아메바, 뇌고름집(뇌농양)	200~20,000	높음 (>100)	과립구가 증가됨

성인 항생제 클로람페니콜(chloramphenicol)(제11장 참조)은 뇌를 쉽게 들어갈 수 있는 반면, 지용성인 페니실린(penicillin)은 다량으로 투여된 경우에만 효과를 나타낸다.

흔하지는 않지만, 뇌에 염증이 일어나면 혈액-뇌장벽이 변화되어 정상적으로는 통과하지 못하는 약물을 통과시키게 된다. 염증이 뇌-혈액장벽을 변화시키는 경우 중추신경계통으로 침범하는 주된 경로는 혈류와 림프계통이다. 말초신경을 통해 중추신경계통으로 침입하는 것은 이 장의 뒤에서 설명되는 일부 바이러스가 가진 특징이기도 하다. 뇌의 염증은 **뇌염(encephalitis)**이라 부르며, 뇌와 수막 모두가 염증이 있는 상태는 **수막뇌염(meningoencephalitis)**이라고 부른다.

미생물이나 그의 독소가 영향을 미칠 수 있는 또 다른 구조는 **신경근육이음부(neuromuscular junction)**이다. 신경근육이음부(그림 17.3)는 척수에 위치하는 **운동신경세포**의 연접종말망울(축삭종말)과 근육섬유 사이의 연결이다. 이 이음부는 근육수축을 위해 필요하다. 두 세포는 서로 접촉하지 않으며 연접틈새(*synaptic cleft*)라 부르는 작은 공간에 의해 분리되어 있다. 운동신경세포로부터 오는 전기적인 신호는 연접이전종말에 위치하는 **신경전달물질(neurotransmitter) 아세틸콜린(acetylcholine)**을 통해 화학적인 신호로 번역된다. 신경전달물질이 연접틈새로 분비되면 이는 근육섬유에 있는 연접이후수용체(postsynaptic receptor)로 확산되고 또 다른 전기적인 충격을 일으켜 근육을 수축시키게 한다. 이 섬세한 구조에서 어느 부분이라도 방해가 되면 근육수축에 문제를 일으키게 될 것이다.

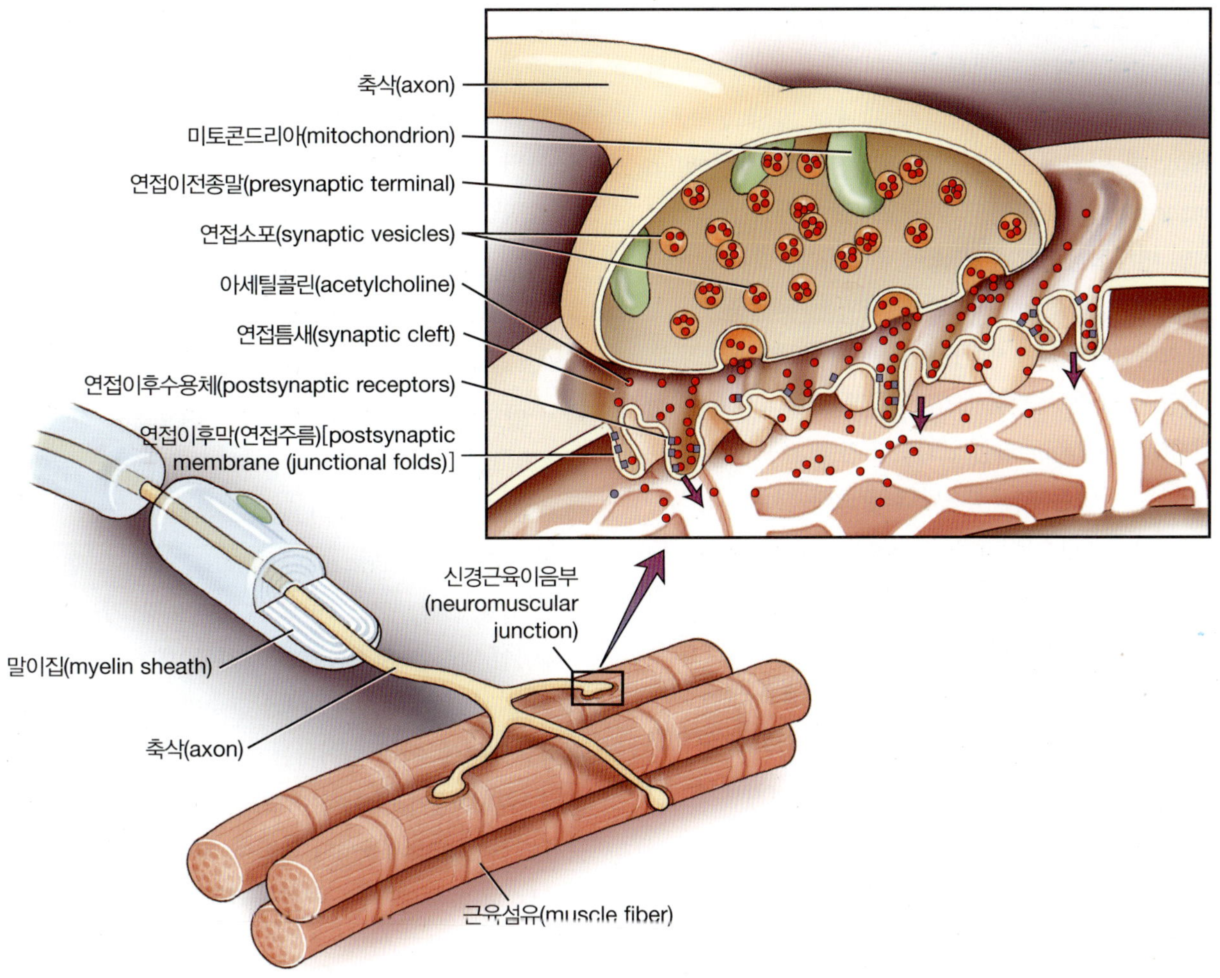

그림 17.3 **신경근육이음부(neuromuscular junction).** 신경근육이음부는 척수에 위치하는 운동신경세포의 연접종말망울(축삭종말)과 근육섬유 사이의 연결이다.

2 세균감염 Bacterial Infections

신경계통에 대한 세균감염은 드물다고는 하지만, 이는 때로 치명적인 결과를 가져올 만큼 심각하다. 항생제가 발견되기 전까지, 세균이 중추신경계통에 감염된다는 것은 거의 항상 사망으로 이어졌다.

1] 세균성수막염

수막염은 일반적으로 초기에는 구역, 구토, 발열, 두통 그리고 목의 경직이라는 증상을 나타낸다. 이러한 증상은 수 시간에 걸쳐 발생될 수 있지만 1~2일이 걸릴 수 있다. 환자마다 증상이 다르다고는 해도, 초기의 증상은 다음과 같은 것으로 이어질 수 있다.

- 착란
- 졸림
- 광민감성
- 경련과 혼수로의 진행가능성

세균성수막염은 바이러스성수막염보다는 덜 흔하지만 세균독소가 생성되기 때문에 본질적으로는 더 심각하다. 세균성수막염의 사망률은 원인병원체에 따라 다르며 일부에 대해서는 예방접종이 이용가능하다. 영구적인 신경손상을 예방하기 위해서는 세균성수막염의 조기진단과 치료가 필수적이다. 세균성수막염을 치료하기 위해 사용되는 항균약물에는 페니실린(penicillin) G, 암피실린(ampicillin)이나 아목시실린(amoxicillin), 클로람페니콜

(chloramphenicol), 세포탁심(cefotaxime), 반코마이신(vancomycin) 그리고 세프트리악손(ceftriaxone)이 포함된다(제11장 참조).

1990년대 이전에는 b형 인플루엔자균(*Haemophilus influenzae* type b, Hib)이 가장 흔했지만 백신이 개발되고 정기적인 면역접종의 일부로 소아에게 예방접종이 시행되어 인플루엔자균(*H. influenzae*)에 의한 환자의 수가 극적으로 감소되었다. 현재, 세균성수막염은 일으키는 가장 흔한 병원균은 폐렴사슬알균(*Streptococcus pneumoniae*)과 수막염균(*Neisseria meningitidis*)이다. 수막염을 일으킬 수 있는 기타 세균에는 세균성수막염의 증례에서 약 10%를 차지하는 단구성리스테리아(*Listeria monocytogenes*), 대장균(*Escherichia coli*), 크레브시엘라(*Klebsiella*) 그리고 결핵균(*Mycobacterium tuberculosis*)이 포함된다. 대장균(*E. coli*)과 크레브시엘라(*Klebsiella*)의 감염은 대개 머리손상, 뇌수술이나 척수수술, 패혈증, 혹은 병원내감염에 이어 발생한다. 또한, 이러한 감염은 면역계통이 약화된 환자, 미숙아 그리고 소아에서 더 흔하다.

수막알균수막염

수막알균수막염은 수막염균(*Neisseria meningitidis*)에 의해 일어나는데, 이 세균은 세균의 병원성의 일부를 나타내는 항원성다당류협막을 가진 그람음성의 유산소쌍알균이다. 지리학적인 지역에 따라 집단의 20%는 코와 목구멍에 이 세균을 가진 무증상적인 보균자이며 따라서 감염의 병원소가 된다.

주로 감염되는 사람은 모체의 항체가 소실되어 감염에 보다 감수성을 갖게 되는 6개월 이후 2세 이하인 소아이다. 세균은 사람대 사람접촉이나 호흡비말에 의해 확산된다. 감기와 같은 기타 호흡기감염이 있는 보균자는 호흡분비물이 증가되며 병원체를 더 쉽게 확산시킬 수 있다. 밀집된 조건이나 폐쇄된 것도 감염을 확산시키며 병을 돌발시키기가 더 쉬워진다.

수막알균수막염의 발생은 1~3일의 잠복기후에 갑자기 일어난다. 증상에는 다음과 같은 것이 있다.

- 인후통
- 두통
- 졸음
- 발열
- 목의 경직
- 광민감성

일부의 환자에서, 세균은 혈류에서 증식할 수 있으며 패혈증을 의미하는 출혈성피부발진이 발생할 수 있다. 이 그람음성패혈증은 생명을 위협하는 상태여서, 만일 치료되지 않으면 광범위한 조직파괴를 일으켜서 절단술이 필요하며, 발열이 발생한 수시간 후에 사망할 수도 있다. 항생제요법은 사망률을 9~12%로 낮춘다.

수막염균(*Neisseria meningitidis*)은 5가지 협막혈청형(A형, B형, C형, Y형 그리고 W-135형)을 가지며; 이들의 우세적인 발생은 지리학적인 위치에 따라 달라진다. 미국과 기타 선진국의 경우, 수막알균수막염은 주로 B형, C형 그리고 Y형에 의해 일어나는 반면 중진국 이하에서는 A형과 W-135형이 더 흔하다. 이들 5가지 혈청형에 대한 다당류백신이 이용가능하다. B형에 대한 백신은 캐나다, 유럽 그리고 호주에서는 승인이 되었지만 미국에서는 아직 승인이 되지 않고 있다.

수막알균수막염의 돌발은 전세계적으로 발생한다. 이는 온대지방에서는 풍토성이며, 산발성인 증례와 겨울과 봄에 계절적으로 증가하는 약간의 병도 있다. 미국의 경우, 동부해안뿐만 아니라 서부해안의 대학생 중에서 산발성의 대발작이 발생한다. 이 발생은 분명히 서로 무관하다. 수막알균수막염의 유행은 주기적인 방식으로 아프리카에서 일어난다. 2002년, 돌발이 중앙아프리카의 대호수(Great Lakes)지역의 마을과 난민촌에서 발생하였다. 2200명 이상의 환자가 발생하였고 이중 200명이 사망한 것으로 보고되었다(표 17.2). 보다 최근, 2007년 동안, 아프리카 "수막염벨트(meningitis belt)"에서 54,676명의 수막염 의심환자가 발생하여 4062명이 사망한 것으로 보고되었다. 이 지역은 사하라사막 아래에 약 3억5천만명의 사람이 밀집된 21개의 국가로 이루어져 있다.

표 17.2 최근의 전세계적인 수막알균수막염의 돌발

시기	장소	환자수	사망자수
1999년 5월 12일까지(발병된 주에 1070만개 용량의 백신이 지급되었음)	수단(Sudan)의 19개 주	22,000	1600
1999년 8월~9월	앙골라(Angola)[얌발라구역(Yambala area)]	253	147
1999년 9월~10월	르완다(Rwanda)	수는 보고되지 않음	
1999년 10월~2000년 1월	중앙아프리카공화국(Central African Republic)	86	14
1999년 12월	헝가리(Hungary)	30	4
2000년 1월~3월	에티오피아(Ethiopia)		
	암하라지역의 코보구(Kobo District of Amhara Region)	81	3
	티그라이지역의 알라마타구(Alamata District of Tigray Region)	48	6
2002	아프리카의 대호수지역(Great Lakes region)	2200	200
2002	부르키나파소(Burkina Faso) (W-135형이 출현함)	130,000	1500
2007	"수막염벨트(meningitis belt)"(아프리카)	54,676	4062

생명의 응용

수막염: 기숙사병?

뇌와 척수를 싸고 있는 막을 붓게 만드는 세균성수막염은 많은 수의 각기 다른 미생물에 의해 발생한다. 수막염환자의 대부분은 소아이거나 젊은 성인으로 세균 수막염균(*Neisseria meningitidis*)에 의해 발생한다. 이는 미국에서 1400~3000명의 환자를 매년 발생시켜 150~300명을 사망하게 한다. 대학교에 입학하는 청소년 중에서 매년 100~150명의 환자가 발생하여 5~15명이 사망한다. 세균이 호흡비말에 의해 공기를 통해 전파되거나 혹은 물컵과 같은 물품을 공유하는 구강접촉 혹은 키스에 의해 직접적으로 확산되며, 이 병은 대학교의 기숙사와 같은 밀집된 조건에 사람이 살고 있는 구역에서 빠르게 확산될 수 있다. 긴밀한 접촉, 개인물품의 공유, 간이식당의 애용 그리고 불규칙한 수면습관과 같은 독특한 기숙사환경 때문에 기숙사에서 생활하는 대학생은 나머지 다른 대학생보다 수막염에 걸리기가 훨씬 더 쉽다. 2005년, 질병통제예방센터(Centers for Disease Control and Prevention, CDC)는 기숙사에 입사하는 모든 신입생은 수막염에 대한 예방접종을 받을 것을 권장하였다. 미국대학건강협회(American College Health Association)는 기숙사에서 생활하는 모든 신입생은 면역접종을 받아야 하며 25세 이하의 대학생은 모두 예방접종을 받을 것을 고려해야 하다고 추가적으로 권고하였다.

인플루엔자균수막염

인플루엔자균(*Haemophilus influenzae*)은 융통유산소 그람음성 짧은막대균이며 일반적으로 목구멍의 정상균무리로 존재한다. 인플루엔자균(*H. influenzae*)에는 협막다당류로 감별되는 6가지 혈청형이 있다. 대부분의 건강인의 목구멍에는 무협막균주가 일반적이다. 협막이 있는 b형(Hib)은 영아와 소아의 호흡관에서 흔하게 서식한다. 이는 때로 혈류로 들어와 폐렴, 가운데귀염(중이염), 후두덮개염(후두개염, epiglottitis) 그리고 수막염과 같은 침습성의 질병을 일으킨다.

미국과 기타 선진국에서 Hib 접합체백신이 이용되기 전에는 5세 이하의 소아에서 세균성수막염의 주된 원인이 b형 인플루엔자균(*H. influenzae* serotype b)이었다. 백신이 사용됨으로써 어린소아에서 이 종류의 수막염은 95% 이상 감소되었지만 성인에서는 이는 여전히 세균성수막염의 5~10%를 일으킨다.

전파는 보균자나 환자로부터 나온 호흡비말을 직접접촉함으로써 일어난다. 위험집단에는 영아와 어린소아, 환자와 같이 거주하는 사람 그리고 보육원의 동급아동이 포함된다. 질병이 의심되면 가능한 빨리 정맥내 항생제로 치료가 시작되어야 한다. 때로, 수막염의 흔한 합병증인 특히 청각소실이 일어난 소아에서는 스테로이드가 사용된다. 감염자와 밀접하게 접촉했던 사람을 위해서는 예방요법이 권장된다. 이러한 종류의 접촉에는 생활공간의 공유, 키스, 음식과 식기구의 공유, 혹은 기타 입안분비물과의 접촉이 있다.

생후 2개월 이상인 소아를 위해 여러 종류의 Hib 백신이 제공될 수 있다. 영아와 소아에 대한 면역접종은 미국소아과학회(American Academy of Pediatrics), 국립보건원(National Institutes of Health) 그리고 기타의 건강당국에 의해 권장된다. 이상적으로, 백신의 첫 번째 용량은 생후 2개월에 투여되어야 하며 이어서 사용되는 백신의 상품에 따라 3~4회의 추가접종을 하게 된다(제13장 참조).

폐렴알균수막염

폐렴알균수막염은 많은 건강인에서 목구멍으로 들어오는 협막을 가진 그람양성 융통유산소쌍알균 폐렴사슬알균(*Streptococcus pneumoniae*)에 의한다. 다당류협막의 조성 차이가 약 90개의 각기 다른 혈청형을 만드는데, 이의 일부가 빈번하게 폐렴알균병과 연관되며 다른 것은 드물다. Hib 수막염이 감소되고, 폐렴사슬알균(*S. pneumoniae*)이 성인, 특히 노인 그리고 1개월~4세 사이의 소아에서 수막염의 가장 흔한 원인이다.

폐렴알균(pneumococci)은 또한 미국에서 매년 **급성가운데귀염**(**중이염**, **otitis media**)(즉 가운데귀의 감염)(그림 17.4) 그리고 약 50만명의 폐렴환자를 발생시킨다(제15장 참조). 가운데귀의 감염은 미국에서 매년 2000만명 이상이 병원에 내원하게 하는 가장 흔한 원인의 하나이다. 일반적으로 생후 12개월 때, 소아의 60%가 최소 1번의 급성가운데귀염(중이염)을 앓는다. 폐렴알균가운데귀염의 합병증에는 꼭지돌기염(유양돌기염, mastoiditis)과 수막염이 있다.

폐렴알균감염에 대한 면역반응은 주로 특정 감염에 포함된 협막혈청형에 대해 일어난다. 접합체백신이 개발되었으며 생후 24개월 미만인 소아와 모든 다른 위험에 있는 사람에게 예방접종이 권장된다. 일반적으로 예방접종은 다음과 같은 사람에게 권장된다.

- 생후 2세 이상인 위험이 높은 사람
- 65세인 사람은 누구나
- 낫적혈구빈혈(sickle cell anemia)이 있는 환자
- 지라절제술(비장절제술, splenectomy)을 받은 환자
- 만성기관기능상실이 있는 환자
- 요양원과 장기보호시설의 거주자
- 만성적인 건강문제를 가진 사람이 거주하는 기관에서 같이 살고 있는 사람

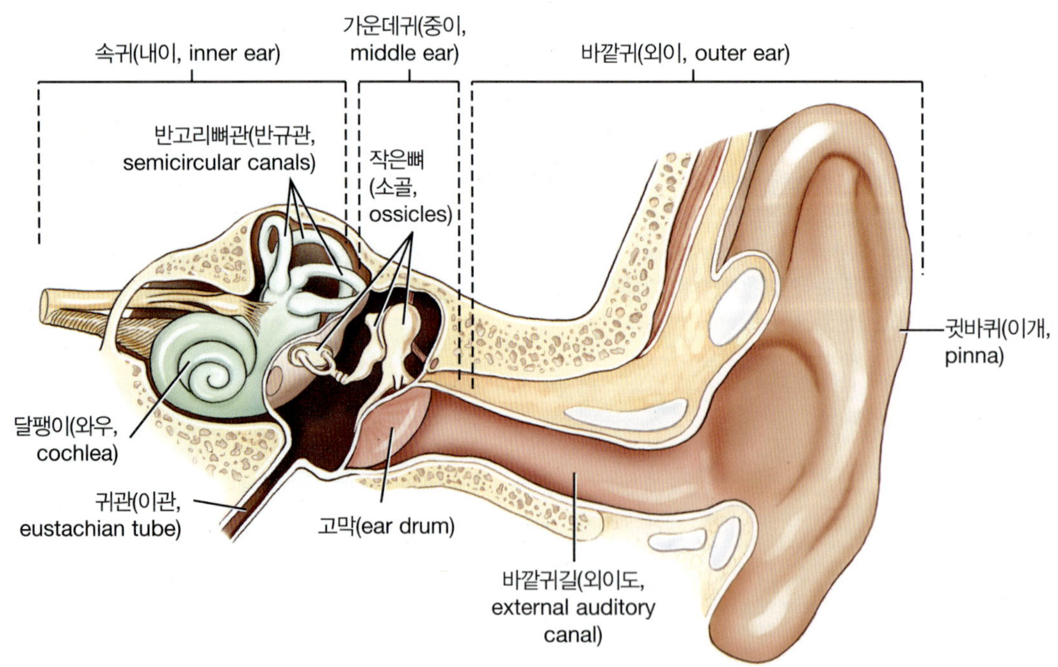

그림 17.4 **사람귀의 해부학.** 사람의 귀는 바깥귀, 가운데귀 그리고 속귀로 이루어진다.

- 사람면역결핍바이러스를 가진 환자, 암환자, 혹은 기관이식편을 수용한 환자에서처럼 면역계통이 약화된 사람
- 스테로이드를 포함하여 장기적인 면역억제제를 투여받는 사람
- 유전소인이 있는 알라스카원주민과 어떤 본토미국인

수막염을 포함하는 폐렴알균병이 가진 심각한 문제는 항생제내성폐렴사슬알균주(antibiotic-resistant strains of *S. pneumoniae*)의 출현이 증가한다는 점이다(제15장 참조). 항생제내성균주는 병원, 요양원 그리고 주간요양센터와 같이 흔하게 항생제가 처방되는 시설에서 출현하기가 더 쉽다. 현재 폐렴사슬알균(*S. pneumoniae*)에 의한 모든 감염의 10~40%는 최소 하나 이상의 항생제에 내성이 있지만, 미국에서는 다제내성균주(multidrug-resistant strains)가 점점 더 많이 출현하고 있다. 그러므로, 가까운 미래에 폐렴알균병을 예방하는 데 있어 위험을 가진 사람의 백신접종이 더욱 중요한 역할을 할 것이다.

리스테리아수막염

단구성리스테리아(*Listeria monocytogenes*)는 그람양성 막대균이며 식품매개병인 리스테리아증(listeriosis)(제16장 참조)의 원인균이다. 이 세균은 혈류로부터 중추신경계통으로 확산되어 특히 암을 가진 면역약화자에서 수막염을 일으킨다. 리스테리아(*Listeria*)수막염은 흔히 치명적이며 리스테리아증 성인환자의 약 1/2에서 발생한다. 미열, 두통, 구역, 구토, 설사 그리고 피곤함의 초기증상후 약 4일에 보다 심각한 증상이 발현된다. 리스테리아(*Listeria*)수막염의 증상은 다음과 같다.

- 발열
- 인격변화
- 협동되지 못하는 근육운동
- 떨림

건강관리의 응용

세균성수막염

병원체	전파/증상	치료	예방
수막염균(*Neisseria meningitides*)	사람대 사람, 호흡비말이나 입안분비물과의 접촉 급성발병(6~24시간): 피부발진	페니실린(penicillin), 암피실린(ampicillin), 클로람페니콜(chloramphenicol), 세프트리악손(ceftriaxone)	나낭류백신: 밀집한 접촉에 대해서는 리팜핀(rifampin)으로 예방
인플루엔자균(*Haemophilus influenza*)	사람대 사람, 호흡비말, 체액과의 접촉 발병: 1~2일	암피실린, 세프트리악손, 혹은 클로람페니콜	b형(Hib)에 대한 다당류백신
폐렴사슬알균(*Streptococcus pneumonia*)	주로 호흡비말을 통해 급성발병: 노인에서 폐렴 또는 패혈증으로부터 이어질 수 있음	페니실린, 세프리트릭악손, 혹은 클로람페니콜	가운데귀염(중이염)과 호흡기감염의 즉각적인 치료; 다당류백신
단구성리스테리아(*Listeria monocytogenes*)	식품매개 인격변화, 발열, 근육운동협동 못함, 떨림, 발작, 의식상실	페니실린 혹은 암피실린 + 젠타마이신(gentamicin)	오염된 식제품을 피함; 모든 음식을 완전히 익혀 먹음
결핵균(*Mycobacterium tuberculosis*)	호흡비말 발병: 다양함	잠복감염을 치료하기 위해 이소지아니드(isoniazid), 리팜핀 그리고 리파펜틴(rifapentine)이 사용됨 활동성감염을 치료하기 위해 이소지아니드, 리팜핀, 에탐부톨(ethambutol) 그리고 피라진아미드(pyrazinamide)가 사용됨	BCG(Bacille Calmette-Guérin)접종; 접촉에 대해서는 이소니아지드로 예방(미국에서는 권장됨)
대장균(*Escherichia coli*)과 기타 다른 대장균형	신생아: 병원에서 혹은 가정에서 분만 동안	항생제	

- 발작
- 의식의 오락가락함

사람은 오염된 음식을 섭취함으로써 리스테리아(*Listeria*)에 감염된다. 리스테리아(*Listeria*)는 창자벽을 통과하여 지난 다음, 혈류로 들어가며 혈류에 의해 몸의 어느 곳에라도 수송되는데 주로 중추신경계통에서 발견된다. 리스테리아(*Listeria*)는 큰포식세포(대식세포) 안에서도 생존하여 면역계통으로부터 차폐되며, 큰포식세포(대식세포) 안에서 증식할 수 있다. 이 세균은 또한 너무 작아서 태반을 통과하며 따라서 태아를 감염시킬 수 있다. 태아가 출생전 혹은 출생 동안 감염되는 경우에는 조기발생병(early-onset disease)과 후기발생병(late-onset disease)이라는 2종류의 리스테리아증이 발생할 수 있다.

- 조기발생병은 출생시에 나타나고 대개 아기를 조산하게 하는 심각한 질환을 의미한다. 리스테리아(*Listeria*)에 감염된 신생아의 약 50%는 이 병으로 죽게 된다.
- 후기발생병은 만삭출산하는 아기가 출산하는 동안 감염될 때 발생하며, 증상은 일반적으로 출생 약 2주후에 나타난다. 이러한 신생아는 일반적으로 수막염이 있지만 조기발생병의 경우보다는 생존할 가능성이 더 많다.

리스테리아증은 항생제로 치료된다. 치료의 기간은 환자의 생리학적인 상태에 따라 달라지며 또 그에 의존한다. 신생아, 노인 그리고 면역약화자에서는 병이 중증이기 때문에 병의 전반적인 사망률은 26%이다.

2] 파상풍

파상풍은 급성이고 때로 치명적이며 뼈대근육섬유의 수축이 지연되어 뼈대근육의 전신적인 경직과 경련성연축이 특징이다. 증상은 최종포자로 발생하여 북채모양의 특성을 나타내는 그람양성 유산소막대균 파상풍균(*Clostridium tetani*)이 생성하는 신경독(neurotoxin)(외독소, exotoxin)인 파상풍독소(tetanospasmin)에 의한다(그림 17.5). 증식성의 미생물은 열에 민감하고 산소가 있으면 살 수 없는 반면, 포자는 열에 극도로 저항적일 뿐만 아니라 통상적인 방부제에도 저항성이 있다. 또한 포자는 페놀(phenol)과 기타 화학적인 항미생물제에 상대적으로 저항적이다.

파상풍균(*C. tetani*)의 포자는 토양 그리고 말, 양, 염소, 개, 돼지, 고양이, 기니피그돼지 그리고 닭의 창자와 분변에서 발견된다. 결과적으로 비료를 뿌린 토양에는 특히 많은 수의 클로스트리듐(*Clostridium*)포자가 들어 있다. 이러한 포자가 작은 긁힘이나 베인 무산소상태의 상처를 통해 혹은 훨씬 더 큰 상처를 통해 인체로 들어올 수 있다. 포자가 들어와서 무산소환경에 놓이면, 이들은 증식형으로 발아한다. 파상풍균(*C. tetani*)은 그 다음 2가지 종류의 외독소, 즉 파상풍용혈소(tetanolysin)와 파상풍독소를 생성한다. 파상풍용혈소의 기능은 완전히 이해되지는 못했으며, 파상풍독소는 파상풍의 임상소견을 야기하는 신경독이며 사람에게 알려진 가장 강력한 독소 중의 하나이다. 사람에게 추정되는 최소치사량은 체중 킬로그램 당 2.5 ng이다(1 ng은 10^{-9} g).

의학적 사건

식품안전성에서의 새로운 무기: 식품방사선조사

위창자질환(위장질환)의 많은 증례가 오염된 식제품에서 비롯되는 것으로 알려져 왔다. 사람들은 최근의 뉴스헤드라인에서 위창자염이 식품과 관련되어 돌발했다는 수많은 보도를 쉽게 접할 수 있다. 땅콩버터 속의 식중독살모넬라균(*Salmonella enteritidis*)으로부터 고기 속의 대장균(*E. coli*)까지, 음식 속의 세균오염이 건강과 경제 모두의 문제로 되고 있다. 위해요소중점관리기준(Hazard Analysis and Critical Control Points)프로그램과 같은 철저한 검사요구사항의 개발과 위생관념의 제고는 가공하고 포장하는 동안 식품의 오염을 현저하게 감소시키고 있다.

이러한 방법 외에도, 식품방사선조사의 과정은 대중과 회사 모두가 받아들이며 식품의 세균오염을 현저하게 감소시킬 수 있을 것이다. 방사선조사는 고에너지전자, 감마선, 혹은 x-선을 사용하여 DNA의 화학결합을 파괴하며 따라서 미생물을 죽인다. 사용되는 방사선의 준위는 낮아서 방사성잔류물을 남기지 않고 식품의 영양가에 부정적인 영향을 미치지 않으며 원하지 않는 화학부산물을 만들지 않고서도 식품을 충분히 살균하거나 멸균시킨다.

식품을 방사선조사하는 과정은 1960년대에 상업적인 목적을 위해 처음으로 개발되었으며 연구의 대부분은 NASA와 우주프로그램에서 만들어졌다.

1984년, 미국복지부장관은 식품의 방사선조사를 승인하였다. 시장에 있는 방사선조사된 식제품의 수는 가격이 약간만 오른 채 빠르게 증가하고 있다.

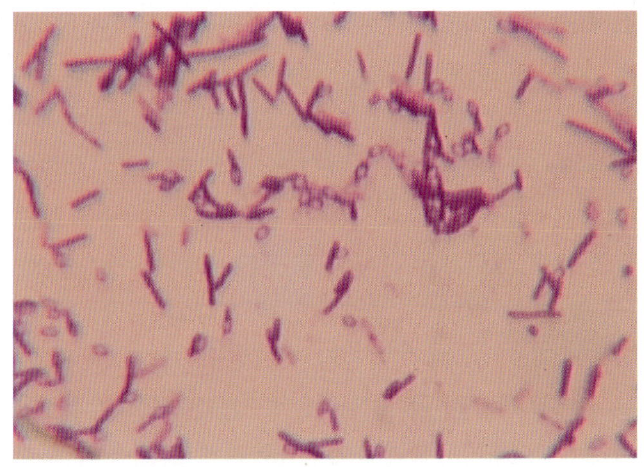

그림 17.5 파상풍균(*Clostridium tetani*). 파상풍의 원인균인 파상풍균(*C. tetani*)은 그람양성 유산소막대균이며 북채모양의 특성을 나타내는 최종포자를 생성할 수 있다.

파상풍균(*C. tetani*) 그 자체는 감염부위로부터 확산되지 않으며 동반되는 염증도 없다. 이 세균은 그의 독소를 방출하며 이는 말초신경을 통해 그리고 또한 아마도 혈류로 운반되어 중추신경계통으로 가게 된다. 그 다음, 독소는 척수신경세포로 하여금, 근육섬유의 이완을 정상조절하는 억제성신경전달물질의 분비를 억제시키며, 결국 **강직(tetany)**(근육연축)이라 부르는 비정상적인 근육수축을 지속시키는데, 이는 생리학적으로 지속적으로 조절되는 소위 강축(*tetanus*)이라는 근육수축과는 관련이 없다.

파상풍의 잠복기는 3~21일의 범위이며; 중추신경계통으로부터 더 먼 곳에서 손상이 있는 경우에는 잠복기가 더 길어진다. 잠복기가 짧으면 치명적인 결과가 나올 가능성이 더 높아진다. 임상소견에 기반하여, 각기 다른 4종류의 **파상풍**이 있다.

- 국소파상풍(*local tetanus*)은 환자의 손상부위에 있는 근육을 지속적으로 수축시킨다. 이는 흔하지 않은 형태의 질병이며 점차적으로 가라앉기 전 여러 주 동안 지속될 수 있다. 국소파상풍은 일반적으로 더 경증이며 환자의 약 1%만 치명적이다; 하지만 이 상태는 전신파상풍의 발생의 전조일 수 있다.
- 머리파상풍(*cephalic tetanus*)은 희귀형태의 질병으로 파상풍균(*C. tetani*)이 가운데귀의 균무리에 존재하거나 머리손상으로 존재하게 될 때 발생한다. 이 상태는 특히 얼굴구역으로 신경지배되는 뇌신경을 침범한다.
- 전신파상풍(*generalized tetanus*)은 보고된 증례의 약 80%를 차지하는 가장 흔한 종류의 파상풍이다. 이 상태의 첫 번째 징후는 입벌림장애(trismus) 즉 개구장애(lockjaw)이며, 이어서 목의 경직, 삼킴곤란 그리고 가슴근육과 종아리근육의 경직이다. 연축이 빈번하게 발생하여 수분 동안 지속될 수 있다. 이러한 연축은 3~4주 동안 계속될 수 있고, 보고된 증례의 약 11%는 치명적이다.
- 산모가 면역화되지 못했기 때문에 신생아가 필요로 하는 수동면역을 산모가 제공하지 못해 발생하는 파상풍의 한 형태가 신생아파상풍(*neonatal tetanus*)이다. 이 상태는 치유되지 않은 배꼽잘린끝의 감염을 통해 발생할 수 있다. 신생아파상풍은 주로 개발도상국에서 발생하며 모든 신생아사망의 약 14%가 이 원인에 의한

의학적 사건

파상풍: 녹슨 못 이야기

파상풍은 포자를 형성하는 무산소막대균 파상풍균(*Clostridium tetani*)이 생성하는 독소에 의해 발생한다. 파상풍균(*C. tetani*)은 어디에나 존재하는 세균으로 토양에서 쉽게 발견된다. 생성되는 독소는 뼈대근육을 수축시키며 수축상태를 유지시켜 희생자는 근육을 이완시키지 못한다. 이러한 근육에는 호흡을 족신시키고 시지해 주는 근육이 포함된다. 호기와 흡기를 할 수 없기 때문에, 희생자는 호흡을 못하여 질식하고 치명적인 결과로 된다. 많은 사람이 일반적으로 잘못 알고 있는 것은 녹슨 못에 찔린 상처의 녹이 파상풍을 일으킬 수 있다는 점이다. 사람이 녹슨 못에 다칠 수 있을 환경이나 조건이 실제적으로 이러한 유형의 잠재적으로 위험한 조건을 만드는 것이다. 땅에 떨어진 녹슨 못은 야외에서 매우 흔하게 접할 수 있다. 파상풍균(*C. tetani*)의 자연서식지가 토양이기 때문에, 만일 이 세균이 못 근처에 있다면 발생된 포자가 "부착되기" 편리한 장소인 거칠고 녹슨 금속표면을 찾을 기회가 있을 것이다. 포자가 그 표면에 활성적으로 부착할 능력은 갖지는 않았지만, 못 표면의 거친 물리적인 본질은 부식된 금속의 "구석구석(nooks and crannies)"에 포자가 들러붙게 할 것이다. 못이 피부의 피부밑조직으로 뚫고 들어오면, 깊게 뚫린 구멍이 생기게 된다. 못이 제거되고 작은 침입상처 위에 피딩이가 생기면 잠재적으로 무산소환경이 만들어지게 된다. 상처통로의 이 작은 무산소배양기에서 포자는 다시 증식단계로 돌아간다. 포자로부터 증식세포로 전환되는 이 동안 독소가 생성된다. 얄궂게도, 못이 제거되고 치유과정이 시작되면서 파상풍균(*C. tetani*)의 잠재적인 위험도 함께 시작되는 것이다.

다. 신생아파상풍은 미국과 선진국에서는 드물다.

3] 보툴리눔증

보툴리눔증(botulism)은 포자를 형성하며 강력한 신경독(제16장 참조)을 생성하는 그람양성 무산소막대균 클로스트리듐보툴리눔(*Clostridium botulinum*)에 의해 발생되는 희귀하고 심각한 질병이다. 이 세균과 그의 포자는 자연에 광범위하게 존재한다. 이들은 농경지와 삼림의 토양; 시내, 호수, 해변가 물속의 바닥침전물; 그리고 또한 어류와 포유류의 창자관 그리고 게와 기타 패각류의 아가미와 창자에도 존재한다. 보툴리눔증에는 이 균주가 생성하는 독소의 항원특이성에 기초하여 8개의 혈청형(A형, B형, C형, D형, E형, F형, G형 그리고 H형)이 밝혀져 있다. A형, B형, E형, F형 그리고 아마도 H형이 사람보툴리눔증을 일으키며; C형과 D형은 동물에서 대부분의 보툴리눔증을 일으킨다. 각기 다른 균주에 의해 생성되는 독소는 독성인자(발병인자, virulence factor)가 현저하게 다르다.

- A형 독소는 모든 보툴리눔증의 독소 중에서 아마가 가장 독력이 크며, 10^{-9} g의 수준에서 노출되어도 사망하게 된다. 오염된 음식을 단지 맛만 보고 심지어 삼키지 않아도 사망할 수 있다. 피부의 작은 상처로 흡수되는 것도 치사량에 달할 수 있다. 치료되지 않으면, A형 독소의 중독은 60~70%의 사망률을 나타낸다. 미국에서, A형 독소를 생성하는 균주는 주로 캘리포니아, 워싱턴, 콜로라도, 오리건 그리고 뉴멕시코에서 발견된다.
- B형 독소는 유럽에서 돌발하는 보툴리눔증의 대부분을 일으키며 또한 미국동부에서 가장 흔한 종류이기도 하다. 치료되지 않으면 사망률은 약 25%에 달한다.
- 클로스트리듐(종)(*Clostridium* species)에 의해 생성되는 E형 독소는 주로 바다나 호수의 퇴적물에서 발견되며, 따라서 대개 돌발은 특히 북서태평양, 알래스카 그리고 미국의 5대호 구역의 해산물과 연관된다.
- F형 독소는 클로스트리듐바라티(*C. baratii*)에 의해서도 생성되며 영아보툴리눔증을 일으키는 것으로 알려져 왔다. F형 독소는 또한 아프고 쇠약하게 만드는 신경과적 운동장애 연축기운목(연축사경, spasmodic torticollis)의 치료에도 사용된다.

다음과 같은 4종류의 보툴리눔증이 알려져 있다(제16장 참조).

1. 식품매개보툴리눔증(foodborne botulism)
2. 영아보툴리눔증(infant botulism)
3. 상처보툴리눔증(wound botulism)
4. 흡입보툴리눔증(inhalation botulism)

앞에서 설명한 대로 보툴리눔독소는 **신경세포**에 독성을 미치는 단백질이며 알려진 자연적으로 생성되는 가장 독성이 큰 물질의 하나인 신경독이다. 감염용량은 대단히 소량이며 단지 몇 나노그램에 노출되어도 질병이 발생한다.

보툴리눔독소가 몸으로 들어오게 되면, 이 독소는 신경근육이음부의 신경종말에 결합하여 신경전달물질 아세틸콜린의 분비를 차단시키고 따라서 근육의 수축을 억제시킨다. 그러므로, 신경근육이음부가 이러한 신경독에 노출되면 이완마비(flaccid paralysis)가 일어나게 된다. 모든 형태의 보툴리눔증은 다음과 같은 공통의 증상을 포함한다.

- 입안건조(구강건조)
- 삼킴곤란(연하곤란)
- 어눌한 말투
- 눈꺼풀처짐증(안검하수증)
- 근육쇠약
- 겹보임(복시) 또는 흐린시야
- 구토와 때로는 설사

근육쇠약과 마비는 머리뼈로부터 내려오며 호흡을 조절하는 근육(가로막근육과 갈비사이근육)을 포함하는 모든 근육에 영향을 미친다. 보툴리눔증은 감염이 아니라 보툴리눔독소에 의해 야기되는 중독이다.

질병의 발생률은 낮다고 해도, 즉시 적절하게 치료하지 않으면 사망률은 높다. 보툴리눔중독증으로 인한 사망은 일반적으로 가로막근육과 갈비사이근육의 마비로 인한 호흡기능상실로 인한다. 그러므로, 보툴리눔항독소를 투여하고 인공호흡기로 호흡을 유지시키는 것이 필요하다. 기능적으로 회복되는 시간은 수주에서 수개월이 걸릴 수 있다.

의학적 사건

허영심: 그대 이름은 보툴리눔증

보툴리눔증은 위험하고 잠재적으로 치명적인 질병으로, 포자를 형성하는 그람양성 무산소균 클로스트리듐보툴리눔(*Clostridium botulinum*)이 생성하는 신경독에 의해 발생한다. 신경독은 신경연접에서 아세틸콜린의 분비를 차단하는데 이는 뼈대근육에 도달하는 신호를 억제시킨다. 희생자는 마비로 고통 받게 되고 이는 호흡기능상실을 초래하여 치료되지 않으면 사망하게 된다. 사망을 야기할 수 있는 신경독은 그의 동일한 작용이 유용하게 응용되는 수도 많다. 현재 유행하는 응용이 보톡스(Botox)이다. 보톡스는 보툴리눔독소에 대한 상품명이며 현재 노화의 주름을 제거하기 위한 미용치료로 사용된다. 얼굴과 목의 얕은 근육에 주입하면 독소는 국소마비를 일으키며 따라서 피부 아래의 근육을 이완시켜 표면의 주름을 없애 피부의 표면을 매끄럽게 만든다. 치료는 영구적이지 않으며 독소가 분해되면서 독소를 새로 주입해야만 한다. 이 절차는 미국식품의약국(.S. Food and Drug Administration, FDA)에서 안전하다고 여기고 있지만; 그러나 이는 잠재적인 결과가 없는 것은 아니다. 얼굴의 얕은 근육이 얼굴표현에 필수적이기 때문에 보톡스를 과하게 주입하면, 무표정한 가면모양의 얼굴을 만들게 된다. 또한 미용독소를 부적절하게 사용하면 완전한 보툴리눔중독증이 발생하여 광범위하게 마비되어 사망했다는 몇몇의 증례도 있다.

4] 나병

나병(한센병, Hansen's disease)은 만성적이며 서서히 진행된 질병으로 다형태성의 그람양성 세포내 항산 유산소 막대균이며 미코박테륨에 독특한 특징적인 밀랍모양외피로 싸인 나병균(*Mycobacterium leprae*)에 의해 발생한다. 이 병의 다음과 같은 곳에 침범한다.

- 피부(그림 17.6)(제14장 참조)
- 주로 손과 발에 있는 말초신경
- 코, 목구멍 그리고 눈의 점막

나병은 고대에 가장 흔한 감염병의 하나였으며 이는 여전히 아프리카, 아시아, 남태평양 그리고 일부 남미국가에서는 여전히 심각한 건강문제이다. 이 병이 가장 가벼운 접촉에 의해서도 전파되는 것이라 생각했지만, 이는 실제적으로 다른 대부분의 감염병보다 덜 전파될 수 있다. 미국에서 나병환자의 대부분은 개발도상국으로부터 이민을 온 사람들이 포함된다.

나병균(*M. leprae*)에 노출된 사람의 약 95%는 이들의 면역계통이 온전하기 때문에 병이 발생하지 않는다. 감염은 어떠한 나이대에서도 발생하지만 대부분 20~30대에 있는 사람들에서 시작된다. 잠복기는 6개월~10년까지 다양하다. 나병환자는 희균(paucibacillary)(결핵모양, tuberculoid)한센병 혹은 다균(multibacillary)(나종형, lepromatous)한센병으로 분류된다. 나병으로 인해 죽는 것은 드물며, 대개 나병의 병변이 병원체 그 자체가 아닌 다른 균에 감염되는 결과로 사망하게 된다.

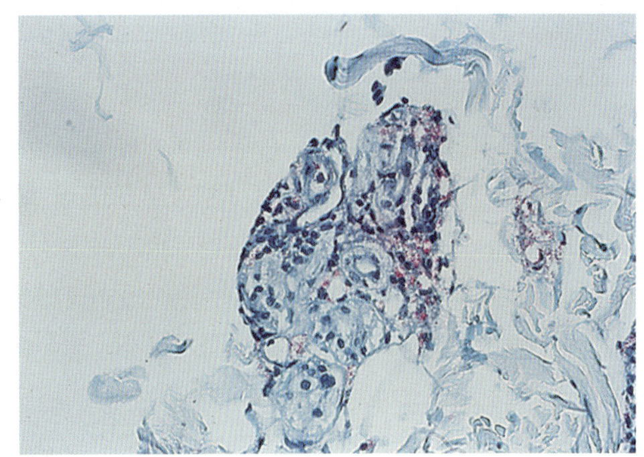

그림 17.6 나종형나병(lepromatous leprosy)환자로부터 얻은 피부생검의 나병균(Mycobacterium leprae)[칠-넬센염색(Ziehl-Neelsen stain)으로 염색된 항산도말]. (출처: Mahon CR, Lehman DC, Manuselis G: *Textbook of Diagnostic Microbiology*, ed 4, St. Louis, 2011, Saunders.)

희균한센병은 색소저하된 피부병변이 하나 이상이고 말초신경이 숙주의 면역계통에 의해 공격을 받아 손상되는 것이 특징이다. 이는 침범된 신경의 감각을 소실시키며 말초신경이 손상된 사람은 손상을 인식하지 못하여 침범구역이 상해를 입게 된다. 반복적인 손상은 결국 손가락과 발가락을 잃게 된다. 또한 말초신경의 손상은 근육쇠약을 야기할 수 있어 손가락의 갈퀴자세("갈퀴손, claw hand")와 "발처짐(drop foot)"변형을 초래한다.

다균한센병은 병증이 심하며 다음과 같은 소견을 나타낸다.

- 대칭성의 피부병변
- 소절(nodule)
- 판(plaque)
- 코점막에 침범할 수 있는 비후된 진피, 코충혈과 코출

혈을 초래함(일반적으로 이 상태에서는 신경손상이 없음)

병이 전파되는 것은 아직도 완전히 이해되지 못했지만, 대부분의 연구는 사람으로부터 사람으로 호흡비말을 통해 밀접하게 오래 접촉하여 병이 전파되는 것을 보여준다. 항생제요법이 나병의 진행을 멈출 수는 있다고 해도, 이는 어떠한 신경손상이나 변형을 회복시키지는 않는다. 조기에 발견하여 치료하는 것이 핵심이다. 항생제내성균주가 발생했기 때문에, 세계보건기구(WHO)는 답손(dapsone), 리팜핀(rifampin) 그리고 클로파지민(clofazimine)으로 이루어지는 다제요법(multidrug treatment)을 권장한다. 하지만, 이의 치료비용이 대단히 비싸기 때문에 세계의 풍토지역에 적용되지 못하고 있다.

5] 결막염

결막염(conjunctivitis)[충혈안(분홍색눈, pink eye)]은 세균, 바이러스, 알레르기, 화학물질, 혹은 외래물질에 의해 발생될 수 있다. 세균성과 바이러스성의 결막염은 모두 전염성이다. 세균성결막염이 눈의 주된 감염이기 때문에, 이에 대해 여기에서 설명한다. 결막염은 눈꺼풀과 눈알(안구, eyeball)부분을 싸고 있는 투명한 막인 결막의 염증이나 감염이다(그림 17.7). 염증은 소혈관을 더욱 두드러지게 만들어 눈을 분홍색이나 적색으로 만든다. 결막염의 주된 증상에는 다음과 같다.

- 발적(redness)
- 가려움(itchiness)
- 껄껄함(roughness)
- 분비물(discharge)
- 눈물(tearing)

결막염을 일으킬 수 있는 세균의 일부에는 폐렴사슬알균(*Streptococcus pneumoniae*), 인플루엔자균(*Haemophilus influenzae*), 황색포도알균(*Staphylococcus aureus*), 헤모필루스(종)(*Haemophilus species*), 클라미디아트라코마티스(*Chlamydia trachomatis*), 임균(*Neisseria gonorrhoeae*), 고름사슬알균(*Streptococcus pyogenes*), 모락셀라(종)(*Moraxella* species) 그리고 코리네박테륨(종)(*Corynebacterium* species)이 포함된다. 신생아의 경우, 임균감염과 클라미디아감염이 흔한데 이는 감염된 산도를 통해 출산하는 동안에 감염된다. 항생제를 신생아의 눈에 점적하기 때문에 미국에서는 신생아의 결막염발생이 극적으로 감소되고 있다. 클라미디아트라코마티스(*C. trachomatis*)는 전세계적으로 주로 후진국에서 실명의 가장 큰 원인 중의 하나이다.

감염은 항생안약이나 눈연고로 치료될 수 있으며 수일안에 나을 것이다. 양호한 위생상태를 유지하는 것이 결막염의 확산을 조절하는 최선의 방법이다.

생명의 응용

나병: 안 아프다고 좋은 것은 아니다

현재, 발견자의 이름의 이름을 따서 보건분야에서 한센병(*Hansen's disease*)이라 알려진 나병은 어떠한 사람도 두렵고 불안하게 만드는 질병이다. 1873년, 노르웨이의 의사 게하르트아르마우에르한센(Gerhard Armauer Hansen)은 나병균(*Mycobacterium leprae*)이라는 항산막대균에 의해 발생하는 질병을 발견하였다. 이 세균은 사람질병을 일으키는 것으로 밝혀진 첫 번째 세균으로 의학사에서는 모호한 위치에 있다. 이 병의 참고문헌은 거의 모든 고대문명에서 기록된 역사 전반적으로 찾을 수 있다. 이 병의 희생자는 주로 사회로부터 추방되었으며 병의 확산가능성을 막기 위해 나병촌으로 격리되었다. 이 끔찍한 질병을 둘러싼 많은 미신과 오해가 있지만 가장 유명한 것은 이 질병이 살을 "썩게" 만든다는 믿음이다. 특히 팔다리의 조직파괴는 실제로는 뇌로 통증신호를 보내는 신경이 손상되기 때문이다. 조직내 통각수용기가 나병균(*M. leprae*)의 감염에 의해 손상되면, 희생자는 감염조직에서 일어나는 손상을 느끼지 못하게 된다. 희생자가 손상이 발생할 때 통증을 느끼지 못하기 때문에, 희생자는 외상의 정도를 알지 못하며 그 손상을 적절하게 치료하지 못할 수 있다. 이는 이어서 심각한 감염과 조직파괴를 일으킬 수 있다. 심지어 손상의 감염을 치료하더라고 동일한 조직의 반복적인 손상은 결국 그 조직을 파괴시킨다. 많은 사람이 다쳤을 때 아프지 않은 상태를 좋아하지만 한센병환자의 경우 이 상태는 재앙이 될 수 있다.

3 바이러스감염
Viral Infections

바이러스는 사람대 사람접촉, 호흡비말, 분변구강경로, 외상, 오염된 물체나 바늘에 찔림, 이식과 수혈, 곤충이나 동

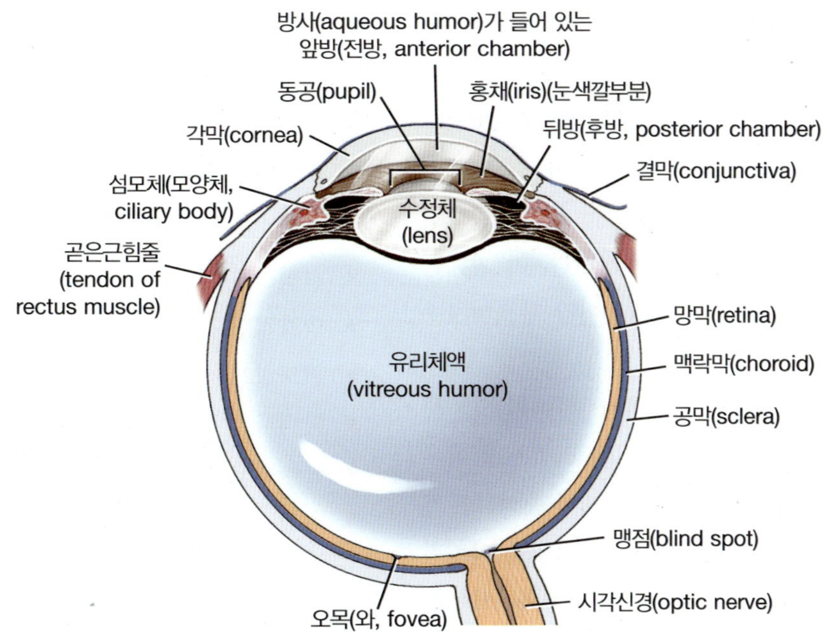

그림 17.7 사람의 눈. 결막은 눈꺼풀과 눈알부분을 싸고 있는 투명한 막이다. 이는 여러 미생물의 침입구이다.

물에 물림, 임신 동안 그리고 성교에 의해 전파된다. 대부분의 바이러스는 순환계통을 통해 중추신경계통으로 침입하지만; 일부는 말초신경과 같은 기타의 경로로 침입할 수 있다. 여러 바이러스감염은 예방접종으로 예방할 수 있으며; 많은 다른 바이러스감염은 특정의 항바이러스제로 치료될 수 있다. 또한, 대부분의 바이러스감염은 재수화와 통증조절과 같은 지지요법으로 치료할 필요가 있다.

1] 바이러스성수막염

바이러스성수막염(viral meningitis)은 상대적으로 흔하지만 세균성수막염에 비해 대개 심각하지는 않다. 바이러스성수막염은 무균수막염(*aseptic meningitis*)이라고도 부르며(표 17.1 참조), 일부의 바이러스에 의해 발생할 수 있는데, 이의 대부분은 다른 질병과 연관된다. 대부분, 감염된 분변 혹은 콧물이나 목구멍의 분비물과 직접접촉을 통해 확산된다. 또한, 모기가 벡터일 수 있으며 대개 여름과 가을에 바이러스성수막염을 전파할 수 있다. 겨울철의 바이러스성수막염은 대개 다른 선행질환으로 인한다. 이는 어린소아에서 그리고 흐르는 물의 공급이 부족한 환경에 거주하는 사람에서 빠르게 확산된다. 어떤 사람은 병에 걸릴 수 있지만; 40세 이상인 대부분의 사람은 면역을 가진 것으로 나타난다.

바이러스성수막염의 증상에는 발열, 두통, 목의 경직 그리고 피로가 포함된다. 발진, 인후통 그리고 구토도 일어날 수 있다. 적절한 손씻기와 모기에 물리지 않는 것이 병을 예방하는데 도움이 된다. 바이러스성수막염을 위한 치료는 없으며, 대부분의 환자에서 면역계통이 바이러스를 파괴할 항체를 생산할 것이다. 바이러스성수막염은 대개 갑자기 발병하지만; 아기의 경우에는 잘 먹으려 하지 않고, 평상시보다 더 많이 자려하며 그리고 안달복달하면서 점진적으로 병이 생기게 된다. 드물지만, 숫구멍(fontanelle)(머리뼈 사이의 연한 막, soft spot)이 부풀어 오르는데, 이는 대개 감염의 후기징후이다. 대부분의 소아와 성인은 10~14일 안에 완전히 회복된다.

2] 회색질척수염

회색질척수염(poliomyelitis)의 원인이 되는 병원체는 피코르나비리다에(과)(family Picornaviridae)의 사람창자바이러스 폴리오바이러스(poliovirus)인데, 이는 작은 무피막의 단일가닥 RNA (ssRNA) 바이러스이다(그림 17.8).

대개, 폴리오바이러스(poliovirus)는 위창자관(위장관)에서 증식하여 대변으로 방출되며 따라서 분변구강경로를 통해 사람대 사람으로 확산된다. 잠복기는 6~20일로 다양하다. 모든 감염의 약 95%는 무증상이며, 감염의 약 4~8%는 중추신경계통침범의 임상소견이나 검사실소견이 없는 경미한 비특이적인 병으로 나타난다. 이 상태는 불현회색질척수염(*abortive poliomyelitis*)이라 부르며 1주 안에 완전하게 회복된다.

폴리오바이러스감염의 약 1~2%에서, 바이러스가 중추신경계통으로 침입하여 척수, 뇌줄기(brainstem), 혹은 운동겉질(motor cortex)의 운동신경세포에서 증식하는데, 이의 모두는 일과성의 혹은 영구적인 근육마비를 야기한다. 전반적으로, 마비성소아마비를 가진 환자의 5~10%는 갈비사이근육의 마비로 인한 호흡정지로 사망한다. 회색질척수염의 많은 증례는 단지 일과성마비만을 나타내며 1개월 안에 일과성마비근육에 대한 신경충격이 회복되며; 6~8개월 안에 회복될 수 있다.

바이러스는 주로 바이러스가 포함된 대변물질로 오염된 식수를 마심으로써 전파된다. 감염은 섭취에 의해 시작되고 증식부위는 목구멍과 작은창자이며 이는 초기의 인후통과 구역을 일으킨다. 감염의 신경학적인 단계는 정상적인 위창자감염의 우연한 결과처럼 보인다. 일단, 바이러스가 목구멍에 감염되면, 이는 그 다음 편도와 림프절로 침입하고 이후에 이 경로를 통해 혈류로 침입하여 바이러스혈증을 일으킨다. 증례의 대부분에서, 감염은 림프계통을 넘지 않지만, 때로 바이러스는 모세혈관내피를 통과하여 중추신경계통을 침범하며, 그곳에서 주로 운동신경세포를 감염시킨다. 바이러스가 증식한 결과로 운동신경세포는 죽게 되며 마비가 나타난다.

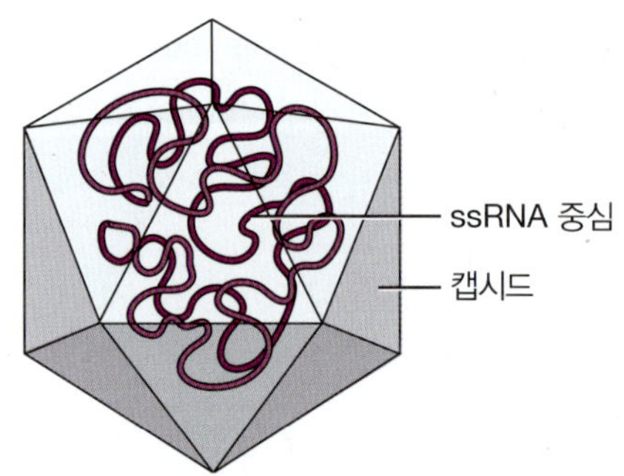

그림 17.8 회색질척수염(소아마비, poliomyelitis)의 원인균인 폴리오바이러스(poliovirus)는 작은 무피막의 ssRNA 바이러스이며 피코르나비리다에(과)(family Picornaviridae)의 사람창자바이러스이다.

감염의 위험을 증가시키고 병의 중증도에 영향을 미치는 여러 요인은 다음과 같다.

- 면역결핍증
- 영양결핍증
- 편도절제술
- 마비가 발작된 후의 즉각적인 신체활동
- 근육내주입
- 임신

폴리오바이러스(poliovirus)에 대한 모체의 항체는 태반을 통과하며 생후 몇 개월 동안 신생아에게 수동면역(제13장 참조)을 제공한다.

폴리오바이러스(poliovirus)에는 캡시드가 서로 약간씩 다른 3종류의 각기 다른 혈청형, 즉 PV1[마호니(Mahoney)], PV2[란싱(Lansing)] 그리고 PV3[레옹(Leon)]이 있다. 3종류의 혈청형 모두는 감염성이 매우 높지만, PV1이 자연에 가장 흔하게 존재하는 종류이다. 중요한 것으로, 한 종류의 폴리오바이러스(poliovirus)에 감염되면 다른 종류에 대한 면역을 제공하지 않으며, 따라서 백신으로 예방하려면 3종류 모두에 대해 시행되어야 한다. 현재, 소아마비에 대항하는 2가지 백신이 사용되는데, 하나는 1952년 최초로 개발된 살크백신(Salk vaccine), 즉 불활성폴리오바이러스백신(inactivated poliovirus vaccine, IPV)이며 다른 하나는 1957년 사람에게 시험이 시작된 사빈백신(Sabin vaccine), 즉 경구용 소아마비백신(oral polio vaccine, OVP)이다. 소아마비를 박멸하기 위한 노력으로 1988년부터 시작된 폴리오바이러스백신의 광범위한 사용으로 전세계적으로 매년 진단되는 증례의 99%를 감소시켰다. 이러한 전세계적인 노력은 세계보건기구(WHO), 국제연합아동기금(United Nations Children's Fund (UNICEF) 그리고 로타리재단(Rotary Foundation)에 의해 선도되었다.

소아의 정기접종을 위해 미국에서는 오직 불활성폴리오바이러스백신(IPV)만이 이용된다. 2002년, 미국에서 5가지 성분의 백신[페디아릭스(Pediarix)]이 사용승인되었다. 이 백신은 불활성폴리오바이러스백신(IPV), DTaP[디프테리아(diphtheria), 파상풍(tetanus) 그리고 백일해(pertussis)] 그리고 소아용량의 B형 간염백신이 들어있다.

소아기 동안의 마비성소아마비에서 생존한 약 25~40%의 사람은 최초의 질병 30~40년후에 새로운 근육통을 겪으며 기존의 쇠약이 더 악화되거나 혹은 새로운 쇠약이나 마비가 발생된다. 이 상태는 소아마비후증후군(*postpolio syndrome*)이라 부른다. 이 증후군의 발병기전은 최초의 마비성회색질척수염으로부터 회복되는 동안 생성되었던 과도한 크기의 운동단위(motor unit)가 기능상실되거나 또는 신경세포의 과다사용과 불사용에 의해 나타나는 것으로 보인다. 소아마비후증후군은 감염성이 아니며 이 증후군을 가진 사람으로부터 폴리오바이러스(poliovirus)가 방출될 수도 없다.

3] 광견병

광견병(미친개병, rabies)은 예방이 가능한 인수공통감염증이다. 이는 모노네가비랄레스(목)(order Mononegavirales), 라브도비리다에(과)(family Rhabdoviridae) 그리고 리사바이러스(속)(genus *Lyssavirus*)에 속하는 광견병바이러스(rabies virus)에 의해 발생한다. 이는 비분절적인 음성가닥 ssRNA 바이러스이고 특징적인 "총알"모양이며(그림 17.9), 모든 온혈숙주에서 급성뇌염을 일으킬 수 있다. 모든 포유류 종이 이 광견병바이러스(rabies virus)에 감수성이 있지만, 미국에서는 오직 몇몇의 종만이 이 병의 특징적인 광견병바이러스변이형의 병원소이다. 이러한 변이형은 미국너구리, 스컹크, 여우 그리고 코요테(coyote)뿐만 아니라 곤충을 먹는 일부의 박쥐에서 검출될 수 있다. 광견병은 또한 가축, 마멋(groundhog), 족제비(weasel), 개 그리고 고양이에게도 확산될 수 있다. 이 바이러스에 감염될 수 있는 동물 대부분은 사람에게 이 병을 전파시킬 수 있다.

바이러스의 전파는 일반적으로 감염된 침이 감염되지 않은 숙주 속으로 들어올 때 시작된다. 다른 침입경로도 보고되었는데, 여기에는 눈, 코 그리고 입에 있는 점막, 에어로졸전파; 그리고 각막이식이 포함된다. 하지만, 가장 일반적인 전파방식은 감염된 동물(숙주)에게 물리거나 할퀴는 것이다. 보고된 광견병의 10% 이하는 집고양이, 개 그리고 소와 관련된다.

광견병의 증상은 대개 모호하지만 다음과 같은 것이 있다.

- 피로
- 근육통
- 불안
- 과민성
- 초조
- 불면증
- 두통
- 구역
- 구토
- 복통

초기의 증상은 그 자체가 통증, 가려움증 그리고 물리거나 할퀸부위의 무감각이며 환자의 약 55~60%에서 발생된다. 치료되지 않으면 광견병은 혼수와 사망을 초래할 수 있다. 병의 증상이 발생된 뒤에는 아무런 치료법이 없다. 하지만, 물리거나 할퀴고 2일 안에 면역접종을 받게 되면 광견병의 발생이 억제되며, 일반적으로 즉시에 백신을 투여하면 광견병이 발생하지 않는다. 노출전의 예방접종은 추가적인 치료를 받지 않아도 되지만, 수의사, 동물을 다루는 사람 그리고 연구실원, 혹은 일상생활이 광견병

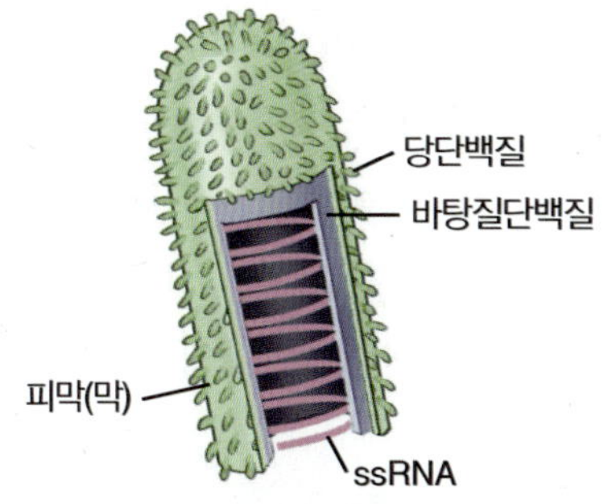

그림 17.9 광견병바이러스(rabies virus), 광견병바이러스(rabies virus)는 비분절성의 음성가닥 ssRNA 바이러스이며 독특한 "총알"모양이다.

에 걸릴 위험이 있는 활동을 하는 사람과 같이 고위험환경에 있는 사람에게는 예방접종을 권장한다.

광견병에 걸린 동물에 노출되었을 사람에게는 노출후예방(postexposure prophylaxis, PEP)이 필요하다. 이는 동물에 물린 것, 감염조직으로 점막이 오염된 것, 혹은 침에 노출되는 것이 포함된다. 미국에서, 노출후예방(PEP)은 노출후 가능한 신속하게 투여하는 1회 용량의 면역글로불린 그리고 28일에 걸쳐 투여되는 5회 용량의 광견병 백신으로 구성된다(28일에 5번째 용량은 면역약화된 사람에 대해서만 권장되며; 다른 사람은 4회 용량으로 대개 충분하다). 질병통제예방센터(CDC)는 동물예방접종을 확인할 수 없는 경우 사람을 물은 어떠한 개, 고양이, 혹은 족제비도 격리시켜, 10일에 걸쳐 관찰할 것을 권장한다.

광견병의 확산을 예방하기 위해 애완동물의 주인은 다음을 시행해야 한다.

- 모든 개, 고양이, 족제비 그리고 기타 애완동물에게 예방접종을 완료시킨다.
- 야생동물과 접촉하고 오지 않도록 애완동물을 직접적으로 관리한다.
- 인근의 어떠한 집 잃은 동물도 지역의 동물통제소에 연락하여 포획해 가도록 한다.
- 적절하게 보호할 수 없거나 정기적으로 예방접종을 실시할 수 없을 원하지 않는 애완동물을 줄이기 위해 애완동물을 거세시킨다.
- 야생동물과의 접촉을 피한다.

4] 아르보바이러스뇌염

절지동물매개바이러스 아르보바이러스(arboviruses)는 감수성을 가진 척추동물숙주와 모기, 나방파리(psychodids), 좀모기(ceratopogonids) 그리고 진드기 사이의 생물학적인 전파를 통해 전파되고 지속된다. 흡혈절지동물로 인해 척추동물이 감염된다. 이러한 절지동물에 의해 야기되는 뇌염은 미국에서는 대단히 흔하다. 사람에서 뇌염을 일으키는 아르보바이러스(arbovirus)는 토가비리다에(과)(Togaviridae), 플라비비리다에(과)(Flaviviridae) 그리고 부니아비리다에(과)(Bunyaviridae)에 속한다(제5장 참조).

아르보바이러스뇌염은 전세계적으로 분포하지만(그림 17.10), 현재 미국에 존재하는 바이러스병원체는 모두 모기에 의해 전파되는 동부말뇌염(eastern equine encephalitis), 서부말뇌염(western equine encephalitis), 세인트루이스뇌염(St. Louis encephalitis), 라크로세뇌염(La Crosse encephalitis) 그리고 보다 최근의 웨스트나일바이러스뇌염(West Nile virus encephalitis)이 포함된다. 웨스트나일바이러스는 까마귀와 큰어치(blue jay)와 같은 많은 수의 조류 종에 감염되며 현재 미국 전역으로 확산되고 있다.

동부말뇌염(EEE)바이러스는 토가비리다에(과)(family Togaviridae), 알파바이러스(속)(genus Alphavirus)에 속하며, 사람, 말 그리고 일부 조류 종에서 병을 일으킨다. 바이러스는 감염된 모기를 통해 사람에게 전파되며 증상은 모기에 물리고 3~10일후에 발생한다. 병의 중증도는 나이와 기타 사람의 상태에 따라 무증상부터 사망에 이르기까지 다양하다. 전신감염은 갑자기 발병하여 1~2주 지속되며 일반적으로 완전하게 회복된다. 또한, 뇌염은 다음과 같은 증상과 함께 상대적으로 빠르게 발병한다.

- 발열
- 두통
- 과민성
- 초조
- 졸음
- 식욕부진
- 설사
- 청색증
- 경련
- 혼수

동부말뇌염(EEE)환자의 약 1/3은 이 병으로 사망한다.

서부말뇌염은 모기에 의해 전파되는 알파바이러스(종)(*Alphavirus* species)에 의해 야기된다. 감염은 무증상부터 치명적인 상태까지의 범위에 이르는 병을 일으킬 수 있다. 경증의 질병는 그 자체가 두통과 발열로 발현되는 반면, 보다 중증인 병은 다음과 같은 증상을 나타낼 수 있다.

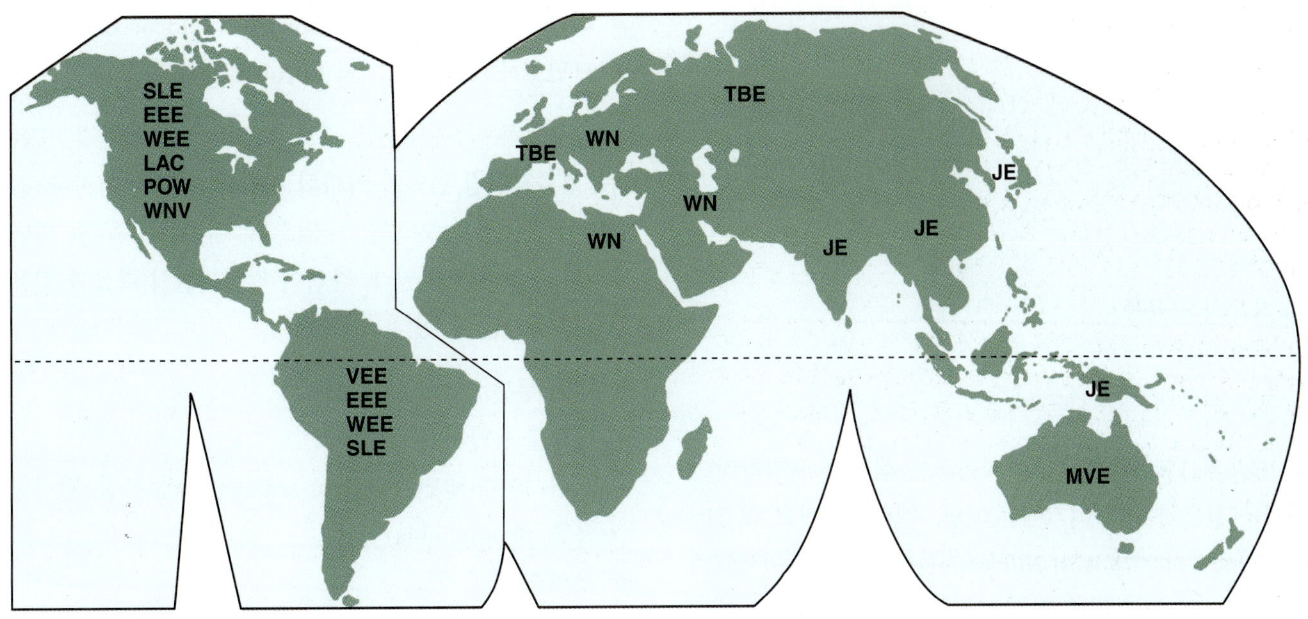

EEE: 동부말뇌염(Eastern equinine encephalitis)
JE: 일본뇌염(Japanese encephalitis)
LAC: 라크로와뇌염(La Crosse encephalitis)
MVE: 무라이계곡뇌염(Murray Valley encephalitis)
POW: 포와산뇌염(Powassan encephalitis)
SLE: 세이트루이스뇌염(St. Louis encephalitis)
TBE: 진드기매개뇌염(tick-borne encephalitis)
WEE: 서부말뇌염(Western equine encephalitis)
WN: 웨스트나일뇌염(West Nile encephalitis)
VEE: 베네주엘라말뇌염(Venezuelan equine encephalitis)

그림 17.10 아르보바이러스(arbovirus)의 전세계적인 분포.

- 갑작스런 고열
- 두통
- 졸음
- 과민성
- 구역
- 구토
- 착란
- 쇠약
- 혼수

증상은 대개 감염된 모기에 물리고 5~10일후에 발생한다. 현재, 이 감염에 대해 사람을 위해 승인된 백신은 없으며 어떠한 특별한 치료도 이용가능하지 않다.

세이트루이스뇌염바이러스(St. Louis encephalitis virus)는 모기에 의해 매개되며, 무균수막염이나 뇌염을 일으킬 수 있는 플라비바이러스(종)(*Flavivirus* species)이다. 치사율은 3~30%의 범위이며, 위험집단에는 주로 노인과 야외직업을 가진 사람이 포함된다. 하지만, 감염의 대부분은 준임상적이거나 경증의 질환이며 여기에는 발열과 두통이 포함된다. 미국에서는 환자의 대부분이 늦여름이나 초가을에 발생하지만, 더 온화한 기후에서는 이 병이 연중 내내 발생한다. 현재, 세인트루이스뇌염바이러스(St. Louis encephalitis virus)에 대해서는 이용가능한 치료나 백신이 전혀 없다.

라크로세뇌염은 모기에 의해 확산되는 드문 바이러스 감염이며 대개 소아에 영향을 미친다. 감염은 주로 미국 중서부의 위쪽지방과 애팔래치아산맥지역에서 일어난다 감염의 대부분은 준임상적이거나 병이 경증이며; 증상에는 구역, 두통 그리고 구토가 포함되며 중증인 경우에는 발작, 혼수, 마비 그리고 뇌손상이 일어날 수 있다. 현재, 어떠한 치료법이 없으며 상태의 관리는 증상치료에만 국한된다.

웨스트나일바이러스뇌염은 모기에 의해 전파되는 또 다른 아르보바이러스(arbovirus)에 의하며, 아프리카, 서아시아 그리고 중동과 같은 지역에서는 흔하다. 보다 최근에, 미국에서도 환자가 발생하고 있다. 감염증상은 다음과 같다.

- 피부발진
- 두통
- 발열
- 설사
- 구역
- 구토
- 요통과 근육통
- 식욕상실
- 림프샘종대

증례의 1% 이하에서, 바이러스는 심각한 신경학적인 감염을 일으키는데, 여기에는 뇌염, 수막염 그리고 웨스트나일회색질척수염(*West Nile poliomyelitis*)(척수의 염증)이라는 상태가 포함된다. 웨스트나일바이러스(West Nile virus)의 희생자 대부분은 치료가 없이 회복되며 심지어 신경감염된 환자도 대개 정맥내수액과 통증완화제와 같은 지지요법만을 필요로 한다. 웨스트나일바이러스감염을 예방하는 가장 좋은 방법은 모기에 노출되는 것을 피하고 모기가 번식하는 장소를 없애는 것이다.

4 진균감염 Fungal Infections

신경계통의 진균감염은 세균감염과 바이러스감염보다는 훨씬 덜 흔하다. 대부분의 진균감염은 기회감염이며 따라서 이는 화학요법을 받는 암환자, 후천성면역결핍증후군(AIDS)환자, 혹은 기관이식으로 면역억제요법을 받는 환자에서는 보다 더 중요하다.

1] 크립토콕쿠스증

크립토콕쿠스증(cryptococcosis)은 전세계적으로 분포한 협막효모인 진균 크립토콕쿠스네오포르만스(*Cryptococcus neoformans*)에 의한 희귀한 감염이다. 이 진균은 특히 새똥으로 오염된 토양에 존재한다. 진균이 흡입이나 상처를 통해 몸으로 들어오면 다음과 같은 병을 일으킨다.

- 상처(또는 피부)크립토콕쿠스증(wound or cutaneous cryptococcosis)
- 허파크립토콕쿠스증(pulmonary cryptococcosis)
- 크립토콕쿠스수막염(cryptococcal meningitis)

크립토콕쿠스수막염은 주로 AIDS 환자, 암환자, 또는 당뇨병환자처럼 면역이 약화된 사람에 영향을 미친다. 감염의 초기증상은 모호할 수 있으며, 여기에는 두통, 발열 그리고 구역이 포함된다. 감염이 진행되면서 다음과 같은 증상이 나타날 수 있다.

- 심한 두통
- 구토를 동반하는 구역
- 흐린시야와 광민감성(light sensitivity)(눈부심, 광선공포증, photophobia)
- 목의 경직
- 발작
- 착란
- 행동변화
- 피로
- 혼수

이 상태를 치료하기 위해 항진균정맥내약물이 일반적으로 사용되지만; AIDS 환자에 대해서는 감염의 재발을 억제하기 위해 장기적인 경구용 약물이 투여될 수 있다.

5 원생동물감염 Protozoan Infections

많은 감염병이 내인성의 세균에 의해 야기되지만, 원생동물과 연충 기생충에 의한 질병은 그 근원이 외인성으로 일어난다. 이러한 감염의 많은 것들이 절지동물벡터에 의해 물림으로써 획득되며, 기타의 것들은 동물이나 사람의 분변에서 나온 오염물질의 섭취나 흡입을 통해 발생하거나 피부의 상처를 통해 일어난다.

1] 뇌톡소포자충증

톡소포자충증(cerebral toxoplasmosis)은 절대세포내원생동물기생체 톡소플라스마곤디이(*Toxoplasma gondii*)에 의한다. 감염된 대부분의 사람은 어떠한 증상도 나타나지 않지만 면역계통이 약화된 사람에서의 감염은 심각하고 심지어 치명적일 수 있다. 일반적으로, 사람은 구강경로나 태반통과경로를 통해, 살아 있는 낭충으로 오염된 덜 익힌 고기의 섭취를 통해, 혹은 오염된 흙이나 식수로부터 충란을 직접적으로 섭식함으로써 감염된다.

톡소포자충증에 감염된 임신부는 태아에게 감염을 전파할 수 있는 가능성이 30% 이상이다(제22장의 선천성톡소포자충증 참조). 일반적인 증상은 말하기의 곤란함, 발작, 착란 그리고 기면증(lethargy)이 포함되며, 대개 수일에서 수주 동안 지속된다. 치료에는 대뇌부종을 줄이기 위한 코르티코스테로이드(corticosteroids)의 사용 그리고 폴리닌산(folinic acid)과 병용되는 피리메타민(pyrimethamine)과 술파디진(sulfadizine)용법이 포함된다.

2] 파동편모충증

파동편모충(속)(genus *Trypanosoma*)의 혈액편모충(hemoflagellates)이 아프리카파동편모충증(African trypanosomiasis)(수면병, sleeping sickness)과 샤가병(Chagas' disease)(아메리카파동편모충증, American trypanosomiasis)의 원인병원체이다.

아프리카파동편모충증

수면병이라고도 부르는 아프리카파동편모충증은 원생동물 브루스파동편모충(*Trypanosoma brucei*)에 의해 일어난다. 이는 체체파리(tsetse fly)에 물림으로써 전파된다. 이 원생동물은 혈류로 들어온 다음 중추신경계통으로 이동하여 수막염이나 뇌염을 일으킨다. 이 병의 주된 증상은 혼수이다. 감염을 치료하기가 어려운 것 하나는 이 원생동물이 그의 표면단백질을 변화시킬 수 있는 능력을 갖고 있어 면역계통이 새로운 표면항원에 반응할 새로운 항체를 만들도록 한다는 점이다. 다양한 치료가 이용가능하지만; 치유법은 없으며 환자는 2년까지 재검사를 받아야 한다. 이 원생동물이 항원을 바꿀 수 있는 능력을 가지기 때문에 예방을 위한 백신은 없다. 병을 예방할 최선의 방법은 모기장과 살충제를 사용하는 것이다.

샤가병

아메리카파동편모충증이라고도 부르는 샤가병(Chagas' disease)은 원생동물 크루스파동편모충(*Trypanosoma cruzi*)에 의해 일어난다. 일반적으로, 이는 입 주변과 기타 얼굴부위를 무는 흡혈노린재(reduviid)("키스벌레, kissing bug")에 물림으로써 전파된다. 이 벌레는 물고서 혈액과 조직액을 빨아 먹은 다음 상처에 배변하여 대변속의 원생동물이 침입구로 들어가게 한다. 이 원생동물이 중추신경계통을 침범한다면, 이는 뇌에서 낭충형성과 수막뇌염과 함께 육아종을 형성할 수 있다. 병이 뇌에서 심각한 조직손상을 야기하는 극단의 경우, 사망할 수 있다. 현재, 샤가병을 치료하기 위한 선택약물은 니푸르티목스(nifurtimox)이지만 병을 조절하기 위한 가장 효과적인 방법은 자연에서 예방하는 것이다. 곤충조절, 둥지박멸 그리고 심지어 벌레가 많은 가정에서 디클로로디페닐트리클로로에탄(dichlorodiphenyltrichloroethane, DDT)을 제한적으로 사용하는 것이 이 병의 예방에 현격하게 공헌한다.

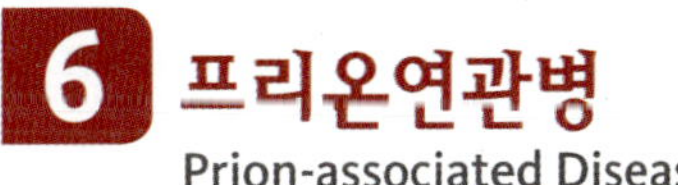

6 프리온연관병
Prion-associated Diseases

프리온병, 즉 전염성해면모양뇌병증(transmissible spongiform encephalopathies, TSEs)은 다양한 농물과 사람에 영향을 미치는 일단의 희귀한 감염성의 치명적인 진행성 신경퇴행병의 무리이다. 이 병의 원인체는 동물의 조직에서 처음에는 정상적이지만 비정상적으로 접혀서 감염입자로 되는 프리온이라고 생각된다(제7장 참조). 프리온병은 잠복기가 대개 수년이 되도록 길지만; 일단 병의 과정이 시작되면 대개 빠르게 진행되어 늘 치명적으로 된다. 사람의 경우, 프리온병은 뇌기능을 손상시켜 기억변화, 인격변화, 치매 그리고 시간과 함께 악화되는 운동장애를 일으킨다. 현재, 전염성해면모양뇌병증(TSEs)의 치유방법은 없다. 현재까지 확인된 프리온병에는 다음과 같은 사람프리온병과 동물프리온병이 있다.

1] 사람프리온병

- 크로이츠펠트야곱병(Creutzfeldt-Jakob disease, CJD)은 드문 퇴행성의 치명적인 뇌질환이다. 일반적으로, 증상은 60세 무렵에 발생한다. 크로이츠펠트야곱병(CJD)를 확진하는 유일한 방법은 생검이나 부검을 통해 이루어진다. 현재 알려져 있는 크로이츠펠트야곱병(CJD)의 3가지 범주는 산발성크로이츠펠트야곱병, 유전성크로이츠펠트야곱병 그리고 후천성크로이츠펠트야곱병이다. 크로이츠펠트야곱병(CJD)을 치유하거나 조절하는 치료법은 없다. 현재의 치료는 통증증상을 완화시키고 불수의근육운동을 이완시키는 것이다.
- 변이형크로이츠펠트야곱병(variant Creutzfeldt-Jakob disease, vCJD) 역시 사람의 희귀하고 치명적인 신경퇴행상태이며 1996년 처음으로 기술된 새로운 병이다. 전형적인 크로이츠펠트야곱병(CJD)과 달리 변이형크로이츠펠트야곱병(vCJD)은 평균 29세의 젊은 사람에 영향을 미치며 병의 기간이 더 길다. 이는 소의 전염성해면모양뇌병증(TSE)(소해면모양뇌병증)에 대한 노출과 강하게 연관되며 주로 이를 통한 식품매개경로로 발생되는 것으로 보인다.
- 게르스트만-슈투로이슬러-샤잉커증후군(Gerstmann-Sträussler-Scheinker syndrome, GSSS)은 사람의 특히 희귀한 형태의 전염성해면모양뇌병증(TSE)이며 프리온단백질을 암호화하는 유전자(*PRNP* 유전자)의 결함으로 발생하며 뇌(주로 이마엽)에서 특정의 다중심성아밀로이드판(multicentric amyloid plaques)으로 확인된다. 이 병의 선행되는 병리학적인 기전을 치료하는 방법은 없다.
- 치명적가족성불면증(fatal familial insomnia) 역시 희귀한 프리온병이며 수면이 방해되어 정신기능과 운동기능이 악화되어; 수개월에서 수년 안에 사망한다. 치명적불면증은 대개 유전(상염색체우성)되거나 혹은 유전적인 돌연변이가 없이 산발성으로 발생될 수 있다. 현재, 이용가능한 치료법은 없다.
- 쿠루(kuu)는 파푸아뉴기니 포레족(Fore tribe of Papua New Guinea) 사이에서 특히 뇌조직의 식인습관에 의해 야기되는 치명적인 풍토성의 병이다. 다른 해면모양뇌병증처럼, 쿠루는 잠복기가 길어서 감염자가 증상을 나타낼 때까지 수십년이 걸릴 수도 있다. 이 병이 주로 (협동을 조절하는) 대뇌에 침범하기 때문에, 증상에는 두통, 관절통, 어눌한 말투 그리고 팔다리의 떨림이 포함된다.

2] 동물프리온병

- 소해면모양뇌병증(bovine spongiform encephalopathy)(광우병, mad cow disease)
- 만성소모병(chronic wasting disease)
- 스크래피(scrapie)
- 전염성밍크뇌병증(transmissible mink encephalopathy)
- 고양이해면모양뇌병증(feline spongiform encephalopathy)
- 유제류해면모양뇌병증(ungulate spongiform encephalopathy)

이러한 많은 질병은 빈약하게 정의된 바이러스병의 무리라고 하여 종래에는 “느린바이러스감염(slow virus infection)”이라고 불렀는데, 후에 프리온에 의해 일어나는 것으로 확인되었다. 식품과 약물에서 프리온의 생물안전성에 관한 많은 의문이 남아 있으며, 프리온의 기본적인 기전에 관해서는 많은 면이 불명확하다. 현재, 사람의 혈액에서 프리온감염성을 검출할 수 있는 이용가능한 검사법은 없다.

요약 Summary

- 신경계통은 중추신경계통과 말초신경계통을 구분되며 일반적으로 수막과 혈액-뇌장벽에 의해 미생물침입으로부터 보호된다. 방어적인 중추신경계통의 막, 즉 수막의 감염은 수막염이라 부르며; 만일 뇌조직 그 자체가 염증이 일어난 상태는 뇌염이라 한다. 다양한 미생물이 하나 이상의 이러한 상태를 일으킬 수 있다.
- 수막염는 자체로 발열, 두통 그리고 목의 경직, 이어서

구역, 구토, 착란, 졸림 그리고 광민감성으로 발현된다. 치료되지 않으면, 수막염은 경련, 혼수 그리고 사망을 초래할 수 있다. 세균성수막염은 바이러스성수막염보다 덜 흔하지만 일반적으로 본질상 더 중증이다.

- 급성이며 때로 치명적인 파상풍이라는 병은 파상풍의 증상을 일으키는 신경독을 생성하는 세균 파상풍균(*Clostridium tetani*)에 의해 발생한다. 임상소견에 기반하여, 국소파상풍, 머리파상풍, 전신파상풍 그리고 신생아파상풍이라는 4가지 종류의 파상풍이 알려져 있다.
- 보툴리눔증은 각기 다른 병원성을 가진 신경독을 생성할 수 있는 클로스트리듐보툴리눔(*Clostridium botulinum*)의 다양한 균주에 의해 발생되는 드물지만 중증인 질환이다. 보툴리눔독소는 가장 독성이 큰 자연생성물질 중의 하나이다.
- 나병은 느리게 진행되는 만성질환으로 주로 손과 발의 피부와 말초신경에 영향을 미친다. 이는 다른 대부분의 감염병에 비해 전파성은 덜하다.
- 회색질척수염은 급성바이러스성감염병으로 사람 사이에서 대개 분변구강경로로 전파된다. 감염의 대부분은 무증상이지만, 만일 바이러스가 중추신경계통을 침범한다면 이는 운동신경세포를 감염시키고 파괴시킨다.
- 광견병은 예방이 가능한 인수공통감염증으로 온혈동물에서 급성뇌염을 일으킬 수 있다. 대개 감염동물에 의해 물리거나 할퀴으로써 감염된 침이 숙주로 유입될 때 전파된다.
- 아르보바이러스뇌염은 전세계적으로 분포하는 절지동물에 의해 매개되는 병이다. 미국에서, 이 병의 종류에는 동부말뇌염, 서부말뇌염, 세인트루이스뇌염, 라크로세뇌염 그리고 보다 최근의 웨스트나일바이러스뇌염이 포함된다.
- 신경계통의 진균감염은 세균감염이나 바이러스감염에 비해 흔하지 않다. 대부분의 진균감염은 기회감염으로 면역약화자에게는 심각한 문제를 일으킬 수 있다.
- 중추신경계통의 원생동물감염과 연충감염은 절지동물에 물리거나, 동물이나 사람의 분변으로부터 나온 오염물질의 섭취나 흡입에 의해 발생한다. 이러한 감염에는 대뇌톡소포자충증과 파동편모충증이 포함된다.
- 프리온병 혹은 전염성해면모양뇌병증은 프리온이라 부르는 비정상적으로 접힌 단백질에 의해 야기되는 일단의 연관된 신경퇴행질환이다.

복습문제

1. 뇌의 염증은 무엇이라 부를까?

a. 수막염
b. 수막뇌염
c. 뇌염
d. 세균혈증

2. 미국에서 수막염에 대한 정기예방접종은 다음 중 어느 것에 대한 것일까?

a. 수막염균(*Neisseria meningitidis*)
b. 인플루엔자균(*Haemophilus influenzae*)
c. 결핵균(*Mycobacterium tuberculosis*)
d. 단구성리스테리아(*Listeria monocytogenes*)

3. 수막알균수막염을 일으키는 것은?

a. 수막염균(*Neisseria meningitidis*)
b. 인플루엔자균(*Haemophilus influenzae*)
c. 결핵균(*Mycobacterium tuberculosis*)
d. 단구성리스테리아(*Listeria monocytogenes*)

4. 가운데귀염(중이염)은 일반적으로 다음 중 어떤 미생물에 의해 일어날까?

a. 표피포도알균(*Staphylococcus epidermidis*)
b. 단구성리스테리아(*Listeria monocytogenes*)
c. 인플루엔자균(*Haemophilus influenzae*)
d. 폐렴사슬알균(*Streptococcus pneumonia*)

5. 모든 보툴리눔독소 중에서 독력이 가장 큰 것은?

a. A형
b. B형
c. E형
d. F형

6. 한센병의 다른 명칭은?

a. 파상풍(tetanus)
b. 나병(leprosy)
c. 쿠루(kuru)
d. 리스테리아(*Listeria*)수막염

7. 회색질척수염은 다음 중 어느 과에 속하는 바이러스에 의해 일어날까?

a. 라브도비리다에(과)(Rhabdoviridae)
b. 레오비리다에(과)(Reoviridae)
c. 피코르나비리다에(과)(Picornaviridae)
d. 부니아비리다에(과)(Bunyaviridae)

8. 주로 면역이 약화된 환자에서 진균수막염을 일으키는 원인체는?

a. 브루스파동편모충(*Trypanosoma brucei*)
b. 리스테리아(*Listeria*)
c. 크립토콕쿠스네오포르만스(*Cryptococcus neoformans*)
d. 크루스파동편모충(*Trypanosoma cruzi*)

9. 웨스트나일뇌염을 일으키는 바이러스는 다음 중 어디에 속할까?

a. 아르보바이러스(Arboviruses)
b. 파르보바이러스(Parvoviruses)
c. 플라비바이러스(Flaviviruses)
d. 파라믹소바이러스(Paramyxoviruses)

10. "수면병"을 일으키는 미생물은?

a. 세균
b. 바이러스
c. 원생동물
d. 프리온

11. 뇌와 수막 모두에 염증이 생긴 경우, 이 상태는 ________ (이)라 부른다.

12. 폐렴알균수막염은 ________ 에 의해 일어난다.

13. 아프리카파동편모충증은 ________ 에 의해 일어난다.

14. 아메리카파동편모충증은 ________ 병이라고도 부른다.

15. 화학적으로, 프리온은 ________ (이)다.

16. 세균성수막염과 바이러스성수막염을 비교하고 대비해 보라.

17. 임상적으로 각기 다른 4종류의 파상풍에 대해 설명해 보라.

18. 광견병을 예방하기 위해 애완동물의 소유주가 취해야 할 단계에 대해 기술해 보라.

19. 보툴리눔증, 각기 다른 종류의 독소 그리고 지리적인 유행에 대해 논의해 보라.

20. 사람에서 프리온과 연관되는 2가지 병에 대해 기술해 보라.

CHAPTER 18

심장혈관계통과 순환계통의 감염

Infections of the Cardiovascular and Circulatory System

학습목표

1. 심장내막염, 심장근육염 그리고 심장막염의 원인과 증상을 확인한다.
2. 혈액매개감염병과 미생물혈증에 대해 기술한다.
3. 세균혈증과 패혈증 사이를 감별한다.
4. 류마티스열과 괴저의 전파, 증상 그리고 치료에 대해 기술한다.
5. 인수공통세균감염에 대해 논의한다.
6. 순환계통에 침범하는 벡터전파세균병에 대해 기술한다.
7. 감염단핵구증의 원인, 전파, 증상 그리고 치료에 대해 기술한다.
8. 바이러스성출혈열의 원인과 증상에 대해 기술한다.
9. 전신진균증의 원인, 증상 그리고 치료에 대해 논의한다.
10. 순환계통에 영향을 미치는 각기 다른 원생동물감염의 기원과 전파에 대해 기술한다.

주요용어

괴저(gangrene)
라임병(Lyme disease)
록키산발진열(Rocky Mountain spotted fever)
류마티스열(rheumatic fever)
미생물혈증(microbemia)
바이러스성출혈열(viral hemorrhagic fevers)
벡터(vector)
분열소체(merozoites)
브루셀라증(brucellosis)
생식세포(gametocytes)
세균혈증(bacteremia)
심장근육(myocardium)
심장근육염(myocarditis)
심장내막(endocardium)
심장내막염(endocarditis)
심장막(pericardium)
심장막염(pericarditis)
야생토끼병(야토병)(tularemia)
에를리히아증(ehrlichiosis)
인수공통감염증(인수전염병)(zoonosis)
패혈쇼크(septic shock)
패혈증(sepsis)
패혈증(septicemia)
페스트(흑사병)(plague)
허혈증(ischemia)
홀씨소체(포자소체)(sporozoites)

왜 알아야 할까

역사

고대시대의 다양한 문명은 전반적으로 혈액의 중요성을 인식했으며 사람의 전반적인 건강에서 혈액이 하는 역할을 이해했다. 비록 혈액이 몸의 4가지 기본적인 "기질(humor)"의 하나로 인식되었다 해도, 그의 정확한 역할, 그의 조성 그리고 몸은 통해 어떻게 혈액이 이동하는지는 고대의 의사에게는 수수께끼였다. 기원전 4세기에 의사들은 심장의 판막을 발견하였지만 그의 기능에 대해서는 이해하지 못했다. 서기 2세기부터 1200년대 중반까지 순환계통의 기능에 관한 그림이 서서히 명확해지기 시작했던 일련의 발견들이 있어 왔다. 이 시기 동안, "몸의 기질균형을 유지"시키기 위해 거머리흡혈(leeching)이나 사혈(bloodletting)이 행해졌다. 기질이 균형이 맞지 않아 거의 모든 질병과 질환이 생기는 것으로 생각했다. 1242년 이븐알나피스(Ibn al-Nafis)는 사람의 몸에서 처음으로 혈액의 순환에 대해 기술하였다. 1490년대 말에 이르러서야 초기의 수혈에 대한 실험이 행해 졌으며, 1600년대 중반에 처음으로 수혈이 성공한 것으로 기록되었다. 1600년대는 또한 안토니반레벤후크(Antony van Leeuwenhoek)에 의해 현미경으로 피를 관찰했던 시기이며 계속해서 적혈구가 발견되었다. 1628년, 윌리엄하비(William Harvey)가 그의 업적을 출판하고서부터 순환계통에 대한 오늘날의 이해가 확립되었다. 그 때부터 순환계통에 관한 우리의 지식은 대단히 발전하였다.

영향

순환계통이 영양소와 산소를 몸의 조직과 세포로 운반할 뿐만 아니라 세포로부터 노폐물을 제거해 간다는 지식에 더하여, 면역계통이 중요하다는 것도 알려졌다. 혈액과 림프는 몸 전반적으로 다양한 세포성분과 분자성분을 운반한다. 또한, 이 계통은 병원체를 몸 전반적으로 수송할 수도 있다. 그러므로, 국소적인 감염은 확산되어 여러 기관계통에 침범하는 전신적인 감염을 일으킬 수 있다. 그러한 감염은 많은 각기 다른 세균에 의해 야기될 수 있는 상태인 독성쇼크증후군과 같은 잠재적으로 치명적인 상태를 초래할 수 있다. 입안에서 유래된 세균감염으로 인해 심장판막이 손상될 수 있는 것은 순환계통에서 감염이 얼마나 복잡한지를 말해주는 하나의 예가 된다. 수혈을 통해 사람면역결핍바이러스(human immunodeficiency virus, HIV)가 확산될 가능성 또한 사람의 건강에서 순환계통이 감염됨으로써 미치는 영향에 대한 명확한 예를 제공한다.

미래

잠재적인 병원체의 종류가 늘어나고 "위험"집단이 많아지는 만큼 독성쇼크증후군을 일으키는 미생물에 대한 연구는 계속해서 이루어질 것이다. 혈액매개병의 확산에 관여하는 위험을 최소화시키기 위한 노력으로 보다 효과적이고 효율적으로 헌혈혈액과 수혈을 검사하는 과정이 개발될 것이다. 또한, 혈액매개병을 방지하기 위해 인공혈액을 개발하려는 노력이 이루어지고 있다. 성공적이라면 이는 사람의 의학/건강 전반적으로 중요한 영향을 미치게 될 것이다. 감염의 중심이거나 혹은 혈류를 통해 몸의 다른 계통에 있는 표적으로 단순히 병원체를 운반하거나 간에, 순환계통은 몸에 대한 미생물 대부분의 공격 그리고 그에 대한 반응에서 중추적인 역할을 할 것이다. 심장판막복구술의 발전과 함께, 보철용 심장판막이 감염되는 경우가 늘고 있다. 혈액을 순환하는 과도한 세균은 건강한 심장판막에 집락화될 수 있으며 판막에 구멍으로 내거나 판막의 효율성을 떨어뜨릴 수 있다. 자연적인 판막의 감염은 대개 항생제로 완화된다. 인공판막의 감염은 그러한 항생제만으로는 문제가 있으며 대개 감염을 완전히 해소시키지 못한다. 인공판막의 감염은 대개 섬유소와 혈소판이 판막 위에 "증식"하여 인공판막을 조각 내고 그것이 순환혈관을 따라 이동하여 결과적으로 달라붙게 되고 심각한 조직손상을 일으킨다. 이러한 보철물감염은 흔히 수술을 요할 뿐만 아니라 항생제치료도 필요하며, 발전하고 있는 심장복구술에 대해 계속적으로 문제를 발생시키고 있다.

1 개요
Overview

순환계통은 심장혈관계통과 림프계통이 포함된다. 림프계통은 제13장에서 설명한 바와 같이 림프, 림프관, 림프조직 그리고 림프기관이 포함된다. 심장혈관계통은 심장, 혈액 그리고 혈관으로 이루어진다(그림 18.1). 심장혈관계통의 감염과 염증은 흔히 심장병과 혈관병을 일으킨다. 림프계통은 여분의 조직액을 심장혈관계통으로 되돌리며 따라서 심장혈관계통과 직접적으로 접해 있다. 심장혈관계통과 림프계통 사이의 관계는 그림 18.2에 나타내었다. 일단 미생물이 이들 두 계통의 하나에 침입하면 이들은 몸 전반적으로 확산될 수 있고 따라서 어떠한 기관계통도 감염될 가능성이 있다. 일반적으로, 세균감염과 진균감염은 **심장내막(endocardium)**(심방을 싸고 있는 조직)에 침범하여 **심장내막염(endocarditis)**을 일으키는 반면, 바이러스감염과 기생충감염은 **심장근육막(myocardium)**(심장근육)에 침범하여 **심장근육염(myocarditis)**을 일으킨다. **심장막(pericardium)**(심장을 싸고 있는 막)의 염증과 감염은 **심장막염(pericarditis)**이라 부르는데, 이는 세균, 바이러스 그리고 드물게도 진균에 의해 야기될 수 있다.

1] 심장내막염

심장내막염(endocarditis)은 심장이나 심장판막의 속층 심장내막의 염증이다(그림 18.3). 이 상태는 만일 미생물이 관련된다면 감염성이거나 그렇지 않으면 비감염성으로 나뉠 수 있다. 비감염성심장내막염은 외상, 순환면역복합체, 혈관염(vasculitis), 혹은 과다응고상태에 대한 반응으로 심장판막과 주위의 심장내막에 혈소판과 섬유소혈전이

형성된다. 감염성심장내막염의 증상은 느리게 발생하거나(아급성) 혹은 갑작스럽게 발생하며 다음과 같은 것이 있다.

- 피로와 쇠약
- 발열과 오한
- 야간발한과 기타 과도한 발한
- 체중감소
- 근육통과 통증, 관절통
- 숨참
- 피오줌, 소변색깔이상
- 손바닥과 발바닥에서 적색의 무통성피부반점
- 손바닥과 발가락의 볼에 적색의 통증성결절
- 손톱이상

심장판막의 심장내막염치료는 감염이 자연감염인지 혹은 보철물감염인지에 따라 다르다. 판막조직의 자연감염은 대개 항생제용법으로 완화될 수 있다. 하지만, 보철물감염은 항생제만으로는 해소되지 않는다. 보철물감염의 경우, 섬유소와 혈소판이 판막위에서 증식한다. 이 증식은

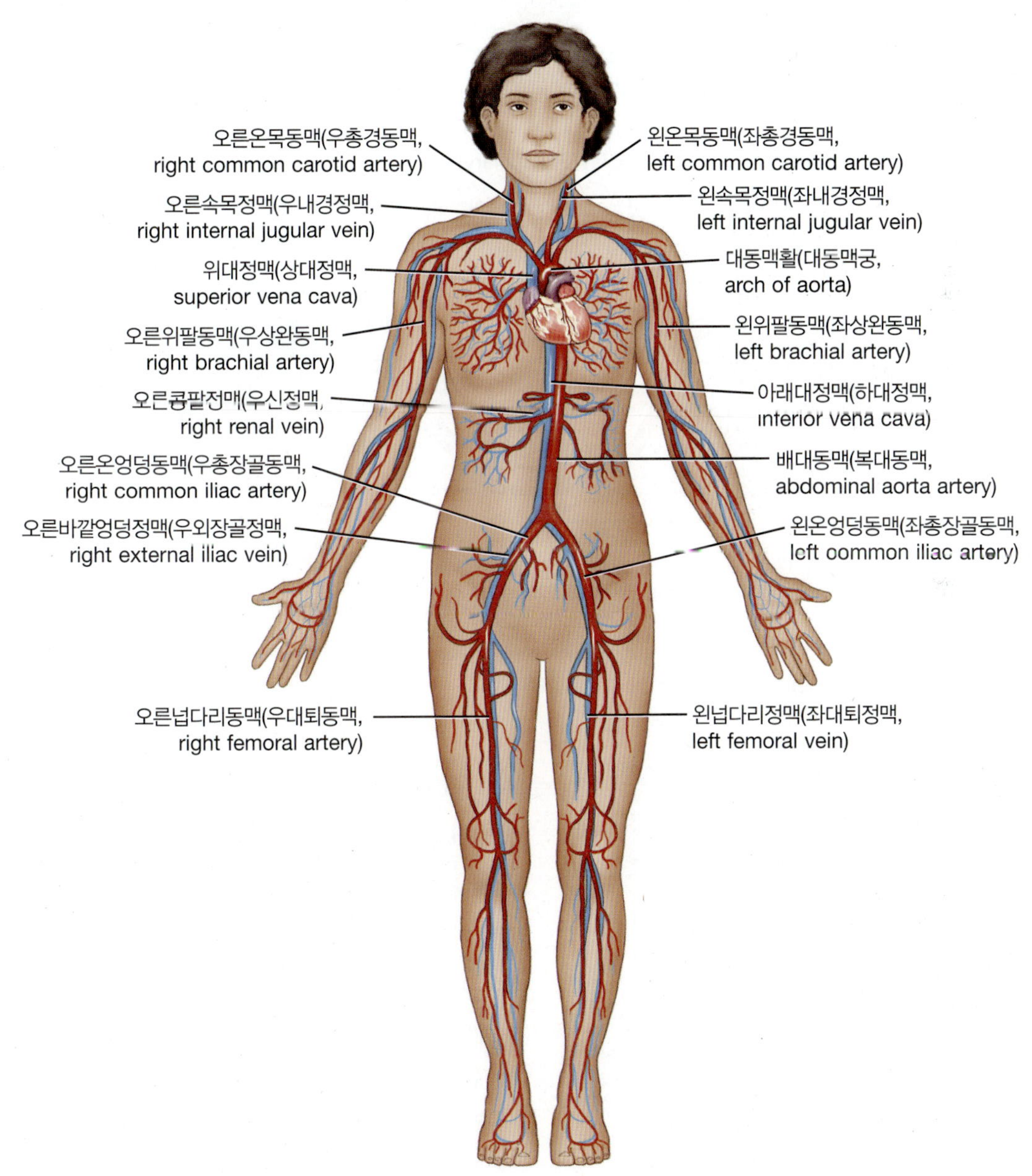

그림 18.1 심장혈관계통의 개요. 심장혈관계통(A)은 심장과 혈액(B) 그리고 혈관(C)으로 이루어진다.

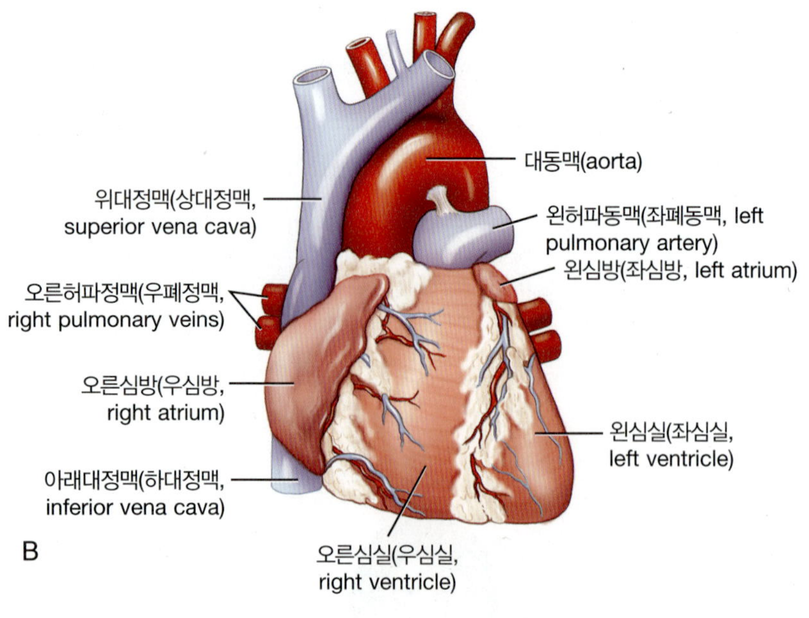

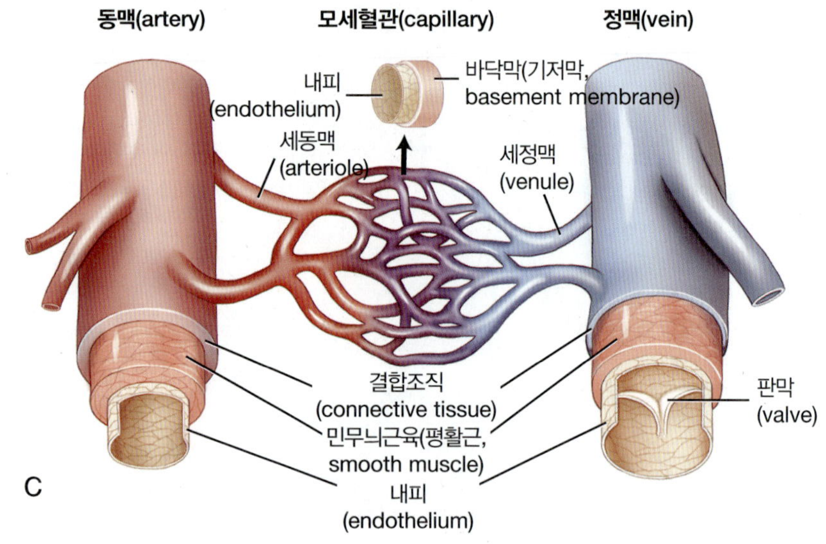

그림 18.1 계속.

혈류로 떨어져 나와 혈관에 부착되어 광범위한 조직손상을 야기할 수 있다. 보철물감염의 치료는 증식물을 제거하기 위한 절제술이 필요하며 또한 항생제치료도 필요할 수 있다. 이러한 종류의 감염은 심장판막대체술이 보다 많이 이루어지면서 점점 더 수가 많아지고 있다.

감염성심장내막염의 주된 원인은 세균이지만, 이는 또한 진균에 의해서도 일어날 수 있다. 어떤 증례에서는 아무런 원인균이 확인될 수 없다.

2] 심장근육염

심장근육염(myocarditis)은 심장의 근육부분인 심장근육의 염증이며, 일반적으로 바이러스감염이나 기생충감염으로 인해 발생한다. 하지만, 이는 또한 세균감염과 바이러스감염뿐만 아니라 화학물질에 노출되거나 혹은 알레르기반응에 의해서도 발생할 수 있다. 심장근육은 약화되며 이는 심장기능상실을 초래할 수 있다. 심장근육염의 증상은 모호하여 진단이 어려우며 다음과 같다.

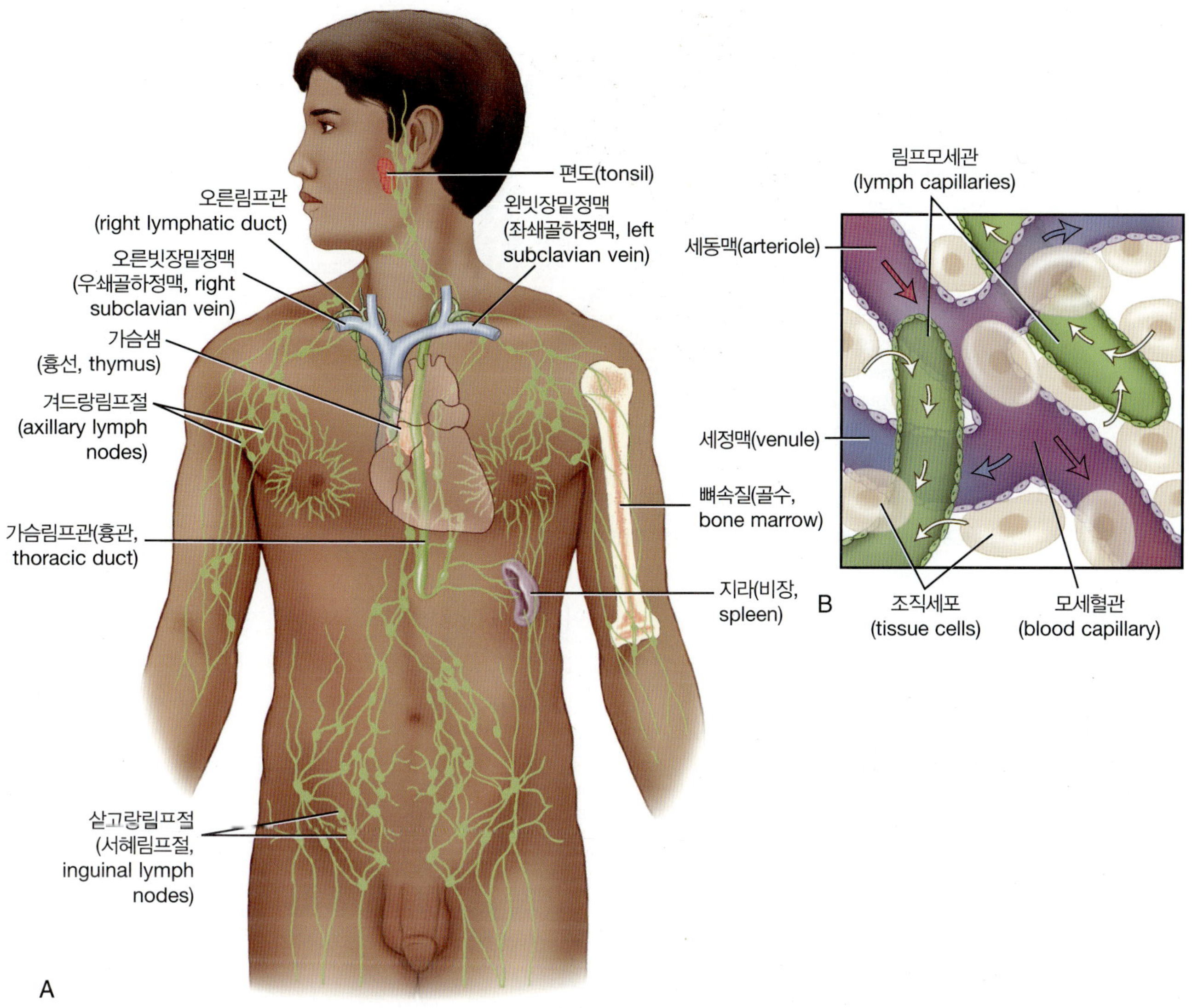

그림 18.2 **심장혈관계통과 림프계통의 관계.** A, 림프관은 조직으로부터 여분의 체액을 받아 심장혈관계통으로 되돌린다. B, 삽입그림은 림프모세맹관과 혈액모세혈관 사이의 관계를 보여준다.

- 가슴통증
- 발열
- 숨참
- 다리부종
- 부정맥
- 울혈심장기능상실

3] 심장막염

심장막염(*pericarditis*)이라는 용어는 심장을 싸고 있는 주머니모양의 막인 심장막의 염증을 기술하기 위해 사용된다(그림 18.3 참조). 이 상태는 대개 바이러스감염의 합병증이지만, 이는 또한 세균과 진균에 의해서도 발생될 수 있다. 증상은 다음과 같다.

- 가슴통증
- 누워있는 경우의 호흡곤란
- 건성기침
- 발목, 발 그리고 다리의 부종
- 불안
- 피로
- 발열

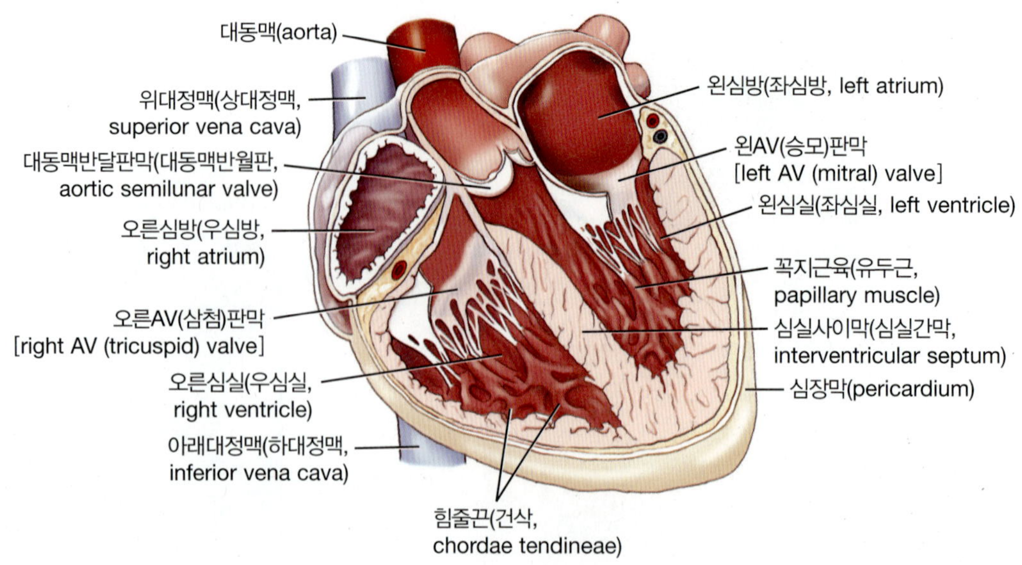

그림 18.3 심장의 내부와 심장을 싸고 있는 주머니모양의 막. AV, 방실(atrioventricular).

4] 혈액매개감염병

혈액매개병은 오염된 혈액이나 체액에 의해 확산된다. 혈액이나 기타 체액의 어떠한 노출도 감염병을 전파시킬 수 있다. 혈액매개병이 감염된 혈액이나 체액에 노출된 누구라도 영향을 줄 수 있지만, 노출의 위험은 건강관리자, 응급처치자, 공중안전담당자, 교육자 그리고 기타의 특정 직업에서 더 높다(제9장 참조). 질병통제예방센터(Centers for Disease Control and Prevention, CDC)에 따르면 이러한 직업에서 주로 우려되는 병원체가 HIV, B형 간염바이러스, C형 간염바이러스 그리고 바이러스성출혈열(viral hemorrhagic fever)을 일으키는 바이러스이다. 이러한 바이러스는 제21장에서 자세히 설명된다. 질병은 혈액에 의해 혹은 체액에 의해 직접적으로 전파되지 않지만, 곤충 혹은 기타 벡터(vector)에 의해서는 직접적으로 전파될 수 있으며 벡터매개병이라 분류된다.

5] 미생물혈증

미생물혈증(microbemia)은 림프배출을 통해 순환계로 침입한 미생물에 의한 감염을 기술하기 위해 사용되는 용어이다. 이는 국소감염구역으로부터 그리고 정상균무리의 일부로 집락화된 병발된 피부나 점막으로부터 침입된다. 미생물의 수와 종류에 따라, 미생물혈증은 무증상적이거나, 증상적이거나, 일과성이거나, 지속적이거나, 혹은 간헐적일 수 있다. 병원체를 포함하는 많은 수의 미생물이 다음과 같은 전신적인 징후와 증상을 일으킬 수 있다.

- 발열
- 오한
- 경직
- 발한
- 권태감
- 졸림
- 피로

대개 치료는 정맥내 광범위항생제가 포함된다(제11장 참조).

2 세균감염
Bacterial Infections

일단 세균이 순환계통으로 침범하면 이는 광범위하게 확산되며(세균혈증) 광범위한 조직과 기관을 감염시킬 수 있다. 순환계통에 있는 세균이 면역계통에 의해 파괴되지 않는다면, 이들은 혈액 속에서 증식하여 패혈증(septicemia)을 일으킬 수 있다. 순환계통의 세균성질환과 바이러스성질환의 예는 표 18.1에서 예시하였다.

표 18.1 세균과 바이러스에 의한 순환계통의 감염과 질병

질병	미생물	감염의 표적	전파	징후/증상	치료
류마티스열(rheumatic fever)	Group A 사슬알균(*Streptococcus*)	심장, 관절, 뇌, 척수, 피부	기침, 재채기, 침	가슴통증과 관절통, 발열, 심장염, 발진, 피부아래의 소절	페니실린(penicillin), 에리트로마이신(erythromycin), 경구용 세팔로스포린(oral cephalosporin), 반코마이신(vancomycin), 옥사실린(oxacillin)
가스괴저(gas gangrene)	클로스트리듐퍼프린젠스(*Clostridium perfringens*)	팔다리, 근육조직 그리고 기관	상처와 흙의 접촉	팔다리의 먼쪽에서 혹은 외상부위에서 흔히 시작되는 조직괴사, 감염조직내 가스생성	괴사조직의 절단술을 포함하는 절제술
심장내막염(endocarditis)	세균혈증; 많은 각기 다른 속(genera), 하지만 흔히 입안에 존재함	심장의 속층 또는 심장판막	혈류를 통해	심장/판막의 염증: 근육통/통증, 발열과 오한, 숨참, 피로와 쇠약, 손바닥과 발바닥의 적색반점, 야간발한	미생물특이항생제, 때로는 수술
심장근육염(myocarditis)	주로 바이러스: 콕사키바이러스(coxackievirus) B, 파르보바이러스(parvovirus) B19, 아데노바이러스(adenovirus) 세균: 사슬알균종(*Streptococcus* spp), 포도알균(Staphylococcus), 코리네박테륨(*Corynebacteria*)과 보렐리아부르그도르페리(*Borrelia burgdorferi*) 진균: 칸디다(*Candida*), 아스페르길루스(*Aspergillus*), 히스토플라스마(*Histoplasma*)	심장벽의 심장근육층	순환계통을 통해	발열, 가슴통증, 다리부종, 숨참, 부정맥, 울혈심장기능상실	세균/진균: 적절한 항생제; 바이러스감염: 코르티코스테로이드(corticosteroids)와 심장약이 필요할 수 있음
심장막염(pericarditis)	주로 바이러스: 에코바이러스(echovirus), 콕사키바이러스(coxsackievirus) 세균감염과 진균감염은 드묾	심장을 싸고 있는 주머니모양의 심장막	순환계통을 통해	거친 숨과 함께 혹은 반듯하게 누웠을 경우의 예리한 가슴통증, 발열, 오한, 호흡곤란, 피로	증상관리를 위한 NSAIDs와 코르티코스테로이드, 세균성이거나 진균성인 경우에는 항생제, 증례가 지속성이면 콜히친(colchicines)

NSAIDs, 비스테로이드성항염증약물(nonsteroidal antiinflammatory drugs).

1] 세균혈증

정상적으로, 혈액은 무균성이지만 다양한 조건에서 미생물이 혈액으로 침입할 수 있다. **세균혈증(bacteremia)**은 혈류에 세균이 존재하는 경우에 사용되는 용어이다(제12장 참조). 세균혈증의 원인은 다양하며 여기에는 치과치료 중의 감염, 카테터삽입(catheterization)과 유치장치(indwelling device)의 장착, 외과적인 시술, 상처감염 등이 포함된다. 일반적으로, 혈액 속에 세균이 있으면 순환하는 큰포식세포(대식세포, macrophage), 보체계통(complement system) 그리고 림프구에 의한 강력한 면역반응이 유발되며(제13장 참조), 따라서 세균이 증식하지 못하도록 한다. 또한, 혈액에는 대부분의 세균이 증식하는데 필요한 철이 상대적으로 적게 들어 있다. 만일 면역계통과 순환계통이 미생물을 막지 못한다면 미생물은 혈액 속에서 무제한 증식하여 소위 **패혈증**을 일으키게 된다.

2] 패혈증

패혈증(sepsis)은 감염부위로부터 세균이나 세균독소가 확산되어 야기되는 독성상태이다(제12장 참조). 패혈증은 세균이 혈류에서 증식할 때 발생한다. 패혈증은 즉각적인 의학적인 치료를 요하는 의학적인 응급이다. 만일 상태가 **패혈쇼크(septic shock)**로 진행된다면 침범한 미생물의 종류에 따라 사망률은 50%에 달한다. 패혈쇼크는 적절하게 수액을 보충함에도 불구하고 저혈압(hypotension)(낮은 혈압)에 의한 결과이다. 패혈증은 빠르게 발생하며 환자는 대단히 심하게 병들게 된다. 비록 증상이 사람마다 다를지라도, 가장 흔한 증상은 다음과 같다.

- 식욕상실
- 발열
- 오한
- 졸리거나, 불안하거나, 초조한 행동
- 빠른호흡
- 빠른맥박

3] 류마티스열

류마티스열(rheumatic fever)은 Group A 사슬알균감염 후의 희귀한 합병증으로 발생할 수 있는 인후통과 성홍열과 같은 염증질환이다[제15장, 의학적인 사건: 패혈성인두염의 합병증(류마티스열) 참조]. 이 상태는 흔히 심장, 관절, 뇌, 척수 그리고 피부를 침범한다. 일반적으로, 류마티스열은 4~18세의 나이에서 발생한다. 정상적으로, 증상은 국소적인 목구멍증상이 사라진 수주후에 시작되며 염증이 생긴 몸의 부분에 따라 사람마다 크게 차이가 있다. 가장 흔한 증상은 다음과 같다.

- 관절통
- 발열
- 가슴통증
- 심장염
- 발진
- 피부아래의 소절(nodule)

일부의 소아에서는 심장염은 발현되지 않을 수 있으며 심장의 염증은 심장손상이 확인된 수년후에 알게 될 수 있다. 치료는 남아 있는 어떠한 사슬알균감염도 제거하기 위한 장기적인 항생제투여, 염증을 줄이기 위한 항염증약물 그리고 또한 염증이 생긴 구조를 악화시킬 수 있을 신체활동의 제한이 포함된다. 특히, 병이 처음으로 발병한 첫 3~5년이 지나도록 낮은용량의 항생제를 계속해서 투여 받지 않은 사람은 상태가 재발될 수 있으며 중증의 심장합병증이 초래될 수 있다.

4] 괴저

괴저(gangrene)는 흔히 상처와 관련된 조직의 사멸과 파괴인 괴사(necrosis)의 합병증이다. 조직에 대한 혈액공급이 감염이나 **허혈증(ischemia)**(혈액공급의 제한)에 의해 방해된다면 괴저가 발생할 수 있다. 괴저는 주로 팔다리에 영향을 미치지만(그림 18.4), 이는 또한 근육조직과 기관에서도 발생될 수 있다. 죽어가는 세포와 조직으로부터 방출되는 효소가 주위의 조직을 더욱 파괴시키며 따라서 많은 세균 종을 위한 완벽한 영양환경을 제공하게 된다. 그람양성 내포자형성 무산소균인 클로스트리듐(속)(genus *Clostridium*)의 여러 종은 이러한 조건에서 쉽게 증식한다. 클로스트리듐(*Clostridium*)은 토양뿐만 아니라 사람과 가축의 창자관에서 흔히 발견된다. 괴저에 관여하는 주된

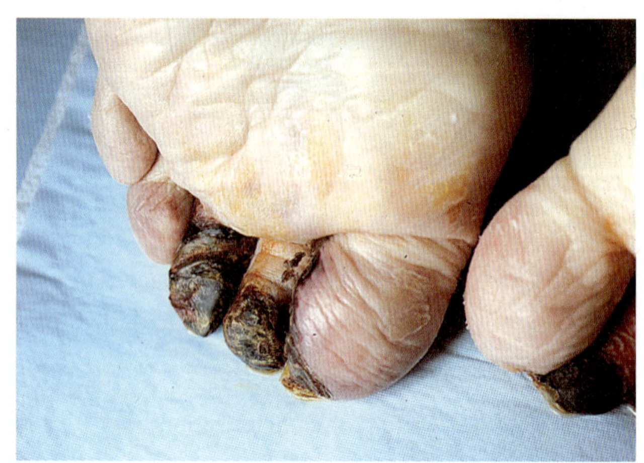

그림 18.4 **여러 발가락에 침범된 흑색으로 보이는 건성괴저.** (출처: Damjanov I: Pathology for the Health Professions, ed 4, St. Louis, 2012, Saunders.)

종은 클로스트리듐퍼프린젠스(*C. perfringens*)이지만, 다른 종 그리고 기타 여러 세균(속) 역시 위에 언급된 조건에서 증식할 수 있다.

괴저를 치료하려면 대개 괴사된 조직을 제거하며 많은 경우 절단술이 필요할 수 있다. 항생제가 허혈조직에 도달되지 못하기 때문에 항생제만으로는 효과가 없다. 수술과 항생제 외에도 이 상태를 야기한 클로스트리듐(Clostridium) 무산소균을 죽이기 위해 고압산소요법(hyperbaric oxygen therapy)이 이용될 수 있다.

괴저에는 다음과 같은 여러 종류가 있다.

- 건성괴저(*dry gangrene*)는 일반적으로, 팔다리의 발과 같은 먼쪽부분에서 시작되는 허혈증으로 인한다. 이 상태는 흔히 죽상동맥경화증(arteriosclerosis)을 가진 노인 그리고 당뇨병환자처럼 말초혈류에 결함이 있는 사람에서 발생한다.
- 백색괴저(*white gangrene*)라고도 부르는 속괴저(*internal gangrene*)는 속조직이 표백되어 두드러지며 일반적으로 수술이나 외상후에 발생한다.
- 습성괴저(*wet gangrene*)는 입, 아래창자관, 허파 그리고 자궁목과 같이 점막으로 싸인 기관에서 발생한다. 습성인 조직과 반드시 연관되지는 않는다고 해도, 욕창(bedsore) 역시 습성괴저감염의 범주에 포함된다. 감염세균에 의해 형성된 독성산물이 흡수될 수 있으며, 만일 병발된 조직이 제거되지 않으면 패혈증이나 독소혈증, 심지어 사망까지도 초래될 수 있다.
- 가스괴저(*gas gangrene*)는 감염조직 내에서 가스를 발생시키는 세균에 의해 발생된다. 세균에 의해 생성되는 독소는 조직을 더욱 괴사시키며 따라서 세균이 더 많이 증식되게 만든다. 치료되지 않으면, 이 상태는 치명적이다.

5] 인수공통감염병

척추동물로부터 사람으로 전파될 수 있는 어떠한 질병 또는 감염은 **인수공통감염증(zoonosis)**이라 분류된다. 200가지 이상의 인수공통감염증이 기술되어 왔지만 모두가 순환계통을 침범하는 것은 아니다(표 18.2). 인수공통감염증은 세균, 바이러스, 기생충 그리고 프리온과 같은 특별한 병원체에 의해 발생될 수 있다. 새로이 출현한 보존의학(conservation medicine)분야는 사람의학, 수의학 그리고 환경보호를 통합시키며 주로 인수공통감염증을 다룬다.

브루셀라증(파상열)

브루셀라증(Brucellosis)은 전세계적으로 발생하며 다양한 브루셀라(종)(*Brucella* species)에 의해 발생된다. 이 상태가 전세계적으로 발생되지만, 이는 주로 공중보건과 가축보건프로그램에 대한 표준이 충분하지 않은 구역에서 발생한다. 브루셀라(*Brucella*)는 세포내에서 증식하도록 적응된 작은 그람음성 유산소[혹은 호이산화탄소(*capnophilic*)-"이산화탄소를 좋아하는"] 짧은막대균이다. 이 세균은 주로 양, 염소, 소, 사슴, 순록, 돼지, 개 그리고 기타 동물에 영향을 미친다. 이는 인수공통감염증을 일으키며 사람은 이 세균에 오염된 동물이나 동물산물과의 접촉에 의해 감염된다. 브루셀라증의 사람대 사람전파는 극히 드물지만 감염된 여성이 모유수유하는 경우에는 발생될 수 있다. 고위험집단에는 도축장작업사, 도축검사원, 가축관리인, 수의사 그리고 연구실기사가 포함된다. 미국인에서, 가장 흔한 감염원인은 저온살균되지 않은 우유나 기타 유제품을 먹는 것이다.

임상적으로 급성형의 브루셀라증은 비특이적이며 그 자체는 독감유사증상, 즉 오한, 과도한 발한, 발열, 발한, 쇠약, 권태감, 식욕부진, 두통, 복통, 요통 그리고 관절통을

생명의 응용

보존의학

보존의학은 사람과 동물의 건강뿐만 아니라 환경조건과 생태계의 건강에 중점을 둔 독특한 여러분야적인 접근방법이다. 핵심적으로, 보존의학은 환경에서 사람, 동물, 사람 이외의 숙주 그리고 병원체 사이의 상호관계를 다루는 새로이 출현한 분야이다. 이 새로운 분야는 사람과 동물의 삶 그리고 환경에 영향을 미치는 기존의 질병이나 신종질병에 맞서기 위한 여러분야적인 팀을 필요로 한다. 이 팀은 의사, 수의사, 미생물학자, 병리학자, 해양생물학자, 독성학자, 역학자, 곤충학자 등이 포함될 수 있다.

표 18.2 순환계통의 세균성인수공통감염

질병	미생물	감염표적	전파	징후/증상	치료
브루셀라증(파상열)[brucellosis (undulant fever)]	브루셀라(종)(Species of *Brucella*)	위창자계통과 호흡계통에서 발현되는 소견을 수반하는 전신감염	양, 염소, 소, 사슴, 순록, 돼지, 개 그리고 기타 동물과의 직접접촉; 세균에 오염된 동물 산물과의 접촉; 저온살균되지 않은 우유나 유제품의 섭취	독감유사증상, 발열과 오한, 요통과 복통, 만성피로, 쇠약, 전신적인 권태감e	임신하지 않은 성인에 대해 독시사이클린(doxycline) + 리팜핀(rifampin) 임신부와 8세 이하의 소아에 대해
야생토끼병(tularemia)	프란시셀라툴라렌시스(*Francisella tularensis*)	혈액과 림프절	토끼, 들다람쥐와의 직접접촉; 또는 감염된 진드기, 사슴등애, 혹은 기타 곤충에 물림으로써 전파됨	발열, 오한, 두통, 피로, 어지럼증, 근육통과 관절통, 입안건조, 식욕부진, 구역	스트렙토마이신(streptomycin), 젠타마이신(gentamicin), 플루오로퀴놀론(fluoroquinolones) 그리고 독시사이클린
고양이할퀸열(묘소열, cat scratch fever)	바르토넬라헨셀라(*Bartonella henselae*)	림프절, 전반적인 전신감염	고양이에 물리거나 눈이나 상처가 감염된 침에 노출되어 전파됨	발열, 피로, 두통, 권태감, 림프절종대	대개 항생제요법은 효과가 없지만 중증인 환자에서는 세팔로스포린(cephalosporins), 에리트로마이신(erythromycin), 혹은 독시사이클린이 일부 성공적으로 사용됨
쥐물음열(서교열, rat-bite fever)	모닐리포르미스사슬막대균(*Streptobacillus moniliformis*)(미국의 경우)	발열, 구토, 관절통, 두통 그리고 발진을 수반하는 전신감염	감염된 쥐에 물리거나 긁히거나, 감염된 쥐를 만지거나, 혹은 오염된 물이나 음식을 먹음으로써 전파됨	오한과 발열의 돌연발생, 구토, 근육통, 관절통, 요통, 두통	페니실린(penicillin), 독시사이클린

나타낸다. 중추신경계통이나 심장의 속층(내장내막)이 중증으로 감염될 수 있다. 브루셀라증은 또한 만성일 수 있으며 이 경우의 증상에는 파상열(undulant fever), 관절염, 만성피로증후군 그리고 우울증이 포함된다. 항생제로 치료가 가능하지만 치료시기와 병의 중증도에 따라 어려울 수도 있다. 병으로 인한 사망률은 낮으며 대개 심장내막염과 연관된다.

야생토끼병

야생토끼열(rabbit fever)"이라고도 부르는 **야생토끼병(야토병, tularemia)**은 그람음성막대균 프란시셀라툴라렌시스(*Francisella tularensis*)에 의해 발생한다. 이 세균은 혈액과 림프액에 감염된다. 이 병은 감염된 동물, 주로 산토끼와 들다람쥐와의 접촉에 의해 전파된다. 사람은 감염된 진드기, 사슴등애(deerfly), 혹은 기타 곤충을 통해 그리고 오염된 식수나 음식을 섭취하여 이 병에 걸린다. 야생토끼병을 가진 사람은 이 병이 사람대 사람으로 확산되지 않는 것으로 알려져 있기 때문에 격리될 필요는 없다. 비록, 세균이 다양한 부위에서 사람의 몸에 침입할 수 있다고 해도, 주로 궤양이 생기게 될 작은 상처를 통해서 침입한다. 병의 증상은 노출 3~5일 후에 발생하지만 14일이 걸릴 수도 있다. 증상은 다음과 같다.

- 발열
- 오한
- 두통
- 피로
- 어지럼증
- 근육통

- 관절통
- 건성기침
- 식욕상실
- 구역

감염용량은 낮으며, 감염을 일으키려면 약 10~50마리 정도가 필요하다. 프란시셀라툴라렌시스(*F. tularensis*)의 증식을 억제하지 않으면 패혈증이 일어날 수 있다. 야생토끼병은 미국의 여러 지역에서 발생하며 국가에 통보해야 할 질병목록에 포함된다. 이 세균이 본질적으로 매우 감염성이기 때문에, 이를 생물무기로 사용할 가능성에 대한 우려가 커지고 있으며 현재 질병통제예방센터(CDC)에서 생물테러준비대응(bioterrorism preparedness response) 법에 포함되어 있다.

고양이할큄병(묘소병)

고양이할큄병(묘소병, cat scratch disease)은 그람음성 유산소 막대모양균 바르토넬라헨셀라(*Bartonella henselae*)에 의해 발생한다. 이 병은 고양이에게 할퀴거나 물리거나, 혹은 심지어 고양이의 침이 피부의 상처나 눈에 닿는 것으로도 전파된다. 고양이의 약 40%는 그의 삶 어느 순간에 증상을 나타내지 않은 채로 이 세균을 보균한다. 새끼고양이는 보다 더 쉽게 감염되며 세균을 사람에게 전파한다. 바르토넬라(*Bartonella*)가 고양이의 침샘에 존재하기 때문에, 감염된 고양이가 피부병변을 핥거나 고양이의 털에 눈이 닿으면 전파가 일어날 수 있다. 초기에는 할퀴거나 물린 부위에 물집이나 혹이 생길 수 있는데 이는 곤충에 물린 것으로 착각할 수 잇다. 감염 2~3주 안에 접종된 부위와 가까운 림프절이 붓게 된다. 초기의 혹과 림프절이 붓는 것 외에도, 감염의 증상은 다음과 같다.

- 발열
- 피로
- 권태감
- 두통

대개 의학적인 치료가 필요 없다고 해도, 면역이 약화된 환자와 중증으로 감염된 사람은 항생제요법이 필요할 수 있다. 고양이할퀌병(묘소병)은 사람대 사람으로 전파되지 않으며 특히 새끼고양이와의 거친 놀이를 피하고 고양이가 사람의 개방상처를 핥지 못하게 함으로써 예방할 수 있다.

쥐물음열(서교열)

쥐물음열(서교열, rat-bite fever)은 감염된 설치류나 쥐에 사람이 물리거나 할퀴거나, 감염된 설치류나 쥐를 다루거나, 혹은 감염된 설치류/쥐의 오줌으로 오염된 음식이나 물을 먹은 후에 발생하는 희귀한 전신감염병이다. 이 상태는 두 각기 다른 세균에 의해 발생될 수 있다. 다형태성의 그람음성 융통무산소균 모닐리포르미스사슬막대균(*Streptobacillus moniliformis*)은 미국에서 쥐물음열(서교열)의 주된 원인이다. 나선형의 그람음성균 작은스피릴룸(*Spirillum minus*)은 아시아와 아프리카에서 쥐물음열(서교열)의 주된 원인이다. 이 병은 사람대 사람으로는 전파되지 않는다. 이 병의 증상은 노출 2~10일후에 발생하며 다음과 같다.

- 오한과 발열의 갑작스런 발생
- 구토
- 요통과 관절통
- 두통과 근육통

발열이 일어나고 약 2~4일후에 손과 발에서 발진이 생기며 하나 이상의 큰 관절이 붓고, 벌개지며 그리고 아프게 된다. 이 상태는 대개 페니실린(penicillin), 에리트로마이신(erythromycin), 혹은 테트라사이클린(tetracycline)의 항생제로 치료될 수 있다. 가능한 합병증에는 심장막염, 심장내막염, 귀밑샘염[일반적으로, 볼거리(유행귀밑샘염, mumps)라 알려진 귀밑샘의 염증] 그리고 뇌나 연조직의 고름집이 포함된다. 병이 치료되지 않는다면 이러한 합병증은 치명적일 수 있다.

6] 벡터매개병

벡터는 감염병을 전파할 수 있는 동물이다. 이러한 벡터의 일부에는 파리, 옴벌레(mite), 벼룩, 진드기(tick) 그리고 쥐가 포함된다. 흡혈곤충에 의해 감염균이 전파되기 때문

표 18.3 순환계통의 벡터매개병

질병	미생물	감염표적	전파	징후/증상	치료
페스트(흑사병, plague)	페스트균(*Yersinia pestis*)	림프절에서 시작되는 전신감염	감염된 설치류로부터 온 벼룩에 물림	대개 샅고랑과 겨드랑의 림프절 종대, 발열, 근육경련, 발작, 팔다리의 괴저	시험관내 감수성검사를 통해 결정된 항생제요법
록키산발진열(Rocky Mountain spotted fever)	리케차리케치(*Rickettsia rickettsii*)	전신감염	진드기에 물림	발열, 구역, 구토, 심한 두통 그리고 근육통, 식욕부진, 발진	테트라사이클린(tetracycline), 클로람페니콜(chloramphenicol)
라임병(Lyme disease)	보렐리아부르고도르페리(*Borrelia burgdorferi*)	전신감염	검은발진드기(black-legged tick)에 물림	감염부위의 황소눈알(bull's-eye) 피부발진, 발열, 피로, 두통과 목의 경직, 근육통	초기치료: 아목시실린(amoxicillin), 독시사이클린(doxycycline), 세푸록심(cefuroxime) 후기치료: 아목시실린, 독시사이클린, 세프트리악손(ceftriaxone), 페니실린(penicillin) G
에를리히증(ehrlichiosis)	에를리히아샤펜시스(*Ehrlichia chaffeensis*)	전신감염	론스타진드기(Lone Star tick)에 물림	구역, 구토, 설사, 기침, 관절통; 치료되지 않으면 콩팥기능상실, 수막뇌염, 발작, 혼수가 초래될 수 있음	독시사이클린, 리팜핀
발진티푸스(Typhus)	리케차(rickettsias)	혈관계통의 내피세포, 전신감염	절지동물	두통과 요통, 고열, 확산성붉은발진, 구역, 구토, 건성기침, 복통, 관절통, 혼수	독시사이클린, 테트라사이클린, 클로람페니콜
재귀열(relapsing fever)	보렐리아헤름시(*Borrelia hermsii*), 보렐리아파커리(*Borrelia parkerii*) 그리고 보렐리아투리카타에(*Borrelia turicatae*)	전신감염	인체의 이(lice), 오르니토도로스(*Ornithodoros*)진드기	발열의 재발성발작, 관절통과 근육통, 두통, 구역, 구토, 식욕부진, 광민감성과 눈의 통증, 발진, 건성기침, 착란 그리고 어지럼증	테트라사이클린, 독시사이클린, 페니실린

에 사람의 사망률과 이환률의 주된 원인이 곤충이다. 벡터매개병은 기생충, 벡터 그리고 사람 사이의 복잡한 상호관계에 기반하여 전파된다. 벡터는 이동하며 감염병의 전파범위를 넓힐 수 있다. 이 절은 세균벡터매개병에 대해 다룬다(표 18.3).

페스트

페스트(흑사병)는 그람음성 막대모양 페스트균(*Yersinia pestis*)에 의해 발생하는 감염병이다. 대개 사람은 감염된 설치류로부터 세균을 운반하는 벼룩에 물리거나 혹은 감염동물을 다룸으로써 감염된다. 벼룩이 문 뒤에, 세균이 혈류로 들어와서 림프절과 혈액내에서 증식한다. 페스트균(*Yersinia pestis*)은 세포 속에서 증식하며; 따라서 포식되더라도 여전히 생존한다. 일단, 세균이 림프로 들어오면 이는 특히 샅고랑과 겨드랑이에 있는 림프절을 붓게 만든다. 이러한 부종은 가래톳(*buboes*)이라고 부르며, 가래톳이라는 용어는 이 병을 가래톳페스트(*bubonic plague*)라 부르게 하였다(그림 18.5). 림프가 오른림프관(right lymphatic duct)과 가슴림프관(thoracic duct)을 통해 빗장밑정맥(subclavian vein)으로 흐르기 때문에, 이는 결국 혈류로 들어가며 림프에 있던 세균은 이제 혈액내에서 증식하여 패혈쇼크로 이어지는 패혈성페스트(septicemic plague)를 일으킨다. 패혈성페스트는 세균이 벼룩에 물린 곳으로부터 직접 혈액으로 들어갈 때 발생하거나 가래톳

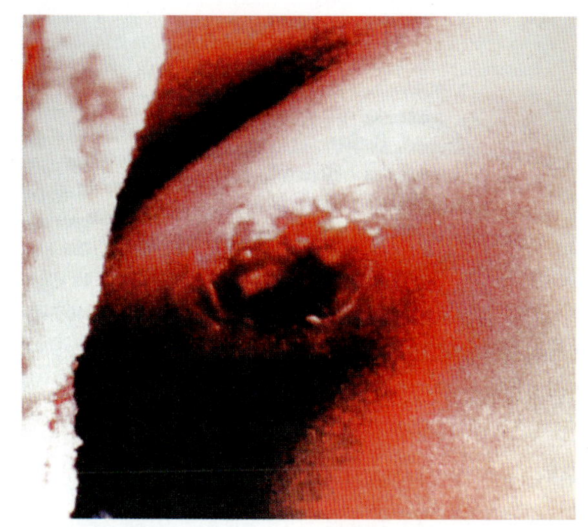

그림 18.5 샅고랑구역에 있는 림프절의 전형적인 부종을 일으킨 가래톳페스트. (출처: Bergquist L, Pogosian B: *Microbiology*, St. Louis, 2000, Saunders.)

페스트나 폐렴페스트(pneumonic plague)의 합병증으로 발생한다. 모든 종류의 페스트는 초기에 항생제로 치료될 수 있지만, 치료를 하지 않으면 패혈성페스트는 대개 치명적이다.

가장 흔하지 않은 종류의 페스트는 폐렴페스트인데, 이는 세균이 허파로 들어간 경우에 발생된다. 이 병은 이후에 공기비말을 통해 사람으로부터 사람으로 전파된다. 중세시대에 발생한 것처럼 이 방법으로 유행이 시작될 수 있다. 열이 발생하고 처음 12시간 안에 진단되고 치료되지 않는다면 지금도 이러한 특정한 종류의 페스트로 인한 사망률은 거의 100%이다.

페스트로부터 회복되는 것은 믿음직한 면역이 생기는 것이다. 야외에서 작업하는 동안 감염된 벼룩과 접촉했을 것 같은 사람 혹은 병원체와 접촉했을지 모를 연구실원을 위한 백신이 이용가능하다. 페스트를 박멸한다는 것은 그의 병원소, 즉 주로 설치류와 기타 야생동물을 제거할 필요가 있으므로 현실적이 아닐 수 있다. 배, 비행기 그리고 건물 혹은 설치류가 많이 사는 기타 장소에 쥐약을 정기적으로 뿌리는 것이 페스트를 예방하는 방법이다.

로키산발진열

로키산발진열(Rocky mountain spotted fever)은 다형태성의 그람음성 절대세포내균 리케차리케치(*Rickettsia rickettsii*)에 의하며 진드기에 의해 사람에게 전파된다. 그의 병명에 비해, 이는 미국에서는 전국적으로 발생하며 가장 중증이고 가장 빈번한 리케차병이다. 잠복기는 진드기에 물린 후 5~10일까지 다양하며 다른 다양한 감염병과 유사할 수 있는 비특이적인 증상이 있게 된다. 이러한 초기증상에는 다음과 같다.

건강관리의 응용

페스트균(*Yersinia pestis*)에 의해 발생하는 페스트의 종류

종류	감염부위	증상	전파	치료
가래톳페스트(bubonic plague)	림프절	대개 노출 2~5일후에 갑자기 발생; 고열, 고루 아픈 림프절-가래톳; 오한, 권태감, 근육통, 심한 두통, 발작	설치류에서 설치류로; 설치류에서 벼룩으로; 벼룩에서 사람으로	적절한 시기에 진단되는 경우에는 항생제
폐렴페스트(pneumonic plague)	허파	노출 1~4일후에 심한 기침, 피가래, 호흡곤란이 포함되는 증상이 발생	얼굴대 얼굴접촉, 기침, 혹은 재채기에 의한 세균의 흡입	다른 환자로부터 격리; 적절한 항생제로 조기치료가 핵심이며, 폐렴페스트는 거의 항상 치명적임
패혈성페스트(septicemic plague)	혈액	복통, 혈액응고문제, 설사, 발열, 저혈압, 구역, 구토, 기관기능상실	물린 곳을 통해 세균이 직접 혈류로 들어오거나, 혹은 가래톳페스트나 폐렴페스트의 합병증으로 인함	조기에 항생제 치료, 인공호흡, 정맥내수액, 대개 치명적임

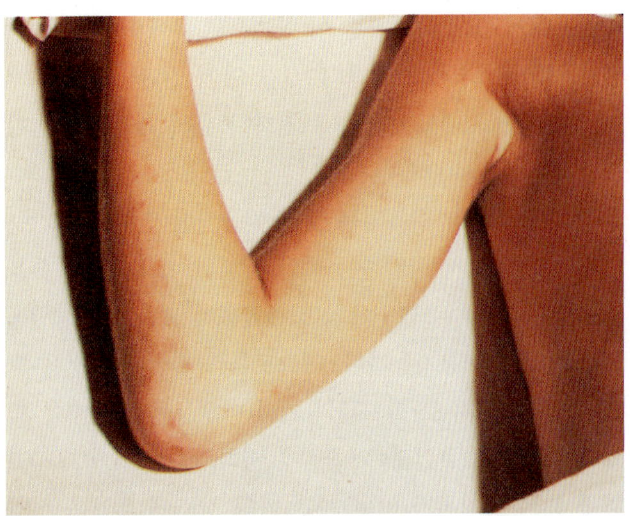

그림 18.6 **손목 위의 록키산발진열발진.** (출처: Grimes D: *Infectious Diseases-Mosby's Clinical Nursing Series*, St Louis, 1994, Mosby.)

- 발열
- 구역
- 구토
- 심한 두통
- 근육통
- 식욕상실
- 발열시작 2~5일 후에 발생하는 발진

후기의 징후에는 다음과 같다.

- 발진(그림 18.6)
- 복통
- 관절통
- 설사

이 병의 특징적인 발진은 초기증상의 발생후 대개 6일 이상이 될 때까지 나타나지 않는다. 이 상태의 환자에서 약 35~60%는 특징적인 발진이 발생하고, 이들 중의 50~80%는 손바닥이나 발바닥에서 발진이 나타난다.

로키산발진열은 임상징후, 임상증상 그리고 검사실검사를 기반으로 종합적으로 진단된다. 로키산발진열이 의심되면 검사실에서 아직 확인이 되지 않았더라도 지체 없이 항생제치료를 시작한다. 현재 주로 사용되는 항생제는 독시사이클린(doxycycline)과 클로람페니콜(chloramphenicol)(대개 임신부에 처방됨)이다. 치료에도 불구하고 열이 발생한 환자의 3~5%는 이 상태로 인해 사망하게 된다.

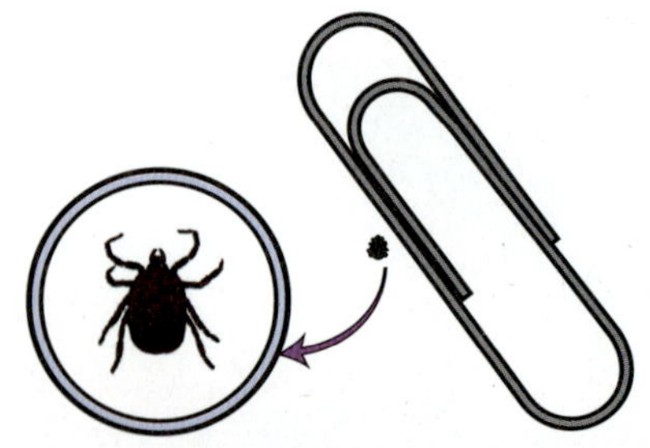

그림 18.7 **감염된 검은발진드기(blacklegged tick)에 물림으로써 보렐리아부르그도르페리(Borrelia burgdorferi)가 라임병을 전파시킨다.**

라임병

미국에서의 **라임병(Lyme disease)**은 감염된 검은발진드기(blacklegged tick)에 물려 사람에게 전파되는 이동성의 그람음성 스피로헤타 보렐리아부르그도르페리(*Borrelia burgdorferi*)에 의해 발생한다(그림 18.7). 사람에서의 감염은 그 자체로 3단계에서 발현된다. 전형적인 초기증상은 다음과 같다.

- 황소눈알을 닮은 피부발진(그림 18.8)

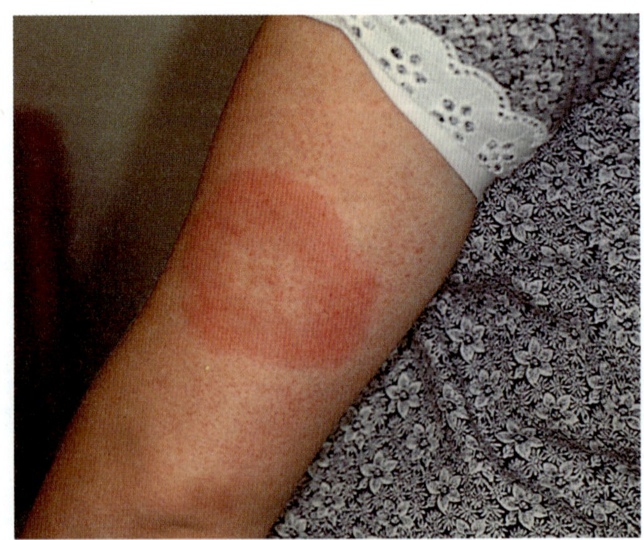

그림 18.8 **라임병의 "황소눈알"피부발진.** (출처: Murray PR, Rosenthal KS, Pfaller MA: *Medical Microbiology*, ed 5, St. Louis, 2005, Mosby.)

- 발열과 피로
- 두통과 목의 경직
- 근육통

대부분의 환자에서, 라임병의 제1기는 수주일 동안 항생제를 투여하여 성공적으로 치료될 수 있다. 만일 치료가 안되면 수주에서 수개월후 제2기가 발생할 수 있다. 이후, 감염은 관절, 심장 그리고 신경계통으로 확산될 수 있어 심한 피로, 근육통, 피부병변, 심장문제, 수막염 그리고 뇌염과 같은 증상을 일으키게 된다. 제3기는 수년에 걸쳐 반복적이고 중증인 관절염의 발작으로 이어진다. 보렐리아부르그도르페리(*B. burgdorferi*)는 태반을 통과하여 태아에게 손상을 입힐 수 있다. 진단이 되면, 이 병은 조사의 목적을 위해 보고되어야 할 병이다.

에를리히아증

에를리히아증(Ehrlichiosis)은 에를리히아(속)(genus *Ehrlichia*)[리케차케아에(과)(family Rickettsiaceae)]에 속하는 여러 종의 그람음성 절대세포내세균에 의해 발생된다. 병원균은 주로 백혈구로 침입한다. 처음에는 병원체가 개, 소, 양, 염소 그리고 말에서 병을 일으키는 것으로 확인되었다. 일부의 종은 현재 사람에서 병을 일으키는 것으로 알려져 있다. 사람에를리히아증은 에를리히아샤펜시스(*Ehrlichia chaffeensis*)에 의해 야기되며, 1987년 처음으로 보고되었고, 미국에서는 주로 론스타진드기(Lone Star tick) 암브리옴마아메리카눔(*Amblyomma americanum*)에 의해 전파된다. 이 상태의 초기징후는 비특이적이며 다른 다양한 질병의 증상과 유사할 수 있다. 현재, 모든 감염자가 발병하는지에 대해서는 명확하지 않으며; 이 병이 너무 경증이어서 환자가 병원에 가지 않을 수도 있을 것이다. 이 병의 잠복기는 약 5~10일이며 초기의 증상에는 발열, 두통, 권태감 그리고 근육통이 포함된다. 다른 증상은 다음과 같다.

- 구역
- 구토
- 설사
- 기침
- 관절통
- 착란
- 때로, 발진

특히 치료되지 않은 경우, 이 병의 중증인 증례는 다음과 같은 것을 초래할 수 있다.

- 장기적인 발열
- 콩팥기능상실
- 파종성혈관내응고병
- 수막뇌염
- 호흡곤란
- 발작
- 혼수

에를리히아증의 중증도는 부분적으로 환자의 면역계통이 어떤 상태인지에 따른다. 임상소견과 역학소견에 기반하여 에를리히아증이 강하게 의심될 때는 적절한 항생제로 즉각적인 치료가 시행되어야 한다.

발진티푸스

다양하고 유사한 발진티푸스병이 있는데, 모두는 절대세포내기생체 리케차(rickettsias)에 의해 발생된다. 발진티푸스의 종류에는 유행발진티푸스(epidemic typhus), 발진열[endemic (murine) typhus] 그리고 쯔쯔가무시병(scrub typhus)이 포함된다. 이 병의 원인균은 설치동물벡터에 의해 전파되며 주로 혈관계통의 내피세포에 감염하여 그곳에서 증식한다. 그 다음, 감염은 염증을 일으켜서 소혈관을 국소적으로 차단하여 파열시킨다. 권장되는 항생제요법은 독시사이클린(doxycycline)이지만 테트라사이클린(tetracycline)이나 클로람페니콜(chloramphenicol)도 사용된다.

유행발진티푸스는 리케차프로바제키(*Rickettsia prowazekii*)에 의해 발생하며 사람몸의 이(louse) 몸니(*Pediculus humanus corporis*)에 의해 사람으로부터 사람으로 전파된다. 세균은 이의 창자상피에서 증식하여 사람을 물 때 배출된다. 리케차프로바제키(*R. prowazekii*)는 이후에 물린 곳을 긁을 때 사람의 피부로 침입한다. 이 병은 대개 자기제한적이며 인체와 의복을 늘 청결하게 할 수 없는 가난과 전쟁과 연관된다. 이 병의 증상은 빠르게 발생하며 다음과 같다.

- 두통
- 요통
- 관절통
- 극도의 고열
- 확산된 몸 가운데에서의 발진
- 구역
- 구토
- 건성의 잔기침
- 복통
- 때로, 수막뇌염
- 혼수

건강인에서 치료되지 않은 경우의 사망률은 약 20%이지만 노인이나 면역약화자에서는 60%에 이를 수 있다.

발진열은 리케차티피(*Rickettsia typhi*)에 의해 발생되며 쥐벼룩에 의해 사람으로 전파된다. 증상이 발진티푸스와 유사하더라도, 이 병은 덜 중증이며 대부분의 사람은 완전하게 회복된다. 노인이나 면역계통이 약화된 사람에서는 사망을 초래할 수 있다.

쯔쯔가무시병은 쯔쯔가무시균(*Orientia tsutsugamushi*)에 의해 발생하며 관목식물이 무성한 구역 대개 극동아시아에서 발견되는 털진드기유충(chigger)에 의해 전파된다. 증상은 다음과 같다.

- 발열
- 두통
- 근육통
- 기침
- 위창자관(위장관)증상

독력(발병력)이 더 많은 균주는 출혈과 혈관내응고를 일으킬 수 있다.

재귀열

재귀열(relapsing fever)은 그람음성 스피로헤타 재귀열균(*Borrelia recurrentis*)에 의해 발생하며, 흔히 사람 몸의 이에 의해 전파되지만 진드기에 의해서도 전파된다. 이는 전세계적으로 발생하는 전신성의 열병이지만 위생이 불량한 인구밀집지역에서는 더 많이 유행한다.

- 이매개재귀열(*louse-borne relapsing fever*)은 사람 몸의 이에 의해 전파되며 이 병의 유행병을 일으킨다.
- 진드기매개재귀열(*tick-borne relapsing*)은 오르니토도로스(*Ornithodoros*)진드기에 의해 전파되며 이 병의 풍토병으로 나타난다.

재귀열은 2~14일의 간격으로 발생하는 재발성의 열성발작(febrile episode)이 특징이다. 발열기간은 2~4일의 무발열기간과 교대로 2~9일 지속된다. 병의 치료에는 항생제 주로 테트라사이클린(tetracycline), 독시사이클린(doxycycline), 혹은 페니실린(penicillin)으로 이루어진다.

3 바이러스감염
Viral Infections

바이러스는 심장혈관계통과 림프계통에 많은 수의 병을 일으킬 수 있으며 약간의 예외가 있지만 이들 모두는 열대지방에서 만연한다(표 18.4).

1] 감염단핵구증

단핵구증 혹은 전염단핵구증(glandular fever)은 대개 엡스타인-바바이러스(Epstein-Barr virus, EBV)에 의해 발생된다. 제4형 사람헤르페스바이러스(*human herpesvirus*)라고도 부르는 엡스타인-바바이러스(EBV)는 전세계적으로 나타나는 가장 흔한 사람바이러스이다. 이 바이러스는 B 림프구를 감염시키며 이 병명은 급성감염 동안 증식하는 특이적인 엽모양핵을 가진 림프구를 지칭한다. 많은 소아가 이 바이러스에 감염되며 증상은 소아의 다른 경미한 질환의 경우와 감별되지 않는다. 엡스타인-바바이러스(EBV)가 청소년기에 감염되면 이는 그 시기의 35~50%에서 감염단핵구증을 일으킨다. 증상은 다음과 같다.

건강관리의 응용

진드기매개감염의 예

감염/질병	진드기벡터	미생물	병원소
라임병(Lyme disease)(미국의 경우)	어깨진드기(*Ixodes scapularis*) 사슴진드기(*Ixodes pacificus*)	보렐리아부르그도르페리(*Borrelia burgdorferi*)(그람음성 스피로헤타)	하얀발생쥐(white-footed mouse)
에를리히아증(ehrlichiosis)	론스타진드기(Lone Star tick)(*Amblyomma americanum*); 어깨진드기(*Ixodes scapularis*); 사슴진드기(*Ixodes pacificus*)	에를리히아샤펜시스(*Ehrlichia chaffeensis*), 에를리히아에윈지(*Ehrlichia ewingii*), 아나플라스마파고시토필라(*Anaplasma phagocytophila*)(다형태성의 그람음성균)	하얀발생쥐, 흰꼬리사슴(whitetail deer), 코요테(coyote), 쥐(rat)
록키산발진열(Rocky Mountain spotted fever)	미국개진드기(*Dermacentor variabilis*) 숲진드기(*Dermacentor andersoni*)	리케차리케치(*Rickettsia rickettsii*)(다형태성 그람음성 절대세포내세균)	주된 병원소는 진드기이지만 생쥐, 사슴, 야생설치류, 개일 수도 있음
바베스열원충증(babesiosis)	어깨진드기(*Ixodes scapularis*), 사슴진드기(*Ixodes pacificus*); 론스타진드기(Lone Star tick)(*Amblyomma americanum*)	쥐바베스열원충(*Babesia microti*), 분지바베스열원충(*Babesia divergens*)(원생동물)	흰발생쥐, 흰꼬리사슴, 코요테, 쥐
야생토끼병(tularemia)	광대참진드기(속)(*Dermacentor*)과 암블리오마(속)(*Amblyomma*)	프란시셀라툴라렌시스(*Francisella tularensis*)(그람음성짧은막대균)	설치류, 집토끼, 산토끼
진드기매개재귀열(tick-borne relapsing fever)	물렁진드기(soft ticks), 오르니토도로스(속)(genus *Ornithodoros*)	더톤재귀열보렐리아(*Borrelia duttonii*) 보렐리아헤름시(*Borrelia hermsii*)(그람음성 나선균)	들다람쥐나 나무다람쥐, 얼룩다람쥐(chipmunk), 프레리독(prairie dog)

- 인후통
- 발열
- 피로
- 림프절종대

때로, 지라(비장)가 붓거나 혹은 간에 문제가 발생할 수 있다.

대부분의 환자가 2~4주 안에 회복되지만 일부는 2개월 이상 피로를 겪을 수 있으며, 엡스타인-바바이러스(EBV)는 목구멍에 있는 소수의 세포와 혈액에서 그 사람의 일생 동안 잠복해 있게 된다. 질환이 있는 시기에는 운동하는 것을 피해야 하는데, 그 이유는 소진(exhaustion)으로 인한 합병증이 지라(비장)를 파괴할 수 있기 때문이다. 특이적인 치료가 이용가능하지 않다고 해도, 증상은 치료될 수 있으며, 침상안정과 적절한 수액보충이 권장된다. 감염단핵구증은 감염자의 침과 접촉되어 전파된다. 감염시기부터 증상발현까지는 성인의 경우에는 4~6주가 걸리며 소아의 경우에는 약 10일이 걸린다. 바이러스는 흔히 건강인의 침에서도 발견되며 따라서 바이러스가 전파되는 것은 예방할 수 없다.

생명의 응용

"키스병"

한 사람의 침 속에 바이러스가 없다면, 키스는 단지 키스일 뿐이다. 이는 단핵구증이 흔히 "키스병"이라 부르는지의 이유가 된다. 하지만, 이 병은 (흔히 운동선수들 사이에서) 물병, 식기, 유리컵 그리고 감염된 침과 접촉하게 되는 어떠한 것을 같이 사용하기 때문에도 전파될 수 있다. 이 상태는 흔히 고등학생과 대학생에서 나타나지만, 이들에게만 국한되는 것이라 단언할 수는 없다.

2] 거대세포바이러스감염

제5형 사람헤르페스바이러스(*human herpesvirus*)라고도 부르는 거대세포바이러스(cytomegalovirus, CMV)는 대부분 단핵구, 호중구 그리고 T 림프구와 같은 주로 백혈구에 잠복해 있는 커다란 헤르페스바이러스(herpesvirus)이며 매우 느리게 증식한다. 거대세포바이러스(CMV)는 직접접촉에 의해 사람으로부터 사람으로 전파된다. 대개, 감염은 무해하지만 면역계통이 약화된 사람에서는 중증질환을 야기할 수 있다. 이 바이러스는 소변, 혈액, 침, 정액, 자궁목분비물 그리고 젖을 포함하는 여러 체액에 존재할 수 있다. 감염된 임신부는 태반을 통해 바이러스를 태아에게 전달할 수 있다. 거대세포바이러스(CMV)에 감염된 채 태어나는 신생아의 약 20%는 발달장애와 청각소실과 같은 영구적인 장애를 겪게 될 것이다. 대부분의 사람들이 이 바이러스에 노출되지만, 건강한 면역계통을 가진 사람은 이 바이러스를 억제시킨다. 활동성의 감염은 대개 침샘과 연관되지만, 몸 전반적으로 존재할 수도 있다. 증상은 다음과 같다.

- 지속적인 고열
- 오한
- 심한 피로
- 전신적인 병감(ill feeling)
- 두통
- 지라(비장)비대

이 바이러스에 감염된 사람의 대부분은 증상이 나타나지 않으며; 증상이 있는 사람의 경우에는 노출 3~12주후에 증상이 나타난다. 거대세포바이러스(CMV)는 전세계적으로 흔하며 미국에서는 성인의 80%가 이 바이러스에 감염된 것으로 추산된다. 거대세포바이러스(CMV)에 대한 특이적인 치유법이나 치료법은 없다.

3] 바이러스성출혈열

바이러스성출혈열(viral hemorrhagic fever, VHF)은 일단의 열병으로 그 중증도는 상대적으로 경미한 것부터 생명을 위협하는 것까지 다양하며 여러 기관에 심각한 문제를 초래할 수도 있다. 이는 4종류의 독특한 과(family), 즉 아레노비리다에(Arenaviridae), 필로비리다에(Filoviridae), 부니아비리다에(Bunyaviridae) 그리고 플라비비리다에(Flaviviridae)에 의해 발생된다. 이러한 바이러스는 아래와 같은 여러 특성을 공유한다.

- 이들은 피막 혹은 무피막의 리보핵산(RNA)바이러스이다.
- 이들은 곤충숙주나 기타 동물과 같은 자연적인 병원소를 필요로 한다.
- 이들은 숙주 종에 따라 지리적으로 제한된다.
- 사람은 자연적인 병원소는 아니지만; 우연히 이 바이러스에 접촉되면 사람으로부터 사람으로 전파될 수 있다.
- 이러한 바이러스에 의한 돌발 동안, 환자는 산발성이

표 18.4 순환계통의 바이러스병

질병	바이러스	감염표적	전파	징후/증상	치료
감염단핵구증(infectious mononucleosis)	엡스타인-바바이러스(Epstein-Barr virus)	B 림프구	감염된 침과의 접촉	인후통, 발열, 피로, 림프절종대	이용가능한 특이적인 치료가 없음
거대세포바이러스감염(cytomegalovirus infections)	제5형 사람헤르페스바이러스(human herpesvirus) 5	단핵구, 호중구, T 림프구	몸과 몸의 직접접촉	많은 경우, 무증상 지속적인 고열, 오한, 심한 피로, 권태감, 두통, 지라비대	이용가능한 특이적인 치료가 없음
바이러스성출혈열(viral hemorrhagic fevers)	아레나비리다에(Arenaviridae), 필로비리다에(Filoviridae), 부니아비리다에(Bunyaviridae), 플라비비리다에(Flaviviridae)	주로 혈관계통	대개 곤충숙주나 감염된 설치류와의 직접접촉; 사람 대 사람의 직접접촉으로 전파될 수 있음	발열, 혈관계통의 손상, 대단히 높은 열, 쇼크 그리고 사망을 초래하게 되는 출혈장애	아레나비리다에(Arenaviridae)감염에 대해 리바비린(ribavirin) 필로바이러스(*Filovirus*)감염에 대해 항체포함혈청과 인터페론요법

며 쉽게 예측할 수 없다.

- 약간의 예외가 있지만, 바이러스성출혈열(VHF)에 대한 치유법이나 치료법은 없다.

모든 종류의 바이러스성출혈열(VHF)은 다음과 같은 특성이 있다.

- 발열
- 혈관계통의 전반적인 손상
- 출혈장애, 이의 모두는 극도의 고열, 쇼크 그리고 사망으로 진행될 수 있다.

바이러스성출혈열(VHF)을 야기하는 바이러스(들)은 전세계적으로 산재되어 있다. 각 바이러스는 하나 이상의 특이적인 숙주와 연관되며 따라서 바이러스 그리고 그에 연관되는 질병은 숙주 종이 살고 있는 그 지역에 국한된다. 이러한 바이러스(들)의 많은 것이 지리적으로 국한된 구역에 존재하며, 이들에 의한 감염의 위험은 그러한 구역에 한정된다. 사람에게는 숙주와의 접촉, 즉, 감염동물, 그의 사체, 분변물질, 소변, 혹은 분비물을 다룸으로써 전파된다.

감염자는 사람대 사람접촉에 의해, 체액을 통해, 혹은 오염된 물건, 오염된 주사기 그리고 오염된 바늘과의 접촉에 의해 다른 사람에게 병을 전파시킬 수 있다.

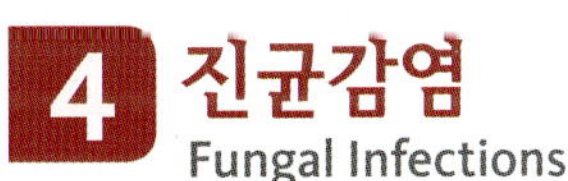

4 진균감염 Fungal Infections

적절한 상황에서 진균은 허파를 통하거나 위창자(위장)계통, 코곁굴(부비동, paranasal sinuses), 혹은 피부를 통해 사람의 몸에 침입할 수 있다. 이후에 진균은 혈류 혹은 림프계통을 통해 몸의 다른 부분으로 확산된다(표 18.5). 대부분의 진균증(mycosis)은 각 몸계통의 진균감염을 다루는 항목에서 설명되었다.

1] 전신진균증

전신진균증(systemic mycoses)은 모든 내장기관에 침범할 수 있는 진균감염이며 병원환경에서 점점 더 흔해지고 있다. 전신진균증의 임상소견은 병을 일으킨 특정의 진균

의학적 사건

특수병원체연구팀

질병통제예방센터(CDC) 특수병원체연구팀(Special Pathogens Branch, SPB)의 과학자들은 고도로 감염성인 바이러스에 대해 연구하고 있는데, 이의 많은 것이 출혈열을 일으키는 바이러스(들)이다. 이러한 바이러스에는 에볼라바이러스(Ebola virus), 마르부르그바이러스(Marburg virus), 라사열바이러스(Lassa fever virus), 리프트밸리바이러스(Rift Valley virus), 크리미안-콩고바이러스(Crimean-Congo virus), 아레나바이러스(arenaviruses), 한타바이러스(hantaviruses) 그리고 기타 신종바이러스병원체가 포함된다(제24장 참조). 이러한 바이러스의 대부분은 생물안전 제4등급(biosafety level 4)의 병원체로 분류되며(제9장 참조) 따라서 특수시설에서 다루어야만 한다. 출혈열을 일으키는 바이러스는 전세계적으로 분포하며 증가되고 있기 때문에 미국에서는 개방적인 여행방식이 수 시간 안에 집단에 대한 문제를 일으킬 수 있다. 특수병원체연구팀(SPB)은 이러한 바이러스에 의해 야기되는 질병을 확인하고 이해하며 그리고 조절하기 위해 여러 방법과 도구를 사용한다. 여기에는 공중보건사업, 분자생물학, 바이러스의 분자진화학, 임상진단, 임상의학, 역학, 면역학, 발병기전, 비교생물학, 생태학 그리고 공동체교육이 포함된다.

표 18.5 순환계통의 진균병

질병	진균	감염표적	전파	징후/증상	치료
전신진균증 (systemic mycoses)	히스토플라스마캡슐라툼(*Histoplasma capsulatum*), 페니실리오시스마르네페이(*Penicilliosis marneffei*), 브라질파라콕시디오이데스(*Paracoccidioides brasiliensis*), 콕시디이오이데스이미티스(*Coccidioides immitis*)	전신감염	공기매개, 수인성, 식품매개에 의한 포자와의 접촉	특정의 진균에 따라 다양함, 흔히 발열, 권태감 그리고 병발된 구역/기관에서의 통증이나 불편감	특정의 진균에 따라 다양함; 이트라콘아졸(itraconazole), 플루콘아졸(fluconazole) 그리고 암포테리신(amphotericin) B를 포함하는 항진균제가 흔히 사용됨

과 침범된 기관에 따라 달라진다. 면역계통이 온전한 사람은 증상이 오직 경미하거나 전혀 없을 수 있는 반면, 면역이 약화된 환자는 전신진균증의 높은 위험을 가진다. 여기에는 HIV 감염자, 암환자, 호중구감소증(neutorpenia)(호중구치의 감소)을 가진 사람, 기관이식수용자, 이자염(췌장염, pancreatitis)에 대해 수술을 받은 환자 혹은 지라(비장)절제술을 받은 환자, 조절이 잘 안 되는 당뇨병환자, 중환자실에 있는 환자 그리고 매우 어리거나 매우 나이가 많은 사람이 포함된다. 전신진균증의 치료에는 면역억제제를 줄이거나 중단하거나 혹은 전신적인 항진균제의 투여가 포함된다. 환자의 면역기능에 따라 예후가 달라지지만, 불행하게도, 이러한 많은 환자가 치료에도 불구하고 치명적일 수 있다.

5 원생동물감염
Protozoan Infections

순환계통에 병을 일으키는 원생동물은 일반적으로 복잡한 생활사를 가지며(제6장 참조) 치료와 조절하기에는 독특한 문제를 나타낸다. 많은 원생동물의 생활사는 중간숙주를 갖고 있는데 이는 전파벡터를 제거함으로써 감염을 차단하고 조절될 수 있게 만든다. 사람의 순환계통이 원생동물에 감염되면 이 진핵생물을 표적으로 하는 많은 약물치료가 문제가 될 수 있는 이유는 이러한 약물이 사람세포에도 독성을 줄 수 있기 때문이다(표 18.6)

1] 말라리아

말라리아는 가장 흔한 벡터매개감염병의 하나이며; 이는 열대 아시아, 아프리카 그리고 중남미 지역을 포함한 열대와 아열대지역에서 광범위하게 발생한다. 미국에서 보고되는 많은 증례는 풍토성말라리아가 있는 구역으로 여행하거나 군복무하는 동안 노출되는 것과 관련이 있다. 이 병은 열원충(속)(genus *Plasmodium*)의 원생동물에 의해 발생한다. 사람은 삼일열원충(*Plasmodium vivax*), 열대열원충(*Plasmodium falciparum*), 난형열원충(*Plasmodium ovale*) 그리고 사일열원충(*Plasmodium malariae*)의 4종류에 의해 감염될 수 있다. 이들 종 모두는 암컷 얼룩날개모기(속)(*Anopheles*)에 의해 전파되지만 또한 사람숙주를 필요로 한다. 주된 형태의 전파는 모기에 물리는 것이지만; 기생충은 또한 감염공여자로부터의 수혈이나 바늘을 같이 사용하는 경우에도 발생될 수 있다.

말라리아기생충의 모든 종은 독특한 3단계로 구성되는 비슷한 생활사를 가지며, 세포바깥형과 세포속형이 교대로 일어나는 것이 특징이다(그림 18.9). 말라리아기생충은 감염된 사람보균자를 모기가 흡혈하는 동안 모기로 들어가며; 이후 열원충(*Plasmodium*)의 **포자소체(sporozoite)**가 모기의 침샘으로 들어간다. 그 다음, 포자소체는 모기에 물림으로써 침입하게 되며 사람에서 열원충(*Plasmodium*)은 초기에 간에서 성장하고 발생하며 이후에 적혈구로 들어간다. 혈액 속에서, 기생충은 적혈구 속에서 성장하며 이를 파괴하고 **분열소체(merozoite)**라고 부르는 딸기생충을 방출하는데, 이의 모두는 계속 주기를 진행하여 다른 적혈구로 침입한다. 이것이 말라리아가 증상을 일으키는 혈액단계이다. 혈액단계에 있는 형태인 **생식모세포(gametocyte)**를 모기가 흡혈 동안 섭식하면, 모기 속에서 기생충은 성장과 증식의 또 다른 주기를 시작한다.

기생충에 감염된 사람은 환자의 나이와 면역상태 그리고 또한 열원충(종)(*Plasmodium* species)의 종류에 따라 광범위한 증상이 발생할 수 있다.

단순말라리아

단순말라리아는 (드물게도) 무증상이거나 다음과 같은 증상의 다양한 합병증을 나타낼 수 있다.

- 발열
- 오한
- 발한
- 두통
- 구역과 구토
- 몸의 통증
- 전신적인 권태감
- 지라(비장)비대

열대열원충(*P. falciparum*)의 경우, 말라리아증상은 다

표 18.6 순환계통의 원생동물병

질병	원생동물	감염표적	전파	징후/증상	치료
말라리아(malaria)	삼일열원충(*Plasmodium vivax*), 열대열원충(*Plasmodium falciparum*), 난형열원충(*Plasmodium ovale*), 사일열원충(*Plasmodium malariae*)	적혈구, 이어서 전신감염	얼룩날개모기(속)(*Anopheles*)에 물림, 감염된 혈액의 수혈	발열과 오한, 두통, 구역과 구토, 몸의 통증, 지라(비장)비대, 경증의 황달, 간비대, 호흡률의 증가 중증인 경우: 발작, 혼수, 중증의 빈혈, 허파부종, 심장혈관의 허탈	클로로퀴논(chloroquinone), 독시사이클린(doxycycline) + 퀴닌(quinine), 프리마퀸(primaquine), 피리메타민-술파독신(pyrimethamine-sulfadoxine), 클린다마이신(clindamycin) + 퀴닌, 퀴니딘(quinidine), 아토바쿠온-프로구아닐(atovaquone-proguanil), 아르테메테르-루미판트린(artemether-lumifantrine)
바베스열원충증(babesiosis)	쥐바베스열원충(*Babesia microti*)	적혈구, 이어서 전신감염	참진드기(ixodid ticks)에 물림	고열, 오한, 기관기능상실을 야기하는 빈혈	아토바쿠온과 아지트로마이신(azithromycin) 혹은 클린다마이신 + 퀴닌, 펜타미딘(pentamidine)
톡소포자충증(toxoplasmosis)	톡소플라스마곤디이(*Toxoplasma gondii*)	전신감염	감염된 동물과의 접촉; 흔히 설치류와 고양이에서 발견됨	일반적으로 증상이 없음; 때로 독감유사증상, 근육통 그리고 림프절종대를 나타냄	감염의 본질에 따라: 피리메타민 + 술파디아진(sulfadiazine) 혹은 클린다마이신, 스피라마이신(spiramycin), 트리메토프림-술파메톡사졸(trimethoprim-sulfamethoxazole)
샤가병(Chagas' disease)	크루스파동편모충(*Trypanosoma cruzi*)	전신감염	흡혈노린재(reduviid bugs)로부터 나온 분변	발열, 피로, 두통과 몸의 통증, 식욕부진, 설사, 구토	니푸르티목스(nifurtimox), 알로푸리놀(allopurinol), 벤지미다졸(benzimidazole)
리슈만편모충증(leishmaniasis)	도노반리슈만편모충(*Leishmania donovani*), 피부리슈만편모충(*Leishmania tropica*), 브라질리슈만편모충(*Leishmania braziliensis*)	전신감염, 각각의 종은 각기 다른 조직을 표적으로 함	감염된 모래파리(sandfly)[플레보토무스(속)(genus *Phlebotomus*) 혹은 루초미아(속)(genus *Lutzomyia*)]에 물림	임상형에 따라: 개방상처와 피부병변, 점막궤양, 발열, 빈혈, 지라(비장)와 간의 손상	스티보글루코네이트(stibogluconate), 플루콘아졸(fluconazole), 밀테포신(miltefosine), 암포테리신(amphotericin)

음과 같다.

- 경증의 황달
- 간의 비대
- 호흡률의 증가

중증말라리아

열대열원충(*P. falciparum*)은 생명을 위협하는 중증말라리아의 주된 원인이며 매년 100만명 이상을 사망하게 한다. 이러한 종류의 상태는 열대열원충(*P. falciparum*)감염이 환자에서 다양한 중증의 기관기능상실이나 혈액이상 혹은 대사이상과 복합될 때 발생한다. 중증말라리아의 발현은 나이와 지리학적 분포에 따라 달라지지만 일반적인 병의 소견은 다음과 같다.

- 뇌말라리아(cerebral malaria), 의식결함, 발작, 혼수, 혹은 기타 신경학적 이상
- 용혈(hemolysis)(적혈구의 파괴)로 인한 중증빈혈
- 소변내 헤모글로빈(헤모글로빈뇨증, hemoglobinuria)
- 허파부종 혹은 급성호흡곤란증후군

- 혈액응고의 이상과 혈소판의 감소
- 심장혈관허탈과 쇼크

중증말라리아는 의학적인 응급이며 주로 말라리아에 대한 면역이 없거나 혹은 면역이 감소된 사람에서 발생한다. 이러한 위험을 가진 사람에는 말라리아가 전파되지 않거나 전파가 잘 안 되는 지역에 사는 사람, 혹은 전파가 많이 되는 지역에 사는 어린아이와 임신부가 포함된다.

열대열원충(*P. falciparum*)감염의 치료는 의학적인 응급이며 입원을 요하고; 삼일열원충(*P. vivax*), 난형열원충(*P. ovale*) 그리고 사일열원충(*P. malariae*)에 감염된 경우에는 외래로 치료될 수 있다. 병은 지지요법과 항말라리아제로 치료한다. 가장 흔하고 저렴한 약물은 클로로퀸(chloroquine)이지만, 약물에 내성을 가진 열대열원충(*P. falciparum*)이 아시아로부터 아프리카로 확산되어 있어 약물을 비효과적으로 만들고 있다. 혈액에 있는 기생충형태에 대한 치료제는 다음과 같다.

- 술파독신-피리메타민(sulfadoxine-pyrimethamine)
- 메플로퀸(mefloquine)
- 아토바쿠온-프로구아닐(atovaquone-proguanil)
- 퀴닌(키니네, quinine)
- 독시사이클린(doxycycline)
- 아르테미신유도체(artemisin derivatives)

생명의 응용

말라리아: 1보전진 2보후퇴

우리가 알고 있는 한, 말라리아는 5만년 이상 사람을 감염시켜 왔으며 인간이라는 종의 전체 역사에서 사람병원체가 되어 왔다. 전 세계적으로, 말라리아는 매년 5억명을 감염시키고 1~3백만명을 죽게 만든다. 질병통제예방센터(CDC)는 현재 위험에 대한 질병통제예방센터(CDC)의 평가와 예방치료 권장안에 대한 정보를 지역에 특화시켜 제공하는 대화식 지도인 말라리아위험지도(malaria risk map)를 배포하였다(www.cdc.gov.malaria/risk_map). 세계보건기구(World Health Organization, WHO)는 첫 번째 증상이 나타난 24시간 안에 치료가 시작될 것을 권장한다.

말라리아의 확산을 막기 위한 가장 효과적인 조절방법의 하나는 모기집단을 없애기 위해 살충제 디클로로디페닐트리클로로에탄(dichlorodiphenyltrichloroethane, DDT)을 살포하는 것이다. 이는 사람의 건강과 환경에 잠재적인 유해성 때문에 1970년대 세계보건기구(WHO)의 권고로 중단되었다. 하지만, 최근에 세계보건기구(WHO)는 특히 개발도상국에서 말라리아의 확산을 제어하기 위해 DDT를 통제하여 사용할 것을 권장하고 있다. 세계보건기구(WHO)에 따르면 DDT를 적절하게 사용하는 것은 사람이나 환경에 현저하게 위험을 주지 않으며 현재 말라리아를 확산시키는 모기집단을 제어할 가장 효과적인 방법이다.

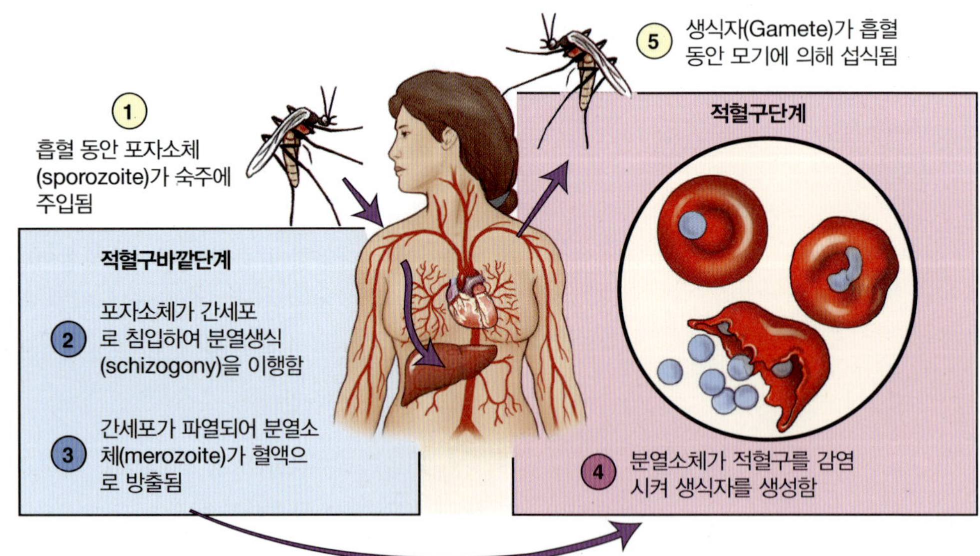

그림 18.9 말라리아를 일으키는 병원체 열원충(*Plasmodium*)의 생활사. 모두는 적혈구바깥(세포바깥)주기와 적혈구(세포속)주기가 특징이다.

2] 바베스열원충증

바베스열원충증(Babesiosis)은 벡터매개 말라리아유사병으로 원생동물 바베시아(속)(*Babesia*)에 의해 야기되며 대개 진드기에 의해 전파된다. 감염은 증상적일 수 있거나 경증의 비특이적인 병을 일으킬 수 있으며, 환자가 모른 채 지나갈 수도 있다. 하지만, 감염은 특히 매우 어린아이, 매우 나이가 많은 노인, 혹은 면역결핍증환자에서는 중증질환을 일으킬 수 있다. 중증질환의 증상에는 다음과 같은 것이 포함된다.

- 고열
- 오한
- 아마도 기관기능상실을 초래할 수 있는 빈혈

바베시아(*Babesia*)기생충은 적혈구에서 번식하며 열원충증으로 쉽게 오진될 수 있다. 생활사에는 대개 흰발생쥐인 설치류 그리고 사슴진드기인 최종숙주(definitive host)라는 2종류의 숙주가 관여된다. 사슴은 성체진드기가 먹고 사는 숙주이며 따라서 간접적인 생활사의 일부이다. 만일, 사슴집단이 증가되면 진드기집단도 증가되며 전파의 가능성이 최고로 된다. 감염된 진드기에 물렸을 때 사람도 그 생활사에 들어가게 된다. 일반적으로, 사람은 종말숙주(dead-end host)로 간주되며, 사람대 사람전파는 오직 수혈을 통해서만 발생될 수 있다. 가장 주된 치료는 아지트로마이신(azithromycin) + 아토바쿠온(atovaquone) 혹은 클린다마이신(clindamycin) + 퀴닌(키니네, quinine)을 7~10일 동안 투여하는 것이다.

3] 톡소포자충증

톡소포자충증(toxoplasmosis)은 낭충을 형성하는 단세포기생충인 원생동물 톡소플라스마곤디이(*Toxoplasma gondii*)에 의해 발생하는 병이다(그림 18.10). 이 원생동물은 고양이(과)동물에서만 유성생식주기를 거친다. 고양이가 최종숙주이지만 다른 온혈동물도 중간숙주가 될 수 있다. 토소포자충증은 다음과 같은 방식으로 사람에게 전파될 수 있다.

- 특히, 돼지, 양, 혹은 야생동물의 날고기나 덜 익힌 고기의 섭취
- 정수되지 않은 물의 음용
- 분변구강경로: 정원손질을 하거나 고양이를 만지거나 고양이 집을 청소하거나 혹은 고양이의 분변으로부터 온 어떤 것에 오염된 후
- 임신부가 임신 중에 감염되었다면 모체에서 태아로
- 기관이식편이나 수혈을 통해; 하지만 이 진파방식은 드묾

미국에서는 6000만명이 독소포자충(*Toxoplasma*)기생충을 보균한 것으로 추산되지만 온전한 면역계통으로 인해 거의 증상이 나타나지 않는다. 새로이 감염된 임신부와

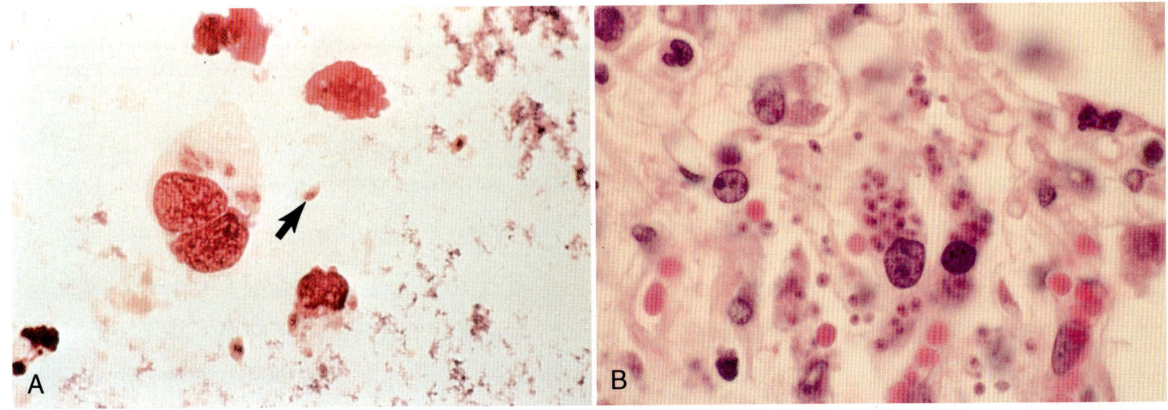

그림 18.10 **A, 톡소플라스마곤디이(*Toxoplasma gondii*)의 빠른분열소체(tachyzoite). B. 허파 속에 있는 톡소플라스마곤디이(*T. gondii*)의 빠른분열소체.** (출처: Mahon CR, Lehman DC, Manuselis G: *Textbook of Diagnostic Microbiology*, ed 4, St. Louis, 2011, Saunders.)

면역약화자는 톡소포자충증이 뇌손상과 눈이나 기타 기관의 손상을 포함하여 태아에 심각한 결과를 줄 수도 있으므로 주의 해야 한다. 톡소포자충증을 가진 사람의 대부분은 치료가 필요하지 않지만 임신부와 면역약화자는 치료가 필요하다.

4] 샤가병

아메리카파동편모충증(*American trypanosomiasis*)이라고도 부르는 샤가병(Chagas' disease)은 편모가 있는 원생동물 크루스파동편모충(American trypanosomiasis)에 의해 발생하며 최근에 미주대륙, 특히 남미의 가난한 지역에서만 발견되는 곤충벡터에 의해 사람과 기타 포유류에 전파된다. 멕시코, 중미 그리고 남미에서 8000만~1억1천만명이 감염된 것으로 추산되며 미국에서는 약 30만명이 감염되었으며 이들의 대부분은 이들이 감염된 것을 알지 못한다. 감염은 평생 지속되며 치료되지 않으며 생명을 위협할 수 있다. 이 병은 급성기와 만성기의 두 단계가 있다.

병의 급성기는 감염후 첫 몇 주 혹은 몇 개월 동안 지속되며 증상이 경미하고 본질적으로 샤가병에 특이적이 아니기 때문에 알아채지 못한다. 증상은 다음과 같다.

- 발열
- 피로
- 몸의 통증
- 두통
- 발진
- 식욕상실
- 설사
- 구토

또한 지라(비장)나 간이 경미하게 비대될 수 있으며 기생충이 침입한 부위에 있는 샘이 붓는다.

급성기가 지난 후, 만성기는 수십년 혹은 평생 동안 잠복해 있을 수 있다. 일부의 사람은 심장비대, 심장기능상실, 변화된 심장박동이나 맥박 그리고 심장정지를 포함하는 심장합병증이 발생된다. 게다가, 식도와 구불창자(결장)의 비대를 포함하는 창자합병증이 발생할 수 있으며, 또한 삼킴이나 또는 배변이 곤란할 수도 있다. 상태의 치료에는 항기생충약물과 증상치료가 포함되며; 현재 감염을 예방할 수 있는 백신은 이용가능하지 않다.

5] 리슈만편모충증

리슈만편모충증(Leishmaniasis)은 각기 다른 약 20 종이 포함되는 원생동물기생충 리슈만편모충(속)(genus *Leishmania*)에 의해 발생되는 매우 복잡한 질병이다. 이 병은 다음과 같은 여러 임상형을 나타낸다.

- 창자리슈만편모충증(*visceral leishmaniasis*): 심각한 형이며 치료되지 않은 치사가능성이 있음
- 피부리슈만편모충증(*cutaneous leishmaniasis*): 가장 흔한 형이며, 물린 부위에서 욕창이 생기며 수개월~1년 안에 치유됨
- 광범위피부리슈만편모충증(*diffuse cutaneous leishmaniasis*): 광범위한 피부병변을 야기하며 치유하기가 힘듦
- 점액피부리슈만편모충증(*mucocutaneous leishmaniasis*): 피부궤양이 생겨 확산되며 코와 입에서 조직손상을 일으킴

감염은 열대지방과 지중해 근방에서 발견되는 암컷 모래파리(sandfly)에 의해 전파된다. 이 곤충은 매우 작으며 통증이 없이 물기 때문에 알지 못하고 지나간다. 병의 종류에 따라, 물리고 수주나 수개월후에 증상이 나타날 수 있다. 병의 종류 대부분이 오직 곤충에서 사람으로 전파된다고 해도, 일부는 사람 사이에서도 전파될 수 있다. 일반적으로, 병은 멕시코, 중미 그리고 남미에서 발생한다. 또한, 텍사스남부, 서유럽, 아시아, 중동 그리고 아프리카에서도 환자가 보고되고 있다. 질병통제예방센터(CDC)는 전세계적으로 100만명이 넘는 환자가 있는 것으로 추산하며 지난 10년 동안 미국에서는 이라크와 아프가니스탄에서 복무한 군인에서 극적으로 환자가 증가하고 있다. 치료가 이용가능하지만, 어떤 종은 약물에 내성이 발생되고 있다.

생명의 응용

모래파리: 아주 작은 적

사막의 폭풍 작전과 이라크해방전투 모두에서 군인은 아주 작아 대부분 보이지 않는 적, 모래파리와 싸웠다. 아주 작은 이 곤충은 이들이 리슈만편모충증을 일으키는 원생동물을 확산시키는 벡터이기 때문에 특히 중요하다. 군의관에 의해 치료되는 가장 흔한 형태의 병은 피부리슈만편모충증인데 이는 물린 부위에서 단순히 욕창만 생길 수 있으며; 어떤 경우에는 확산되어 심각한 조직손상을 일으킨다. 조기에 진단되어 안티모니(antimony)가 들어 있는 화학물질, 펜타미딘(pentamidine), 혹은 암포테리신(amphotericin) B로 치료되는 경우에는 치유율이 높다. 조직이 손상된 정도에 따라, 회복된 환자에서는 때로 병에 의해 야기된 변형(disfigurement)을 복구시키는 교정술이 필요할 수 있다. 창자리슈만편모충증의 일부가 이라크에 파병된 군인 사이에서 발견되었다. 이 창자리슈만편모충증은 일반적으로 피부형보다 훨씬 더 심각한 형태의 병을 일으킨다. 이라크에서 근무한 모든 군인과 민간인에게 리슈만편모충증에 관련한 정보와 교육을 시키는 브리핑과 사실보고서가 주어졌다. 군인은 방충제로 치료되고 있으며 이 병이 확산시키는 파리를 막기 위한 DEET(N,N'-diethyl-m-toluamide) 방충제가 제공된다..

요약 Summary

- 순환계통은 (심장, 혈액 그리고 혈관을 포함하는) 심장혈관계통과 (림프, 림프관, 림프조직 그리고 림프기관을 포함하는) 림프계통으로 구성된다.
- 일반적으로, 심장내막염은 세균과 진균에 의해 일어나며; 심장근육염은 주로 바이러스와 기생충에 의해 발생하고; 그리고 심장막염은 세균, 바이러스 그리고 때로 진균에 의해 발생될 수 있다.
- 혈액이나 기타 체액에 노출되면 감염병이 전파될 수 있으며 여러 다양한 직종, 특히 의료종사자, 응급조치팀, 공중안전요원 그리고 교사에서 문제가 된다.
- 세균혈증은 혈액내에 세균이 존재하는 것이며; 패혈증은 혈액내에서 세균이 증식하는 것이다.
- 류마티스열은 사슬알균감염후의 합병증으로 발생될 수 있다. 괴저는 조직사멸로 인한 괴사증의 합병증이다.
- 인수공통감염병은 척추동물로부터 사람으로 전파되며; 새로이 등장한 보존의학의 한 분야이다.
- 벡터는 병을 전파시킬 수 있는 파리, 좀진드기, 벼룩, 참진드기 그리고 설치류를 포함하는 동물이다.
- 바이러스는 열대지방에서 만연하는 감염단핵구증을 제외한 다양한 순환병을 일으킨다.
- 진균은 허파, 위창자(위장)계통, 코곁굴(부비동), 혹은 피부를 통해 인체로 침입할 수 있다. 침입후에 진균은 혈류 혹은 림프계통을 통해 확산되며 이 경우 감염은 치료하기가 어렵다.
- 사람의 순환계통에 병을 일으키는 원생동물은 복잡한 생활사를 가지며 말라리아, 바베스열원충증, 톡소포자충증, 샤가병 그리고 리슈만편모충증을 일으키는 종(들)이 있다.

복습문제

1. 다음 중 심장내막염의 증상이 아닌 것은?

a. 발열과 오한
b. 체중감소
c. 다리부종
d. 근육통

2. 세균이 혈액내에서 증식함으로써 야기되는 독성상태는 무엇이라 부를까?

a. 세균혈증
b. 패혈증
c. 쇼크
d. 혈액매개감염

3. 림프배출을 통해 순환계로 미생물이 침입하는 경우 감염이 일어난다. 이 상태는 무엇이라 부를까?

a. 세균혈증

b. 패혈증
c. 미생물혈증
d. 바이러스혈증

4. 류마티스열은 염증질환이며 (   )(으)로 인한 희귀합병증이다. 괄호에 들어갈 내용은?
a. 인후통
b. 괴저
c. 브루셀라증
d. 야생토끼병

5. 다음 중 인수공통감염병이 아닌 것은?
a. 브루셀라증
b. 파상열
c. 페스트
d. 야생토끼병

6. 인수공통감염병 "야생토끼열"을 일으키는 것은?
a. 바르토넬라헨셀라(*Bartonella henselae*)
b. 작은스피릴룸(*Spirillum minus*)
c. 프란시셀라툴라렌시스(*Francisella tularensis*)
d. 페스트균(*Yersinia pestis*)

7. 로키산발진열을 일으키는 것은?
a. 보렐리아부르그도르페리(*Borrelia burgdorferi*)
b. 리케차리케치(*Rickettsia rickettsia*)
c. 리케차프로바제키(*Rickettsia prowazekii*)
d. 에를리히아샤펜시스(*Ehrlichia chaffeensis*)

8. 거대세포바이러스(cytomegalovirus)감염은 제(   )형 사람헤르페바이러스이다. 괄호에 들어가는 것은?
a. 2
b. 3
c. 4
d. 5

9. 말라리아를 일으키는 것은?
a. 바이러스
b. 세균
c. 연충
d. 원생동물

10. 다음 중 원생동물에 의해 일어나는 병은?
a. 고양이할큄병
b. 톡소포자충증
c. 재귀열
d. 페스트

11. 흔히 상처와 연관되는 괴사의 일반적인 합병증은 __________ (이)라 부른다.

12. 척추동물로부터 사람으로 전파될 수 있는 어떤 감염병이나 감염은 __________ (으)로 분류된다.

13. 세균이 혈액내에 존재하는 경우, 이 상태는 __________ (이)라 부른다.

14. 감염부위로부터 세균이나 세균독소가 확산되어 발생하는 독성상태는 __________ (이)라 부른다.

15. 샤가병은 __________ 에 의해 발생한다.

16. 각기 다른 종류의 괴저에 대해 기술해 보라.

17. 바이러스성출혈열의 일반적인 원리에 대해 기술해 보라.

18. 전신진균증에 대해 논의해 보라.

19. 말라리아를 일으키는 원생동물의 생활사에 대해 기술해 보라.

20. 각기 다른 4종류의 리슈만편모충증에 대해 기술해 보라.

CHAPTER 19

비뇨계통의 감염

Infections of the Urinary System

학습목표

1. 주된 요로감염(urinary tract infection, UTI)부위가 되는 비뇨계통부분을 확인한다.
2. 가장 흔하게 요로감염을 일으키는 미생물을 확인한다.
3. 요로감염의 전형적인 증상에 대해 기술한다.
4. 가장 흔한 종류의 요로감염 3가지를 확인하고 그에 대해 기술한다.
5. 요로감염의 흔한 위험인자를 나열한다.
6. 요로감염의 고위험환자집단을 확인하고 그 이유를 제시한다.
7. 요로감염을 확인하기 위한 일반적인 진단과정에 대해 기술한다.
8. 요로감염의 다양한 치료방법을 확인하고 그에 관해 기술한다.
9. 남성, 여성, 소아, 노인 그리고 면역약화자에서 요로감염의 예방인자를 나열하고 그에 관해 기술한다.
10. 요로감염을 치료하기 위해 특이적으로 사용되는 항생제들을 확인한다.

주요용어

깔대기콩팥염(신우신염)(pyelonephritis)
렙토스피라증(leptospirosis)
미코플라스마(*Mycoplasma*)
방광(urinary bladder)
방광염(cystitis)
비뇨계통(urinary system)
세균혈증(bacteriuria)
요관(ureters)
요도(urethra)
요도염(urethritis)
집락형성단위(colony-forming units, CFUs)
콩팥(kidneys)
콩팥단위(nephrons)
콩팥창냄술(신루설치술)(nephrostomy)
클라미디아(*Chlamydia*)
토리콩팥염(사구체신염)(glomerulonephritis)
항상성(homeostasis)
혈뇨(hematuria)

왜 알아야 할까

역사

기원전 3000년 경, 중국은 요로에 침범하는 감염과 질병에 관해 알고 있었으며 대단히 많은 한방치료목록을 만들었다. 요로감염과 잠재적인 치유를 다루는 고대의 가장 종합적인 기록의 하나는 기원전 1550년경에 이집트에서 기록된 에베르스파피루스(Ebers papyrus)이다. 이 기록은 질병과 가능한 약초치료를 확인했지만 이 병의 실제적인 원인을 설명하려는 어떠한 시도도 제공하지 못했다. 히포크라테스(Hippocrates)(460-375 bce)는 고대 그리스에서, 몸의 4가지 기질(humor)의 불균형이 관여하는 요로감염에 대해 설명하였다. 그는 사람이 오염된 물을 마셔 소변에 모래가 생기며 결국 돌을 형성하여 소변의 배설에 결함을 일으킨다고 기록했다. 기질의 불균형으로 막히게 되어 병이 생긴다는 것이다. 파스퇴르(Pasteur)가 요로감염(urinary tract infection, UTI)과 연관되는 소변의 오염은 미생물이 일으킨다는 것을 발견한 19세기 중반이 될 때까지 모두가 그렇게 생각했다. 이 시기에는 주로 방광과 아래요로의 pH를 바꾸는 화학물질을 사용하여 치료가 이루어졌다. 20세기에 항생제가 개발되면서 요로감염을 효과적으로 치료하는 현대적인 용법이 만들어졌다.

영향

현재 미국의 경우, 요로감염은 매년 800만명 이상이 병원을 찾게 만들며 100만명 이상을 입원하게 만든다. 여성이 특히 이 감염에 취약하여, 여성의 1/5~1/2이 평생 동안 1회 이상의 요로감염이 발생한다. 비록 요로감염이 남성에서는 덜 빈번하게 발생한다고 해도, 이는 매우 심각할 수 있다.

미래

환자에서 요로감염이 재발되는 것을 예방하는 백신이 개발되고 있다. 아직까지 반복감염을 겪는 여성과 소아가 감염과 싸우는 특정의 면역글로불린이 결핍되었다는 것을 나타내는 자료가 보고되고 있다. 백신은 면역계통을 자극하여 병원체와 싸울 항체를 생산한다(제13장 참조). 현재, 요로감염은 여전히 항미생물제로 치료되며 병원체의 종류는 환자요인, 약물요인 그리고 병원체의 종류에 따라 달라진다.

1 개요
Overview

비뇨계통은 **콩팥**(신장, **kidney**), **요관**(**ureter**), **방광**(**urinary bladder**) 그리고 **요도**(**urethra**)로 구성된다(그림 19.1). 콩팥은 이 계통의 중심기관이며 혈액으로부터 노폐물을 여과하고 어떠한 과분의 체액을 제거하며 따라서 소변을 만든다. 콩팥의 기능적인 단위는 **콩팥단위**(**nephron**)이며(그림 19.2), 이들은 여과능력 외에도 무기질, 염 그리고 기타 물질의 균형을 안정적으로 유지하여 혈액의 **항상성**(**homeostasis**)(상대적으로 안정적인 몸 환경)을 유지한다. 또한, 콩팥은 적혈구의 형성에 일조하는 호르몬 에리트로포이에틴(*erythropoietin*); 그리고 레닌-안지오텐신-알도스테론계통(renin-angiotensin-aldosterone system)을 개시하는 레닌을 생산한다. 요관은 좁은 관으로 소변을 콩팥으로부터 후에 몸으로부터 방출될 소변을 저장하는 방광까지 운반한다. 방광에 저장된 소변은 요도를 통해 배설되는데, 요도는 남성과 여성 사이에서 길이가 다르다. 남성의 요도는 여성의 경우보다 길며 입구는 음경 위에 위치한다. 정상적으로, 소변은 무균이며, 어떠한 미생물도 없지만; 감염성의 미생물, 대개 위창자관(위장관)으로부터 오는 세균이 요도의 입구로 침입하여 증식할 때 감염이 될 수 있다. 요관은 특히 여성에서 세균감염의 가장 흔한 부위 중의 하나이다.

1] 요로감염

수많은 미생물이 요로감염을 일으킬 수 있지만, 가장 흔한 것이 대장균(*Escherichia coli*)인데, 이는 그람음성 융통무산소막대균으로 상대적으로 넓은 범위의 pH에서 번성할 수 있다. 감염은 요도에 국한될 수 있지만 세균은 또한 요도를 따라 올라가서 방광을 감염시킬 수 있다. 방광의 감염이 치료되지 않으면 이는 콩팥으로 확산될 수 있다. 소수의 증례에서, 요로감염은 입안/잇몸감염에서 기원되는 미생물에 의해 일어난다. 이러한 증례에서, 미생물은 혈류를 통해 콩팥에 도달하여, 콩팥을 감염시킨다. 건강인에서, 비뇨계통은 방광으로부터 요관과 콩팥으로 소변이 역류되지 않도록 되어 있으며 방광으로부터의 소변흐름은 일반적으로 미생물을 세척해 내는데 도움이 된다. 남성에서 전립샘(prostate gland)은 기본적으로 약간의 분비물을 생산하여 세균의 증식을 억제시키는 경향이 있다. 이러한 구조적인 기전과 화학적인 기전은 건강한 면역계통과 함께 정상적으로 요로감염을 효과적으로 억제시킨다. 감염의 종류는 일반적으로 감염이 발생한 기관이나 구조로 확인된다.

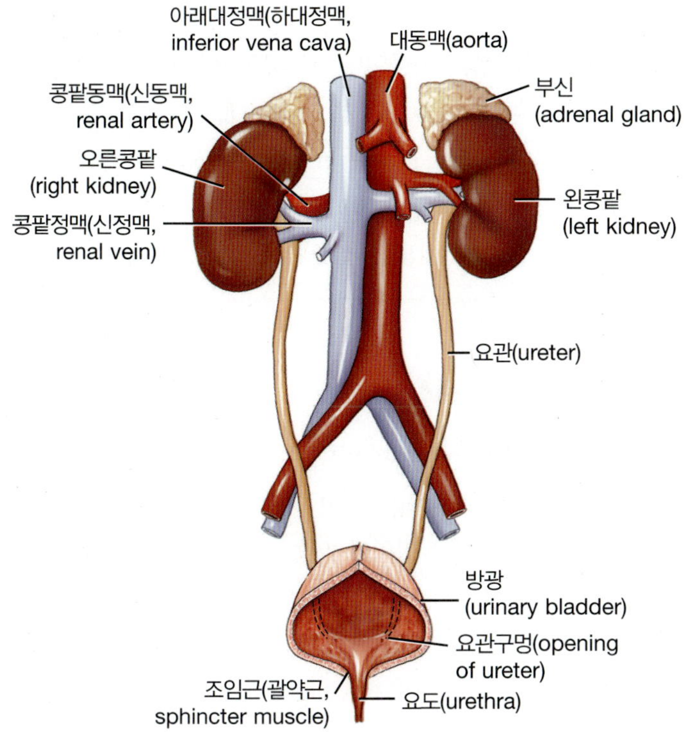

그림 19.1 사람 비뇨계통의 모식도. 비뇨계통은 콩팥, 요관, 방광 그리고 요도로 구성된다.

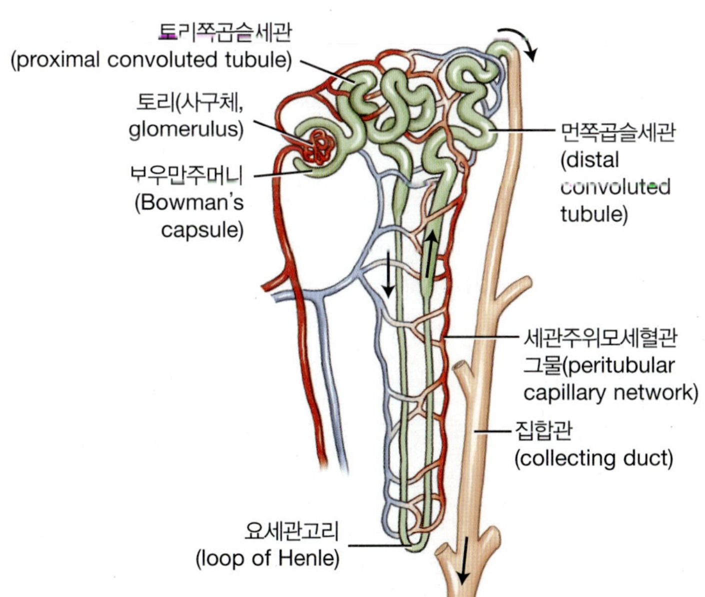

그림 19.2 콩팥의 기능적인 단위인 콩팥단위(nephron). 각 콩팥단위는 토리(사구체, glomerulus), 보우만주머니(Bowman's capsule) 그리고 토리쪽곱슬세관(proximal convoluted tubule), 요세관고리(loop of Henle), 먼쪽곱슬세관(distal convoluted tubule) 그리고 집합관(collecting duct)으로 구성되는 세관부분을 갖고 있다.

요로감염을 일으키는 미생물은 성전파될 수 있으며, 대개 감염은 요도와 생식계통의 기관에 국한된다. 요로감염을 가진 모든 사람이 쉽게 확인되는 증상을 보이지는 않지만 대부분의 증례는 다음과 같은 증상을 포함한다.

- 소변못참음(요절박, urgency to urinate)
- 배뇨시의 작열감/통감(배뇨장애, dysuria)
- 잦은배뇨(빈뇨, frequency of urination), 매번 소량만을 배설함
- 소변내 혈액이나 고름이 있거나, 혹은 탁하고 강한 냄새가 나는 소변

기타 증상은 사람마다 다를 수 있으며, 감염의 특정 종류에 따른다. 이러한 증상에는 다음과 같은 것이 포함될 수 있다.

- 여성의 경우, 두덩뼈(치골, pubic bone) 위의 불편한 압박
- 남성의 경우 곧창자(직장, rectum)의 충만함(fullness)
- 요통 혹은 갈비뼈아래면의 통증
- 구역
- 구토
- 발열
- 과민성
- 소아의 경우, 식욕상실

요로감염은 미생물에 의해 침범된 특정의 부위나 기관에 의해 확인된다. 가장 흔한 감염은 요도염(urethritis), 방광염(cystitis), 깔때기콩팥염(신우신염, pyelonephritis), 렙토스피라증(leptospirosis) 그리고 토리콩팥염(사구체신염, glomerulonephritis)이다.

요도염

요도염(urethritis)은 대개 요도에 국한되는 국소감염이다. 이는 대장균(*E. coli*)에 의해 일어날 수 있을 뿐만 아니라 요도가 생식계통의 기관들과도 연관되기 때문에 **클라미디아(Chlamydia)** 혹은 **미코플라스마(Mycoplasma)**에 의해서도 일어날 수 있다. 노인환자나 입원환자에 대한 감염의 흔한 근원은 카테터(도관, catheter)이다. 조기에 치

료되지 않으면, 감염은 카테터를 통해 올라가 방광으로 감염이 확산될 수 있다. 원생동물 질편모충(*Trichomonas vaginalis*) 역시 요도염뿐만 아니라 질염(vaginitis)과 연관되고 있다(제20장 참조). 창자알균(Enterococci)과 칸디다 알비칸스(*Candida albicans*)도 때로 요도염을 일으킬 수 있는 또 다른 미생물이다.

방광염

방광염(cystitis)은 방광에서 발생하는 감염이며 때로 단순히 방광감염(*bladder infection*)이라고도 부른다. 대장균(E. coli)이 감염의 주된 원인이지만, 포도알균(종)(*Staphylococcus* species) 그리고 프로테우스(*Proteus*), 엔테로박터(*Enterobacter*), 크레브시엘라(*Klebsiella*) 그리고 칸디다(*Candida*)의 구성 종(들) 역시 방광감염을 일으키는 미생물로 확인되고 있다. 카테터를 따라 혹은 때로 카테터를 통해 방광으로 올라간 미생물은 방광에서 증식하여 염증을 일으킨다. 감염을 치료하지 않으면, 이는 콩팥으로 확산되어 더욱 심각한 감염을 일으킬 수 있다. 연충 방광주혈흡충(*Schistosoma haematobium*)은 방광감염과 연관되고 있으며 사람폴리오마바이러스(human polyomavirus) JC와 BK는 출혈방광염(hemorrhagic cystitis)을 일으킬 수 있다.

일반적으로 방광염의 관리를 위해, 환자가 많은 물을 마셔 요로를 깨끗하게 하는 것이 권장된다. 또한, 감염은 항미생물약물로 치료된다.

깔때기콩팥염(신우신염)

깔때기콩팥염(신우신염, pyelonephritis)은 흔히 간단하게 콩팥감염(*kidney infection*)이라 부르는데, 이 심각한 감염은 콩팥에 광범위하고 영구적인 손상을 일으킬 수 있다. 방광염의 증례 대부분을 일으키는 동일한 미생물이 대부분의 콩팥감염을 일으키는데, 대장균(*E. coli*)만 해도 이러한 감염의 80% 이상을 일으킨다.

렙토스피라증

스피로헤타 렙토스피라인테로간스(*Leptospira interrogans*)는 콩팥감염이나 기타 비특이적인 질병을 일으킬 수 있는 인수공통감염미생물이다. 개, 고양이 그리고 쥐와 같은 많은 포유류가 이 미생물을 옮기는데, 이는 오염된 소변에 접촉하거나 동물과 직접적으로 접촉하거나 혹은 물이나 흙을 통해 사람에게 전파된다. **렙토스피라증(leptospirosis)**의 많은 증례는 무증상적이며 미국에서는 매년 100명 이하의 환자가 보고된다.

토리콩팥염(사구체신염)

브라이트병(*Bright's disease*)이라고 부르는 **토리콩팥염(사구체신염, glomerulonephritis)**은 콩팥의 토리(사구체)에 염증과 손상이 생기는 병이다. 이는 실제적으로 때로 입안의 사슬알균감염이나 바이러스감염을 따라 발생하는 면역복합체병이다. 항체-항원복합체는 결과적으로 콩팥에서 여과되는데, 이곳에서 이들이 염증을 일으킨다. 이러한 감염은 콩팥에 대한 어떤 영구적인 손상을 야기할 수 있고 치명적일 수 있다.

2] 요로감염의 진단

일반적으로, 검진/진단과정은 2단계로 진행된다. 제1단계는 평가를 위해 소변시료를 얻으며, 제2단계는 존재할 수 있는 특정 미생물에 대한 항체감수성검사가 포함된다. 소변시료를 모으는 절차는 "청결채취(clean catch)"라고 부르는데, 이는 환자가 생식기 부위를 깨끗하게 씻은 다음 중간뇨시료를 무균용기에 모으는 절차이다. 그 다음 소변시료는 미생물을 증식시키기 위해 배양을 하며 또한 미생물, 고름, 혹은 혈액의 존재를 확인하기 위해 현미경으로 검사한다. 일반적으로, 시료의 반정량분석을 하기 위한 특수한 방식을 사용하여 소변시료를 혈액우무평판(blood agar plate) 위에 획선배양한다(그림 19.3). 만일 성장배지에서 미생물이 증식된다면, 이 미생물은 그 특정의 세균에 가장 효과적인 항생제를 확인하기 위해 다양한 항생제로 검사될 수 있다. 이 단계는 감수성검사(*sensitivity test*)라고 부른다. 소변 속에 세균이 존재하는 것은 일반용어로 **세균뇨증(bacteriuria)**이라 부른다.

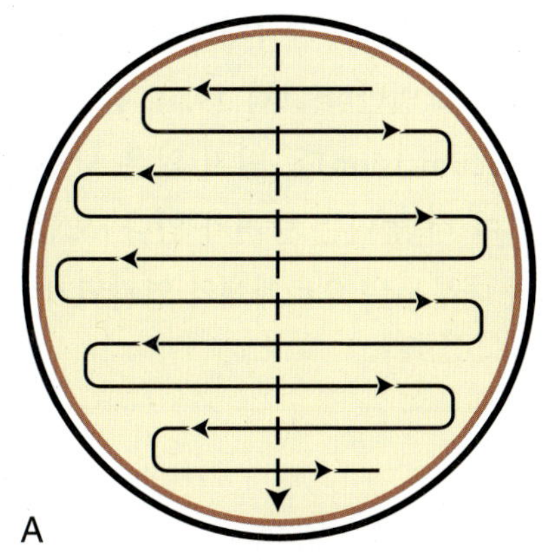

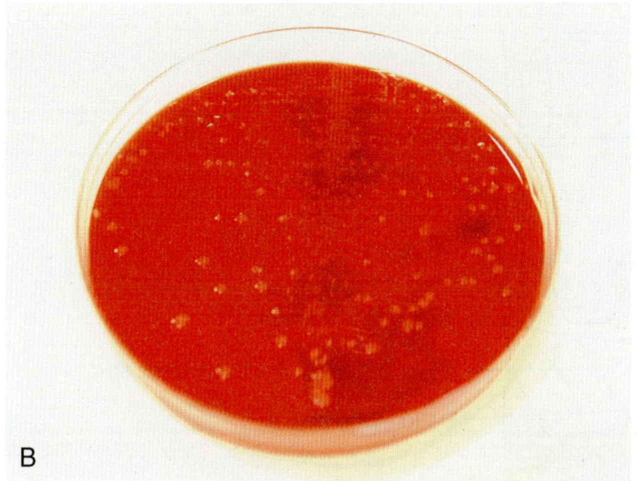

그림 19.3 **혈액우무평판에 셀 수 있는 단위로 분리된 집락을 만들기 위해 보정된 소변고리로 획선도말하는 방법.** A, 도말은 줄무늬양상을 보인다; B, 사진은 완료/배양된 평판을 보여준다.

3] 요로감염의 위험인자

요로감염에 대한 위험인자는 사람마다 다르며 상황마다 다르지만; 많은 환자들에서 공통적인 특정의 인자들이 있는 것으로 나타난다. 다음과 같은 무리가 독특한 위험인자를 나타낸다.

- 당뇨병: 당뇨병환자는 흔히 면역계통의 변화가 감염에 보다 취약하게 만들기 때문에 요로감염의 위험이 더 높다.
- 카테터장착환자: 오랜 동안 그 자리에 카테터를 장착한 환자는 요도감염 그리고 결과적으로 방광감염의 위험이 높아진다. 30일 이상 카테터를 장착한 환자의 약 20%는 요로감염이 발생한다. 카테터 그 자체가 세균막(biofilm)(제3장 참조)의 발생부위로 작용하여 방광에서 정상적으로 존재할 수 있는 것보다 훨씬 다양한 종(들)이 존재하게 된다.
- 요로이상이 있는 신생아/소아: 남아의 경우에는 대개 감염은 생후 1년 안에 발생하며, 여아의 경우에는 일반적으로 화장실훈련기간인 3세 무렵에 발생한다. 여아에서의 감염은 특히 위험한데 그 이유는 오래 기간에 걸치는 만성감염이 심각한 콩팥손상을 일으킬 수 있기 때문이다. 소아에서 요로감염을 일으킬 수 있는 비정상의 일부에는 방광요관역류(vesicoureteral reflux, VUR), 요로폐쇄 그리고 배뇨기능부전이 포함된다. 방광요관역류(VUR)는 방광으로부터 요관으로 그리고 콩팥으로 소변이 거꾸로 흐르는 것이다. 이 상태는 역류를 막기 위해 요관과 방광 사이의 연결을 외과적으로 재위치시켜 교정할 수 있다. 요로폐쇄는 요관협착, 콩팥돌(신장결석, kidney stone), 혹은 요관과 콩팥이나 방광의 부적절한 연결이 포함된다. 일반적으로, 폐쇄는 교정외과술로 해결되거나 콩팥돌을 용해하여 해결된다. 배뇨기능부전은 흔히 소아가 의도적으로 방광배뇨를 지연시킬 수 있는 행동학적인 문제이다. 이러한 문제를 교정하는 과정은 단순히 행동을 변화시킴으로써 이루어진다.
- 여성: 요로감염으로 고통을 겪는 환자의 가장 큰 집단이 성인여성이다. 해부학적으로 여성은 요도의 길이가 짧고 항문입구와 내우 가깝기 때문에 김염의 위험이 높으며(그림 19.4), 따라서 요도로 대변세균이 침입할 위험이 더 높게 나타난다. 통계학적으로도 나이가 들고 성활동이 많아지면서 감염의 발생률이 높아지는 것을 보여준다. 감염률은 특히 폐경후의 여성에서 높은데, 그 이유는 방광배뇨가 불완전하고 에스트로겐이 소실되기 때문이며 이는 질균무리가 바뀌도록 만든다. 게다가, 유산균(lactobacilli)과 같은 정상균무리의 감소는 대장균(E. coli)과 같은 미생물과의 경쟁수준을 감소시킨다. 또한, 에스트로겐의 감소로 인해 요도조직이 더 얇아지고 보다 약해지기 때문에 기회미생물을 위한 양호한 환경을 제공하게 된다. 성활동은 요도를 자극하여 세균이 더 쉽게 침입하여 방광으로 이동하도

록 만든다. 특히, 폐경전의 여성에서 피임법으로 정기적으로 격막(diaphragm)을 사용하는 것 또한 감염의 위험을 증가시키게 된다.

- 남성: 50세 이하인 남성에서 요로감염의 발생률은 상대적으로 낮다. 이 집단에서 일어나는 감염은 주로 요도를 자극하여 세균이 계속해서 방광으로 침입하게 되는 성활동으로 인한다(그림 19.5). 음경꺼풀절제술(포경수술, circumcision)을 받지 않은 남성에서 요로감염의 위험이 더 높다는 증거가 있다. 노인에서 발생하는 증례의 대부분은 요로폐쇄와 연관되거나 혹은 카테

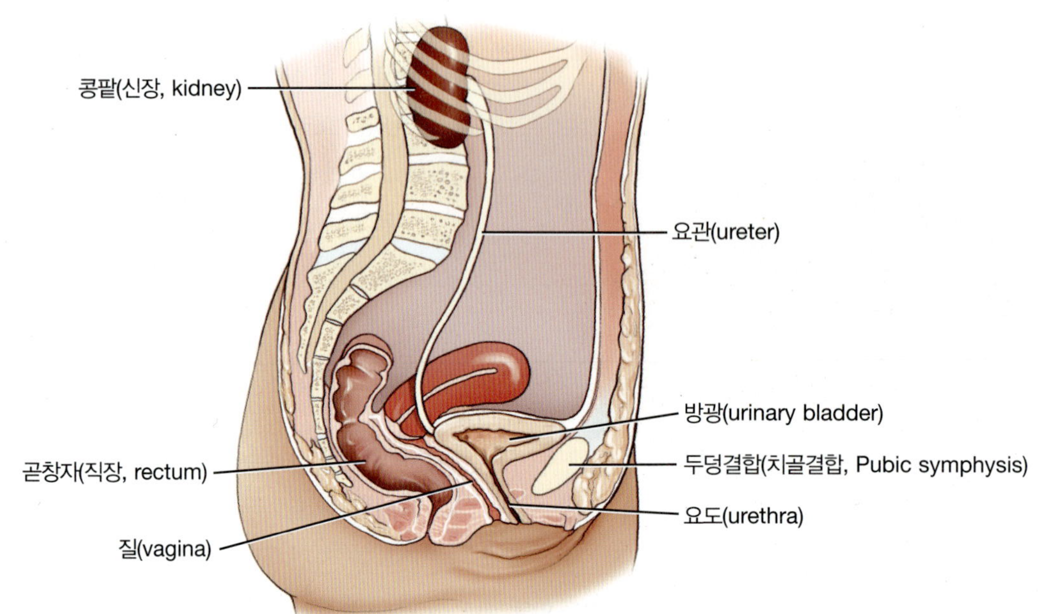

그림 19.4 **여성비뇨계통의 구조.**

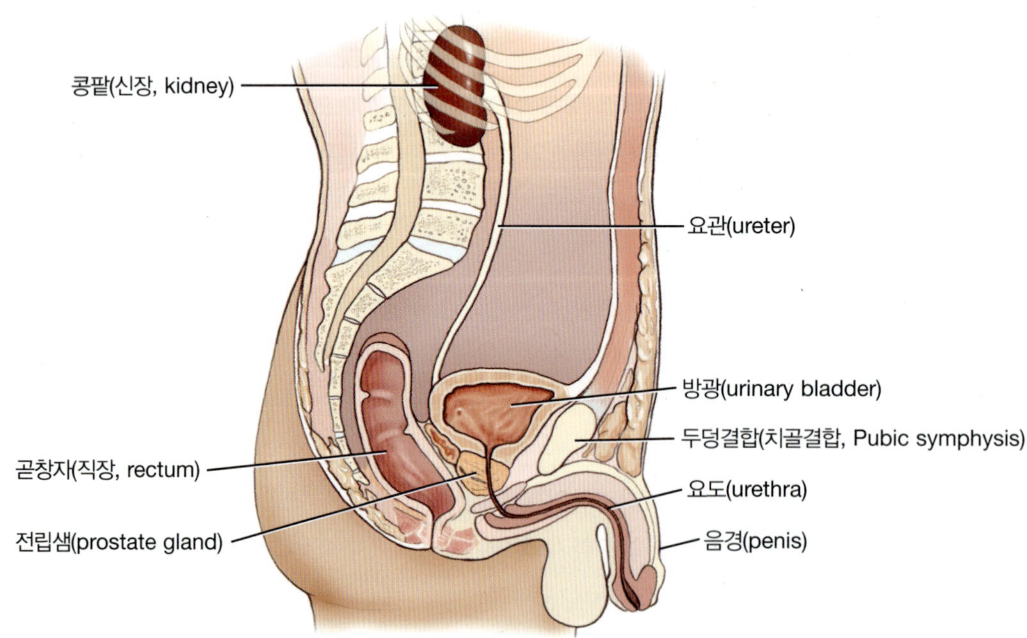

그림 19.5 **남성비뇨계통의 구조.**

생명의 응용

음경꺼풀절제술(포경수술)

생후 1년 안에 신생아에서의 음경꺼풀절제술(포경수술)은 요로감염으로부터 현저히 보호되며, 심지어 성인에서의 음경꺼풀절제술(포경수술)도 요로감염으로부터 보호되는 것으로 나타나고 있다. 신생아에서의 요로감염은 생후 6개월 안에 이환률을 크게 증가시킨다. 신생아에서 요로감염의 합병증에는 콩팥감염이 포함되며, 일반적으로 콩팥기능부전은 앞으로 고혈압과 콩팥기능상실을 일으킬 수 있다. 음경꺼풀절제술(포경수술)을 받지 않는 것이 갓 태어난 남아에서 요로감염의 위험인자로 나타난다.

터장착과 관련되는 의학적인 시술과 연관된다. 증례의 대부분에서 요로폐쇄는 콩팥돌, 혈액응고, 종양, 흉터조직, 혹은 요관의 꼬임이나 섬유결합조직에 의한 요관의 압박과 같은 구조적인 결함의 결과로 인할 수 있다. 이러한 결함의 대부분은 외과시술은 교정할 수 있다. 콩팥돌의 경우, 돌이 자연적으로 계통을 통과하여 지나지 못한다면 초음파가 사용될 수 있으며; 일반적으로 치료과정은 첫 번째로 수술을 시행하지는 않는다. 전립샘염이 있는 노인환자 역시 요로감염의 위험이 높다.

4] 요로감염의 예방과 치료

예방

특정의 예방법은 관련되는 사람에 따르며, 성별과 나이에 기반하여 집단 사이에서 위험인자가 달라진다. 예방법은 앞에서 언급된 집단에 따라 설명된다.

- 당뇨병: 예방법은 일반적으로 글루코스의 농도와 혈압을 주의 깊게 조절하는 것과 같이 당뇨병환자의 건강을 증진시키려는 방법이 포함된다. 그러한 방법은 요로감염을 억제시키는 데 일조하는 건강한 면역계통을 갖게 해 줄 것이다.
- 카테터장착환자: 요로감염을 예방할 우수한 방법은 카테터 그리고 관련된 구역을 자주 세척하며 더 이상 필요가 없게 되면 가능한 빨리 제거시키는 것이다. 요도경유카테터를 교환해야 하는 것에 관해서는 이견이 있지만 대부분의 건강시설에서의 방법은 매월 교체시키는 것이다. 요로감염으로 진단되면 카테터는 즉시 교체할 필요가 있다. 요로감염 그리고 기타 합병증의 가능성 때문에 연방법은 의학적으로 타당한 이유가 있는 경우에만 유치카테터를 사용하도록 의무화시키고 있다.
- 요로이상이 있는 신생아/소아: 가장 효과적인 방법은 문제를 조기에 확인하여 가능한 빨리 교정술이나 시술을 시행하는 것이다.
- 여성: 여성에서 감염예방에 도움이 되기 위해 다음과 같은 방법이 제안되고 있다.
  - 소변을 참지 않는다.
  - 항문주위의 세균이 요도구역으로 확산되는 것을 예방하기 위해 앞에서 뒤로 씻는다
  - 욕조 대신에 샤워기를 사용한다.
  - 성교전에 생식기구역을 씻는다.
  - 성교후에 배뇨한다.
  - 요도를 자극할 수 있는 여성용 위생제품의 사용을 피한다.
  - 매일 물을 많이 마신다.
- 남성: 남성의 위한 기본적인 방법은 다음과 같다.
  - 매일 물을 많이 마신다.
  - 성교전에 생식기부위를 씻는다.
  - 소변을 참지 말며; 필요하다고 느낄 때는 배뇨한다.
  - 성교후에 배뇨한다.

치료

원인병원체가 확인이 되면, 특이적인 항생제와 함께 치료용법이 결정된다. 사용될 특정 약물의 결정과 치료의 기간은 확인된 병원체에 따라 달라진다. 환자의 전신건강 역시 치료의 주된 성분이다. 예를 들어, 특이적인 치료는 환자가 속한 예컨대 당뇨병, 소아, 입원/외래, 남성 혹은 여성(임신부와 비임신부로 더 세분됨)의 범주에 기반을 둘 수 있다. 단순한 요로감염에 대해 일반적으로 사용되는 약물의 목록은 다음과 같다.

의학적 사건

요로감염의 예방: 전향적인 새로운 백신

통계적으로, 요로감염은 감기만큼 흔하게 발생한다. 여전히 계속해서 대장균(*E. coli*)은 요로감염 대부분을 일으키는 주된 세균이며 이러한 감염의 대부분이 생명을 위협하지는 않는다 해도, 이들은 매년 700만명이 병원을 찾도록 만든다. 요로감염을 억제할 백신에 대한 최근의 연구는 많은 영역에서 전향적인 것으로 나타나고 있다. 그러한 영역의 하나는 대장균(*E. coli*)이 요로부위를 싸고 있는 상피표면에 물리적으로 부착하는 것을 억제시킨다. 조직에 부착하지 않고서는 세균이 집락화하지 못하며 감염도 일으키지 못한다. 개발되고 있는 백신은 대장균(*E. coli*)의 표면에 돌출되어 부착에 관여하는 구조인 선모(pilli)를 표적으로 한다. 다른 영역의 연구는 요로내에 있는 대장균(*E. coli*)을 보다 효율적으로 확인하고 파괴하는 몸의 면역계통의 일부인 가지세포(dendritic cells)의 효능을 증강시키는 백신의 사용에 관해 조사한다. 현재, 개발되고 있는 이러한 백신의 대부분은 임상시험단계에 있으며, 머지 않아 일반대중이 쉽게 이용하게 될 것이다.

- 아목시실린(amoxicillin)
- 니트로푸란토인(nitrofurantoin)
- 트리메토프림(trimethoprim)
- 트리메토프림과 술파메톡사졸(sulfamethoxazole)의 복합
- 젠타마이신(gentamicin)
- 시프로프록사신(ciprofloxacin)
- 세파드록실(cefadroxil)
- 메실리남(mecillinam)
- 포스포마이신(fosfomycin)
- 세팔로스포린(cephalosporins)

효과적인 치료와 함께, 요로감염의 증상은 수일 안으로 해소될 것이다. 하지만 항생제는 재발을 방지하기 위해 1주일 동안 계속 사용할 필요가 있다. 모든 항생제와 마찬가지로 환자가 감염이 완전히 제거되고 항미생물내성의 발생을 피하기 위해 처방된 약물의 전체 과정을 끝내는 것이 중요하다. 재발성의 요로감염은 더 긴 항생제치료과정을 필요로 할 것이다. 성적인 활동에 의해 예컨대 클라미디아(*Chlamydia*)나 미코플라스마(*Mycoplasma*)에 감염되는 경우, 성교후에 단일 용량의 항생제가 권장된다. 중증인 요로감염은 입원을 요하며 항생제의 정맥내 투여가 필요할 수 있다.

2 세균감염
Bacterial Infections

요로감염은 대부분 세균에 의해 발생하며 대부분의 요로감염을 일으키는 주된 미생물이 대장균(*E. coli*)이지만; 절대기생체 그람음성 알균인 클라미디아(*Chlamydia*), 그람음성 다형태성 융통무산소균 미코플라스마(*Mycoplasma*) 역시 감염을 일으킬 수 있다. 요로감염과 연관되어 온 기타 다른 미생물은 크레브시엘라(*Klebsiella*), 프로테우스(*Proteus*), 엔테로박터(*Enterobacter*), 시트로박터(*Citrobacter*), 세라티아(*Serratia*), 슈도모나스(*Pseudomonas*), 창자알균(*Enterococcus*) 그리고 응고효소음성 포도알균

표 19.1 비뇨계통의 세균병

감염/질병	미생물	전파/원인	표적	징후/증상	치료
방광감염(방광염)[urinary bladder infection (cystitis)]	대장균(*Escherichia coli*), 부생포도알균(*Staphylococcus saprophyticus*)	때로 카테터장착과 관련된 병원내감염	방광, 요관	배뇨곤란 또는 배뇨통	트리메토프림-술파메톡사졸(trimethoprim-sulfamethoxazole)
깔때기콩팥염(콩팥감염)[pyelonephritis (kidney infection)]	주로 대장균(*E. coli*)	소변흐름의 폐쇄(예, 종양, 콩팥돌)로 인한 감염	콩팥	발열, 요통	세팔로스포린(cephalosporin)
렙토스피라증(leptospirosis)	렙토스피라인테로간스(*Leptospira interrogans*)	감염된 포유류 소변을 통한 인수공통감염		두통, 근육통, 발열, 콩팥기능상실	독시사이클린(doxycycline)

건강관리의 응용

요로감염에 대해 사용되는 약물

항생제	상품명	설명
아목시실린(amoxicillin)	아목실(Amoxil), 아우그멘틴(Augmentin), 아포-아목시(Apo-Amoxi)	β-락탐(lactam)항생제, 그람양성균과 그람음성균에 대해 효과적임
세팔로스포린(cephalosporins)	케플렉스(Keflex), 울트라세프(Ultracef), 두리세프(Duricef), 벨로세프(Velosef), 세클로르(Ceclor), 세프질(Cefzil), 세프틴(Ceftin), 로라비드(Lorabid), 반틴(Vantin), 옴니세프(Omnicef), 스펙트라세프(Spectracef), 수프락스(Suprax), 세닥스(Cedax), 로세핀(Rocephin)	내성감염을 치료하기 위해 사용됨
트리메토프림-술파메톡사졸(trimethoprim-sulfamethoxazole, TMP-SMX)	박트림(Bactrim), 코트림(Cotrim), 세프트라(Septra)	심각한 알레르기반응이 일어날 수 있음; 미국의 일부 지역에서는 높은 비율의 내성이 있음
플루오로퀴놀론(fluoroquinolones)	프록사신(Floxacin), 시프로(Cipro), 노록신(Noroxin), 레바퀸(Levaquin), 테퀸(Tequin), 자감(Zagam)	광범위, 고가, 임신부와 소아에는 위험한 부작용이 있음
니트로푸란토인(mitrofurantoin)	푸라단틴(Furadantin), 마크로단틴(Macrodantin), 마크로비드(Macrobid)	요로감염에 특이적으로 사용됨; 콩팥감염에는 유용하지 않음; 위꿈틀운동이상항진이 일어날 수 있음; 다른 약물과 반응; 임신말이나 수유중인 산모, 혹은 콩팥병을 가진 사람에게는 금기됨
포스포마이신(fosfomycin)	모누롤(Monurol)	내성률이 낮음; 임신부에게 안전함
테트라사이클린계 약물(tetracyclines)		
테트라사이클린(tetracycline) 독시사이클린(doxycycline) 미노사이클린(minocycline)	아크로마이신(Achromycin), 테트라신(Tetracyn), 테트라메드(Tetramed), 사이클로파르(Cyclopar), 테트라사이클린(Tetracycline), 수마이신(Sumycin) 독시사이클린(Doxycycline), 독시신(Doxycin) 페리오스타트(Periostat), 아레스틴(Arestin), 미노신(Minocin), 다이나신(Dynacin)	미코플라스마(*Mycoplasma*)와 클라미디아(*Chlamydia*)에 의해 발생된 요로감염에 효과적임; 부작용에는 햇빛에 대한 피부반응이 있음
아미노글리코시드계 약물(aminoglycosides)		
젠타마이신(gentamicin) 카나마이신(kanamycin) 토브라마이신(tobramycin) 아미카신(amikacin)	젠타마이신(Gentamicin), 알코마이신(Alcomicin), 가라마이신(Garamycin), 젠타시딘(Gentacidin) 칸트렉스(Kantrex) 토브라마이신(Tobramycin), 네브린(Nebrin) 아미킨(Amikin)	다른 항생제와 복합으로만 투여해야 함; 심각한 부작용에는 청각소실, 균형감각의 손상과 콩팥손상이 포함될 수 있음
에르타페넴(ertapenem)	인반즈(Invanz)	발작과 중추신경계통 유해반응의 가능성이 있음

UTIs, 요로감염(urinary tract infections).

(*Staphylococcus*)이다. 세라티아(속)(genus *Serratia*)에 의한 요로감염은 드물지만; 당뇨병, 콩팥기능상실, 요로폐쇄, 혹은 요로수술을 받은 환자에서는 감염의 위험이 증가된다. 실제적인 세균성요로감염으로 불리기 위해서는 소변 1 ml 속에 세균이 100,000 **집락형성단위(colony-forming unit, CFU)** 이상으로 존재하는 것에 바탕을 둔다. 비뇨계통의 주된 세균감염은 표 19.1에 요약하였다.

일부의 환자, 특히 노인에서는 어떠한 감염도 나타나지 않고 세균이 소변내에 존재할 수 있다. 이 상태는 무증상세균뇨증(asymptomatic bacteriuria)이라 부르며 대개

생명의 응용

여러분이 그 사이에 할 수 있는 것

모든 항생제가 다 그렇듯이, 약물의 투여와 환자가 감염증상의 완화를 느끼는 시점 사이에는 시간 간격이 있다(제10장 참조). 대부분의 요로감염은 감염효과가 가라앉기 시작될 때까지 참아야만 될 큰 불편함과 때로 극심한 통증을 일으킨다. 항생제가 작용하는 동안 이러한 불편함의 완화에 도움이 될 수 있는 몇 가지 간단한 단계가 있다. 첫째, 많은 양의 물을 마신다. 물을 많이 마심으로써 환자는 소변을 희석시킬 뿐만 아니라 세균이 씻겨나가게 할 수 있다. 감염이 없어질 때까지 커피, 알코올 그리고 감귤류 즙이 들어 있는 청량음료와 카페인은 피해야 하는데 그 이유는 이들이 방광을 자극하여 배뇨를 자주 급하게 증가시킬 수 있는 경향이 있기 때문이다. 둘째, 온열패드를 사용한다. 배 위에 온열패드를 올려 놓는 것은 통증을 줄이는데 도움이 되고 방광에 압력을 느끼게 해 준다. 일반적으로 이러한 단계는 항생제의 작용을 빠르게 하는 것이 아니라 환자를 위해 더 편안한 회복기를 갖게 해 줄 것이다.

의학적 사건

프로테우스(Proteus)와 콩팥돌 … 대단한 아픔!

미국에서, 남성의 약 12% 그리고 여성의 약 5%는 평생 동안 평균적으로 콩팥돌로 고통을 겪게 된다. 콩팥돌의 약 10%는 인산암모늄마그네슘(magnesium ammonium phosphate)으로 이루어진 녹각석(*struvite stone*)이라 부른다. 이는 한때 세균 특히 그람음성 막대균 프로테우스미라빌리스(*Proteus mirabilis*)가 이러한 콩팥돌을 형성시키는 것으로 알려져 왔다. 최근까지도 그 기전은 알지 못했지만 미시간대학교(University of Michigan)의 연구팀이 이 과정의 설명에 한 발 앞서게 되었다. 세균은 방광면에 달라붙을 수 있으며 결과적으로 세균막을 형성하게 된다. 시간이 지나면서 세균에 의해 생성되는 요소분해효소(urease)가 소변의 pH를 변화시켜 노각석물질이 소변으로부터 빠져 나와 통증성의 위험한 녹각석을 형성하게 된다. 이 상태의 치료는 세균을 조절하는 항생제로 이루어지지만; 때로 세균이 돌에 붙어 안에 갇히게 되어 항생제로부터 스스로 보호를 받게 된다.

치료를 요하지 않는다. 노인에서 요로감염과 섬망(delirium)이나 치매(dementia) 사이에 연결가능성이 있다는 일부 연구가 있다. 현재, 의학공동체에서 요로감염이 정신능력의 감소를 야기하는지 혹은 정신적인 어려움을 나타내며 규칙적으로 배뇨할 수 없는 환자에서 요로감염이 발생하는지에 대해 합의된 바는 없다.

3 바이러스감염 Viral Infections

바이러스성요로감염은 드물지만 어떤 바이러스는 요로감염/병이 없이도 소변내에서 발견될 수 있다. 이러한 바이러스에는 사람폴리오마바이러스(human polyomavirus) JC와 BK, 거대세포바이러스(cytomegalovirus), 아데노바이러스(adenovirus), 한타바이러스(hantavirus) 그리고 콩팥을 감염시킬 수 있는 볼거리바이러스(mumps virus)와 사람면역결핍바이러스(human immunodeficiency virus)를 포함하는 수많은 바이러스가 포함된다. 점점 많은 수의 바이러스가 아래요로감염, 특히 줄기세포이식과 기관이식 후의 출혈성방광염을 일으키는 것으로 알려지고 있다. 바이러스성요로감염을 조기에 진단하고 치료하는 것이 출혈성방광염의 이환율을 현저하게 낮출 수 있을 것이다. 바이러스성요로감염의 진단은 바이러스부하를 정량할 수 있는 중합효소연쇄반응(polymerase chain reaction)(제25장 참조)을 포함하는 분자기법에 기반을 둔다. 바이러스성요로감염에 대한 현재의 선택치료는 대부분의 바이러스병원체에 효과적인 시도포비르(cidofovir)이다.

1] 폴리오마바이러스 JC와 BK

폴리오마바이러스 JC와 BK는 호흡경로를 통해 인체에 침입하여 몸 전반적으로 확산되어 콩팥세관과 요관의 상피세포를 감염시킨다. 그 후, 이 바이러스는 잠복기에 들어가며 바이러스유전체가 존재하지만 건강인에서는 감염을 일으키지 않는다. 건강인의 약 1/3은 증상을 나타내지 않으면서 그들의 콩팥 안에 폴리오마바이러스(polyomavirus)의 데옥시리보핵산서열을 갖고 있다. 이러한 바이러스의 재활성화는 임신 동안 그리고 면역약화자에서 일어날 수 있으며 소변내에 다량의 바이러스가 들어 있게 만든다. 일부의 이식환자에서, BK 바이러스는 면역억제제의 사용으로 인해 그 자체로 발현되어 결국 BK 콩팥병증을 통해 콩팥을 공격하게 된다.

콩팥이식환자에서 요관협착증(ureteric stenosis)은 폴리오마바이러스감염과 연관되고 있다. 이 바이러스는 요관의 이행상피세포를 증식시키며 이는 부분적으로 요관을 폐쇄시키거나 협착을 만든다. BK 바이러스는 또한 골수이식후의 급성출혈성방광염의 증례와도 연관된다.

2] 거대세포바이러스

거대세포바이러스감염은 허파, 척수 그리고 뇌에서 잠재적으로 중증인 합병증의 증례로 널리 알려져 있으며, 또한 콩팥이식에서 이식편기능상실의 원인으로도 알려져 있다. 거대세포바이러스(cytomegalovirus)는 또한 선천성으로 감염된 영아의 소변으로 증상 없이 떨어져 나올 수도 있다(제22장 선천성감염 참조).

3] 아데노바이러스

아데노바이러스(adenoviruses)는 일반적으로 호흡기병을 일으키는 바이러스의 무리이지만(제15장 참조), 또한 요로와 창자관을 감염시키기도 한다. 아데노바이러스(adenoviruses)의 어떤 혈청형은 출혈성방광염의 원인이라고 알려져 왔다. 중증의 아데노바이러스감염은 특히 조혈줄기세포이식을 받은 면역약화자에서의 심각한 합병증이다. 이러한 이식환자에서 가장 핵심적이고 치명적인 것이 아데노바이러스(adenoviruses)에 의해 유발되는 요로감염과 괴사성세관사이콩팥염(necrotizing tubulointestinal nephritis)이다.

4 진균감염
Fungal Infections

요로의 진균감염은 주로 방광과 콩팥에 침범하며 이는 칸디다(종)(*Candida* species)이 가장 흔한 원인이 된다. 하지만, 크립토콕쿠스네오포르만스(*Cryptococcus neoformans*), 아스페르길루스(종)(*Aspergillus* species), 뮤코라케아에(종)(*Mucoraceae* species), 히스토플라스마캡슐라툼(*Histoplasma capsulatum*), 블라스토미세스(종)(*Blastomyces* species) 그리고 콕시디오이데스이미티스(*Coccidioides immitis*)와 같은 모든 침습성의 진균이 콩팥에 감염되어 결과적으로 전신성 혹은 파종성의 진균감염을 일으킬 수 있다. 칸디다감염은 대개 요로카테터, 세균뇨증후 그리고 항생제요법과 연관된다. 혈액으로 확산되는 콩팥칸디다증은 일반적으로 위창자관(위장관)에서 기원된다. 기타 칸디다감염은 또 다른 영구적인 유치기구인 **콩팥창냄술(신루설치술, nephrostomy)**관과 스텐트(내관, stent)가 장착된 환자에서 발생된다. 이러한 감염의 높은 위험을 가진 사람은 화학요법, 후천성면역결핍증후군, 당뇨병, 혹은 이식후 면역억제제를 투여 받아 면역이 약화된 환자이다. 진균병원체는 수적으로 증가되고 있는 의료관련(병원내)감염의 원인이다[제12장. 의료관련(병원내)감염 참조].

5 기생충감염
Parasitic Infections

극히 소수의 기생충이 사람에서 요로감염을 일으키는데, 이에는 원생동물 질편모충(*Trichomonas vaginalis*)과 연충 방광주혈흡충(*Schistosoma haematobium*)이 포함된다. 질편모충(*Trichomonas vaginalis*)은 남성과 여성 모두에서 요도염을 일으킬 수 있지만 여성의 경우에 흔히 질염(vaginitis)도 일으킨다(제20장 참조).

주혈흡충증(schistosomiasis)은 전세계적으로 가장 흔한 기생충감염이며 주혈흡충(속)(genus *Schistosoma*)의 흡충(fluke)에 의해 야기된다(제6장 연충 참조). 요로주혈흡충증과 연관되는 기생충은 방광주혈흡충(*Schistosoma haematobium*)이며, 중동, 인도, 포르투갈 그리고 아프리카에서 발견되는데; 아직까지는 미국에서는 발견되지 않고 있다. 일반적으로, 감염은 방광에 침범하지만 환자의 30%에서는 요도에도 침범한다. 성충 주혈흡충(*Schistosoma*)은 방광주위의 정맥얼기에 존재하면서 이곳에서 충란을 방출한다. 충란은 방광벽으로 통과하여 **혈뇨(hematuria)**와 방광섬유증(fibrosis of the bladder)을 일으킨다. 결과적으로, 방광은 석회화되어 요관과 콩팥을 더욱 압박하게 된다. 주혈흡충증의 주된 원인은 생활하수에 의한 식수의 오염이다.

요약 Summary

- 요로에서의 주된 감염부위는 요도, 요관, 방광 그리고 콩팥이다.
- 요로감염의 원인으로 가장 흔하게 확인되는 미생물은 대장균(*E. coli*)이며, 미코플라스마(*Mycoplasma*)와 클라미디아(*Chlamydia*) 역시 중요한 병원체이다.
- 가장 흔한 요로감염은 요도의 염증인 요도염; 방광의 감염인 방광염; 그리고 콩팥의 감염인 깔때기콩팥염(신우신염)이다.
- 요로감염의 확인/진단은 검사를 위한 소변시료의 채취 그리고 항생제감수성이 있을 수 있는 어떠한 세균에 대한 검사의 2단계로 이루어진다.
- 요로감염과 연관되는 위험인자는 사람마다 다르지만 가장 큰 위험집단은 여성 그리고 (특히 카테터를 장착하거나 이전에 요로문제가 있던) 노인이다.
- 요로감염은 주로 항생제로 치료된다. 사용되는 특이적인 항생제와 처방용법은 표적이 되는 미생물 그리고 감염자의 전신건강/상태에 따라 달라진다.
- 여성에서 요로감염을 예방하는 방법은 욕조 대신 샤워를 하며, 소변을 참지 말고, 앞에서 뒤로 닦으며, 성교전에 생식기구역을 깨끗이 하고, 성교후에 배뇨하며, 많은 물을 마시고 그리고 요도를 자극할 수 있는 여성용 위생제품을 피하는 것이다.
- 남성에서 요로감염을 예방하는 방법은 많은 물을 마시고, 성교전에 생식기를 깨끗하게 하며, 소변을 참지 말고, 성교후에 배뇨하는 것이다.
- 요로감염을 치료하기 위해 일반적으로 사용되는 항생제는 아목시실린(amoxicillin), 니트로푸란토인(nitrofurantoin), 트리메토프림(trimethoprim), 트리메토프림과 술파메톡사졸(sulfamethoxazole)의 병용, 젠타마이신(gentamicin), 시프로프록사신(ciprofloxacin), 세파드록실(cefadroxil), 메실리남(mecillinam), 포스포마이신(fosfomycin) 그리고 세팔로스포린(cephalosporins.)이 있다.

복습문제

1. 비뇨계통의 주요 기관/구조는?

a. 큰창자, 위, 식도, 방광
b. 작은창자, 간, 방광, 요도
c. 요도, 이자, 간, 콩팥
d. 콩팥, 요관, 방광, 요도

2. 요로감염 대부분을 일으키는 주된 세균은?

a. 황색포도알균(Staphylococcus aureus)
b. 고초균(Bacillus subtilis)
c. 호산성유산균(Lactobacillus acidophilus)
d. 대장균(Escherichia coli)

3. 요로감염 진단의 2단계 과정에 포함되는 것은?

a. 혈액시료의 채취와 방광검사
b. 탐색수술과 방사선요법
c. 소변시료의 채취와 세균항생제감수성검사
d. 환자의 식습관 변경과 요도검사

4. 재발성요로감염에 가장 취약한 집단은?

a. 10대 소년
b. 여성
c. 10대 소녀
d. 정상적이고 건강한 노인

5. 여성에서 요로감염을 예방하기 위한 것이 아닌 것은?

a. 매일 81 mg의 아스피린(aspirin)을 복용함
b. 성교후 즉시 배뇨함
c. 욕조보다 샤워를 함
d. 요절박이 일어날 때 배뇨함

6. 방광이 감염되는 요로감염은 무엇이라 부를까?

a. 큰창자염(대장염)

b. 방광염

c. 페닐케톤뇨증

d. 톡소포자충증

7. 콩팥의 요로감염은 무엇이라 부를까?

a. 요도염

b. 방광염

c. 연조직염

d. 깔때기콩팥염

8. 요로감염을 효과적으로 치료하는 방법은?

a. 방광을 식염수로 세척

b. 소량의 설사약(완화제)

c. 배 위에 냉온찜질

d. 항생제 아목시실린(amoxicillin)용법

9. 요로감염의 일반적은 증상은?

a. 구토, 혈뇨

b. 배뇨통, 탁한 소변

c. 복부팽만, 빠른 심장박동

d. 통증성의 창자운동, 가슴뭉침

10. 여성에서 요로감염의 가능성을 증가시킬 수 있는 구조적인 특징은?

a. 더 짧은 요도, 항문과 요도구멍의 근접성

b. 더 긴 요도, 더 작은 방광

c. 더 긴 요관, 더 큰 방광

d. 더 긴 요도, 항문과 질의 근접성

11. __________ (은)는 비뇨계통의 중심기관이며 혈액으로부터 노폐물을 여과하는 작용을 한다.

12. __________ (은)는 방광에서 발생하는 요로감염이다.

13. 환자가 생식기구역을 깨끗이 씻고 멸균된 용기에 중간뇨 시료를 채취하는 방법은 __________ __________ 법이라 부른다.

14. 성적인 활동과 관련된 요로감염과 대개 연관되는 미생물(속)은 __________ 와 __________ 이다.

15. 토리콩팥염은 __________ 병이라 부른다.

16. 요로감염의 예방에 일조하는 정상적인 몸의 기능에 대해 일부만 기술해 보라.

17. 폐경후의 여성에서 요로감염의 위험이 높은 이유 2가지를 나열해 보라.

18. 요로감염의 진단단계에 대해 간략히 기술해 보라.

19. 요로감염의 일반적인 항생제치료용법의 명칭을 써보라.

20. 요도염으로 시작되어 결국 깔때기콩팥염으로 되는 감염경로를 요약해 보라.

CHAPTER 20

생식계통의 감염

Infections of the Reproductive System

학습목표

1. 여성생식계통과 남성생식계통의 기관과 구조를 확인한다.
2. 구조와 기능과 관련하여, 여성생식계통과 남성생식계통 사이의 차이점과 유사점에 대해 논의한다.
3. 여성생식계통을 침범하는 일반적인 미생물감염에 대해 기술한다.
4. 남성생식계통을 침범하는 일반적인 미생물감염에 대해 기술한다.
5. 비뇨계통과 생식계통 사이의 구조적 그리고 기능적 상호작용 그리고 미생물감염에 어떻게 관여되는지에 대해 논의한다.
6. 여성과 남성 모두에서, 생식계통감염의 일반적인 증상을 나열한다.
7. 생식계통감염의 일반적인 진단방법을 확인한다.
8. 생식계통감염을 최소화시킬 수 있는 예방법에 대해 논의한다.
9. 생식계통감염의 각기 다른 치료법에 대해 논의한다.

주요용어

고환(정소)(testes)
골반염질환(pelvic inflammatory disease)
귀두염(balanitis)
기회(opportunistic)
난소(ovaries)
내인성감염(endogenous infections)
덧샘(부속샘)(accessory glands)
독성쇼크증후군(toxic shock syndrome)
리소자임(lysozyme)
부고환염(epididymitis)
성전파질환(sexually transmitted infections)
유방염(mastitis)
의원성감염(iatrogenic infections)
자궁(uterus)
자궁관(fallopian tubes)
자궁내막염(endometritis)
전립샘(prostate gland)
전립샘염(prostatitis)
질(vagina)
질편모충증(trichomoniasis)
칸디다증(candidiasis)

왜 알아야 할까

역사

기원전 1825년에 기술된 카훈파피루스(Kahun gynecological papyrus)에는 다양한 감염과 질병의 진단과 치료가 포함된 여성생식계통에 대한 부인과학의 설명이 들어 있다. 보다 가까운 최근인 1980년 생식계통에서 기원되는 것으로 밝혀진 독성쇼크증후군(toxic shock syndrome, TSS)의 돌발이 일어났다. 특정의 탐폰(tampon)제품을 사용한 수 백명의 여성에서 제품디자인에서의 결함 때문에 독성쇼크증후군이 발생했다. 탐폰이 과도한 출혈과 자극을 야기하였다. 또한, 탐폰은 흡수력이 매우 크며 오랜 기간 삽입된 탐폰을 제거할 수 있도록 하는 재료로 만들어졌다. 출혈과 대단히 흡수력이 큰 재료가 만나 혈류로 들어가면 다량의 독소를 생성하여 독성쇼크증후군을 일으키는 황색포도알균(*Staphylococcus aureus*)을 위한 이상적인 증식환경을 만들었다.

영향

일부 초강력흡수탐폰이 독성쇼크증후군의 위험을 증가시킨다는 것이 알려진 후, 프록터앤감블(Procter & Gamble)은 1980년 9월 이 제품을 자발적으로 회수하였다.

폐경과 연관되는 부정적인 요인을 줄이는데 도움이 되는 호르몬요법의 대두와 함께 여성에서는 질감염의 새로운 가능성이 있다. 호르몬이 여성생식계통에서 화학적인 변화를 일으키는 경우, 이들은 질의 pH를 변화시킬 수 있으며 그 부위를 추가적으로 촉촉하게 유지시키는 질분비물을 증가시키고 따라서 세균 또는 진균이 증식하기에 유리한 상태로 된다. 경구용 피임제 역시 특정의 감염미생물의 증식하기 좋도록 pH를 변화시킨다. 남성의 경우, 음경꺼풀절제술(포경수술, circumcision)은 많은 건강전문가들이 남성에서 위생을 촉진시키고 생식기의 감염기회를 줄이는 중요한 방법이라 생각하고 있다.

미래

현재, 생식계통의 감염과 어떤 종류의 암 사이에 잠재적으로 연결된다는 것을 밝히려는 연구가 진행되고 있다. 예를 들어, 유방의 염증인 유방염(*mastitis*)은 비염증성유방암의 발생과 연관되는 것으로 의심해 왔다. 일부의 자료는 비염증성유방암이 유방의 중증감염후에 흔히 발생한다는 양성의 상관관계를 나타낸다는 것을 보여준다. 또한, 자궁목암(자궁경부암, cervical cancer)의 90%는 사람유두종바이러스감염과 연관되며 증례의 약 80%는 후진국에서 발생한다. 미국에서는, 자궁목암으로부터 여성을 보호하기 위해 사람유두종바이러스(human papillomavirus, HPV)의 예방접종이 이용가능하다. 현재, 질병통제예방센터(Centers for Disease Control and Prevention, CDC)에서는 사람유두종바이러스감염을 예방하기 위해 10대 이전에 예방접종을 받을 것을 권장하고 있다.

개발도상국에서 생식계통감염의 유병률과 예방에 대한 연구가 진행되고 있으며, 앞으로도 후진/개발도상국에서 정부에 대한 보다 적합한 방침과 정책을 개발하기 위한 주요 업무로 진행될 것이다.

1 개요
Overview

사람의 생식계통은 흔히 비뇨계통(제19장 참조)과 밀접하게 연관되는 수많은 기관과 구조로 구성된다. 많은 교과서에서는 이 두 계통을 비뇨생식계통으로 결합시킨다. 비록, 목적과 기능이 다르다고는 해도, 이러한 계통은 때로 동일한 기관/구조를 공유하며 따라서 동일한 미생물의 감염에 취약하다. 이 장은 성적으로 전파되지 않는 생식계통의 감염에 대해 특별하게 알아 본다(성전파감염은 제21장에서 다루었다).

생식계통의 정상균무리는 남성과 여성 사이에서 크게 다르지만; 두 성 모두에서 일반적으로 상주하는 균무리의 일부에는 사슬알균(*Streptococcus*), 박테로이데스(*Bacteroides*), 미코박테륨(*Mycobacterium*), 나이세리아(*Neisseria*) 그리고 일부의 장내세균(과)(Enterobacteriaceae)가 포함된다. 여성의 일생 동안 호르몬이 바뀌기 때문에, 여성생식계통의 일부에서 화학적인 환경의 변화가 일어나서 상주균무리에 영향을 미칠 뿐만 아니라 감염의 가능성을 갖도록 만든다. 요도의 아래 1/3은 예외로, 건강한 남성의 생식계통은 어떤 상주균무리를 갖고 있지 않으며 정상적으로는 무균상태이다. 남성과 여성의 생식계통 모두에서는 수많은 방어기전이 있다. 이러한 기전은 생식관의 그 위치에서 기관과 구조내의 감염을 억제시키며 다음과 같다.

이러한 기전에는 다음과 같은 것이 포함된다.

- 정상상주균무리로부터의 경쟁
- 산성 pH와 같은 화학적인 조건
- 높은 염 농도
- 관에서 역류를 막는 조임근
- 계통의 부분을 통해 세균을 세척해 내는 소변의 흐름
- 정액과 자궁목점액에 존재하는 **리소자임(용해효소, lysozyme)**과 같은 효소

이러한 보호기전에도 불구하고, 생식계통은 성전파감염에 보다 취약한데 이에 대해서는 다음 장에서 자세히 설명한다. 독특한 구조와 생화학적인 요인 때문에, 여성생식계통과 남성생식계통을 나누어서 성전파질환을 제외한 감염에 대해 설명한다.

1] 감염의 종류

이러한 감염은 여성과 남성의 건강과 생식능력, 그들의 가족과 공동체에 영향을 미친다. 감염의 결과는 불임, 딴곳임신(자궁외임신, ectopic pregnancy), 만성골반통증, 골반염증질환, 유산 그리고 성전파감염의 위험증가가 포함된다(제21장 참조). 생식관감염(reproductive tract infection, RTI)은 내인성, 의원성 그리고 성전파감염으로 나눌 수 있다.

- **내인성감염(endogenous infection)**은 전세계적으로 흔한 생식관감염이다. 이러한 감염은 정상적인 질의 균무리가 과다증식하여 발생한다. 이들은 세균성질증(bacterial vaginosis)과 칸디다증(candidiasis)이 포함되는데 둘 모두는 치료와 치유가 될 수 있다.
- **의원성감염(iatrogenic infection)**은 의학적인 시술을 통해 생식관으로 미생물이 침입함으로써 발생한다. 여기에는 유산, 월경조절, 자궁내장치(intrauterine device)의 삽입, 출산 동안의 비위생적인 조건 그리고 비위생적인 조건에서 시행되는 불임시술과 음경꺼풀절제술(포경수술, circumcision)이 포함된다.
- **성매개감염(sexually transmitted infection**, STIs)은 감염상대와 성적인 활동에 의해 전파된다. 성전파감염은 제21장에서 설명되었다.

2] 세계질병부담

세계보건기구(World Health Organization)와 기타 기관들은 생식관감염이 전세계적인 심각한 건강문제라는 점을 인식하였다. 여성과 남성 모두에서 생식관감염이 발생할 수 있지만 연구에 따르면 여성이 이러한 감염에 더 감수성이 크다. 또한, 여성에서는 합병증이 더 중증일 수 있다. 생식관감염은 임신과 관련된 합병증뿐만 아니라 선천성 감염을 일으킬 수 있다. 생식관감염의 기타 다른 결과에는 골반염증질환, 불임, 딴곳임신(자궁외임신) 그리고 만성통증이 포함된다. 게다가, 연구들은 특정의 생식관감염이 사람면역결핍바이러스(human immunodeficiency virus, HIV)의 전파기회를 증가시킬 수 있다는 점을 보여준다. 여러 감염의 징후와 증상은 생식기관에 대한 심각한 결과를 가진 손상이 발생할 때까지 나타나지 않을 수도 있다.

2 여성생식계통의 감염
Infections of the Female Reproductive System

남성과 여성 사이에는 구조, 기능 그리고 전체적인 생화학적인 과정에서 차이가 있기 때문에 감염의 표적과 원인병원체에 따라 기전이 크게 달라진다. 여성생식계통은 **난소**(**ovary**), **자궁관**(**나팔관**, **난관**, **fallopian tube**), **자궁**(**uterus**), **질**(**vagina**) 그리고 바깥생식기(external genitalia)로 구성된다(그림 20.1). 젖샘(mammary gland)은 여성생식계통의 일부이지만 이들은 생식을 위해서는 필요하지 않으며, 오직 출산후에만 기능을 한다.

1] 세균감염

여성생식계통의 여러 세균감염은 통증, 자극, 혹은 기타 증상을 일으킬 수 있다. 이러한 감염의 일부는 불임을 일으키거나 혹은 심각한 건강위험을 나타낸다. 동시에 하나 이상의 감염이 흔하다. 불행하게도, 어떤 하나의 세균에 감염되는 것이 추가감염에 대한 면역을 제공하지는 않는다.

질증

세균성**질증**(bacterial **vaginosis**, BV)은 대개 비정상적으로 많은 수로 증식하는 정상상주균무리에 속하는 **기회**병원체에 의해 야기된다. 이러한 세균무리의 과다증식은 정상적으로는 그 수가 상대적으로 적은 데 이는 다음과 같은 것이 포함되는 몇 가지 요인으로 인한다.

- 항생제의 사용
- 면역계통에 영향을 주는 당뇨병과 같은 상태
- 임신
- 피임약의 사용
- 폐경
- 질세정(douching)
- 다수의 성상대자
- 질의 pH를 변화시키는 어떠한 상태

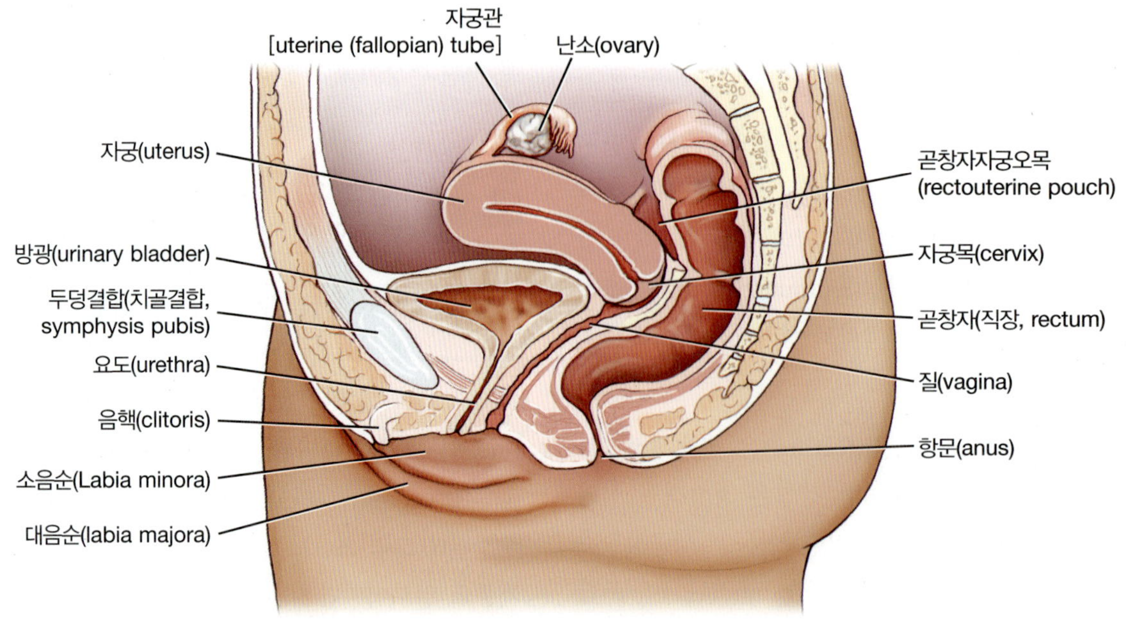

그림 20.1 여성생식계통은 난소, 자궁관, 자궁, 질 그리고 바깥생식기로 구성된다.

많은 수의 세균이 세균성질염을 일으킬 수 있는데, 이의 어떠한 것도 단독으로는 감염을 일으키지 않는다. 일반적으로 많은 수의 세균, 대개 무산소균이 상호작용하여 감염을 일으킨다. 다른 무산소균과 결합하여 세균 가드네렐라바지날리스(*Gardnerella vaginalis*)가 약 30%의 질염을 일으킨다. 건강한 여성의 20~40%에서 가드네렐라바지날리스(*G. vaginalis*)는 작은 그람음성 짧은막대균으로 요로나 생식관에 정상적으로 존재한다. 가임기의 여성에서 질의 pH는 3.8~4.4 이며 어린소녀와 노인여성에서는 중성범위이다. 질의 pH가 5~6에 도달되면, 가드네렐라바지날리스(*G. vaginalis*)가 박테로이데스(속)(genus *Bacteroides*)과 펩토사슬알균(속)(genus *Peptostreptococcus*)에 속하는 세균과 같은 무산소균과 상호작용하여 세균성질염을 일으킬 수 있다. 이러한 종류의 감염은 때로 비특이질염(*non-specific vaginitis*)이라고 부르는데, 그 이유는 각기 다른 무산소균이 가드네렐라(*Gardnerella*)와 반응하여 감염을 일으키기 때문이다. 이러한 종류의 감염은 수백만 마리의 세균이 포함된 생선냄새가 나는 거품 같은 질분비물이 소량씩 나오는 것이 특징이다.

질분비물의 젖은표본(wet mount)을 현미경으로 검사하여 진단이 내려질 수 있다. 질의 상피세포는 "실마리세포(단서세포, clue cell)"라 부르며 질염감염의 경우 많은 짧은막대균으로 덮일 수 있다. 세균성질염은 골반염증질환을 일으킬 수 있으며 또한 HIV를 전파하거나 걸릴 수 있는 위험을 증가시킬 수 있다.

여성이 세균성질염을 피하기 위해 취할 수 있는 예방법은 다음과 같다.

- 잦은 세정을 피한다.
- 질벽을 자극하는 탐폰을 사용하지 않는다.
- 꽉 끼는 바지를 입지 않는다.
- 가랑이 부분이 면으로 된 팬티나 팬티스타킹을 입는다.

질염의 치료는 대개 2가지 방법이 있는데, 첫째는 감염을 조절시킬 수 있는 항생제를 사용하는 것이며, 둘째는 요구르트에 들어 있는 것과 같은 살아 있는 배양세균을 세정제로 사용하여 항생제로 인해 사멸된 정상적인 유산균무리를 대체시키는 것이다. 메트로니다졸(metronidazole), 암피실린(ampicillin) 그리고 테트라사이클린(tetracycline)과 같은 항생제는 가드네렐라(*Gardnerella*)와 협력하여 감염을 일으키는 무산소균에 대해 효과적인 것으로 입증되고 있다.

독성쇼크증후군

독성쇼크증후군(toxic shock syndrome)은 대개 혈액매개 감염으로 간주되며 제18장에서 설명하였다. 하지만, 여성에서 독성쇼크증후군을 야기하는 감염에 특히 취약한 몸의 구역 중의 하나는 생식계통, 특히 질이다. 질에서 기원되어 독성쇼크증후군과 가장 많이 연관되는 세균은 황색포도알균(*Staphylococcus aureus*)이며 여성의 5~15%는 그들의 질내 미생물무리 중에 정상적으로 황색포도알균(*S. aureus*)을 갖고 있다. 이러한 종류의 감염은 만일 탐폰을 사용한다면 정상적으로 그 자체가 질내에 병변을 일으키는 것으로 발현된다. 월경혈이 탐폰의 흡수물질에 축적되면서, 이는 세균을 위한 이상적인 성장조건을 제공하게 된다. 세균이 증식하면서 이들은 외독소 C를 생성하는데, 이는 질조직병변을 통해 혈류로 들어가 전신적인 반응을 일으키게 된다. 독성쇼크증후군의 증상은 다음과 같다.

- 발열
- 저혈압
- 발진
- 흔히 손바닥과 발바닥의 피부 벗겨짐

가장 효과적인 치료는 항생제 나프실린(nafcillin)을 즉시 사용하는 것이다. 중증환자의 경우, 쇼크의 결과로 사망할 수 있다. 특히 다음 번 월경주기 동안 독성쇼크증후군이 재발할 가능성이 있다. 재발감염을 막기 위하여 항생제의 예방적인 사용과 탐폰의 사용중지가 효과적인 것으로 입증되고 있다.

Group B 사슬알균감염

사슬알균(속)(*Streptococcus*)은 구형의 그람양성균으로 생식계통을 포함하는 몸의 많은 부분에 감염을 일으킬 수 있다. 사슬알균(*Streptococcus*)은 또한 사람의 피부, 입, 위호흡관, 창자 그리고 생식관에 있는 정상균무리의 일부이기도 하다. 사슬알균(*Streptococcus*)의 수많은 균주가 확인되어 왔으며 A형, B형, C형, D형 그리고 G형이 중증감염을 일으키기가 쉽다. 사슬알균감염은 세균이 과다증식하거나 몸의 다른 부분에 침입하여 혈액이나 조직을 오염시키는 전염병이다.

Group B 사슬알균(GBS)은 스트렙토콕쿠스아갈락티에(*Streptococcus agalactiae*)이며 주로 임신여성, 영아, 노인 그리고 만성질환자를 감염시킨다. 이 세균은 1970년대에 발견되었으며, 그 이래로 신생아에서 생명을 위협하고 사망하게 하는 질병의 주된 원인이 되어 왔다. Group B 사슬알균(GBS)은 모든 임신여성의 20~25%에서 생식관에 존재하지만, 이들 중 약 2%만이 침습감염을 발생시킨다. 만일 세균이 양수로 침입한다면, 그 결과는 신생아에서 패혈증, 폐렴, 혹은 수막염으로 나타난다. 불행하게도, 이 세균을 가진 여성의 40~73%는 출산 동안 이 세균을 아기에게 옮기게 된다.

1000명의 신생아 중에 2~3명은 Group B 사슬알균(GBS)에 감염되며 이러한 영아의 50%는 사망하게 된다. 감염된 영아 중에 약 75%는 감염이 조기발병하며 때로 출생 수 시간 안에 나타나고 그리고 항상 생후 1주 동안에 발현된다. 다른 영아는 수막염이 발생할 때인 생후 7일~3개월 사이에 후기발병 Group B 사슬알균(GBS)이 발생한다. 아기에서 Group B 사슬알균(GBS)감염을 전달할 높은 위험을 가진 여성에는 다음과 같은 것의 하나 이상을 가진 여성이 포함된다.

- 조숙산통(premature labor)
- 양막의 조기파열
- 분만 중의 발열

질병통제예방센터(CDC)는 임신여성은 임신 35~37주에 질과 곧창자(직장)에서 Group B 사슬알균(GBS)을 검사할 것을 권장한다. 검사가 양성인 여성은 신생아로 전달될 Group B 사슬알균(GBS)을 예방하기 위해 분만시 혹은 양수파열시 정맥내 항생제를 투여 받아야 한다. Group B 사슬알균(GBS)은 또한 이 세균을 가진 여성에서 유방암의 병력과 연관된다.

자궁내막염

자궁내막염(endometritis)은 자궁속층에 영향을 미치며 많은 수의 각기 다른 미생물에 의해 야기될 수 있다. 대장

의학적 사건

스트렙토콕쿠스아갈락티에(*Streptococcus agalactiae*): 더 이상 소의 문제만은 아니다

수년 동안 Group B 사슬알균(GBS)의 유일한 종 스트렙토콕쿠스아갈락티에(*S. agalactiae*)는 주로 젖소의 병원체이고 사람 비뇨생식기의 기회병원체로 알려졌다. 이는 젖소에서 유방염(mastitis)의 흔한 원인으로 오랜 동안 알려져 왔으며 따라서 이 종의 이름을 문어적으로 "젖이 없음(no milk)"을 뜻하는 아갈락티에(*agalactiae*)라고 부르게 되었다. 보다 최근에, 이 세균은 이제 특히 신생아뿐만 아니라 임신부와 심지어 노인에게까지 위험한 것으로 입증된 심각한 사람병원체로 확인되고 있다. 여성의 약 25%는 질의 정상균무리의 일부로 스트렙토콕쿠스아갈락티에(*S. agalactiae*)가 있다. 신생아에게 전달된다면, 이 세균은 전신적인 세균혈증, 폐렴, 혹은 수막염을 일으키게 된다. 임신여성이 보균자로 확인되고 출산전에 항생제를 투여한다면 신생아가 감염될 기회가 극적으로 감소되는 것으로 알려져 있다. 항생제치료가 없다면 아기가 보균모체에 의해 감염될 확률은 200명당 1명인 반면 출생전에 항생제치료를 받는 경우에는 이 확률이 20배 감소된 4000명당 1명으로 된다.

균(*Escherichia coli*)과 Group B 사슬알균(GBS)은 이 감염과 흔하게 연관되는 세균이다. 이 특정한 감염은 주로 출산이나 유산후에 발생하기가 쉬운데, 그 이유는 미생물의 공격에 취약하게 만드는 자궁속층의 외상 때문이다. 외상은 기구가 자궁속으로 삽입되는 골반검사나 분만 동안 발생할 수 있다. 자궁내막염의 증상은 다음과 같다.

- 발열
- 누르면 아프고 부은 자궁
- 심한 복통

세팔로스포린(cephalosporins)으로 치료하는 것이 효과적인 것으로 입증되고 있다.

유방염

드문 경우에는 수유중이 아닌 경우에도 발생하지만 일반적으로, 유방염(mastitis)은 수유중인 산모의 젖샘에서 발생한다. **유방염**은 세균이 젖꼭지피부의 상처나 균열을 통해 유방으로 들어갈 때 발생한다. 유방의 감염과 가장 흔하게 연관되는 세균은 황색포도알균(*S. aureus*)이다. 증상에는 다음과 같은 것이 포함된다.

- 유방의 부기
- 유방이 딱딱해지고 누르면 아픔
- 발열
- 독감유사증상

이 감염을 치료하는 경우, 흔히 선택되는 항생제는 페니실린(penicillin)과 디클록사실린(dicloxacillin)이다. 감염을 일으키는 병원체의 종류를 알게 되면 흔히 그에 맞는 우수한 항생제가 사용된다.

유방염을 일으키는 위험인자는 다음과 같다.

- 쓰리거나 갈라진 젖꼭지
- 모유수유 동안 기존의 유방염발작
- 한 자세만을 사용하는 수유방법, 이는 유방을 완전히 비우지 못할 수 있음
- 젖의 흐름을 방해할 수 있는 꽉 끼는 브래지어의 착용

골반염증질환

때로, 세균이 질로부터 위쪽으로 올라와서 자궁, 자궁관 그리고 난소를 감염시켜 **골반염증질환(pelvic inflammatory disease**, PID)을 일으킬 수 있다. 골반염증질환은 자궁, 자궁관, 또는 난소가 포함되는 골반기관의 어떤 광범위한 세균감염을 설명하는 집합적인 용어이다. 이 감염은 고름집을 형성하거나 형성하지 않는 조직괴사를 일으킬 수 있다. 고름이 배막(복막, peritoneum), 즉 배의 속층으로 방출될 수 있다. 비록, 정상적으로는 성전파병원체에 의해 발생된다고 해도, 질의 균무리를 구성하는 미코플라스마호미니스(*Mycoplasma hominis*)와 같은 흔한 세균이 골반기관에서 기회감염을 일으키는 것으로 알려져 왔다. 골반염증질환의 감염은 무증상적일 수 있지만; 이들은 흔히 다음과 같은 증상을 나타낸다.

- 발열
- 질출혈
- 심한 복통

만일 골반기관의 자궁관과 같은 부분이 손상된다면(자궁관염, salpingitis), 불임이나 혹은 수정란이 자궁이 아닌 자궁관에 착상하게 되는 딴곳임신(자궁외임신, *ectopic pregnancy*)과 같은 더 위험한 상태의 위험이 증가한다. 테트라사이클린(tetracyclines)과 세팔로스포린(cephalosporins)의 투여가 이러한 감염의 치료에 효과가 있는 것으로 입증되고 있다.

2] 진균감염

진균은 공기, 토양, 식물 그리고 물에서 산다. 진균의 일부가 인체의 표면구조, 입안, 질 그리고 창자에 존재한다. 비록, 정상적으로는 해가 없다고는 하지만, 이러한 진균은 때로 피부와 손톱, 질, 입, 혹은 굴에 국소감염을 일으킨다. 면역계통이 약화된 사람의 경우, 혹은 몸에 이물질(예, 카테터)을 가진 사람의 경우, 진균감염은 심각한 결과를 나타낼 수 있다.

칸디다증

질**칸디다증**(vaginal **candidiasis**), 혹은 간단히 질효모감염(vaginal yeast infection)은 칸디다알비칸스(*Candida albicans*)에 의해 발생된다. 이 미생물은 효모 같은 진균이며 흔히 질에 서식하는 정상균무리의 일부이지만; 항생제 혹은 경구용 피임제, 임신, 혹은 월경과 같은 기타 요인에 의해 경쟁미생물무리가 억제될 때에는 기회병원체가 될 수 있다. 칸디다알비칸스(*C. albicans*)는 여성에서 질염의 가장 흔한 원인이며 모든 여성의 약 75%는 평생 동안 최소 1번은 감염된다. 감염의 증상은 질의 가려움증과 효모냄새가 나는 백색 혹은 황녹색의 진한 분비물이다. 대개 감염구역을 긁어 현미경으로 검사하며 배양으로 진균을 동정하여 감염을 진단하게 된다. 니스타틴(nystatin), 클로트리마졸(clotrimazole), 미콘아졸(miconazole) 그리고 경구용 케토콘아졸(ketoconazole)과 같은 항진균제가 질칸디다증의 치료에 효과가 있다.

3] 원생동물감염

원생동물은 진핵미생물(제6장의 원생동물 참조)이며, 이의 일부는 사람의 기생충이다. 이 원생동물은 사람의 입인두, 샘창자(십이지장), 구불창자(결장) 그리고 비뇨생식관에 집락화하여 감염을 일으킬 수 있다.

질편모충증

질편모충증(**trichomoniasis**)은 주로 성교를 통해 전파되지만; 다른 수단에 의해서도 전파된 증례가 있다. 비록, 상대적으로 드물게 발생한다고는 해도, 소아가 오염된 침구류와 변기시트와의 접촉으로 인해 감염된 확실한 증례가 있다. 감염을 일으키는 병원체는 파동막을 가진 커다란 편모충 질트리코모나스(*Trichomonas vaginalis*)이다(그림 20.2). 이 원생동물은 정상미생물무리로 생각되며 세균과 세포분비물을 먹고 산다. 이 생물의 성장을 위한 최적 pH는 5.5~6이며, 따라서 질분비물의 pH가 바뀔 때에만 이 원생동물이 증식하기 좋은 상태가 된다. 정상균무리와 경쟁에 이기면 트리코모나스(*Trichomonas*)가 과다증식하여 감염수치에 도달된다. 세균에 대한 항생제요법, 당뇨병, 오염된 매개물과의 접촉 그리고 신체적인 병변과 같은 기타 다른 상태들 역시 이 원생동물에 감염되지 좋은 상태이다. 감염 증상은 다음과 같다.

생명의 응용

효모감염: 숨어 있는 기회주의자

우리 주변의 환경은 수많은 종류의 진균을 포함하는 미생물로 가득 차 있다. 많은 진균세포와 포자가 우리의 몸 위에 있다. 다행히도, 이러한 미생물의 수는 정상세균무리의 경쟁을 통해서뿐만 아니라 pH와 같은 억제조건으로 조절되어 유지되고 있다. 이러한 조절기전이 파괴된다면, 진균은 감염의 범주를 야기하는 기회병원체로 될 수 있다. 생식계통이 특히 진균(대개 효모)감염에 취약한데, 그 이유는 이 계통이 시간에 걸쳐 정상적인 억제환경에 영향을 미치는 자연적인 변화가 일어나기 때문이다. 여성은 평생에 걸쳐 일어나는 호르몬의 변화로 인해 특히 효모감염의 위험이 있다. 가임기의 정상여성에서는 정상적인 질의 pH가 3.8~4.4이다. 어린소녀와 노인여성의 경우에는 pH가 중성에 가깝다(pH 7). 칸디다알비칸스(*Candida albicans*)와 같은 효모는 보다 산성인 환경에서 번성하며, 대개 중성환경에서는 상대적으로 적은 수로 존재하는 집락이 기회병원체가 되어 극적으로 증가하게 된다. 이러한 동일한 변화가 만일 여성이 경구용 피임제나 항생제를 사용할 때, 호르몬요법을 받을 때, 혹은 질의 정상 pH가 변화될 어떤 것을 겪게 될 때에도 나타날 수 있다.

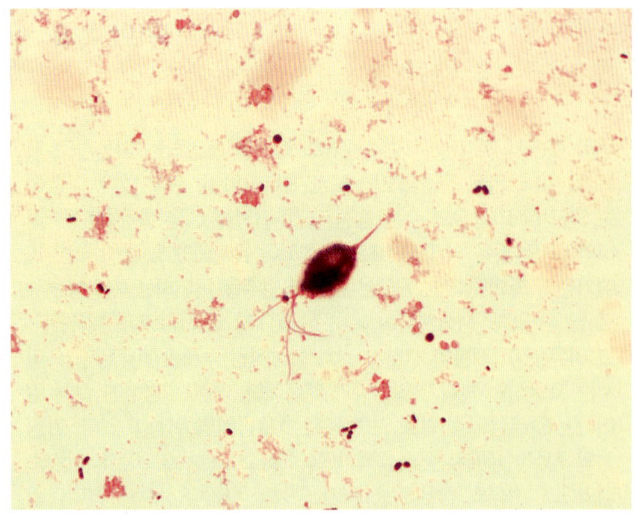

그림 20.2 **질트리코모나스(Trichomonas vaginalis)의 영양소체.** 영양소체는 길이가 7~23 μm이며 폭이 6~8 μm이다(평균 13 × 7 μm). 편모는 짧은 파동막으로 한쪽에 존재하며 축주(axostyle)는 기생충의 중심을 관통하여 신장된다(출처: Murray PR, Rosenthal KS, Pfaller MA: *Medical Microbiology*, ed 7, Philadelphia, 2013, Elsevier.)

- 심한 가려움증
- 배뇨 동안의 작열통
- 악취가 나는 황백색의 거품 같은 분비물

진단은 분비물을 현미경으로 직접 검사하여 이 원생동물의 존재를 확인하는 것으로 이루어진다. 이 원생동물은 분리하여 검사실배지에서 증식시킬 수 있다. 치료를 위한 선택약물은 경구로 투여하는 메트로니다졸(metronidazole)이다.

3 남성생식계통의 감염
Infections of the Male Reproductive System

남성생식계통은 **고환(정소, testes)**, 관의 계통 그리고 **덧샘(부속샘, accessory gland)**[전립샘(prostate), 정낭(seminal vesicle) 그리고 쿠퍼샘(Cowper's gland)] 그리고 음경(penis)으로 이루어진다(그림 20.3). 여성생식계통과 남성생식계통 사이의 구조와 기능의 차이는 각기 다른 종류의 감염을 초래한다. 일반적으로, 남성생식계통은 무균이며 정상균무리의 집락이 존재하지 않는다.

1] 세균감염

전립샘염

전립샘은 음경의 바닥에 위치하며 정자를 돕는 정액에 액상의 물질을 분비한다. 이 액체는 정상적으로 무균이지만

건강관리의 응용

여성생식계통의 비성적전파병

질병/질환	미생물	전파	표적	징후/증상	치료
세균					
질증(vaginosis)[질염(vaginitis)]	질내에 정상적으로 존재하는 가드네렐라바지날리스(*Gardnerella vaginalis*)와 기타의 무산소균, 일반적으로 박테로이데스(*Bacteroides*)와 펩토사슬알균(*Peptostreptococcus*)	정상균무리에 의한 기회감염	질	질의 가려움증과 염증; 생선냄새가 나는 거품 같은 분비물	메트로니다졸(metronidazole)(플라길, Flagyl), 암피실린(ampicillin), 테트라사이클린(tetracycline)
독성쇼크증후군(toxic shock syndrome)	주로, 황색포도알균(*Staphylococcus aureus*)과 사슬알균(종)(*Streptococcus* spp.)	일반적으로, 외상으로 인한 감염 혹은 결국 순환계통으로 독소/미생물을 방출하게 될 감염을 통해 전파됨	전신감염, 주로 순환계통에 침범함	발열, 저혈압, 쇼크, 설사, 피부박리로 이어지는 (특히 손바닥과 발바닥의) 광범위한 피부발진	나프실린(nafcillin)(유니펜, Unipen), 에리트로마이신(erythromycin)(E-마이신, E-Mycin), 린코사미드(lincosamide), 클린다마이신(clindamycin)(클레오신, Cleocin)

질병/질환	미생물	전파	표적	징후/증상	치료
자궁내막염(endometritis)	대장균(*Escherichia coli*), Group B 사슬알균(Group B streptococci)	대개, 자궁속층의 외상으로 인한 기회감염	자궁	아래배통증, 발열, 자궁누름통증, 권태감, 비정상적이거나 혈액성의 질 분비물	클린다마이신, 젠타마이신(gentamicin)(젠타시딘, Gentacidin), 암피실린 [옴니펜(Omnipen), 마르실린(Marcillin)], 메트로니다졸(플라길, Flagyl), 독시사이클린(doxycycline)[비브라마이신(Vibramycin), Bio-Tab, 도릭스(Doryx)], 에르타페넴(ertapenem)(인반즈, Invanz)
골반염증질환(pelvic inflammatory disease)	미코플라스마호미니스(*Mycoplasma hominis*), 박테로이데스(*Bacteroides*), 창자알균(*Enterococcus*), 대장균(*E. coli*), Group B 사슬알균(Group B streptococci), 가드네렐라(*Gardnerella*)를 포함하는 수많은 미생물	흔히 외상과 연관되는 기회감염	자궁, 자궁관, 난소	발열, 질출혈, 심한 복통이나 요통; 성교통; 때로 무증상적임	테트라사이클린(tetracyclines), 세팔로스포린(cephalosporins)
유방염(mastitis)	주로, 황색포도알균(Staphylococcus aureus)	기회감염	유방	유방의 누름통증과 부종, 몸의 통증, 발열과 오한, 피로, 때로 고름집	리트로마이신(erythromycin), 세파렉신(cephalexin)(케플렉스, Keflex), 디클록사실린(dicloxacillin)(다이실, Dycill)
진균					
칸디다증(candidiasis) [진균성질염(fungal vaginitis) 혹은 효모감염(yeast infection)]	칸디다알비칸스(*Candida albicans*)		질	질이 가려움증; 효모 냄새가 나는 진한 질분비물	경구용: 플루콘아졸(fluconazole)(디플루칸, *Diflucan*), 케토콘아졸(ketoconazole)(니조랄, *Nizoral*), 이트라콘아졸(itraconazole)(스포라녹스, *Sporanox*) 질도포용: 부토콘아졸(butoconazole)(펨스타트, *Femstat*), 클로트리마졸(clotrimazole)[마이세렉스(*Mycelex*), 지네-로트리민(*Gyne-Lotrimin*), 펨케어(*FemCare*)], 미콘아졸(miconazole)[모니스타트(*Monistat*)-7, 페미졸(*Femizol*)-M], 니스타틴(nystatin)(마이코스타닌, *Mycostatin*), 테르콘아졸(terconazole)(테라졸, *Terazol*), 티콘아졸(tioconazole)[바기스타트(*Vagistat*)-1]

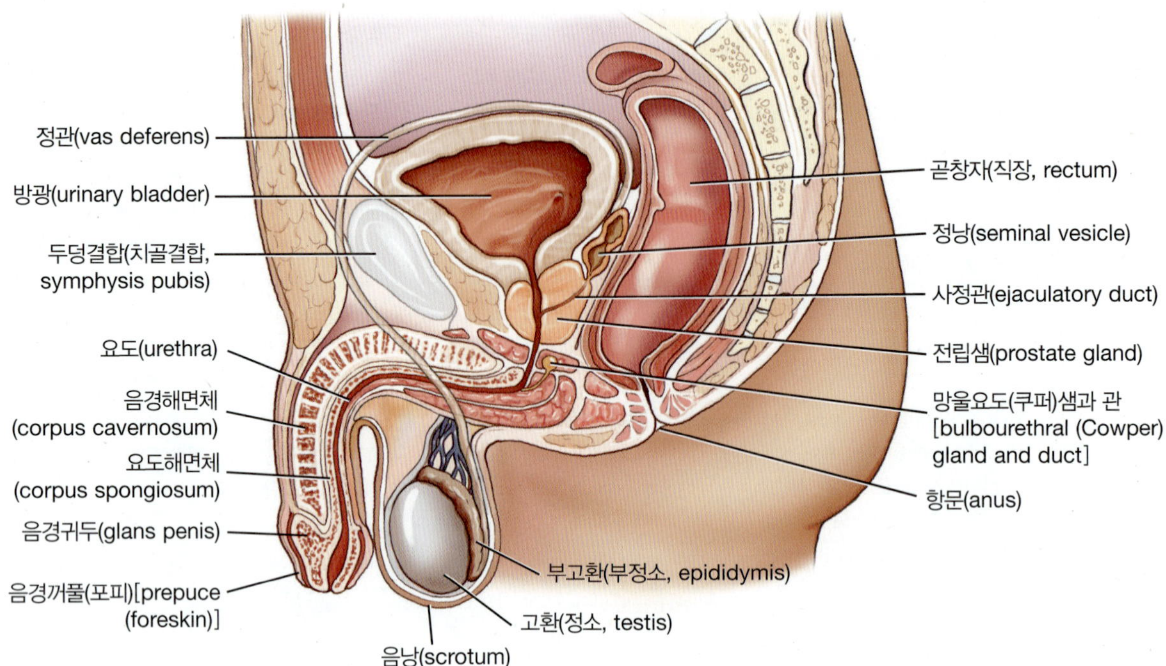

그림 20.3 남성생식계통은 고환(정소), 관의 계통, 덧샘(부속샘)[전립샘, 정낭 그리고 쿠퍼샘] 그리고 음경으로 구성된다.

소변으로부터 오는 세균이 요도를 통해 전립샘으로 들어갈 수 있다. **전립샘염(prostatitis)**을 일으킬 수 있는 세균에는 다음과 같다.

- 대장균(*Escherichia coli*)
- 폐렴막대균(*Klebsiella pneumonia*)
- 녹농균(*Pseudomonas aeruginosa*)
- 프로테우스(종)(*Proteus* species)
- 포도알균(종)(*Staphylococcus* species)
- 창자알균(종)(*Enterococcus* species)
- 클라미디아트라코마티스(*Chlamydia trachomatis*)
- 우레아플라스마우레알리티쿰(*Ureaplasma urealyticum*)
- 미코플라스마호미니스(*Mycoplasma hominis*)

이러한 세균은 전립샘에서 빠르게 증식하여 급성감염을 일으킬 수 있다. 공통적인 구조가 침범되기 때문에, 전립샘염은 거의 항상 요로감염을 동반한다.

전립샘염의 증상에는 다음과 같은 것이 포함된다.

- 발열과 오한
- 권태감
- 빈뇨
- 음경의 바닥과 곧창자(직장) 사이에 있는 부위의 통증
- 배뇨통
- 약한 소변흐름

전립샘염의 진단은 일반적으로 샘이 누름통증(압통)이 있는지 혹은 부기가 있는지를 확인하기 위한 곧창자검사(직장검사, rectal examination)을 통해 샘을 직접 촉진하는 것이 포함된다. 세균수가 많은지 그리고 백혈구치가 높은지를 검사하기 위해 소변시료가 채취될 수도 있다. 전립샘감염의 예방은 주로 소변을 완전히 비우고 소변을 흐름을 방해할 수 있는 어떠한 차단도 치료하는 것이다. 급성세균성전립샘염은 항생제로 치료된다. 일반적으로 사용되는 치료약물은 다음과 같다.

- 시플로프록사신(ciprofloxacin)
- 레보프록사신(levofloxacin)
- 노리프프록사신(norfloxacin)
- 오프록사신(ofloxacin)
- 트리메토프림-술파메톡사졸(trimethoprim-sulfamethoxazole)

부고환염

부고환염(epididymitis), 즉 부고환의 염증은 대개 요도염이나 전립샘염의 합병증으로 발현된다. 젊은 남성의 경우, 대개 이 상태는 임균(*Neisseria gonorrhoeae*)과 클라미디아트라코마티스(*Chlamydia trachomatis*)와 같은 병원체에 의한 성전파감염의 합병증이다. 반면, 노인환자의 경우에 이 상태는 대개 요로병원체에 의해 발생하며 일반적으로 요로폐쇄나 전립샘수술의 합병증이다. 증상에는 다음과 같다.

- 발열
- 수 시간에 걸쳐 발생되는 통증

기타 증상에는 다음과 같은 것이 포함될 수 있다.

- 오한
- 샅굴부위(서혜부)의 통증
- 부고환의 누름통증과 부기

세균성감염의 치료는 항생제와 진통제가 필요하다. 급성부고환염의 합병증에는 고름집형성, 고환경색, 만성통증의 발생 그리고 불임이 포함된다.

귀두염

귀두염(balanitis)은 음경귀두(glans penis)의 염증이며, 만일 이 감염이 포피(foreskin)와 음경꺼풀(prepuce)을 침범했다면 이는 귀두꺼풀염(귀두포피염, *balanoposthitis*)이라 부른다. 이 감염의 주된 합병증은 음경귀두로부터 포피를 뒤당김할 수 없는 것이다. 위험이 높은 남성은 개인위생이 불량하고 음경꺼풀절제술(포경수술)을 받지 않은 남성이다. 미국에서, 귀두염은 흔한 상태로 비뇨기과에 내원한 성인의 11% 그리고 소아의 3%에서 발생한다. 주로 세균에 의해 발생되지만, 다음과 같은 것이 포함되는 여러 다른 미생물도 이 상태를 일으킬 수 있다.

- 칸디다(종)(*Candida* species)
- 가드네렐라바지날리스(*Gardnerella vaginalis*)
- 매독균(*Treponema pallidum*)
- 보렐레아빈센티(*Borrelia vincentii*)와 보렐리아부르그도르페리(*B. burgdorferi*)
- 사람유두종바이러스(human papillomavirus, HPV)
- 트리코모나스(종)(*Trichomonas* species)

귀두염의 주된 증상은 음경으로부터의 분비물이며 음경이 붉어지고 가렵고 그리고 축축해지는 것이다. 치료는 이 상태를 일으킨 미생물에 따르며 항생제나 항진균제가 사용될 수 있다. 감염을 일으킨 미생물이 증식하기 위해서는 무산소상태가 필수적이기 때문에, 단순히 공기에 노출시키고 국소적으로 세척해 주는 것이 대부분 효과를 나타낸다.

2] 진균감염

남성효모감염

대개 질염과 연관된다고는 해도, 칸디다알비칸스(*Candida albicans*)와 같은 진균이 전립샘염을 일으킬 수 있다. 남성효모감염의 대부분은 성전파의 결과이지만; 항생제나 기타의 요인에 의해 경쟁미생물무리가 억제되어 과다증식되는 경우에도 감염이 일어날 수 있다. 감염은 전립샘과 같은 생식기관에 있는 점막, 혹은 바깥생식기의 피부에서 발생될 수 있다. 전립샘염은 때로 효모감염으로 인하지만; 남성에서는 내부감염이 무증상적일 수 있다.

피부감염은 감염구역의 피부가 건조해 지고 벗겨지며 가렵거나 작열감을 일으킬 수 있다. 당뇨병환자 그리고 면역약화자는 효모감염에 더 큰 감수성을 갖는 경향이 있다. 효모감염의 진단은 병변을 긁어 현미경으로 검사하거나 또는 긁어낸 것이나 병변으로부터의 분비물을 배양하여 이루어진다. 내부감염의 치료에는 경구용 항진균제 케토콘아졸(ketoconazole)을 사용하는 것이 포함된다. 피부감염이나 표면감염의 경우, 클로트리마졸(clotrimazole)이나 미콘아졸(miconazole)의 국소도포가 효과적인 치료이다.

3] 원생동물감염

질편모충증

대개, 원생동물 트리코모나스바지날리스(*Trichomonas*

vaginalis)가 생식기점막에서 정상미생물무리를 과다증식시키는 면에서 남성생식계통의 감염은 여성생식계통에서의 감염과 유사하다. 하지만 남성의 경우에는 증상이 오직 드물게만 발현되고 각 개인이 감염의 보균자로 활동한다. 감염이 심각한 경우, 증상에는 감염구역의 자극과 가려움증 그리고 동반되는 세균감염의 결과로 인한 화농성분비물이 포함된다. 진단은 미생물이 존재하는지를 확인하기 위해 분비물에 대한 현미경검사로 수행될 수 있다. 원생동물은 또한 감염되었지만 증상을 나타내지 않는 남성의 정액이나 소변에서도 발견될 수 있거나 분리되어 검사실배지에서 증식될 수 있다. 경구용 메트로니다졸(metronidazole)이 감염을 쉽게 없애는 효과적인 치료이다.

요약 Summary

- 여성생식계통의 주된 기관/구조에는 난소, 자궁관, 자궁 그리고 질이 포함된다(젖샘도 포함될 수 있음).
- 남성생식계통의 주된 기관/구조에는 고환(정소), 전립샘, 요도, 음경 그리고 연관되는 관이 포함된다.
- 일부의 관들이 물리적으로 근접하고 공유되기 때문에 요로감염은 특히 남성생식계통에서 흔히 대개 감염된 소변이 요도로 역류될 때 거의 항상 감염되는 생식계통의 감염을 일으킨다.
- 요로감염은 내인성감염, 의원성감염, 혹은 성전파감염(제21장 참조)일 수 있다.
- 여성생식계통에서 엄밀하게 성전파가 아닌 흔한 세균감염에는 질염, 독성쇼크증후군, 자궁내막염, 유방염 그리고 골반염증질환이 포함된다.
- Group B 사슬알균(Group B streptococci)[스트렙토콕쿠스아갈락티에(Streptococcus agalactiae)]은 질내에서 집락화될 수 있으며, 여성에서 감염을 일으키지는 않지만 신생아에게 전파될 가능성이 있으며 흔히 치명적인 결과를 보인다.
- 여성생식계통의 진균감염은 칸디다증에 국한되며; 원생동물감염은 질편모충증에 국한된다.

건강관리의 응용

남성생식계통의 비성전파질환

질병/질환	미생물	전파	표적	징후/증상	치료
세균					
전립샘염(prostatitis)	비뇨계통의 감염균	병원내감염 혹은 요로감염으로부터의 기회감염	전립샘	생식기부위의 통증, 발열과 오한, 권태감, 빈뇨; 배뇨통과 약한 소변	시프로프록사신(ciprofloxacin), 오프록사신(ofloxacin), 노르프록사신(norfloxacin), 레보프록사신(levofloxacin)
부고환염(epididymitis)	젊은 성인: 임균(*Neisseria gonorrhoeae*), 클라미디아(*Chlamydia*)	성전파	부고환	발열, 통증, 오한, 누름통증, 부고환의 부기	항생제와 진통제
귀두염(balanitis)	다양한 미생물	피부세균 또는 요로감염 세균의 기회감염	음경귀두	음경으로부터의 분비물; 붉고 가렵고, 축축한 음경	원인병원체에 따라 다름; 공기 노출과 국소세척
진균					
남성효모감염(male yeast infection)	칸디다알비칸스(*Candida albicans*)		전립샘, 바깥생식기의 피부	속: 전립샘염과 동일한 증상 바깥: 가려움증, 작열감, 피부벗겨짐	속: 케토콘아졸(ketoconazole) 바깥: 클로트리마졸(clotrimazole)이나 미콘아졸(miconazole)의 국소도포

- 질염의 가능성을 최소화시키기 위해 취할 수 있는 예방법에는 잦은 세정을 피하고, 질을 자극하는 탐폰을 사용하지 말며, 꼭 끼는 바지를 입지 말고, 가랑이 부분이 면으로 된 팬티나 팬티스타킹을 입는 것이 포함된다.
- 남성생식계통의 흔한 미생물감염에는 세균성전립샘염, 부고환염, 귀두염, 남성효모감염 그리고 (원생동물) 질편모충증이 포함된다.
- 생식계통감염을 진단하기 위해 주로 사용되는 방법은 감염된 기관으로부터 나온 분비물을 현미경으로 검사하거나 감염된 미생물이 소변내에 있는지를 현미경으로 검사하는 것이다.

복습문제

1. 여성생식계통에 포함되는 기관/구조는?

a. 난소, 콩팥, 자궁, 질
b. 자궁, 질, 방광, 샘창자(십이지장)
c. 방광, 요관, 질, 자궁
d. 자궁, 난소, 질, 자궁관

2. 여성생식계통의 세균감염에 포함되는 것은?

a. 질염, 독성쇼크증후군, 자궁내막염, 자궁관염
b. 콩팥염, 자궁내막염, 질염, 골반염증질환
c. 독성쇼크증후군, 콩팥염, 자궁내막염, 방광염
d. 자궁내막염, 질염, 방광염, 독성쇼크증후군

3. 생식계통의 비성전파감염을 빈번하게 일으키는 것으로 확인되고 있는 세균은?

a. 대장균(Escherichia coli), 가드네렐라바지날리스(Gardnerella vaginalis), 황색포도알균(Staphylococcus aureus)
b. 스트렙토코쿠스페칼리스(Streptococcus faecalis), 크레브시엘라옥시토카(Klebsiella oxytoca), 세라티아마르세센스(Serratia marcescens)
c. 파상풍균(Clostridium tetani), 세레우스균(Bacillus cereus), 황색포도알균(Staphylococcus aureus)
d. 임균(Neisseria gonorrhoeae), 헬리코박터피로리(Helicobacter pylori), 녹농균(Pseudomonas aeruginosa)

4. 남성생식계통에서 가장 흔한 세균성비성전파감염은?

a. 방광염
b. 전립샘염
c. 유방염
d. 콩팥염

5. 건강한 남성생식계통에 존재하는 정상균무리에 대해 가장 잘 설명한 것은?

a. 주로 그람양성 막대균
b. 항산막대균
c. 무균, 정상균무리 없음
d. 그람양성 포자형성균만 존재함

6. 생식계통의 세균감염을 진단하기 위해 일반적으로 사용되는 방법은?

a. 감염기관으로부터 나온 분비물의 현미경검사와 미생물의 존재를 확인하기 위한 소변의 현미경검사
b. 감염조직의 생검과 선택배지의 사용
c. 대변시료의 현미경검사와 소변의 단백질검사
d. 항체응집검사와 응고검사

7. 질염이 걸릴 가능성을 높여주는 요인은?

a. 소변잦기, 약물사용, 스트레스
b. 항생제의 사용, 임신, 폐경
c. 사춘기, 사람유두종바이러스(HPV)에 대한 노출, 흡연
d. 폐경, 스트레스, 스테로이드의 사용

8. 진균성질염의 광범위한 증례를 일으키는 미생물은?

a. 대장균(Escherichia coli)
b. 스트렙토콕쿠스아갈락티에(Streptococcus agalactiae)
c. 크레브시엘라옥시토카(Klebsiella oxytoca)
d. 칸디다알비칸스(Candida albicans)

9. 전립샘염의 증상에 포함되는 것은?

a. 근육통, 인후통, 림프절종대
b. 관절통, 구역, 배뇨통
c. 배뇨통, 발열과 오한, 약한 소변흐름
d. 약한 소변흐름, 심한 복통, 혈변

10. 세균성질염을 예방하기 위해 취할 수 있는 방법은?
   a. 세정, 피임제복용, 운동
   b. 흡수탐폰의 사용, 잦은 세정, 꽉 끼는 바지 입지 않기
   c. 세정을 피함, 가랑이가 면으로 된 팬티 입기, 운동
   d. 꽉 끼는 팬티 입지 않기, 가랑이가 면으로 된 팬티 입기, 이따금 세정

11. 가드네렐라바지날리스(Gardnerella vaginalis)의 존재를 확인하기 위해 검사될 수 있는 질상피세포는 __________ __________ (이)라 부른다.

12. 자궁목의 점액과 정액에 존재하는 __________ 와(과) 같은 효소는 생식기관의 세균감염에 대한 화학적인 방어를 제공하는 주된 역할을 한다.

13. 생식계통에서 기원하여 주로 독성쇼크증후군을 일으키는 세균은 __________ (이)다.

14. 정상적으로는 성전파미생물에 의해 발생하는 골반염증질환은 때로 흔한 질미생물무리의 일부인 __________에 의해서도 발생한다.

15. 골반기관의 광범위한 어떤 세균감염을 집합적으로 부르는 용어는 __________ (이)다.

16. 생식기관에서 일어나는 독성쇼크증후군의 재발을 방지하기 위해 취할 수 있는 방법에 대해 확인해보라.

17. 생식계통의 정상미생물무리의 구성미생물 일부를 나열하고 이들이 생식계통의 세균감염에 대해 가지는 효과를 논의해 보라.

18. 여성이 나이가 듦에 따라, 생식계통의 기관내 pH 변화가 갖는 역할 그리고 이것이 세균감염의 가능성에 어떻게 영향을 미치는지에 대해 논의해 보라.

19. 감염으로부터 생식계통을 방어하는 건강한 생식계통의 특징에 대해 논의해 보라.

20. 질염을 일으킬 수 있는 정상미생물무리가 여성생식기관에서 비정상적으로 증가하도록 만드는 요인에 대해 논의해 보라.

SECTION 5

미생물이 사람의 건강에 미치는 효과에 관여하는 요인

Factors Contributing To The Effects Of Microorganisms On Human Health

21 성매개감염과 질환

22 사람의 노화와 미생물

23 환경미생물과 건강에 대한 영향

24 신종감염병

25 생명공학

CHAPTER 21

성매개감염과 질환

Sexually Transmitted Infections/Diseases

학습목표

1. 성매개감염과 성매개질환이라는 용어의 차이를 설명한다.
2. 임질, 매독, 클라미디아 및 이들의 발생, 증상, 치료에 대해 기술한다.
3. 비임균성요도염, 무른궤양(연성하감), 도노반증이 포함되는 흔하지 않은 세균성매개감염에 대해 기술한다.
4. 사람면역결핍바이러스와 후천성면역결핍증후군의 원인, 예방 및 치료에 대해 논의한다.
5. B형, C형, D형 간염의 원인, 예방 및 치료에 대해 논의한다.
6. 생식기헤르페스와 사람유두종바이러스감염의 원인, 예방과 치료에 대해 기술한다.
7. 진균성성매개감염, 이들의 원인병원체 및 가능한 치료에 대해 기술한다.
8. 트리코모나스증의 역학에 대해 논의한다.
9. 성매개감염과 성매개질환으로 발생될 수 있는 합병증에 대해 기술한다.
10. 미국에서 가장 흔한 성매개감염에 대해 논의한다.

주요용어

골반염질환(pelvic inflammatory disease, PID)
도노반증(donovanosis)
독성쇼크증후군(toxic shock syndrome, TSS)
D형 간염바이러스(hepatitis D virus, HDV)
매독(syphilis)
무른궤양(연성하감)(chancroid)
비임균성요도염(nongonococcal urethritis, NGU)
B형 간염바이러스(hepatitis B virus, HBV)
사람면역결핍바이러스(human immunodeficiency virus, HIV)
성병림프육아종(lymphogranuloma venereum, LGV)
성매개감염/성매개질환(sexually transmitted infections/diseases, STIs/STDs)
소변분석(뇨분석)(urinalysis)
C형 간염바이러스(hepatitis C virus, HCV)
HIV 중합효소연쇄반응(HIV polymerase chain reaction, HIV PCR)
오라슈어(OraSure)
웨스턴블라트(Western blot)
임질(gonorrhea)
질편모충증(trichomoniasis)
클라미디아(Chlamydia)
효소결합면역흡착측정법(enzyme-linked immunosorbent assay, ELISA)
후천성면역결핍증후군(acquired immunodeficiency syndrome, AIDS)

왜 알아야 할까

역사

역사는 성매개질환/감염(diseases/infections, STDs/STIs)의 발생으로 가득 차 있다. 거의 모든 주요 문명과 문화는 성매개질환을 겪은 것과 그것들이 가졌던 효과에 대해 기록하였다. 고대 바빌로니아의 경우 성매개질환은 사랑과 다산의 신이 내린 형벌이었다. 함무라비법전(Hammurabi's code)에서는 누구든 그와 대항하는 자는 치유될 수 없을 위험한 궤양을 만들며, 의사가 진단할 수도 없으며, 사람의 씨를 파괴하고; 미래의 자손을 생산할 기회가 박탈되고; 그리고 필연적으로 죽게 될 질병인 "사악한 병"으로 고통 받을 것이라고 특별하게 경고하였는데, 이 내용은 성매개질환과 완벽하게 일치한다.

보다 최근의 역사에서 우리는 사회의 모든 면에 성매개감염이 들어 있다는 것을 볼 수 있다. 1920년대, 악명 높은 갱단 알카포네(Al Capone)는 그의 범죄에 대해 영원히 사회로부터 격리하려 최선을 다해 집행하려는 법을 피할 수 있었다. 결국 탈세혐의로 그를 투옥할 수 있었지만 그는 생물학이 새로운 검찰관이 될 때까지 그가 지은 대부분의 중범죄에 대한 재판을 피해갈 수 있었다. 카포네는 매독에 걸려 있었는데, 그것이 판사가 되고 검찰관이 되어 1947년 그를 사망하게 하였다.

영향

우리는 국내외 뉴스에서 성매개감염에 관해 대서특필되는 것을 쉽게 접한다. 몇 십년도 안되는 과거에 아마도 가장 관심을 받았던 질병이 후천성면역결핍증후군(acquired immunodeficiency syndrome, AIDS)이었을 것이다. 특히 아프리카 국가에서 유행병에 관한 심각한 문제들이 전세계의 주목을 끌어왔다. 국제연합(United Nations)과 미국은 많은 자금을 들여 이 성매개질환의 재앙 아래에서 발버둥치고 있는 이러한 국가들을 돕고 있다. 현재, AIDS는 아프리카 국가나 개발도상국에 국한되지 않으며 계속 확산하여 전세계의 거의 모든 지역에서 그리고 거의 모든 사회 수준에서 삶을 빼앗아 가고 있다. 수그러들지 않은 또 다른 질병은 미국에서 가장 흔하게 나타나는 성매개감염의 하나인 클라미디아(chlamydia)이다. 비록, 항생제로 치료될 수 있다고는 해도, 많은 감염자들은 명확한 증상을 보이지 않아 클라미디아가 더욱 확산되게 만든다. 클라미디아는 또한 몸을 약화시킬 수 있는 질병이며 다른 사람을 더욱 감수성 있게 만드는 보다 심각한 성매개감염이다. 그 다음, 임질이 있으며; 오늘날 경구용 피임제가 사회에서 보다 흔하게 사용되고 있고 그리고 출산조절제를 사용하는 여성은 "그 약"에 의해 몸에서 화학적인 변화가 일어나기 때문에 임질에 더욱 감수성을 갖게 된다는 것이 밝혀지고 있다.

미래

AIDS에 대한 치료제를 발견하려 노력하는 광범위한 연구가 계속되지만; 가까운 미래에 치료제가 나올 전망은 요원하다. 사람면역결핍바이러스는 돌연변이율이 높은데, 이것이 의미하는 바는 연구자들이 끊임 없이 변화하는 병원체를 추적해야 한다는 뜻이다. 과거에 배양조건이 까다롭고 약하다고 생각했던 임균(*Neisseria gonorrhoeae*)은 보다 최근에 1개월을 초과하는 기간 동안 몸의 바깥에서도 감염형으로 살 수 있는 병원체의 균주라는 것이 밝혀지고 있다. 이 세균의 새로운 항생제내성균주도 출현하여 현재의 치료용법에 도전하고 있다. 모든 바이러스의 성매개감염은 현재 치료가 불가능하며 바이러스성의 성매개감염을 억제할 수 있는 백신은 오직 소수만이 개발되었다.

성매개질환은 의학/과학 그리고 문화/사회 모두에 계속하여 문제가 되고 있다. 질병통제예방센터(Centers for Disease Control and Prevention, CDC)는 비록 많은 성매개질환이 진단되지 않거나 보고되지 않으며, 다른 것들은 질병통제예방센터(CDC)에 보고를 요하지 않는다 해도 매년 2000만명의 신규환자를 보고한다.

1 개요
Overview

성매개감염/질환(sexually transmitted infections/diseases, STIs/STDs)은 제20장에서 다루었던 동일한 기관과 구조에 영향을 미친다. 비록 이들이 동일한 해부학적인 구조에 영향을 미친다고 해도, 생식계통의 감염과 성매개감염 사이의 중요한 차이는 전파방법에 있다. 성교 혹은 어떤 다른 성적인 활동이 성매개감염 그리고 결과적으로 성매개질환을 일으킬 수 있다. 용어 성매개감염과 성매개질환이 흔히 혼용되어 사용된다 해도 이들 두 용어 사이에는 차이점이 있다. 감염(*infection*)이라는 용어는 숙주내에 병원체가 존재한다는 뜻이며 감염의 증상이 완전히 없을 수도 있다. 질환(질병, disease)이라는 용어는 감염의 결과로 증상과 손상효과가 나타나는 것을 지칭한다(제12장 참조).

단순하게 하기 위해, 전반적으로 이 장에서는 성매개감염과 성매개질환을 성매개감염이라고 부를 것이다. 여성에서 성매개감염으로 침범되는 기관은 난소, 자궁관, 자궁, 질 그리고 바깥생식기이다. 남성의 경우에는 침범되는 기관이 고환, 전립샘, 요도 그리고 음경이다. 생식기관이 주된 표적이라 해도, 성매개감염은 다른 기관계통에도 침범하여 전신적인 문제를 일으킬 수도 있다. 성적인 행위가 성매개감염의 매우 높은 전파가능성을 일으킬 수 있는 원인의 하나는 생식계통의 모든 부위가 점막으로 연결되어 있다는 사실이며 이는 피부보다 병원체가 더 쉽게 침입할 수 있게 만든다(제13장 참조). 성매개감염은 세균, 진균, 바이러스 그리고 원생동물을 포함하는 다양한 미생물에 의해 일어날 수 있다.

생명의 응용

성매개감염과 성매개질환의 유병률과 발생률

통계적인 자료에서, 유병률(*prevalence*)이라는 용어는 어떤 주어진 시간에 성매개감염이나 성매개질환에 걸린 인구집단의 추정치를 의미한다. 반면, 발생률(*incidence*)이라는 용어는 매년 성매개감염이나 성매개질환으로 진단되는 신규환자의 수를 지칭한다. 성매개감염이 미국에서 가장 흔한 감염병의 원인이며 이는 모든 수준의 배경과 경제적인 남성과 여성에 영향을 미친다. 질병통제예방센터(CDC)에 따르면, 성매개감염의 발생률이 증가되고 있는데 이는 부분적으로 최근 몇 십년 동안 젊은 사람들이 조기에 성적으로 활동성이 되고 결혼을 늦게 하기 때문이다. 게다가, 이혼율이 증가되고 있어 성적으로 활동성인 사람들이 그들의 일생 동안 여러 명의 성상대를 가지게 하며 따라서 성매개감염에 걸릴 위험이 증가된다. 질병통제예방센터(CDC)의 미국에 대한 통계는 다음과 같은 내용을 보여준다.

- 유병률: 미국에서 약 1억1천만명이 성매개감염자로 살고 있다.
- 발생률: 약 2000만명의 신규환자가 매년 발생한다. 새로운 환자와 관련되는 의료비는 약 160억불이다(Live Science).

많은 성매개감염이 진단되지 않거나 보고되지 않아 위의 수치는 단지 보고된 증례만이 반영되었다는 점에 주목하라.

2 세균감염
Bacterial Infections

세균성성매개감염에는 클라미디아(chlamydia), 임질(gonorrhea), 매독(syphilis), 무른궤양(연성하감, chancroid) 등이 포함된다. 이러한 감염의 대부분은 항생제로 치료될 수 있다. 하지만, 어떤 세균성성매개감염은 조기에 진단되어 치료되지 않는 경우 불임을 포함하는 심각한 결과가 올 수 있다. 성매개감염을 일으키는 세균의 어떤 균주는 특정의 항생제에 내성이 생겨 있다.

1] 임질

임질(gonorrhea)은 미국에서 가장 많이 보고되는 성매개감염이다. 이 감염은 그람음성 쌍알균인 세균 임균(*Neisseria gonorrhoeae*)에 의해 야기되며 알려진 자연숙주는 사람이 유일하다. 한때는 약하고 배양하기 까다롭다고 알려졌지만 이 세균은 숙주의 바깥에서 장기간 생존할 수 있으며 최근에 연구자들은 침대보에서 말라버린 고름속에서도 6주 동안 생존할 수 있다는 것을 밝혔다. 이 세균은 질성교, 항문성교 그리고 구강성교를 통해 전파될 수 있다. 감염에 대한 일반적인 잠복기는 2~7일이다. 임질은 무증상적인 사람에 의해서도 전파될 수 있다. 남성의 40% 이상 그리고 여성의 60~80%는 어떠한 증상이 없이 감염될 수 있지만 이들은 5~15년 동안 보균자로 활동할 수 있다. 감염을 일으키기 위해서는 적은 수의 세균, 어떤 경우, 단지 약 1000마리만으로도 충분하다. 임질의 증상은 여성과 남성 사이에서 차이가 있다(박스 21.1). 생식기의 감염 외에도, 구강성교나 항문성교는 인두와 곧창자(직장)에서의 임질감염을 야기할 수 있으며 일반적으로 전신적인 세균혈증을 일으킨다. 전신성임질감염의 증상에는 다음과 같은 것이 포함된다.

- 발열
- 심장내막염
- 관절로 이동하여 관절염을 일으킬 수 있는 피부병변 (그림 21.1)

임질은 사람면역결핍바이러스(human immunodeficiency virus, HIV)와 클라미디아(chlamydia)를 포함하는 다른 감염의 위험을 증가시킨다. 감염이 오래된 남성은 불임을 야기하는 상태인 부고환염이라 부르는 고환염증이 발생한다. 여성에서 감염이 오래 되면 자궁과 자궁관이 포함되는 골반염질환(제20장 참조)이 생길 수 있다. 자궁관의 흉터조직은 수정을 방해하며 자궁벽이 손상되면 수정란(접합자)가 착상하지 못하게 할 수 있다. 골반염질환은 또한 딴곳임신(자궁외임신, ectopic pregnancy)의 위험을

박스 21.1 임질의 증상

여성
- 질분비물
- 배뇨 동안의 작열통
- 성교통
- 월경사이 출혈

남성
- 음경으로부터 백색, 황색, 혹은 녹색의 분비물
- 배뇨 동안의 작열통
- 고환의 부기

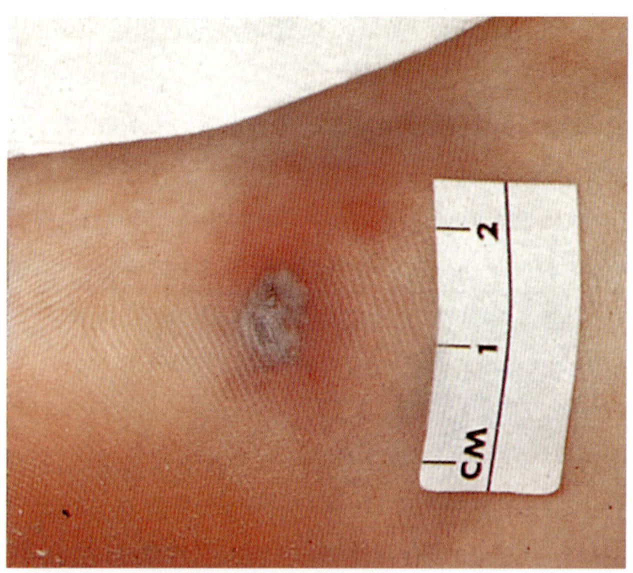

그림 21.1 파종성의 임질로 인한 피부병변. 이 병변은 홍반성의 구진으로 시작되며 흔히 홍반성의 바닥으로 둘러 싸인 괴사성의 회색 중심병변으로 발전한다. (출처: Morse S, Ballard RC, Holmes KK, et al: *Atlas of Sexually Transmitted Diseases and AIDS*, ed 3, St. Louis, 2003, Mosby.)

증가시킨다.

분만 동안 아기가 산도(birth canal)(제22장 참조)를 지나면서 임질이 감염된 모체로부터 아기에게 전달될 수 있다. 신생아의 감염은 흔히 관절의 감염, 혈액감염(세균혈증), 또는 실명을 일으킨다.

임질은 분비물시료에서 현미경으로 세균을 확인하거나 혹은 감염조직을 면봉채취하여 검사실에서 배양하여 진단된다. 최근, 핵산증폭검사(nucleic acid amplification tests, NAATs)가 진단법으로 지지를 받고 있으며 매우 정확한 것으로 입증되었다. 임질의 치료는 초기에는 술폰아미드(sulfonamides) 또는 페니실린(penicillin)이었지만, 세균이 이러한 항생제에 내성이 생겨 있다. 현재 사용되는 항생제에는 시프로프록사신(ciprofloxacin), 세픽심(cefixime), 오프록사신(ofloxacin), 아지트로마이신(azithromycin), 독시사이클린(doxycycline) 그리고 레보프록사신(levofloxacin)이 포함된다.

항생제치료가 감염을 제거하는 데 있어 성공률이 높지만 감염 동안 기관에 가해진 손상은 영구적이다.

현재, 임질에 대한 백신은 없지만 연구가 진행 중에 있다. 감염을 피하기 위한 예방법에는 다음과 같은 것이 포함된다.

- 성상대의 수를 제한한다.
- 감염에 관해 상대방에게 알린다.
- 의사에게 징후나 증상을 말한다.
- 성행위 동안 콘돔을 사용한다.
- 성행위를 절제한다.

2] 매독

매독(syphilis)은 오랜 기간 사람에서 존재해 왔으며 많은 역사서에 기록되어 있다. 매독이 수많은 다른 질환과 연관될 수 있는 증상을 일으키기 때문에, 때로 매독은 "천의 얼굴(great imitator)"을 가졌다고 말한다. 이는 그람음성 스피로헤타 매독균(*Treponema pallidum*)에 의해 발생한다. 자연적인 병원소는 사람이 유일하며 전파는 감염된 사람의 궤양과 직접접촉을 통해 이루어진다. 세균이 침과 같은 체액을 통해 전파될 수 있다고 해도 주된 전파수단은 어떤 성행위, 즉 질성교, 구강성교, 혹은 항문성교를 통해 이루어진다. 임신한 여성도 임신 동안 태아를 감염시킬 수 있다. 이러한 감염은 선천매독(*congenital syphilis*)이라 부른다(제22장 참조).

매독은 초기감염후 10~90일 사이의 잠복기와 함께 3단계로 발생한다. 초기의 증상은 경미하고 임질과 같은 기타의 질병증상과 유사하기 때문에 때로 진단을 내리기가 어렵다. 초기단계에 있는 많은 감염자는 그들이 감염되었는지 알지 못한다. 초기에 치료되지 않는다면 매독은 어떤 심각하거나 장기적인 건강문제를 일으키지 않고 치유될 수 있다. 치료되지 않은 매독은 자체로 3단계, 즉 1기매독, 2기매독 그리고 3기매독으로 발현된다(표 21.1). 1기매독과 2기매독이 주된 감염단계이다.

- 1기매독은 초기접촉 10~90일내 감염부위의 몸에 자체로 작고 붉은 궤양(sore)[무른궤양(연성하감, chancres)으로 발현된다. 이러한 궤양은 후에 사라지며 피부에 흉터를 남긴다. 치료되지 않으면 증상은 2기매독으로 진행된다.
- 2기매독은 1기매독의 2~10주내에 발생한다(그림

표 21.1 매독의 병기

병기	경과기간	증상
1기매독	초기감염 10~90일 이후	작고 붉은 피부궤양
2기매독	1기매독 2~10주 이후	손바닥과 발바닥에서 적갈색의 발진, 림프절종대, 인후통, 근육통과 관절통, 모반(hair patch)소실, 권태감, 입, 목구멍 그리고 자궁목 점막과 피부에서의 발진
잠복매독	2기매독 이후	없음
3기매독	잠복매독의 발생 수년이 지난 이후	고무종(gumma)—다양한 기관내 고무 같은 덩이; 기억상실, 운동실조, 마비, 정신이상 그리고 결국에는 사망

21.2). 이 단계 동안 세균이 혈류로 들어가 다른 기관계통으로 이동하여 다음과 같은 광범위한 증상을 일으킨다.

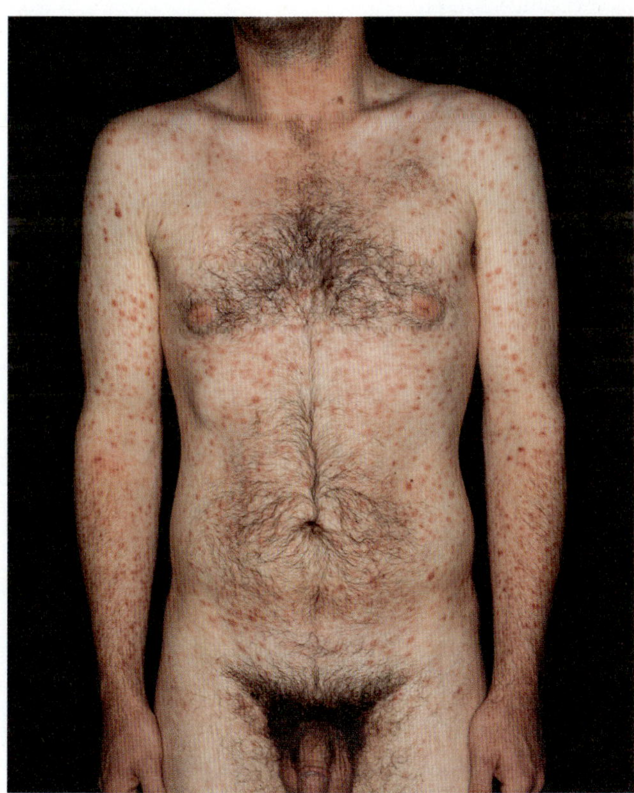

그림 21.2 2기매독의 발진. (출처: Habif TP: *Clinical Dermatology: A Color Guide to Diagnosis and Therapy*, St. Louis, 1996, Mosby.)

- 손바닥과 발바닥에서의 적갈색 발진
- 발열
- 림프절종대
- 인후통
- 근육통과 관절통

이 시점에서 치료하지 않으면 병은 3기로 진행된다.

- 3기매독은 병의 최종단계이며 눈, 간, 심장, 콩팥 그리고 뇌를 포함하는 생명필수기관에 침범되기 시작하는 고무종(gumma)(병변)이 특징이다. 이 단계는 다음과 같은 상태를 초래한다.
  - 기억상실
  - 운동실조
  - 마비
  - 정신이상
  - 근육조절소실
  - 실명으로 이어지는 시각문제
  - 귀먹음(난청)
  - 발작
  - 치매
  - 사망

후기매독환자는 HIV 감염위험도 증가한다.

임신부는 태아에게 감염을 전파할 수 있으며 유산, 조산 그리고 사산의 위험이 증가한다(제22장 참조). 매독은 여러 가지 방법으로 진단될 수 있다. 병변에서 얻은 시료에 세균 자체가 있는지를 암시야현미경으로 관찰하는 것이 일반적으로 초기에 확인하기 위한 첫 번째 방법의 하나이다. 현미경검사와 함께, 여러 가지 혈액검사로 감염을 확진한다. 이러한 검사에는 다음과 같은 것이 포함된다.

- 매독혈청(Venereal Disease Research Laboratory, VDRL)검사
- 형광매독항체흡수(fluorescent treponemal antibody absorption, FTA-ABS)검사
- 신속혈장레아진(rapid plasma regain, RPR)검사
- 매독균응집검사(*Treponema pallidum* hemagglutination assay, TPHA)

병기가 다르거나 혹은 다른 상황에서 단일의 검사가 위양성이나 위음성의 결과가 나올 수 있기 때문에 최소 2가지의 혈액검사를 시행하여 감염을 확진한다. 예를 들어, 이전에 병에 걸렸었던 환자에서는 이미 몸에 수년 동안 항체가 남아 있기 때문에 항체를 검출하는 검사는 감염을 진단하기에 유용하지 않다.

1기와 2기에서 매독을 치료하는 것은 아주 간단하며 페니실린(penicillin) 1회 용량을 근육내 주사한다. 보다 후기의 감염은 입원하여 매일 항생제를 투여할 필요가 있다. 페니실린(penicillin)에 알레르기가 있는 사람을 위해서는 테트라사이클린(tetracycline)과 에리트로마이신(erythromycin)이 효과적인 것으로 입증되었다. 현재, 이용가능한 백신은 없지만; 연구가 진행되고 있다. 매독의 예방법에는 다음과 같은 것이 포함된다.

- 병변과 체액에 접촉되는 것을 피한다.
- 성교 동안에는 콘돔을 사용한다.
- 임신 초기에 매독을 검사하고 치료한다.

3] 클라미디아

세포내 절대기생균이며 그람음성 알균인 클라미디아트라코마티스(*Chlamydia trachomatis*)는 줄여서 **클라미디아(chlamydia)**라 부르는데 이 세균은 생식계통에 수많은 각기 다른 감염을 일으킨다. 여기에는 **비임균성요도염(nongonococcal urethritis, NGU)**, **골반염질환(pelvic inflammatory disease, PID)** 그리고 **성병림프육아종(lymphogranuloma venereum, LGV)**이 포함된다. 클라미디아감염은 미국에서 가장 유행하는 성매개감염이다(박스 21.2). 감염된 여성보균자는 흔히 무증상이며 따라서 클라미디아감염을 더욱 전파시킨다. 전파는 질성교, 구강성교, 혹은 항문성교 동안 정액이나 질액을 통해 일어난다. 임신한 여성은 임신과 분만 동안 태아에게 감염을 전파시킬 수 있다. 1~3주의 잠복기가 지나서 증상이 나타난다. 클라미디아감염의 증상은 매우 경미하거나 거의 존재하지 않는 경향이 있다. 연구자료에 따르면 감염여성의 75~80% 그리고 감염남성의 50%는 전혀 증상이 나타나지 않는다.

치료하지 않고 방치하면 클라미디아감염은 남성과 여성 모두에서 심각한 건강문제를 일으킬 수 있다. 남성의 경우, 감염은 부고환염을 일으키며 이는 불임과 기타 합병증을 일으킨다. 게다가, 남성에서의 비임균성요도염 클라미디아감염은 자체로 요도염으로 발현될 수 있으며(제19장 요로감염 참조), 여성에서는 음문질염(vulvovaginitis)이나 자궁목염(자궁경부염, cervicitis)(자궁목의 염증)으로 발현된다. 여성은 골반염질환 클라미디아감염과 연관되는 심각한 문제가 더 쉽게 발생한다(제20장 참조). 성병림프육아종 클라미디아감염은 여성보다 남성에서 20배 더 흔하다. 이러한 종류의 감염은 대개 스스로 치유되는 특징이 있지만 병변이 치유되고 1주~2개월 후에 세균이 림프절로 침입하여 커다란 통증성의 가래톳(bubo)을 만

박스 21.2 클라미디아감염의 증상

비임균성요도염(NONGONOCOCCAL URETHRITIS, NGU)

남성

- 음경끝으로부터의 분비물
- 배뇨 동안의 작열감
- 음경끝에서의 가려운 감각

여성

- 비정상적인 질분비물
- 성교통
- 배뇨 동안의 작열감

성병림프육아종(LGV)

남성

- 감염부위에서의 병변
- 발열, 권태감
- 구역, 구토
- 림프절종대와 통증
- 동성애자에서의 곧창자(직장)감염
- 희귀증례: 관절염, 수막염, 심장막염

여성

- 감염부위의 병변
- 곧창자(직장)감염
- 희귀증례: 관절염, 수막염, 심장막염

골반염질환(PID)

여성

- 비정상적인 질분비물
- 성교통
- 배뇨 동안의 작열감

든다. 가래톳을 배출시키지 않으면 염증은 림프관을 폐쇄시켜 남성과 여성 모두에서 바깥생식기를 커다랗게 확장시킬 수 있다.

클라미디아감염은 조산이나 딴곳임신(자궁외임신)의 가능성을 증가시키기 때문에 임신 동안에도 해로울 수 있다. 또한, 감염은 분만 동안 아기에게 전파되어 눈을 감염시키고 폐렴을 일으킬 수 있다.

진단은 림프절 혹은 분비물/병변에서 나온 고름시료를 특수염색하여 현미경으로 관찰하여 내려진다. 시료에서 봉입체로 나타나기 때문에 요오드염색이 세균을 확인하게 한다. 혈청검사가 시행될 수 있지만 이는 흔히 위양성결과를 낸다. 클라미디아감염에 대한 이용가능한 백신이 없으며 현재 연구가 진행되고 있다. 현재, 모든 종류의 클라미디아감염에 대한 치료는 테트라사이클린(tetracycline), 아지트로마이신(azithromycin) 그리고 에리트로마이신(erythromycin)을 포함하는 항생제병합요법으로 이루어진다. 클라미디아감염에 걸리는 것을 피하기 위한 예방법에는 다음과 같은 것이 포함된다.

- 성행위 동안 콘돔을 사용한다.
- 성상대자의 수를 제한한다.
- 매년 성매개감염검사를 받는다.
- 만일 증상이 나타나면 즉시 치료를 받는다.
- 감염이 확진되면 모든 성상대자에게 알린다.

의학적 사건

성매개감염에 대한 자동검사시스템

최근, 감염병에 대한 핵산증폭검사(nucleic acid amplification test, NAAT)가 많은 임상미생물학검사실에서 사용된다. 수많은 이러한 검사는 임상시료에서 감염원을 검사하도록 미국식품의약국(U.S. Food and Drug Administration, FDA)에 의해 승인되었고 시판되었다. 2003년 12월, 미국식품의약국(FDA)은 클라미디아와 임질에 대한 *TIGRIS DTS*라 불리는 자동검사시스템을 승인하였다. 이는 홀로직(Hologic)에서 생산되며 신속하게 클라미디아와 임질을 진단할 수 있다.

4] 미코플라스마와 우레아플라스마 비임균성요도염

비임균성요도염은 미코플라스마호미니스(*Mycoplasma hominis*)와 우레아플라스마우레알리티쿰(*Ureaplasma urealyticum*)에 의해서도 발생될 수 있다. 이들 두 세균은 그람음성 다형태성의 세균이며 세포벽이 없고 특히 여성에서 비뇨생식기의 정상미생물무리로 흔히 존재한다. 전파는 주로 질성교를 통해 일어난다. 대개 비임균성요도염과 연관되지만 미코플라스마호미니스(*M. hominis*)는 때로 여성에서 골반염질환 그리고 남성에서 요도염도 일으킨다. 밖으로 드러나는 증상은 일반적으로 분명하지 않지만 그 효과는 특히 임신여성에서 심각할 수 있다. 미코플라스마호미니스(*M. hominis*)는 태반에 집락화하여 유산, 조산, 저체중아 그리고 딴곳임신(자궁외임신)을 야기할 수 있다.

우레아플라스마우레알리티쿰(*U. urealyticum*)은 사람 병원체라 알려진 세균 중에서 가장 작은 세균의 하나이다. 이 병원체에 의한 감염은 결과적으로 부부의 불임을 초래하게 되는 모든 감염의 1/2 이상을 차지한다. 게다가, 우레아플라스마우레알리티쿰(*U. urealyticum*)은 태아사망과 신생아사망, 조산, 유산 그리고 저체중아의 주된 원인이다.

진단은 태반에서 얻거나 요도와 질의 분비물에서 얻은 세균의 배양을 통해 이루어진다. 보체고정법(complement fixation), 효소면역측정법(enzyme immunoassays) 그리고 저온응집소검사(cold agglutinin test)와 같은 혈청검사가 이러한 병원체를 확인하는데 도움이 된다. 세포벽이 없고 따라서 염색이 거의 되지 않기 때문에 현미경검사법은 특히 유용하지가 않다.

이러한 감염에 대한 치료는 일반적으로 테트라사이클린(tetracycline)이지만; 에리트로마이신(erythromycin), 스펙티노마이신(spectinomycin) 그리고 클린다마이신(clindamycin)도 효과적인 것으로 입증되었다. 세포벽이 없기 때문에 이러한 미생물에 대해서는 페니실린(penicillin)이 효과적이지 않다(제11장 참조). 이러한 비임균성요도염의 예방법에는 단순한 금욕이나 콘돔사용이 포함된다.

의학적 사건

성매개독성쇼크증후군

제20장에서 설명한 바와 같이, 황색포도알균(*Staphylococcus aureus*)은 그람양성 알균으로 전신적인 심각한 문제를 일으킬 수 있는 강력한 세균독소를 생산한다. 연구에 의하면 특정의 메티실린내성황색포도알균(methicillin-resistant S. aureus)주가 성행위를 통해 전파될 수 있고 국소적이고 전신적인 문제[**독성쇼크증후군(toxic shock syndrome, TSS)**] 모두를 일으킬 수 있다. 질병통제예방센터(CDC)에 따르면, 포도알균독성쇼크증후군의 주된 증상은 다음과 같은 것이 포함된다.

- 38.9°C (102°F)이상의 발열
- 오한
- 권태감
- 두통
- 피로
- 발진
- 피부박리
- 저혈압
- 구토
- 설사
- 근육통
- 입, 눈 그리고 질로 가는 혈류의 증가, 따라서 이들을 충혈되게 만듦
- 소변량의 감소와 소변내 침전물
- 간기능저하
- 저혈소판치로 인한 멍
- 방향감각상실과 착란

세균의 특정 균주에 따라 메티실린(methicillin) 이외의 항생제가 치료를 위해 처방될 수 있다. 독성쇼크증후군의 치료를 위해 선택되는 항생제는 대개 반코마이신(vancomycin)이다.

5] 무른궤양(연성하감)

무른궤양(연성하감, chancroid)감염은 미국에서는 상대적으로 드물지만, 전세계적인 발생률은 임질이나 매독보다 더 높을 수 있다. 이 감염의 물렁한 무른궤양(연성하감)(그림 21.3)은 매독의 특징인 딱딱한 무른궤양(연성하감)과는 감별된다. 원인병원체는 그람음성 짧은막대균 연성하감균(*Haemophilus ducreyi*)이다. 이 세균의 숙주가 사람이며 전파방식은 질성교이다. 초기감염과 증상발현 사이의 잠복기는 약 3~7일이다. 이 감염은 남성과 여성 모두에 영향을 미치며 남성에서 감염의 발생률이 훨씬 더

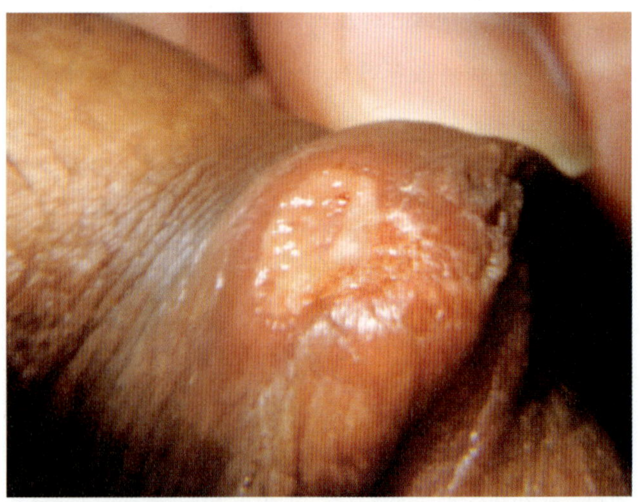

그림 21.3 매독균(Treponema pallidum subsp. pallidum)으로 인한 음경의 매독무른궤양(매독연성하감, syphilitic chancre). (출처: Mahon CR, Lehman DC, Manuselis G: *Textbook of Diagnostic Microbiology*, ed 4, St. Louis, 2011, Saunders.)

높다. 초기증상은 물렁하고 아픈 병변 즉 무른궤양(연성하감)으로 나타난다. 이러한 무른궤양(연성하감)은 쉽게 출혈되며 대개 생식기나 생식기부위에서 노출 3~5일후에 나타난다. 때로 감염은 병변이 없이 발현되지만 배뇨후에 작열감이 나타날 수 있다. 무른궤양(연성하감)은 또한 입이나 입술에서도 나타날 수 있지만 부위에 관계 없이 이는 매우 높은 감염성을 가진다. 노출된 피부로 무른궤양(연성하감)을 단순히 건드리기만 해도 감염이 전파될 수 있다. 환자의 약 30%에서, 감염은 샅굴부위로 이동하며 그곳에서 가래톳이라 부르는 커다란 림프조직덩이를 형성하게 된다. 이후에, 각각의 가래톳은 더 팽창하여 피부를 뚫고 나와 고름을 배출한다. 치료되지 않은 병변은 수개월 동안 지속될 수 있지만 때로 치료가 없이도 감염이 완화되기도 한다.

진단은 병변의 긁음표본(scraping)이나 가래톳으로부터 나온 체액에 세균이 있는지를 현미경으로 확인한 다음, 추가적인 생화학검사 그리고 선택배지(특수임균우무, 즉 GC 우무)에서 배양하는 것이 포함된다. 치료를 위해 사용되는 항생제는 아지트로마이신(azithromycin), 시프로프록사신(ciprofloxacin), 세프트리악손(ceftriaxone), 테트라사이클린(tetracycline), 에리트로마이신(erythromycin), 술파닐아미드(sulfanilamide) 그리고 트리메토프림-술파

메톡사졸(trimethoprim-sulfamethoxazole)이다. 치료는 병변을 낫게 하지만 깊은조직흉터는 그대로이다. 대부분의 다른 성매개감염처럼, 예방법에는 금욕, 콘돔사용 그리고 병변과의 접촉을 피하는 것(주로 간병인에 해당)이 포함된다. 이 감염에 대해 이용할 수 있는 백신은 아직 없다.

6] 도노반증(샅육아종)

미국에서, **도노반증**(**Donovanosis**)은 상대적으로 드물며 환사의 대부분은 동성연애사 사이에서 발생한다. 감염은 그람음성 피막막대균 크레브시엘라그라눌로마티스(*Klebsiella granulomatis*)[이전에는 칼림마토박테륨(*Calymmatobacterium*)이라 불렀음]에 의해 야기된다. 감염의 정확한 역학은 완전히 밝혀지지 않았지만 많은 증례들이 성매개되어 나타나는 반면, 다른 것들은 그렇지 않다. 전파방법이 무엇이건 간에, 감염률은 상대적으로 낮으며 통상적인 성적인 접촉으로는 확산되지 않을 수 있다. 병이 발생하면 증상은 불규칙하고 무통성인 궤양이 초기감염 9~50일 안에 생식기의 위나 근처에서 나타난다.

감염은 궤양과 접촉하여 확산될 수 있으며 추가적으로 몸의 다른 부분에 감염된다. 궤양은 치료가 없이도 치유될 수 있지만, 병변구역의 피부색소를 소실시킨다. 게다가, 치료되지 않으면 감염은 확산되어 광범위한 조직손상을 일으킬 수 있다.

진단은 병변의 긁음표본염색을 현미경으로 검사하여 이루어진다. 감염은 큰포식세포(대식세포, macrophage) 내 피막세균의 존재로 확진된다. 세균 그 자체는 안전핀의 형태와 유사하여 도노반소체(*Donovan body*)라고 부른다. 항생제치료에는 암피실린(ampicillin), 테트라사이클린(tetracycline), 에리트로마이신(erythromycin) 그리고 젠타마이신(gentamicin)의 사용된다.

건강관리의 응용

일반적인 세균성성매개감염

감염	미생물	증상	치료
임질(gonorrhea)	임균(*Neisseria gonorrhoeae*)	남성과 여성 사이에서 차이가 있음*	시프로프록사신(ciprofloxacin), 세픽심(cefixime), 오프록사신(ofloxacin), 레보프록사신(levofloxacin), 아지드로마이신(azithromycin), 독시사이클린(doxycycline)
매독(syphilis)	매독균(*Treponema pallidum*)	병기에 따라 다름†	벤자틴페니실린(benzathine penicillin), 아지트로마이신, 독시사이클린, 테트라사이클린(tetracycline)
클라미디아(chlamydia)	클라미디아트라코마티스(*Chlamydia trachomatis*)	병에 따라 다름	테트라사이클린, 아지트로마이신, 에리트로마이신(erythromycin)
비임균성요도염(NGU)	우레아플라스마우레알리티큠(*Ureaplasma urealyticum*)	불임을 유발할 수 있음 태아사망과 신생아사망; 조산, 유산, 저체중아	테트라사이클린, 에리트로마이신, 스펙티노마이신(spectinomycin), 클린다마이신(clindamycin)
무른궤양(연성하감, chancroid)	연성하감균(*Haemophilus ducreyi*)	생식기나 생식기부위에 물렁한 무른궤양(연성하감)	테트라사이클린, 에리트로마이신; 술파닐아미드(sulfanilamide), 트리메토프림-술파메톡사졸(trimethoprim-sulfamethoxazole), 아지트로마이신, 시프로프록사신, 세프트리악손(ceftriaxone)
도노반증(Donovanosis)	크레브시엘라그라눌로마티스(*Klebsiella granulomatis*)	생식기나 생식기부위에 불규칙하고, 무통성인 궤양	암피실린(ampicillin), 테트라사이클린, 에리트로마이신, 젠타마이신(gentamicin)

NGU, 비임균성요도염(nongonococcal urethritis).
*표 21.1 참조.
†표 21.2 참조.

3 바이러스감염
Viral Infections

오늘날 바이러스에 의한 성매개감염은 세균에 의한 경우 만큼 흔하게 일어난다. 하지만, 세균성성매개감염과 달리 바이러스성성매개감염은 현재 치유될 수 없다. 이용가능한 항바이러스제가 병을 관리하기 위해 사용될 수 있지만 병을 치유하지는 못한다.

1] 사람면역결핍바이러스와 후천성면역결핍증후군

사람면역결핍바이러스(human immunodeficiency virus, HIV)는 속발성면역결핍증인 **후천성면역결핍증후군(acquired immunodeficiency syndrome, AIDS)**의 원인체이다(제13장 참조). AIDS는 징후와 증상이 복잡하기 때문에 병이 아니라 증후군이며 다양한 질병이 일반적인 원인과 연관된다. AIDS는 중증으로 약화된 면역계통으로 인해 많은 기회감염을 초래한다.

사람에서 HIV 감염이 유행되어 이제는 감염이 전세계적으로 발생하고 있다. AIDS를 일으키는 HIV 바이러스는 HIV-1과 HIV-2라는 최소 2가지의 바이러스가 있다(제13장 참조). 기본적으로, HIV는 면역계통을 파괴하며 따라서 결과적으로 치명적으로 될 다양한 감염에 몸을 노출시킨다. 바이러스는 면역계통의 도움 T 세포, 큰포식세포(대식세포), 가지세포(dendritic cell) 그리고 랑게르한스세포(Langehans cell)와 같은 세포를 표적으로 한다. 감염

의학적 사건

선정된 일부의 기회감염: AIDS

이 의학적인 사건에서 나열되는 감염은 사람면역결핍바이러스와 약화된 면역계통으로 인한 후천성면역결핍증과 연관되는 오직 소수의 감염이다. 이 목록은 단지 예만을 보여주며 각각의 감염에 대한 더 많은 정보는 링크를 참조하라.

세균성감염

- 미코박테륨아비움(*Mycobacterium avium*)복합체[미코박테륨아비움(*M. avium*)과 미코박테륨인트라셀룰라레(*M. intracellulare*)로 구성]: 이 병은 정부에 보고해야 할 병은 아니지만, 새로운 치료법으로 인해 HIV 감염자에서 그 발생률이 감소되고 있다. HIV 환자에서 병의 증상은 야간발한, 체중감소, 복통, 피로, 설사 그리고 빈혈이 포함된다(www.cdc.gov/ncidod/dbmd/diseaseinfo/mycobacteriumavium_t.htm 참조).
- 살모넬라증(salmonellosis)(재발된 경우): AIDS 환자에서 살모네라증(제16장 참조)의 빈도는 일반인의 20배 이상으로 추정된다(www.cid.oxfordjournals.org/content.45/5/e60 참조).
- 매독(syphilis): 매독이 있는 경우에 감염에 노출된다면 AIDS가 걸릴 위험이 2~5배 증가되는 것으로 추정된다(www.cdc.gov/std/syphilis/STDFact-Syphilis.htm 참조).
- 결핵(tuberculosis; 제15장 참조): 전세계적으로, 결핵은 HIV 감염자 사이에서 주된 사망원인의 하나이다(www.cdc.gov/tb/pubs/TB_HIVcoinfection/default.htm 참조).

바이러스감염

- 거대세포바이러스(cytomegalovirus, CMV): 거대세포바이러스 감염은 HIV 감염자를 포함하는 면역약화자에서 병과 사망의 주된 원인이다. HIV 환자에서, 거대세포바이러스는 실명을 야기할 수 있는 망막염의 원인이 될 수 있다.
- 간염(hepatitis): B형 간염바이러스(hepatitis B virus)를 가진 HIV 양성자는 또한 만성 B형 간염에 감염될 위험이 증가되며 간과 관련된 사망률과 이환률에 대한 위험증가를 포함한 심각한 의학적인 합병증을 가질 수 있다. 미국에서 HIV 감염자의 약 1/4은 C형 간염에도 감염되어 만성간질환 그리고 HIV 감염자에서 보다 빠른 간손상을 야기한다.
- 헤르페스(herpes): HIV와 헤르페스바이러스(herpesvirus)에 동시감염된 사람은 장기간 지속되는 보다 빈번하고 보다 중증인 헤르페스증상이 발생한다. 게다가, 이는 보다 빠른 속도로 HIV를 증식시켜 AIDS를 일으킬 수 있다.

진균감염

- 아스페르길루스증(aspergillosis): AIDS 환자에서 아스페르길루스증은 주로 허파에 침범한다. 덜 흔하게 침범되는 다른 부위에는 혈액, 굴, 피부, 귀, 뇌 그리고 심장이 포함된다.
- 칸디다증(candidiasis): HIV/AIDS 환자의 90%에서 칸디자증이 발생된다.
- 콕시디오이데스진균증(coccidioidomycosis): HIV 감염 동안 콕시디오이데스진균증은 광범위한 그물결절폐렴(reticulonodular pneumonia); 국소원발성폐렴; 그리고 가슴안을 지나는 파종성질병을 포함하는 많은 각기 다른 소견을 보인다. 현재 이용가능한 치료에는 폴리엔항진균 암포테리신(polyene antifungal amphotericin) B와 트리아졸(triazole) 항진균제가 포함된다.
- 히스토플라스마증(histoplasmosis): AIDS 환자에서 히스토플라스마증은 거의 항상 파종성질환으로 진행되는 증상으로 발현된다. AIDS를 치료하는 항바이러스요법이 발전하여 AIDS 환자에서 히스토플라스마증의 발생률이 감소되는 것으로 나타나고 있다.

의 초기에 바이러스는 면역계통의 이러한 성분과 싸워 살아 남지만 조절될 수 있으며 결과적으로 몸과 바이러스는 무승부가 된다. 하지만, 시간이 지나면서 면역계통의 세포를 교체하는 몸의 능력이 감소되어 빠르게 복제하고 대개 돌연변이되는 바이러스를 조절하지 못하게 된다. B 세포는 도움 T 세포와 큰포식세포(대식세포)의 자극이 없이는 감염세포와 싸우는 항체를 생산하는 형질세포가 되지 못한다(제13장 참조). 도움 T 세포의 수가 감염의 진행과 AIDS 관련 증상발현을 예측하는 좋은 지표가 된다. HIV 감염의 진행은 주로 사람이 노출된 바이러스의 실제적인 양 그리고 얼마나 자주 노출이 반복되었는지의 2가지 요인에 따른다. 질병통제예방센터(CDC)에 따르면, HIV 감염은 4가지의 무리나 단계로 분류된다(표 21.2).

완전하게 진행된 AIDS 환자의 대부분은 혈액으로 채워진 매듭덩이에서 혈관이 자라고 쉽게 파열되는 카포시육종(*Kaposi's sarcoma*)이라 부르는 악성종양도 발생한다. 이 덩이는 피부 위에서 분홍색이거나 자색인 얼룩점으로 보이며 소화관, 허파, 간, 지라(비장) 그리고 림프계통으로도 확산될 수 있다.

HIV의 전파는 의학연구가들 사이에서 논쟁거리가 되는 영역이다. 대부분의 일상적인 접촉은 바이러스를 전파하지 않으며 감염자의 체액과 몸이 더 긴밀하게 접촉해야 하며 모체로부터 태아로 전파된다는 점에는 동의한다. 일반적으로, 혈액, 정액 그리고 질분비물과 같은 체액이 바이러스를 전파한다. 침입구는 감염된 체액과 접촉하게 되는 대개 피부나 점막의 상처이다. 그러므로, 체액이 교환될 어떠한 접촉도 바이러스가 사람으로부터 사람으로 전파되게 만든다. 이러한 접촉의 종류는 다음과 같다.

표 21.2 HIV의 감염단계와 AIDS

병기	시간경과	증상
1	1~12개월	HIV 항체가 나타남; 독감유사증상
2	1~8년	경증의 빈혈, 저백혈구치, 일부는 T 세포치가 감소됨, 지루피부염(seborrheic dermatitis), 대상포진(shingles), 털백반증(hairy leukoplakia)
3	9~15년	중등도의 빈혈, 저알부민, 저콜레스테롤, 도움 T 세포치의 감소, 중증의 피부염, 아구창, 체중감소, 설사, 재발성발열, 결핵, 다양한 세균감염, 재발성대상포진
4	수개월~수년	사망 – 대개, 남성의 경우 진단 2년후, 여성의 경우 12~18개월후; 사망원인은 다양하지만 대개 기회감염, 림프종 그리고 소모증후군(wasting syndrome)이 관여함

- 성적접촉-모든 형태의 성행위: 질, 항문, 혹은 구강이건 간에 동성성교와 이성성교
- 정맥내약물사용자 사이에서 오염된 바늘의 공유
- 오염된 혈액제품의 투여
- 임신 동안, 분만 동안, 혹은 모유수유 동안, 감염된 산모로부터 태아로의 전파.

HIV 감염의 진단법에는 다음과 같다.

- **효소결합면역흡착법(enzyme-linked immunosorbent assay, ELISA)**: 이는 일반적으로 HIV 검사의 첫 번째 단계이며, 이는 혈액시료에서 HIV 항체가 존재하는지를 검출한다. 양성이라면 두 번째 단계는 확진검사이다. 음성이라면 여기에서 검사가 중지된다. 이는 HIV 감염을 검사하기 위해 미국식품의약국(FDA)에 의해 승인된 검사법이다.
- 양성 ELISA 결과를 확인하기 위해 **웨스턴블라트(Western blot)**가 이용된다. 이 검사법은 HIV 양성환자의 혈액내의, 특이단백질을 검사하는 것이다. ELISA와 함께 웨스턴블라트의 양성결과는 99.9%의 정확도가 있다. 이 검사법은 HIV 감염을 검출하기 위해 미국식품의약국(FDA)에 의해 승인되었다.
- 감염이 일어난 후 혈액에 순환하는 바이러스 DNA/RNA로 존재하는 HIV를 의미하는 특이적인 데옥시리보핵산(deoxyribonucleic acid, DNA)서열과 리보핵산(ribonucleic acid, RNA)서열의 존재를 확인하기 위해 **HIV 중합효소연쇄반응(HIV polymerase chain reaction, HIV PCR)**이 사용된다.
- **오라슈어(OraSure)**는 HIV 항체의 존재를 검사하기 위해 뺨과 잇몸 사이의 분비물을 사용하는 가정용 검사법이다; 이는 앞에 설명한 3가지 검사법에서 사용되는 혈액과 대비된다. 원리는 ELISA와 본질적으로 동

일하지만 시료의 종류가 다르다.

- HIV 감염을 검출하기 위해 **소변분석(뇨분석, urinalysis)**도 이용된다. 이 검사법은 FDA에 의해 승인되지 않은 HIV 감염의 검사법이다.

ELISA, 웨스턴블라트 그리고 PCR 법은 제25장에서 자세히 설명되었다. 검사의 속도와 정확도를 높이기 위해 수많은 검사법과 방법이 개발되고 있다.

현재, HIV 감염을 치료할 수 있는 방법은 없다. 하지만, FDA는 30가지 이상의 각기 다른 약물을 승인했으며 감염의 진행을 억제하거나 늦추는데 어떤 성공을 보이고 있다. 이러한 약물은 7가지의 범주로 분류된다.

1. 통합효소억제제(integrase inhibitors)
2. 침입억제제(entry inhibitors)
3. 비뉴클레오시드역전사효소억제제(nonnucleoside reverse transcriptase inhibitors, NNRTIs)
4. 뉴클레오티드유사제(nucleotide analogs)
5. 단백질분해효소억제제(protease inhibitors)
6. 뉴클레오시드역전사효소억제제(nucleoside reverse transcriptase inhibitors, NRTIs)
7. 복합제제(combination medications)

HIV 감염을 치료하는 것 외에도, 병의 후기에 있는 환자는 기회감염을 치료하기 위한 항생제와 같은 기타 약물을 필요로 할 수 있다. 이러한 기회감염의 일부에는 거대세포바이러스(cytomegalovirus), 뇌염(encephalitis)[톡소포자충(*Toxoplasma gondii*)], 효모감염(yeast infections)[칸디다알비칸스(*Candida albicans*)] 그리고 호흡기질환이 포함된다.

HIV 감염을 예방하기 위한 백신에 대한 연구가 현재 진행되고 있지만 아직까지는 이용가능한 백신은 없다. 비록, 백신연구가 계속되고는 있지만, HIV를 연구하는 많은 전문가들을 이 바이러스의 높은 돌연변이율 그리고 바이러스의 작용 그 자체 때문에 백신의 개발은 수 십년이 걸릴 수 있다고 말한다.

2] B형, C형, D형 간염

간염은 간의 염증으로 간세포를 심각하게 파괴시킬 수 있다(제12장과 제16장 참조). B형, C형 그리고 D형 간염바이러스는 성행위 동안 전파될 수 있으며 따라서 이들이 특이적으로 생식계통을 표적으로 하거나 침범하지는 않는다 해도 성매개감염으로 간주된다.

B형 간염바이러스(hepatitis B virus, HBV)는 감염자의 혈액이 다른 사람의 몸으로 들어가는 경우에 전파된다. 이는 감염자와의 성행위, 주사바늘의 공유 그리고 감염된 모체로부터 출산이나 모유수유로부터 전파될 수 있다. 또한 오염된 정액으로 인공수정하는 경우에도 전파가 일어난다는 보고가 있다. 게다가, 바늘에 찔리거나 예리한 물건에 베이는 경우를 통해서도 전파가 일어날 수 있다. 잠복기는 45~180일이며 평균잠복기는 90일이다. 바이러스 자체는 간세포, 림프조직 그리고 혈구형성(조혈)조직에서 복제한다. 바이러스는 수년 동안 혈액내에 머물 수 있으며 어느 때라도 보균자에 의해 전파될 수 있다. B형 간염바이러스감염의 증상은 즉시에 명확해지지 않으며 발현되는 경우에는 다음과 같은 것을 포함한다.

- 피부가 황색으로 변함
- 권태감
- 구역
- 설사
- 복통
- 식욕상실

B형 간염바이러스감염은 예방접종으로 예방할 수 있으며, 이러한 예방접종은 대부분의 의료인 혹은 혈액산물에 노출될 수 있는 기타의 사람에게 필요하다. 6개월에 걸쳐 3회가 투여된다. 이러한 면역접종은 건강인의 90%에서 효과적인 것을 보여주고 있다.

대부분의 증례에서, **C형 간염바이러스(hepatitis C virus, HCV)**는 혈액대 혈액접촉에 의해 전파되며 특히 이미 다른 성매개감염에 걸린 사람에 의해 성적으로도 전파될 수 있다. 감염의 징후와 증상은 B형 간염감염의 경우와 유사하다. C형 간염은 바이러스에 노출된 후 처음 6개월 안에 발생하는 단기질환인 급성간염이나 만성간염일 수 있다. 급성감염의 70~80%는 장기적으로 건강문제, 혹은 심지어 사망을 초래할 수 있는 심각한 질병인 만성감염으로 진행된다. C형 간염바이러스의 RNA가 노출 1~3주 안에 혈액에서 검출될 수 있으며, C형 간염바이러스에 대한 항체가 노출 6개월이 지난 감염자의 97% 이상에서 검출된다. 현재, C형 간염에 대해 이용가능한 백신은 없으며, C형 간염바이러스감염의 예방과 조절을 위한 질병통제예방센터(CDC)의 권고안에는 헌혈자의 검진과 검사, 혈장제품에서의 바이러스불활성화, 위험감소상담, C형 간염바이러스감염의 위험이 높은 사람에 대한 검진 그리고 의료시설내의 통상적인 감염조절법이 포함된다.

D형 간염은 B형 간염바이러스(hepatitis D virus)를 필요로 하는 결함바이러스인 **D형 간염바이러스(hepatitis D virus, HDV)**에 의해 발생하며, 따라서 B형 간염바이러스에 감염된 사람의 혈액에서 발견된다. D형 간염바이러스(HDV)는 B형 간염 혹은 기존의 B형 간염 간질환을 악화시킬 수 있다. 감염의 증상은 B형 간염바이러스감염(HBV)의 경우와 유사하지만 다음과 같은 증상도 포함할 수 있다.

- 구역과 구토
- 피로
- 관절통
- 검은(차빛깔의) 소변

감염에 대한 검사는 정상보다 더 높은 간효소검사; D형 간염바이러스(HDV)에 양성인 항델타항체(anti-delta agent antibody)검사; 그리고 간생검검사가 포함된다. D형 간염이 B형 간염감염자에서만 발생하기 때문에 B형 간염바이러스(HBV)에 대한 예방접종은 B형 간염바이러스(HBV)의 감염위험이 높은 사람에게 권장된다. B형 간염바이러스감염의 조기 인지와 치료가 D형 간염바이러스(HDV)를 예방하는데 일조할 수 있다. 장기적으로 D형 간염바이러스(HDV)에 감염된 환자는 인터페론-α 혹은 간이식으로 치료될 수 있다.

3] 생식기헤르페스

미국에서 대단히 전염성의 성매개감염인 생식기헤르페스(genital herpes)는 단순헤르페스바이러스(herpes simplex virus, HSV) HSV-2나 HSV-1에 의해 발생한다. 대부분의 생식기헤르페스가 HSV-2에 의해 일어난다고 해도, 이는 또한 주로 입과 입술에서 "열성수포(fever blister)"를 일으키는 HSV-1에 의해서도 발생한다(제14장 참조). 일반적으로, 생식기헤르페스감염은 생식기나 곧창자(직장) 주위나 그 위에 하나 이상의 물집을 만든다. 물집이 파열된 후 이는 아픈궤양을 남기며 2~4주가 걸려 치유된다. 수주나 수개월이 지난 다음에 다른 것이 발생될 수 있으며 발생되는 수는 일반적으로 수년에 걸쳐 줄어든다. 감염의 징후와 증상은 크게 다르며, HSV-2에 감염된 일부의 사람은 이들이 감염되었는지를 알지 못할 수도 있다. 감염의 명확한 징후와 증상이 없이, 항체가 존재하기 때문에 혈액검사로 단순헤르페스바이러스(HSV)가 검출될 수 있다.

헤르페스는 치유되지 않지만 항바이러스제가 이용가능하며 이는 약물이 투여되는 시간 동안 발생을 단축시키거나 예방까지도 가능하다. 헤르페스병변을 가진 사람은 미감염자와의 성행위를 하지 말아야 한다. 증상적인 헤르페스에 대해 매일 억제요법이 전파를 줄일 수 있다고 해도, 병변이 없는 감염자는 여전히 이 바이러스를 전파할 수 있다는 점을 알 필요가 있다.

신생이헤르페스(제22장 참조)는 바이러스가 태반을 통과하여 태아를 감염시킬 수 있기 때문에 가임기에 있는 여성이 우려할 상태이다. 태아에 심각한 손상을 입힐 수도 있는데, 여기에는 정신지체 그리고 청각과 시각의 결함이 포함된다. 자연유산도 보고되었다. 임신후기에 감염이 일어나는 경우, 대개 아기를 보호하기 위해 제왕절개분만(cesarean delivery)이 이루어진다.

4] 사람유두종바이러스

생식기사람유두종바이러스(human papillomavirus, HPV)는 가장 흔한 성매개질환의 하나이며 피부와 점막에 감염되는 바이러스에 의해 발생된다. 이 바이러스는 60

가지 이상의 혈청형이 있으며 이들 중의 40가지는 남성과 여성에서 생식기부위를 감염시킬 수 있다. 질병통제예방센터(CDC)에 따르면, 유두종바이러스(HPV)에 감염된 사람의 대부분은 증상이 발생하지 않는 반면 어떤 사람에서는 생식기사마귀(genital wart)가 발생된다. 생식기사마귀는 작은 혹이나 혹의 무리로 나타날 수 있는데, 이는 융기되거나 편평하고 1개이거나 여러 개이며 작거나 크고 그리고 꽃양배추모양의 형태를 가질 수 있다. 여성의 경우, 이는 음문 위, 질이나 항문의 속이나 주변 그리고 자궁목 위에 나타날 수 있다. 남성의 경우, 생식기사마귀는 음경, 음낭, 샅굴, 혹은 넙다리 위에 나타날 수 있다. 다른 유두종바이러감염과 마찬가지로 수년 안에 면역계통이 감염을 자연적으로 해소시킬 수 있다.

생식기사마귀는 육안검사로 진단된다. 바이러스 그 자체에 대한 치료법은 없지만, 눈으로 보이는 생식기사마귀는 환자가 바르는 포도필록스(podofilox)액이나 연고, 혹은 이미퀴모드(imiquimod)연고와 같은 약물로 제거시킬 수 있다. 의료인은 육안으로 보이는 생식기사마귀를 냉동요법(cryotherapy); 포도필린레진(podophyllin resin)치료, 3염화아세트산(trichloroacetic acid), 혹은 2염화아세트산(bichloracetic acid); 혹은 외과적인 절제술로 제거시킬 수 있다.

일부 유두종바이러스주는 사마귀를 일으키지 않지만 자궁목암(자궁경부암)을 일으킬 수 있거나 혹은 음문암, 질암, 항문암 그리고 음경암과 같은 흔하지 않은 종류의 암을 발생시킬 수 있다. 자궁목암(자궁경부암)은 초기에 진단되고 치료된다면 대부분 치료가 가능한다.

의학적 사건

사람유두종바이러스예방접종

사람유두종바이러스(HPV)에 의해 야기되는 자궁목암(자궁경부암)과 생식기사마귀를 예방하기 위해 개발된 첫 번째 백신은 2006년 6월 미국식품의약국에 의해 승인된 가르다실(Gardasil)이다. 이 백신은 3회 용량으로 투여되며 11~12세 사이의 소녀와 소년에게 권장된다. 또한, 백신은 백신을 투여 받지 않았거나 예방접종의 절차를 완료하지 못한 13~26세 사이의 여성에게도 투여될 수 있다. 사람유두종바이러스(HPV)에 노출될 수 있는 경우, 백신은 이상적으로 성적접촉이 없는 소녀/여성에게 투여되어야 한다. 또한, 백신은 기존의 사람유두종바이러스감염을 치료하지는 못한다.

5] 전염물렁종

전염물렁종(물사마귀, molluscum contagiosum)는 폭스바이러스(과)(poxvirus family)에 속하는 전염물렁종바이러스(molluscum contagiosum virus)에 의해 발생된다. 소아가 흔히 감염되지만 성인도 역시 감염될 수 있으며 생식기가 포함된다. 그러므로, 성인에서의 감염은 성매개감염으로 간주된다. 감염은 사람대 사람의 직접접촉과 오염된 물체와의 접촉을 통해 전파된다. 전염물렁종에 감염되면 피부위에 둥근 살 색깔의 융기된 구진(덩이)이 발생하며 치료가 없어도 대개 1년 안에 사라진다.

감염은 쉽게 확산되며, 특히 성인에서의 치료는 긁어냄술(curettage), 냉동술, 혹은 레이저요법으로 구진을 제거하는 것이 포함된다. 사마귀를 제거하는데 도움이 되는 약물 역시 구진을 제거하는데 도움이 된다. 바이러스의 확산을 막기 위해 다음과 같은 방법이 권장된다.

- 구진을 만지거나, 긁거나, 혹은 문지르지 않는다.
- 감염자의 개인물품을 사용하지 않는다.
- 구진이 치료되고 완전히 해소되기 전까지는 성적접촉을 피한다.

4 진균감염 Fungal Infections

생식계통의 진균감염과 주로 연관되는 진균은 티네아(종)(Tinea species), 유모표피사상균(*Epidermophyton floccosum*) 그리고 칸디다알비칸스(*Candida albicans*)이다. 이들은 주로 바깥생식기표면에 감염을 일으키지만, 칸디다(*Candida*)는 다양한 점막에도 감염을 일으킬 수 있다.

1] 음문질칸디다증

만일 칸디다알비칸스(*C. albicans*)가 성행위 동안 여성에게 전파된다면 음문질칸디증(vulvovaginal candidiasis)에 감염될 수 있다. 이러한 음문염 종류의 증상은 질에서 응유모양의 황백색 혹은 황녹색의 분비물이 나오는 것이다. 감염부위에 세균무리가 혼합되어 있고 칸디다(*Candida*)를 확인하기 위한 특이적인 면역검사가 없기 때문에 진단을 내리기가 어렵다. 분비물의 표준시료채취, 선택배지에서의 배양 그리고 이후 수산화칼륨(potassium hydroxide, KOH)표본제작이 포함되는 현미경검사가 세균의 존재를 보여줄 수 있지만 이것이 감염의 단독원인인 것으로 확인될 수는 없다. 진균성질염의 치료는 다음과 같은 것이 포함되는 항진균제를 사용한다.

- 케토콘아졸(ketoconazole)
- 암포테리신(amphotericin) B
- 플루콘아졸(fluconazole)
- 이트라콘아졸(itraconazole)
- 플루사이토신(flucytosine)

2] 귀두염

귀두염(balanitis)은 음경귀두의 칸디다감염이며 성행위 동안 진균의 전파를 통해 남성에서 발생될 수 있다. 이러한 종류의 감염은 주로 음경꺼풀절제술(포경수술)을 받지 않은 남성에서 발생한다. 감염은 음경 위에서 작은물집으로 시작되며 이후에 심한 가려움증과 작열감을 일으키는 판으로 발달한다. 진단은 어떤 추정되는 칸디다감염의 경우와 동일하며 때로 존재만을 가지고는 칸디다(*Candida*)가 확정원인이라고 확인되지 않는다. 치료는 흔히 다음과 같은 국소용 항진균제로 시행된다.

- 미콘아졸(miconazole)
- 톨나프테이트(tolnaftate)
- 클로트리마졸(clotrimazole)

3] 샅진균증

"샅진균증"(jock itch)이라는 명칭이 남성감염이라는 뜻이 있다고 해도, 여성도 바깥생식기부위에 유사한 감염이 있을 수 있다. 대개 관여하는 미생물은 티네아(종)(*Tinea* species)과 유모표피사상균(*Epidermophyton floccosum*)인데, 이들은 성행위 동안 생식기나 샅굴과 같은 감염구역에 직접적으로 접촉되어 전파된다. 감염은 일반적으로 자체가 샅굴이나 생식기에서 피부발진이나 자극성의 병변으로 발현된다. 만일 피부를 긁어서 상처가 난다면 다른 기회감염이 발생될 수 있다. 진단은 감염부위에서 얻은 피부시료를 현미경으로 검사하고 선택배지(사브로덱스트로스우무, Sabouraud dextrose agar)에서 시료를 추가배양하는 것을 포함한다. 일반적으로, 치료는 다음과 같은 국소용 항진균제를 도포하는 것을 포함한다.

- 미콘아졸(miconazole)
- 톨나프테이트(tolnaftate)
- 클로트리마졸(clotrimazole)

보다 지속적이거나 심각한 증례의 경우에는 그리세오풀빈(griseofulvin)과 이트라콘아졸(itraconazole)이 포함되는 경구용 약물이 처방될 수 있다.

5 원생동물감염
Protozoan Infections

현재 유일하게 원생동물에 의해 야기되는 성매개감염은 **트리코모나스증(trichomoniasis)**이며, 이는 남성과 여성 모두를 감염시키지만 증상은 여성에서 더 일반적이다.

1] 트리코모나스증

트리코모나스증(trichomoniasis)은 남성과 여성 모두에 영향을 미치는 흔한 성매개감염이지만 성적으로 활동적인 어린 여성에서 더 유행한다. 감염은 단세포원생동물 질편모충(*Trichomonas vaginalis*)에 의해 발생한다. 여성에서 가장 흔한 감염부위는 질이며, 남성에서는 요도이다. 여성은 남성이나 여성에 의해 감염될 수 있으며; 남성은 대개 감염된 여성과의 접촉에 의해서만 감염된다. 남성의 경우, 감염이 흔히 증상을 나타내지 않지만, 일부의 환자에서는 음경내 경미한 자극, 경미한 분비물, 혹은 배뇨나 사정후에 경미한 작열감이 나타날 수 있다. 여성에서의 징후와 증상에는 강한 냄새가 나는 황녹색의 거품이 있는 질분비물이 포함된다. 진단을 위해 의료인은 신체검사와 검사실 검사를 시행할 필요가 있다. 남성의 경우, 여성보다 더 확인하기가 힘들다. 여성의 경우, 이 기생충은 골반검사로 질의 벽이나 자궁목의 위에 작은 적색의 궤양을 발생시킨다. 질배양이나 DNA 검사와 같은 기타 검사 역시 이용될 수 있다. 감염은 메토로니다졸(metronidazole)이나 티니다졸(tinidazole)로 치료된다.

트리코모나스증감염의 발생률은 임질과 클라미디아의 경우 이상으로 더 높지만, 감염은 경미하여 알려지지 않는다. 임신여성의 경우, 감염은 조산과 저체중아의 출산과 연관되어 있다.

요약 Summary

- 성매개감염(STI)과 성매개질환(STD)는 어떤 종류의 성행위의 결과이며 남성과 여성 모두에 영향을 미치지만 태아에게도 영향을 미칠 수 있다.
- 성매개감염은 주로 생식계통의 기관에 영향을 미치지만 감염에 따라 인체의 모든 계통에 영향을 미칠 수 있다.
- 성매개감염은 세균, 바이러스, 진균 그리고 원생동물에 의해 일어날 수 있다.
- 가장 흔한 세균성성매개감염은 클라미디아, 임질 그리고 매독이다. 다른 것에는 무른궤양(연성하감), 미코플라스마비임균성요도염과 우레아플라스마비임균성요도염 그리고 도노반증이 포함된다.
- 세균성성매개감염의 대부분은 항생제로 치료될 수 있다. 치료전에 발생된 조직이나 기관에 대한 손상은 일반적으로 회복될 수 없다.
- 바이러스성성매개감염은 세균성성매개감염만큼 흔하지만 현재 치료가 불가능하다. 일부에 대해서는 예방접종이 이용가능하다.
- 가장 흔한 바이러스성성매개감염에는 HIV; B형, C형 그리고 D형 간염; 생식기헤르페스; 그리고 사람유두종바이러스감염이 포함된다.
- 진균성성매개감염에는 칸디다질염, 귀두염 그리고 샅진균증이 포함된다. 이러한 감염은 항상 성매개되지는 않는다.
- 트리코모나스증은 원생동물에 의해 전파되는 것으로 알려진 유일한 성매개감염이다.
- 성매개감염은 예방될 수 있지만 전세계와 미국에서의 주된 공중보건문제로 남겨져 있다.

복습문제

1. 다음 중 어떤 미생물이 임질의 원인일까?

a. 트레포네마(*Treponema*)
b. 나이세리아(*Neisseria*)
c. 미코플라스마(*Mycoplasma*)
d. 우레아플라스마(*Ureaplasma*)

2. 다음 중 어떤 성매개감염이 "천의 얼굴"이라 지칭될까?

a. 임질
b. 클라미디아
c. 매독
d. 무른궤양(연성하감)

3. 고무종은 다음 중 어떤 것의 특징적인 병변일까?

a. 임질
b. 클라미디아
c. 매독
d. 무른궤양(연성하감)

4. 매독의 2기는 1기 이후 얼마의 기간이 지나서 발생될까?

a. 2~4일
b. 5~10일
c. 2~10주
d. 1년

5. 성병림프육아종의 원인병원체는?

a. 임균(*Neisseria gonorrhoeae*)

b. 매독균(*Treponema pallidum*)

c. 클라미디아트라코마티스(*Chlamydia trachomatis*)

d. 우레아플라스마우레아리티쿰(*Ureaplasma urealyticum*)

6. 무른궤양(연성하감)의 원인병원체는?

a. 임균(*Neisseria gonorrhoeae*)

b. 매독균(*Treponema pallidum*)

c. 연성하감균(*Haemophilus ducreyi*)

d. 우레아플라스마우레아리티쿰(*Ureaplasma urealyticum*)

7. 크레브시엘라그라눌로마티스(*Klebsiella granulomatis*)의 의해 일어나는 성매개감염은?

a. 매독

b. 도노반증

c. 무른궤양(연성하감)

d. 클라미디아

8. 손바닥과 발바닥의 적갈색 발진은 다음 중 어느 것의 특징일까?

a. 매독

b. 도노반증

c. 무른궤양(연성하감)

d. 클라미디아

9. 다음의 어떤 약물이 귀두염의 치료를 위해 사용될 수 있을까?

a. 테트라사이클린(teracycline)

b. 톨나프타테(tolnaftate)

c. 세픽심(ccfixime)

d. 암피실린(ampicillin)

10. 다음 중 어떤 미생물이 성매개독성쇼크증후군을 일으킬 수 있을까?

a. 황색포도알균(*Staphylococcus aureus*)

b. 임균(*Neisseria gonorrhoeae*)

c. 매독균(*Treponema pallidum*)

d. 연성하감균(*Haemophilus ducreyi*)

11. NGU는 __________ 의 줄임말이다.

12. 샅육아종(서혜부육아종, granuloma inguinale)은 __________ (이)라고도 부른다.

13. HIV는 _________ 의 줄임말이다.

14. 예방접종이 가능한 성매개간염바이러스는 __________ 형이다.

15. 원생동물에 의해 전파되는 유일한 성매개감염은 __________ (이)다.

16. 성매개감염의 유병률과 발생률 사이를 비교하고 논의해 보라.

17. 남성과 여성에서 임질의 각기 다른 증상에 대해 기술해 보라.

18. 매독의 각기 다른 병기에 대해 설명해 보라.

19. HIV 감염과 AIDS의 각기 다른 병기에 대해 기술해 보라.

20. 가장 흔한 진균성성매개감염에 대해 기술해 보라.

CHAPTER 22

사람의 노화와 미생물

Human Age and Microorganisms

학습목표

1. 각기 다른 나이대에 대한 각기 다른 미생물의 효과를 확인한다.
2. 각기 다른 나이대에서 일어나는 각기 다른 면역반응에 대해 설명한다.
3. 일반적으로, 임신한 여성에 발생하는 감염과 그로 인한 태아의 발달에 미치는 영향에 대해 기술한다.
4. 원인병원체, 전파, 증상 그리고 치료를 포함하여 선천성감염의 명칭을 쓰고 기술한다.
5. 신생아와 소아에 영향을 미치는 흔한 미생물감염에 대해 설명한다.
6. 청소년에서 일반적으로 발생하는 미생물감염에 대해 설명한다.
7. 청소년에 전형적인 환경미생물노출에 대해 예를 들어 설명한다.
8. 노인에서 발생하는 일반적인 미생물감염에 대해 기술하고 다른 나이대의 경우와 비교한다.
9. 노인의 면역계통을 설명하고 이를 다른 나이대의 경우와 비교한다.
10. 노인에서 미생물감염과 질병의 감수성에 영향을 미칠 수 있는 요인들에 대해 예를 들어 설명한다.

주요용어

고름딱지증(농가진)(impetigo)
Group B 사슬알균병[Group B streptococcal (GBS) disease]
깊은털집염(deep folliculitis)
단순헤르페스(herpes simplex)
대장균(Escherichia coli)
면역(immunity)
면역계통(immune system)
면역노화(immune senescence)
배아(embryo)
선천성감염(congenital infections)
선천성장애(congenital disorder)
성매개감염(sexually transmitted infections, STIs)
임신(pregnancy)
임신기간(gestation period)
초유(colostrums)
출생전후(perinatal)
태반(placenta)
태아(fetus)
독소포자충증(toxoplasmosis)
포도알균결막염(staphylococcal conjunctivitis)
포도알균화상피부증후군(staphylococcal scalded skin syndrome)

왜 알아야 할까

역사

고대 이래로, 여러 문명은 어린아이와 노인 모두에서 발생과 노화와 관련되는 감염과 질병에 대해 감수성이 증가하는 것과 같은 문제를 인식했다. 젊음의 샘을 찾는 것부터 노인과 병자를 추방시키는 문화까지, 여러 문명은 자연적인 노화과정에 들어 있는 변화를 통해 인체와 연관되는 문제와 관심을 다루려 시도해 왔다.

영향

과학이 확실하게 진보해 왔으며 사람의 노화 그리고 발생과 노화 동안에 일어나는 질병과 감염의 치료에 포함되는 요인들에 대한 이해 역시 그래 왔다. 의학치료의 어떤 진보가 이루어지면서 노화와 관련된 감염문제를 다루는 새로운 종류의 요인들이 제시되어 왔다. 생식계통 그리고 그에 연관된 계통에 영향을 미치는 노화과정과 관련된 문제를 해결하기 위해 특히 여성에서의 호르몬요법이 점점 더 많이 이용되고 있다. 비록, 이러한 요법이 폐경과 같은 변화의 부정적인 효과를 낮출 수 있다고 해도, 이는 또한 생식계통의 기관에서 pH를 변화시켜 질염과 같은 세균감염과 진균감염에 대한 감수성을 증가시킨다. 또한, 연구는 특히 청소년과 관련인 새로운 질병과 감염의 문제도 밝히고 있다. 예를 들어, 꿀의 섭취와 영아보툴리눔증 사이에는 직접적인 연관성이 있다는 것이 현재 정립되어 있다. 연구는 이러한 문제에 관여하는 중요한 요인이 신생아의 창자관에는 클로스트리듐보툴리눔(*Clostridium botulinum*)과 같은 병원체와 성공적으로 경쟁하는 정상미생물무리가 없는 사실이라는 점을 발견하고 있다. 미성숙한 신생아의 소화계통에서 그러한 세균경쟁이 없다는 것은 클로스트리듐보툴리눔(*C. botulinum*)이 창자에서 번성하고 그의 치명적인 독소를 생산할 수 있게 한다. 현재 영아보툴리눔증은 영아돌연사증후군(sudden infant death syndrome) 원인의 10%를 차지하는 것으로 제안되고 있다.

미래

지난 세기, 현대의학은 인간의 평균수명을 1900년대 47세로부터 79세로 늘려왔다. 여성과 남성뿐만 아니라 인종과 국가 사이에서의 기대수명은 다르다. 노화속도와 무관하게, 몸이 늙어가면서, 감염병과 감염과 싸우는 핵심적인 열쇠는 **면역계통**의 효능이다. 몸의 면역계통을 항진시켜 그의 방어기능을 오래 유지시키려는 연구가 진행되고 있으며 이러한 것은 미생물세계로부터의 지속적인 공격에 직면하여 양호한 건강을 유지시키는 핵심이 될 것이다. 또한, 항생제가 어린아이나 노인뿐만 아니라 면역약화자의 기관계통에 일으킬 수 있는 손상을 최소화하거나 없애는 항생제요법을 개발하려는 연구도 계속될 것이다.

1 출생전후
Perinatal

1] 개요

분만 동안 혹은 **임신** 동안 모체로부터 태반을 통해 태아로 전달될 수 있는 세균이나 바이러스에 의해 일어나는 감염은 **출생전후**감염(**perinatal** infection)이라고 부른다. 모체의 감염은 출생시에 합병증을 일으킬 수 있지만 모체는 임신 동안 감염의 증상을 겪을 수도 있고 겪지 않을 수도 있다. 많은 출생전후감염은 출생한 뒤에야 발현된다.

일반적으로 **태반**은 효과적인 장벽으로 모체의 순환이나 비뇨생식관에 존재할 수 있는 미생물로부터 태아를 보호하는 고도로 특수화된 구조이다(그림 22.1). 정상적으로, 태반조직은 모체와 태아의 혈액공급을 분리시켜 서로 섞이지 않도록 한다. 불행하게도, 일부의 감염미생물은 이 장벽으로 침입하여 발생중인 배아나 태아에 손상을 입힐 수 있다.

2] 임신 동안의 감염

사람의 임신기간은 약 39주이며 이를 **임신기(gestation period)**라고 부르는데, 이는 3개의 석달(*trimester*)로 나뉜다. 발생의 배아기는 수정부터 8주말까지 이어지며 발생되는 생명을 **배아(embryo)**라 부른다. 8주부터 출생까지 발생하는 사람은 **태아(fetus)**라고 부른다. 배아나 태아 모두는 면역계통이 없다(제13장 참조). 면역글로불린(Immunoglobulin, Ig) M과 IgA의 합성은 임산 후기까지 일어나지 않는다. IgG 항체는 합성되지 않으며, 세포매개 면역반응도 없거나 빈약하게 발생한다. 다시 말하면, 배아/태아는 완전히 모체의 면역계통에 의존한다. 모체에서의 면역억제는 잠재적으로 태아에게 재앙적인 질병에 대한 감수성을 갖게 한다. 어떤 감염은 임신 동안 보다 흔하게 발생하며(표 22.1) 다른 것은 재발될 수도 있는데(표 22.2), 이들 모두는 모체 또는 태아에게 특별한 위험을 나타낼 수 있다.

임신 동안 사용되는 어떠한 약물도 발달하는 태아에게 선천성결함을 야기할 위험이 있다. 예를 들어, 홍역-볼

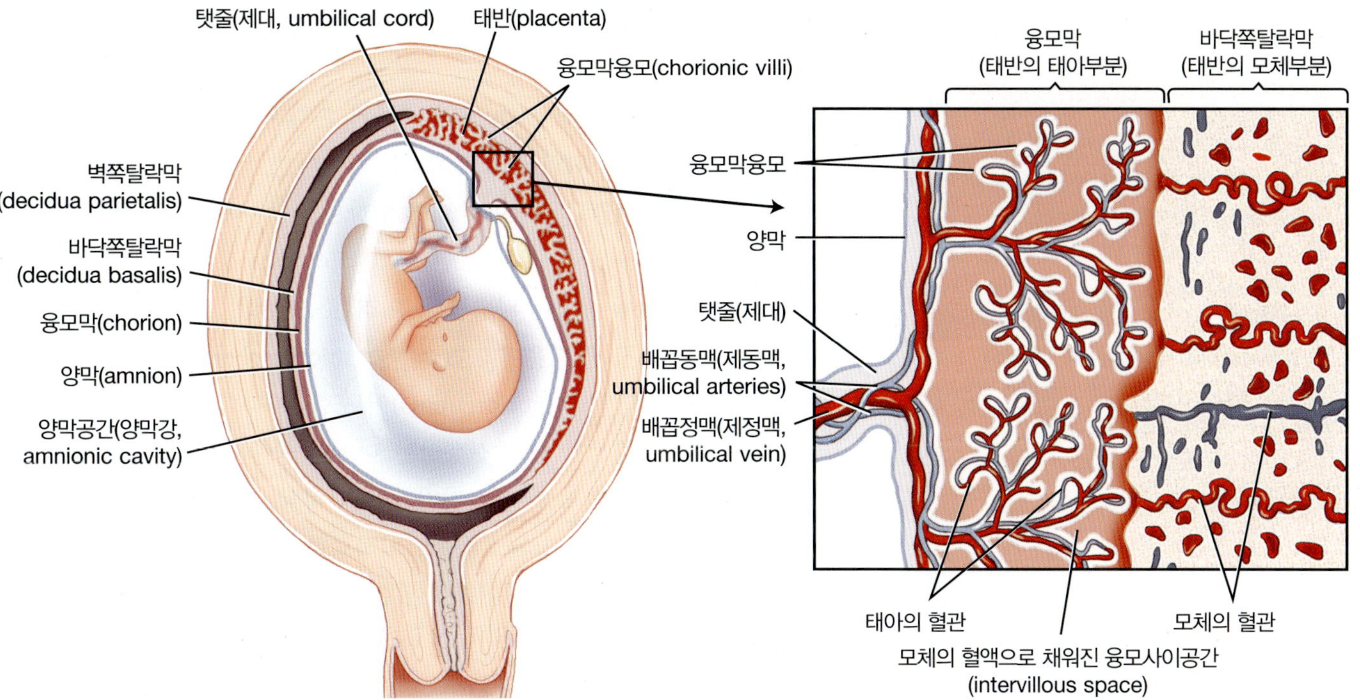

그림 22.1 태반의 모식도. 일반적으로, 태반은 모체와 태아의 혈액공급를 구분하는 효과적인 장벽으로 모체의 혈류에 존재할 수 있는 대부분의 미생물로부터 태아를 보호한다.

표 22.1 임신 동안 보다 흔하거나 보다 중증일 수 있는 감염

감염	다룬 장	설명
요로감염	제19장	방광염; 깔때기콩팥염; 비효율적인 배뇨/역류를 초래하는 방광무긴장증
말라리아	제18장	아마도 세포매개면역의 억제로 인함
바이러스성간염	제5장과 제16장	아마도 내사활동에 대한 추가적인 스트레스로 인함
인플루엔자	제15장	유행 동안 더 높은 사망률; 예방접종으로 예방할 수 있음
회색질척수염	제5장	보다 흔하게 일어나는 마비
콕키디오이데스진균증	제15장	미국남서부와 남미의 풍토성저역에서 모체사망을 야기함
칸디다증	제14장	음문질염
리스테리아증	제16장	임신여성에서 자연유산을 일으킬 수 있는 인플루엔자유사질환

표 22.2 임신 동안 재발될 수 있는 모체감염

감염	다룬 장	설명
거대세포바이러스(cytomegalovirus)	제7장	자궁목에서 탈락되고, 젖 속에 들어 있을 수 있음
단순헤르페스바이러스(herpes simplex virus)	제10장과 제12장	자궁목부위에서 복제증가
엡스타인-바바이러스(Epstein-Barr virus)	제14장	입인두에서 바이러스가 탈락됨; 항체의 역가가 증가됨
소아마비바이러스(polyomavirus)	제19장	소변에 바이러스가 존재함

거리-풍진(measles-mumps-rubella, MMR)백신은 태아의 결함과 연관되기 때문에 임신의 제1석달 동안에는 투여되지 말아야 한다. 임신과 수유는 또한 항생제요법에 문제를 일으키는데, 그 이유는 항생제가 태반을 통과할 수 있기 때문이다. 임신여성에서 항생제 테트라사이클린(tetracycline)을 사용하는 것은 소아의 치아를 착색시킬 수 있다.

3] 선천성감염

선천성장애는 그의 기원과 무관하게 출생시에 존재하는 어떤 의학적인 상태이며, 따라서 다양한 상태의 광범위한 범주를 포함한다. **선천성감염**은 임신 동안 미생물이 혈액

생명의 응용

임신 동안 감염을 예방하는 10가지 팁

1. 비누와 물로 손을 자주 씻는다.
2. 식사도구, 컵, 혹은 음식을 어린 소아와 같이 쓰지 않는다.
3. 육류는 잘 익을 때까지 굽는다.
4. 저온살균되지 않은 우유는 마시지 않는다.
5. 고양이 배변용품을 건드리거나 청소하지 않는다.
6. 야생동물이나 애완동물 그리고 그의 분변을 피한다.
7. 성매개감염에 대해 검사를 받는다.
8. 예방접종에 관해 의사에게 검사를 받는다.
9. 감염자와의 접촉을 피한다.
10. Group B 사슬알균(Group B *Streptococcus*)에 관해 의사와 상담한다.

으로 침입하여 이후에 태반을 감염시킨 다음, 태아를 감염시킬 때 발생하는 자궁내감염이다. 이러한 감염은 태아의 사망을 초래할 수 있으며, 감염이 유산을 일으키지 않았다면 이는 선천성기형을 일으킬 수 있다.

선천성거대세포바이러스감염

거대세포바이러스(cytomegalovirus, CMV)는 헤르페스비리다에(과)(family Herpesviridae)에 속하며 일반적으로 제5형 사람헤르페스바이러스(human herpesvirus 5)라고 불린다. 거대세포바이러스는 대부분의 사람에서 일생 동안 어느 때라도 감염을 일으키는 흔한 바이러스이지만 확인이 가능한 질병은 일으키지 않는다. 질병통제예방센터(Centers for Disease Control and Prevention, CDC)에 따르면, 미국에서 40세의 성인 50~80%가 거대세포바이러스에 감염되어 있다. 비록, 전염성이 대단히 크지 않다고 해도, 이는 긴밀한 접촉을 통해 사람으로부터 사람으로 확산될 수 있다. 바이러스는 소변, 침, 정액 그리고 기타 체액에 들어 있다. 또한, 감염된 모체로부터 태아로 전파될 수도 있는 거대세포바이러스는 임신 동안 전파되는 가장 흔한 바이러스이다. 질병통제예방센터는 다음과 같이 보고하고 있다.

- 150명당 약 1명이 선천성거대세포바이러스에 감염되어 태어난다.
- 750명당 약 1명이 거대세포바이러스감염으로 인한 영구적인 장애를 가지고 태어나거나 그러한 장애가 발생한다.
- 매년 약 8000명의 소아가 거대세포바이러스로 인한 영구적인 장애로 고통을 겪는다.
- 감염된 신생아의 90% 이상은 출생시에 무증상적이다.
- 출생시에 무증상인 약 5~15%의 아기가 생후 2년 안에 증상이 나타난다. 이러한 증상에는 청각소실, 낮은 지능, 작은머리증(소두증, microcephaly) 그리고 맥락망막염(chorioretinitis)이 포함된다.
- 증상이 있는 신생아는 다양한 중증도의 질환을 나타낸다. 소견에는 간지라비대, 황달, 자색반증(purpura), 작은머리증(소두증), 뇌석회화(cerebral calcification) 그리고 맥락망막염이 포함된다. 선천성거대세포바이러스감염의 가장 흔한 소견은 중추신경계통의 침범이다. 시각과 청각이 흔히 결함되며 기타의 것에는 작은머리증(소두증), 뇌실주위석회화, 중증의 정신운동지체, 사시(strabismus), 발작 그리고 저체중출산이 포함된다.

선천성풍진

선천성풍진은 임신여성이 태아발생의 핵심적인 시기 주로 임신의 첫째석달 동안 감염되는 풍진바이러스(rubella virus)의 작용에 의해 발생된다. 이 상태에는 일단의 선천성결함이 포함되는데 이의 일부는 다음과 같다.

- 심장기형
- 각막혼탁과 기타 눈의 결함
- 난청(귀먹음)
- 발달장애
- 과도한 수면
- 과민
- 저체중
- 정신지체
- 작은 크기의 머리
- 출생시의 피부발진; 혈소판감소자색반증(thrombocytopenic purpura)(블루베리머핀발진, blueberry muffin rash)

- 간비대

일반적으로, 감염된 태아는 바이러스에 대한 그 자신의 IgM을 생산하는데, 이는 신생아의 배꼽혈액(제대혈액, umbilical cord blood)과 혈액에서 검출될 수 있다. 선천적으로 감염된 일부의 아기는 생의 후반기에 인슐린의존당뇨병이 발생한다. 선천성풍진의 주된 위험인자는 예방접종을 받지 않은 임신여성이 풍진에 걸린 사람과 접촉할 때이다(풍진은 독일홍역이라고도 부름; 제5장 참조).

선천성매독

선천성매독은 스피로헤타 매독균(*Treponema pallidum*)에 의해 발생되며 이는 태아발생 동안 혹은 출생시에 감염된 모체로부터 태아로 전달된다. 감염된 태아의 약 50%는 출생 바로 직전이나 출생후에 사망한다. 감염된 신생아에서의 증상은 다음과 같은 것이 포함된다.

- 체중이 늘지 않음
- 발열
- 과민
- 콧대가 없음[안장코(saddle nose)]
- 초기발신: 손바닥과 발다닥의 작은 물집
- 후기발진: 얼굴, 손바닥 그리고 발바닥에서 구리빛의 편평하거나 덩이가 진 발진
- 입, 생식기 그리고 항문에서의 발진
- 중증의 선천성폐렴
- 콧물

임신여성이 매독에 감염된 것으로 확인되는 경우 페니실린(penicillin)이 포함되는 적절한 치료용법은 신생아에서의 선천성매독발생을 효과적으로 억제할 수 있다. 페니실린(penicillin)에 알레르기가 있는 환자는 전체 치료를 시작하기 전에 민감소실(탈감작)시킬 수 있다.

선천성톡소플라스마증

톡소플라스마증은 기생충 톡소플라스마곤디이(*Toxoplasma gondii*)에 의해 발생된다. 이 미생물은 생고기에서 발견될 수 있으며 그리고 고양이분변과 오염된 토양에 흔히 존재한다. 톡소플라스마곤디이(*T. gondii*)의 생활사는 그림 22.2에 예시하였다. 톡소플라스마증이 남성과 여성에서 흔하다고는 해도, 임신 동안의 감염은 선천성톡소플라스마증을 일으킬 수 있는데 이는 아기의 눈, 신경계통, 피부 그리고 귀를 손상시킬 수 있다. 신생아에서의 임상소견은 다음과 같은 것이 포함된다.

- 경련
- 작은머리증(소두증)
- 맹락망막염
- 간지라비대
- 황달
- 물뇌증(수두증, hydrocephaly)(후기)
- 정신지체(후기)
- 시각결함(후기)

흔히, 출생시에는 아무런 비정상도 확인되지 않지만, 생후 10대나 20대에 건강상의 문제가 명확해진다. 톡소플라스마증을 예방하기 위해 임신여성은 고양이화장실을 청소하지 말며 고양이 배설물과 접촉할 수 있는 구역을 피하고 고기는 잘 익을 때까지 구워먹어야 한다. 교차감염도 피해야 한다. 임신한 산모에 대한 치료는 대개 스피라마이신(spiramycin)으로 가능하며 임신 동안 진단된 태아감염은 피리메타민(pyrimethamine)과 술파디아진(sulfadiazine)으로 치료될 수 있다. 질병통제예방센터(CDC)가 권고하는 선천성톡소플라스마증의 예방법은 박스 22.1에 나열하였다.

선천성사람면역결핍바이러스감염

사람면역결핍바이러스(human immunodeficiency virus, HIV)의 선천성감염은 불량한 체중증가, 패혈증에 대한 감수성, 발달지체, 림프구성폐렴, 입안의 아구창, 림프절종대, 간지라비대, 설사 그리고 폐렴의 임상증상을 나타낸다. 일부의 신생아는 생후 1세에 후천성면역결핍증후군(AIDS)이 발생한다. 감염의 대부분은 임신후기 동안에 발생하거나 분만 동안에 발생하며; 임신 동안 항레트로바이러스제를 사용하여 HIV 부하를 감소시키면 전파율이 낮아질 수 있다. 제왕절개를 선택하고 모유수유를 피함으로

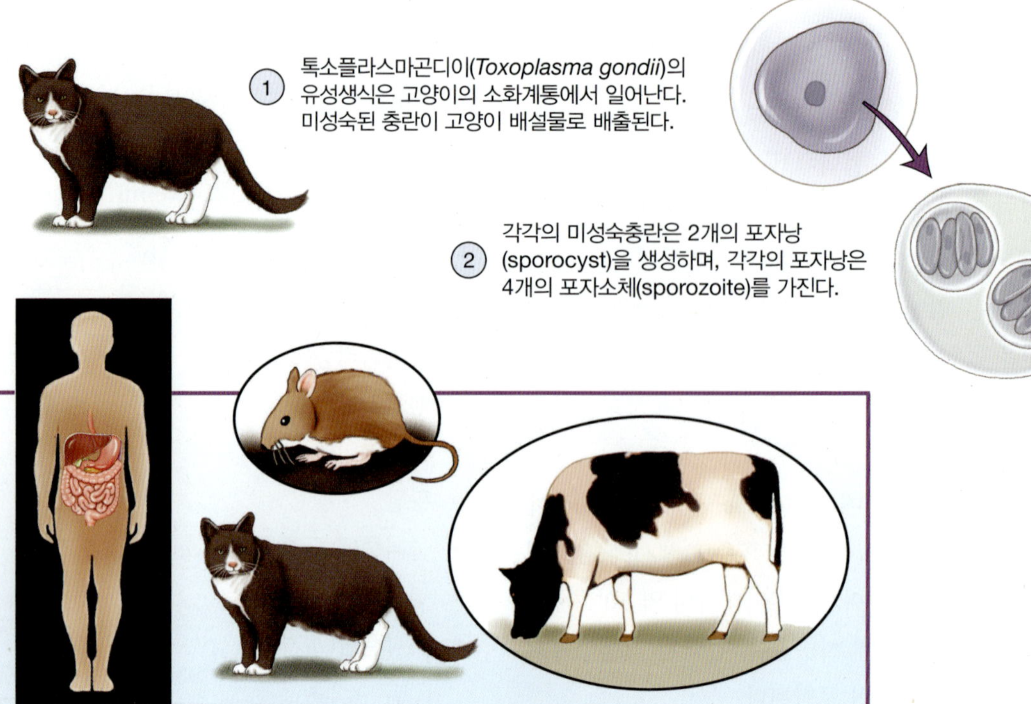

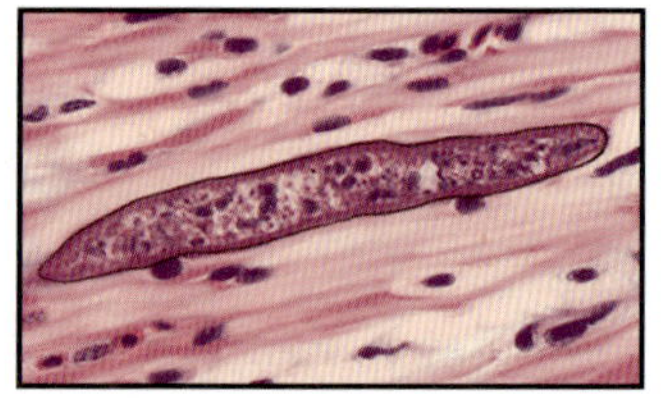

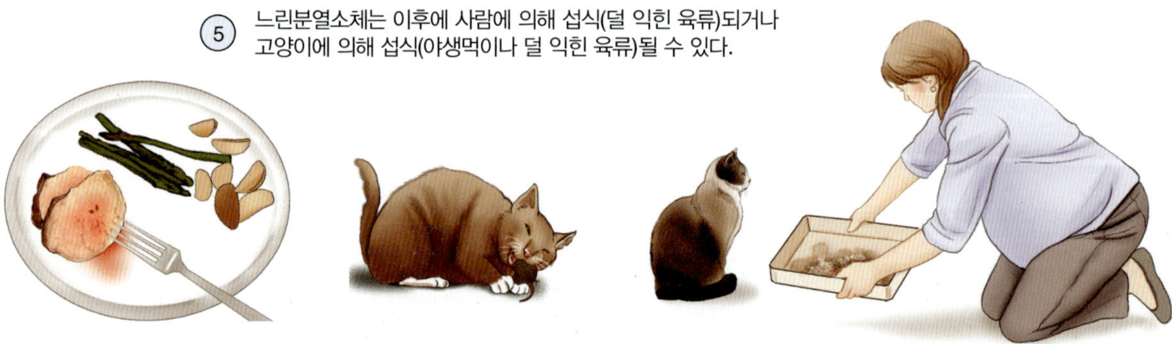

그림 22.2 톡소플라스마곤디이(*Toxoplasma gondii*)의 생활사.

써 감염의 위험을 줄일 수도 있다. HIV 양성인 산모에서 아기가 태어난 후, 미국보건복지부(U.S. Department of Health and Human Services)가 추천하는 의료서비스와 지원서비스는 박스 22.2에 나열하였다. 개발도상국의 경우, HIV 양성산모에서 태어나는 신생아의 약 1/4이 감염된다.

질감염

세균성질증(bacterial vaginosis, BV)이라 알려진 일반적인 질감염은 질의 정상세균무리가 균형을 잃은 것이다

박스 22.1 선천성톡소플라스마증의 예방을 위한 질병통제예방센터(CDC)의 권장사항

- 톡소포자충(*Toxoplasma*)을 죽이기에 충분한 안전한 온도로 고기를 요리한다.
- 과일과 야채는 껍질을 벗기거나 세척한 후에 섭취한다.
- 생고기, 가금류, 해산물, 혹은 씻지 않은 과일이나 야채와 접촉되었던 조리대와 식기를 세척한다.
- 임신여성은 고양이화장실의 청소를 피한다. 만일 아무도 도와주는 사람이 없으면 장갑을 사용할 필요가 있으며 이어서 손을 철저하게 씻는다.
- 고양이에게 날고기나 조리되지 않은 육류를 먹이지 않는다. 감염된 먹이를 잡아먹고 톡소포자충(*Toxoplasma*)에 걸리는 것을 막기 위해 고양이는 안에서 키운다.

CDC, Centers for Disease Control and Prevention.

박스 22.2 HIV 양성산모에서 출생한 아기에 대한 추가치료

- 통상적인 의료치료
- HIV 전문치료
- 가족계획서비스
- 정신건강서비스
- 물질남용치료
- 증례관리

HIV, 사람면역결핍바이러스(human immunodeficiency virus).

(제20장 참조). 세균성질증과 함께, 가드네렐라바지날리스(*Gardnerella vaginalis*), 미코플라스마호미니스(*Mycoplasma hominis*) 그리고 박테로이데스(*Bacteroides*)를 포함하는 무산소세균의 수가 증가된다. 비록, 이러한 세균이 질의 정상균무리라고는 하지만 이들이 정상적인 유산균(*Lactobacillus*)무리의 수를 압도할 때에는 문제를 일으키게 된다. 세균성질증을 가진 임신여성은 질감염이 없는 여성에 비해 저체중인 미숙아를 출산하기가 더 쉽다.

원생동물 질편모충(*Trichomonas vaginalis*)에 의한 질감염 역시 조기분만과 조산과 연관되고 있다. 기생충은 성매개되며 감염이 질로부터 자궁으로 확산될 수 있음을 시사하고 있다. 질병통제예방센터(CDC)에 따르면, 처방약물 메트로니다졸(metronidazole)이 임신여성의 편모충증을 치료하기 위해 사용될 수 있지만; 일부의 연구는 치료 후에 조산을 증가시키는 것으로 나타난다. 편모충증은 또한 질내의 pH 균형을 변화시키는데 이는 이후에 세균성질증을 일으킬 수 있다.

칸디다알비칸스(*Candida albicans*)에 의해 일어나는 질효모감염은 임신 동안 매우 흔하지만 감염은 대개 자궁을 침범하지 않으며 따라서 신생아에게 해를 주지 않는다. 플루콘아졸(fluconazole)로 질내치료를 하는 것이 경구용보다 더 선호되는데, 그 이유는 경구로 투여된 약물이 혈류로 들어가게 될 것이기 때문이다. 1회 용량의 플루콘아졸(fluconazole)이 태아에게 해를 입히는 것으로 나타나지 않는다 해도, 연속적인 고용량은 선천성결함을 야기할 수 있다.

2 영아와 소아
Infants and Children

출생전후감염으로 인해 영아와 어린소아에서 많은 감염과 질환이 발생한다고 해도 생후 1~2주 동안에 기타의 감염이 신생아에게 전파될 수 있다.

1] 신생아와 소아의 면역계통

신생아의 면역계통은 성숙되지 못했으며 흔히 효과적인 면역반응을 일으킬 수 없다. 출생시와 다음 수 개월 동안 신생아는 출생전에 태반을 통해 받은 수동항체 그리고 출생후의 **초유(colostrum)**와 모유에 의존한다. 태반을 통과할 수 있는 항체는 IgG이다. IgG 이외에도, 초유와 모유는 또한 다양한 백혈구와 함께 IgA(제13장 참조)도 포함한다. 산모가 그녀의 환경에 대한 **면역**을 나타내는 이러한 수동항체는 모체의 순환계에서 순환하는 것들과 동일하다. 그러므로, 신생아는 대개 그들의 가정에 있는 미생물에 대항하는 항체를 가지고 있다. 하지만, 산모의 면역계통이 약화되거나 손상되면 아기에게 더 적은 수의 항체를 전달할 것이며 아기는 더 적은 수동항체를 가지게 되고 따라서 면역계통이 더 약화될 것이다.

산모의 자궁이 신생아에게 어떤 보호를 제공한다고 해도, 이는 산모가 항체를 생성하도록 만든 미생물을 포함하며 신생아는 새로운 노출에 대해 즉각적으로 방어하지 못하게 될 것이다. 신생아에 대한 가장 큰 위험을 가진 감염병은 산모가 항체를 갖지 않은 미생물에 의해 야기되며; 따라서 산모는 아기에게 수동면역을 전달해 줄 수가 없다. 병원환경은 흔히 항생제에 대해 내성이 생긴 세균을 포함하는데[제12장 의료관련(병원내)감염 참조], 이는 만일 신생아가 감염된다면 수많은 문제를 일으킬 수 있다.

신생아의 면역계통은 출생후 그의 새로운 환경에 있는 항원의 자극에 반응하여 곧 IgM을 합성하기 시작한다. 출생 약 6일후, IgM의 혈청농도가 가파르게 상승하며 이러한 상승은 생후 1세 무렵에는 성인의 수치에 도달된다. 모체의 수동 IgG가 첫 6개월 동안 감소되면서, 신생아의 IgG 합성률이 증가한다. 게다가, 예방접종은 특정의 감염병에 대한 신생아의 면역계통을 자극시킨다. 모든 병원에서 예방접종계획이 이용가능하다. 백신은 특정의 미생물, 그의 독소, 혹은 병의 증상에 대항할 수 있다. 소아가 보육원에 들어가거나 후에 입학을 하기 위해 특정의 예방접종이 필요할 수 있다. 소아기 동안 소아는 다양한 미생물, 질환 그리고 질병에 노출되며 따라서 기능적인 면역계통을 능동적으로 발달시키게 된다.

2] 영아와 소아의 흔한 미생물감염

피부감염

출생 동안 피부는 정상균무리에 의해 집락화된다. 사람의 정상피부균무리는 나이에 따른다. 예를 들어, 작은알균(micrococci)은 성인의 피부에서보다 신생아와 소아에서 더 두드러진다. 피부감염은 전염성미생물에 노출되는 신생아기와 학령기 이전의 소아기 동안 흔하게 일어난다. 피부의 감염에 대해서는 제14장에서 자세히 설명하였다.

- **깊은털집염(deep folliculitis):** 이 상태는 광범위하게 넓은 부위 특히 신생아와 어린소아의 머리덮개(두피)를 포함할 수 있다.
- Group II 포도알균에 의해 일어나는 **포도알균화상피부증후군(staphylococcal scalded skin syndrome)**은 성인보다 신생아에서 더 흔한다.
- **고름딱지증(농가진, impetigo):** 임상소견, 세균소견 그리고 조직학적인 소견을 바탕으로 각기 다른 3종류의 고름딱지증(농가진)이 확인되고 있다. 신생아의 경우, 가장 흔한 종류가 황색포도알균(*Staphylococcus aureus*)에 의한 신생아고름딱지증(신생아농가진, impetigo neonatorum)이다. 이는 고도로 전염성인 병이며 아기방에서 심각한 문제가 된다. 이 질병은 대개 출생후 4~10일 사이에 발생되며 즉시 치료되지 않으면 아기방에서 유행을 초래할 수 있다. 고름딱지증(농가진)은 또한 나이가 든 소아에서도 흔하며 대개 심각하지는 않지만; 만일 보육시설에 나가는 아이라면 항생제요법을 받은 후 대개 항생제요법이 시작된 24시간 후에 보육원에 나갈 수 있다.

기타 신생아감염

- **Group B 사슬알균(Group B streptococcal, GBS)병:** Group B 베타용혈성사슬알균(Group B beta-hemolytic streptococci)과 그람음성 막대균의 감염은 아기방에서 교차감염으로 걸리게 되거나 출산 동안 산모에 의해 전파될 수 있다. Group B 사슬알균(GBS)에 의해 야기되는 가장 흔한 질병의 일부는 패혈증, 폐렴 그리고 수막염이다(제18장 참조).
- **단순헤르페스(herpes simplex)**는 입술헤르페스(cold sores)에 걸린 성인으로부터 감염될 수 있다.
- **대장균(*Escherichia coli*)**은 가장 흔하게 신생아를 감염시키며 요로감염, 패혈증, 수막염 그리고 폐렴을 일으킬 수 있다.
- **포도알균결막염(Staphylococcal conjunctivitis)**(눈병, sticky eye)은 성인보균자의 코와 손가락에 있는 포도알균이 신생아를 오염시킴으로써 발생될 수 있다.

소아의 감염

소아는 10세가 될 때까지 특히 보육원과 초등학교에서 다양한 미생물과 끊임 없이 접하게 된다. 소아에서 흔하게 발생하는 감염의 일부를 아래에 정리하였으며 더 많은 정보는 질병통제예방센터(CDC)의 웹사이트(www.cdc.gov/ncidod/diseases/children/diseases.htm)에서 찾을 수 있다.

- 고름사슬알균(*Streptococcus pyogenes*)에 의해 야기되는 인후통(*sore throat*)(인두염, *pharyngitis*)은 합병증을 일으킬 수 있다(제15장 사슬알균감염 참조).
- 류마티스열(*rheumatic fever*)은 단독으로는 발생하지 않는 소아병이다. 이는 항상 다른 사슬알균감염에 이어서 발생한다[제15장 의학적인 사건: 패혈성인두염의 합병증(류마티스열) 참조].
- 성홍열(*scarlet fever*)은 한때는 심각한 소아병이었지만 현재는 치료가 가능하다(제15장 성홍열 참조).
- 가운데귀염(중이염, *otitis media*)과 기타 귀의 감염.
- 수두(*chickenpox*): 수두대상포진바이러스(varicella-zoster virus)에 의한 질병이며 가려운 피부발질을 일으킨다(제5장 참조). 예방접종이 이용가능하다.
- 풍진(rubella): 독일홍역은 바이러스성호흡기감염이며 질병통제예방센터(CDC)는 소아에게 예방접종을 실시할 것을 권장하고 있다.
- 감기(*common cold*): 사람파라인플루엔자바이러스(human parainfluenza viruses)에 의해 일어난다(제5장 참조).
- 볼거리(유행귀밑샘염, *mumps*)과 홍역(*measles*): 둘 모두는 백신으로 예방이 가능한 질병이다(제5장 참조).

3 젊은성인
Young Adults

젊은성인에서 일어나는 감염의 대부분은 중년과 노인에서도 발생할 수 있다. 다음 절에서 나열되는 감염은 대학교 생활 동안에도 흔하게 발생된다.

1] 젊은성인의 면역계통

젊은성인의 면역계통은 활발하며 일반적으로 소아병의 대부분, 다양한 감기바이러스 그리고 그 사람이 노출되었거나 그에 대해 면역접종을 받은 기타의 미생물에 대한 방어를 가지고 있다. 젊은성인의 대사는 일반적으로 높으며; 따라서 젊은성인기 동안 면역계통의 세포를 포함하는 새로운 세포를 왕성하게 생산한다. 하지만, 젊은성인이 겪게 되는 환경이 변하기 때문에 면역계통은 여전히 주된 도전에 직면한다. 또한, 사춘기 이후에는 T 림프구의 성숙을 위해 기능하는 가슴샘이 어떤 위축을 보이기 시작한다(제13장 참조).

2] 젊은성인에서의 흔한 미생물감염

감염단핵구증

감염단핵구증(infectious mononucleosis)은 엡스타인-바 바이러스(Epstein-Barr virus)에 의해 야기되며 특히 고등학생 동안의 청소년에서 흔히 발생한다. 이는 또한 주로 고등학생 나이의 청소년에서 발생하기 때문에 "키스병(kissing disease)"이라고도 부른다. 흔히, 이 바이러스는 물컵, 물병, 혹은 식기를 공유함으로써 전파된다. 더 많은 정보는 제18장 감염단핵구증 그리고 생명의 응용: "키스병"을 참조하라.

성매개감염

성매개감염(sexually transmitted infection, STI)은 성매개질환(sexually transmitted disease, STD)이라고도 부른다. 매년 미국에서는 약 1900만명의 신규 성매개감염자가 발생하며 이들의 거의 50%는 15~24세의 젊은성인이다. 경각심을 갖게 하는 노력에도 불구하고 선진국 중에서 미국이 가장 높은 성매개감염율을 보이고 있다. 대학생에게 흔한 성매개감염은 다음과 같은 것이 있다.

- 클라미디아(Chlamydia)
- 임질(gonorrhea)
- 헤르페스(herpes)
- 사람유두종바이러스(human papillomavirus, HPV)
- 매독(syphilis)
- B형 간염바이러스(hepatitis B virus)
- C형 간염바이러스(hepatitis C virus)
- 사람면역결핍바이러스(HIV)

대학생의 대부분은 성적으로 활발해 있거나 활발하며 많은 학생들이 여러 상대자를 가졌을 수 있어 성매개감염에 대한 위험이 증가되고 있다. 클라미디아, 임질 그리고

의학적 사건

청소년과 젊은성인에서의 HIV 감염

미국보건복지부는 미국의 13~24세 사이의 청소년과 젊은성인에서 HIV/AIDS의 발생과 영향에 관한 우려가 높다고 발표하였다. 2012년, 질병통제예방센터(CDC)는 이 나이대의 사람들 사이에 10,291명의 AIDS 환자가 있다고 보고하였다. 유행이 시작된 이래 AIDS에 걸린 10,000명 이상의 청소년과 젊은성인이 사망했다. 감염과 AIDS의 발병 사이의 평균 간격이 10년이기 때문에, AIDS를 가진 대부분의 성인은 청소년기 혹은 젊은성인기에 감염되었을 것이다. 이러한 젊은 HIV 감염자의 대부분은 성교를 통해 바이러스에 노출된다. 또한, 신생아기에 감염된 소아의 수가 증가하고 있으며 현재 청소년기가 될 때까지 생존하고 있다.

AIDS, 후천성면역결핍증후군(acquired immunodeficiency syndrome); *CDC*, 질병통제예방센터(Centers for Disease Control and Prevention); *HIV*, 사람면역결핍바이러스(human immunodeficiency virus).

사람유두종바이러스의 비율이 청소년여성에서 가장 높다. 특정의 성매개감염에 관한 내용은 제21장을 참조하라.

인플루엔자

청소년과 대학생은 사망을 초래하게 되는 대개 심각한 인플루엔자에 대해 위험이 높다고 간주되지 않는다. 하지만, 밀집된 기숙사에서 생활하기 때문에, 이들은 쉽게 감염을 전파시킬 수 있다. 또한, 이러한 집단의 천식환자, HIV 환자 그리고 임신여성과 같은 일부는 심각한 감염의 높은 위험을 가진다. 많은 대학교에서 고위험자뿐만 아니라 인플루엔자로 아프기 싫어하는 사람들을 위한 인플루엔자 예방접종이 가능하다. 예방접종은 병의 확산을 크게 줄였고 학생들이 결강하는 날수를 줄여 준다. 인플루엔자에 대한 더 많은 내용은 제15장을 참조하라.

수막알균병

수막알균병(meningococcal disease)은 수막염균(*Neisseria meningitidis*)에 의해 발생할 수 있으며 산발성질병과 돌발질병 모두를 일으킬 수 있다. 질병통제예방센터(CDC)에 따르면, 수막염균(*N. meningitidis*)은 미국내 소아와 젊은성인에서 세균성수막염의 주된 원인이 되고 있다. 보다 많은 내용은 제17장 수막알균수막염과 생명의 응용: 수막염: 기숙사병?을 참조하라.

3] 일반적으로 젊은성인이 노출되는 환경

청소년기 동안, 많은 사람은 성적으로 활발하게 되어 스스로가 성매개미생물에 노출된다. 이러한 많은 미생물은 감염을 일으키고 증상을 나타내며, 이의 일부는 무증상적으로 되기도 한다(제21장 참조).

많은 젊은성인들은 등교하거나 군복무를 하면서 대개 밀집된 기숙사(막사)에서 생활하는데 이는 일부가 잠재적으로 병원성인 다양한 미생물을 위한 번식지가 될 수 있다. 학교가 파한 뒤에 대학생은 일자리로 가게 되는데, 그곳에서 다시 한번 새로운 미생물에 노출되어 면역계통이 공격을 받아 활발하게 항체를 생산하게 된다[제13장 능동(체액)면역 참조]. 새로운 미생물환경에 대한 또 다른 노출가능성은 많은 젊은성인들이 참여하는 해외여행을 포함하는 여행 동안에 접하게 된다.

4 노인
Older Adults

미국인은 빠르게 노화되고 있으며 질병통제예방센터(CDC)의 보고서 "2013 미국내 노화와 건강상태(The State of Aging and Health in America 2013)"가 출간되었다. 보고서에 따르면, 2030년에는 65세 이상인 미국인의 수가 7200만명에 달해 미국인의 약 20%를 차지하게 된다. 이는 이 노인집단의 건강을 지키려는 의료서비스에 문제를 일으킬 것이다. 노화되는 신체에 대한 기타의 건강문제 외에도, 젊은성인에 비해 노인에서는 미생물이 다르게 상호작용한다는 점을 이해하는 것이 중요하다.

생명의 응용

"신임교사"

젊은성인이 "새로운" 미생물환경에 노출되는 좋은 예가 보육원, 유치원, 초등학교 그리고 그 이상을 포함하는 교사이다. 특히, 어린소아를 상대할 때, 이러한 사람들은 모든 감기와 소아병에 노출된다. 신임교사가 많은 시간 아픈 것은 이상한 일이 아니다. 좋은 소식은 교사생활을 몇 년 한 후에 있게 되는데, 젊은교사의 건강한 면역계통은 대개 많은 이러한 미생물에 대해 면역이 생기며 반의 학생 전부가 아프다 해도 교사는 자주 아프지 않게 될 것이다.

1] 노인에서의 면역계통

노화는 면역기능을 감소시키며 이는 감염병에 대한 감수성을 증가시킬 뿐만 아니라 병후의 회복도 지연시킨다. 이러한 진행성의 면역계통기능부전은 **면역노화(immune senescence)**라고 부른다. 일반적으로 변화는 경미하여 대부분의 사람들은 그를 인식하지 못한다. 노인은 감염이 없어지지 않거나 중증으로 될 때 그들의 면역계통이 점점 더 감염과 싸우지 못한다는 것을 알게 된다. 예를 들어, 청소년기 혹은 젊은성인기에 결핵에 감염된 사람은 증상이 나타나지 않다가 면역계통이 약화된 노인이 된 후에야 나타날 수 있다.

노화된 면역계통은 흔히 자기 몸세포와 이물질 사이를 감별하는 능력이 덜해지며 자신의 몸세포의 일부를 공격하기 시작한다. 이는 노화 동안 더욱 흔해지게 되는 자가면역질환(autoimmune disorders)(제13장 참조)을 일으킨다. 면역계통은 암세포, 침입미생물 그리고 기타 이물질을 파괴하는 역할을 한다. 노화된 면역계통은 그렇게 할 능력이 떨어지는데 이는 노인집단에서 암의 발생이 증가하는 이유를 설명해 준다. 면역계통의 활성이 감소되기 때문에 알레르기반응도 감소된다.

2] 노인에서 흔한 미생물감염

노인집단에서 감염병이 심각하게 우려된다. 65세 이상인 노인의 모든 사망에서 감염병이 1/3을 차지한다. 이는 부분적으로 면역계통의 반응감소로 인할 뿐만 아니라 감염의 징후와 증상이 노인집단에서는 다르기 때문에 조기진단에 문제가 있기 때문이다. 젊은성인에서는 감염의 전형적인 지표가 발열과 림프구증가증인데 이는 노인감염환자에서는 전혀 없거나 빈도가 떨어진다. 중증감염된 노인환자의 60%에서 백혈구증가증이 발생되지만 그것이 없다고 해서 본질적으로 감염이 배제되지는 않는다. 또한, 일반적으로 허약한 노인은 체온반응이 불량하며 발열반응이라 간주될 수 있을 체온도 그들의 정상 기준선에서 약 1.1°C만 증가된다. 그러므로, 체온이 약간만 상승해도 이는 미생물에 감염된 것을 나타내기가 쉬우며 이는 심지어 생명을 위협할 수도 있다. 가장 흔한 감염에는 다음과 같은 것이 있다.

- 폐렴
- 인플루엔자
- 요로감염
- 피부감염

폐렴

폐렴(제15장 참조)은 모든 나이대에서도 발생할 수 있지만 이는 노인에서 더 흔하게 발생하며 보다 더 중증일 수 있다. 폐렴은 특히 입원하거나 기타 의료시설에서 상주하는 노인에서 가장 흔하고 심각한 건강문제의 하나이다. 이는 장기적인 중증질환후의 종말 사건이며 이 나이대에서 감염으로 사망하게 되는 주된 원인이다. 이 나이대에서 폐렴이 발생하게 되는 주된 위험인자는 다른 중증질환이 있거나 인플루엔자와 같은 선행질환의 결과일 수 있다. 증례의 30~50%는 감염병원체가 확인되지 않으며; 질병을 일으키는 가장 흔한 확인가능한 미생물의 목록은 다음과 같다.

- 폐렴사슬알균(*Streptococcus pneumoniae*)은 폐렴알균 폐렴을 일으키며 노인에서 공동체획득폐렴의 가장 흔한 세균성원인이다. 65세 이상인 노인은 젊은 사람의 경우에 비해 3~5배 더 사망률이 높다. 약물내성균주는 약물내성사슬알균폐렴(drug-resistant *Streptococcus pneumonia*, DRSP)병을 일으키며, 노인은 매우 높은 감수성을 가진다(제15장 약물내성사슬알균폐렴병 참조).
- 노인에서 발생하는 폐렴의 8~20%는 인플루엔자균(*Haemophilus influenzae*)이 일으키며, 만성기관지염을 가진 노인에서 가장 흔하게 발생한다.
- 레지오넬라(종)(*Legionella* species): 이 세균에 대한 감수성은 노화와 함께 증가된다.
- 그람음성막대균(gram-negative bacilli)은 의료시설환경에서 가장 흔하며 크레브시엘라(*Klebsiella*), 녹농균(*Pseudomonas aeruginosa*), 엔테로박터(종)(*Enterobacter* species), 프로테우스(종)(*Proteus* species), 대장균(*Escherichia coli*) 그리고 기타가 포함된다. 그람음성

막대균은 흔히 중증환자의 인두에서 집락화되며 모든 배양진단폐렴의 약 40~60%를 차지한다.

- 노인에서 무산소균(anaerobic bacteria)은 공동체획득 감염의 20% 그리고 병원내폐렴증례의 31%를 일으킨다. 이러한 미생물은 대개 노인 특히 약물이나 의학적인 조건으로 인해 의식의 변화가 일어난 노인에서 흡입으로 병을 일으킨다. 관련되는 미생물은 푸소박테륨누클레아툼균(*Fusobacterium nucleatum*), 펩토사슬알균(peptostreptococci), 펩토알균(peptococci) 그리고 박테로이데즈프라길리스(*Bacteroides fragilis*)일 수 있다.
- 폐렴을 일으키는 바이러스에는 인플루엔자바이러스(influenza virus)와 파라인플루엔자바이러스(parainfluenza virus), 호흡기융합바이러스(respiratory syncytial virus) 그리고 때로 아데노바이러스(adenovirus)가 포함된다.

인플루엔자

인플루엔자는 인플루엔자바이러스(influenza viruses)의 하나에 의해 발생하며 몸 전체에 영향을 미치지만 가장 분명한 효과는 기도에 대한 것이다(제15장 참조). 인플루엔자는 모든 나이대의 사람들에게 영향을 미치지만 특히 노인에서 심각하다. 평년에 인플루엔자는 2만명을 사망하게 하였으며 사망자의 80% 이상은 노인이 차지한다. 모든 노인에 대해서는 인플루엔자예방접종이 권장된다. 노인집단에서는 일반적으로 폐렴과 중증기관지염이 인플루엔자와 동반되며 중증도의 비율은 나이와 함께 증가된다. 폐렴이 원발성인플루엔자, 기타 바이러스감염(예, 감기), 혹은 속발성세균감염으로 인할 수 있다.

요로감염

노인에서 요로감염은 흔한 문제이다. 흔히 임상증상이 비정형적이기 때문에 진단, 예방 그리고 치료가 문제가 될 수 있다. 게다가, 숙주방어는 나이와 함께 감소된다. 노인에서 요로감염의 일반적인 위험인자는 박스 22.3에 정리하였다. 요로감염에 대한 보다 자세한 내용은 제9장을 참조하라.

박스 22.3 노인에서 요로감염의 위험인자

- 위축성요도염
- 위축성질염
- 전립샘암
- 카테터사용
- 만성세균성전립샘염
- 비뇨생식기문제
- 콩팥주위고름집
- 전립샘비대
- 요로전환술
- 요도협착

피부감염

피부와 피부모양은 노화와 함께 변화된다. 이러한 변화에는 건조, 위축 그리고 세포대체감소, 장벽기능의 면역반응감소, 열조절감소 등이 포함된다. 이러한 변화는 헤르페스바이러스감염(예, 수두대상포진바이러스와 단순헤르페스바이러스), 연조직염, 얕은연조직염(단독, erysipelas), 괴사근막염(necrotizing fasciitis), 고름딱지증(농가진), 털집염(모낭염, folliculitis), 종기증(furunculosis), 칸디다증 그리고 다양한 발진이 포함되는 다양한 피부감염을 일으킨다. 다양한 피부감염에 관한 더 자세한 내용은 제14장을 참조하라.

3] 미생물병의 감수성에 영향을 주는 요인

생물학적, 문화적 그리고 사회적인 요인 모두가 노인 사이에서 감염의 감수성에 영향을 미친다. 생물학적인 요인에는 방어기전이 감소하고 피부가 얇아지며 땀샘의 활성이 줄어들고, 소변흐름이 약해지는 등의 것들이 포함된다. 이러한 요인 모두는 미생물이 감염과 질병을 일으키기 쉽도록 만든다. 감염에 감수성을 갖도록 만드는 다른 용인은 심장질환과 당뇨병과 같은 만성질환이다.

선진국에서, 노인은 양호한 의료에 더 많이 접하게 되며 따라서 후진국보다 미생물병에 대한 감수성이 덜하다. 각기 다른 생활습관과 행동방법 역시 감염병에 대한 노인

건강관리의 응용

노인에서의 폐렴*

미생물	설명	치료
폐렴사슬알균(*Streptococcus pneumonia*)	공동체획득, 사람대 사람접촉, 혹은 흡입	페니실린(penicillin), 제1세대 세팔로스포린(cephalosporin), 마크롤리드(macrolide), 플루오로퀴놀론(fluoroquinolone)
인플루엔자균(*Haemophilus influenza)*	주로 만성기관지염을 가진 환자에서 발생; 에어로졸에 의해 전파됨	세푸록심(cefuroxime), 제3세대 세팔로스포린, 트리메토프림-술파메톡사졸(trimethoprim-sulfamethoxazole), 레보프록사신(levofloxacin)
레지오넬라(종)(*Legionella* spp.)	나이와 함께 감수성이 증가됨; 재향군인회병(Legionnaire's disease)	리팜핀(rifampin)과 병용하거나 병용하지 않는 에리트로마이신(erythromycin), 새로운 마크롤리드, 플루오로퀴놀론
녹농균(*Pseudomonas aeruginosa)*	의료시설; 중증질환자의 인두뒤에서 집락화	항슈도모나스 페니실린(antipseudomonal penicillin) 혹은 세프타지딤(ceftazidime) + 아미노글리코시드(aminoglycoside)
무산소균(anaerobic bacteria)	공동체획득과 병원내감염; 대개 흡인에 의한 결과로 발생	페니실린 혹은 클린다마이신(clindamycin)
A형 인플루엔자바이러스(influenza A virus)	인플루엔자-노인에서 폐렴의 가장 중요한 원인	아만타딘(amantadine)이나 리만타딘(rimantadine) 그리고 항생제

* 제15장, 건강관리의 응용: 폐렴 참조

의 감수성에 중요한 역할을 가진다. 미국에서 감염병에 대한 감수성에 영향을 미치는 사회적인 요인에는 나이를 먹는 것이 포함되며 이는 어떤 나이와 관련되는 질병의 발생률을 증가시키고 이는 또 노인집단에서 감염에 대한 감수성을 증가시키게 된다. 많은 노인이 병원/의료환경 혹은 요양원에서 더 많은 시간을 보내며 따라서 병원내감염의 감수성을 더 많이 갖게 된다.

요약 Summary

- 미생물은 다양한 요인 때문에 서로 다른 방식으로 사람의 다양한 나이집단에 영향을 미치는데, 가장 중요한 것 중의 하나가 면역계통의 기능적인 능력이다.
- 임신 동안 혹은 출산 동안 모체에서 아기로 전달될 수 있는 미생물병은 출생전후감염이라 부른다. 이들의 많은 것이 출생후에 명확하게 발현된다.
- 선천성장애는 기원과 무관하게 출생시에 존재하는 어떤 의학적인 상태이다. 반면, 선천성감염은 임신 동안 혈액으로 미생물이 침입하여 태반을 감염시키고 결국 태아를 감염시키는 경우의 자궁내감염이다.
- 영아에서의 많은 감염과 질병은 출생전후감염으로 인하지만 다른 경우에는 생후 1~2주 동안 신생아에게 전파될 수 있다.
- 영아의 면역계통은 성숙되지 못했으며 미생물에 대한 그의 방어는 임신과 수유 동안 산모로부터 전해진 수동항체에 의존한다.
- 보육원, 유치원 그리고 초등학생 동안 유소년은 다양한 미생물, 감염, 질병에 노출되는데 이의 모두는 면역계통을 자극하여 성숙시킨다. 예방접종 역시 이러한 과정에서 중요한 역할을 한다.
- 젊은성인기에 발생하는 감염의 대부분이 중년기와 노년기에서 발생된다고 해도, 단핵구증과 성매개감염과 같은 특정의 감염은 주로 청소년기와 대학생나이대의 사람들에서 보다 흔하게 발생된다.
- 일반적으로, 젊은성인의 면역계통은 이전에 노출되었던 모든 미생물에 반응할 수 있다. 하지만, 대학교, 군대, 혹은 직장환경에 접하게 되면서 새로운 미생물환경은 젊은성인의 면역계통을 자극하여 더 많은 항체를

만들게 한다.

- 미국뿐만 아니라 전세계적으로 65세 이상의 노인이 계속하여 증가되고 있다. 이러한 집단에서 크게 우려되는 것은 다양한 감염병이다.
- 노화된 면역계통의 점진적인 감소나 기능부전은 면역노화라고 부르며 이는 노인에서 중증감염병의 발생을 증가시킨다. 감염의 중증도는 흔히 나이가 들면서 증가된다.

복습문제

1. 미생물로부터 태아를 방어하는 고도로 특수화된 구조는?

a. 자궁
b. 태반
c. 질
d. 젖샘

2. 선천성거대세포바이러스감염을 일으키는 것을?

a. 코로나바이러스(coronavirus)
b. 단순헤르페스바이러스(herpes simplex virus)
c. 거대세포바이러스(cytomegalovirus)
d. 엡스타인-바바이러스(Epstein-Barr virus)

3. 임신 동안 주로 전파되는 바이러스는?

a. 거대세포바이러스(cytomegalovirus)
b. 사람면역결핍바이러스(HIV)
c. 단순헤르페스바이러스(herpes simplex virus)
d. 엡스타인-바바이러스(Epstein-Barr virus)

4. 풍진바이러스(rubella virus)에 감염된 태아는 이후에 탯줄에서 검출될 수 있는 다음 중 어떤 항체를 생산할까?

a. IgA
b. IgM
c. IgG
d. IgD

5. 태반을 통과할 수 있는 종류의 항체는?

a. IgA
b. IgM
c. IgG
d. IgD

6. 포도알균화상피부증후군(staphylococcal scalded skin syndrome)은 다음 중 누구에서 주로 발생할까?

a. 영아
b. 청소년
c. 젊은성인
d. 노인

7. 감염단핵구증은 다음 중 누구에서 주로 발생할까?

a. 영아
b. 청소년
c. 젊은성인
d. 노인

8. 미국에서 진단되는 모든 성매개감염의 1/2은 다음 중 누구에서 주로 발생할까?

a. 영아
b. 청소년
c. 젊은성인
d. 노인

9. 성인집단에서의 감염병은 몇 세 이상인 집단의 모든 사망에서 약 1/3을 차지할까?

a. 50세
b. 55세
c. 60세
d. 65세

10. 다음은 임신 동안 재발될 수 있는 감염이다. 아닌 것은?

a. 엡스타인-바바이러스감염
b. 단순헤르페스바이러스감염
c. 사슬알균감염
d. 폴리오마바이러스감염

11. 출생전 혹은 출생중에 모체로부터 아기로 전달될 수 있는 세균감염이나 바이러스감염은 __________ 감염이라 부른다.

12. 신생아고름딱지증(신생아농가진)은 __________ 에 의해 발생된다.

13. 감염단핵구증은 __________ 에 의해 발생된다.

14. 젊은성인에서 흔하게 발생하는 클라미디아는 __________ 병이라 부른다.

15. 노화 동안 면역계통의 기능이 감소되는 것은 __________ (이)라 부른다.

16. 선천성거대세포바이러스감염에 대해 기술하고 미국에서의 감염에 관한 3가지 통계를 제시해 보라.

17. 선천성톡소포자충증을 피하기 위해 질병통제예방센터(CDC)에서 권장하는 방법에 대해 기술해 보라.

18. 미국의 대학생에서 주로 발생하는 성매개감염의 명칭을 써 보라.

19. 노인집단에서 주로 발생하는 미생물감염의 명칭을 쓰고 논의해 보라.

20. 영아, 젊은성인 그리고 노인의 면역계통 사이를 감별해 보라.

CHAPTER 23

환경미생물과 건강에 대한 영향

Microorganisms in the Environment and Effects on Human Health

학습목표

1. 미생물생태학을 논의하고 환경내 미생물상호관계의 수준에 대해 기술한다.
2. 생물지구화학적인 순환의 중요성을 탄소, 질소, 황 그리고 인의 순환을 포함하여 논의한다.
3. 토양내 미생물의 풍부성과 종류를 강조하면서 토양미생물학을 논의한다.
4. 담수환경과 해수환경 모두의 수생미생물학을 이러한 수계에서 관찰 가능한 구역을 포함시켜 논의한다.
5. 홍수, 쓰나미, 지진 그리고 허리케인을 포함하는 자연재해와 연관되는 주된 감염/질병을 예를 들어 설명한다.
6. 생물무기와 생물테러의 개념을 설명한다.
7. 생물테러에 대응하도록 국민건강능력을 발전시키는 정책에 관해 기술한다.
8. 생물테러의 우려가 있는 3종류의 병원체무리를 확인하고 기술한다.
9. 생물테러에 대한 최초대처자의 역할에 대해 논의한다.

주요용어

개체군(populations)
공생질소고정(symbiotic nitrogen-fixing)
군집(communities)
미국환경보호국(Environmental Protection Agency, EPA)
미생물생태학(microbial ecology)
미소서식지(microhabitats)
바이러스성출혈열(viral hemorrhagic fevers, VHFs)
보툴리눔증(botulism)
부니아비리다에(과)(Bunyaviridae)
부영양화(eutrophication)
비생물(abiotic)
생물(biotic)
생물군(guilds)
생물권(biosphere)
생물다양성(biodiversity)
생물량(biomass)
생물지구화학(biogeochemistry)
생물지구화학적 순환(biogeochemical cycle)
생물테러(bioterrorism)
생물테러대응청(Division of Bioterrorism Preparedness and Response)
생태계(ecosystems)
서식지(habitats)
심저대(profundal zone)
심해대(abyssal zone)
쓰나미(tsunami)
아나목스(anammox)
아레나바이러스(Arenaviridae)
암모니아화(ammonification)
야생토끼병(야토병)(tularemia)
연안대(littoral zone)
원수대(limnetic zone)
이질세포(heterocysts)
인순환(phosphorus cycle)
자유생활질소고정(free-living nitrogen-fixing)
저생대(benthic zone)
저생생물(benthos)
지의류(lichens)
질산염화(nitrification)
질소고정(nitrogen fixation)
질소고정효소(nitrogenase)
질소순환(nitrogen cycle)
천연두(마마)(smallpox)
탄소순환(carbon cycle)
탄저병(anthrax)
탈아미노화(deamination)
탈질산염화(denitrification)
페스트(흑사병)(plague)
플라보비리다에(과)(Flaviviridae)
피부탄저병(cutaneous anthrax)
필로비리다에(과)(Filoviridae)
황순환(sulfur cycle)
흡입탄저병(inhalation anthrax)

왜 알아야 할까

역사

식품, 쓰나미, 지진, 허리케인, 화재 그리고 화학무기나 생물무기의 사용은 인류에게 새로운 것이 아니다. 이의 일부는 예방할 수 있지만; 다른 것은 막을 수 없다. 노아의 방주라는 성경의 이야기는 아마도 세계의 특정 지역에서 발생한 하나의 대홍수를 설명했을 것이다. 다른 재해들 역시 지구의 전체적인 역사를 통해 다양한 방법으로 기술되어 왔다. 언급한 자연재해 외에도 사람은 또한 세기에 걸쳐 발생되는 주된 유행병과 범유행병을 일으키는 미생물에 의한 공격에도 직면해 왔다.

과거에 인류는 생물학의 파괴적인 힘을 전쟁터의 무기로 이용하였다. 예를 들어, 고대에

군대는 도시를 포위하고 사체나 부패한 동물을 던져 병이 확산되도록 하였다. 1346년 타르타르(Tartar)는 도시를 공격할 때 머리 잘린 페스트사망자의 사체를 도시에 던져 유행병이 일어나기를 바랬다. 보다 최근, 제2차 세계대전 동안 일본군은 731부대(*Unit 731*)라는 특수부대를 만들어 전쟁포로에 대해 생물무기의 광범위한 실험을 진행했다. 이러한 작용제(agent)에는 일부만 예를 들어도 탄저병, 보툴리눔증, 콜레라 그리고 페스트의 원인균이 포함된다. 보다 최근인 2001년 10월 9/11 공격 1개월후, 탄저병포자가 우편으로 발송되어 22명이 감염되었고, 5명이 사망하였다. 역사는 생물작용제를 무기로 사용한 예로 가득 차 있으며, 이러한 전쟁도구는 계속해서 개발될 것이며 전세계적으로 여러 분쟁과 전쟁에서 다양하게 사용될 것이다.

영향

자연과학은 사람이 집을 짓고, 댐을 만들며 그리고 자연재해로부터 생존하기 위해 도움이 될 기타 방어구조를 만들면서 발전했다. 동시에, 생명과학은 인체와 일반적인 생명의 기능을 이해하기 위해 (생물학을 포함하는) 다양한 사물을 연구했던 아리스토텔레스(Aristotle), 플라톤(Plato), 소크라테스(Socrates) 등의 철학자의 도움으로 발전했지만, 이는 미생물을 "볼 수 있게" 만들고 이들의 힘에 대해 이해하게 만든 현미경의 발명과 함께 자연과학과 생명과학이 합쳐지고 나서야 가능하게 되었다. 자연과학과 생명과학은 복합적으로 자연재해 이후에 국가를 돕기 위해 그리고 유행병과 범유행병의 관리에 일조하기 위해 계속 발전해 왔다.

9/11 공격이래로 우리는 테러, 특히 생물테러의 가능성이 있는 무기에 대한 연구를 계속해 오고 있다. 천연두는 한때 세계보건기구(World Health Organization)에 의해 박멸된 것으로 간주되었지만, 현재 국제연합(United States)은 천연두가 고의적으로 대중에게 사용되는 경우 재앙적인 결과가 올 수 있는 잠재적인 생물무기로 확인되어 왔기 때문에 천연두백신을 생산하려는 프로그램을 시작하고 있다. 생물테러위협의 가능성을 다루기 위해 수많은 단체와 정부기관이 현재 설립되었거나 재구성되고 있다.

미래

질병을 일으키는 미생물과 성공적으로 싸우고 있지만, 현대사회는 신종/재출현병원체에 의해 도전 받고 있다. 생물공학의 진보는 감염병에 대한 보다 효과적인 예방과 치료를 약속하고 있다. 진행중인 기후변화와 인구이동 역시 각각 자연재해와 신종감염병의 출현에 역할을 할 것이다. 2013년 11월 필리핀과 베트남을 강타한 초대형 대풍 하이난(Haiyan) 그리고 2011년 11월 일본을 강타한 지진과 쓰나미는 이러한 자연재해의 예측불가능하고 강력한 능력이 피해를 받은 사람들에게 엄청난 건강위기를 초래할 수 있다는 것을 생생하게 기억하게 한다. 이는 질병을 확산시켰던 문제뿐만 아니라 일본의 파괴된 핵발전소로부터 나오는 방사능유출처럼 이차적으로 건강을 위협함으로써 기존의 위험한 상황을 악화시킬 수 있는 요인이 된다.

새로운 질병이 출현하거나 혹은 잠재적인 생물무기의 목록에 추가되면서, 위협에 대응할 협조와 신속반응네트워크에 대한 필요성이 더욱 명확해지고 있다. 병의 급속한 확산 가능성, 대량의 생물학적인 위기에 맞설 시설의 부족 그리고 민간인 사이에 의학적인 대량참사에 대한 정신적인 영향 모두는 증가되는 생물테러위협에 맞서기 위해 훈련이 잘되고 준비가 잘 갖춰진 의료전문가와 "최초대처자(first responder)"가 필요하다는 점을 말해준다.

1 정상적인 환경조건
Normal Environmental Conditions

환경에 있는 미생물에 대한 연구는 환경미생물학(*environmental microbiology*)이라 부른다. 서식지(*habitat*)는 생물이 살고 있는 물리적인 지역이다. 변화에 대해 적응하는 능력을 갖고 있기 때문에 미생물은 환경의 모든 기생위치(niche)에서 발견될 수 있다. 미생물은 빙하, 남극의 얼음 그리고 온천수를 포함하여 지구상의 거의 모든 서식지에서 발견된다. 대사주기에 따라 각기 다른 미생물은 각기 다른 환경조건의 장점을 취한다. 예를 들어, 만일 토양내 유산소미생물개체군이 산소를 다 사용하면 무산소미생물이 번성하고 산소가 다시 이용가능해질 때는 유산소균이 출현할 수 있다.

1] 미생물생태학

자연환경내에서 미생물 사이의 상호관계를 연구하는 학문은 **미생물생태학**이라 부른다. 환경내 미생물이 상호작용하는 수준을 기술하는 용어는 다음과 같다(그림 23.1).

- 동일한 종의 각 개체가 일반적으로 성장과 증식을 통해 **개체군(population)**을 형성한다.
- **생물군(guild)**은 연결된 대사활동을 수행하는 미생물의 개체군이다.
- **군집(community)**은 생물군의 무리이며 이질적인 것이 특징이다. 때로, 특히 극한의 환경에서는 군집이 단일의 개체군으로 구성될 수 있다.
- **미소서식지(microhabitat)**는 생존을 위한 최적의 조건 때문에 군집내의 개체군과 생물군이 상주하는 특정

의 작은 기생위치이다.

- **서식지(habitat)**는 미생물이 살고 있고 이들이 일단의 미소서식지를 구성하는 물리적인 위치이다. 미생물은 서식지내에서 더 많은 미생물들과 상호작용한다.
- **생태계(ecosystem)**는 생물, 그의 비생물환경(abiotic environment) 그리고 이들 사이의 관계로 구성된다.
- **생물권(biosphere)**은 생명이 거주하는 지구의 모든 구역이다.

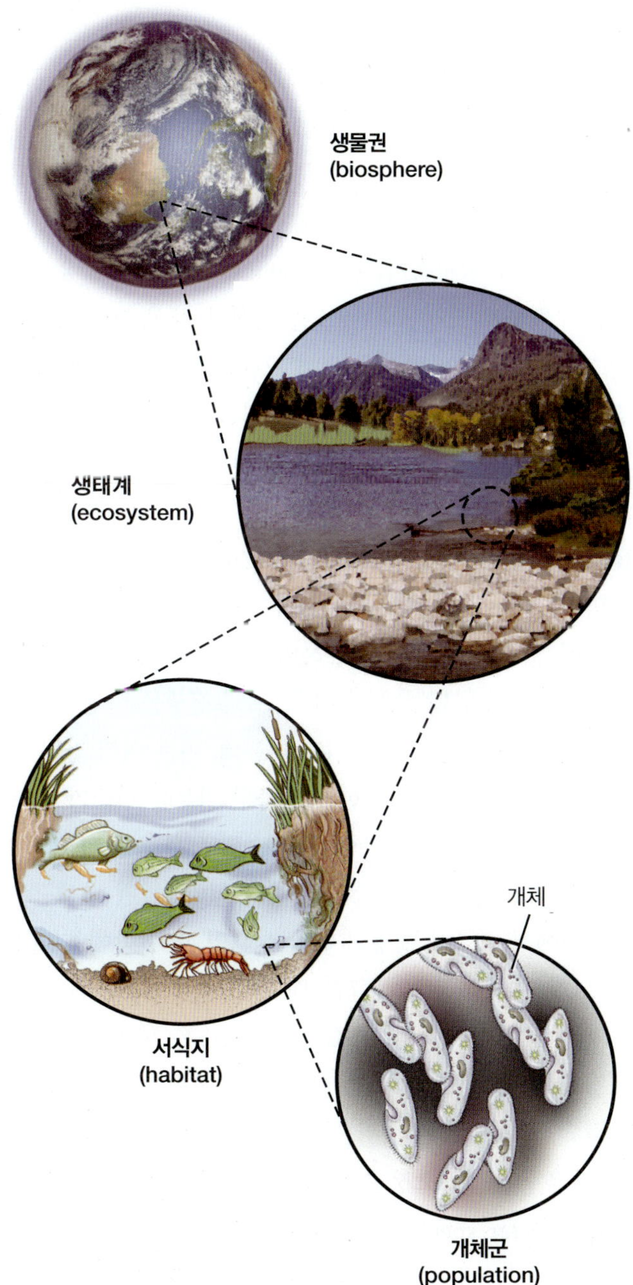

그림 23.1 생태계내 조직화수준의 예.

지구상에는 고등생물을 지지하는 자연서식지가 없으며 미생물서식지가 아니라 미생물이 고등생물을 지원한다. 크기와 무관하게, 미생물은 지구상의 모든 생물량의 약 1/2을 차지한다. **생물다양성(biodiversity)**은 특정 생태계내 종의 수를 의미하며; **생물량(biomass)**은 생태계내 모든 생물의 총량이다. 대단히 다양하고 수가 많은 미생물은 무수한 대사다양성을 대표하며 자연에서 많은 영양소 순환의 주된 촉매제로 작용한다.

번성하는 생태계는 대단히 큰 생물다양성을 유지하지만, 많은 미생물은 영양소가 제한적인 거친 생태계에서 서식한다. 그러므로, 이러한 미생물은 생존하기 위해 주어진 환경에 특수하게 적응되어야만 한다. 환경은 이용할 수 있는 영양소가 넘치는 경우와 고갈되는 경우 사이를 순환한다. 일부의 미생물은 생존하기 위해 영양소가 축적된 장소의 표면에서 세균막(biofilm)(제4장 참조)을 형성한다. 미생물 사이의 경쟁에 의해 생물다양성이 조절되지만 대개 생태계는 이질적이다. 흔히, 미생물은 그 자신의 대사활성을 위해 다른 생물의 노폐산물을 이용하며; 다른 경우에는 한 종류의 미생물에서 나온 노폐산물이 다른 미생물에 더 우호적인 환경을 만들기도 한다. 세균막의 형성은 이러한 현상의 좋은 예가 된다.

생물다양성은 지구상의 생물들 사이에 건강한 상호작용을 만들어 준다. 이러한 생명의 복잡한 그물은 충분한 먹이와 담수를 유지하는데 있어 필수적이다. **미국환경보호국(U.S. Environmental Protection Agency, EPA)** 그리고 기타 국가기관과 국제기관은 사람의 건강과 삶의 질을 위해 생물다양성이 중요하다는 점을 알고 있다. 환경보호국(EPA)은 다른 기관과 연대하여 생물다양성-사람건강프로젝트(biodiversity–human health project)를 시행하였다(http://epa.gov/ncer/biodiversity/index.html). 이 프로젝트가 중점을 두는 것 하나는 출현감염병(제24장), 환경변화 그리고 생물다양성에 관여되는 요인의 상호관계를 더 잘 이해하는 것이다.

2] 생물지구화학적 순환과 미생물

생물지구화학적 순환은 유기화합물이나 화학원소가 하나의 화학적인 상태에서 다른 상태로 생태계의 **생물**구획과 **비생물**구획 모두를 통해 이동하면서 변화하게 되는 순환 혹은 경로이다(박스 23.1). 이러한 화학적인 변환에 대해 연구하는 학문은 **생물지구화학(biogeochemistry)**이라 부른다.

탄소순환

탄소는 지구상에서 6번째로 많은 원소이며 지구상의 생명에 필수적이다. 탄소는 모든 유기화합물의 뼈대를 제공하는 원소이다(제2장 참조). 미생물로부터 식물과 동물에 이르는 모든 생명은 많은 수의 유기화합물 따라서 다량의 탄소를 갖고 있다. 따라서, **탄소순환**은 주된 생물지구화학적 순환이 된다.

탄소순환이 시작되기 위해, 주요 탄소원으로 이산화탄소를 이용하는 광자가영양생물(photoautotroph) 혹은 화학자가영양생물(chemoautotroph)인 자가영양생물(autotrophic organism)이 필요하다. 광자가영양생물은 탄소순환에서 중요한 생물이며 남세균(cyanobacteria), 녹색세균(green bacteria) 그리고 자색세균(purple bacteria)(황세균과 비황세균), 조류, 광합성원생동물 그리고 식물이 포함된다. 이러한 모든 생물은 광합성(photosynthesis) 동안 탄소고정(carbon fixation)을 통해 이산화탄소(CO_2)를 유기화합물로 전환시킨다. 광자가영양생물은 햇빛을 필요로 하며 그러한 이유로 토양이나 물의 표면에 제한된다. 화학영양생물 역시 이산화탄소를 유기화합물로 고정하지만, 이들은 태양의 에너지를 사용하지 않기 때문에 에너지를 위해 황화수소와 같은 화합물을 대사할 필요가 있다.

탄소순환의 다음 단계는 동물과 원생동물과 같은 화학종속영양생물(chemoheterotroph)이 자가영양생물을 포식하고 에너지를 위해 유기화합물을 분해하여 결과적으로 CO_2를 방출시키는 것이 포함된다. 자가영양생물에 의해 생산된 일부의 유기분자는 종속영양생물의 조직으로 통합될 수 있으며 그 생물이 죽을 때까지 그대로 남아 있을 수 있다. 죽은 생물은 미생물의 도움으로 분해되어 유기분자로 대사되며 이 과정 동안 CO_2가 방출된다. 대기로 CO_2가 방출되면서 탄소순환이 다시 시작된다(그림 23.2).

박스 23.1 생물대 비생물

생물(*biotic*)이라는 용어는 살아 있는 생물, 이들이 생성하는 산물 그리고 환경에 대한 이들의 효과를 의미한다. 비생물(*abiotic*)성분은 환경조건 따라서 환경의 생물성분에 직간접적으로 영향을 미치는 환경내 무생물성분이다.

질소순환

질소기체는 지구의 대기에서 가장 풍부한 기체이며 공기에 있는 모든 기체의 약 79%를 차지한다. 불행하게도, 대기에 있는 질소는 대부분의 생물이 이용하지 못한다. 지구에 있는 질소의 단지 약 0.03%만이 질산염(nitrate), 아질산염(nitrite), 암모늄이온(ammonium ion) 그리고 유기화합물의 형태로 고정된다. 질소는 단백질, 핵산 그리고 기타 질소함유화합물의 합성을 위해 모든 생물이 필요로 한다. **질소순환**은 그림 23.3에 예시한 여러 단계로 이루어진다.

질소고정은 질소기체(N_2)가 암모니아(ammonia, NH_3)로 환원되는 과정이며 이 과정은 효소 **질소고정효소(nitrogenase)**에 의해 촉매된다. 오직 제한적인 수의 원핵세포만이 이 과정을 수행할 수 있다. 질소고정효소는 산소가 완전히 없는 경우에만 기능하며 이는 무산소미생물에서는 문제가 되지 않는다. 유산소질소고정생물은 산소로부터 질소고정효소를 보호해야만 하는데, 이는 여러 가지 방식으로 이루어진다. 이러한 미생물의 일부는 산소가 세포속으로 전혀 들어오지 못할 빠른 속도로 산소를 이용하며 따라서 효소와 산소가 만나지 않게 된다. 어떤 남세균은 광합성에서 산소가 생성되지 않을 때인 오직 밤에만 질소를 고정하며; 다른 남세균은 대기에 있는 산소뿐만 아니라 광합성 동안 생성된 산소로부터 효소를 보호하기 위해 이질세포(heterocyst)라 부르는 비광합성세포를 형성한다. 질소고정생물은 자유생활을 하거나 공생생물이다.

자유생활질소고정균에는 유산소균 아조토박터(종)(*Azotobacter* species)와 유산소남세균 그리고 무산소균 막대균(종)(species of *Bacillus*)과 클로스티륨(종)(*Clos-*

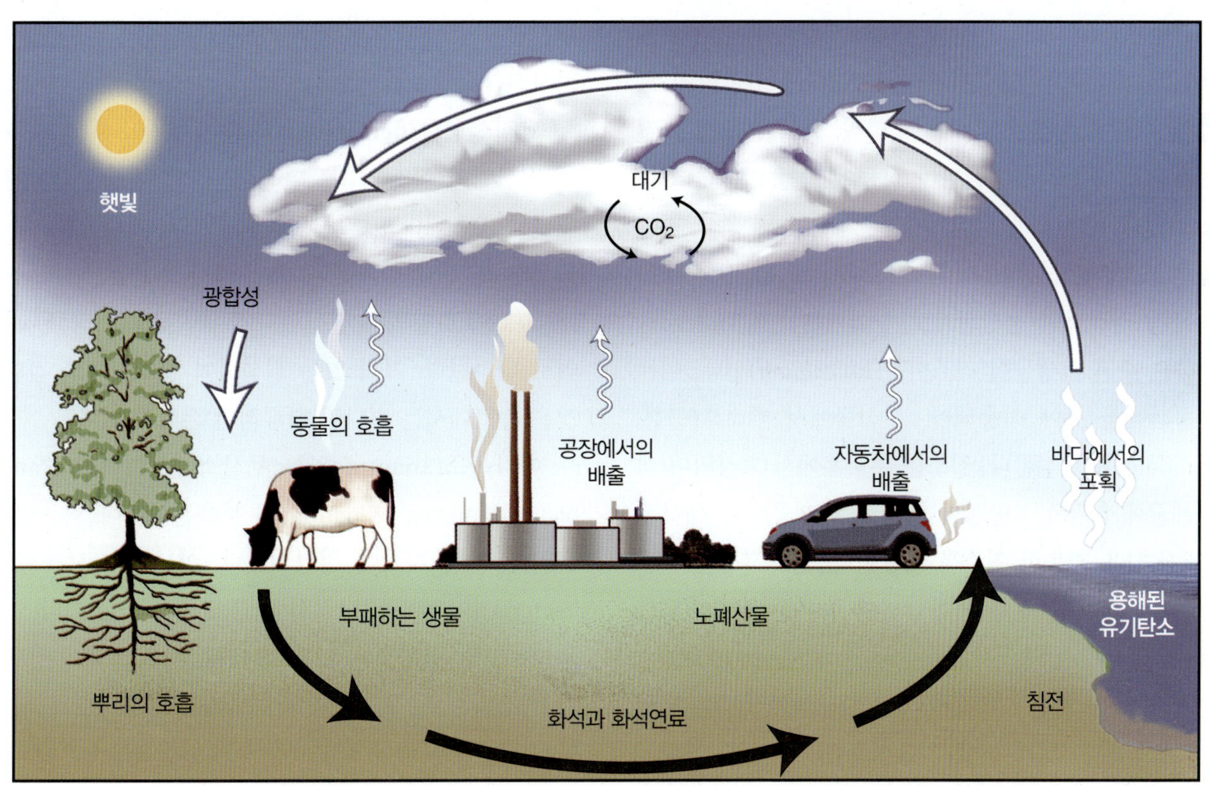

그림 23.2 탄소순환. 탄소는 모든 형태의 생명을 위해 필요한 모든 유기분자의 뼈대를 제공한다. 이 그림은 하나의 형태로부터 다른 형태로 탄소의 재순환/이용의 복잡성을 보여준다.

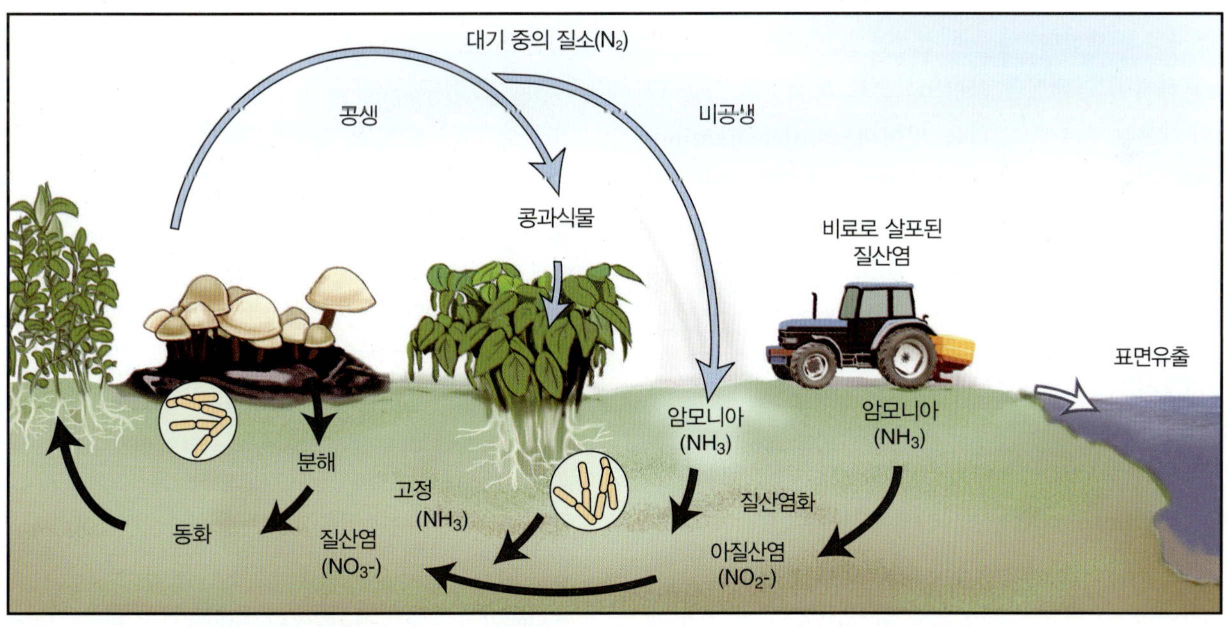

그림 23.3 질소순환. 질소 역시 생물의 필수적인 원소이다. 대기로부터 오는 질소는 고정, 질산염화 그리고 생물에 의한 흡수를 거치게 되고 이후에 분해, 암모니아화 그리고 그 다음 다시 질산염화로 이어진다.

tridium species)이 있다. 이들은 특히 식물의 뿌리 주위에 지름이 약 2 mm의 부위인 근권(rhizosphere)에 많이 모여 있다. 이러한 미생물이 죽음에 따라, 이들은 고정된 질소를 토양의 위층으로 방출하며 식물이 이를 이용하고 동물이 그 잎을 뜯어 먹게 된다.

공생질소고정균(symbiotic nitrogen-fixing bacteria)은 식물과 직접적인 공생관계로 살아 간다. 이 Category에 속하는 주된 미생물이 리조비움(*Rhizobium*)인데, 이는 특히 콩과식물 종에 적응되어 그 식물에서 뿌리혹(근류, root nodule)을 형성한다. 질소는 뿌리혹에서 고정되며 식물은 세균에게 무산소환경과 영양소를 제공하며 세균은 식물에게 사용 가능한 질소를 제공한다. 질소고정균은 콩과식물에게 충분한 질소를 공급하여 농부는 질소비료를 살포하지 않아도 된다.

진균과 조류 혹은 남세균의 (상리)공생복합체인 **지의류(lichen)** 역시 삼림환경에서 질소고정의 중요한 역할을 수행한다. 만일 공생복합체가 질소고정남세균이라면 고정된 질소는 결과적으로 삼림토양을 비옥하게 할 것이다.

암모니아화(ammonification)는 아미노기가 암모니아로 전환되는 과정이다. 토양내 거의 모든 질소는 생물의 유기분자로 존재한다. 세균과 진균은 노폐산물과 죽은 생물을 분해하여 단백질을 아미노산으로 분해하고 이를 미생물의 세포로 수송한다. 다음, **탈아미노화(deamination)** 과정에서 아미노산의 아미노기가 제거되고 암모니아로 전환된다. 건조하거나 알칼리성인 토양에서, 암모니아는 기체로 날라가지만; 촉촉한 토양에서는 암모늄이온으로 전환되며 이는 세균과 식물에 흡수되어 아미노산의 합성을 위해 이용된다.

질산염화(nitrification)는 암모니아기체내 질소를 산화하여 질산염(nitrate, NO_3^-)을 생성한다. 이는 암모니아나 아질산염(nitrite, NO_2^-)을 산화시켜 에너지를 얻는 자가영양질산염화균(autotrophic nitrifying bacteria)의 두 속이 참여하는 2단계의 과정으로 일어난다. 첫 번째 단계는 니트로모나스(종)(*Nitrosomonas* species)에 의해 암모니아가 질산염으로 산화된다. 아질산염은 식물에 독성이 있지만, 두 번째 단계에서 니트로박터(*Nitrobacter*)가 아질산염을 식물이 이용할 수 있는 수용성의 질산염으로 산화시킨다.

탈질산염화(denitrification)는 무산소세포호흡에 의해 질산염이 질소(N_2)로 환원되는 과정이다. 이후 기체가 대기로 방출된다. 탈질산염화는 산소가 거의 없는 물을 머금은 토양에서 일어난다. 슈도모나스(종)(*Pseudomonas* species)이 토양의 탈질산염화에 관여하는 가장 우세한 무리로 나타난다. 가치 있는 질산염이 질소기체로 전환되는 것은 농업에서는 커다란 경제적인 손실이 된다.

아나목스(anammox)는 무산소암모니아산화(anaerobic ammonium oxidation)의 두음문자이며 최근에 질소순환에 관한 지식에 첨가되었다. 아나목스균(anammox bacteria)[이전에는 탈질산염균(denitrifying)이라 알려졌음]에 의해 수행되는 이 과정에서, 아질산염과 암모니아가 직접적으로 일산화질소기체(dinitrogen gas)로 전환된다. 이 과정은 바다에서 생산되는 일산화질소기체의 50%를 차지한다. 바다에서는 암모니아가 고정된 질소의 주된

생명의 응용

아나목스와 폐수처리

도시의 폐수를 처리하는 데 있어 가장 복잡한 요인은 질소를 제거하는 것이다. 질산염화는 필요한 산소의 50%를 차지하며 찌꺼기(오니, sludge)를 오래 숙성시킬 필요가 있다. 폐수에서 질소를 제거하기 위해 현재 사용되는 방법의 전향적인 대체방법이 아나목스과정이다. 통상적인, 질산염화-탈질산염화과정 대신에, 아나목스과정으로 질소의 오직 1/2만을 부분적으로 질산염으로 산화시킨다. 아나목스과정을 실행할 수 있는 세균은 브로카디아(속)(*Brocadia*), 쿠에네니아(속)(*Kuenenia*), 아나목소글로부스(속)(*Anammoxoglobus*) 그리고 스칼린두아(속)(*Scalindua*)에 속하는 종(들)이다. 이 과정의 흥미 있는 부산물은 중간대사산물로 생성되는 하이드라진(hydrazine)이다. 이 물질은 정상적으로 로켓의 연료로 사용되며 대부분이 생물에게 고도로 독성이 있다. 아나목스과정을 사용하는 폐수처리시스템의 운영비는 현행 방법의 단지 약 10%이다. 하지만, 이 기술은 아직 초보 수준이며 첫 번째 대규모찌꺼기물처리시설(full-scale sludge-water treatment plant)이 2000년 독일 하팅겐(Hattingen, Germany)에 세워졌다. 처리과정에서 세균은 세균막계통에서 기능하는데 이는 찌꺼기를 확실하게 숙성시켜 준다. 2006년 현재, 네덜란드에 하나는 로테르담(Rotterdam)의 지방처리시설 그리고 하나는 산업처리시설이라는 두 군데의 대규모처리과정이 있다. 이 시스템을 이용하는 대규모시설의 하나는 오스트리아 스트라우스(Strass, Austria)에 있는 폐수처리시설이다.

근원이며 아나목스균이 그러한 수역으로부터 효과적으로 암모니아를 제거하기 때문에 이러한 미생물은 바다의 주된 생산물을 제한시킨다. 긍정적인 면에서, 아나목스균이 암모니아와 아질산염을 직접적으로 일산화질소기체로 전환시키는 능력은 노폐산물로부터 질소를 제거하는 현재의 방법의 전향적으로 대체할 수 있는 방법을 제공한다(생명의 응용: 아나목스와 폐수처리 참조).

황순환

황은 지구상에서 10번째로 풍부한 원소이며 비타민, 단백질 그리고 호르몬에 존재한다. 황은 식물뿐만 아니라 식물에 황을 의존하는 동물에서 단백질과 효소가 적절한 기능을 하기 위해 중요하다. 식물은 물에 녹아 있는 황을 흡수하며 동물은 황요구성을 위해 식물을 먹는다. 지구에 있는 황의 대부분은 바위아래 지하와 무기질 그리고 대양침전물 속 깊이 황산염으로 저장되어 있다.

황순환은 질소순환과 유사하지만, 황이 자연침전물로부터 기원된다는 점은 예외이다. 황순환은 대기과정과 육상과정 모두를 포함한다(그림 23.4). 육상과정은 바위가 풍화되면서 시작되어 저장된 황이 방출된다. 계속해서, 황은 대기와 접하여 황산염(sulfate, SO_4)으로 전환된다. 식물과 미생물은 황산염을 섭취하여 유기황산으로 전환시킨다. 동물은 음식을 먹어 유기황산을 섭취하며 따라서 황은 먹이사슬을 통해 이동한다. 생물이 죽게 되면서, 세균이 그를 분해하여 황이 포함된 아미노산을 환경으로 방출하며. 아미노산으로부터 유리된 황은 미생물에 의해 그의 가장 환원형인 황화수소(hydrogen sulfide, H_2S)로 전환된다. 이 과정은 황은폐(*sulfur dissimulation*)라고 부른다. 황화수소는 이후에 황원소로 산화되며 그 다음 다양한 조건에서 다양한 미생물에 의해 황산염으로 산화된다. 이러한 미생물에는 유황막대균(*Thiobacillus*)과 베기아토아(*Beggiatoa*)와 같은 비광합성자가영양생물 그리고 녹색황세균과 자색황세균과 같은 광자가영양생물이 포함된다. 식물과 조류 그리고 그를 먹는 동물에 의해 황이 섭취되면서 황순환이 다시 시작된다. 세균 디술포비브리오(*Desulfovibrio*)에 의한 무산소호흡은 황산염을 다시 황화수소로 환원시킨다.

황은 또한 대기에도 존재한다. 화산폭발, 세균의 대사과정, 부패하는 생물 그리고 물의 증발과 같은 다양한 자연적인 근원으로부터 황이 직접적으로 대기로 방출된다. 이산화황이 대기로 가게 되면 이는 산소와 반응하여 삼산화황기체(sulfur trioxide gas)를 생성하거나 대기에서 다른 화학물질과 반응하여 유황소금을 생성할 수 있다. 게다가, 이산화황은 물과 반응하여 황산을 생성할 수 있다. 모든 이러한 입자들은 결국 지구로 다시 내려오거나 비와 반응하며 지구에 산으로 침전되게 된다. 이 입자는 이후에 식물에 의해 흡수되며 황순환이 다시 시작된다.

인순환

인은 식물, 동물 그리고 미생물을 위한 필수적인 영양소이다. 이는 핵산(DNA, RNA, ATP 그리고 ADP)과 원형질막(plasma membrane)(인지질, phospholipid)을 구성한다. 인은 물, 토양 그리고 침전물에 존재할 수 있다. 질소와 황과는 달리, 인은 기체상태로 대기에 존재하지 않는다. 인은 인산염이온의 형태로 존재하며 그의 산화상태에서는 거의 변화를 일으키지 않는다. **인순환**(그림 23.5)은 불용성의 형태에서 수용성의 형태로 변화하여 생물이 섭취하여 이용할 수 있으며 pH에 의존하는 과정에 의해 유기형에 무기형으로 변할 수 있다. 인은 기체상태로 존재하지 않기 때문에 바다와 기타 수역에 축적되는 경향이 있다.

여분의 인이 서식지에서 문제를 나타낼 수 있다. 인산염과 질소가 풍부한 농업용 비료가 비에 의해 쉽게 서식지로 올 수 있다. 결과적으로 강이나 호수로 유출되어 영양소가 풍부한 물에서 미생물이 과다증식하는 부영양화(eutrophication)를 일으킬 수 있다. 관련되는 미생물은 주로 조류와 남세균이다. 대발생(bloom)이라 부르는 그러한 과다증식은 물속의 산소를 고갈시켜 어류와 같은 유산소생물을 죽게 만든다. 이후, 무산소생물이 번성하여 황화수소를 많이 생성하게 되고 악취를 풍기게 된다.

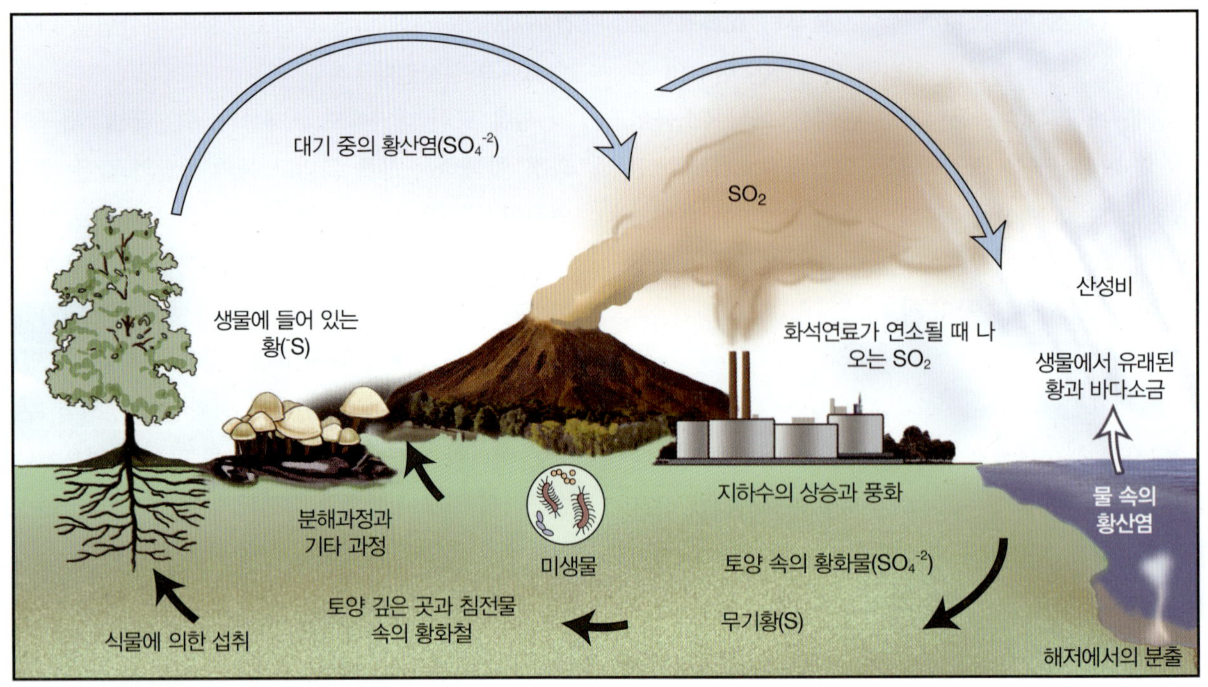

그림 23.4 황순환. 황순환은 질소순환과 유사하지만 황이 자연침전물로부터 기원되는 점은 예외이다. 황순환은 대기과정과 육상과정 모두를 포함한다.

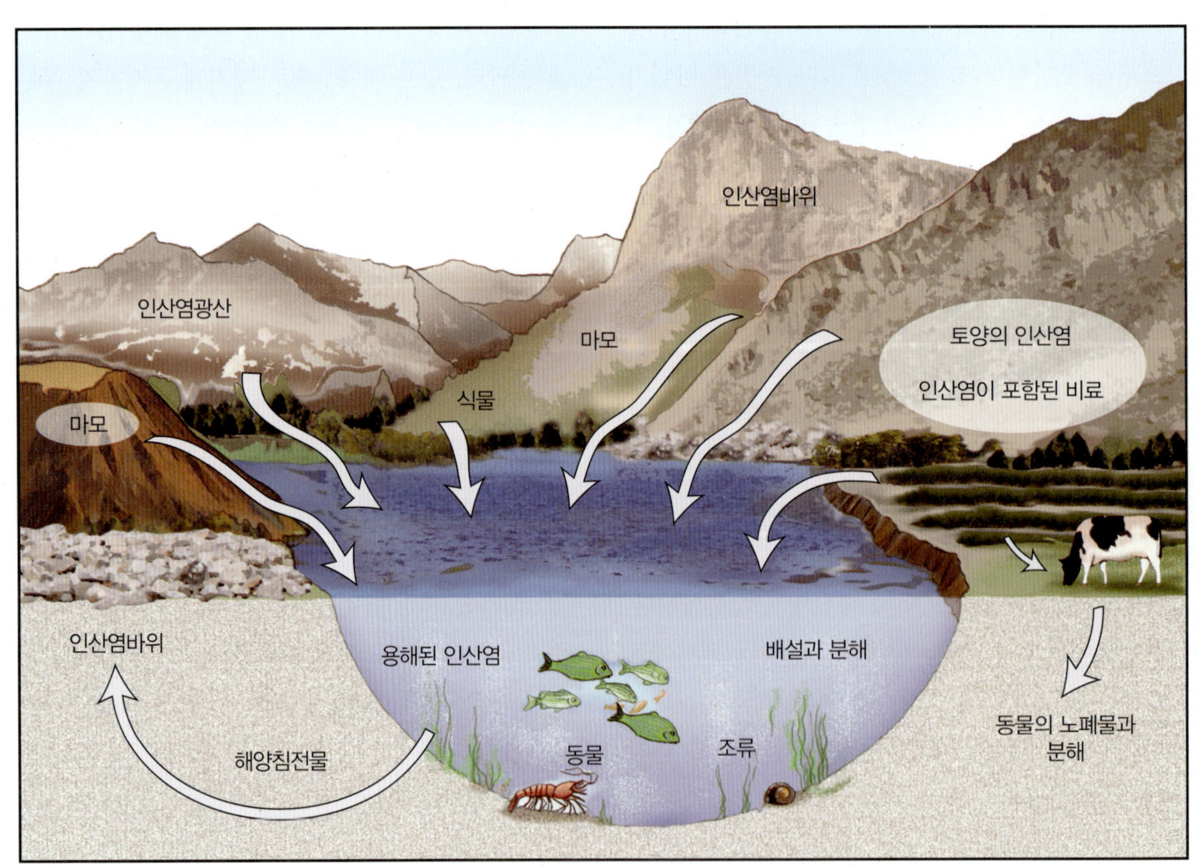

그림 23.5 인순환. 인순환은 인이 불용성의 형태에서 생물의 섭취하여 이용할 수 있는 수용성의 형태로 변화되는 것이 포함된다. 인은 기체로 존재하지 않기 때문에 바다와 기타 수역에 축적되는 경향이 있다.

3] 토양미생물학

유기물질과 같은 토양의 조성, 토양의 구조, 영양소의 함량, 영양소의 순환, 영양소의 이용가능성 그리고 "물보존" 능력은 미세한 생물뿐만 아니라 실로 커다란 곤충과 벌레까지 수십억의 생물에 영향을 미치며 그것에 의존하게 만든다. 이러한 생물 모두는 토양 속에 맥동하는 살아 있는 군집을 형성한다. 토양미생물은 미세절지동물, 선충, 원생동물, 진균, 조류 그리고 세균과 같은 주요 무리로 분류될 수 있다. 토양에서 가장 수가 많은 것이 세균이며 일반적으로 1g의 흙 속에는 수백만마리의 세균이 들어 있다. 세균의 개체군은 토양의 수 cm 위에서 가장 크며 깊이 내려갈수록 급격하게 감소된다. 유기물질은 토양내 미생물에 의해 대사되고 생물지구화학적 순환을 거치며, 미생물의 대사요구량에 따라 각 원소는 산화되고 환원된다(제2장 산화/환원반응 참조).

부식물이 많은 건강한 토양은 많은 미생물들을 위해 영양소가 풍부한 배양배지를 제공한다. 여러 환경요인이 토양내 미생물의 밀도와 조성에 영향을 미친다. 이러한 요인에는 습도/물의 양, 산소의 함량, pH, 온도 그리고 영양소의 이용가능성이 포함된다.

- 미생물이 생존하기 위해서는 습도(*moisture*)가 필수적이다. 습한 토양에 비해, 건조한 토양에서는 미생물의 대사활성이 낮아지며 이들은 다양성이 덜하게 되고 수적으로도 더 적게 존재하게 된다.
- 산소는 물에 잘 녹지 않으며; 따라서 습한 토양은 건조한 토양에 비해 산소의 함량이 더 낮다. 물을 머금은 토양은 미생물의 다양성이 줄어들며 무산소미생물이 우세하게 된다. 빗물의 존재유무가 습도를 결정하며 따라서 산소의 함량을 결정하게 된다.
- 토양의 *pH*는 우세해지는 미생물의 종류에 영향을 미친다. 이는 토양에 세균이 많으냐 진균이 많으냐 하는 것에 영향을 줄 것이다. 강산이거나 강염기성의 토양에서는 진균이 우세한 반면, pH가 7 정도인 토양에서는 세균이 우세하게 된다.
- 토양의 온도는 번성할 수 있는 미생물의 종류를 결정한다. 대부분의 토양미생물은 중온균(mesophil)이며 겨울과 여름이 너무 극단적이지 않은 지역에서 잘 자란다. 호냉균(psychrophil)은 오직 저온환경에서만 자라며 봄철 해빙기가 있는 지역에서는 생존할 수 없다. 반면, 호열균(thermophil)은 겨울이 혹독하지 않은 온화한 환경에서 성장한다.
- 영양소의 이용가능성 역시 토양에서 미생물이 풍부한지 다양한지에 영향을 준다. 토양미생물의 대부분은 종속영양생물이며 토양내에 존재하는 유기물질을 이용한다. 미생물군집에서 미생물을 풍부하게 하는 것은 유기물질의 종류가 아니라 유기물질의 양이다. 유기물질이 끊임 없이 유입되는 것(예, 농토)이 유기물질의 양이 낮은 토양 보다 더 미생물의 종류를 다양하게 유지시켜 줄 것이다.

토양내 미생물개체군

토양내 미생물개체군은 토양의 종류에 따라 달라진다. 세균이 가장 풍부하고 다양한 토양서식자이며; 이들은 모든 층에서 생존하고 흔히 식물뿌리 주위에서 세균막을 형성한다. 위노그라드스키원주(Winogradsky column)는 각기 다른 종류의 토양에 있는 세균개체군의 층에 대해 연구하는 방법이다(그림 23.6). 세균은 환경변화에 매우 잘 적응하며, 따라서 대부분의 토양에 풍부하게 존재한다. 진균이 그 다음을 차지한다. 자유생활신균과 공생신균은 토양의 위쪽에서 더 많은 수로 존재하면서 잠재적으로 수천 평을 덮을 수 있는 균사체(mycelia, 실모양균사의 판)를 형성할 수 있다. 조류와 원생동물도 토양에 존재할 수 있지만 세균과 진균에 비해 수가 적다. 토양진균은 광자가영양생물이며 따라서 토양의 표면이나 그와 가까이 존재한다. 원생동물은 움직일 수 있으며 다른 미생물, 특히 세균을 잡아먹기 위해 토양 주위를 돌아다닌다. 미생물 속에 바이러스도 존재할 수는 있지만, 일반적으로 바이러스는 단독으로 발견되지는 않는다.

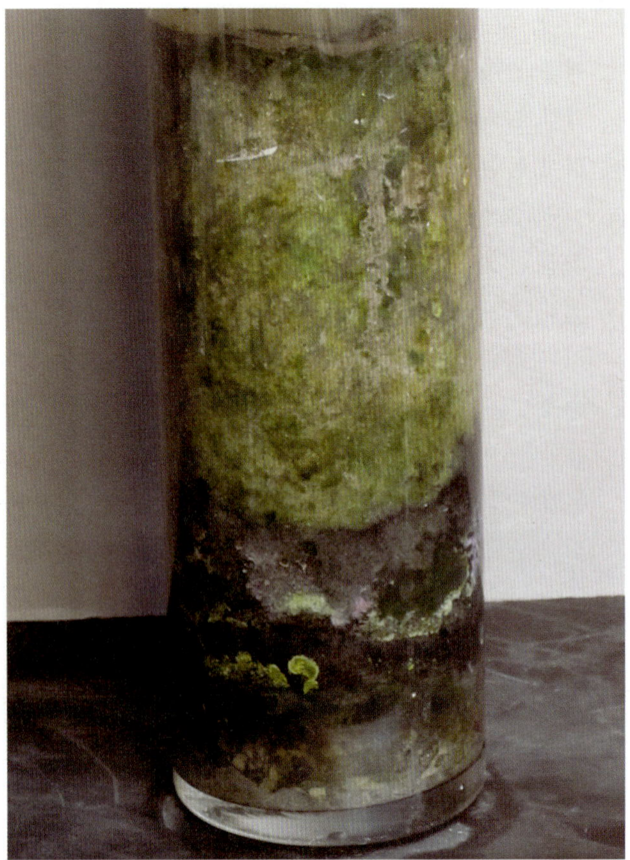

그림 23.6 **위노그라드스키원주(Winogradsky column).** 이 방법은 각기 다른 성장환경/요인을 가진 여러 구역으로 조직화시킨 토양의 원주를 사용한다. 이러한 특이적인 구역은 산소, 황화수소 그리고 가시광선과 같은 여러 성장요구성에 기반하여 어떤 미생물개체군이 번성할지를 확인하게 한다. 이러한 원주내 다양한 층은 최적 성장요구성이 원주내 그 특정의 토양층에 만족하는 세균의 개체군을 나타낸다.

건강관리의 응용

토양매개병의 예

미생물	질병
탄저균(*Bacillus anthracis*)	탄저병(anthrax)
파상풍균(*Clostridium tetani*)	파상풍(tetanus)
한타바이러스(hantavirus)	한타바이러스허파증후군(hantavirus pulmonary syndrome)
히스토플라스마캡슐라툼(*Histoplasma capsulatum*)	히스토플라스마증(histoplasmosis)
블라스토미세스데르마티티디스(*Blastomyces dermatitidis*)	분아균증(blastomycosis)
스포로트릭스쉔키(*Sporothrix schenckii*)	스포로트릭스증(sporotrichosis)

4] 수생미생물학

물은 지구표면의 약 3/4을 차지한다. 수생미생물학은 호수, 연못, 시내, 강, 강어귀 그리고 바다를 포함하는 담수환경과 해수환경에 있는 미생물에 대해 연구한다. 수생계에서 살고 있는 많은 미생물은 표면에 부착되는 세균막을 형성한다. 세균막은 이러한 미생물이 생존하고 지속적으로 증식하기 위해 풍부한 영양소에 농축되도록 만든다. 수생서식지는 기본적으로 담수계와 해수계로 나뉜다. 자연수생계는 가정용수, 폐수처리시설의 결과물 그리고 산업용수의 방출에 의해 영향을 받는다. 환경으로 방출되는 가정용수의 양과 질이 수생계의 미생물함량과 화학에 큰 영향을 미친다. 수계에 미생물이 많다는 것은 영양소의 수준이 높다는 것을 반영하는데, 이는 흔히 폐수시설로부터 오는 오염물의 유입 혹은 산업용의 생분해유기폐수가 유입된 결과이다. 바다의 어귀는 흔히 다른 해안선의 해수보다 더 높은 수준의 영양소가 있으며 따라서 더 많은 미생물개체군이 있게 된다. 대규모 수생미생물의 효과를 보여주는 최근의 예는 2011년과 2014년에 발생하는 이리호(Lake Erie)의 조류대발생(algal bloom)이다. 남조류 마이크로시스티스에러루기노사(*Microcystis aeruginosa*)는 마이크로시스틴(microcystin)이라 부르는 독소를 생성하는데, 이 독소가 몸에 닿게 되면 피부발질을 일으키며 만일 섭식하면 위창자(위장)와 간에 문제를 일으킬 수 있다. 이리호로부터 식수를 공급받는 톨레도시(city of Toledo)는 안전수준으로 낮아질 때까지 3일 동안 식수를 금지시켰다. 이리호는 조류대발생이 관련되는 더 작은 수많은 사건들을 겪어 왔는데, 이는 이 조류를 위한 다양한 기타의 성장인자와 복합된 인산염의 수준이 호수에서 증가된 탓이었다(제6장, 생명의 응용: 유해조류대발생: 맹독 참조)

담수생태계

지구에 있는 물의 약 3%는 담수이며, 이의 99%는 빙하와 얼음층에 있거나 혹은 대수층(aquifer)에 가라앉아 있다. 담수의 나머지는 호수, 연못, 강 그리고 시내에 존재한다. 미생물은 호수와 연못의 생태계 속에서 산소의 이용가능성, 빛의 강도 그리고 온도에 따라 수직으로 분산되어 있다. 표면의 물은 깊은 곳의 물에 비해 산소가 더 많고 빛이 더 강하며 더 따듯하다. 산소가 거의 고갈된 정체된 물에 비해, 더 큰 호수에서는 파도의 작용이 끊임 없이 영양소, 산소 그리고 미생물을 섞이게 해 주어 그의 자원을 효율적으로 이용할 수 있게 만든다. 정체된 물의 경우, 산소의 고갈로 인해 무산소미생물이 우세하게 되며 수질은 더 나쁘게 된다. 호수와 연못에는 연안대(littoral zone), 원수대(limnetic zone), 심저대(profundal zone) 그리고 저생대(benthic zone)라는 각기 다른 4종류의 수직층이 있다(그림 23.7).

- **연안대**(그림 23.8)는 물가를 따라 있는 구역이며 대단히 많은 뿌리식물과 양호한 햇빛이 있다. 이 구역은 영양소가 호수나 연못으로 들어가 풍부한 음식을 제공하며 생물서식공간(biotope)내 동물과 세균의 다양성을 촉진시킨다.
- **원수대**는 물가로부터 떨어진 빛이 잘 드는 물의 위층이다. 이 구역은 조류와 남세균으로 구성되는 식물성 플랑크톤 그리고 동물성플랑크톤, 작은 갑각류 그리고 어류가 산다. 산소공급이 충분한 연안대의 구역은 또한 슈도모나스(종)(*Pseudomonas* species), 사이토파가(*Cytophaga*), 카울로박터(*Caulobacter*) 그리고 히포미크로비움(*Hyphomicrobium*)도 존재한다.
- **심저대**는 연안대의 아래에 위치하는 가장 깊은 물이다. 이는 빛이 제한적으로 들어오며(산란빛), 산소함량이 낮고 그리고 온도가 더 낮다. 이 구역에 사는 생물은 연안대와 원수대로부터 내려 오는 유기물질의 유입량에 따른다. 이 구역은 주로 호수의 바닥에서 침전물을 따라 기어 다니거나 부착해 있는 일차소비자가 산다. 이렇게 바닥에서 살아가는 생물은 **저생생물(benthos)**이라 부른다. 자색황세균과 녹색황세균 역시 이

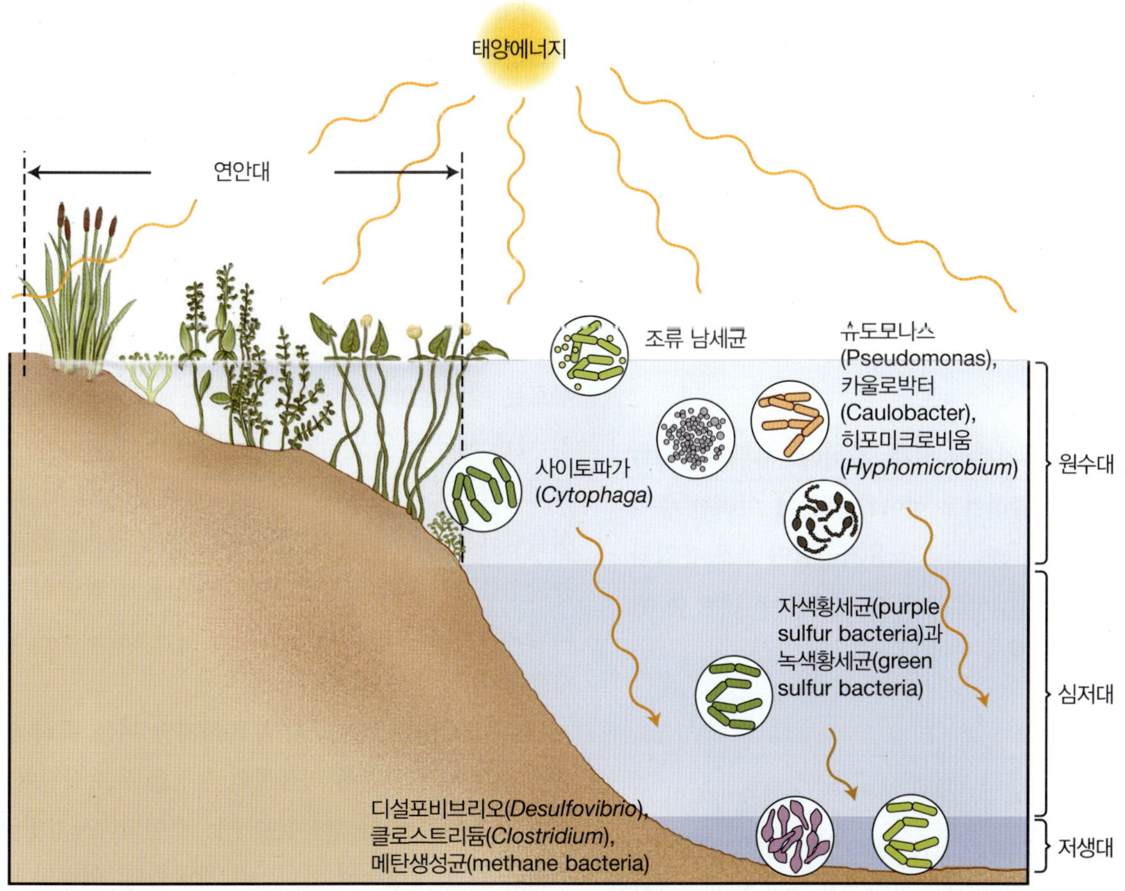

그림 23.7 일반적인 연못이나 호수에서의 층. 연못과 호수에서 연안대(littoral zone), 원수대(limnetic zone), 심저대(profundal zone) 그리고 저생대(benthic zone)라는 각기 다른 독특한 4개의 수직층이 관찰될 수 있다.

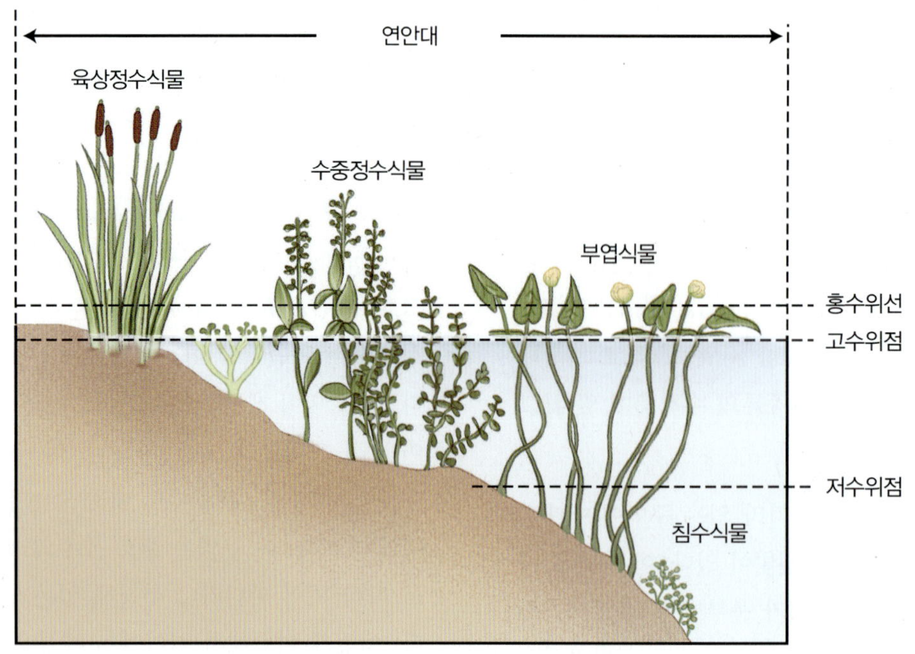

그림 23.8 연안대(littoral zone). 물가를 따라 있는 이 구역은 다양한 뿌리식물과 양호한 광선이 있다.

구역에서 발견된다.

- **저생대**는 호수바닥의 침전물로 구성되며; 이는 침전 표면뿐만 아니라 어떤 표면밑층을 포함한다. 이 층은 일반적으로 층의 바닥과 밀접하게 관련되어 살고 있는 저생생물도 포함한다. 이러한 형태의 생물은 저온과 낮은 산소수준을 견딜 수 있다. 이 구역에서 발견되는 세균은 데술포비브리오(*Desulfovibrio*), 메탄생성균 그리고 클로스트리듐(종)(*Clostridium* species)이 포함된다.

호수와 연못의 수직층에 비해, 강이나 시내는 생물과 영양소가 계속해서 쓸려가고 섞이기 때문에 이러한 층이 없다. 많은 생물이 흐름이 느리고 유기물질이 물로 유입되는 가장자리 쪽에서 살고 있다. 또한, 강이나 시내의 돌 위에서 세균막을 쉽게 찾을 수 있다.

해양생태계

해양(해수)생태계는 지구상에서 가장 큰 수생생태계의 일부이며 지구표면의 70% 이상을 덮고 있다. 해양생태계는 바다먹이사슬의 바닥을 이루는 플랑크톤 수준의 생물로부터 어류와 거대한 해양포유류까지의 범위에 이르는 생물이 살고 있다. 이러한 생태계는 어떤 독특한 특질, 특히 용존화합물 특히 소금이 존재하는 특징이 있다. 담수생태계와 마찬가지로 바다 역시 층으로 나뉘지만 이는 5개의 층이 있으며, **심해대(abyssal zone)**는 깊은 해양해구와 만난다(그림 23.9). 해양미생물의 대부분은 빛을 쉽게 이용하고 영양소가 많이 있는 연안대에 존재한다. 바다의 위쪽 200 m는 해양생물을 유지시키는 미생물개체군이 있다. 이들은 해양식물성플랑크톤(*marine phytoplankton*)이라 부르는 광합성미생물이다. 식물성플랑크톤 중에 많은 각기 다른 세균이 원생동물의 먹이원이며, 이는 그 다음 동물성플랑크톤의 다세포미생물을 위한 먹이가 된다. 동물성플랑크톤은 어류의 먹이원이다. 세균, 원생동물 그리고 동물성플랑크톤의 대사활성에서 부산물로 방출되는 이산화탄소와 무기질은 광합성을 하는 식물성플랑크톤에서 재사용된다.

저생심해대는 영양소가 부족하지만 이는 특히 열수분출구 근처에서 여전히 미생물의 성장을 유지시킨다. 영양소가 풍부한 이러한 고온분출구는 호혈화학자가영양무산소균을 위한 영양소와 에너지를 제공한다. 이러한 미생물은 그 다음 다양한 무척추동물과 척추동물을 유지시킨다.

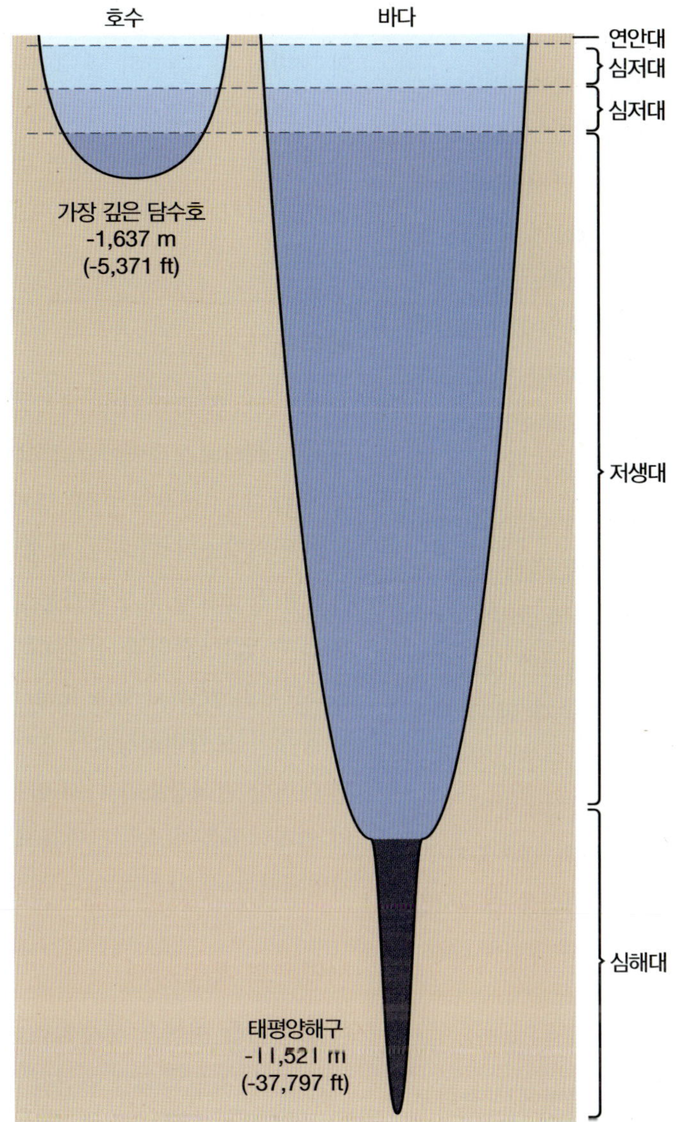

그림 23.9 심해대(abyssal zone). 이 구역은 대양과 심해의 해구가 만나는 것이 특징이다.

2 자연재해 Natural Disasters

자연재해는 지진, 화산폭발, 산사태, 허리케인, 쓰나미, 홍수 그리고 가뭄처럼 자연적으로 일어나는 현상을 포함하는 자연적인 위험의 결과이다. 자연재해는 경제사회적인 발전이 지속되는 것을 심각하게 붕괴시키며 또한 공중보건에도 중대한 문제를 일으킨다. 자연재해가 일어나는 도중과 그 후에 필요한 의학적인 치료의 종류는 자연재해의 주기, 재해의 종류, 인구 그리고 풍토병과 같은 변수에 의해 결정된다.

지난 20년 동안, 자연재해는 그의 빈도, 복잡성, 경향 그리고 파괴적인 힘이 증가되어 왔다. 지진, 허리케인, 토네이도, 쓰나미, 홍수, 산사태, 화산폭발 그리고 산불은 수백만명의 사람을 사망하게 했으며 엄청난 경제적인 손실로 인해 수많은 생명에 해로운 영향을 미쳤다. 빈곤국가와 개발도상국은 기반시설, 질병예방, 재난대비 그리고 예방능력이 부족하기 때문에 손실이 더 큰 것으로 나타난다.

1] 홍수

홍수는 정상적으로는 건조해 있는 육지로 물이 넘치는 것이다. 호수나 강과 같은 수계내 물의 양이 그 수계의 전체량을 초과하는 경우, 물은 그의 주변으로 넘쳐 흘러 홍수를 일으킨다. 1931년, 황허강(Yellow River)의 홍수는 20세기에 들어 기록된 가장 치명적인 자연재해로 간주되며 1918년 인플루엔자 범유행과 같은 유행병을 과소평가하게 만든다. 이 홍수로 사망한 사람은 1~2백만 명으로 추산되었다. 보다 최근의 홍수는 표 23.1에 정리하였다.

전세계적으로, 홍수와 연관되는 감염병이 더 많이 전파되고 있다. 일반적으로 국립의학지능센터(National Center for Medical Intelligence)는 홍수의 결과 특히 개발도상국에서의 여러 감염병전파에 특별하게 관심을 가진다. 정상적으로 홍수는 새로운 질병을 그 지역에 유입시킬 뿐만 아니라 질병을 더욱 전파시킨다. 홍수가 난 지역에 따라 이러한 전파의 증가는 식품매개질병, 수인성질병 그리고 베터매개질병, 호흡기질환 그리고 물접촉병이 포함될 수 있다. 식수원의 대변오염, 수표면과의 접촉증가 그리고 피난처에서의 인구밀집이 감염병의 위험을 증가시킨다.

수인성질병

홍수가 지난 뒤에 발생할 수 있는 수인성질병에는 장티푸스, 콜레라, 렙토스피라증 그리고 A형 간염이 포함된다(제1장과 제16장 참조). 홍수가 감염의 위험증가와 연관된다고 해도, 많은 사람이 이동하거나 또는 식수원이 심각하게 오염되지 않은 한 이러한 위험은 낮다. 그러므로, 홍수와 연관되는 돌발위험은 상수원의 오염이다. 이 위험은 그러한 위협을 발견하여 우선적으로 안전한 식수를 준비하는 재난대처로 해결될 수 있다.

또한 수인성감염과 수인성질병의 위험증가는 오염수와의 직접적인 접촉을 통해 있게 된다. 그러한 감염에는 상처감염, 피부염, 결막염 그리고 귀, 코 그리고 목구멍의 감염이 포함된다. 하지만, 이러한 상태는 일반적으로 유행병을 일으키지는 않는다.

풍토병의 규모에 도달될 수 있는 질병은 오염된 물로부터 직접적으로 전파될 수 있는 렙토스피라증이다. 피부와 점막이 물, 축축한 흙, 혹은 식물, 혹은 설치류나 포유류의 소변으로 오염된 진흙과 접촉함으로써 전파가 일어난다. 홍수는 소변에 다량의 렙토스피라(leptospira)를 방출하는 설치류가 증식하기 때문에 미생물의 확산을 촉진시킨다.

벡터매개질병

홍수가 난 후에 벡터의 서식지의 수와 범위가 넓어지기 때문에 벡터매개질병이 간접적으로 증가될 수 있다. 강물의 범람 또는 폭우로 인해 생겨난 고인 물은 모기의 악명높은 번식장소가 된다. 모기개체군의 증가는 재해를 겪은 사람과 응급요원의 노출가능성을 증가시킨다. 벡터가 매개할 수 있는 감염과 질병에는 뎅기열, 말라리아 그리고 웨스트나일열(West Nile fever)이 포함된다. 비록, 처음에는 홍수가 모기번식장소를 쓸어낸다고 해도, 홍수가 지나면 이러한 번식장소가 다시 만들어진다. 홍수가 일어난 후의 말라리아유행병은 전세계적으로 말라리아가 풍토병인 지역에서는 잘 알려져 있는 현상이다.

사망자와 동물사체

사체와 접할 위험은 통상적으로 사체를 다루는 사람들에게만 있다. 자연재해가 일어난 후에 사체가 유행병의 위험을 제기한다는 명확한 증거는 없다. 하지만, 그러한 사람은 결핵, B형과 C형 간염과 사람면역결핍바이러스와 같은 혈액매개감염; 그리고 로타바이러스(rotavirus)이질, 살모넬라증(salmonellosis), 대장균(*Escherichia coli*)감염, 장티푸스/파라티푸스, A형 간염, 시겔라증(shigellosis) 그리고 콜레라와 같은 위창자감염에 걸릴 위험이 증가될 수 있다.

- 허파속의 잔류공기가 나오게 되면서 에어로졸형태로 혹은 사체를 다루는 동안 코와 입을 통해 허파로부터 품어져 나오는 체액에 막대균이 있게 된다면 결핵이 전파될 수 있다.
- 손상된 피부, 혈액, 혹은 체액과의 직접접촉을 통해 혹은 튕겨진 혈액이나 체액에 점막이 노출됨으로써 혈액매개바이러스가 획득될 수 있다.

표 23.1 2000년부터 2013년 사이에 일어난 치명적인 홍수

년도	위치	설명	추정사망자수
2013	아르헨티나(Argentina)	알제리아, 그레이터라플라타(Greater La Plata, Argentina)	75+
2012	북한(North Korea)	북한홍수	223
2012	나이제리아(Nigeria)	7~9월 계절풍(monsoon)	363
2011	태국(Thailand)	열대폭풍 녹텐(Nock-ten)에 의해 유발됨	815
2011	브라질(Brazil)	리오데자네이로(Rio De Janeiro)홍수	900
2010	중국(China)	여러 성에 걸쳐 3개월 동안 계속됨	3185
2010	파키스탄(Pakistan)	계절풍폭우로 야기됨	2000
2008	미국(United States)	중서부홍수	17
2007	중국	계곡의 급류, 이류(mud-rock flow), 산사태	1029
2007	수단(Sudan), 나이제리아(Nigeria), 부르키나파소(Burkina Faso), 가나(Ghana), 케냐(Kenya) 그리고 기타 아프리카 국가	아프리카국가홍수	353
2007	인도네시아(Indonesia)	자바의 중동부에서 일어난 급류성 계절풍폭우, 홍수	119
2007	영국(United Kingdom)	영국홍수	11
2006	에티오피아(Ethiopia)	오모강삼각주(Omo River delta), 디레다와(Dire Dawa), 테나(Tena), 고드(Gode), 돌발홍수	705
2006	북한	북한홍수	610
2005	중국	푸지앙(Fujian), 안후이(Anhui), 체장(Zhejiang)에서의 홍수	1624
2005	인도(India)	뭄바이(Mumbai), 마하라슈트라(Maharashtra), 카마타카(Kamataka), 계절풍폭우	1503
2005	미국	뉴올리언스(New Orleans)의 제방붕괴	70
2004	인도, 방글라데시(Bangladesh)	인도동부(Eastern India), 방글라데시의 계절풍폭우	3076
2004	아이티(Haiti), 도미니카공화국(Dominican Republic)	봄철의 홍수	1605~3363
2003	인도네시아	수마트라(Sumatra)홍수, 잠비(Jambi), 바탕가리(Batanghari), 톤다노(Tondano), 급류홍수, 돌발홍수	313
2002	네팔(Nepal)	네팔홍수, 마콴푸르(Makwanpur), 급류홍수	429
2001	알제리아(Algeria)	알지에르(Algiers), 밥엘궈드(Bab El Oued)	827
2000	모잠비크(Mozambique)	모잠비크홍수	800

- 사체는 일반적으로 대변물질이 새어 나와 있기 때문에 위창자(위장)감염이 더 흔하게 일어난다. 전파는 사체, 흙 묻은 옷, 혹은 오염된 장비와의 직접접촉이나 분변구강경로(fecal-oral route)를 통해 일어날 수 있다. 또한 만일 식수원이 많은 수의 사체로 오염된다면 위창자(위장)감염도 발생할 수 있다.

기타 건강위험

홍수와 연관되는 기타의 건강위험에는 감염에 보다 감수성이 있도록 만드는 손상이 포함된다. 개방상처가 지속되는 사람은 파상풍이 촉진될 수 있다. 체온저하 역시 문제가 될 수 있는데 이는 홍수가 난 물이나 비에 노출되어 호흡기감염의 위험을 증가시킨다. 또한, 호흡기질환은 홍수후 임시대피시설에 사람이 밀집된 상황과도 연관을 가진다.

2] 쓰나미

바다와 같은 수계가 빠르게 이동할 때 일련의 거대한 파도가 만들어지는데 이를 **쓰나미(tsunami)**라고 부른다. 물이 위아래로 거대하게 움직이는 예컨대 지진, 어떤 화산 폭발, 해수아래에서의 폭발, 거대한 소행성의 충돌 그리고 바다에서의 핵무기시험은 모두 쓰나미를 발생시킬 가능성을 가진다.

쓰나미 이후에 즉각적으로 우려해야 할 사항에는 깨끗한 식수, 음식, 피난처 그리고 의학적인 상처치료가 포함된다. 범람된 물은 흔히 식수원과 음식원을 오염시켜 수인성질병과 식품매개병의 위험을 키운다. 또한, 피난처가 없는 사람은 곤충과 환경적인 위험에 노출될 위험이 있다.

기타 자연재해와 마찬가지로 재해 그 자체는 본질적으로 감염병 돌발의 위험을 증가시키지는 않지만; 오염된 물과 음식 그리고 피난처와 의학치료가 결여되어 재해지역에 이미 존재하고 있던 질병을 이차적으로 악화시키게 된다. 식수원과 위생처리계통이 오염될 때마다 시겔라증, 장티푸스, A형과 E형 감염 그리고 콜레라와 같은 수인성질병이 즉각적으로 위협이 된다. 홍수의 여파로 심각한 설사병의 돌발이 흔히 일어난다. 피난민이 밀집된 피난촌은 홍역, 수막염 그리고 인플루엔자와 같은 질병이 돌발될 위험이 있으며 폐렴과 결핵의 발생률이 증가한다. 잠재적인 위협이 될 수 있는 기타의 질병은 말라리아와 뎅기열이다. 또한 파도가 토양을 쓸고 가기 때문에 파상풍균에 외상상처가 감염될 수 있다. 앞서 말한 대로, 부패하는 사체는 주요 질환의 돌발을 거의 일으키지는 않지만 사체를 다루는 사람에게는 건강상의 위험을 줄 수 있다.

감염병의 위험 대부분은 강이나 호수의 홍수 그리고 쓰나미에서 모두 비슷하다. 보다 최근에 발생한 쓰나미의 일부는 표 23.2에 정리하였다.

표 23.2 20세기와 21세기에 일어난 쓰나미

년도	위치	설명	추정사망수
2011	일본(Japan)	토후쿠(Tohoku)지진/쓰나미	5,692
2010	칠레(Chili)	여러 해안도시 파괴	521
2010	수마트라(Sumatra)	지진/쓰나미	435
2007	솔로몬제도(Solomon Islands)	2007년 솔로몬제도지진	52
2006	인도네시아(Indonesia)	자바지진	540
2004	인도양(Indian Ocean)	인도양지진	>250,000 (출처마다 다름)
1998	파푸아뉴기니아(Papua New Guinea)	1998년 파푸아뉴기니지진(지진에 이어 수면아래의 산사태)	3,000
1993	일본	오쿠쉬리(Okushiri)	202
1983	일본	혼슈북부(Northern Honshu)	102
1979	프랑스(France)	니스(Nice)	23
1976	필리핀(The Philippines)	모로만(Moro Gulf)	5,000
1964	미국(United States): 알래스카(Alaska)와 하와이(Hawaii)	굳프라이데이 (Good Friday)지진	131
1960	칠레, 미국(하와이), 필리핀 그리고 일본	칠레대지진	2,000
1952	러시아(Russia)	쿠릴열도(Kuril Islands), 캄차카반도(Kamchatka Peninsula)	2,300
1946	미국(알래스카와 하와이)	알류산열도(Aleutian Island)지진	173
1944	일본	토난카이(Tonankai)	1,223
1933	일본	산리쿠(Sanriku)	3,008
1929	캐나다(Canada)(뉴펀들랜드, Newfoundland)	1929년 그랜드뱅크(Grand Banks)	28
1908	이탈리아(Italy)	1908년 메시나(Messina) 지진	70,000

3] 지진

지각의 에너지가 갑자기 방출되어 발생하는 지진은 지진계로 측정될 수 있는 지진파를 만드는데 이는 지진의 강도를 나타낸다. 강력한 지진은 재앙적인 결과를 초래하고 깊은 바다에서 발생하는 지진은 거대한 쓰나미를 일으킬 수 있다. 물질적인 손실 외에도, 이로 인해 기본생필품의 결핍, 인명피해 그리고 질병이라는 결과가 초래된다. 지진이 일어난 후에 발생할 수 있는 감염병에는 불안전한 식

수원으로 인한 수인성질병, 냉장보관이 되지 않아 발생하는 식품매개병, 고인 물로로부터 발생하는 벡터매개병 그리고 위생이 불량하고 피난처의 인구밀집으로 인해 발생할 수 있을 어떠한 질병이 포함된다. 최근에 일어난 치명적인 지진의 일부는 표 23.3에 정리하였다.

4] 허리케인

다른 자연재해와 마찬가지로, 허리케인 이후에 위협이 되는 주된 감염병은 연관되는 홍수에 따르며 안전하지 않은 식수, 오염된 음식 그리고 밀집된 피난처가 포함된다. 고인 물로 인하는 벡터매개병 역시 우려가 된다. 재난지역에 있는 사람들에게 가장 위협이 되는 것은 대개 그 지역의 풍토병이다.

3 생물테러 Bioterrorism

생물무기와 **생물테러**는 테러공격이나 전쟁 동안 민간인이나 군인을 무력화시키거나 실싱시키기 위해 생물직용제를 사용한다. 최초로 기록된 생물무기의 사용은 섭취하면 경련을 일으키는 진균작용제 호밀맥각(rye ergot)으로 적의 우물을 오염시긴 잇시리아(기원전 6세기)로 거슬러 올라간다. 생물무기는 새로운 것이 아니며, 다양한 종류의 테러분자가 그들의 정치적 또는 종교적인 관점과 견해를 강화하기 위해 무고한 사람을 죽이려고 생물테러를 일으켰을 때 문제가 되었다.

2001년 9/11 공격 이래, 생물무기와 생물테러의 영역이 확장되어 농업적인 자산까지도 포함하고 있다. 가축이나 곡물을 광범위하게 파괴/오염시키는 것은 대중의 건강뿐만 아니라 그의 경제에도 영향을 미쳐 식품공급에 재앙적인 결과를 갖게 할 것이다.

1999년, 생물테러에 대한 반응으로 국가적인 공중보건능력을 진전시키기 위한 미국의회법안의 일부로써 질병통제예방센터(CDC)가 전반적인 공중보건계획을 위한 주무부처로 지정되었다. 또한, 계획, 조사능력과 역학능력의 개선, 신속한 검사실진단, 통신의 강화 그리고 치료

표 23.3 2001~2013년 사이에 일어난 지진

년도	위치	설명	추정사망자수
2013	필리핀(Philippines)	보홀(Bohol)지진	222
2013	파키스탄(Pakistan)	2013년 파키스탄지진	825
2012	이란(Iran)	동아자르바이잔(East Azerbaijan)지진	306
2012	필리핀	비사야(Visayas)지진	113
2011	터키(Turkey)	반(Van)지진	604
2011	일본(Japan)	혼슈-토호쿠(Honshu-Tohoku)지진/쓰나미	18,184
2010	중국(China)	칭하이남부(Southern Qinghai)	2,698
2010	아이티(Haiti)	포르토프랭스(Port au Prince)에 집중됨	160,000
2009	인도네시아 수마트라(Sumatra, Indonesia)	남부수마트라(Southern Sumatra)	1,118
2009	이탈리아(Italy)	라퀼라(L'Aquila)지진	294
2008	중국	쓰촨동부(Eastern Sichuan)	69,197
2007	인도네시아	3월 6일 지진(수마트라남부)	25
2007	페루(Peru)	8월 12일 지진(중부해안인근)	514
2007	솔로몬제도(Solomon Islands)	4월 1일 지진	52
2007	인도네시아	9월 12일 지진(수마트라남부)	67
2006	인도네시아	2006년 5월 자바(Java)지진	6,234
2005	파키스탄(Pakistan)과 인도(India)	2005년 카시미르(Kashmir)지진	87,350
2005	이란(Iran)	자란드(Zarand)	564
2004	인도양(Indian Ocean)	인도양지진	>250,000 (출처마다 다름)
2004	모로코(Morocco)	모로코지진	571
2003	이란	밤(Bam)지진	26,271
2003	알제리아(Algeria)	2003년 보우메르데스(Boumerdes)지진	2,266
2001	인도	구자라트(Gujarat)지진	20,000

생명의 응용

생물테러와의 첫 번째 작은 전투

많은 미국인은 2001년 9/11 공격에 이어 벌어진 탄저병사건 17년전에 이미 생물테러분자가 미국을 공격했었던 것을 알지 못한다. 인도의 힌두교도가 오레곤 달레스(Dalles, Oregon)의 작은 도시에 있는 지역내 수많은 음식점의 샐러드바에 살모넬라(*Salmonella*)를 의도적으로 살포하여 오염시켰다. 결과적으로, 751명이 감염되었으며 지역병원과 의료시설이 빠르게 포화되었다. 선거에 투표를 하러 갈 시민을 막아, 그 단체의 일원이 지방정부에 자리를 유지하고 따라서 그들에게 정치적인 혜택을 줄 수 있도록 하기 위한 시도로 공격이 일어났다. 이 공격에 의해 직접적으로 사망한 사람은 없었다. 이 단체의 지도자는 추방되었으며 이 단체는 그 이후에 그 지역을 떠났다.

제의 확보가 포함되는 여러 가지 활동을 목표로 **생물테러 대응청(Division of Bioterrorism Preparedness and Response)**이 설립되었다. 1999년 6월, 국가의 전문가들이 모여 (1) 국민에게 가장 큰 위협이 되는 생물작용제를 선정하는 가능한 일반적인 기준을 검토하고; (2) 이전에 확인된 위협적인 생물작용제의 목록을 검토하며; 그리고 (3) 공중보건방어활동을 위해 우선시되고 추가적으로 평가되어야 할 것들을 확인하였다. 이러한 전반적인 기준에 대한 논의를 기초로, 초기의 공중보건방어활성을 위해 작용제를 3가지 주된 범주, 즉 Category A, B 그리고 C의 하나로 분류하였다. 각 범주에 있는 미생물/작용제는 우리가 그것들에 관해 더 많이 알게 되면서 계속해서 변경되고 있다. 질병통제예방센터(CDC), 국립보건원(National Institutes of Health), 혹은 교통부(Department of Transportation)의 웹사이트에 접속하면 특정의 미생물/작용제에 대한 가장 최근의 분류를 확인할 수 있다.

1] Category A 작용제

Category A에 속하는 작용제는 공중보건에 대형참사를 포함하여 해로운 영향을 가질 무수한 가능성을 가진다. 따라서, 이러한 생물테러작용제는 이들이 국가안보를 위협하는 면에서 높은 우선순위를 가진 것으로 간주된다. 이러한 작용제의 특징에는 다음과 같은 것이 포함된다.

- 이들은 사람으로부터 사람으로 쉽게 전파된다.
- 이들은 공중보건에 주된 영향을 미칠 가능성과 높은 사망률을 나타낸다.
- 이들은 국민을 공황에 빠뜨리고 사회를 붕괴시킬 가능성을 가진다.
- 이들은 공중보건방어를 위한 특수한 활동을 필요로 한다.

Category A의 작용제는 "빅식스(Big Six)", 즉 천연두, 바이러스성출혈열, 탄저병, 페스트, 야생토끼병 그리고 보툴리눔증이 포함된다.

세균작용제

비록 많은 미생물이 생물무기가 될 수 있다고 해도 대부분의 세균은 증식시키기가 쉽고 따라서 일반적으로 가장 위협적이다. 이러한 세균작용제의 일부에는 탄저균(*Bacillus anthracis*), 페스트균(*Yersinia pestis*), 클로스트리듐보툴리눔(*Clostridium botulinum*) 그리고 프란시셀라툴라렌시스(*Francisella tularensis*)가 포함된다.

탄저병은 그람음성 포자형성막대균 탄저균(*Bacillus anthracis*)에 의해 일어난다. 이는 인수공통감염병이며 3종류의 탄저병, 즉 피부탄저병, 위창자탄저병 그리고 호흡기탄저병(제15장 흡입탄저병에 대한 설명 참조)을 일으킬 수 있다. 이러한 탄저병의 모두는 잠재적으로 치명적인 위험한 감염을 일으킬 수 있으며, 생물무기로 가장 많이 사용되는 종류는 흡입탄저병과 피부탄저병이다. 효과적인 생물무기가 될 수 있을 무기화된 탄저병을 만들기 위해서는 미생물학연구실기법에서의 어떤 수준의 경험과 지식이 필요하다. 약점의 하나는 그 효과가 햇빛에 의해 중화되거나 제한되는 점이다.

가장 치명적인 형태의 탄저병은 **흡입탄저병**이다. 2001년 9월 18일, 탄저균포자가 든 편지가 여러 방송매체사무실과 2명의 민주당상원위원에게 배달되기 시작했다(그림 23.10). 이 과정에서, 우체부도 위험에 노출되었다. 이 공격 동안 탄저병이 발생한 사람들은 모두 항생제요법을 받기 전에 흡입탄저병의 증상이 완전히 발현되면서 사망하였다. 무기화된 형태의 탄저병은 흡입탄저병과 피부탄저

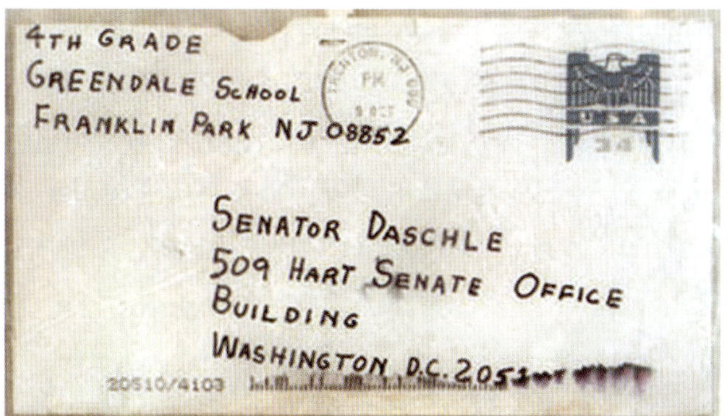

그림 23.10 미국 상원의원 톰대슐(Tom Daschle)에게 보낸 편지. 이 편지는 흡입탄저병을 일으킬 수 있는 탄저균포자가 들어 있었다.

병으로 일반적으로 분말이나 에어로졸로 유지되는 포자를 갖고 있다. 이러한 포자는 환경에서 자연적으로 일어나는 경우 보다 훨씬 더 강력하다. 흡입탄저병의 치사용량은 초기에는 25,000~55,000개로 평가되었지만 지금은 수백 개인인 것으로 재평가되고 있다.

감염과정은 포자가 허파 속으로 흡입되어 허파꽈리(폐포)공간에 들어가면서 시작된다. 대부분은 허파꽈리큰포식세포(폐포대식세포)에 의해 파괴된다(그림 23.11). 살아 남은 포자는 림프계통으로 들어갈 수 있으며 세로칸림프절(mediastinal lymph nodes)로 이동하고 발아하여 증식형의 막대균을 형성한다. 발아가 일어나면서 독소가 방출되어 국소증상과 전신증상 모두가 발생한다. 이러한 증상에는 허파에 대한 출혈손상과 전신염증반응이 포함된다. 감염의 중증도는 혈액내 독소의 양과 비례하며 혈액에서 증식하는 세균의 수에 비례하지 않는다. 다시 말하면, 세균배양이 음성이라고 해서 본질적으로 파상풍의 위험이 없다는 뜻은 아니다. 흡입탄저병의 증상은 병의 진행과 함께 날라신다. 초기증상과 후기증상(조기증상의 발생 2~3일 후)은 박스 23.2에 나열하였다.

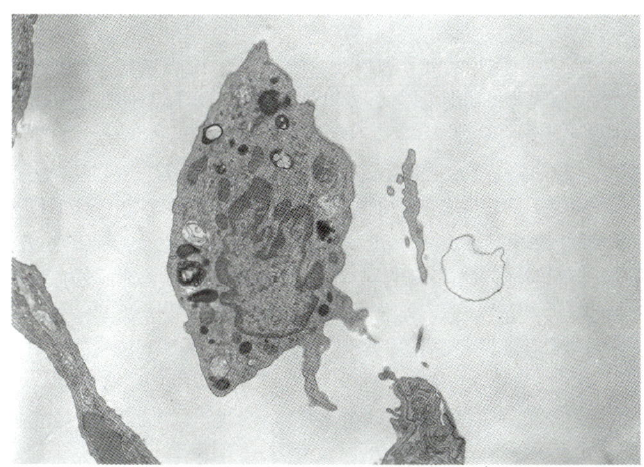

그림 23.11 허파꽈리큰포식세포(폐포대식세포, alveolar macrophage)의 전자현미경사진.

박스 23.2 흡입탄저병의 증상

초기증상

- 발열
- 권태감
- 건성기침
- 구역
- 구토
- 가슴통증
- 오한
- 복통
- 빠른맥(빈맥)

후기증상

- 호흡마비
- 급성발열
- 저혈압
- 청색증
- 호흡알칼리증
- 심한 림프절병증(림프절종대)
- 섬망
- 쇼크
- 체온저하
- 사망(24~36시간내)

흡입탄저병의 많은 증상은 통상적인 폐렴이나 인플루엔자와 감별하기가 어렵다. 특히 탄저병에 특이적인 차이점은 허파검사의 이상, 호흡곤란(힘들고 어려운 호흡), 구역과 구토 그리고 가슴통증과 가슴막염(흉막염, pleurisy)이다. 또한, 일반적으로 탄저병은 두통, 인후통, 혹은 콧물의 증상이 발현되지 않는다. 이러한 형태의 탄저병이 다른 호흡기감염과 감별되지 않기 때문에 확진은 현미경검사, 시료배양 그리고 허파방사선촬영술이 필요하게 된다. 조기진단이 감염자의 생명과 회복을 위해 필수적이기 때문에, 앞에 나열한 증상이 발현되는 경우 항상 탄저병을 고려해야 한다.

흡입탄저병은 대개 페니실린 G 프로카인(penicillin G procaine), 시프로플록사신(ciprofloxacin)이나 독시사이클린(doxycycline) 혹은 둘 모두로 치료한다(이는 위창자탄저병환자의 치료이기도 하다). 이러한 항생제는 진단초기에 투여된다면 효과적인 것으로 입증되고 있다. 미국에서 이용하는 탄저병의 예방접종은 상대적으로 최근에 이루어졌으며 흡입탄저병에 대한 효능에 관한 임상자료는 거의 없다.

피부탄저병은 자연적으로 발생하는 탄저병증례의 95%를 차지한다. 9/11 이후, 탄저균분말공격에 감염된 22명중의 11명이 피부탄저병이었다. 감염은 특히 상처가 있거나 긁힌 피부와 포자가 접촉하여 발생된다. 감염기전은 흡입탄저병의 경우와 매우 유사하지만 주로 침범되는 조직이 다르다. 포자에 노출된후 1주일내에 감염부위에서 무통성의 가려운 구진병변이 발생된다. 2일 내에 구진주위에 수많은 막대균과 일부의 백혈구가 포함된 수포물집이 형성된다. 이러한 물집은 확장되어 그 부위는 홍반성(체액으로 찬 부기)으로 된다. 결과적으로, 병변이 파열되어 흑색의 딱지로 덮인 괴사성궤양으로 된다(그림 23.12). 2주 내에 딱지는 말라 떨어져 나간다. 때로, 환자는 만일 병변부위에 황색포도알균(*Staphylococcus aureus*)이 있다면 이 세균에 속발성으로 감염될 수 있다. 드문 경우, 피부감염의 발현 후기에 전신감염이 발생할 수 있다. 이러한 전신감염은 아마도 콩팥기능상실을 초래하는 세균혈증, 빈혈, 출혈 그리고 반상출혈(ecchymosis)로 발현될 수 있다.

페스트는 그람음성막대균 페스트균(*Yersinia pestis*)에 의해 발생한다(제18장). 페스트는 가래톳페스트(bubonic plague)와 폐렴페스트(pneumonic plague)의 2가지 형태로 발생할 수 있는데 폐렴페스트가 사망률이 더 높다. 세균이 사람에게 전파되는 자연적인 방법의 하나는 이 병의 병원소인 감염된 설치류에 의해 감염된 벼룩에 물리는 것

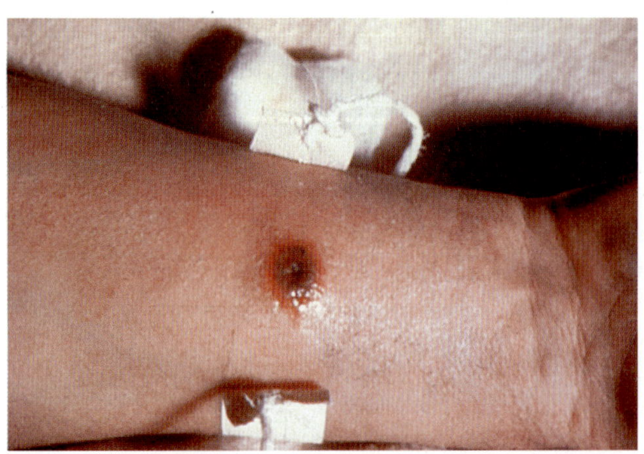

그림 23.12 오른팔 위의 피부탄저병병변. (출처: the Centers for Disease Control and Prevention.)

생명의 응용

2001년 탄저병공격

2001년 탄저병사건은 주로 흡입탄저병으로 이루어졌는데, 이는 뉴욕(New York)의 세계무역센터(World Trade Center)에 대한 9/11 공격 1주일 후 워싱턴(Washington) DC에서 상원의원 톰대슐(Tom Daschle)과 패트릭리히(Patrick Leahy)에게 발송된 포자를 통해 일어났으며 그리고 거의 동시에 일어난 여러 방송국으로 가는 기타의 우편발송이 거의 동시에 이루어졌다. 탄저병은 탄저균(*Bacillus anthracis*)의 발아포자에 의한 잠재적으로 치명적인 질병이며 (1)피부탄저병(cutaneous anthrax), (2) 창자탄저병(intestinal anthrax) 그리고 (3) 흡입탄저병(inhalation anthrax)이라는 3가지 종류로 발생한다.

- 피부탄저병은 피부의 상처나 찰과상에 노출된 다음에 발생한다. 포자가 발아한 다음, 이는 특징적인 흑색중심의 괴사성궤양으로 진행되며 치료되지 않은 환자의 약 20%를 사망하게 한다.
- 위창자탄저병은 오염된 육류를 섭취한 후에 발생하며 이후에 일련의 전형적인 위창자관증상으로 진행되는데 여기에는 피를 토하고 설사를 심하게 하며 그리고 탈수되는 것이 포함된다. 환자의 20~60%가 사망하게 된다.
- 흡입탄저병은 포자를 흡입한 뒤에 발생하는데, 이 포자는 호흡관의 온습한 환경에서 발아하게 된다. 증상은 감기와 유사하지만 수일후에 쇼크로 진행되는 중증의 호흡문제가 발생한다. 적극적인 치료와 함께 환자의 약 55%는 생존하게 된다.

조기진단[환자에서 탄저균(*B. anthracis*)의 동정]과 고용량의 페니실린(penicillin), 독시사이클린(doxycycline), 혹은 시프로플록사신(ciprofloxacin)으로 치료하는 것이 흡입탄저병을 제외한 나머지 환자에서 효과가 있다. 또한, 방어를 제공하기 위한 백신과 항독소가 이용가능하다. 백신은 널리 보급되지 않았으며, 질병통제예방센터(CDC)는 탄저병에 어떤 노출된 가능성이 있는 고위험의 성인에게만 권장하고 있다.

증상이 발현된 22명 가운데 11명이 흡입탄저병이었으며, 이 가운데 5명이 사망했다. 더 앞선 탄저병사건은 소비에트연방, 스베르들로프스크(Sverdlovsk, Soviet Union)에 있는 군사연구실로부터 탄저균포자가 공기를 타고 연기처럼 방출된 사건 이후인 1979년에 발생했다. 79명이 호흡기에 감염되었고 68명이 사망하였다. 생물무기에서 포자를 에어로졸로 분사하는 것은 호흡관에 노출시키기 위한 원하는 방출방법이다. 포자의 수와 크기가 이들이 얼마나 깊게 호흡관으로 들어갈지 그리고 노출후에 치사정도가 어떨지를 결정한다. 이 때문에, 생물테러등급의 시료는 반데르발스힘을 통해 덩이로 응집되기 때문에 실리콘물질로 크기가 커지는 것을 방지하며 각 포자의 수나 용량을 증가시킨다.

이다. 이러한 감염경로는 대개 가래톳페스트를 발생시킨다. 또 다른 전파경로는 병원체가 포함된 에어로졸비말의 흡입을 통해 일어난다. 페스트균(*Y. pestis*)을 이용한 생물테러공격의 경우, 가장 가능성이 있는 전파수단은 병원체를 분무화하는 것이다.

자연상태의 동물에 감염시켜 인구밀집지역으로 풀어놓는 것도 또 다른 가능한 방법이지만 어떤 면에서 페스트를 확산시키기에는 비효율적이다. 페스트균(*Y. pestis*)의 잠복기는 2~7일 사이이다. 폐렴페스트의 일반적인 증상과 패혈증의 후기증상은 박스 23.3에 정리하였다.

페스트의 진단은 임상증상을 확인하면서 시작되고 그람염색과 페스트균(*Y. pestis*)의 "안전핀"모양을 확인하기 위한 라이트염색(Wright stain), 김자염색(Giemsa stain), 혹은 웨이슨염색(Wayson stain)이 시행된다. 만일, 이 시점에서 페스트가 의심된다면, 모든 검사는 생물안전 제2등급(biosafety level 2, BSL-2)요강 아래에서 시행되어야 한다. 폐렴페스트가 의심되는 환자의 가슴 x-레이 촬영은 양쪽성의 폐렴을 나타내기가 쉽다. 신속직접형광항체면역측정법(rapid direct fluorescent antibody immunoassay)이 이용가능하며 혈액시료내의 병원체와 연관되는 생체내 항체를 검출할 수 있다.

폐렴페스트에 대한 특수치료는 다양하지만; 어떠한 지연도 사망률을 증가시키기 때문에 모든 환자들에게 조기 항생제요법이 필요하다. 선택되는 항생제는 스트렙토마이신(streptomycin)이나 젠타마이신(gentamicin)이다. 대체가 가능한 항생제에는 클로람페니콜(chloramphenicol), 시프로프록사신(ciprofloxacin), 혹은 독시사이클린(doxycycline)이 포함된다. 현재, 폐렴페스트에 대해 이용가능한 백신은 없지만 활발한 연구가 진행되고 있다. 폐렴페스트의 경우, 특히 의료시설에서의 감염조절은 주로 공기매개비말을 막기 위해 주의가 집중된다. 병원체에 노출된 표면은 소독을 하지 않아도 되는데, 그 이유는 페스트균(Y. pestis)이 특별하게 강력한 세균이 아니며 숙주의 바깥에서는 장기간 생존하지 못하기 때문이다.

야생토끼병(야토병)은 그람음성 융통무산소짧은막대균 프란시셀라툴라렌시스(*Francisella tularensis*)에 의해 발생한다. 이는 감염된 동물과의 직접접촉, 오염된 음식이

박스 23.3 폐렴성페스트의 증상

증상

- 가슴통증
- 호흡곤란
- 기침
- 피가래
- 구역
- 구토
- 설사
- 폐렴

패혈증을 동반하는 후기증상

- 자색반증
- 말초에서 괴저를 일으키는 소혈관괴사
- 질소혈증(혈액내 대개 요소인 질소화합물이 증가함)
- 여러기관의 기능상실

나 식수의 섭취, 에어로졸화된 세균의 흡입 그리고 진드기나 모기와 같은 절지동물에 물려 쉽게 전파된다. 이 세균은 전염성이 가장 큰 세균의 하나로 알려져 있다. 숙주병원소에는 토끼, 쥐 그리고 기타 작은 포유류가 포함된다. 주로 발생되는 야생토끼병의 증례는 진드기에 물려서이다. 야생토끼병은 사람대 사람접촉으로는 전파되지 않는다. 생물무기로 사용하기 위해서는 가장 효과적인 전파방법은 에어로졸화된 작용제를 이용하는 것이다. 각기 다른 증상과 기관계통의 표적을 갖는 6가지의 독특한 증상이 있다.

1. 궤양림프절야생토끼병(ulceroglandular tularemia)(증례의 80%)
2. 림프절야생토끼병(glandular tularemia)(증례의 10%)
3. 장피푸스야생토끼병(typhoidal tularemia)(증례의 10%)
4. 폐렴야생토끼병(pneumonic tularemia)(증례의 17% 이하)
5. 입인두야생토끼병(oropharyngeal tularemia)(증례의 5% 이하)
6. 눈림프절야생토끼병(oculoglandular tularemia)(증례의 1% 이하)

에어로졸화된 프란시셀라툴라렌시스(*F. tularensis*)를 사

박스 23.4 야생토끼병의 임상증상

장티푸스야생토끼병(TYPHOIDAL tularemia)
- 발열
- 오한
- 콩팥기능상실
- 패혈증
- DIC
- 폐렴

폐렴야생토끼병(PNEUMONIC tularemia)
- 발열
- 오한
- 콩팥기능상실
- 패혈증
- DIC
- 폐렴
- 호흡관은 어떠한 부위에서의 염증

입인두야생토끼병(OROPHARYNGEAL tularemia)
- 삼출성인두염
- 목림프절종대
- 때로 입인두의 병변

DIC, 파종성혈관내응고(disseminated intravascular coagulation).

용하는 생물테러공격에서 접할 수 있는 가장 가능성은 장티푸스야생토끼병, 폐렴야생토끼병 그리고 입인두야생토끼병이다. 이 중에서 장티푸스야생토끼병이 걸릴 수 있는 가장 우세한 종류의 병이 된다. 이러한 종류의 각각은 특정의 임상증상을 가진다(박스 23.4). 장티푸스야생토끼병과 폐렴야생토끼병이 가장 위험하며 사망률이 가장 높다. 이러한 종류의 야생토끼병은 이 세균이 세포내병원체이므로 특히 세포면역이 손상된 사람에게 해를 입히게 된다.

야생토끼병의 진단에는 가래나 혈액을 현미경으로 검사하여 이 작은 짧은막대균의 존재를 확인하는 것이 포함된다. 이 세균이 배양하기에 더 까다롭고 또 느리게 성장하기 때문에 표준적인 생화학적 검사는 거의 항상 효과적이지 않다. 쉽고 신속한 확인방법은 현재 이용가능하지 못하다. 보다 정확한 진단은 생물안전 제2등급이나 제3등급의 연구실(제9장 참조)에서 중합효소연쇄반응(polymerase chain reaction, PCR), 형광항체검사법(fluorescent antibody testing), 효소결합면역흡착법(enzyme-linked immunosorbent assay, ELISA) 그리고 펄스필드겔전기영동법(pulsed-field gel electrophoresis)(제25장 참조)을 필요로 한다.

장티푸스야생토끼병과 폐렴야생토끼병의 치료를 위해 선택되는 항생제는 스트렙토마이신(streptomycin)이다. 약화된 면역계통을 가진 환자에서는 젠타마이신(gentamicin)이 유용하다. 효과적인 것으로 입증된 테트라사이클린(tetracycline)과 클로람페니콜(chloramphenicol)도 대안이 된다. 광범위한 돌발이 일어난 경우 확립된 치료법인 경구투여로 시프로프록사신(ciprofloxacin)과 독시사이클린(doxycycline)이 선호된다.

현재, 미국식품의약국(U.S. Food and Drug Administration, FDA)은 생약독화백신을 평가하고 있지만 일반대중에게는 현재 권장되고 있지 않다. 야생토끼병이 사람대 사람접촉으로 전파되지 않기 때문에 감염조절을 위한 완전한 격리과정이 필요하지 않다. 하지만, 이 세균은 더 강력한 병원체이며 감염된 물품과 접촉될 구역은 소독을 실시해야 한다. 물기가 있는 표면을 소독하는 절차에는 10분 동안 10% 염소표백제로 세척하고 이어서 70% 알코올 용액으로 세척하는 것이 포함된다.

보툴리눔증은 그람양성 포자형성 무산소막대균 클로스트리듐보툴리눔(*Clostridium botulinum*)에 의해 생성되는 독소로 인한다(그림 23.13)(제17장 참조). 보툴리눔독소는 존재하는 자연적인 신경독 중에서 가장 강력하며 "이론적으로" 1 g의 독소가 확산되면 100만명 이상을 죽게 할 수 있다. 보툴리눔증은 이것이 세균 자체가 아니라 독소이며 이 독소가 병을 일으키는 면에서 Category A 작용제 중에서 독특하다. 세균의 자연전파수단에는 오염된 음식을 섭취하거나 정도는 약하지만 오염된 식수를 마시거나 혹은 상처부위가 세균과 접촉되는 것이 포함된다. 세균은 온전한 피부를 통해 침입할 수는 없지만 위창자(위장)관이나 호흡관의 점막층을 통해 흡수될 수는 있다.

생물테러공격에서, 독소나 세균이 에어로졸형태로 전파되거나 음식과 식수의 오염을 통해 전파되기가 쉽다. 독소에 관한 여러 요인이 생물무기로써의 효능을 떨어뜨린다. 이 독소는 음식을 적절하게 조리한다면 변성될 수 있다. 대부분의 식수처리시설에서 사용되는 염소의 농도는

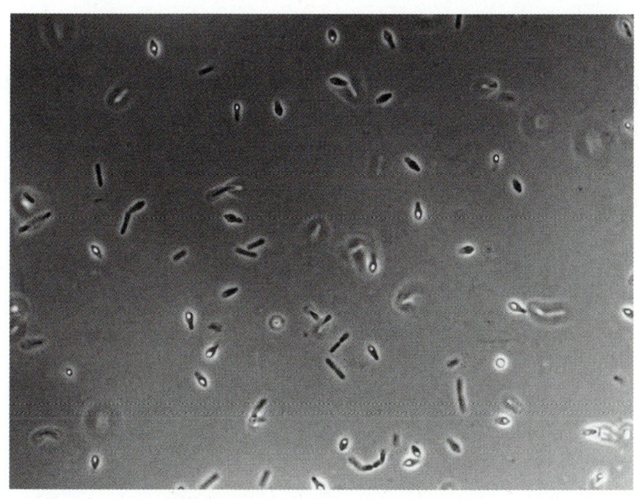

그림 23.13 클로스트리듐보툴리눔(*Clostridium botulinum*). 클로스트리듐보툴리눔(*C. botulinum*)은 그람양성, 포자형성, 무산소막대균이며 보툴리눔증의 원인병원체이다. (출처: K. M. Marshall, Eric Johnson Lab, University of Wisconsin, Madison.)

독소를 충분히 변성시켜 음식이나 식수로 사용되어도 무해하게 만든다. 또한, 세포와 어떤 에어로졸화된 독소는 입고 있는 몇 겹의 옷에 의해 공기로부터 여과될 수 있으며 독소 그 자체도 1~3시간의 햇빛노출로 변성되어 에어로졸형태로 이용되는 것을 제한시킨다. 이러한 단점은 대단히 많은 양의 독소를 사용함으로써 어느 정도 줄일 수는 있지만, 특히 식수원을 오염시키는 경우에는 보툴리눔독소가 실제적인 생물무기가 되지 못할 것이다. 제17장에서 설명한 바와 같이, 보툴리눔독소는 대개 신경계통과 연관되는 여러 증상을 일으키는데 최종적인 단계는 호흡근육의 마비로 인한 질식이다.

증상이 보툴리눔증을 나타내는 경우, 초기의 진단은 혈청, 대변, 위산 그리고 가능하다면 구토물에 대한 현미경검사 그리고 질병이 발생하기 전의 상황과 환자의 병력을 조사하는 것이 포함된다. 신경독이 빠르게 작용하기 때문에, 보툴리눔증의 양성확인을 위해 필요한 검사를 검사실에서 수행하는 것이 가능하지 않을 것이다. 보툴리눔증을 치료하는 데 있어 징후와 증상에 확신이 생기면 가능한 빨리 항독소를 투여해야 한다. 이 항독소는 흡입보툴리눔증에서 아직 시험되지 못했기 때문에 에어로졸 생물테러 공격의 경우에는 이 항독소의 효능은 아직 밝혀지지 않았다. 심지어 관찰 가능한 증상이 발생한 다음 항생제를 투여한 뒤에도 환자는 여전히 호흡기능상실을 겪을 수 있다. 항독소는 오직 독소효과의 진행만을 억제시키며; 이는 기존에 발현된 증상을 되돌리지는 못한다. 항독소는 환자가 인공호흡기의 보조를 받는 경우에만 생명을 연장시킬 것이다. 생명유지장치가 진보하고 개선되고 그리고 항독소가 개발되어 보툴리눔증환자가 살 수 있을 기회가 크게 높아지고 있다. 회복후에 보툴리눔증과 연관되는 장기적인 문제는 현재 밝혀져 있지 않지만 생존자는 흔히 만성피로를 호소하며 숨쉬는 것이 곤란하거나 힘들다고 말한다.

마비저(glanders)[비저균(*Burkholderia mallei*)]는 주로 말, 노새, 당나귀 그리고 염소에 영향을 미친다 사람이 이 그람음성막대균감염에 대해 면역이 되어 있지 않다고 해도, 이들은 병을 쉽게 병을 일으키지 않는다. 이 세균의 주된 자연적인 병원소가 말이며 흔한 전파경로는 피부찰과상이나 기도점막의 상처를 통과하는 것이다. 비록, 생물테러의 살아 있는 표적이 가축이라 해도, 에어로졸화된 미생물의 흡입을 통해 사람이 감염될 수도 있다. 결과적인 증상은 허파문제일 수 있으며 일반적으로 독감유사증상을 나타낸다. 이 병의 3가지 급성형은 다음과 같다.

1. 국소마비저: 국소적인 병변
2. 허파마비저: 근육통, 두통, 가슴통증
3. 패혈마비저: 패혈증, 높은 사망률과 연관되는 중추신경계통침범의 가능성

진단은 세균의 존재를 확인하기 위해 체액/병변의 현미경검사를 포함하지만 가장 효과적이고 특이적인 검사는 세균을 보체고정(complement fixation)하는 것이다. 비저균(*B. mallei*)에 의해 발생하는 마비저와 유비저균(*B. pseudomallei*)에 의해 야기되는 유사질환 유비저(melioidosis)를 감별하기 위해 PCR도 필요할 수 있다.

바이러스작용제

바이러스는 스스로는 살 수 없는 진성기생체이며; 이들은 증식하기 위해 숙주세포를 필요로 하며 이후에 병을 일으킨다(제5장 참조). 바이러스가 평판이나 시험관에서 증식할 수는 없다고 해도, 이들의 유전체는 일반적으로 세균의 유전체보다 작아 보다 쉽게 다룰 수 있다(제25장 참

조). 이용가능한 기술로 인해, 농업과 의학 모두에서 유전공학을 이용한 상업적인 개발이 계속 증가하고 있다. 이러한 경향은 또한 원래의 해로운 경우보다 독력이 더 강한 세균과 바이러스를 만들어낼 가능성도 있다. 100만배로 증식할 능력을 가진 합성바이러스를 생산하여 생물테러의 가능성을 나타내며 이는 자연적으로 발생되는 바이러스보다 더 큰 위협이 될 수 있다.

1980년, 세계보건기구(WHO)는 전세계적인 예방접종프로그램의 결과로 **천연두**바이러스(**smallpox** virus)가 박멸되었다고 발표하였다(제5장 왜 알아야 할까? 그리고 생물무기로서의 천연두 참조). 천연두바이러스(smallpox virus)는 대개 흡입되어 큰포식세포(대식세포)에 의해 포식되고 림프절로 수송되어 그곳에서 증식한다. 이 바이러스는 T 세포와 B 세포를 활성화시키며 숙주에서 항체반응이 일어나게 한다(제13장 참조). 약 4일 안에 바이러스혈증이 발생하며 바이러스는 지라(비장), 골수 그리고 그리고 기타 림프절로 확산된다. 감염이 진행되면서, 바이러스는 진피와 입인두를 감염시켜 천연두와 연관되는 전형적인 병변을 일으킨다. 입인두 부위의 병변이 빠르게 형성되어 이 부위에 있는 침에 다량의 바이러스가 들어 있게 만든다. 피부병변이 딱지가 지기 전에 피부와의 접촉을 통해, 혹은 입인두로부터 나오는 에어로졸비말을 통해 쉽게 전파가 일어난다. 또한, 감염은 바이러스에 오염된 옷, 침구류와 같은 물건과의 접촉 그리고 소변, 땀, 혹은 가래와 같은 체액과의 접촉을 통해서도 일어날 수 있다.

천연두감염의 증상에는 다음과 같다.

- 발열
- 권태감
- 두통
- 복통
- 구역/구토
- 소포성 혹은 구진성의 수두모양발진; 발진은 입과 얼굴에서 시작되어 팔과 다리를 향해 바깥쪽으로 이동한다.

진단은 발현증상이 포함되며 확진은 PCR 검사법으로 이루어진다. 증상의 많은 것이 수두대상포진바이러스(varicella-zoster virus)에 의해 발생하는 수두와 유사하다. 감별되는 주된 소견은 천연두의 발진은 빠르게 발생하여 성숙(1~2일)하는 반면, 수두의 발진은 여러 날에 걸쳐 발생하며 감염이 진행되면서 새로운 병변이 나타난다는 점이다. 또한, 천연두의 병변은 깊고 얼굴과 팔다리에 집중되는 경향이 있는 반면, 수두의 병변은 얕고 몸통에 집중된다.

현재, 천연두를 치료하기 위해 식품의약국(FDA)에서 승인된 화학제제는 없다. 비록, 항바이러스제 시도포비르(cidofovir)가 동물연구를 포함하여 연구실에서 천연두에 대한 어떤 활성을 보인다고 하지만, 사람의 질병에 이의 사용을 지지할 아무런 사람임상시험자료가 없다. 예방접종을 통한 예방이 여전히 효과적이며 대단위 예방접종프로그램을 실시하려는 잠재적인 계획에 대해 논의가 진행되고 있다. 백신은 95% 효과적이며 천연두로부터 회복되면 이 병에 대해서는 평생 동안 면역을 갖게 된다. 예방접종이 갖는 일부 부정적인 부작용에는 국소적인 통증, 부종 그리고 낮은등급의 발열이 포함된다.

감염환자와 접촉할 의료종사자는 고효율입자공기(high-efficiency particulate air, HEPA)필터마스크, 가운, 장갑 그리고 얼굴보호장구와 같은 적절한 보호장비를 사용해야 한다.

현재, 자연적으로 발생하는 천연두바이러스는 보고되지 않고 있다. 이전의 소비에트연방이 해체되면서 나타난 안전문제로 인해 이 바이러스가 암시장에서 팔려 왔을 우려가 있다. 연구원과 연구과학자 이외의 사람이 고의로 방출하게 되면 일반인이 가장 큰 노출위험에 처할 수 있을 것이다.

바이러스성출혈열(**viral hemorrhagic fever, VHF**)은 4종류의 RNA 바이러스(과)에 의해 발생된다.

1. **필로비리다에**(**Filoviridae**): 에볼라바이러스(Ebola virus)와 마르부르그바이러스(Marburg virus)
2. **아레나비리다에**(**Arenaviridae**): 마추포바이러스(Machupo virus)와 라사바이러스(Lassa virus)
3. **부니아비리다에**(**Bunyaviridae**): 콩고-크리미아출혈열바이러스(Congo-Crimean hemorrhagic fever virus),

리프트밸리바이러스(Rift Valley virus)

4. **플라비비리다에(Flaviviridae)**: 뎅기열바이러스(Dengue fever virus)와 황열바이러스(yellow fever virus)

필로바이러스(filovirus)를 제외하고, 이러한 바이러스 모두는 인수공통감염성이다. 바이러스성출혈열의 발병기전은 완전하게 이해되지 못했지만 이러한 바이러스(과) 모두가 유사한 증상을 나타내므로 기전도 유사할 것으로 생각된다. 혈소판결핍증, 내피와 혈소판에 대한 직접적인 손상 그리고 사이토카인의 조절부전을 포함하는 여러 기전이 확인되어 왔으며, 어떤 점에서는 바이러스(과)에 따라 다르다. 이러한 기전은 이들 바이러스(과) 모두에서 공통적인 현저한 출혈을 설명해 준다. 높은 사망률과 이러한 바이러스를 다루는 일에 내재된 위험으로 인해, 바이러스성출혈열에 대한 조사는 생물안전 제4등급(BSL-4)의 시설에서 시행되어야 한다(제9장 참조).

필로비리다에(Filoviridae) 에볼라바이러스(Ebola virus)와 마르부르그바이러스(Marburg virus)는 에어로졸화된 동물의 분변, 절지동물에 물리는 것, 오염된 동물사체와의 접촉 그리고 감염자의 구강에어로졸이나 피부와의 직접적인 접촉을 포함하는 여러 방식으로 자연적으로 전파될 수 있다. 생물무기로 전파되는 것은 에어로졸이나 보균자와의 직접접촉으로 인할 것이다. 에볼라바이러스(Ebola virus)의 잠복기는 2~21일이며, 마르부르그바이러스(Marburg virus)의 잠복기는 2~14일이다. 이들 둘 모두의 감염은 다음과 같은 증상이 나타날 수 있다.

- 갑작스런 고열
- 쇠약
- 반구진발진
- 출혈
- 파종성혈관내응고

쇼크가 발생하는 경우, 여러기관기능부전과 출혈성합병증이 발생하며 곧 사망하게 된다.

특이적인 바이러스감염에 대한 진단은 어렵다. 의료전문가는 환자의 병력과 임상증상에 의존하여 바이러스성출혈열의 가능성을 확인해야 한다. 감염자의 콧물, 대변, 혈청, 혹은 거의 어떠한 체액도 바이러스를 포함할 것이며 진단을 확인하기 위해 할당된 생물안전 제4등급시설로 보내져야만 한다. 그러면, 이러한 연구실은 ELISA와 PCR을 이용하여 바이러스를 동정하여 초기진단을 확진시킬 것이다. 전자현미경법을 통해 특이적인 바이러스의 존재를 확인하는 것도 가능하다. 에볼라바이러스(Ebola virus)는 독특한 "양치기갈고리(shepherd's hook)"형태를 갖고 있기 때문에 쉽게 동정된다(그림 23.14).

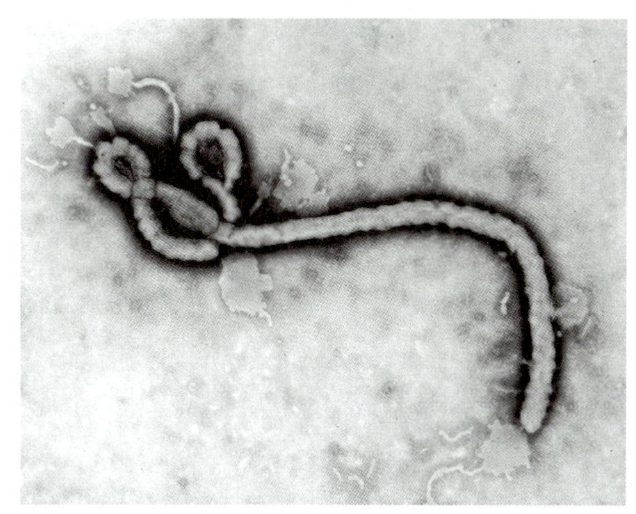

그림 23.14 에볼라바이러스(Ebola virus)의 투과전자현미경사진. (출처: Centers for Disease Control and Prevention, Fred A. Murphy.)

에볼라바이러스(Ebola virus)와 마르부르그바이러스(Marburg virus)는 모두 치료제가 없다. 지지요법이 유일한 대처방법이며 이는 수액소생술(fluid resuscitation), 전해질균형유지, 투석, 혹은 인공호흡기와 같은 치료가 포함될 수 있다. 이러한 유형의 치료는 환자가 중환자실에 있어야 하며, 전파되는 것을 관리하는 면에서 감염을 조절하는 절차는 본질적으로 치료시설에 심각한 문제를 야기할 수 있을 것이다. 이러한 바이러스가 에어로졸과 접촉에 의해 전파될 수 있기 때문에, 음압실, 엄격한 접촉주의 그리고 환자격리와 같은 특별한 주의사항이 필요할 것이다. 현재, 이 두 바이러스에 대한 백신은 없다. 필로바이러스감염으로 인한 사망률은 높으며, 마르부르그바이러스(Marburg virus)는 25~70%에 이르고 에볼라바이러스(Ebola virus)는 50~90%에 이른다.

아레나바이러스(Arenavirus) 라사바이러스(Lassa virus)와 마추포바이러스(Machupo virus)는 감염된 설치류배설물로부터 나온 에어로졸을 통해, 점막이나 개방피부의 바이러스와의 직접접촉을 통해, 감염된 체액으로 사람대 사람의 직접접촉을 통해 그리고 아마도 공기매개비말을 통해 자연적으로 전파된다. 에볼라바이러스(Ebola virus)와 마르부르그바이러스(Marburg virus)와 마찬가지로 생물무기로 전파될 가장 쉬운 가능성은 감염된 보균자와의 사람대 사람접촉 그리고 아마도 에어로졸을 통해서 일 것이다. 라사바이러스(Lassa virus)의 잠복기는 5~16일이며, 마추포바이러스(Machupo virus)의 잠복기는 7~14일이다. 이러한 바이러스로 인한 증상에는 다음과 같다.

- 진행성의 발열발생
- 구역
- 복통
- 기침
- 결막염
- 안면홍조
- 림프절종대

라사바이러스감염의 특이증상에는 머리와 목의 부종 그리고 가슴막과 심장막의 삼출이 포함되며, 마추포바이러스감염에는 중추신경계통문제와 전신발작이 포함된다. 이러한 감염의 진단은 모든 바이러스성출혈열과 동일하여 초기진단은 병력과 증상을 기본으로 하며 최종진단은 할당된 생물안전 제4등급의 연구실에서 ELISA, PCR 그리고 바이러스분리를 통해 이루어진다. 라사바이러스감염은 또한 백혈구치의 증가로 감별된다.

에볼라바이러스(Ebola virus)와 마르부르그바이러스(Marburg virus)에 감염된 환자와 마찬가지로 지지요법이 주된 치료이다. 아레나바이러스감염인 경우, 만일 감염이 일어나기 바로 직전이나 바로 직후에 리바비린(ribavirin)약물이 투여된다면, 이 약물은 바이러스혈증과 이후의 간손상을 줄이는데 효과를 보인다. 아레나바이러스감염으로 인한 사망률은 15~30%에 이른다.

부니아비리다에(Bunyaviridae) 콩고-크리미아출혈열바이러스(Congo-Crimean hemorrhagic fever virus)와 리프트밸리바이러스(Rift Valley virus)는 자연적으로는 감염된 모기, 감염된 동물로부터 나온 에어로졸의 흡입 그리고 감염된 사체나 동물조직과의 직접적인 신체접촉에 의해 전파된다. 감염된 동물의 젖을 섭취하여 감염될 가능성도 존재한다. 현재, 이러한 바이러스가 사람대 사람 접촉에 의해 전파될 수 있다는 증거는 없다. 생물무기로써, 전파되는 것은 아마도 에어로졸을 통해서이기가 쉽다. 이러한 바이러스의 잠복기는 2~6일이다. 부니아비리다에(Bunyaviridae)의 감염증상에는 다음과 같다.

- 발열
- 두통
- 눈확뒤통증
- 눈부심
- 황달
- 출혈(드묾)
- 환자의 10%에서 망막염

이 바이러스(과)의 진단은 다른 바이러스성출혈열바이러스(과)의 경우와 동일하다. 치료는 지지요법과 리바비린(ribavirin)이 포함되며 사망률은 (1% 이하로) 낮다.

플라비비리다에(Flaviviridae) 황열바이러스(yellow fever)와 뎅기열바이러스(dengue fever virus)는 모기나 진드기에 물림으로써 자연적으로 전파된다. 사람대 사람의 전파는 아직까지 보고되지 않았다. 이러한 바이러스의 잠복기는 2~9일이다. 감염증상에는 다음과 같다.

- 발열
- 안면홍조
- 근육통
- 결막충혈
- 느린맥(서맥)
- 황달
- 콩팥기능상실
- 출혈

Category A 작용제/질병의 예

질병	미생물	생물무기로서의 전파	치료
세균			
탄저병(anthrax)	탄저균*(Bacillus anthracis)*	주로 에어로졸/분말	시프로프록사신(ciprofloxacin), 독시사이클린(doxycycline)
페스트(plague)	페스트균*(Yersinia pestis)*	에어로졸화된 비말	스트렙토마이신(streptomycin), 젠타마이신(gentamicin), 독시사이클린, 시프로프록사신
야생토끼병(tularemia)	프란시셀라툴라렌시스*(Francisella tularensis)*	에어로졸화된 비말	스트렙토마이신, 젠타마이신, 독시사이클린, 시프로프록사신
보툴리눔증(botulism)	클로스트리듐보툴리눔*(Clostridium botulinum)*	에어로졸화된 형태로 독소가 살포됨, 또한 음식이나 물의 오염	보툴리눔항독소(botulism antitoxin), 지지요법
브루셀라증(brucellosis)	브루셀라(종)*(Brucella* species)	에어로졸	독시사이클린과 리팜핀(rifampin)
앵무새병(psittacosis)	클라미디아시타시*(Chlamydia psittaci)*	에어로졸	테트라사이클린(tetracycline), 독시사이클린
마비저(glanders)	비저균*(Burkholderia mallei)*	에어로졸	아목시실린(amoxicillin), 테트라사이클린
유비저(melioidosis)	유비저균*(Burkholderia pseudomallei)*	에어로졸	아목시실린, 테트라사이클린
Q 열	콕시엘라부르네티*(Coxiella burnetii)*	에어로졸	독시사이클린
장티푸스(typhus fever)	리케차프로바제키*(Rickettsia prowazekii)*	에어로졸	테트라사이클린, 독시사이클린
바이러스			
천연두(smallpox)	대두창바이러스(Variola major virus)	초기에는 에어로졸로 살포, 이어서 접촉을 통한 확산	예방: 백신 치료: 시도포르비르(cidofovir)(항레트로바이러스제)가 연구되고 있음
바이러스성출혈열(viral hemorrhagic fevers)	필로비리디에*(Filoviridae)*: 에볼라바이러스(Ebola virus)와 마르부르그바이러스(Marburg virus)	에어로졸과 사람대 사람접촉	지지요법
	아레나비리다에*(Arenaviridae)*: 마추포바이러스(Machupo virus)와 라사바이러스(Lassa virus)	에어로졸	지지요법, 리바비린(ribavirin)
	부니아비리다에*(Bunyaviridae)*: 리프트밸리바이러스(Rift Valley virus)와 콩고-크리미아출혈열바이러스(Congo-Crimean hemorrhagic fever virus)	에어로졸	지지요법, 리바비린(ribavirin)
	플라비비리다에*(Flaviviridae)*: 뎅기열바이러스(Dengue fever virus)와 황열바이러스(yellow fever virus)	에어로졸	지지요법,

진단은 다른 바이러스성출혈열바이러스(과)에 대한 방법과 동일하게 시행된다. 플라비바이러스감염에 대한 치료는 엄격한 지지요법이며 사망률은 10~20% 이하의 범위이다.

2] Category B 작용제

Category B 생물테러작용제는 Category A 작용제에 비해 독력이 더 적으며 생물테러무기로는 덜 선택될 것이다.

비록 이들 모두가 생물테러계획으로 사용될 가능성은 있다고 해도 이러한 미생물/작용제로부터 오는 위협이 적기 때문에 이들은 무기로 사용되기 위해 광범위하게 연구되지는 않았다. 게다가, 이러한 미생물의 일부 균주가 유전적으로 변형되어 그의 발병력이 증가되었을 수도 있으며, 따라서 생물무기로 이들이 이용될 가능성이 높아지고 있다. Category B 질병/작용제의 목록은 다음과 같은 것이 포함된다.

- 클로스트리듐퍼프린젠스(*Clostridium perfringens*)로부터 나오는 엡실론독소(epsilon toxin)
- 살모넬라(종)(*Salmonella* species)
- 대장균(*Escherichia coli*) O157:H7
- 시겔라(*Shigella*)[제1형 이질이질균(*Shigella dysenteriae*)은 제외]
- 포도알균(*Staphylococcus*) 창자독소(장독소) B
- 콜레라균(*Vibrio cholera*)
- 아주까리(*Ricinus communis*)(피마자, castor bean)로부터 나오는 리신독소(ricin toxin): 때로 Category A 작용제에 포함시킴
- 뇌염
- 와포자충증(cryptosporidiosis)[작은와포자충(*Cryptosporidium parvum*)]

많은 이러한 질병/작용제는 이전의 장(들)에서 설명하였다. 이 책의 앞에서 언급되지 않은 대표적인 미생물/작용제는 이 Category의 다양성과 이들의 생물무기가능성을 나타내기 위해 여기에서 설명한다.

포도알균(*Staphylococcus*)창자독소(장독소) B (SEB)는 그람양성 알균 황색포도알균(*S. aureus*)에 의해 생성된다. 이 세균은 어디에나 존재하며 상대적으로 배양하기가 쉬워 생물테러를 위한 미생물로 사용할 수 있는 좋은 후보가 된다. 세균에 의해 다량으로 생성되는 독소는 열에 안정적이며 오직 장시간 끓임으로써 변성될 수 있다. 자연적으로 독소에 노출되는 경우의 대부분은 이 세균이나 독소로 오염된 육류제품, 가금류 그리고 구운 제품뿐만 아니라 치즈, 우유 그리고 계란제품을 포함하는 음식을 섭취하는 것이 포함된다. 생물무기로써 독소는 에어로졸로 전파되기가 쉬울 것이며, 따라서 호흡관으로 들어가게 된다. 음식과 식수원의 오염은 또 다른 전파방법이지만 오직 상대적으로 작은 규모에서만 가능하다. 동일한 병원체가 관여한다고 해도, 2가지 형태의 노출은 어떤 면에서는 각기 다른 증상을 나타낸다.

- 흡입(노출후 12시간)
  - 두통
  - 지속적인 고열(5일 이상)
  - 오한
  - 근육통
  - 탈진
  - 호흡곤란
  - 기침(때로 습성)
- 섭취(노출후 8시간)
  - 심한 구역
  - 구토
  - 복부경련
  - 설사

질병이 세균 그 자체의 존재에 의해서가 아니라 독소에 의해 발생되기 때문에 진단이 어려울 수 있다. 일반적으로, 황색포도알균(*S. aureus*)의 존재는 현미경만으로 밝힐 수 없으며 따라서 독소의 검출은 체액과 코의 면봉채취에 대한 ELISA로 시행된다.

치료는 각 증례에서 우세한 임상소견을 다루기 위한 지지요법으로 이루어진다. 현재, 포도알균창자독소 B (SEB)에 대한 백신은 없으며 독소에 대한 제독제도 없다.

3] Category C 작용제

신종감염병(제24장 참조)을 포함하는 많은 작용제가 Category C로 분류된다. 한타바이러스(Hantavirus)와 니파바이러스(Nipah virus)가 Category C로 고려될 수 있는 대표적인 종류이다. 한타바이러스(Hantavirus)는 제12장과 제15장에서 설명하였으며, 니파바이러스(Nipah virus)는 제5장에서 간단하게 설명하였다. 이러한 두 병원체 모두는 에어로졸화된 형태로 전파될 것이라 예측된다. 일반적

건강관리의 응용

Category B 작용제/질병

질병	미생물	생물무기로서의 전파	치료
세균			
위창자(위장)감염, 흡입감염, 전신감염	클로스트리듐퍼프린젠스(*Clostridium perfringens*)	에어로졸, 오염된 식품이나 식수	지지요법
살모넬라증(salmonellosis)	살모넬라(종)(*Salmonella* species)	에어로졸, 식품의 오염	지지요법
식중독/패혈증(food poisoning/sepsis)	대장균(*Escherichia coli* O157:H7)	식품, 식수의 오염	지지요법
시겔라증(shigellosis)	시겔라(종)(*Shigella* species)	식품, 식수의 오염	지지요법
사슬알균위창자염(Staphylococcal gastroenteritis)	황색포도알균(*Staphylococcus aureus*)	에어로졸, 식품의 오염	지지요법
콜레라(cholera)	콜레라균(*Vibrio cholera*)	음식, 식수의 오염	독시사이클린(doxycycline), 트리메토프림-술파메톡사졸(trimethoprim-sulfamethoxazole), 푸라졸리돈(furazolidone)(임신여성의 경우)
식물독소			
리신독소(ricin toxin)	아주까리(*Ricinus communis*)에서 유래됨	에어로졸, 식품이나 식수의 오염, 주입	지지요법
바이러스			
알파바이러스뇌염균(alphavirus encephalitides)	알파바이러스(Alphaviruses)	에어로졸	지지요법
와포자충증(cryptosporidiosis)	작은와포자충(*Cryptosporidium parvum*)	식품, 식수의 오염	지지요법

으로, 이러한 병원체에 의한 감염증상은 다음과 같다.

한타바이러스(Hantavirus)

초기증상:

- 발열
- 오한
- 근육통
- 권태감
- 두통
- 복통
- 식욕부진
- 건성기침

진행되면서:

- 저혈압
- 빠른맥(빈맥)
- 출혈
- 폐렴

니파바이러스(Nipah virus)

- 체온변동
- 두통
- 구역
- 구토
- 어지럼증
- 의식불명

건강관리의 응용

Category C 작용제/질병

질병	미생물	전파	치료
한타바이러스 허파증후군 (Hantavirus pulmonary syndrome)	한타바이러스(Hantavirus) [부니아비리다에(과) (family Bunyaviridae)]	에어로졸	지지요법
니파바이러스뇌염(Nipah virus encephalitis)	니파바이러스(Nipah virus) [파라믹소비리다에(과) (family Paramyxoviridae)]	에어로졸	지지요법

- 빠른맥(빈맥)
- 혈압상승
- 때로, 신경과적 증상

이러한 병원체의 진단은 주로 특이항원을 검출하기 위한 ELISA와 함께 PCR로 시행된다. 치료는 주로 보존요법이지만; 약물 리바비린(ribavirin)이 병의 기간과 중증도를 줄이는데 있어 전향적인 것으로 나타나고 있다. 비록, 약물에 대한 연구가 계속되고 있다고 해도, 그의 사용은 식품의약국(FDA)에 의해 승인되지 않았다. 이러한 바이러스에 대한 백신은 없지만, 현재 연구가 진행되고 있다.

4 생물테러에서 최초대처자의 역할
Role of First Responders in Bioterrorism

어떠한 생물테러사건에 대한 대처에서 병원과 의료시설이 핵심적일 것이다. 이러한 시설은 희생자의 의학적인 필요성에 대한 대처뿐만 아니라 추정되는 생물작용제의 초기 확인과 분리에 관여할 것이다. 감염자와의 긴밀한 접촉과 잠재적으로 오염된 환경은 거의 항상 그 자리에 있는 최초대처자와 다양한 의료전문가가 그 병원체에 영향을 받게 할 것이다. 대부분의 시설과 기관은 이미 감염병과 유해생물작용제를 다루는 적절한 절차와 보호방법과 장비를 갖추고 있지만; 필요한 신속한 대처와 대량피해자를 다루는 것은 감염병원체를 시설이나 대중에게 전반적으로 확산시킬 수 있을 생물테러공격에 적절하고 안전하게 대처하기 위한 특별한 주의와 절차를 필요로 한다. 의료종사자는 다음과 같은 것이 포함되는 시설의 비상대응절차에 대해 숙지해야만 한다.

- 편지나 소포를 다루는 절차
- 오염제거
- 지휘계통
- 시설내 그리고 기타 지역/주의 비상대응당국과의 연락
- 건강시설과 임상검사시설의 지역/주 당국과의 연락
- 연방수사국(Federal Bureau of Investigation), 국토안보부(Department of Homeland Security) 그리고 질병통제예방센터(CDC)와의 연락과 보고

많은 기관은 추가적인 관련정보, 앞에서 설명한 것과 같은 확립된 절차 그리고 생물테러공격에 대처하기 위해 필요할 수 있는 기타의 것을 제공할 비상대처요령을 가지고 있다. 각각의 기관은 생물테러공격에 대처하기 위해 수행해야 할 특정의 상황과 역할에 대한 절차를 만들어 놓을 것이다. 더 큰 기관과 거의 모든 병원, 의원 그리고 연구실 역시 작업(과 직원)건강서비스를 가지고 있을 것이다. 그의 직원이 생물테러의 희생자를 다루게 될 직원을 훈련시키고 보호할 중요한 직원안전프로그램을 계획하고 준비하며 실행하는데 있어 핵심적인 역할을 하게 될 것이다.

또한 최초대응자는 생물무기공격에 대처하는데 필요할 수 있는 일회용 개인보호장구의 적절한 사용과 장비에 관해 숙지해야 할 필요도 있을 것이다(제9장 참조). 호흡기와 피부는 많은 생물테러작용제의 주요 전파경로가 될 것이므로 이를 보호하기 위해 특별히 주의가 기울여야만 한다

만일, 기관, 시설, 혹은 연구실이 종합적인 비상계획이나 일련의 비상절차를 갖고 있지 않다면 표준과 절차를 제공하기 위해 질병통제예방센터(CDC)에서 출간한 많은 출판물이 있다. 이들은 다음과 같은 것을 포함한다.

- 유해폐기물작업과 긴급대응(Hazardous Waste Operations and Emergency Response)(OSHA 1910.120)
- 유해정보전달기준(Hazardous Communication Standard)(OSHA 1910.1200)

- 호흡기보호기준(Respiratory Protection Standard)(OSHA 1910.134)
- 개인보호장비(Personal Protective Equipment)(OSHA 1910.132)
- 대피로의 유지, 보호 그리고 작동특징(Maintenance, Safeguards, and Operational Features for Exit Routes)(OSHA 1910.37)

비상계획과 절차에 관한 상세한 정보를 제공하는 많은 웹사이트가 있다.

- www.osha.gov
- www.fema.gov
- www.training.fema.gov
- www.cdc.gov/niosh/topics/emres/responders

생물테러의 희생자를 치료할 의료시설 외에도, 공격에 사용한 생물학적 제제를 신속하게 확인하고 평가할 핵심적인 필요성이 있다. 많은 시설은 고급진단검사를 수행할 장비, 시설, 혹은 전문가가 없을 것이다. 1999년, 연방정부는 추정되는 생물테러작용제의 조사, 검출, 동정 그리고 고급검사를 촉진시키기 위해 할당된 수많은 연구실의 노력을 통합시키는 연구실대응네트워크(Laboratory Response Network, LRN)를 만들었다. 이 네트워크는 50개 주 모두뿐만 아니라 영국, 캐나다 그리고 오스트레일리아 등의 다른 나라에 위치하는 140개 이상의 정부지원연구소로 구성된다. 병원이나 지역시설로부터 받은 시료는 LRN의 검사실로 보내지거나, 혹은 추정되는 작용제를 다루기 위해 필요한 생물안전등급(제9장 참조)에 기반하여 정립된 생물테러작용제 취급요강에 따르는 시설에서 평가된다.

의학적 사건

생물테러: 아이의 놀이가 아니다

생물테러공격의 가능성 면을 검토한 질병통제예방센터(CDC)와 기타의 당국은 모든 평가에 따라 가까운 미래의 어떤 장소에서 생물작용제를 사용한 수요공격을 경고한다. 생물작용제공격에 대응하면서 접하게 될 수많은 각기 다른 문제 외에도, 미국소아과학회(American Academy of Pediatrics)는 그러한 시나리오의 경우에서 소아가 특히 취약한 집단이라는 점을 확인하고 있다. 대사와 생리학적인 구성 때문에, 소아는 에어로졸로 살포된 생물작용제에 대해 평균성인에 비해 더 심각하게 영향을 받기가 쉽다. 소아는 키가 작고 더 무거운 에어로졸이 먼저 축적되기 시작할 지면과 더 가까이에 있다. 소아는 또한 평균성인에 비해 더 많이 호흡을 하며 따라서 잠재적으로 더 많은 양의 생물작용제를 허파에 축적시키게 된다. 소아의 피부바깥층은 성인피부에 비해 덜 각화되었으며 따라서 피부에 닿게 될 에어로졸비말에 대한 보호벽의 효과가 떨어진다. 소아는 평균성인에 비해 더 많은 음료를 마시기 때문에 그리고 소아가 섭취하는 다양한 음식이 흔히 성인이 먹는 것보다 더 많기 때문에, 이들은 식수나 음식에 들어 있는 제제에 더 취약하다. 소아의 신체적인 요인, 행동적인 유형 그리고 심지어 정신적인 안정성을 고려하여 미국소아과학회는 모든 전문적인 의료시설은 생물테러공격에 대한 준비에 있어 계획과 훈련을 수행할 때 소아에 대한 이러한 특수한 요인을 고려하라고 권고한다. 권고되는 활동에는 소아과에서 근무하는 사람뿐만 아니라 일반적인 의료전문가를 위한 특수훈련이 포함된다.

요약 Summary

- 미생물과 그의 자연환경과의 상호관계를 연구하는 학문은 미생물생태학이라 부른다. 이러한 상호관계의 수준은 개체군, 생물군, 군집, 미생물서식지, 서식지, 생태계 그리고 생물권이다.
- 생물지구화학적 순환은 이를 통해 생태계의 생물구획에서 비생물구획으로 옮겨 가면서 유기화합물이나 원소가 한 형태의 화학적 상태에서 다른 형태로 변화되는 회로이다.
- 생물지구화학적 순환에는 탄소순환, 질소순환, 황순환 그리고 인순환이 포함된다.
- 토양미생물학은 토양내 미생물의 풍부함과 다양한 미생물개체군을 다룬다. 이는 토양의 수분함량, 산소농도, pH, 영양소 그리고 온도에 의존한다.
- 물은 지구표면의 거의 3/4을 차지하며, 수생미생물학은 담수환경과 해수환경에 있는 미생물과 그의 활동에 대해 연구한다.
- 홍수, 쓰나미, 지진, 허리케인 그리고 기타와 같은 자연재해는 식수와 음식의 오염으로 인한 감염병의 잠재적인 위협에 직면하게 한다. 자연재해로 인한 벡터매개병은 재해지역에서의 또 다른 문제를 갖게 한다.
- 민간인과 군인을 무력화하고 살상하기 위해 생물작용제를 사용하는 것은 생물무기 또는 생물테러의 범주에

속한다.

- 생물무기 또는 생물테러에서 사용될 수 있는 작용제는 효력과 화학적 그리고 생물학적 기준에 따라 Category A, B, 혹은 C로 분류된다.
- 추정되는 생물작용제를 초기에 동정하고 분리하는 데 있어 의료시설이 핵심적인 역할을 한다.
- 자연재해와 생물테러에서 최초대응자의 활동은 연방당국, 주당국 그리고 지역당국에 의해 규제되고 지시된다.

복습문제

1. 한 무리의 생물군은 무엇이라 부를까?

a. 미소서식지
b. 생물권
c. 군집
d. 개체군

2. 다음은 모두 자유생활 질소고정균이다. 아닌 것은?

a. 클로스트리듐(*Clostridium*)
b. 막대균(*Bacillus*)
c. 리조비움(*Rhizobium*)
d. 아조토박터(*Azotobacter*)

3. 다음 중 대기에 존재하지 않는 것은?

a. 이산화탄소
b. 질소
c. 황
d. 인

4. 다음의 어떤 구역이 오직 바다에만 존재할까?

a. 심해대
b. 저생대
c. 연안대
d. 심저대

5. 해양미생물의 대부분은 어디에 존재할까?

a. 저생대
b. 연안대
c. 심저대
d. 원수대

6. 다음 중 Category A 작용제는?

a. 탄저균(*Bacillus anthracis*)
b. 대장균(*Escherichia coli*)
c. 콜레라균(*Vibrio cholerae*)
d. 클라미디아시타시(*Chlamydia psittaci*)

7. Category B 작용제는?

a. 콜레라균(*Vibrio cholerae*)
b. 페스트균(*Yersinia pestis*)
c. 프란시셀라툴라렌시스(*Francisella tularensis*)
d. 클로스트리듐보툴리눔(*Clostridium botulinum*)

8. 지구상에 6번째로 많이 존재하는 원소는?

a. 질소
b. 산소
c. 탄소
d. 수소

9. 질산염이 질소로 환원되는 과정은 무엇이라 부를까?

a. 질산염화
b. 탈질산염화
c. 아나목스
d. 탈아미노화

10. 부영양화는 다음 중 어느 것과 연관되는 용어일까?

a. 탄소순환
b. 인순환
c. 황순환
d. 산소순환

11. 생물이 모여 있는 지구의 지역(들)은 __________ (이)라 부른다.

12. 생물이 살고 있는 물리적인 장소는 _________ (이)라 부른다.

13. 이산화탄소(CO_2)가 유기분자로 전환되는 것은 _________ (이)라 부른다.

14. 콜레라는 Category _________ 질병이다.

15. 리조비움(Rhizobium)은 _________ 순환에 관여한다.

16. 황순환에 대해 기술해 보라.

17. 생물테러에 대처하기 위해 전반적인 공중보건의 계획에 주로 관여하는 미국당국의 이름을 쓰고, 이들이 관여하는 활동을 나열해 보라.

18. 호수에서 볼 수 있는 수직층의 4가지 명칭을 쓰고 기술해 보라.

19. 홍수가 난 뒤의 질병전파에 관해 공중보건이 우려하는 명칭을 쓰고 간략하게 설명해 보라.

20. 생물테러와 관련될 수 있는 3가지 각기 다른 작용제의 Category에 대해 명칭을 쓰고 설명해 보라.

21. 특정의 토양시료내 다양한 세균개체군을 연구하기 위해 사용되는 연구법은 _________ (이)다. 이 방법의 원리에 대해 설명해 보라.

CHAPTER 24

신종감염병

Emerging Infectious Diseases

학습목표

1. 미국과 전세계의 신종감염병과 재출현감염병 사이의 차이에 대해 설명한다.
2. 신종감염병의 출현과 관련되는 주된 요인에 대해 기술한다.
3. 이전에 조절되었던 재출현감염병에 관여하는 요인에 대해 논의한다.
4. 출현과정에 따라 신종감염병을 4종류의 무리로 구분하는 방법에 대해 기술한다.
5. 국립알레르기감염병연구소(National Institute of Allergy and Infectious Diseases)가 정한 신종감염병과 재출현감염병의 분류에 대해 명칭을 쓰고 간단하게 기술한다.
6. 신종감염병에 대한 대응법과 예방법을 설명한다.
7. 신종감염병과 재출현감염병과 관련되는 세계적인 우려에 대해 기술한다.
8. 신종감염병으로부터 미국인을 보호하는 미국질병통제예방센터의 역할에 대해 기술한다.
9. 감염병에 대한 세계적 감시의 중요성에 대해 논의한다.

주요용어

국립감염병대응탐지통제센터(National Center for Preparedness, Detection, and Control of Infectious Diseases, NCPDCID)
국립알레르기감염병연구소(National Institute of Allergy and Infectious Diseases, NIAID)
국제보건법(International Health Regulations, IHR)
국제신종감염프로그램(International Emerging Infections Program, IEIP)
국제연합(United Nations)
도시화(urbanization)
미국식품의약국(U.S. Food and Drug Administration, FDA)
수용(adoption)
신종감염병(emerging infectious diseases)
재출현감염병(reemerging infectious diseases)
질병통제예방센터(Centers for Disease Control and Prevention, CDC)
항원변위(antigenic shift)
항원변이(antigenic drift)

왜 알아야 할까

역사

미생물은 인간보다 더 오래 전부터 존재 해 왔으며, 아마도 각 종이 진화하면서 감염병도 발전해 왔을 것이다. 신종감염병은 역사 전반적으로 공포를 안겨다 주었으며 지금도 여전히 출현하고 있다. 감염병의 재앙적인 효과는 오래 전부터 관찰되어 왔으며 고대의 사람들 대부분이 어떤 질병은 전염성이라는 것을 알았으며, 감염된 사람을 격리했다. 흑사병이 유럽을 강타했을 때 마을 전체를 버리고 모두가 고도로 전염성인 페스트를 피해 도망갔다. 중세시대에, 유럽의 부호들은 천연두가 창궐했을 때 집을 버리고 탈출했다. 또한 특정의 질병으로부터 회복된 사람들은 그 병에 면역이 생긴다는 것을 알았으며 생존자들이 흔히 그 병을 간호해 주기를 희망하였다. 그 시대에 이러한 지식은 많은 도움이 되지 못했으며 감염병은 사람의 수명을 현저하게 단축시켰다.

현미경의 발명과 함께, 결국 미생물을 눈으로 보는 것이 가능해졌으며 과학자들은 미생물과 질병 사이의 연관성에 대해 이해하기 시작했다(제1장 질병의 배종설 참조). 그 이후 곧 손씻기[젬멜바이스(Semmelweis)]와 방부법[리스터(Lister)]이 많은 병원에서 이용되어 병의 확산을 조절하였다. 천연두에 대한 예방접종[제너(Jenner)]의 발전과 페니실린(penicillin)의 발견[프레밍(Fleming)]은 감염병과의 전쟁에 더욱 일조하였다.

영향

페니실린이 발견된 후, 그 생산법이 더욱 발전하여 다량의 페니실린이 생산되었다. 제2차 세계대전 때, 충분한 양의 페니실린이 생산되어 한 해에 700만명이 치료를 받았다. 많은 각기 다른 종류의 항생제가 발견되고 개발되는 놀랄만한 업적과 함께 항생제의 황금시대가 열렸다(제11장 참조). 이러한 약물의 성공 때문에 세균과의 전투에서 승리한 것처럼 보였다. 1967년과 1969년, 미국의 육군의무감 윌리엄스튜어트(William H. Stewart)는 우리가 본질적으로 감염병을 물리쳤다면서 "우리는 감염병에 대한 책을 덮을 수 있을 것이다"라고 논평했다. 동시대 동안, 많은 제약회사는 그들의 우선순위를 만성질환요법을 위한 약물개발로 옮겼으며 새로운 항생제를 덜 개발하게 되었다. 불행하게도, 미생물의 진화는 멈추지 않았으며 세균뿐만이 아니라 많은 미생물이 현재 사용되는 약물요법에 내성이 발생하게 되었다. 다제내성병원성세균이 점점 더 많이 발생하고 있다.

미래

세계화, 도시화, 다제내성, 수많은 국제여행 그리고 많은 기타 요인 때문에 신종감염병과 재출현감염병이 증가되고 있다. 이는 전세계적인 문제이며 국제적인 새롭고 진보된 조사방법이 개발되고 있다. 세계보건기구(World Health Organization, WHO)는 예방법과 조절법을 발전시키려 부단히 노력하고 있다. 또한, 제약회사들은 특히 생명공학을 바탕으로 새로운 항미생물약물을 개발하여 활발하게 노력하고 있다. 감염병은 역사를 통해 출현해 왔으며 현재에도 새로운 감염병이 계속 출현하고 있고, 앞으로도 계속해서 그렇게 될 것이다. 특히 지난 십년, 일부의 사회영역에서 예방접종이 잠재적으로 위험하며 자폐증환자의 발생과 연관될 수 있다는 우려가 서서히 증가해 왔다. 연구에 의해 이러한 연결가능성은 확인되지 않았지만; 어떤 사람들이 그의 아이들에게 홍역과 같은 질병에 대항하는 예방접종을 맞히지 않아 미국에서는 박멸된 것으로 간주되어 온 홍역을 최근에 돌발시키게 하였다. 보다 최근에 아프리카 서부의 많은 국가들에서 현재까지 6000명의 사망하게 한 치명적인 에볼라(Ebola)가 돌발되고 있다. 상황과 사회/문화적인 구조 때문에, 건강관리기구는 이 치명적인 질병이 확산되는 힘든 시기를 가졌었고, 지금은 다섯 나라에서 발생하고 있다. 세계보건기구(WHO)는 이를 국제공중보건비상(international public health emergency)이라고 선언하였으며 서아프리카뿐만 아니라 다른 국가에까지 전파될 수 있을 가능성을 경고하고 있다. 이전에 언급되었던 그러한 요인들 모두가 작용하며 이 유행병을 훨씬 더 넓게 전파시킬 것이며 이는 감염병이 계속해서 위협적이라는 점을 강조해 준다.

1 개요 Overview

신종감염병(emerging infectious disease)은 집단 내에서 새로이 확인되거나, 이미 있었지만 변화된 질병이다. 이들은 현재 혹은 최근 발생률이 증가되고 있으며, 가까운 미래에도 증가될 가능성이 있다. 신종감염병은 바이러스, 세균, 진균, 원생동물, 혹은 연충에 의해 발생될 수 있다. 오래 전에 알고 있었고 이미 조절되었지만 다시 출현하는 옛날의 질병은 **재출현감염병(reemerging infectious disease)**이라 부른다.

2 신종/재출현감염병 Emerging/Reemerging Infectious Diseases

지난 수십 년 동안 점점 더 증가하는 감염병의 국제적인 위협이 특별한 주의를 끌어 왔다. 일반적으로, 감염병은 2단계로 출현한다.

1. 새로운 숙주집단으로 병원체의 침입
2. 새로운 숙주집단내 병원체의 확립과 추가적인 전파. 이 과정은 **수용(adoption)**이라 부른다.

신종감염병이 발생하는 것은 때로 이상하게 보이지만; 일반적으로 그러한 출현에 관여하는 특이적인 요인이 있다. 일부의 감염병은 현대의 기술에 의해 성공적으로 조절되어 왔다고 해도, 사람면역결핍바이러스/후천성면역결핍증후군(human immunodeficiency virus/acquired immunodeficiency syndrome, HIV/AIDS), 중증급성호흡기증후군(severe acute respiratory syndrome, SARS) 그리고 웨스트나일바이러스(West Nile virus)와 에볼라바이러스(Ebola virus)의 감염과 같은 신종감염병은 계속하여 출현이 증가되고 있다. 또한, 말라리아, 결핵 그리고 세균성폐렴과 같은 기타의 감염병이 항생제요법에 내성이 있는 균주에서 재출현하고 있다.

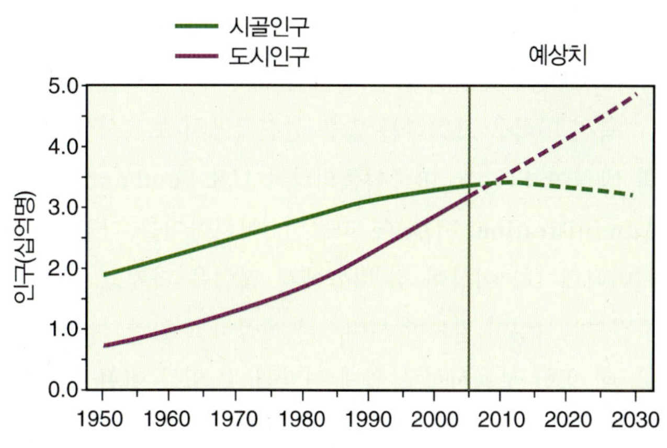

그림 24.1 1950년부터 2030년까지 세계의 도시인구와 시골인구

1] 출현/재출현의 요인

신종감염병을 출현시키는 요인에는 사람의 인구통계와 행동, 생태학적인 변화와 농업발전, 국제여행과 무역, 기술과 산업, 미생물의 적응과 변화, 백신의 효력상실과 같은 공중보건대책의 와해, 감염에 대한 사람의 감수성, 기후와 기상, 경제발전과 땅의 이용, 전쟁과 기아 그리고 해를 입히고자 하는 의도가 포함된다.

사람의 인구통계와 행동형태

이주 혹은 전쟁으로 인한 인구통계학의 변화는 때로 신종감염병의 출현에 있어 심각한 요인이 된다. 인구이동은 흔히 경제적인 조건으로 인하는데 이는 시골지역으로부터 도시로 노동자를 이주하게 만든다. 20세기가 시작되면서, 전세계 인구의 급속한 **도시화**가 일어난 반면; 1950년 인구의 29%가 도시지역에 거주했지만 **국제연합(United Nations)**은 2030년에는 인구의 약 60%가 도시지역에 살 것이며 2050년에는 69% 이상으로 증가할 것이라 추산한다(그림 24.1과 표 24.1). 외따로 떨어져 있는 시골지역에서 예전에 모호하게 지역적으로 발생하여 잔류해 있던 감염병이 더 많은 도시인구에 도달될 수 있기 때문에, 도시지역의 인구밀도는 질병이 더 쉽게 전파되도록 만든다. 도시에서는 병이 지엽적으로만 확산되지 않으며 지하철을 따르는 도시내의 교통경로에 의해 그리고 비행기에 의해 더욱 확산될 수 있다.

특히 대규모 인구밀집지역에서의 사람의 행동은 질병의 전파에 중요한 영향을 미칠 수 있다. 잘 알려져 있는 예

표 24.1 1950년부터 2050년까지 도시인구와 시골인구의 백분율

년도	도시인구의 백분율
1950년부터 2050년까지 도시인구의 백분율	
1950	29.1
1960	32.9
1970	36.0
1980	39.1
1990	43.0
2000	46.6
2010	50.6
2020	54.9
2030	59.7
2040	64.7
2050	69.6
년도	시골인구의 백분율
1950년부터 2050년까지 시골인구의 백분율	
1950	70.9
1960	67.1
1970	64.0
1980	60.9
1990	57.0
2000	53.4
2010	49.4
2020	45.1
2030	40.3
2040	35.3
2050	30.4

에는 성전파감염과 정맥내약물남용이 포함되는데 이는 HIV/AIDS와 간염의 출현과 확산에 이바지해 오고 있다.

특히 미국을 포함하는 많은 선진국에서 보육시설이 삶의 방식이 되었다. **미국식품의약국(U.S. Food and Drug Administration, FDA)**에 따르면, 어린아이를 가진 모든 어머니의 1/2 이상이 집 바깥에서 직업을 가지고 있으며 주간보육시설이 필요한 서비스를 제공하고 있다. 불행하게도, 이 또한 보육시설로 쉽게 전파될 수 있는 어떤 감염병의 진원지가 될 수 있고 또한 공동체로 전파시킬 수 있다.

감염병의 출현과 전파에 있어 또 다른 요인은 주로 의학의 발전으로 인한 인구의 노령화이다. 나이가 많거나 만성상태를 가진 많은 사람들은 면역계통이 약화되어 질병에 대한 감수성이 더 크다. 그러면, 기회병원체가 온전한 면역계통에 의해서는 정상적으로 억제될 수 있는 감염을 일으킬 기회를 갖게 된다. 면역이 약화된 숙주에서 질병이 발생하면 이는 공동체로 더욱 확산될 수 있다.

생태학적인 변화와 농업의 발전

신종감염병의 발생을 증가시키는 요인으로 흔히 확인되는 것이 생태계에서의 변화이다. 이러한 생태학적인 변화에는 농산물관리, 경제발전 그리고 토지이용의 변화가 포함된다. 일단 생태계가 교란되면, 이전에는 알려지지 않았던 질병의 돌발이 일어날 수 있고 흔히 이의 본질은 인수공통감염성인 것으로 밝혀진다. 때로 생태학적인 변화는 그 변화된 환경으로 이주한 집단의 사람에게는 익숙하지 않은 자연적인 병원소나 숙주와 접촉하게 만든다. 댐의 건설과 벌목 혹은 재조림은 생태학적인 변화이며, 이는 수인성질병과 벡터매개질병에 영향을 미치게 될 것이다. 이러한 지역으로 이주한 사람은 질병의 가능성을 가진 더 많은 야생동물무리와 벡터에 노출되게 된다. 농업발전과 도시발전은 사회가 환경을 변화시키고 사람들은 미지의 미생물공격에 노출시키는 주된 방식이 된다.

해외여행과 무역

세계의 어떤 지역에서 외래병에 감염된 사람은 미국의 도시를 포함하는 어떤 대도시로 쉽게 여행을 할 수 있다. 16세기와 17세기에 아프리카서부에서 신세계로 노예를 운반한 상선 역시 황열(yellow fever)과 그의 모기벡터와 같은 감염병도 같이 가져왔다. 다른 예에는 1967년 연구목적으로 사용할 아프리카 사바나원숭이(green monkey)를 독일 마르부르그(Marburg, Germany)에 운송하면서 필로바이러스(filovirus)도 함께 들여온 것이 포함된다. 영장류 숙주로부터 원숭이를 다루는 사람에게 확산된 바이러스는 계속해서 감염된 환자를 돌보는 직원들에게 확산되었다. 이 바이러스는 현재 마르부르그바이러스(*Marburg virus*)라고 부르는데 첫 번째로 돌발했을 때 7명을 사망하게 하였다. 이 바이러스로 인한 돌발은 2005년 앙골라(Angola)를 포함하는 여러 국가에서 더 많이 발생했다. 모기매개병 말라리아는 비풍토성의 지역으로 가장 많이 수입되는 질

생명의 응용

병원성 무임승차자: 결국 세상은 좁다

1960년대, 미국의 육군의무감이 우리는 "감염병에 관한 책을 덮을 수 있을" 시대에 있다고 말했다. 공중보건프로그램과 위생이 개선되고 감염병에 대항하는 새로운 약물과 백신의 개발이 진전된 결과로 최소한 서구사회에서 많은 공중보건관계자들이 감염병으로 인하는 사망은 거의 제거되었다고 말했다. 불행하게도, 최근 말라리아, 웨스트나일바이러스(West Nile virus), 뎅기열(dengue fever) 그리고 중증급성호흡기증후군(SARS)가 여전히 확산되고 희생자가 발생하는 문제가 전세계적으로 나타나는 것만 봐도 이는 사실이 아니다. 새로운 숙주집단에게 병원체가 계속해서 확산되는 데에는 여러 요인이 있지만 지난 세기에 걸쳐 현저하게 변화된 것의 하나는 해외여행과 무역을 통해 질병이 확산된다는 점이다. 예를 들어, 아프리카에서 황열의 환자가 증가되면 바이러스와 곤충벡터가 서로 광범위한 규모의 유행병을 일으킬 수 있을 가능성에 관해 국제사회에서는 심각하게 우려하게 된다. 경제발전계획으로 인해 이주한 결과, 지금은 주로 사바나지역과 삼림지역에 국한되어 있는 바이러스가 보다 도시지역으로 수송될 수 있을 우려가 있다. 만일, 바이러스가 도시환경에서 모기벡터로 도입된다면, 당국자는 이는 도시의 유행병을 일으킬 수 있을 것이라 걱정한다. 항공여행과 선박무역이 모기곤충벡터가 이미 잘 확립되어 있는 미국의 남서부로 바이러스를 가져올 수 있을 것이다. 다시 말해, 바이러스와 벡터가 함께 들어오면, 재앙적인 유행병이 발생할 가능성이 있을 수 있다. 비록, 거의 어떠한 형태의 국제운송도 질병벡터를 운송할 가능성을 가진다 해도, 역사적으로 가장 효과적으로 병원체를 전세계로 확산시키는 것으로 입증된 것은 선박수송이다. 선상환경 그리고 운반되는 장비와 컨테이너는 동물벡터를 살도록 만들며, 이 동물벡터의 몸 속이나 혹은 그 위에서 안전하게 무임승차한 세균/바이러스병원체도 같이 살게 된다.

병 중의 하나이다. 중앙아프리카에서 산발성의 에볼라돌발은 최근 서아프리카의 5개 국가로 번졌고 항공편을 통해 전세계로 확산되는 것은 시간문제일 수 있다.

식품이 다른 국가로부터 정기적으로 수입되는데, 수입물품에 "무임승차해서 오는" 벡터 역시 전세계적으로 신종감염병을 발생시킬 가능성이 있다. 유람선 역시 신종감염병이 발생할 수 있는 매우 큰 환경인데, 그 이유는 승객들이 흔히 새로운 환경에 노출되고 많은 사람이 타고 있어 밀도가 높기 때문이다.

기술과 산업

식품산업과 의료산업 모두에서 기술과 산업의 발전은 일반적으로 삶의 질에 긍정적인 영향을 끼치고 있지만; 이들은 또한 감염병을 확산시킬 수도 있다. 현대의 생산방식은 효율성을 높이고 가격을 낮추는 것이지만, 불행하게도 오염사고의 기회도 증가된다. 이러한 특별한 문제는 세계화에 의해 증폭되는데 그 이유는 세계의 각기 다른 지역에서 미생물이 들어올 수 있기 때문이다. 원재료에 들어 있는 미생물이 대량가공된 최종제품의 큰 묶음에 들어가게 될 수 있다.

현재, 동물사료성분에는 폐기된 동물제품, 동물노폐물, 항생제, 금속 그리고 지방이 포함되는데, 이의 모두는 동물에게 세균, 항생제내성균, 프리온(prion) 그리고 다이옥신유사화합물(dioxin-like compound)을 높은 수준으로 증가시킬 가능성이 있다. 이러한 사료를 먹은 동물은 이후에 사람이 소비할 식제품으로 된다. 식품의약국(FDA)이 이러한 과정을 정밀하게 감시한다고 해도, 신종감염이나 재출현감염의 우연한 돌발이 일어난다.

20세기 동안 건강관리 면에서 많은 기술적인 진보가 이루어졌지만 미생물에서 항생제내성의 발생으로 인한 병원내감염의 보고가 극적으로 증가되어 왔다(제12장 참조).

미생물의 적응과 변화

다른 생물들처럼, 미생물도 끊임없이 진화하지만 이들의 빠른 증식/생활사로 인해 그 속도가 훨씬 빠르다. 특히, 세균과 바이러스와 같은 미생물은 또한 유해한 환경에 빠르게 적응할 수 있으며 이러한 변화가 "신종"병원체의 출현에 관여하는 주된 요인이다. 인플루엔자바이러스(influenza virus), HIV 그리고 출혈열바이러스(hemorrhagic fever virus)와 같은 RNA 바이러스의 거의 모두는 빈번하고 예측 불가능한 유전자돌연변이를 이행한다. 미생물은 병원성을 변화시킬 수 있을 뿐만 아니라 흔히 숙주의 면역계통을 피할 수 있는 능력을 갖고 있기 때문에 무한한 진화적인 가능성을 갖고 있다. 새로운 환경에 적응하는 미생물의 능력은 흔히 사람의 활동에 의해 촉진된다.

항미생물제의 남용 그리고 불확실하고 적합하지 않은 진단 그리고 치료에 대한 순응도의 결여로 인한 항미생물내성(제11장 참조)은 심각한 공중보건문제가 되고 있다. 항생제 그리고 기타 항미생물제의 이러한 광범위한 사용은 미생물에게 진화적인 적응을 하게 하여 많은 강력한 약물에서도 살아남게 할 수 있다. 신종감염/병의 꾸준한 근원이 바로 항미생물제내성균주이다.

공중보건대책의 와해

공중보건대책과 공중위생대책은 감염병의 확산을 최소화

의학적 사건

항원변이: "새 옷 입기"

인플루엔자바이러스와 같은 RNA 바이러스는 2가지 각기 다른 방식으로 변할 수 있다. 방법 하나는 **항원변이(antigenic drift)**이며 다른 하나는 **항원변위(antigenic shift)**인데 이에 대해 잘못 알지 않아야 한다. 항원변위는 최소한 두 각기 다른 바이러스주 혹은 심지어 각기 다른 바이러스들이 결합하여 이후에 다른 종을 감염시킬 수 이는 새로운 바이러스를 형성하는 과정이다(예, 사람을 감염시키는 조류독감바이러스의 새로운 바이러스주).

항원변이의 경우, 시간이 지나면서 바이러스의 외피(표면항원)에 작은 변화가 있게 된다. 항원변위는 체내 면역계통에 의해 인식되지 않을 새로운 인플루엔자바이러스주를 만들 수 있다. 예를 들어, 바이러스는 새 옷을 입을 수 있으며, 감염이나 (독감)예방접종으로 인해 이전에 생성된 항체는 새로운 바이러스주에 대해 더 이상 효과를 갖지 못하게 된다. 이것은 왜 사람이 1번 이상 독감에 걸릴 수 있는지를 설명하는 이유 중의 하나이다. 독감백신은 3개의 바이러스주(3개의 각기 다른 외피를 가진 하나의 바이러스)가 포함되며, 이러한 3개의 바이러스주의 1개 혹은 2개가 대개 매년 갱신되어 순환 독감바이러스에서의 변화를 따라간다.

시키는 효과를 가진 것으로 입증되었다. 공중보건대책의 어떠한 와해도 잠재적으로 신종병이나 재출현병을 일으킬 수 있다. 식수나 식량과 같은 통상적인 경로로 확산되는 병원체에 사람이 노출되는 것은 적절한 보건대책으로 조절될 수 있다. 적절한 면역접종과 벡터조절 또한 감염병의 출현/재출현을 억제하는 방법이다.

많은 감염병이 적절한 대책으로 적절하게 조절될 수 있다는 것은 틀림없다. 예를 들어, 콜레라는 하수를 충분히 방류하고 수질처리를 하여 조절될 수 있다. 공중건강에 위협이 되는 것으로 이해했고 인식했다고 해도, 개발도상국 그리고 선진국의 어떤 도시내부에서 공중보건대책이 잘못되면 이전에 조절된 많은 질병이 재출현된다. 이전의 소비에트연방(Soviet Union)에서 돌발한 디프테리아 그리고 동유럽과 미국에서 백일해환자수가 증가한 것처럼 적절하지 못한 예방접종프로그램은 이전에 조절되었던 질병을 재출현하게 만들 수 있다. 2007년, 미국의 연방정부에 대해 티메로살(thimerosal)이라는 수은이 들어 있는 예방접종을 받은 소아에서 자폐증의 위험이 증가된다고 주장하는 고소장이 접수되었다. 지금까지의 모든 학술연구는 백신 속의 티메로살과 자폐증 사이를 직접적으로 연관 짓는 어떠한 증거가 없다는 것을 확인하였다. 소아예방접종의 부작용에 대한 이러한 실체가 없는 걱정 그리고 결과적으로 소아에게 예방접종을 시키지 않은 것은 이전에 조절되었다고 간주했던 혹은 심지어 박멸했다고 생각했던 소아병을 재출현시킬 수 있게 할 것이다(제10장, 생명의 응용: 티메로살: 중금속희생양 참조).

질병의 출현과 재출현에서의 기타 요인

여러 기타 요인들이 감염병의 출현/재출현에 영향을 미친다. 이의 일부에는 다음과 같은 것이 포함된다.

- 감염에 대한 사람의 감수성: 사람에서, HIV 감염, 이식편, 암요법, 만성질환, 혹은 노화로 인해 면역계통이 약화되면 신종병과 재출혈병에 대한 감수성이 높아진다.
- 빈곤: 영양결핍과 가난한 생활조건 역시 모든 감염병에 대한 감수성을 증가시킨다.
- 전쟁과 기근: 오늘날의 전쟁에서는 식수원이 파괴되고, 영양이 결핍되며 그리고 공중보건체제가 와해되기 때문에 희생자의 대부분은 군인이 아니라 민간인이다. 이들 모두는 감염병의 출현/재출혈에 일조하게 될 것이다.
- 기후, 기상 그리고 자연재해: 쓰나미, 허리케인, 지진, 화산폭발 그리고 기상패턴의 단순한 변화는 아마도 미생물로 하여금 생존을 위해 새로운 균주를 만들어 새로운 환경에 적응하도록 강제하여 새로운 병을 일으킬 수 있게 하거나 혹은 이전의 질병유발균주를 재출현시킬 것이다.
- 해를 입히고자 하는 의도: 생물테러와 생물무기작용제는 제23장에서 다루었다.

2] 신종병과 재출현병의 종류

출현과정에 따라 신종감염병은 4종류로 구분할 수 있다.

1. 이전에 알려지지 않았던 예컨대 한타바이러스(hantavirus), 에볼라 그리고 AIDS와 같은 신종병(그림 24.2)

생명의 응용

모기물림: "모기와의 전쟁"

웨스트나일바이러스(West Nile virus)는 1999년 미국에서 처음 나타난 감염병이다. 이는 알려져 있던 바이러스가 새로운 영토로 유입된 것이며, 2007년 현재 미국의 거의 모든 주에서 사람환자가 보고되었다. 이 바이러스는 감염된 모기에 의해 확산된다. 이 바이러스에 감염된 사람은 일반적으로 증상이 경미하거나 거의 없지만; 만일 바이러스가 뇌로 침입한다면 치명적일 수 있다. "모기와의 전쟁"이라고 부른 질병통제예방센터(CDC)는 다음과 같은 점을 강조한다(www.cdc.gov/ncidod/dvbid/westnile/index.htm 참조):

- 모기에 물리지 않는다
- 곤충기피제를 사용한다
- 모기가 최대로 많은 시간에 주의한다.
- 고여 있는 물은 모두 없앤다
- 모기장을 설치하거나 보수한다.

또한, 새가 죽어 있으면 그 지역에서 바이러스가 조류와 모기 사이를 순환한다는 징후일 수 있기 때문에 지역당국에 알린다. 300종 이상의 조류가 웨스트나일바이러스(West Nile virus)에 감염되는 것으로 알려져 있다. 일부 감염된 조류가 바이러스로 인해 죽을 수 있다는 점을 아는 것이 중요하지만; 모든 죽은 새가 이 바이러스에 의해 희생되었다고 추측하지는 말아야 한다.

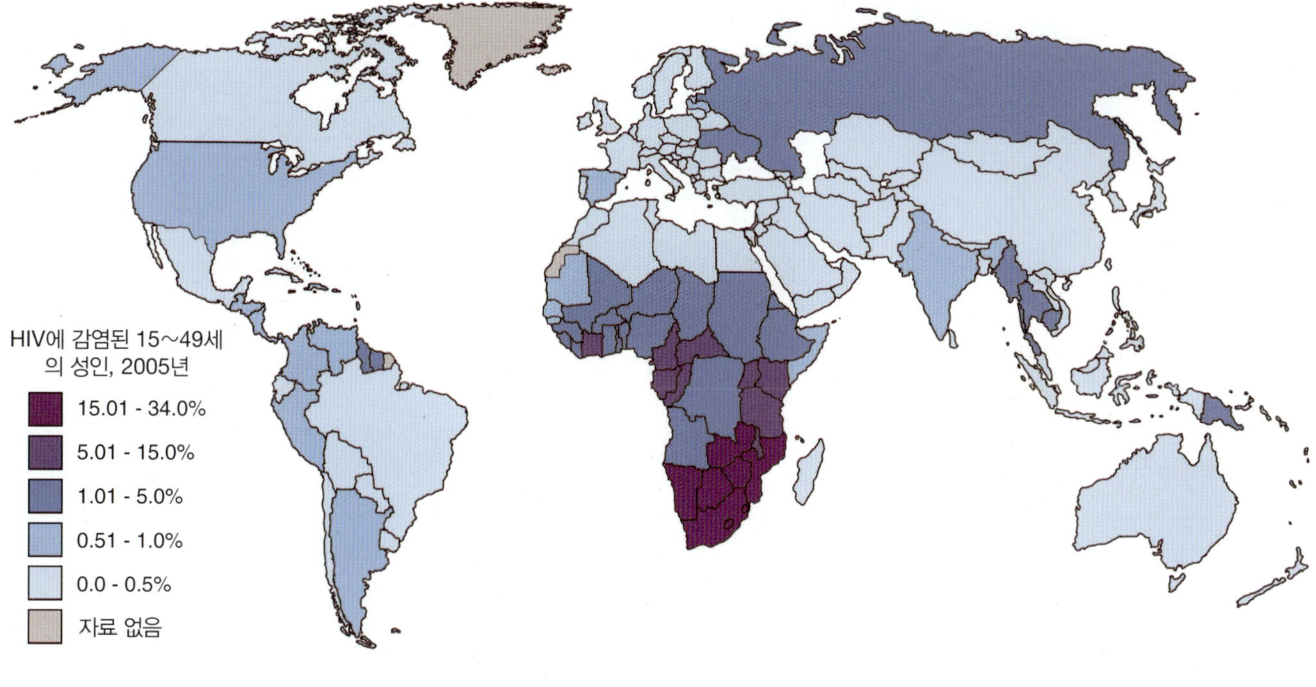

그림 24.2 HIV의 전세계적인 전파. (출처: Centers for Disease Control and Prevention.)

2. 결핵과 말라리아와 같은 재출현병(그림 24.3)
3. 기존 병원체의 새로운 소견, 예컨대, 클라미디아(Chlamydia)의 생식기소견, 호흡기소견 그리고 심장소견
4. 미국에서 웨스트나일바이러스(West Nile virus)의 급속 확산처럼 새로운 지리학적 영토로 기존 병원체의 유입

국립알레르기감염병연구소(National Institute of Allergy and Infectious Diseases, NIAID)는 출현감염병과 재출현감염병을 3개의 Group으로 분류한다.

- Group I: 지난 20년내에 새로이 일려진 병원체
- Group II: 재출현한 병원체
- Group III: 생물테러가능성을 가진 병원체, Category A, B 그리고 C로 세분된다(제23장 참조)

이 장의 표(들)에는 오직 국립알레르기감염병연구소(NIAID)의 Category A에 속하는 미생물만을 포함시켰다.

이러한 Group에 포함되는 것은 세균, 바이러스, 진균, 원생동물 그리고 프리온과 관련되는 신종병이다(표 24.2~표 24.5까지). **질병통제예방센터(CDC)**에 따르면, 지난 10년 정도에 발생한 신종감염병의 약 70%는 인수공통감염병이었다. 인수공통감염증으로 발생되는 감염이 재

의학적 사건

H1N1: 살인자의 귀환

1918년, A형 인플루엔자바이러스 H1N1 아형이 전세계를 휩쓸어 50만~100만명이 사망하였다. 이 범유행병을 일으킨 H1N1이라는 특정의 바이러스주는 흔히 조류독감(*avian flu*)이라 부르는데, 그 이유는 이 특이적인 바이러스주가 조류에서 유행하기 때문이다. 1976년, 1988년, 1998년 그리고 2007년, 돼지에서 유행하는 H1N1의 또 다른 바이러스주에 의해 야기되는 돌발이 소규모로 일어났으며 따라서 돼지독감(*swine flu*)이라고 불렀다. 2009년, N1N1 아형의 새로운 바이러스주가 다시 출현하였지만, 이때는 이 바이러스주의 유전적인 조성이 매우 달랐다. 미국에서 독감환자로부터 분리한 6개의 유전자는 돼지, 조류 그리고 사람의 인플루엔자바이러스가 혼합되어 있었다. 유전자가 이렇게 독특하게 혼합되어 있었기 때문에, H1N1의 "옛날" 바이러스주에 대한 기존의 재고백신이 이 새로운 바이러스주에 대해서는 매우 효과적이지 못할 것이라고 많은 보건당국이 심각하게 우려하였다. 최근, 세계보건기구(WHO)는 완전한 범유행병이라 확인된 새로운 H1N1 아형의 확산을 신중하게 추적하고 있다. 2010년 9월 1일, 214개국은 A형 인플루엔자(H1N1)의 증례를 보고하였다. 2011년, 질병통제예방센터(CDC)는 2009년 4월부터 2010년 4월 사이에 약 6000만명의 돼지독감환자가 발생하였고; 약 27만명이 입원했으며, 미국에서 약 12,270명이 H1N1과 관련하여 사망하였다고 보고하였다. 이 새로운 바이러스주가 모든 곳에 있는 보건기구에 문제를 일으킬 것은 분명하며 그것이 앞으로 전세계 보건상황에 대해 미칠 영향은 가늠하기 힘들다.

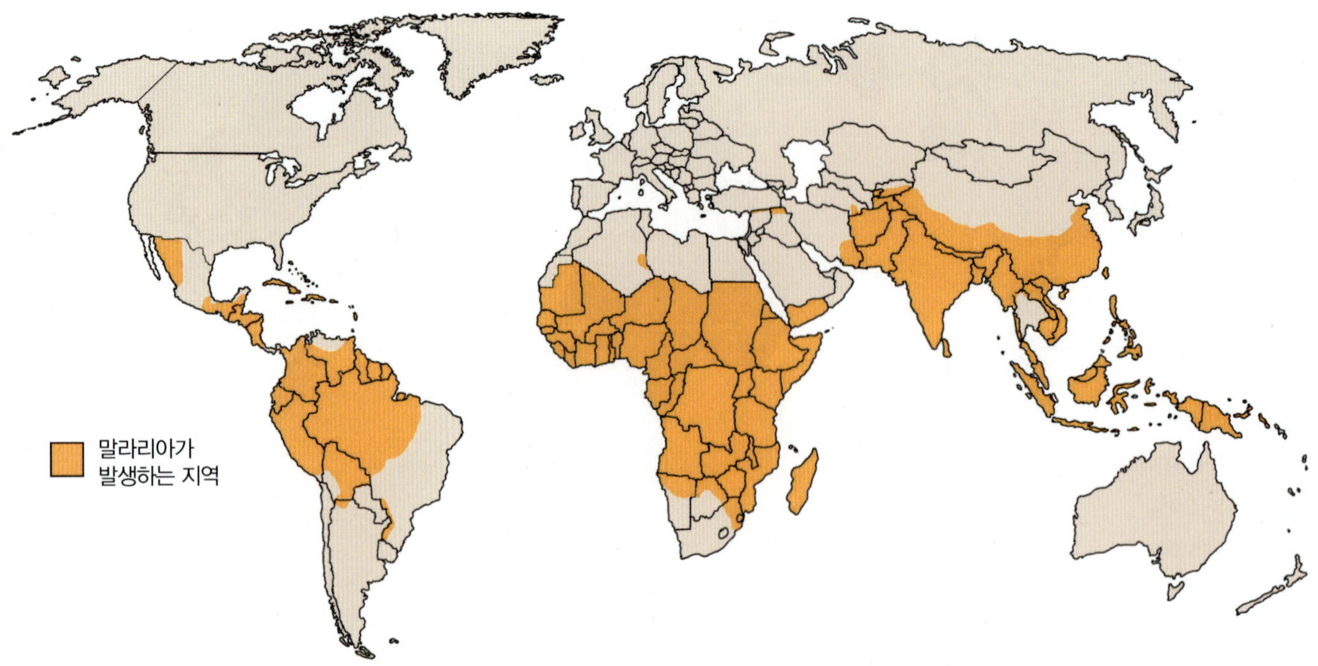

그림 24.3 말라리아의 지리학적 분포(2001~2002). (출처: Centers for Disease Control and Prevention.)

출현하는 예는 이 감염의 병원소가 잠재적으로 신종병의 풍부한 근원이라는 점을 의미하며 새로운 인수공통감염증이 주기적으로 출현하는 것은 이 감염소가 없어지지 않는다는 점을 나타낸다. 비록, 인수공통감염증의 병원체가 일반적으로 사람으로부터 사람으로 쉽게 확산되지 않는다 해도, 앞에서 설명한 기타 요인들이 감염전파에 일조할 것이다.

3] 신종병과 재출현병에 대한 대응과 예방

많은 감염병이 미국에서는 국가에 고지해야 할 감염병의 범주에 든다(제12장, 박스 12.1 참조). 다시 말하면, 이러한 감염병은 공중보건계통에 보고될 필요가 있다. 수많은 기타 신종병은 계속해서 바뀌고 꾸준히 갱신될 필요가 있기 때문에 아직 이 보고범주에 들지 않고 있다. 미국에서 감염병과 싸우는 일반적인 조항에는 감염병을 꾸준하게 모니터링하고, 예방하며 그리고 조절하는 의무가 포함된다. 이러한 의무는 병원, 임상검사소, 제약회사, 의료인, 대학교 그리고 다양한 기타 연구단체가 시행한다. 이러한 것이 병원체의 영향을 줄이려 노력하는 커다란 체제의 일부라 해도, 질병통제예방센터(CDC)가 미국의 선도적인 연방당국으로 활동하여 주와 지역의 공중보건과를 지원하기 위한 정보, 권장사항 그리고 기술적인 도움을 제공하는 책임을 가진다(제12장, 역학과 공중보건 참조).

감시

미국에서, 신종감염병과 재출현감염병을 포함하는 감염병은 주와 연방의 수준에서 감시한다. 주의 공중보건당국은 의료인이 보고한 감염병환자에 대한 자료를 모으고 분석한다. 보고된 환자는 주의 공중보건과에서 확인하고 질병통제예방센터(CDC)에 그 정보를 보고한다. 연방수준에서, 당국과 공중보건과는 질병감시자료를 모아 분석하며 질병감시체제를 유지한다.

질병확인의 첫 번째 단계는 특정의 사건과 연관된 임상증상이 공중보건에 심각한 영향을 미칠 수 있는지를 결정하는 것이 포함된다. 이러한 질병에는 다음과 같은 것이 포함된다.

- 급성호흡기병
- 급성설사
- 뇌염
- 수막염

표 24.2 세균에 의한 신종감염병과 재출혈감염병

질병	미생물	범주	전파
탄저병(anthrax)(제12, 15 그리고 23장)	탄저균(*Bacillus anthracis*)	Group III	피부, 흡입, 위창자(위장)
고양이할퀸병(cat scratch disease)(제18장)	바르토넬라헨셀라(*Bartonella henselae*)	Group I	고양이에게 물리거나 할퀸, 하지만 최근에는 진드기매개로 전파됨
라임보렐리아증(Lyme borreliosis)(제12장)	보렐리아부르그도프페리(*Borrelia burgdorferi*)	Group I	진드기
보툴리눔증(botulism)(제12, 16 그리고 17장)	클로스트리듐보툴리눔(*Clostridium botulinum*)	Group III	4종류: 식품매개, 영아, 상처, 미확인
거짓막잘록창자염(pseudomembranous colitis)	클로스트리듐디피실레(*Clostridium difficile*)	Group II	분변구강경로
에를리히아증(ehrlichiosis)(제12장)	에를리히아(종)(*Ehrlichia* spp.)	Group I	론스타진드기(Lone star tick) (*Amblyomma americanum*)
야생토끼병(tularemia)(제18장)	프란시셀라툴라렌시스(*Francisella tularensis*)	Group III	진드기, 사슴파리, 기타 곤충; 감염된 동물사체 다루기; 오염된 식품이나 식수; 흡입
위궤양(peptic ulcer)(제16장)	헬리코박터피로리(*Helicobacter pylori*)	Group I	분변구강경로; 키스
MRSA 감염(제11장)	황색포도알균(*Staphylococcus aureus*)	Group II	대개 병원내감염; 하지만, 또한 공동체획득
Group A 사슬알균병(Group A streptococcal disease, GAS)(제15장)	*Group A* 사슬알균(*Streptococcus*, group A)	Group II	감염자와 코점막이나 인두점막의 접촉; 감염상처나 피부궤양과의 접촉
페스트(plague)(제23장)	페스트균(*Yersinia pestis*)	Group III	벼룩물림
결핵(tuberculosis)(제15장)	결핵균(*Mycobacterium tuberculosis*)	Group III	호흡에어로졸의 흡입

MRSA, 메티실린내성황색포도알균(Methicillin-resistant *Staphylococcus aureus*).

표 24.3 바이러스성 신종/재출혈감염병

질병	미생물	범주	전파
ABL 감염(제5장과 제12장)	호주박쥐리사바이러스(Australian bat lyssavirus)	Group I	감염된 박쥐에 할퀴거나 물림
신경학적 질환; 손, 발 그리고 입의 병	엔테로바이러스(Enterovirus) 71	Group II	분변구강경로, 일부는 호흡기전파를 나타냄
호흡기질환(제5장)	헨드라바이러스(Hendra virus)(말모르빌리바이러스, equine morbillivirus)	Group I	큰박쥐(flying foxes)(호주)
간염(제12장과 제16장)	C형 간염바이러스(hepatitis C virus)	Group I	혈액매개
간염(제12장과 제16장)	E형 간염바이러스(hepatitis E virus)	Group I	오염된 음식이나 식수
카포시육종에서 발견됨(제5장)	제8형 사람헤르페스바이러스(human herpesvirus 8)	Group I	아직 정립되지 못함
장미진(roseola)과 연관됨(제5장과 제14장 참조)	제6형 사람헤르페스바이러스(human herpesvirus 6)	Group I	기회감염, 전파는 완전히 규명되지 못함
"제5병(Fifth disease)"(제5장과 제12장)	제B19형 사람파르보바이러스(human parvovirus B19)	Group I	사람대 사람접촉, 혹은 감염자의 침, 가래, 혹은 콧물과의 직접접촉
볼거리(유행귀밑샘염, mumps)(제12장과 제15장)	볼거리바이러스(mumps virus)	Group II	오염된 물건과의 직접접촉 혹은 침비말에 의한 사람대 사람접촉
천연두(smallpox)(제14장과 제23장)	바리올라바이러스(variola virus)	Group III	사람대 사람접촉, 감염된 에어로졸, 발열이 시작된 후의 감염자와 얼굴대 얼굴접촉
바이러스성출혈열(viral hemorrhagic fevers)(제23장)	아레나바이러스(arenaviruses) 부니아바이러스(bunyaviruses) 플라비바이러스(flaviruses) 필로바이러스(filoviruses)	Group III	필로바이러스를 제외한 인수공통감염증(사람으로부터 사람으로 전파될 수 있음)

ABL, 호주박쥐리사바이러스(Australian bat lyssavirus).

표 24.4 진균에 의한 신종/재출현감염병

질병	미생물	범주	전파
콕시디이오디세스진균증(coccidioidomycosis)	콕시디이오데스이미티스(*Coccidioides immitis*)	Group II	분생포자(conidia)의 흡입
사람작은포자충증(human microsporidiosis)	엔세팔리토준큐니큘리(*Encephalitozoon cuniculi*) 엔세팔리토준헬렘(*Encephalitozoon hellem*) 엔세팔리토준인테스티날리스(*Encephalitozoon intestinalis*)	Group I	인수공통감염성 그리고 환경성(물 표면의 포자)

표 24.5 원생동물에 의한 신종/재출혈감염병

질병	미생물	범주	전파
가시아메바증(acanthamebiasis)	가시아메바(*Acanthamoeba*)	Group I	콘택트렌즈; 피부를 통해
바베스열원충증(babesiosis)(제6장)	바베스열원충(종)(*Babesia* spp.)	Group I	익소데스진드기(*Ixodes* tick)물림

- 출혈열
- 특이한 종류의 병이나 사망
- 통상적인 약물치료에 대한 내성

정기적인 감시를 통해 혹은 의료인에 의해 인지된 특이적인 종류의 증례를 통해 흔히 유행병이 확인된다. 그러한 증례의 예는 1993년 미국 남서부의 한타바이러스(hantavirus)의 돌발 그리고 서반구의 웨스트나일바이러스(West Nile virus)의 존재가 포함된다. 결과적으로, 신종감염병은 주로 유행병이 실제로 발생하기 때문에 인지된다.

조사

신종병이건 재출혈병이건 관계 없이 감염병의 돌발을 조사하는 중요한 이유의 하나는 감염원에 계속적으로 노출될 수 있기 때문이다. 잠재적으로 위험한 질병환자가 추가적으로 발생하는 것을 막기 위해 병원체와 그의 전파에 대한 신속하고 정확한 확인과 적절한 대응이 필요할 것이다. 일반적으로, 돌발을 조사하기로 결정이 되면, 다음과 같은 행동이 포함된다.

- 역학조사(제12장)
- 환경조사
- 대중과의 상호작용

돌발이 지난 후에 조사가 이루어진다고 해도 이는 다른 돌발을 예방하고 새로운 질병에 대해 기술하며 기존의 예방전략을 평가하고 그리고 돌발에 관한 대중의 우려를 해소하기 위해 여전히 중요할 수 있다. 다시 말하면, 질병통제예방센터(CDC)는 이러한 노력으로 주와 지역의 건강당국을 지원하며, 질병통제예방센터(CDC)의 **국립감염병대응탐지통제센터(National Center for Preparedness, Detection, and Control of Infectious Diseases, NCPDCID)**는 신뢰할 만한 참고사항 그리고 시판이 안될 수 있는 시약을 공중보건연구소에 제공한다.

대응

감염병에 대한 중재/예방/대응은 질병에 따라 달라질 것이며 다양한 방법을 이용하는 공중보건대책이 되어야 한다. 감염병을 예방하는 가장 성공적인 방법의 하나가 적절한 예방접종프로그램이다. 국립면역접종프로그램(National Immunization Program)은 면역접종프로그램의 계획, 개발 그리고 실행 면에서 지역의 보건당국을 지원한다(www.ced.gov/vaccines 참조). 감염원을 예방하거나 전파과정을 차단하는 기타 방법에는 설치류벡터나 곤충벡터의 조절, 식품의 리콜, 격리 그리고 검역이 포함된다. 감염병의 전파에서 사람의 행동이 중요한 요인이기 때문에, 대부분의 질병대응활동에서 교육과 정보에 대한 홍보 역시 필수적이다.

3 세계적인 우려 Global Concerns

질병통제예방센터(CDC)의 역할 중 하나는 감염병으로부터 미국인을 보호하는 것이다. 그러나 전세계 어느 곳에서 발생하는 감염병을 다루지 않고는 국가의 보건이 충분하게 보호될 수 없다. 항공여행과 국제무역이 확대되었기 때문에 감염성의 미생물이 매일 국경을 넘어 쉽게 운반될 수 있다. 미생물은 감염된 사람, 동물 그리고 곤충에 의해 옮겨질 수 있다. 또한, 상업적인 선적물에도 식품과 같은 오염물질이 포함될 수 있다.

질병통제예방센터(CDC)의 한 분과인 국립감염병센터(National Center for Infectious Diseases, NCID)가 현재 공식적으로 재편되었다. 국립감염병센터(NCID)의 이전 분과와 프로그램이 여러 국립센터로 재편되고 있다. 국립감염병대응탐지통제센터(NCPDCID)는 현재 자국인과 외국인을 보호할 의무를 가진 당국이다. 이 당국은 그의 지도력, 공조, 역학조사와 연구실검사 그리고 정량시스템의 사용을 통해, 감염병에 대한 규정과 실행방법을 확립시킨다.

국제신종감염프로그램(International Emerging Infections Program, IEIP)은 질병통제예방센터(CDC)의 전세계질병탐지프로그램(Global Disease Detection Program)이다. 이는 당국의 주된 프로그램으로 전세계의 신종감염의 확인을 강화시키며 이들에 효과적으로 대응한다.

1] 미국의 전세계공중보건

질병통제예방센터(CDC)에 따르면, 미국은 전세계적으로 위협이 되는 모든 감염병과의 싸움에 계속적으로 더 많이 참여해야 할 것이다. 여기에는 다음과 같은 것이 포함된다.

- 질병과 위험한 유행병의 돌발을 조절함으로써 국내외 미국인을 보호함. 유행병이 발생할 때마다, 그 질병이 국제적으로 확산되는 것을 방지해야 한다.
- 더 나아가, 전세계적으로 감염병을 예방함으로써 많은 생물을 구할 수 있는 미국의 인도주의. 많은 감염병은 예방접종으로 예방이 가능할 수 있다.
- 감염병을 다루는 국제프로젝트에 정치적이고 경제적인 이익의 제공. 전세계의 보건증진은 경제를 활성화시킬 뿐만 아니라 유입된 질병의 수를 줄임으로써 미국의 건강비용도 줄여줄 것이다.
- 테러단체에 의한 생물작용제(제23장, 생물테러 참조)의 고의적 방출을 막기 위한 보안강화.

또한, 전세계 공중보건협력단체와의 협의를 통해, 질병통제예방센터(CDC)는 전세계적인 감염병의 우선순위를 6개의 영역으로 정의한다.

1. 질병통제예방센터(CDC)의 핵심기능의 하나는 전세계적인 돌발에 원조하는 것이다. 이는 발생한 돌발의 각각에 대해 신속하게 긴급대응을 한 후에 신종병원체의 조절유지를 위한 추가원조가 포함될 필요가 있다.
2. 질병감시를 위한 전세계적인 접근법은 새로이 출현한 건강에 대한 위협을 조기에 경고하기 위해 전세계적인 "네트워크들 사이의 네트워크(network of networks)"로 발전될 필요가 있다. 그러한 통신망은 공중보건조절방법의 효능을 모니터링하는 능력을 개선시킨다.
3. 미국에서는 흔하지 않은 질병을 포함하여 전세계적으로 중요한 질병에 대한 응용연구는 가치 있는 자원이 되는데 그 이유는 어떤 유입된 질병에 의해 그러한 위험이 나타나기 때문이다. 2014년 봄과 여름에 서아프리카에서 에볼라가 돌발된 동안, 감염된 2명의 의료종사자를 질병통제예방센터(CDC)가 그들의 치료를 감독하는 조지아 에모리대학교(Emory University, Georgia)로 이송되었으며, 에볼라와 그의 진행에 대해 정밀한 연구가 이루어졌다. 최신 시설이 있는 곳에서 이러한 질병을 연구할 독특한 기회는 연구자에게 이 치명적인 바이러스에 관한 가치 있는 정보를 제공한다.
4. 지원할 입증된 공중보건도구를 확인하여 국제공동체와 공유될 필요가 있다.
5. 전세계적인 질병을 주도적으로 조절함으로써 젊은성

유행과 범유행의 경고와 대응에 대한 예*

일자	질병	지역	설명
2008년 4월 30일	조류인플루엔자(avian influenza)	인도네시아(Indonesia)에서의 상황	H5N1 조류인플루엔자의 사람감염의 신규환자: 3세 남아
2008년, 4월 25일	황열(yellow fever)	리베리아(Liberia)	30세 남성, 동일한 공동체에서의 초발환자(지표증례)(index case); 2명 확진, 1명 사망
2008년 4월 22일	콜레라균(*Vibrio cholerae*) 양성환자에서 중증의 급성물설사	베트남(Vietnam)	3월 5일부터 4월 22일 사이에 2490명의 환자발생; 콜레라균(*V. cholerae*)에 양성환자는 377명
2008년 4월 18일	리프트밸리열(Rift Valley fever)	마다가스카라(Madagascar)	418명의 의심환자, 17명 사망
2008년 4월 17일	조류인플루엔자(avian influenza)	이집트(Egypt)	10일에 갱신: 신규환자, 2세 남아

*정보가 있게 되면 환자의 예는 신속하게 보고된다. 현재의 갱신은 www.who.int/csr/don에서 확인할 수 있다.

인에서 HIV/AIDS의 유행을 25%로 감소시켰다. 질병통제예방센터(CDC)는 영아사망률을 줄이기 위해 세계백신면역연합(Global Alliance for Vaccines and Immunization)과 공조하여 호흡기질환과 기타 소아병에 대한 새로운 백신의 보급과 사용을 촉진시킬 것이다.

6. 질병통제예방센터(CDC)의 장려와 지원을 통한 공중보건훈련은 개발도상국에서 국제신종감염프로그램을 확립시키게 할 것이다. 이러한 우수센터는 질병감시, 응용연구, 예방 그리고 조절활동으로 통합될 것이다.

2] 전세계적인 감시

선진국의 경우, 지난 세기에 걸쳐 전염병으로 인한 사망률이 현저하게 감소되었다. 이러한 국가에서의 보건당국은 주로 국내로 유입되어 돌발이나 재출현을 일으키는 질병을 예방하는 일에 관여한다. 개발도상국은 전염병돌발의 조기탐지와 이들의 사망률, 확산 그리고 무역과 관광에 대한 영향가능성을 차단하는 일에 관심을 가진다.

신속하게 확인하여 공중보건비상사태로 포함시키기 위해 세계는 신뢰할 만한 전세계적인 시스템이 필요하다. 2005년에 개정된 **국제보건법(International Health Regulations, IHR)**은 국제적으로 우려되는 어떠한 공중보건 비상사태를 예방, 탐지 그리고 시기 적절한 대응을 위한 종합적인 접근법을 통해 이러한 필요성을 다룰 그러한 국제적인 뼈대를 제공한다. 전염성돌발이 확인되면, 이 정보는 월드와이드웹(World Wide Web)에 게시되며 의료전문가와 일반 대중이 접속할 수 있다(www.who.int/csr/don/en 참조). 돌발에 대한 국제적인 대응은 최초평가와 즉각적인 조절법을 시행할 목적으로 세계보건기구(WHO)의 팀이 정보게시 24시간 안에 현장에 도착하는 것이 포함된다. 국제적인 감시와 연계되는 국제적인 대응은 기술적이고 인도주의적인 지원을 위해 이용가능한 "네트워크들 사이의 네트워크"에 게시되어 어떠한 한 국가가 모든 책임을 지지 않게 만든다.

요약 Summary

- 신종감염병은 집단내에서 새로이 확인된 질병이며; 재출현감염병은 이전에 조절되었지만 다시 발생한 알고 있는 질병이다.
- 감염병의 출현은 일반적으로 새로운 숙주집단내로의 병원체유입 그리고 새로운 숙주집단내에서의 확립과 추가적인 확산이라는 2단계를 포함하는데, 이는 수용이라고 부른다.
- 신종감염병의 출현에 관여하는 요인에는 사람인구통계학과 행동, 생태학적인 변화와 농업발전, 국제여행과 무역, 기술과 산업, 미생물의 적응과 변화, 공중보건

대처의 와해, 감염에 대한 사람의 감수성, 기후와 기상, 경제발전과 토지이용, 전쟁과 기아 그리고 해를 입히고자 하는 의도가 포함된다.

- 신종감염병은 새로이 출현한 질병, 재출현한 질병, 알려진 병원체의 새로운 소견 그리고 알려진 병원체의 새로운 지리학적인 지역으로의 유입이라는 4주된 무리로 나눌 수 있다.
- 국립알레르기감염병연구소(NIAID)는 신종감염병과 재출현감염병을 Group I, II 그리고 III 병원체에 의해 발생하는 것으로 분류한다.
- 미국에서 감염병과 싸우는 대책에는 감염병의 모니터링, 예방 그리고 조절이 포함된다. 질병통제예방센터(CDC)는 주와 지역의 보건당국에 정보, 권장사항 그리고 기술원조를 제공할 책임을 가진 주된 연방당국이다.
- 신종병에 대응하고 그를 예방하는 단계에는 감시, 조사 그리고 대응방법이 포함된다.
- 국내외 미국인을 감염병으로부터 보호하기 위해 미국은 전세계적으로 위협이 되는 감염병과의 싸움에 참여해야만 한다.
- 국제신종감염프로그램(IEIP)는 질병통제예방센터(CDC)의 핵심적인 전세계질병탐지프로그램의 일부이다.
- 국제보건법(IHR)은 국제적으로 우려가 되는 어떠한 공중보건비상사태의 예방, 탐지 그리고 시기 적절한 대응을 다룰 국제적인 뼈대를 제공한다.

복습문제

1. 새로운 집단내에 감염병이 확립되어 추가전파되는 과정은 무엇이라 부를까?

a. 출현
b. 수용
c. 봉입
d. 발생

2. 국제연합(UN)은 2050년에 전세계 인구의 __________ 이상이 도시지역에 거주할 것이라 추정할까?

a. 35%
b. 56%
c. 60%
d. 69%

3. 마르부르그바이러스(Marburg virus)를 최초로 전파시킨 것은?

a. 실험용 쥐
b. 조류
c. 사바나원숭이
d. 야생칠면조

4. 다음의 어떤 감염병이 신종출현병이라 간주될까?

a. 한타바이러스
b. 말라리아
c. 결핵
d. 클라미디아

5. 다음의 어떤 감염병이 재출현병으로 간주될까?

a. AIDS
b. 에볼라
c. 웨스트나일바이러스
d. 결핵

6. 다음의 어떤 미생물이 Group I 범주에 속할까?

a. 프란시셀라툴라렌시스(*Francisella tularensis*)
b. 클로스트리듐디피실레(*Clostridium difficile*)
c. 헬리코박터피로리(*Helicobacter pylori*)
d. 탄저균(*Bacillus anthracis*)

7. 다음의 어떤 질병이 Group II 범주에 속하는 것으로 간주될까?

a. 탄저병
b. 라임병
c. 볼거리(유행귀밑샘)
d. 천연두

8. 원생동물에 의한 신종병과 재출현병은 일반적으로 어떤 Category에 속할까?

a. I

b. II

c. III

d. IV

9. 다음의 어떤 질병이 분변구강경로에 의해 전파될 수 있을까?

a. 에를리히아증

b. 위궤양

c. 라임병

d. 야생토끼병

10. 다음의 어떤 질병이 진드기에 의해 전파될 수 있을까?

a. 보툴리눔증

b. 탄저병

c. 야생토끼병

d. MRSA

11. 시간이 지나면서 바이러스외피가 경미하게 변하는 것은 항원 __________ (이)라 부른다.

12. 감염병으로부터 미국인을 보호할 일차적인 책임이 있는 주된 연방당국은 __________ (이)다.

13. 헨드라바이러스(Hendra virus)는 __________ 에 의해 전파된다.

14. “제5병”은 __________ 에 의해 발생된다.

15. 가시아메바증(acanthamebiasis)은 Group __________ 신종/재출현감염병이다.

16. 신종감염병과 재출현감염병을 정의해 보라.

17. 감염병의 출현에 역할을 하는 5가지 요인에 대해 기술해 보라.

18. 어떤 종류의 병원체가 Group I의 신종/재출현감염병에 속할 수 있는지에 대해 기술해 보라.

19. 전세계적인 감염병을 다루는 6가지 우선순위에 대해 명칭을 쓰고 간략하게 기술해 보라.

20. 계속되는 도시화가 신종/재출현감염병에 미치는 역할에 대해 논의해 보라.

CHAPTER 25

생명공학
Biotechnology

학습목표

1. 생명공학, 재조합 DNA 기술 그리고 재조합기술의 일부 목적을 정의한다.
2. 유전공학에서 이용되는 공통의 단계와 도구를 설명한다.
3. 제한효소의 구조와 기능을 그들의 근원과 명명에 대해 "무딘"끝과 "접착"끝 뿐만 아니라 DNA 연결효소의 기능에 대한 설명을 포함하여 예시한다.
4. 유전자라이브러리의 제조와 선별검사, 뿐만 아니라 cDNA 라이브러리와 합성 DNA를 포함하여 유전자라이브러리에 대해 설명한다.
5. 플라스미드의 본질과 재조합 DNA 기술에서 그들의 유용성을 설명한다.
6. 중합효소연쇄반응을 논의하고 절차의 세 주된 단계를 기술한다.
7. 생명공학에 이용되는 다양한 종류의 벡터, 그들의 유용성 그리고 그들 모두가 공통적으로 가진 기준을 설명한다.
8. 사람단백질대체에 대해 재조합인슐린, 사람성장호르몬 그리고 제8인자를 포함시켜 설명한다.
9. 사람질환의 치료와 유전공학을 통해 개발되어 온 백신에 대해 설명한다.
10. 세균감염과 암과의 싸우는 도구로 박테리오파지를 이용하는 가능성에 대해 설명한다.
11. 형질전환된 식물과 동물에 대해 설명하며 그들의 유용성뿐만 아니라 가능한 문제에 대해 논의한다.

주요용어

공여자(donor)
람다파지[lambda (λ) phage]
무딘끝(둔단)("blunt" ends)
박테리오파지(bacteriophages)
벡터(vector)
변성(denaturation)
복제깔기(배양평판복사배양법)(replica plating)
사람성장호르몬(human growth hormone, HGH)
신장(extension)
안티센스(antisense)
에리트로포이에틴(erythropoietin)
역전사효소(reverse transcriptase)
유전자라이브러리(gene library)
유전체라이브러리(genomic library)
인슐린(insulin)
인터페론(interferon)
재조합 DNA(recombinant DNA)
접착끝(접착단) ("sticky" ends)
접합(conjugation)
제8인자(factor VIII)
제한효소(restriction enzyme)
조직플라스미노겐활성제(tissue plasminogen activator, tPA)
중합효소연쇄반응(polymerase chain reaction, PCR)
코스미드(cosmids)
클론(clone)
프라이밍(priming)
핵속핵산분해효소(endonuclease)
혈우병(hemophilia)
형질도입(transduction)
형질전환(transformation)
형질전환(transgenic)

왜 알아야 할까

역사

전통적인 생명공학은 문명이 시작되면서 수천년 동안 사용되어 왔다. 석기시대(Stone Age)의 중석기시대(Mesolithic Period) 동안 개의 길들이기와 함께 사람이 그들 자신이 경작하기 위해 농작물을 재배할 수 있다는 것을 처음으로 인식했을 때 사람은 생존하기 위해 생명공학을 이용했다. 각각의 다음 세대가 원하는 형질을 더 많이 운반하는 가장 우수한 동물과 식물이 재배되었다. 사람들은 과일주스가 와인으로 발효될 수 있다는 것과 우유가 치즈나 요구르트로 변환될 수 있으며 엿기름과 호프를 함께 발효시켜 맥주가 만들어질 수 있다는 것을 발견하였다. 19세기 말, 미생물이 발견되었다. 유전학에 관해 멘델(Mendel)이 연구하였으며 미생물과정을 연구하는 코흐연구소(Koch Institute)와 파스퇴르연구소(Pasteur Institute)와 같은 연구소가 설립되었다.

생명공학(*biotechnology*)이라는 용어는 1919년 헝가리(Hungary)의 공학자 칼에렉키(Karl Ereky)가 만들었다. 그는 그의 저서 대규모 농장에서 육류, 지방 그리고 우유생산의 생명공학[*Biotechnologie der Fleisch-, Fett- und Milcherzeugung im landwirtschaftlichen Grossbetriebe* (Biotechnology of Meat, Fat and Milk Production in an Agricultural Large-Scale Farm)]에서 이 용어를 사용했다. 훨씬 후인 1989년, 로버트버드(Robert Bud)는 이 업적을 재발견했고 에렉키에게 생명공학이라는 용어의 아버지라고 인정했다. 제1차 세계대전 동안, 발효과정이 발전했으며 미생물이 아세톤, 에탄올 그리고 시트르산(구연산, citric acid)과 같은 화학물질을 생산하기 위해 이용되었다. 제2차 세계대전 이래, 미생물을 대규모로 증식시켜 페니실린(penicillin)을 생산해 오고 있다

영향

현대생명공학은 인간의 삶을 개선시키기 위해 질병의 치료와 미생물의 변형에 더 집중한다. 생명공학에서 가장 중요한 발견의 하나는 1953년 왓슨(Watson)과 크릭(Crick)에 의해 데옥시리보핵산(deoxyribonucleic acid, DNA)의 구조가 확인되고 기술된 것이다. 1973년, 제한효소와 플라스미드가 발견된 이후 스탠리코헨(Stanley Cohen)과 허버트보이어(Herbert Boyer)는 재조합 DNA 기법을 발명했는데 이는 유전공학이 시작되었다는 것을 알렸다. 현재, 생명공학회사는 재조합 DNA 제품을 생산하여 사람단백질대체제, 사람질병치료제, 백신, 형질전환식물 그리고 형질도입동물을 제조하는 데 이용하고 있다.

미래

21세기에 재조합 DNA 기법이 중요하다는 것은 의문의 여지가 없다. 의학의 경우, 보다 빠르고 보다 효율적인 진단법과 치료법이 개발될 것이며 농업용 형질전환식물과 동물이 더욱 개발되고 개선될 것이다. 유전자요법의 초기 전향적인 결과는 과학자들을 고무시켜 유전결함을 야기하는 유전자를 변화시키거나 제거하는 성공적인 방법을 개발하도록 하였다. 또한, 과학자들은 재조합 DNA 기술이 사람의 수명을 늘리고 삶의 질을 개선시키기 위해 사용될 수 있을 것이란 희망으로 노화과정에 대해 연구하고 있다. 환자의 유전적인 조성이 특정의 약물에 어떻게 반응하는 지를 확인하는 약리유전체학(*pharmacogenomics*)이라 부르는 새로운 분야처럼 이 기술이 응용될 가능성은 무한한 듯이 보인다. 이 모델은 맞춤형의학(*personalized medicine*)이라 부른다.

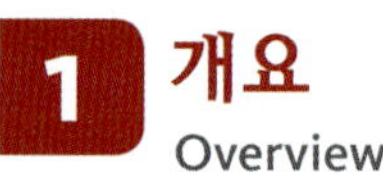

1 개요 Overview

생명공학은 생물학의 한 분과이며 미생물, 세포, 혹은 세포성분을 사용하여 실제적인 제품을 생산한다. 비록 생명공학이 빵, 치즈 그리고 알코올과 같은 제품을 생산하기 위해 수천 년 동안 사람의 삶의 일부였다고는 해도, 현대생명공학은 산업용, 의학용 그리고 농업용의 목적으로 유전공학(genetic engineering)이라고도 부르는 **재조합 DNA** 기법(**recombinant DNA** technology)을 포함한다.

모르는 사이에, 사람은 식물뿐만 동물을 이종교배시킴으로써 수천 년 동안 유전자조작을 사용해 왔다.

예를 들어, 플루오트(pluot)는 자두(plum)와 살구(apricot)를 교배시킨 것이며 노새는 암컷 말과 수컷 당나귀를 교배시킨 결과이다. 하지만, 생물의 유전자를 간접적으로 다루는 이러한 전통적인 교배와 유전공학을 혼동하지 말아야 한다. 재조합 DNA 기법의 주된 목표의 일부에는 다음과 같은 것이 포함된다.

- 사람, 동물, 식물 그리고 미생물에서 특정의 생물을 위해 원하지 않는 특정형질의 제거
- 전달 받은 생물의 생존이나 질을 개선시키기 위해 한 생물로부터 다른 생물로 유전자의 전달
- 사람이 사용할 제품을 생산할 수 있는 생물의 제조
- 식품과 기타 제품을 생산하는 데 있어 효율성의 증가
- 제품의 질을 개선
- 삶의 질을 개선
- 환경적인 해로움의 제거

진행되고 있는 연구는 또한 박테리오파지(bacteriophage)를 약물수송플랫폼(drug transport platform)으로 사용하여 세균감염과 암을 치료하는 것을 조사하기 위해 시행된다. 박테리오파지의 특이성은 이들을 항미생물약물

이나 세포독소를 표적세균이나 암세포로 운반하기 위한 훌륭한 후보로 만든다. 현재까지 연구의 대부분은 러시아(Russia)의 과학자들에 의해 수행되고 있지만 미국에서도 이러한 운반계통의 가능성에 흥미를 갖고 연구가 더욱 진행되고 있다. 파지요법(phage therapy)은 동물, 식물 그리고 사람에서 이용되고 있으며 다양한 정도로 성공을 거두고 있다. 파지는 특히 내성균주에 대한 항생제보다 다음과 같은 여러 장점을 가진다.

- 표적세균에 대한 파지의 특이성
- 박테리오파지의 자기제한성
- 감염부위에서 파지의 복제
- 부작용이 없거나 거의 없는 안전성
- 만일 세균이 파지에 내성이 있다면, 파지가 진화하여 내성균주를 공격할 것이다

언급된 장점과 함께 고려해야 할 단점도 있다. 이러한 단점에는 다음과 같은 것이 포함된다.

- 생체내 파지요법은 빠르게 파지를 제거시킬 강력한 항체반응을 일으킬 수 있다.
- 파지의 좁은 숙주범위
- 파지제제를 보관할 때는 이차감염을 피하기 위해 세균이나 세균독소가 없어야 한다

현재, 파지요법은 완선히 항생제를 대체할 수는 없지만; 특히 항생제내성균주를 다루는 경우 항생제요법을 보완하기 위해 파지요법이 사용될 수 있다.

2 유전공학의 도구
Tools of Genetic Engineering

유전공학은 시험관내에서 시행되는 정밀과학이다. 과학자는 현재 각기 다른 종으로부터 DNA를 얻어 이들을 서로 섞어서 생물의 특성을 변화시킬 새로운 형태의 DNA를 만든다. 예를 들어, 유전자가 변형되어 인슐린(insulin)을 생산하는 세균은 더 이상 그의 원래 종과는 동일하지 않지만 사람이 사용하기 위해 채취하는 인슐린을 성공적으로 생산한다.

유전공학을 시행하기 위한 방법/과정이 여러 가지가 있지만 이들 모두는 여러 공통적인 단계를 가진다.

- 미생물의 선정
- 원하는 유전자의 분리
- 유전자의 벡터내 삽입
- 변화시킬 생물세포의 형질전환
- 유전적으로 변형된 생물의 분리

DNA 기법은 바이러스 특히 박테리오파지 그리고 많은 종으로 광범위한 작업을 가능하게 해 왔다. 생명공학에서 이용되는 가장 유명한 세균은 유전공학에서 실험을 위한 "사역마(workhorse)"로 간주되는 대장균(*Escherichia coli*)이다. 진핵세포의 염색체는 DNA 분자와 결합된 히스톤(*histone*)이라 부르는 다량의 단백질로 구성되는 반면, 세균의 염색체는 오직 DNA로만 구성되기 때문에 DNA 실험을 위해서는 이상적이다. 또한, 세균의 DNA는 세포질에 자유로이 떠 있는 반면 진핵세포의 DNA는 핵막에 의해 싸여 있다.

유전암호가 거의 동일하기 때문에 세균은 만일 외래 DNA가 세균의 DNA와 결합된다면 이를 발현할 수 있다. 이는 유전공학을 통해 이루어질 수 있다. 세균은 또한 인접된 환경에서 DNA의 조각을 획득할 수 있고 이러한 조각에 있는 유전자가 암호화하는 단백질을 발현시킬 수 있다. 이러한 유전자재조합과정은 **형질전환(transformation)**이라 부른다. 자연적인 조건에서, 형질전환은 세균 개체군의 1% 이하에서 발생하는 것으로 보고되지만 이는 현저한 유전적인 변화를 가져올 수 있다. 이 과정에서 여러 **공여**세균이 용균되고 그들의 DNA가 조각으로 파열된다. 만일, 수용세균이 있다면 이중가닥 DNA 분절이 세포벽과 세포막을 지날 수 있다. 그 다음 효소가 DNA 한 가닥을 용해시키고 나머지 가닥이 그 자체로 수용세포의 DNA로 통합된다(그림 25.1). 단백질합성 동안 외래 유전자가 발현되면서 형질전환은 완료된다. 이 과정은 세균이 약물내성을 획득할 수 있는 과정이다.

세균이 다른 세균으로부터 DNA 조각을 얻기 위해 사용되는 또 다른 과정은 **접합(conjugation)**이다(그림 25.2). 이 유전자재조합과정은 살아 있는 두 세균, 즉 공여

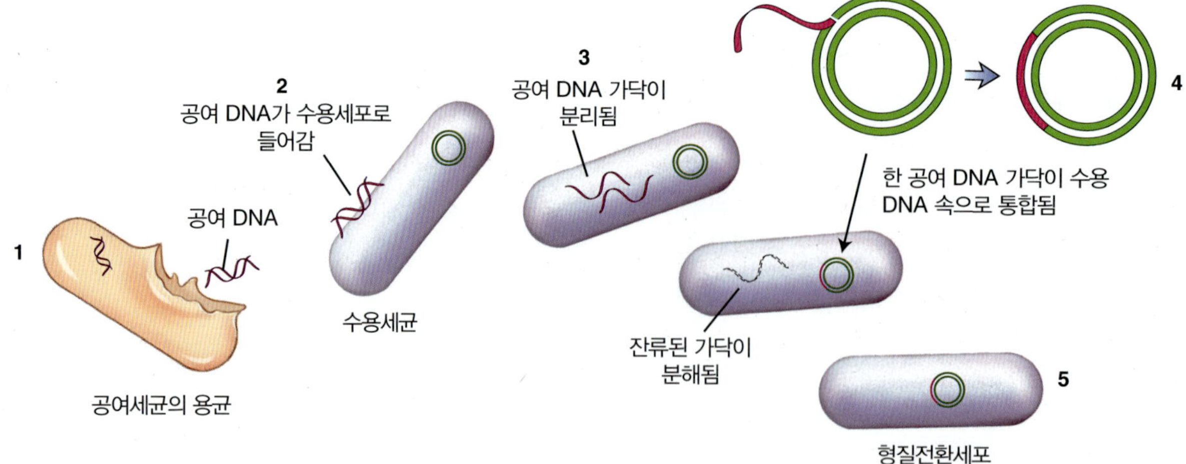

그림 25.1 세균에서의 형질전환. *(1)* 공여세균이 용균되며 DNA가 방출된다; *(2)* 공여 DNA가 수용세균으로 들어온다; *(3)* 공여 DNA 가닥이 분리된다; *(4)* 한 공여 DNA 가닥이 수용 DNA 속으로 통합되며, 다른 가닥은 분해된다; 그리고 *(5)* 그 결과 수용 DNA와 공여 DNA가 들어 있는 형질전환세포가 만들어진다.

세균과 수용세균 사이에서 일어난다. 공여세균과 수용세균은 세포질다리를 형성하여 공여세균의 단일가닥 DNA가 수용세균으로 지나게 만든다. 드문 경우, DNA는 수용세균의 염색체에 통합되지만 대부분은 DNA가 자유로이 떠 있는 플라스미드(*plasmid*)라 부르는 고리로 세포질에 남게 된다(제4장 참조).

세 번째 형태의 재조합은 **형질도입(transduction)**인데, 이는 **박테리오파지**라 부르는 세균바이러스가 관여한다(제5장 참조). 바이러스는 세균세포로 들어가 그의 DNA를 세균염색체에 통합시킨다.

박테리오파지가 아닌 바이러스 역시 유전공학실험에서 유용하다. 바이러스(제5장 참조)는 단백질외피로 싸인 DNA 혹은 리보핵산(ribonucleic acid, RNA)인 핵산조각으로 구성된다. 이들은 오직 살아 있는 세포에서만 숙주세포의 기구를 이용하여 복제할 수 있다. 일부의 바이러스는 그의 DNA를 숙주세포의 DNA로 통합시키며 세포유전체의 일부가 된다. 신경세포유전체로 통합되어 수년 동안 그 세포내에 잔류하여 재발성의 헤르페스감염을 일으키는 일부의 헤르페스바이러스(herpesvirus)가 그 예이다. DNA 공학자는 이것이 유전자를 선택세포로 도입시키는 방법이라는 점을 알고 있다. 유전공학의 도구에는 다음과 같은 것이 포함된다.

- 제한효소(restriction enzyme)
- 유전자라이브러리(gene library)
- 플라스미드(plasmid)
- 상보적 DNA (complementary DNA, cDNA)
- 중합효소연쇄반응(polymerase chain reaction)

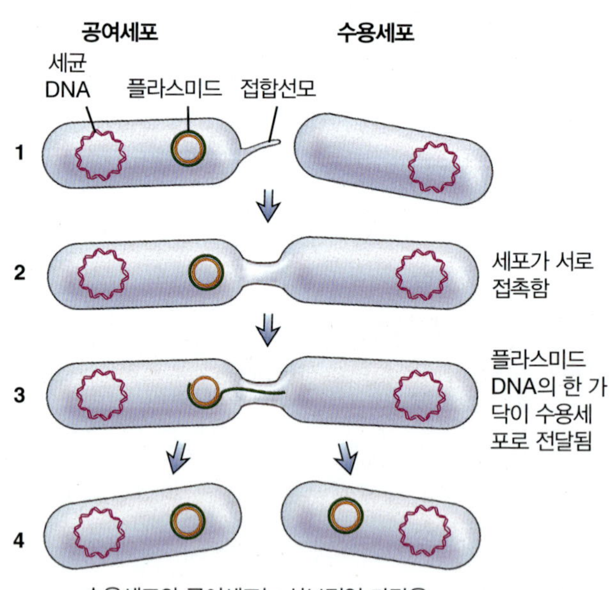

그림 25.2 세균의 접합. 공여세포와 수용세포 사이에 세포질다리가 형성되며; 세포가 서로 접촉하게 되고; 공여 플라스미드 DNA의 한 가닥이 수용세포로 전달되며; 그리고 수용세포와 공여세포 모두에서 그 플라스미드에 상보적인 가닥이 형성된다.

1] 제한효소

1950년대, 살바도르루리아(Salvador Luria) 등은 대장균(*E. coli*)이 박테리오파지에 의한 파괴에 저항할 수 있다는 것을 발견하였는데; 이 세균은 바이러스의 복제를 "제한"시킬 수 있었다. 1962년, 베르너알버(Werner Arber)와 그의 연구팀은 대장균(*E. coli*)이 이러한 제한을 할 수 있는 기전을 확인하였다. 이들은 효소계통이 파지의 DNA가 세균의 세포질에 도달되기 전에 파지의 DNA를 자를 수 있다는 것을 보여 주었다. 그 뒤에 이들은 DNA를 자르는 효소를 분리하였으며 **핵속핵산분해효소(엔도뉴클레아제, endonuclease)**라 명명하였는데, 지금은 **제한효소(restriction enzyme)**라고 부른다. 이 효소는 바이러스의 DNA를 자를 수 있지만 숙주의 DNA는 자르지 않는데 그 이유는 세균이 그의 DNA에 메틸기(methyl group)를 첨가시켜 변화시켰기 때문이다. 이들 두 연구팀의 업적 이래 다른 제한효소들이 발견되어 왔다. 지금까지 100개 이상의 각기 다른 뉴클레오티드서열을 인식하는 800가지 이상의 제한효소가 확인되었다. 제한효소는 분리된 세균의 이름에 따라 명명된다. 이 명칭은 세균에서 오는 3개의 문자, 1개는 균주로부터 그리고 로마숫자는 확인된 동일 형태의 세균으로부터 온 효소의 순서를 의미한다(박스 25.1).

제한효소는 DNA 분자를 스캔하여, 특정 뉴클레오티드서열에서만 DNA를 인식하여 자른다. 일부의 효소는 이중나선의 가닥 모두를 곧바로 관통하여 자르며 따라서 **"무딘"끝("blunt" ends)**을 만든다(표 25.1). 반면, 많은 제한효소는 옵셋방식(offset fashion)으로 자르며 잘린 끝이 단일가닥 DNA의 돌출된 조각을 갖게 된다. 이러한 끝은 **"접착"끝(접착단, "sticky" end)**라고 부르는데 그 이유는 이들이 상보적 접착끝에 포함된 어떠한 DNA 분자와도 염기쌍을 형성할 수 있기 때문이다. 동일한 효소가 만든 모든 절단은 DNA의 근원과 무관하게 동일한 제한부위에서 일어나게 된다. 각기 다른 근원의 DNA로부터 온 그러한 분자들이 서로 섞여 있는 경우, 이들은 이들의 접착끝 사이에 염기쌍을 형성하여 서로 결합하게 된다(그림 25.3A). 이러한 결합은 각 가닥의 뼈대를 따라 공유결합을 형성시키는 효소 **DNA 연결효소(DNA ligase)**에 의해 영구적으로 형성된다. 이 반응의 결과로 재조합 DNA(recombinant

박스 25.1 제한효소의 명명

***Eco*RI의 명명:**
- *Escherichia (E)*
- *coli (co)*
- 균주 RY13 (R)
- 첫 번째 핵속핵산분해효소(I)

***Bam*HI의 명명:**
- *Bacillus (B)*
- *amyloliquefaciens (am)*
- 균주(H)
- 첫 번째 핵속핵산분해효소(I)

표 25.1 "무딘"끝을 만드는 제한효소의 예

효소	근원	인식부위
*Alu*I	아르트로박터루테우스(*Arthrobacter luteus*)	5'-AG↓CT-3' 3'-TC←GA-5'
*Eco*RII	대장균(*Escherichia coli*) R245	5'-CC↓GG-3' 3'-GG←CC-5'
*Hae*III	헤모필루스이집티우스(*Haemophilus aegyptius*)	5'-GG↓CC-3' 3'-CC←GG-5'
*Hpa*I	헤모필루스파라인플루엔자에(*Haemophilus parainfluenzae*)	5'-GTT↓AAC-3' 3'-CAA←TTG-5'
*Sma*I	세라티아마르세센스(*Serratia marcescens*)	5'-CCC↓GGG-3' 3'-GGG←CCC-5'

표 25.2 "접착"끝을 만드는 제한효소의 예

효소	근원	인식부위
*Bam*HI	바실루스아밀로리쿼파시엔스(*Bacillus amyloliquefaciens*) H	5'-G↓GATCC-3' 3'-CCTAG←G-5'
*Eco*RI	대장균(*Escherichia coli*) RY13	5'-G↓AATTC-3' 3'-CTTAA←G-5'
*Hind*III	헤모필루스인플루엔자(*Haemophilus influenza*) Rd	5'-A↓AGCTT-3' 3'-TTCGA←A-5'
*Pst*I	프로비덴시아스투아르티(*Providencia stuartii*)	5'-CTGCA↓G-3' 3'-G←ACGTC-5'
*Sal*I	스트렙토미세스알부스(*Streptomyces albus*)	5'-G↓TCGAC-3' 3'-CAGCT←G-5'

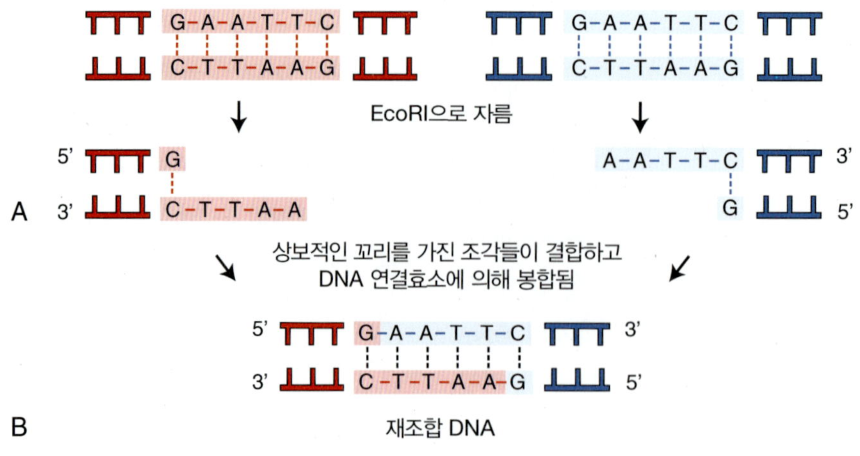

그림 25.3 제한효소의 작용. A, "접착"끝의 생성. **B,** 재조합 DNA의 형성-DNA 조각들이 결합하고 DNA 연결효소에 의해 봉합된다.

DNA, rDNA)가 만들어진다(그림 25.3*B*). rDNA 분자를 만드는 능력은 유전학연구에 혁명을 가져왔으며 생명공학 산업의 토대를 만들었다.

2] 유전자라이브러리

유전자라이브러리는 외래 세포로부터 얻어진 유전자를 저장하기 위해 사용되는 일련의 세포들 혹은 단세포생물로 구성된다. 유전자라이브러리를 만들기 위해 원하는 유전자가 포함된 다량의 세포를 얻어야 한다. 그 다음, 세포의 전체 DNA로부터 원하는 유전자를 얻어야 한다. 예를 들어, 사람세포는 전체 10만개의 유전자를 가지고 있으며 원하는 표적이 인슐린(이자세포)유전자나 사람성장호르몬(뇌하수체앞엽)유전자처럼 오직 유전자 1개 일 수 있다.

유전자라이브러리의 제작

원하는 유전자가 포함된 세포주를 확립시키기 위해, 그 유전자가 포함된 특정의 DNA를 분리해야 한다. 세포의 DNA를 조각으로 자르기 위해 제한효소가 사용된다. 이 과정 다음에, 그 조각에 대한 숙주생물이 선정될 필요가 있다. 그러한 생물의 예가 대장균(*Escherichia coli*)이다. 그 다음, 대장균(*E. coli*)의 플라스미드를 분리하고 이미 얻어진 DNA 조각을 플라스미드내로 삽입시킨다(그림 25.4). 재조합 플라스미드는 모든 DNA 조각을 갖게 되며, 이는 후에 대장균(*E. coli*)세포로 삽입시키며, 이제 이 대장균(*E. coli*)은 원하는 최초 세포의 모든 DNA를 가진 창고로 된다. 세포를 모아놓은 것이 라이브러리이며, 각각의 세포는 도서관의 책을 나타내며 각각의 DNA 조각은 각각의 책에 있는 정보를 포함한다. 이러한 종류의 라이브러리는 **유전체라이브러리(genomic library)**라고 부른다. 다음 단계는 원하는 특정의 유전자를 찾는 것이며 따라서 라이브러리를 검색해야 한다.

유전자라이브러리의 검색

검색과정의 시작은 형질전환 대장균(*E. coli*)을 영양우무(nutrient agar)위에서 증식시키는 것이다. 각각의 세포로부터 유래된 집락은 24~48시간 안에 보이게 될 것이며, 각각의 집락은 삽입된 DNA를 가진 세포를 포함한다. 이제, 각각의 집락을 검사하여 원하는 유전자가 포함된 삽입체가 있는지를 확인하게 된다. 특정의 집락을 확인하고 추가적인 작업을 하기 위해서는 평판을 복사시킬 필요가 있다. 이는 **복제깔기(배양평판복사, replica plating)**라 부르는 과정에 의해 시행된다(그림 25.5). 이 기법은 집락이 들어 있는 겔(gel) 위에 융탄자조각을 올려 놓은 다음 융탄자를 새로운 영양우무페트리디쉬에 눌러 놓아 또 다른 평판을 만들고 이를 사용하여 표적유전자를 분석하는 방법이다.

많은 방법으로 분석을 할 수 있는데, 그의 하나는 원하는 유전자를 확인하기 위해 방사성 mRNA (전령리보핵산,

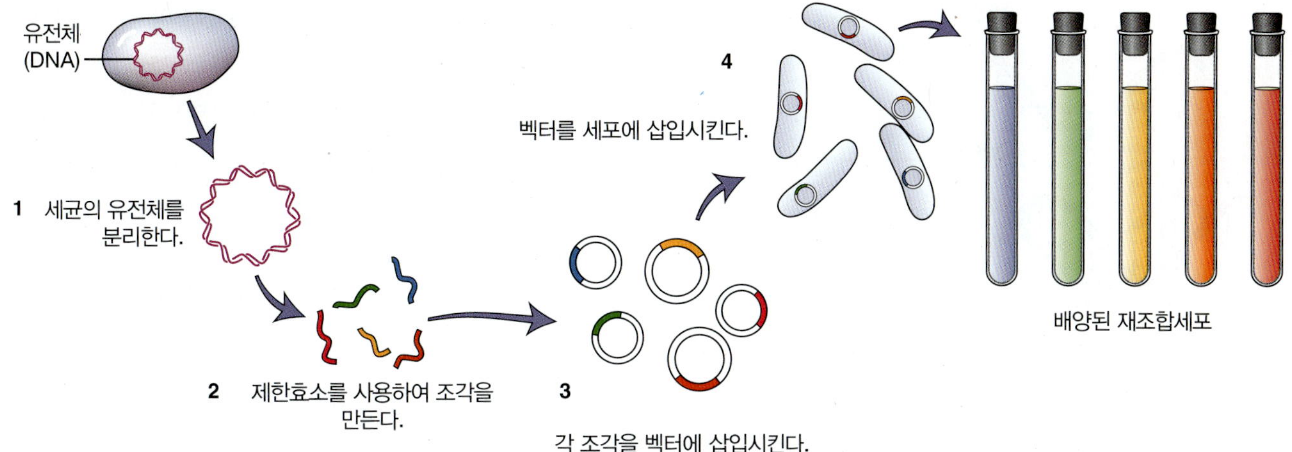

그림 25.4 유전자라이브러리의 제작. *(1)* 원하는 DNA를 분리한다; *(2)* 제한효소로 DNA를 자른다; *(3)* 원하는 DNA 조각을 플라스미드에 삽입시킨다; 그리고 *(4)* 재조합 플라스미드를 대장균(*Escherichia coli*)에 삽입시킨다.

messenger RNA) 탐침자(probe)를 사용한다. 특정의 집락에서 얻은 세균을 모아; 이들의 DNA를 조각 내고, 전기영동(*electrophoresis*)이라 부르는 과정으로 그를 분리시킨다. 겔 위의 어떤 조각이 상보적인 mRNA에 대한 DNA(유전자)를 포함하고 있는지 찾아내기 위해 방사성 mRNA 탐침자를 처리한다. 만일 방사능이 확인되지 않는다면, 그 특정의 집락에는 원하는 유전자가 들어있지 않은 것이다. 만일, 방사능이 한 부위에 축적된다면, 그 DNA 조각이 확인된 것이며 원하는 DNA를 가진 집락이 작업(복제)평판에서 확인된다. 원래의 평판을 뒤집어 대비해 봄으로써 워하는 유전자가 포함되어 있는 것을 확인할 수 있고 이후에 원세포(예, 인슐린을 생산하는 이자세포)로부터 얻는 것보다 훨씬 더 쉽게 유전자를 추출할 수 있다.

cDNA 라이브러리

진핵세포로부터 클로닝한 유전자는 원핵세포로부터 클로닝한 유전자보다 훨씬 더 문제가 많다. 제3장에서 설명한 바와 같이, 진핵세포의 유전자는 단백질을 암호화하는 DNA가 신장된 엑손(exon) 그리고 단백질을 암호화하지 않으며 핵을 떠나기 전에 mRNA로부터 제거되는 부분인 인트론(intron)을 포함한다. 진핵세포의 유전자를 클로닝하기 위해서는 인트론이 없는 유전자를 사용하는 것이 가장 좋은데, 그 이유는 일단 유전자가 세균세포에 삽입되면 세균은 이러한 인트론을 제거시킬 수 없고 따라서 의도하는 단백질을 생산하지 못할 것이기 때문이다. 유진공학의 발전과 함께 지금은 오직 엑손만이 포함된 인공유전자

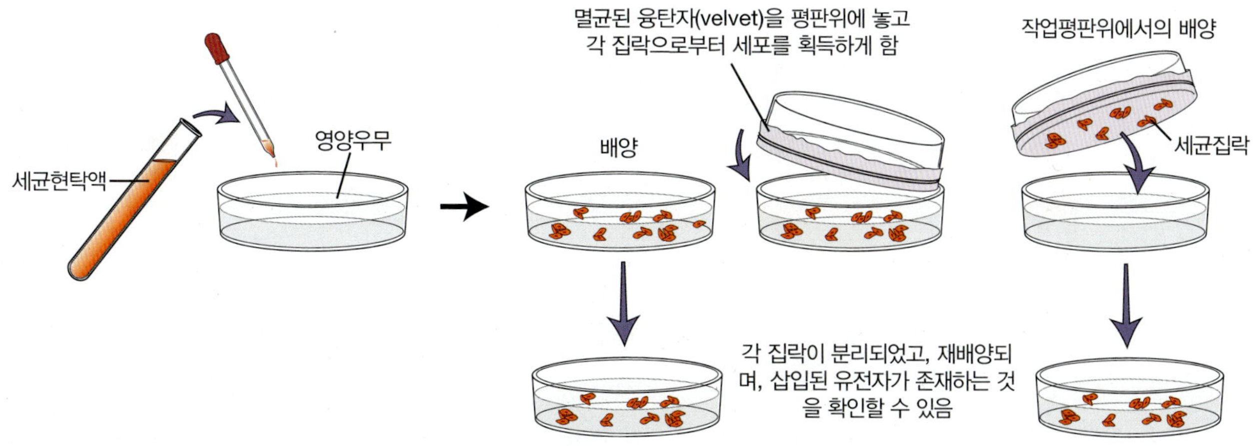

그림 25.5 복제깔기(replica plating)의 과정.

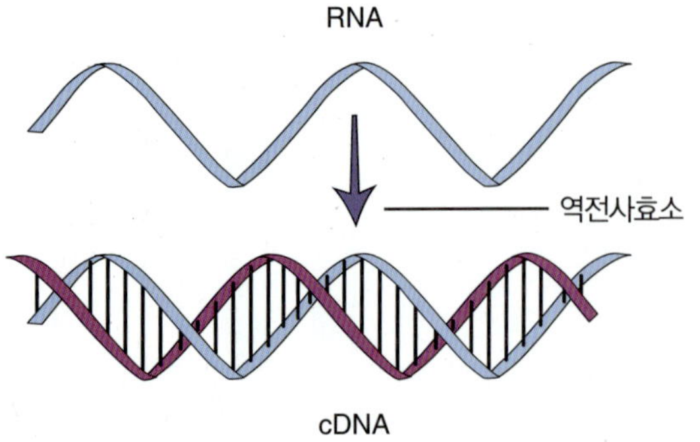

그림 25.6 상보적 DNA. 상보적 DNA (Complementary DNA, cDNA)는 효소 역전사효소(reverse transcriptase)의 도움으로 mRNA 주형으로부터 합성될 수 있다.

를 만들어 낼 수 있다. 이는 mRNA 주형으로부터 cDNA를 합성하기 위해 주형으로 RNA를 상용하는 DNA 중합효소인 **역전사효소(reverse transcriptase)**라 부르는 효소의 도움으로 가능하게 된다(그림 25.6). 이 과정은 DNA와 RNA 사이에서 정상적으로 일어나는 상호작용과 반대가 되는 과정으로 분리된 mRNA를 사용하여 상보적인 DNA 분자를 만든다. 이후에 이러한 cDNA 분자를 클로닝하여 **cDNA** 라이브러리를 구축할 수 있다.

합성 DNA

DNA 기술은 연구실에서 DNA 합성기계(*DNA synthesis machines*)라 부르는 장비를 사용하여 DNA를 생산할 수 있을 정도로 발전하였다. 원하는 DNA의 뉴클레오티드 서열을 키보드로 입력하면, 마이크로프로세서(microprocessor)가 통제하여 저장된 뉴클레오티드와 기타 핵심적인 시약으로부터 DNA를 합성시킨다. 이러한 방법으로는 상대적으로 소수의 뉴클레오티드만을 만들 수 있기 때문에, 여러 번 순환시켜 생산한 다음 이들을 연결시켜 원하는 유전자를 만들게 된다. 이 기법을 사용하려면 유전자의 뉴클레오티드서열을 알아야만 한다. 만일, 유전자가 아직 분리되지 않았고, 유전자의 단백질산물의 아미노산서열을 알고 있다면 DNA 서열을 추정하여 이 기법이 사용될 수 있다. 하지만, 유전암호의 중복으로 인해 정확한 결과는 나오기 힘들며 유전자의 조성을 100% 예측할 수는 없다. 예를 들어, 아르기닌(arginine)에 대한 코돈 6개의 어느 것이 유전자의 일부라고 어떻게 확인할 수 있을까(그림 25.7)?

3] 플라스미드

1970년대 초, 스탠포드대학교(Stanford University)의 스탠리코헨(Stanley Cohen)과 그의 팀은 세균의 세포질에서 발견된 현재 플라스미드(*plasmid*)라 부르는 작은 DNA 고리를 연구하였다(그림 25.8)(제4장 참조). 대략 동시에 캘리포니아-샌프란시스코대학교(University of California –

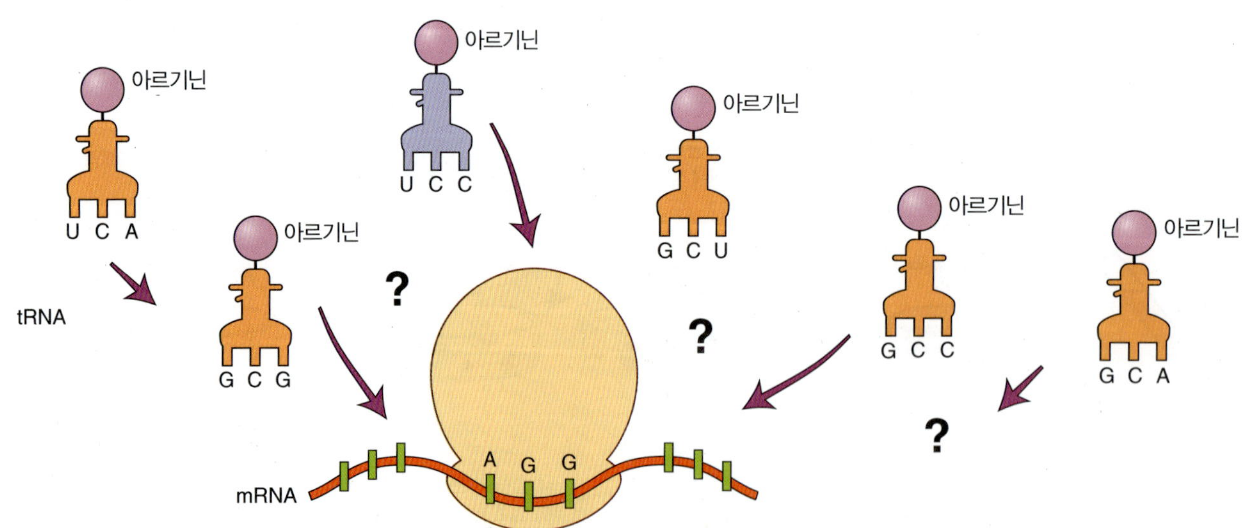

그림 25.7 유전암호. 이 그림은 다양한 운반 RNA (tRNA)분자를 보여준다. 아미노산 아르기닌을 암호화하는 오직 하나가 상보적인 mRNA의 코돈과 염기쌍을 형성하게 된다.

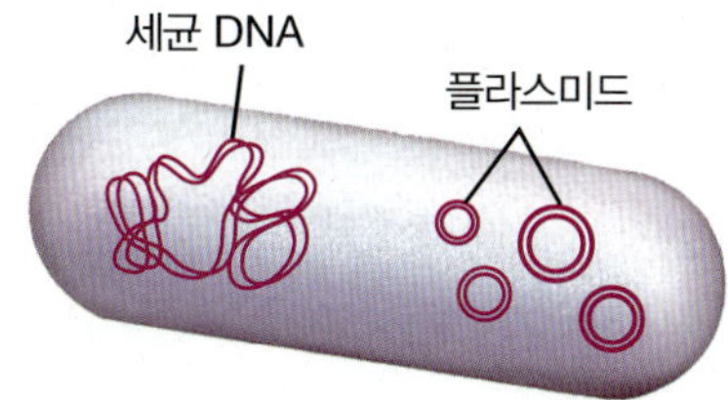

그림 25.8 **플라스미드.** 플라스미드는 원형의 비염색체 DNA 분자이다. 이들은 크기가 다를 수 있고, 수가 다양하다. 플라스미드는 세포분열과는 별도로 복제된다.

San Francisco)에서 허버트보이어(Herbert Boyer)는 대장균(*E. coli*)에서 발견된 제한효소를 연구하였다. 1973년, 허버트보이어와 스탠리코헨은 협력하여 유전자스플라이싱(gene splicing)을 이용한 세계 최초의 재조합 DNA 생물을 만들었다. 이들은 대장균(*E. coli*)에서 플라스미드를 추출하여 제한효소로 정확한 부위를 잘랐다. 그 조각을 다르게 스플라이싱된 플라스미드에 삽입시키고 DNA 연결효소로 재조합시켰다. 변화된(재조합) DNA는 대장균(*E. coli*)에 삽입될 수 있었을 것이다. 제한효소와 플라스미드로 진행된 그들의 연구로 보이어와 스탠리는 현대생명공학/유전공학의 토대를 만들었다(이 장의 앞에 있는 왜 알아야 할까? 참조).

재조합 플라스미드가 세균세포로 삽입되면 단일의 플라스미드는 염색체 DNA와는 별도로 스스로 증식한다. 플라스미드에 따라, "정상" 플라스미드 사이에서 재조합 플라스미드이 여러 복사체가 만들어지게 된다. 세포분열시에, 외래 DNA를 가진 플라스미드 역시 복제된다. 어떤 세균세포는 매 20분마다 분열하며 각각의 새로운 세균은 여러 새로운 플라스미드를 갖게 될 것이다. 세균 하나가 수백만개로 증식할 수 있는데, 이 무리를 **클론(clone)**이라 부른다. 한 클론의 모든 세포가 동일한 플라스미드를 갖고 있기 때문에 외래유전자의 복사체 수백만 개가 생성된다. 유전자가 클로닝된 것이다.

4] 중합효소연쇄반응

1986년에 개발된 **중합효소연쇄반응(polymerase chain reaction, PCR)**은 숙주세포가 없이도 DNA 복사체를 만들 수 있는 기법이다.

이는 작은 DNA 조각을 분석이 가능할 정도의 충분한 양으로 빠르게 증폭시킬 수 있는 기법이다. PCR은 분자생물학, 사람유전학, 진화론, 발생, 보존 그리고 법의학과 같은 많은 분야에서 응용되고 있다. 단지 한 조각의 DNA를 가지고 PCR 과정을 시작하기 전에 표적유전자의 뉴클레오티드서열, 즉 일반적으로 유전자의 크기에 관한 정보가 필요하다. 이 정보는 하나는 5' 말단과 상보적이고 다른 하나는 3' 말단과 상보적인 2개의 뉴클레오티드프라이머(nucleotide primer)를 만들기 위해 필요하다. PCR을 이용하여 몇 시간 안에 수십억개의 DNA 복사체를 만들 수 있으며 만들어진 증폭된 DNA의 양은 PCR 과정이 반복된 단계의 시간 수에 따라 정해진다. 이러한 단계는 다음과 같다(그림 25.9):

- **변성(denaturation)**: 클로닝된 이중가닥 표적 DNA가 2개의 단일가닥으로 변성된다. 이 과정은 이중가닥을 1분 동안 90°C에서 95°C로 가열할 때 일어난다.
- **프라이밍(priming)**: 이후에, 반응온도를 약 50~70°C로 낮추는데 이는 프라이머가 단일가닥 DNA 분자에 결합되게 한다. 이러한 프라이머는 합성올리고뉴클레오티드이며 인접된 DNA 서열과 상보적이다. 이들은 원가닥과 상보적인 새로운 DNA 가닥의 합성을 위한 개시점으로 작용한다.
- **신장(extension)**: 열에 안정적인 DNA 중합효소를 첨가하며, 70~75°C 사이의 온도에서 DNA가 합성된다.

각각의 주기가 진행된 후에, DNA는 모든 새로이 합성된 DNA를 가열하여 단일가닥으로 만들고 이러한 증폭이 계속된다. 30번의 주기는 대략 몇 시간 안에 완료될 수 있으며 원 DNA의 양을 10억배 이상으로 만들 수 있다. PCR은 시료수가 적어 다른 방법으로는 검출되지 않는 감염원의 동정 등 여러 상황에 응용된다.

3 생명공학에서의 벡터
Vectors in Biotechnology

생명공학의 목적 하나는 세포에 외래유전자 혹은 변형유전자를 삽입시켜 새로운 표현형을 만드는 것이다. 다양한

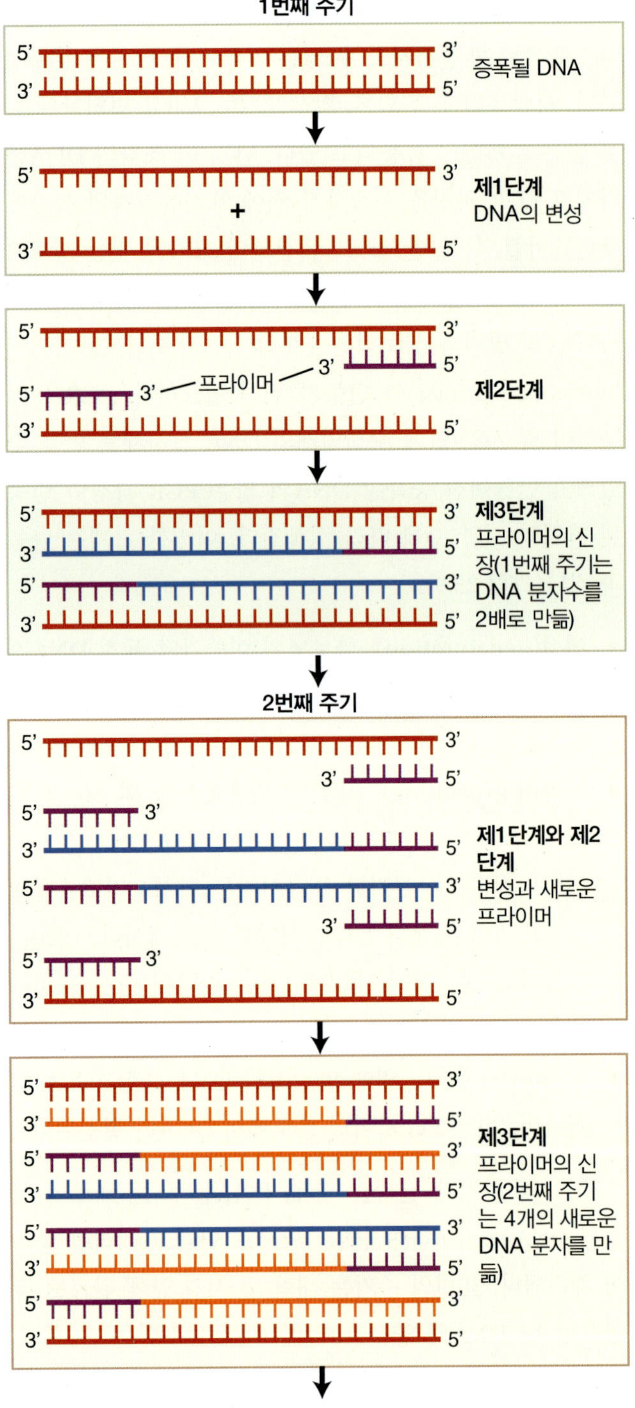

그림 25.9 중합효소연쇄반응(PCR).

종류의 DNA 분자가 **벡터(vector)**로 작용하여 특정의 세포에 새로이 삽입된 유전자를 운반하는 운반체가 될 수 있다.

- 벡터는 연구실에서 조작할 수 있을 정도로 작을 필요가 있다. 대개, 염색체 전체와 같은 커다란 DNA 분자는 벡터로 작용하기에는 너무 약하다.
- 벡터는 표적세포에서 생존해야 한다.
- 벡터는 생명공학자가 벡터를 수용한 세포와 원하는 연관유전자를 확인할 수 있도록 인식가능한 유전자표지를 갖고 있어야 한다.
- 벡터는 필요한 프로모터를 제공하여 확실하게 세포내 표적유전자를 유전적으로 발현시켜야 한다.

1] 플라스미드벡터

최초로 개발되어 아직도 이용되는 벡터는 유전적으로 변형시킨 플라스미드이며 이는 자연에 존재하는 플라스미드로부터 유래되었다. 많은 플라스미드를 유전적으로 변형시켜 벡터로 이용되고 있으며 현재 시판되고 있다. 앞에서 말한 대로, 일단 플라스미드가 세균세포로 들어가면 이는 증식하며 따라서 그 세포내 DNA 클론의 수를 증가시키게 된다. 또한, 유전적으로 조작되어 온 이러한 벡터는 제한효소가 인식하는 수많은 각기 다른 서열뿐만 아니라 숙주세포내에서 그들의 존재를 나타낼 수 있는 표지유전자를 발현할 수 있다. 일반적으로, DNA 기술에서 사용되는 플라스미드는 커다란 플라스미드보다 손상을 덜 입기 때문에 가능한 작아야 한다. 또한, 작은 플라스미드는 더 쉽게 숙주세포로 들어갈 수 있다. 숙주세포에 플라스미드가 쉽게 삽입되려면 삽입된 cDNA가 불합리하게 크지 말아야 한다. 플라스미드에 DNA를 삽입시켜 클로닝을 진행하는 간단한 예는 그림 25.10에 나타내었다.

2] 람다파지벡터

플라스미드벡터는 일반적으로 약 25 킬로베이스(killobase, kb)로 구성되는 작은 DNA 분절을 클로닝하기 위해 사용된다. 진핵세포에 대한 유전자라이브러리를 준비하기 위해 클론조각은 유전자 전체가 들어갈 정도로 클 필요가 있다. 더 커다란 DNA 분절을 클로닝하기 위한 요구조건은 **람다(lambda, λ)**파지벡터와 코스미드벡터(cosmid vector)가 만족시키는 데; 전자는 25 kb까지의 분절을 클

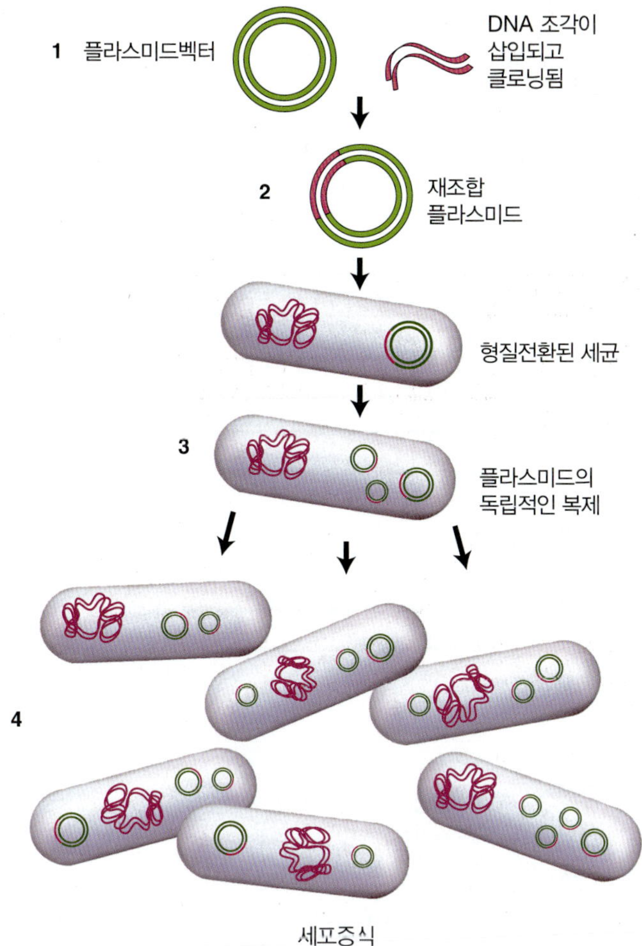

그림 25.10 **플라스미드벡터.** *(1)* 특이적인 제한효소로 플라스미드 벡터를 잘라 원하는 DNA 조각을 삽입시켜 재조합플라스미드를 만든다; *(2)* 세균[예, 대장균(*E. coli*)]세포에 재조합플라스미드를 삽입시키며 세균이 형질전환된다; *(3)* 세균 속에서 재조합플라스미드는 세포분열과 무관하게 증식한다; 그리고 *(4)* 세균세포가 분열하고 플라스미드는 계속 증식하여 원하는 유전자산물을 만든다.

로닝할 수 있고, 후자는 45 kb까지의 분절을 수용할 수 있다.

람다파지는 대장균(E. coli)을 감염시키는 박테리오파지(제5장 참조)이다. 파지의 유전체는 완전하게 서열분석되어 지도화되었으며, 파지와 대장균(E. coli)을 감염시키는 그의 능력에 영향을 미치지 않고 그의 염색체 중심부분을 외래 DNA로 대체시킬 수 있다는 것이 실험으로 확인되었다. 이는 이 파지를 더 큰 DNA 분절에 대한 이상적인 벡터로 만든다. 파지를 클로닝하여 벡터로 사용하기 위해서는 파지 DNA를 분리하여 제한효소로 자르고, 중심에 있는 것이 외래 DNA로 대체된 3개의 염색체분절로 만들 필요가 있다. 외래 DNA가 삽입되면 DNA 연결효소를 사용하여 재조합 I 벡터를 만들며 이는 파지단백질머리로 싸이게 된다(그림 25.11). 재조합된 파지는 배양된 대장균으로 삽입될 것이며 이 벡터는 세균내에서 증식하여 삽입된 DNA를 가진 수많은 파지를 만들 것이다. 파지가 증식하면서, 이들은 세균숙주세포를 용균시키고, 많은 복사체로부터 클론된 DNA를 회수할 수 있게 된다.

3] 코스미드벡터

또 다른 종류의 유용한 벡터는 **코스미드**벡터인데, 이는 바이러스 대개 박테리오파지에서 얻은 DNA 조각을 플라스미드의 부분과 결합시켜 만든 융합벡터이다. 코스미드는 파지 DNA를 파지단백질외피 속으로 포장할 수 있는 서열과 복제에 필요한 플라스미드서열을 갖고 있다. 항생제 내성유전자와 같은 표지 역시 코스미드로 삽입되어 숙주세포를 확인하기 위해 사용된다. 그 다음, 코스미드는 박테리오파지의 단백질머리 속으로 포장되며 세균세포를 감염시킬 준비가 된다. 세균숙주세포에서는 선형 DNA가 플라스미드모양의 고리를 만들어 플라스미드처럼 증식하게 된다.

4 사람의학에서의 생명공학
Biotechnology in Human Medicine

현대의 생명공학은 다양한 약물과 치료물질을 생산하여 다양한 의학적인 일들에 이용할 수 있게 한다. 여기에는 인슐린에 대한 것과 같은 단백질대체, 인터페론에 대한 것과 같은 치료보조, B형 간염백신과 같은 백신, 유전질환에 대한 검진 그리고 대부분 개발단계에 있는 유전자요법이 포함된다. 전통적인 생명공학은 재조합 DNA 기술로 보완되어 다양한 약물과 치료제를 만들며 많은 의학적으로 중요한 일을 한다. 재조합 DNA 기술에 의해 생산되어 사람의학에서 이용되는 제품은 표 25.3에 정리하였다. 치료요법 외에도, 원인병원체를 확인하기 위한 동정도구와 진단도구가 광범위하게 개발되고 있으며 따라서 의료인이 적합한 치료를 처방할 수 있게 할 것이다.

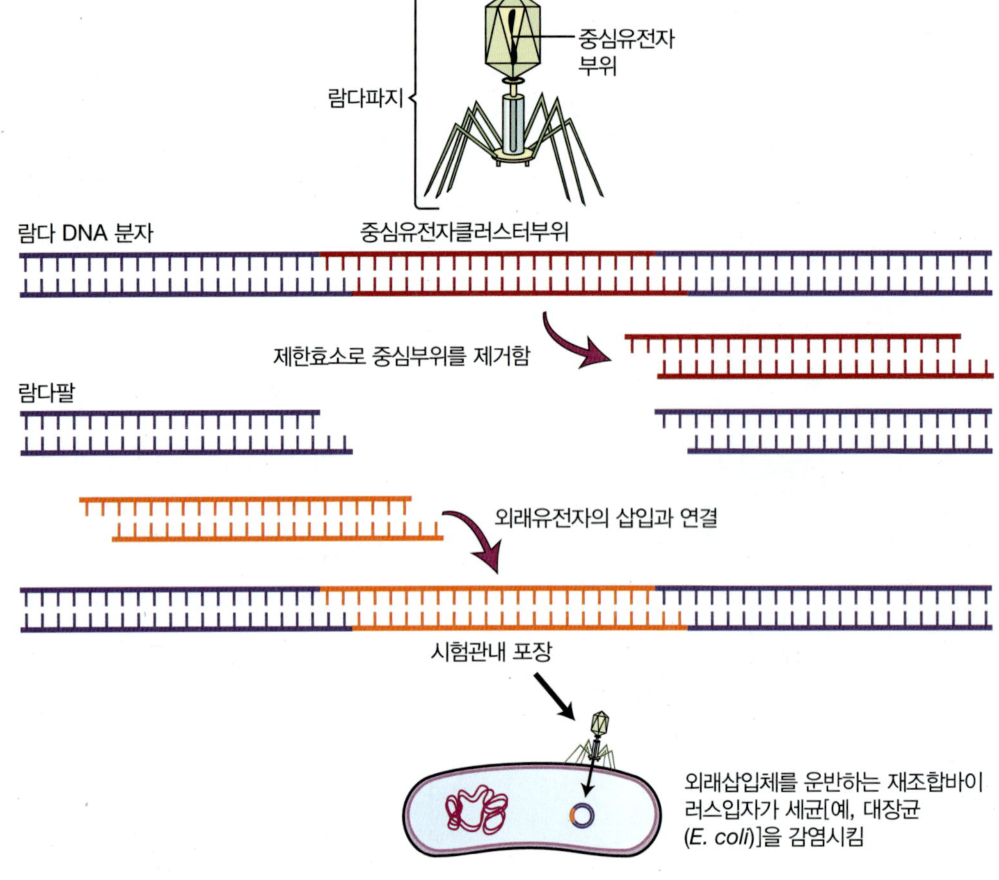

그림 25.11 람다파지(lambda phage). 람다파지는 원하는 유전자를 그의 DNA에 삽입시켜 벡터로 사용할 수 있다. 재조합파지는 대장균(*E. coli*)을 감염시키고 이 세균은 원하는 유전자산물을 생산하게 된다.

1] 신속동정검사

감염/병을 일으키는 미생물을 신속하게 동정함으로써 의료전문가가 감염/병을 적시에 올바르게 진단하는 것을 돕게 된다. 병원체의 동정은 특이적으로 병원체를 표적으로 하거나 하지 않을 수 있는 보다 일반적인 요법보다 더 집중적인 치료를 하게 해 줄 것이다. 병원체를 다루는데 적합하지 않을 수 있는 항생제를 사용하는 것은 감염을 조절하지 못할 수 있으며, 정상균무리를 교란시켜 결과적으로 항생제를 제거시키는 간(liver)에 대해 추가적인 부담을 주게 된다.

오늘날, 동정을 위한 다양한 방법이 신속한 검사법에 적용되지만, 2가지 주된 방법이 여러 생화학검사나 항체-항원반응에 포함된다. 생화학검사법의 경우, 매우 수많은 검사(제8장 참조)는 매우 소량의 배지를 사용하여 독립적인 검사장치에서 동시에 시행되며 모든 검사에 대한 결과는 대개 18~24시간 안에 판독된다. 결과는 "점수기록지(score sheet)"에 기록되는데, 이는 검사데이터베이스에서 미생물을 확인하게 해 주는 숫자코드를 만든다. 이러한 검사종류의 예가 Enterotube II와 BBL CRYSTAL Identification System이다. 항체-항원검사는 검사할 임상시료를 특이항체용액과 결합시킨다. 만일 특이항체가 특정미생물의 항원과 결합한다면 반응이 일어난다. 이 반응은 응집(agglutination)의 형태이거나 침전물을 생성시키게 되는데, 이는 바닥여과지에 선으로 나타날 수 있다. 이러한 검사종류의 예는 MARA Latex Kit와 BioControl's 1-2 Test이다. 여러 각기 다른 디자인과 특이적인 이용이 가능한 많은 검사법이 있으며 이들의 정확도와 속도가 꾸준하게 증가되고 있다. 예를 들어, 핵산기반동정법(nucleic acid-based identification methods)은 미생물특이적인 RNA나 DNA 서열을 검출할 수 있다. 이러한 방법은 임상진료에

표25.3 재조합 DNA 기술로 생산되어 사람의학에서 사용되는 제품

제품	사용
인슐린(insulin)	일부 제1형 당뇨병과 제2형 당뇨병의 치료
사람성장호르몬(human growth hormone)	난쟁이증, 성장호르몬결핍증, 성인성장호르몬결핍증
제8인자(Factor VIII)	A형 혈우병에서 혈액응고인자의 대체
조직플라스미노겐활성자(tissue plasminogen activator, tPA)	심장발작과 뇌졸중에서 혈액응고를 용해시킬 수 있음
인터페론(interferon)	C형 간염과 생식기사마귀, 어떤 종류의 암 그리고 다발경화증과 같은 바이러스감염의 치료
인터루킨(interleukins)	암치료
오르토클론(orthoclone)	이식환자에서의 면역억제제
큰포식세포집락자극인자(macrophage colony-stimulating factor)	골수이식후 적색골수활성을 자극
종양괴사인자(tumor necrosis factor)	암치료
과립구집락자극인자(granulocyte colony-stimulating factor)	호중구치가 낮은 암환자의 치료
안티센스분자(antisense molecules)	유전장애를 치료하기 위한 가능한 방법
에리트로포이에틴(erythropoietin)	빈혈의 치료; 이 호르몬은 적혈구생산을 자극시킴
rhDNase	낭성섬유증에서 진한 허파분비물을 분해할 수 있음
항트립신(antitrypsin)	폐기종환자에 이로운 대체요법
백신(vaccines)	B형 감염, b형 헤포필루스인플루엔자(*Haemophilus influenzae* type b)수막염, 실험적인 HPV와 AIDS 백신

AIDS, 후천성면역결핍증후군(acquired immunodeficiency syndrome); *HPV*, 사람유두종바이러스(human papillomavirus).

서 이용될 수 있으며, 동정이 신속하게 이루어 질 수 있기 때문에 환자는 단시간내에 특이적인 항미생물요법을 받을 수 있다.

2] 사람단백질대체물

휴먼게놈프로젝트(Human Genome Project)가 2003년에 끝나고 핵심적인 사람염색체서열이 알려졌지만, 유전체내 유전자의 정확한 수의 여전히 알지 못하고 있다. 이전에, 사람세포에는 100,000개의 유전자가 있다고 생각했지만, 이 프로젝트가 끝나면서 이 수는 35,000개의 단백질을 암호화는 유전자수로 줄었다. 국립보건원(National Institutes of Health, NIH)은 2004년 10월 20일, 국제사람유전체서열분석콘소시움(International Human Genome Sequencing Consortium)이 사람에서 단백질을 암호화하는 유전자의 수가 약 20,000~25,000개라고 발표했다고 보도했다.

유전자는 때로 결함이 생겨 변형된 단백질을 생산하거나 혹은 단백질을 전혀 생산하지 못하게 된다. 단백질결핍증은 병을 일으킬 수 있고 일반적으로 이는 유전된다. 현재, 특정 단백질결핍증은 생명공학/유전공학에 의해 극복될 수 있다.

인슐린

당뇨병은 이자(췌장, pancreas)에서 **인슐린**이 생산되지 않거나(제1형 당뇨병) 혹은 충분한 양으로 생산되지 않는 질병이다(제2형 당뇨병). 인슐린은 세포가 세포대사를 위해 글루코스를 섭취하는 것을 촉진시키는 호르몬이다. 인슐린이 없으면, 글루코스는 혈류에 남게 되며 세포에서는 ATP가 충분하게 생성되지 못하게 된다. 이는 세포 ATP를 결핍시키므로 환자를 쇠약하게 만든다.

수백만명의 당뇨병환자는 당뇨병의 부작용을 피하기

위해 인슐린을 투여해야 한다. 인슐린호르몬은 2개의 폴리펩티드사슬, 즉 서로 이황화결합으로 연결된 A 사슬과 B 사슬로 이루어지는 단백질이다. A 사슬은 21개의 아미노산으로 구성되며 B 사슬은 30개의 아미노산으로 갖고 있어 인슐린 1분자당 전체 아미노산은 51개가 된다. 현대 생명공학이 출현하기 전, 인슐린은 도축장에서 얻은 돼지와 소의 이자(췌장)로부터 정제했다. 동물의 인슐린이 사람의 것과 비슷하다고는 해도, 1~3개의 아미노산이 다르며 이는 환자에게 알레르기반응을 초래할 수 있다. 현재의 방법으로, 사람인슐린은 대장균(*E. coli*)으로부터 얻은 플라스미드의 도움과 함께 재조합 DNA 기술을 응용하여 대량생산될 수 있다. 앞에서 설명된 유전공학도구가 포함되는 인슐린의 생산단계는 다음과 같다.

- 사람인슐린유전자를 분리한다
- 표적 DNA, 즉 플라스미드를 제조한다
- 사람유전자를 플라스미드에 삽입시킨다
- 재조합플라스미드를 세균에 통합시킨다
- 플라스미드를 증식시킨다
- 표적세포를 증식시켜 사람인슐린을 생산한다
- 사람인슐린을 수확한다

수백만의 당뇨병환자들이 현재 세균에 의해 생산된 사람인슐린을 사용한다

의학적 사건

비주사용 인슐린

제1형이나 제2형의 당뇨병을 가진 수백만의 당뇨병환자는 그들의 혈당치를 조절하기 위한 인슐린의 주사에 의존한다. 많은 제약회사는 당뇨병환자의 꿈인 비주사용 인슐린에 대해 연구해 왔다. 캐나다의 생명공학회사 제네렉스(Generex)는 오랄린(*Oral-lyn*)이라 부르는 경구용 인슐린분무제를 개발하였다. 2005년, 이 제제는 상업적인 시판이 허가되었고 공중보건부(Ministry of Public Health)에 의해 에쿠아도르(Ecuador)에서 팔리고 있다. 오랄린은 현재 미국과 유럽에서는 승인되지 않았다.

또 다른 비주사용 인슐린제제는 넥타르테라퓨틱스(Nektar Therapeutics)(San Carlos, CA)와 화이자(Pfizer)(New York, NY)에 의해 개발되었다. 엑수베라(Exubera)제제는 2006년 1월 미국식품의약국(U.S. Food and Drug Administration, FDA)에 의해 승인되었다 엑수베라제제는 빠르게 작용하며 식사할 때 사용될 수 있지만; 일부 당뇨병환자는 여전히 느리게 작용하는 주사용 인슐린을 식사시간 외에 사용하였다. 흡입된 약물이 허파문제와 폐암을 일으킬지 모른다는 우려가 커지고 있었다. 화이자에 따르면, 개정된 상표에는 폐암이 발생한 모든 환자는 흡연의 과거력이 있다고 기술하고 있다. 2007년 10월 18일, 화이자는 그의 엑수베라 권리가 넥타르에 귀속되었다고 발표하였으며 제품의 판매가 중단될 수 있었다. 회사는 그러한 결정이 어떠한 안전문제 때문이 아니라 엑수베라의 이용이 너무 적었기 때문이라고 발표했다. 엑수베라는 2008년 1월 16일 생산이 중단되었다.

사람성장호르몬

사람성장호르몬(human growth hormone, HGH)은 약 190개의 아미노산을 가진 단백질호르몬으로 뇌하수체앞엽(뇌하수체전엽, anterior pituitary)의 성장자극세포(somatotroph cells)에 의해 합성분비된다. 이 호르몬은 성장과 대사를 포함하는 여러 대사과정에서 중요한 역할을 한다. 이는 아미노산의 세포섭취를 증가시키고 단백질합성을 촉진시킴으로써 몸의 성장을 전반적으로 자극시킨다.

대사장애인 난쟁이증(dwarfism)은 뇌하수체앞엽이 사람성장호르몬을 충분한 양으로 생성하지 못하는 경우에 발생한다. 소아에서의 성장호르몬결핍증(growth hormone deficiency, GHD)도 충분하지 않은 양의 사람성장호르몬이 생산분비될 때 발생하는 상태이다. 성장호르몬결핍증을 가진 소아는 매년 6 cm (2 인치) 이하로 성장할 수 있다. 성인이 키가 완전히 크게 되면, 성장호르몬은 지방, 근육 그리고 뼈를 적절한 양으로 유지시키는데 일조한다. 성인이 성장호르몬을 충분하게 생산하지 못하며 그 사람은 성인성장호르몬결핍증(*adult growth hormone deficiency, aGHD*)이라는 상태가 발생될 수 있다.

과거에는 사체로부터 얻어진 성장호르몬으로 난쟁이증만 일반적으로 치료되었다. 1년 동안 충분히 치료하기 위해서는 약 80명의 사체로부터 사람성장호르몬을 얻어야 했다. 불행하게도, 이 치료방법은 프리온에 의해 야기되는 중추신경계통병 크로이츠펠트-야곱증후군(Creutzfeldt-Jakob syndrome)을 발생시킬 위험이 있다 (제5장 참조). 이 병은 전파가능성이 있기 때문에, 미국과 영국에서는 1985년 사체조직의 이용이 금지되었다. 사람성장호르몬은 현재 성장호르몬을 암호화하는 cDNA를 사용하는 유전공학에 의해 생산되고 있다. 그 다음, cDNA는

세균발현벡터에서 발현된다. 사람성장호르몬과 같은 짧은 폴리펩티드호르몬을 생산하는 경우의 문제점은 그것이 단백질분해효소에 감수성이 있다는 점이다. 이 문제는 여러 단백질분해효소가 결핍된 세균숙주균주를 사용함으로써 해결되고 있다.

제8인자

미국에서 주된 유전성혈액응고장애는 A형 혈우병이다. 결함유전자는 X 염색체에 위치하며 따라서 이 장애는 남성에서 주로 발생하는데, 그 이유는 여성의 경우 X 염색체는 2개이고 만일 이 중에서 1개가 결함유전자를 운반하더라도 다른 하나가 **제8인자(factor VIII)**를 생성할 수 있기 때문이다. 남성은 X 염색체가 1개이고 만일 제8인자에 대한 유전자에 결함이 있다면 그 사람은 A형 혈우병이 발생하게 된다. 미국의 경우, 5000명당 1명이 **혈우병**을 가지며 모든 인종이 동일하게 영향을 받는다. 혈우병환자는 헌혈된 혈장으로부터 농축시킨 제8인자 혹은 재조합방법으로 생산된 제8인자를 투여 받아 지혈을 유지시킬 수 있다.

1년에 1명의 환자를 위한 충분한 응고인자를 생산하려면, 약 3.8톤(8000 파인트)의 혈액이 필요하다. 혈우병을 가진 수용자에게 전달되는 어떠한 혈장제품도 사람면역결핍바이러스(HIV), B형 간염 그리고 C형 간염과 같은 혈액매개감염을 전파시킬 수 있다. 합성 제8인자를 생산하는 DNA 기술과 정제법이 개선되기 전인 1980년대 초, 수천명의 혈우병환자가 이러한 바이러스에 감염되었다. 1990년대 초, 제약회사들은 재조합 혈액응고인자와 2가지 제품의 제8인자를 생산하기 시작했으며, 이는 미국식품의약국에 의해 승인되었다. 재조합 응고인자는 현재 대체요법 동안 질병의 전파를 예방할 수 있다.

3] 사람의 질병치료

또한 생명공학은 질병치료의 영역에도 진입하였으며, 생명공학회사는 현재 재조합 DNA 기술에 의해 신약을 개발할 수 있게 되었다.

조직플라스미노겐활성자

조직플라스미노겐활성자(tissue plasminogen activator, tPA)는 내피세포에 의해 생성되어 혈액응고를 용해시키는 세린단백질분해효소이다. 수년 동안, 심장동맥혈전증은 자연적으로 생성되는 세균효소 스트렙토키나아제(streptokinase)로 치료되어 왔지만; 현재는 심장발작과 뇌졸중과 같은 혈액응고가 특징인 질병에서 재조합 조직플라스미노겐활성자가 사용된다. 효과를 나타내려면 조직플라스미노겐활성자는 발작이 일어난 3시간 이내에 정맥내투여될 필요가 있다. 이 시간이 지나고 6시간 안에, 동맥카테터를 통해 폐쇄가 일어난 부위로 직접 조직플라스미노겐활성자를 투여할 수 있으며 이는 효과적이다.

인터페론

인터페론(interferon)은 특정의 백혈구에 의해 그리고 바이러스에 감염된 세포에 의해, 자연적으로 생성되는 작은 단백질이다(제13장 참조). 처음에 인터페론계통은 바이러스에 대해서만 방어하는 계통으로 생각되었지만, 현재는 기타의 미생물에 대한 방어에도 관여하고 또한 면역조절에도 관여하는 것이 알려져 있다. 인터페론계통은 인터페론-α, 인터페론-β 그리고 인터페론-γ의 3 주된 무리로 구성된다 인터페론-α는 주로 림프구와 큰포식세포(대식세포)에 의해 생성되고, 인터페론-β는 섬유모세포와 상피세포에 의해 생성되며 그리고 인터페론-γ는 T 세포, B 세포 그리고 자연살해(natural killer, NK)세포에 의해 생성된다. 인터페론은 1980년 이전까지는 쉽게 이용할 수 없었으며, 재조합 DNA 기술을 사용하여 인터페론유전자가 세균에 삽입되면서, 이는 세균배양으로부터 혹은 효모로부터 다량으로 수확되고 정제될 수 있었다. 현재 바이러스감염, 다발경화증 그리고 암을 치료하기 위해 합성인터페론이 사용되고 있다(건강관리의 응용: 사람에서 인터페론요법의 예 참조).

안티센스분자

양성가닥(sense strand)은 5′→ 3′의 mRNA 혹은 DNA 분

건강관리의 응용

사람에서 인터페론요법의 예

인터페론의 일반명	상품명	근원	사용되는 치료
인터페론-α-n3	알페론(Alferon) N	사람백혈구	생식기사마귀
인터페론-α-2b	인트론(Intron) A	재조합[대장균(*Escherichia coli*)]	만성 C형 간염, 털세포백혈병, 악성흑색종, 소포림프종, 뾰족콘딜로마, AIDS-연관 카포시육종
인터페론-α-2a	로페론(Roferon) A (2008년 미국에서 판매가 중단됨)	재조합	만성 C형 간염, 털세포백혈병, AIDS-연관 카포시육종
인터페론-β-1a	아보넥스(Avonex) 레비프(Rebif) 신노벡스(CinnoVex)	재조합[대장균(*E. coli*)]	다발경화증
인터페론-β-1b	베타세론(Betaseron)	재조합[대장균(*E. coli*)]	재발형의 다발경화증
인터페론-알파콘(Alfacon)-1	인페르겐(Infergen)	재조합[대장균(*E. coli*)]	만성 C형 간염
인터페론-γ-1b	악티뮨(Actimmune)	재조합[대장균(*E. coli*)]	만성육아종병

AIDS, 후천성면역결핍증후군(acquired immunodeficiency syndrome).

자이다. 양성가닥의 상보적인 가닥은 **안티센스**가닥(**antisense** strand)이라 부른다. 안티센스기술은 양성가닥에 결합시키기 위해 안티센스가닥을 사용한다. 안티센스가닥이 mRNA의 양성가닥에 결합될 때, 세포는 이제 이중가닥으로 된 RNA를 세포의 이물질로 확인하여 결합 mRNA 분자를 파괴할 것이며 따라서 원하지 않는 단백질이 생산되지 못하게 만든다.

안티센스요법은 유전질환이나 감염을 치료할 수 있는 가능한 방법이다. 유전자의 유전적인 서열이 특정 질병의 원인인 것으로 알려져 있다면 안티센스분자를 만들 수 있고 그 유전자의 기능을 불활성화시킬 수 있다. 즉 그 유전자는 "소등(turned off)"된다. 암, 당뇨병, 근육위축가쪽경화증(amyotrophic lateral sclerosis, ALS) 그리고 천식과 관절염과 같은 염증성분을 가진 병을 치료하기 위한 안티센스약물이 연구되고 있다. 비록, 많은 치료가능성이 연구되고 있다고는 해도, 이들의 대부분은 아직 의미 있는 임상결과를 내놓지 못하고 있다. 현재, 후천선면역결핍증후군(AIDS)환자에서 거대세포바이러스망막염의 치료제로 식품의약국(FDA)으로부터 승인된 약물의 하나는 안티센스약물 포미비르센(fomivirsen)(비트라빈, Vitravene)이다. 이러한 승인은 안티센스약물이 특정 질병의 치료에 효과적일 수 있다는 중요한 발견음이다.

적혈구 형성인자

적혈구 형성인자(erythropoietin)는 콩팥(신장)에서 생성되는 호르몬으로 골수줄기세포를 자극하여 적혈구로 성숙시킨다. 에리트로포이에틴의 농도가 낮다면 빈혈(낮은 적혈구수치)이 발생한다. 이는 특히 화학요법을 받는 콩팥기능상실환자 그리고 AIDS 치료제를 사용하는 환자에서 문제가 된다.

1989년, 식품의약국(FDA)은 암젠(Amgen)(Thousand Oaks, CA)에서 생산한 유전조작호르몬 에포젠(Epogen)을 승인하였다. 적혈구 형성인자의 유전조작호르몬 에포에틴알파(epoetin alfa)가 1997년 식품의약국(FDA)에 승인을 받았다. 이 약물은 오르토바이오텍(Ortho Biotech)(Raritan, NJ)에 의해 프로크리트(Procrit)로 시판되며 비심장혈관수술을 받는 빈혈환자에서 대체수혈제로 고안되었다. 약물이 적혈구생성을 자극하기 때문에 수술전에 투여하면 혈액소실에 대항할 수 있으며, 따라서 수술전수혈의 필요성을 감소시킨다.

파지요법

박테리오파지는 많은 항생제보다 더 특이적으로 세균숙주세포를 표적으로 한다. 많은 항생제는 또한 비병원성의 세균도 표적으로 하고 잠재적으로 정상균무리를 교란시킬 수 있으며 기회미생물에 의한 다른 감염도 일으킬 수 있다. 파지의 특이성은 이들이 정상균무리에는 영향을 주지 않고 원하는 표적세포만 공격하게 만든다. 그러나, 이러한 특이성은 일반적으로 이것이 표적미생물의 특정 균주와 일치되어야 하기 때문에 문제가 될 수 있다. 감염치료에서 이러한 파지이용의 많은 것이 가설적이라고 해도, 러시아의 과학자들은 최근 파지를 사용한 이러한 종류의 치료를 진행하여 통상적인 항생제요법으로 반응이 없던 세균감염을 성공적으로 치료하였다. 미국의 경우, 사람에 대한 파지요법(phage theraphy)에 대해 인정 받은 시험이 없다. 2006년, 식품의약국(FDA)과 미국농무부(U.S. Department of Agriculture, USDA)는 세균 단구성리스테리아(*Listeria monocytogenes*)를 제거하기 위해 육류제품과 치즈제품에 박테리오파지를 처리하는 것을 승인했다. 사람에게 직접적으로 파지를 사용하도록 하는 승인은 미국에서 승인 받기에는 많은 장애물이 있다. 파지가 용균시킨 세균에서 방출되는 내독소와 같은 문제는 여전히 연구되고 이해되어야 한다. 용균된 세균에서 방출되는 독소는 지명적일 수 있는 독성쇼크를 포함하는 다양한 반응과 증상을 일으킬 수 있다.

특정 세균세포를 공격하기 위해 파지를 사용한 것 외에도, 파지로 하여금 암세포에 세포독성약물을 운반시키도록 하는 연구가 진행되고 있다. 세포독성약물이라는 화물을 실은 파지는 약물수송프랫폼으로 작용하여 암항원을 제시하는 특이세포를 표적으로 할 것이다. 이 연구는 또 암세포의 주위에 약물만을 방출하는 것 대신에 그 암세포에 파지가 부착하여 세포독소를 표적세포 안으로 내재화시키도록 만드는 기전을 개발하려 하고 있다.

4] 백신

백신은 특정 감염병에 대항하도록 면역을 제공/항진시키는 제제이다(제13장 참조). 유전공학적으로 제조된 백신이 개발되기 전의 백신에는 약독화시킨 미생물, 사멸시키거나 조각된 미생물 그리고 변성독소(toxoid)가 포함되었다. 유전공학적으로 제조된 백신 외에도, 전통적인 백신이 사용가능하며 지금도 사용되고 있다.

아단위백신

아단위백신은 병원체의 한 분자나 조각이 포함된 백신으로 정의 되지만 여전히 면역계통을 자극할 수 있다. 생명공학의 발전으로 이러한 종류의 백신은 현재 유전적으로 변형시킨 효모에 의해 제조될 수 있다.

아단위백신의 한 가지 장점은 백신에 의해 감염될 기회가 없다는 점이다. B형 간염백신을 포함하여 수많은 감염병에 대항하는 아단위백신이 개발되고 있다.

DNA 백신

DNA 백신은 사람이나 동물에 주입하는 유전적으로 변형된 플라스미드로 이루어진다. 플라스미드를 수용한 세포는 병원체에 특이적인 폴리펩티드를 합성하게 된다. 이러한 폴리펩티드는 면역기억을 자극하며, 이는 이어서 실제 병원체가 침입하게 되면 강력한 면역반응을 일으킬 준비

생명의 응용

혈액도핑

혈액도핑은 운동성능을 항진시키기 위해 순환내 적혈구수를 증가시키는 불법적인 절차이다. 적혈구의 주된 기능이 산소를 허파로부터 근육으로 운반하는 것이기 때문에, 적혈구치가 더 높으면 선수의 유산소능력과 힘이 증가하여 운동성능이 극적으로 개선된다. 전통적으로, 혈액도핑은 운동선수나 호환되는 공여자로부터 적혈구를 수확하여 필요할 때까지 냉동보존한 다음 다시 몸으로 수혈시킴으로써 행해졌다.

이러한 절차는 유전공학적으로 제조된 에리트로포이에틴으로 바뀌었다. 이제는 수혈할 필요가 없이 에리트로포이에틴주사를 맞으면 된다. 오랜 동안, 정확한 검사가 불가능했는데 그 이유는 에리트로포이에틴이 자연적으로 생성되는 것과 실제적으로 동일했기 때문이다. 하지만, 이제는 검사기술이 개선되어 소변검사로 정상적인 에리트로포이에틴과 합성된 에리트로포이에틴 사이의 차이를 검출할 수 있다. 혈액도핑은 직업사이클링선수에서 특히 문제가 된다(자세한 내용은 www.rice.edu/~jenky/sports/epo.html 참조).

를 갖추게 한다. 통상적인 백신에 비해, DNA 백신은 세포매개면역뿐만 아니라 항체매개면역도 자극시킨다. 현재, DNA 백신에 대한 작업 대부분이 생쥐에서 이루어지고 있는데 이는 결핵, 급성중증호흡기증후군, 페스트 그리고 기타 세포내병원체에 대한 방어를 보이고 있다. 또한, 많은 기타 시험용 DNA 백신이 현재 검사되고 있다.

5 농업에서의 생명공학
Biotechnology in Agriculture

유전공학은 미생물, 식물 그리고 동물의 유전체를 변형시키기 위해 이용될 수 있다. 기타 산물과 같은 모든 유전조작산물은 상업적으로 시판되기 전에 광범위한 연구와 개발이 이루어져야 한다. DNA 기술은 농업분야에 성공적으로 응용되어 재조합 식물과 동물이 생산된다. 식물과 동물 모두의 유전자는 특정의 목적을 위해 다른 생물로부터 얻은 유전자를 첨가시킴으로써 변형되고 있다. 그의 생물공학통제서비스(Biotechnology Regulatory Services)프로그램를 통해 미국농무부(USDA)는 유전자조작생물의 안전한 사용을 규제하고 지원할 책임이 있다. 미국농무부(USDA)내에서는 새로운 농업생명공학제품을 조사하고 이러한 산물이 안전한지를 확인하는 여러 부서가 있다. 승인이 되면, 미국농무부(USDA)는 이러한 미국제품을 세계시장으로 판매하는 것을 지원한다.

1] 형질전환식물

현재, 농업에서 가장 광범위하게 응용된 유전공학의 대부분은 유전자변형된 농작물로 이루어진다. **형질전환**식물은 제초제에 대한 내성, 염분토양에 대한 내성 그리고 냉해와 해충에 대한 저항성이 증진되고 있으며 영양소와 수확량이 개선되고 있다. 게다가, 형질전환식물은 또한 사람이나 동물의 의약품, 산업용 혹은 연구용 화학물질 그리고 효소를 포함하는 의료제품이나 산업제품의 생산에도 이용될 수 있다. 이러한 목적으로 유전자가 변형된 식물의 예에는 쌀, 옥수수, 보리, 토마토 그리고 잇꽃(홍화, safflower)이 포함된다.

제초제의 내성/저항성

제초제의 내성은 식물, 특히 농작물이 치사량의 제초제에 견디도록 만든다. 잡초를 죽이기 위해 농원에서 광범위하게 사용되는 제초제 글리포세이트(glyphosate)(라운드업, Roundup)는 여러 아미노산의 생산에 필수적이고 핵심적인 식물효소를 차단하여 농작물을 포함한 모든 식물을 죽인다. 초기에 글리포세이트에 의해 사멸되었던 세균의 일부가 이 제초제에 내성이 생겼다. 내성유전자를 분리하여 클로닝하고 식물에서의 발현을 변형시킨 다음 농작물에 전달시켰다. 결과적으로, 형질전환된 이러한 농작물은 농부가 농작물을 손상시키지 않고서도 모든 잡초를 죽이기 위해 농장에 글리포세이트를 살포할 수 있다. 이러한 농작물은 흔히 “라운드업레디(Roundup Ready)”라고 부른다.

곤충의 내성/저항성

시판되는 곤충내성식물에는 토양의 세균무리에서 일반적으로 존재하는 미생물 바실루스투린지엔시스(*Bacillus thuringiensis*)(Bt)에 의해 생성되는 단백질이 들어 있다. 곤충이 이 단백질을 먹게 되면 이는 곤충의 창자관에 있는 효소에 의해 변화되어 Bt-독소를 형성하여 조직을 용해시킨다. Bt-독소는 자연적으로 발생하며 오직 곤충에만 해를 입힌다. 농부들은 곤충에 의한 농작물피해를 줄이기 위해 이 독소를 30년 이상 사용해 오고 있다. 현재, Bt-독소에 대한 유전자가 다양한 경작식물에 삽입되고 있으며,

생명의 응용

슈퍼잡초?

유전자변형 “라운드업” 농작물에는 다양한 농작물이 포함되는데, 이의 일부는 여전히 개발되고 있다. 이러한 변형농작물은 농작물을 다치게 하지 않으면서 글리포세이트를 농원에 뿌릴 수 있기 때문에 잡초를 제거하는 통상적인 농부의 능력을 크게 개선시킨다. “라운드업시스템”에 대해 반대하는 사람들은 이 시스템이 제초제 조절에 의존하며 잡초의 성장을 조절하기 위해 더 이상 땅을 갈아엎지 않는다고 말한다. 최근 몇 년 동안 여러 보고에서 원래의 잡초보다 더 많은 양의 글리포세이트를 필요로 하는 내성잡초가 출현했다는 것이 확인되고 있다. 이 현상은 농부가 매년 동일한 유전자변형농작물을 심는 지역에서 더욱 분명해진다.

이는 스스로 독소를 생성하며 이 식물을 먹은 곤충은 사람과 동물 대부분에는 해를 입히지 않고 죽게 된다. 농부들 사이의 주된 관심은 Bt 농작물을 광범위하게 사용하면 이 독소에 대한 내성이 생기지 않을까 하는 점이다.

바이러스의 내성/저항성

바이러스도 경제적으로 중요한 식물의 병을 일으켜 어떤 농작물의 수확량을 50%로 감소시킬 수 있다. 불행하게도, 식물바이러스 대부분의 확산을 조절하는 것은 어려우며 일단 감염이 있게 되면 화학적인 처리방법이 없다. 흔히 바이러스는 식물로부터 곤충에 의해 식물로 전파된다. 생명공학이 바이러스에 내성을 가진 농작물을 생산하기 위해 이용될 수 있다. 이는 일반적으로 바이러스의 외피단백질을 암호화하는 유전자를 삽입시킴으로써 이루어진다. 오직 하나의 바이러스단백질을 발현시켜 바이러스 감염에 대한 내성을 발생시키는 기전은 병원체유래내성(*pathogen-derived resistance*)이라고 부른다. 그러면 식물은 바이러스가 공격하기 전에 이 바이러스단백질을 생성할 수 있게 되며, 바이러스가 오게 되면 그 바이러스는 그의 필수적인 외피단백질이 이미 차단되어 있기 때문에 증식할 수 없게 된다.

진균의 내성/저항성

진균은 가장 큰 집단의 식물병원체이며 모든 종류의 농작물을 죽이는 다양한 식물병을 일으키며 흔히 흉작을 초래한다 일반적으로, 이러한 병은 화학적인 살진균제나 중금속을 살포하여 관리된다. 수확량을 감소시키는 것 외에도, 일부의 병원성진균은 발암물질인 진균독소를 생산한다. 유전공학은 여러 방법을 이용하여 진균감염을 관리하는 방법도 제공한다. 여기에는 다음과 같은 것이 포함된다.

- 진균세포벽의 필수적인 성분을 파괴하는 효소를 암호화하는 다른 식물이나 세균의 유전자를 도입시키는 방법
- 선천식물방어기전을 증강시키는 식물유전자를 도입시키는 방법
- 식물과민반응을 일으켜 감염세포를 죽이고 따라서 다른 세포로 확산될 진균감염을 차단시키는 방법

2] 형질전환동물

1900년 16억명이었던 세계인구가 현재 72억명으로 극적으로 증가되면서 그리고 2030년에는 100억명이 될 것으로 추산되면서, 농업동물에 대한 요구량도 증가될 것이다. 유전공학의 이용은 이미 가축과 동반 동물에 영향을 미치고 있다. 보다 최근에, 형질전환동물을 만들려는 발걸음이 시작되고 있다. 다른 생물로부터 온 유전자를 수용한 이러한 동물은 질병의 치료, 이식기관의 부족 그리고 식량생산에 대한 해결책을 제공하게 된다. 어떤 포유류는 사람이 사용하기 위한 치료단백질을 젖으로 생산하도록 변형되고 있다. 여기에는 암, 심장발작, 혈우병, 류마티스관절염 그리고 많은 다른 질병/상태에 대한 치료제가 포함된다. 또한, 과학자들은 기관을 사람에게 이식시킬 목적으로 형질전환돼지(이종이식편)를 만들려 하고 있다 (제13장 참조).

요약 Summary

- 생물학의 한 분과인 현대생명공학은 재조합 DNA 기술을 포함하며 산업, 의학 그리고 농업의 목적을 위한 유전공학이라고도 부른다.
- 유전공학도구에는 제한효소, 플라스미드, 중합효소연쇄반응(PCR)의 이용과 유전자라이브러리의 제작이 포함된다.
- 제한효소는 특정 부위에서 DNA를 자를 수 있는 분자가위이다. 플라스미드는 이러한 외래 DNA 조각을 그 자신으로 삽입시킬 수 있으며 PCR은 숙주세포가 없어도 수많은 DNA 복사체를 생성할 수 있다.
- 유전자라이브러리는 cDNA 라이브러리와 합성 DNA라는 각기 다른 2종류가 있다. 이러한 라이브러리 모두가 제작되어야 하며 연구실에서 사용하기 전에 선별검사된다.
- 생명공학에서 벡터는 외래유전자를 숙주세포에 삽입시켜 새로운 표현형을 만든다. 그러한 벡터에는 플라스미드벡터, 람다벡터 그리고 코스미드벡터가 포함된다.

- 재조합 DNA 기술(예, PCR)의 도움으로, 당뇨병의 인슐린결핍증, 성장호르몬결핍증 그리고 제8인자 장애와 같은 사람단백질결핍증이 치료될 수 있다.
- 재조합 DNA 기술을 이용하여 생명공학회사는 사람의 질병을 치료하기 위한 신약을 생산할 수 있다. 여기에는 조직플라스미노겐활성자(tPA), 다양한 인터페론, 안티센스분자 그리고 에리트로포이에틴이 포함된다.
- 감염과 암을 치료하기 위한 약물수송프랫폼으로 박테리오파지를 사용하는 것은 파지가 가진 약물운반의 효능과 특이성으로 인해 더 많은 관심과 연구가 이루어지고 있는 분야이다.
- 전통적인 방법으로 생산되는 백신은 이제 재조합 DNA 기술을 통해 일반적으로 유전적으로 변형시킨 아단위백신과 유전자변형된 플라스미드로 구성되는 DNA 백신이 생산되고 있다.
- 유전공학은 또한 유전자가 변형된 식물과 동물을 생산하는 면에서 농업에 커다란 영향을 미치고 있다.
- 농업에서 가장 광범위하게 응용되는 생명공학은 제초제, 곤충, 바이러스 그리고 진균에 저항하거나 내성을 가지도록 유전적으로 변형시킨 농작물이 포함된다. 또한, 어떤 포유류는 젖으로 치료용 단백질을 생산하도록 유전적으로 변형되고 있다.

복습문제

1. 다음 중 재조합 DNA 기술에 관해 옳게 설명한 것은?

a. 이는 유전자조작을 위한 단일의 기술이다.
b. 이는 생물의 유전체를 변형시킨다.
c. 이는 미래에 생명공학을 대체할 것이다.
d. 이는 오직 유전자형만을 조작한다.

2. 세균이 주변환경으로부터 DNA 조각을 획득할 때 일어나는 유전자재조합과정 그리고 그 다음 암호화된 단백질을 발현하는 것은 무엇이라 부를까?

a. 전사
b. 형질전환
c. 형질도입
d. 연결(결찰)

3. 핵속핵산분해효소(엔도뉴클레아제)라는 용어는 무엇을 지칭할까?

a. 유전자라이브러리
b. 제한효소
c. 플라스미드
d. cDNA

4. 세균의 세포질에 존재하는 DNA의 작은 고리는?

a. cDNA
b. mRNA
c. 플라스미드
d. 클론

5. 다음 중 중합효소연쇄반응의 단계가 아닌 것은?

a. 신장
b. 번역
c. 프라이밍
d. 변성

6. 바이러스 DNA 조각과 플라스미드 조각이 복합되어 만들어지는 벡터는?

a. 코스미드벡터
b. 플라스미드벡터
c. 복합벡터
d. 람다파지벡터

7. RNA 주형으로부터 합성되는 유전자와 같은 DNA의 부분은?

a. 재조합 DNA
b. 탐침 DNA
c. 상보적 DNA
d. 역전사효소

8. 유전공학에서, 많은 DNA 복사체를 만들기 위해 사용되는

도구는?

a. PCR
b. 겔전기영동
c. 역전사
d. 재조합 DNA

9. 심장발작과 뇌졸중에서 일어나는 것과 같은 혈액응고를 용해시키기 위해 사용되는 재조합단백질은?
a. 인터페론
b. 제8인자
c. 안티센스분자
d. 조직플라스미노겐활성자

10. 다발경화증의 치료하기 위해 사용되는 합성인터페론은?
a. 인터페론-α-2b
b. 인터페론-β-1a
c. 인터페론-α-2a
d. 인터페론-γ-1b

11. 재조합 DNA 기술은 __________ (이)라고도 부른다.

12. 특정 부위에서 DNA를 자를 수 있는 효소는 __________ (이)다.

13. DNA의 이중나선가닥 모두를 곧바로 자를 수 있는 효소는 __________ 끝을 만든다.

14. 단일의 세균이 동일한 세포 수백만 개로 증식할 수 있을 때 이 무리는 _________ (이)라 부른다.

15. C형 간염을 치료하기 위해 사용될 수 있는 합성단백질은 __________ (이)다.

16. 유전공학에서 사용되는 단계와 도구에 대해 기술해 보라.

17. 유전자라이브러리와 그의 유용성에 대해 기술해 보라.

18. PCR에서 사용되는 단계를 올바른 순서대로 명칭을 쓰고 기술해 보라.

19. 생명공학에서 사용되는 다양한 벡터의 명칭을 쓰고 기술해 보라.

20. 농업환경에서 이용되는 형질전환식물에 대해 논의해 보라.

부록

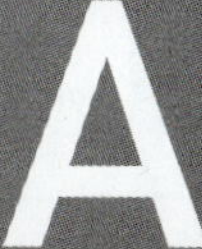

계통세균학버지스매뉴얼
Bergey's Manual of Systematic Bacteriology

버지스매뉴얼(제1판)은 4 Volume으로 이루어진다. 제2판은 5 Volume으로 이루어지며 더 다르게 구성된다. 제1판에서 분류는 형태와 생화학적인 특성에 기반한다. 제2판에서 분류는 리보솜 RNA의 뉴클레오티드서열분석에 기반한다. 다음의 표에서 제1판과 제2판 모두의 각각의 Volume에 있는 전체적인 내용을 나타내기 위해 Volume을 분리시켰다.

제1판 First Edition

Volume	전체 목차
1	스피로헤타(Spirochetes) 산소/미세산소, 이동성, 나선형/비브리오이드 그람음성균 비운동성, 그람음성곡선막대균 그람음성산소막대균과 알균 융통무산소그람음성막대균 무산소그람음성 직선/곡선/나선막대균 황산염분해균(Dissimilatory sulfate bacteria) 혹은 황산염소비균(sulfate-reducing bacteria) 무산소그람음성알균 리케차(Rickettsias)와 클라미디아(chlamydias) 미코플라스마(Mycoplasmas) 내부공생균(Endosymbionts)
2	그람양성알균 속홀씨형성그람양성막대균과 알균 규칙적인 포자무형성그람양성막대균 불규칙적인 포자무형성그람양성막대균 미코박테리아(Mycobacteria) 노카르디오폼(Nocardioforms)
3	무산소광영양균 산소광합성균 산소화학자가영양균과 연관세균 출아하거나 또는 부속기를 가진 세균 집형성균 비광합성, 비포자형성 유주균 포자형성 유주균(믹소박테리아) 고세균(Archaeobacteria)
4	노카르디오포름악티노미세테스(Nocardioformactinomycetes) 다엽의 홀씨방을 가진 악티노미세테스(Actinomycetes) 악티노플레인스(Actinoplanes) 스트렙토미세테스(Streptomycetes)와 연관 속 마두로미세테스(Maduromycetes) 더모모노스포라(Thermomonospora)와 연관 속 더모악티노미세테스(Thermoactinomycetes) 기타 속

제2판 Second Edition

Volume	전체 목차
1	고세균 영역(Domain Archaea) A I 문: 크레나르카에오타(Phylum A I: Crenarchaeota) A II 문: 유리아카에오타(Phylum A II: Euryarchaeota) 세균 영역(Domain Bacteria) B I 문: 아쿠피카에(Phylum B I: Aquificae) B II 문: 더모토가에(Phylum B II: Thermotogae) B III 문: 더모데술포박테리아(Phylum B III: Thermodesulfobacteria) B IV 문: 데이노콕쿠스-더무스(Phylum B IV: Deinococcus-Thermus) B V 문: 크리시오제네테스(Phylum B V: Chrysiogenetes) B VI 문: 클로프렉시(Phylum B VI: Chloroflexi) B VII 문: 더머미크로비아(Phylum B VII: Thermomicrobia) B VIII 문: 니트로스피라에(Phylum B VIII: Nitrospirae) B IX 문: 데페리박테레스(Phylum B IX: Deferribacteres) B X 문: 남세균(Phylum B X: Cyanobacteria) B XI 문: 클로로비(Phylum B XI: Chlorobi) B XIII 문: 피르미쿠테스(Phylum B XIII: Firmicutes)
2	원핵생물영역(Procaryotic Domains) 원핵생물의 분류와 세균종분화의 개념 원핵생물의 동정 수리분류학 다상분류학 개관: 원생동물계통학에 대한 계통발생학적 뼈대와 분류학적 체제 환경미생물에서의 핵산탐침자와 이의 응용 세균명명법 원핵생물의 어원론과 명명법 미생물생태학-새로운 방향, 새로운 중요성 배양총서: 미생물학을 위한 필수적인 자원 원핵생물의 지적소유권 무산소광합성홍색균 박테리오클로로필을 가지며 알파프로테오박테리아에 속하는 유산소균 질화균 암석독립영양암모니아산화균 암석독립영양질산염산화균 염소의 옥시음이온을 필요로 하는 세균

Volume	전체 목차
3	XIII 문: 피르미쿠테스(Phylum XIII Firmicutes) I 강 "바실리"(Class I "*Bacilli*") I 목. 바실라레스(Order I. *Bacillales*) III 목. 락토바실라레스(Order II. *Lactobacillales*) II 강. "클로스트리디아:(Class II "Clostridia") I 목. 클로스트리디알레스(Order I. *Clostridiales*) II 목. 하라나에어로비알레스(Order II. *Halanaerobiales*) III 목. 더모아에어로박테랄레스(Order III. *Thermoanaerobacterales*) III 강. 에리시펠로트리치아(Class III. Erysipelotrichia) I 목. 에리시펠로트리칼레스(Order I. *Erysipelotrichales*)
4	XIV 문 박테로이데테스(Phylum XIV Bacteroidetes) XV 문 스피로체테스(Phylum XV Spirochaetes) XVI 문 테네리쿠테스(Phylum XVI Tenericutes) XVII 문 아키도박테리아(Phylum XVII Acidobacteria) XVIII 문 피브로박테레스(Phylum XVIII Fibrobacteres) XIX 문 푸소박테리아(Phylum XIX Fusobacteria) XX 문 딕티오글로미(Phylum XX Dictyoglomi) XXI 문 겜마티모나데테스(Phylum XXI Gemmatimonadetes) XXII 문 린티스페어라에(Phylum XXII Lentisphaerae) XXIII 문 베루코미크로비아(Phylum XXIII Verrucomicrobia) XXIV 문 클라미디아에(Phylum XXIV Chlamydiae) XXV 문 프란크도미세테스(Phylum XXV Planctomycetes)
5	XIV 문 박테로이데테스(Phylum XIV Bacteroidetes) XV 문 스피로체에테스(Phylum XV Spirochaetes) XVIII 문 피브로박테레스(Phylum XVIII Fibrobacteres) XIX 문 푸소박테리아(Phylum XIX Fusobacteria) XXV 문 프란크토미세테스(Phylum XXV Planctomycetes) 제2판의 Volume 1이 출간된 이래 어떤 주요 개정과 변경이 포함된 상세한 최신판.

부록 B

의학적으로 중요한 몸계통별 미생물

Medically Significant Microorganisms by Body System

심장혈관계통

질병/장애/상태	미생물	특징
패혈증(Septicemia), 세균혈증(Bacteremia), 그리고 독소혈증(Toxemia) (제14장, 제18장)	많은 그람양성균과 그람음성균 예:	
	녹농균(*Pseudomonas aeruginosa*)	세균: 그람음성, 막대균, 청녹색의 색소를 생성함
	내상균(*Escherichia coli*)	세균: 그람음성, 막대균, 정상창자균무리, 융통무산소균
	살모넬라(*Salmonella*)	세균: 그람음성, 막대균, 융통무산소균
	황색포도알균(*Staphylococcus aureus*)	세균: 그람양성, 불규칙한 포도모양으로 덩이진 알균, 다래끼(맥립종)를 일으킴
	폐렴사슬알균(*Streptococcus pneumoniae*)	세균: 그람양성, 쌍을 이룬 짧은 사슬, 협막세균
	고름사슬알균(*Streptococcus pyogenes*)	세균: 그람양성, 사슬로 된 알균, 어떤 면에서는 기회병원체
	박테로이데스(종)(*Bacteroides* spp.)	세균: 그람음성, 막대균, 미세산소균
류마티스열(Rheumatic Fever) (제18장)	Group A 사슬알균(streptococci)	세균: 그람양성, 사슬로 된 알균, 어떤 면에서는 기회병원체
브루셀라증(Brucellosis)[파상열(Undulant Fever) (제18장)	브루셀라(종)(*Brucella* spp.)	세균: 그람음성, 다형태성, 유산소균/호이산화탄소균
야생토끼병(Tularemia)[토끼열(Rabbit Fever)] (제18장)	프란시셀라툴라렌시스(*Francisella tularensis*)	세균: 그람음성, 막대균, 유산소균
고양이할퀌열(Cat Scratch Fever) (제18장)	바르토넬라헨셀라(*Bartonella henselae*)	세균: 그람음성, 막대균, 세포내기생체
쥐물음열(서교열, Rat-bite Fever) (제18장)	모닐리포르미스사슬막대균(*Streptobacillus moniliformis*)	세균: 그람음성, 다형태성, 융통무산소균

심장혈관계통

질병/장애/상태	미생물	특징
	작은스피릴룸(*Spirillum minus*)	세균: 그람음성, 나선균, 융통무산소균
페스트(Plague) (제23장)	페스트균(*Yersinia pestis*)	세균: 그람음성, 막대균, 융통무산소균, 벼룩벡터
발진열리케차증(Spotted Fever Rickettsiosis)[로키산발진열(Rocky Mountain Spotted Fever)] (제18장)	리케차리케치(*Rickettsia rickettsii*)	세균: 그람음성, 막대균, 세포내기생체
라임병(Lyme Disease) (제18장)	보렐리아부르그도르페리(*Borrelia burgdorferi*)	세균: 그람음성, 스피로헤타, 진드기벡터
에를리히아증(Ehrlichiosis) (제18장)	에를리히아샤펜시스(*Ehrlichia chaffeensis*)	세균: 그람음성, 다형태성, 론스타진드기벡터
	에를리히아에윈지(*Ehrlichia ewingii*)	세균: 그람음성, 다형태성, 론스타진드기벡터
	아나플라스마파고사이토필룸(*Anaplasma phagocytophila*)	세균: 그람음성, 다형태성, 절대세포내기생체, 진드기벡터
장티프스(Typhus) (제18장)	리케차프로바제키(*Rickettsia prowazekii*)	세균: 그람음성, 막대균, 세포내기생체, 이(louse)가 벡터임
재귀열(Relapsing Fever) (제18장)	재귀열균(*Borellia recurrentis*)	세균: 그람음성, 스피로헤타, 진드기벡터나 이벡터
감염단핵구증(Infectious Mononucleosis) (제22장)	엡스타인-바바이러스(Epstein-Barr virus) [제4형 사람헤르페스바이러스(human herpesvirus 4, HHV-4)]	바이러스: 피막, 이중가닥(ds)DNA, 헤르페스비리다에(과)(family Herpesviridae)
거대세포바이러스감염(Cytomegalovirus Infection) (제22장)	거대세포바이러스(Cytomegalovirus, HHV-5)	바이러스: 피막, dsDNA, 헤르페스비리다에(과)(family Herpesviridae)
바이러스성출혈열(Viral Hemorrhagic Fevers) (제18장)		
라사바이러스(Lassa Virus), 마추포바이러스(Machupo Virus)	아레나비리다에(Arenaviridae)	바이러스: 피막, -단일가닥(ssRNA), 아레마비리다에(과)(family Arenaviridae)
에볼라바이러스(Ebola Virus), 마르부르그바이러스(Marburg Virus)	필로비리다에(Filoviridae)	바이러스: 피막, -ssRNA, 필로비리다에(과)(family Filoviridae)
리프트밸리바이러스(Rift Valley Virus), 콩고크리미안바이러스(Congo-Crimean Virus)	부니아비리다에(Bunyaviridae)	바이러스: 피막, -ssRNA, 부니아비리다에(과)(family Bunyaviridae)
황열바이러스(Yellow Fever Virus), 뎅기열바이러스(Dengue Fever Virus)	플라비비리다에(Flaviviridae)	바이러스: 피막, +ssRNA, 플라비비리다에(과)(family Flaviviridae)
바베스열원충증(Babesiosis) 제18장)	쥐바베스열원충(*Babesia microti*)	원생동물: 기생체 아피콤플렉사(문)(phylum *Apicomplexa*), 진드기벡터
감염성심장내막염(Infective Endocarditis)[판막손상(Valvular Damage)포함] (제18장)	황색포도알균(*Staphylococcus aureus*)	세균: 그람양성, 불규칙한 포도모양으로 덩이진 알균
	사슬알균(종)(*Streptococcus* spp.)	세균: 그람양성, 사슬로 된 알균, 기회병원체
	비리단스 알파용혈성사슬알균(*Viridans* alpha-hemolytic streptococci)	세균: 그람양성, 사슬로 된 알균, 기회병원체
	창자알균(종)(*Enterococcus* spp.)	세균: 그람양성, 사슬로 된 알균, 기회병원체
	슈도모나스(종)(*Pseudomonas* spp.)	세균: 그람음성, 막대균, 유산소균

심장혈관계통

질병/장애/상태	미생물	특징
	브루셀라(종)*(Brucella* spp.)	세균: 그람음성, 다형태성, 유산소균/호이산화탄소균
	클라미디아(종)*(Chlamydia* spp.)	세균: 그람가변성, 알균, 절대기생체
	아스페르길루스(종)*(Aspergillus* spp.)	진균: 두형태성, 자낭균(문)(division *Ascomycota)*
	칸디다(종)*(Candida* spp.)	진균: 두형태성, 기회병원체, 자낭균(문)(division *Ascomycota)*
	히스토플라스마캡슐라툼*(Histoplasma capsulatum)*	진균: 두형태성, 세포내기생체, 자낭균(문)(division *Ascomycota)*
	콕사키바이러스(Coxsackievirus)	바이러스: 무피막, +ssRNA, 피코르나비리다에(과)(family Picornaviridae)
	거대세포바이러스(Cytomegalovirus)	바이러스: 피막, dsDNA, 헤르페스비리다에(과)(family Herpesviridae)
	헤르페스바이러스(Herpes virus)	바이러스: 피막, dsDNA, 헤르페스비리다에(과)(family Herpesviridae)
감염성심장근육염(Infective Myocarditis) (제18장)	브루셀라(종)*(Brucella* spp.)	세균: 그람음성, 다형태성, 유산소균/호이산화탄소균
	디프테리아균*(Corynebacterium diphtheria)*	세균: 그람양성, 책상배열 혹은 "한자"배열의 다형태성, 비포자형성균
	인플루엔자균*(Haemophilus influenza)*	세균: 그람음성, 다형태성, 때로 협막이 있음
	바큇살균(방선균)(종)*(Actinomyces* spp.)	세균: 그람양성, 책상배열 혹은 가지친 배열의 짧은막대균
	콜레라균*(Vibrio cholera)*	세균: 그람음성, 굽은막대, 융통무산소균
	보렐리아부르그도르페리*(Borellia burgdorferi)*	세균: 그람음성, 스피로헤타, 진드기벡터
	임균*(Neisseria gonorrhoeae)*	세균: 그람음성, 쌍알균, 협막, 주로 신생아에 영향을 미침
	아스페르길루스(종)*(Aspergillus* spp.)	진균: 두형태성, 자낭균(문)(division *Ascomycota)*
	아데노바이러스(Adenovirus)	바이러스: 무피막, dsDNA, 아데노비리다에(과)(family Adenoviridae)
	파르보바이러스(Parvovirus) B19	바이러스: 무피막, ssDNA, 피코르나비리다에(과)(family Parvoviridae)
	콕사키바이러스(Coxsackievirus)	바이러스: 무피막, +ssRNA, 피코르나비리다에(과)(family Picornaviridae)
	엔테로바이러스(Enterovirus)	바이러스: 무피막, +ssRNA, 피코르나비리다에(과)(family Picornaviridae)
	풍진바이러스(Rubella virus)	바이러스: 피막, ssRNA, 토가비리다에(과)(family Togaviridae)
	소아마비바이러스(Polio virus)	바이러스: 무피막, +ssRNA, 피코르나비리다에(과)(family Picornaviridae)
	거대세포바이러스(Cytomegalovirus)	바이러스: 피막, dsDNA, 헤르페스비리다에(과)(family Herpesviridae)
	HHV-6	바이러스: 피막, dsDNA, 헤르페스비리다에(과)(family Herpesviridae)
감염성심장막염(Infective Pericarditis) (제18장)	황색포도알균*(Staphylococcus aureus)*	세균: 그람양성, 불규칙한 포도모양으로 덩이진 알균
	사슬알균(종)*(Streptococcus* spp.)	세균: 그람양성, 사슬로 된 알균, 기회병원체
톡소포자충증(Toxoplasmosis) (제18장)	톡소플라스마곤디이(톡소포자충)*(Toxoplasma gondii)*	원생동물: 세포내기생체, 첨복포자충(apicomplexan)
말라리아(Malaria) (제18장)	열원충*(Plasmodium)*	원생동물: 세포내기생체, 첨복포자충

내분비계통

질병/장애/상태	미생물	특징
감염성갑상샘염(Infectious Thyroiditis)	황색포도알균*(Staphylococcus aureus)*	세균: 그람양성, 불규칙한 포도모양으로 덩이진 알균
	사슬알균(종)*(Streptococcus* spp.)	세균: 그람양성, 사슬로 된 알균, 때로 기회병원체
	클레브시엘라(종)*(Klebsiella* spp.)	세균: 그람음성, 막대균, 협막
	인플루엔자균*(Haemophilus influenzae)*	세균: 그람음성, 다형태성, 때로 협막
	살모넬라(종)*(Salmonella* spp.)	세균: 그람음성, 막대균, 융통무산소균
	노카르디아*(Nocardia)*	세균: 그람양성부터 그람가변성까지, 긴 실모양균사, 유산소균
	홍역바이러스(Morbillivirus)	바이러스: 피막, ssRNA, 파라믹소비리다에(과)(family Paramyxoviridae)
	볼거리바이러스(Rubulavirus)	바이러스: 피막, −ssRNA, 파라믹소비리다에(과)(family Paramyxoviridae)
	엡스타인-바바이러스(Epstein-Barr virus)(HHV-4)	바이러스: 피막, dsDNA, 헤르페스비리다에(과)(family Herpesviridae)
	콕사키바이러스(Coxsackievirus)	바이러스: 무피막, +ssRNA, 피코르나비리다에(과)(family Picornaviridae)
	칸디다(종)*(Candida* spp.)	진균: 두형태성, 기회병원체, 자낭균(문)(division *Ascomycota)*
	아스페르길루스(종)*(Aspergillus spp.)*	진균: 두형태성, 자낭균(문)(division *Ascomycota)*
	히스토플라스마캡술라툼*(Histoplasma capsulatum)*	진균: 두형태성, 세포내기생체, 자낭균(문)(division *Ascomycota)*
	콕시디오데스(종)*(Coccidioides* spp.)	진균: 두형태성의 토양진균, 자낭균(문)(division *Ascomycota)*
	크립토콕쿠스(종)*(Cryptococcus* spp.)	진균: 협막을 가진 효모, 담자균(문)(phylum *Basidiomycota)*
뇌하수체고름집(Pituitary Abscess)	포도알균(종)*(Staphylococcus* spp.)	세균: 그람양성, 불규칙한 포도모양으로 덩이진 알균
이자염(Pancreatitis)	살모넬라(종)*(Salmonella* spp.)	세균: 그람음성, 막대균, 융통무산소균
	폐렴레지오넬라*(Legionella pneumophila)*	세균: 그람음성, 다형태성, 세포내기생체
	볼거리바이러스(Rubulavirus)	바이러스: 피막, −ssRNA, 파라믹소비리다에(과)(family Paramyxoviridae)
	B형 간염바이러스(Hepatitis B virus, HBV)	바이러스: 피막, ssDNA와 dsDNA, 헤파드나비리다에(과)(family Hepadnaviridae)
부신염(부신감염)[Adrenalitis (Adrenal Gland Infection)]	결핵균(Mycobacterium tuberculosis)	세균: 그람양성, 항산균, 막대균, 세포내병원체, 애드슨병(Addison's disease)
	황색포도알균*(Staphylococcus aureus)*	세균: 그람양성, 불규칙한 포도모양으로 덩이진 알균
	노카르디아아스테로이데스*(Nocardia asteroides)*	세균: 그람양성부터 그람가변성, 긴 실포양균사체, 유산소균
	히스토플라스마캡술라툼*(Histoplasma capsulatum)*	진균: 두형태성, 세포내기생체, 자낭균(문)(division *Ascomycota)*
	아스페르길루스(종)*(Aspergillus spp.)*	진균: 두형태성, 자낭균(문)(division *Ascomycota)*
	크립토코쿠스네오포르만스*(Cryptococcus neoformans)*	진균: 피막효모, 담자균(문)(phylum *Basidiomycota)*
	쥐폐포자충*(Pneumocystis carinii)*	진균: 효모모양, 자낭균(문)(division *Ascomycota)*

위창자(위장)계통

질병/장애/상태	미생물	특징
치아우식증(Dental Caries) (제16장)	스트렙토코쿠스뮤탄스(*Streptococcus mutans*)	세균: 그람양성, 사슬로 된 알균
	스트렙토콕쿠스소브리누스(*Streptococcus sobrinus*)	세균: 그람양성, 사슬로 된 알균
	유산균(종)(*Lactobacillus* spp.)	세균: 그람양성, 막대균, 비포자형성
잇몸염(치은염)(Gingivitis) (제16장)	포르피로모나스진지발리스(*Porphyromonas gingivalis*)	세균: 그람음성, 막대균, 무산소균
	프레보텔라인터메디아(*Prevotella intermedia*)	세균: 그람음성, 다형태성, 무산소균
	푸소박테륨(종)(*Fusobacterium* spp.)	세균: 그람음성, 다형태성, 무산소균
여행자병(Traveler's Disease) (제16장)	대장균(*Escherichia coli*)	세균: 그람음성, 막대균, 정상창자균무리, 융통무산소균
캄필로박터증(Campylobacteriosis) (캄필로박터 위창자염, Campylobacter Gastroenteritis) (제16장)	캄필로박터제주니(*Campylobacter jejuni*)	세균: 그람음성, 굽었거나 나선형의 막대균, 미세산소균
살모넬라증(Salmonellosis) (제16장)	살모넬라엔테리카(*Salmonella enterica*)	세균: 그람음성, 막대균, 융통무산소균
시겔라증(Shigellosis) (제16장)	이질이질균(*Shigella dysenteriae*)	세균: 그람음성, 막대균, 융통무산소균
	플렉스네리이질균(*Shigella flexneri*)	세균: 그람음성, 막대균, 융통무산소균
	보이디이질균(*Shigella boydii*)	세균: 그람음성, 막대균, 융통무산소균
	손네이이질균(*Shigella sonnei*)	세균: 그람음성, 막대균, 융통무산소균
위궤양(Peptic Ulcers) (제4장, 제16장)	헬리코박터피로리(*Helicobacter pylori*)	세균: 그람음성, 나선균, 미세산소균
클로스트리듐디피실레(*C. diff.*)설사 (제16장)	클로스트리듐디피실레(*Clostridium difficile*)	세균: 그람양성, 막대균, 무산소균, 포자형성
장티푸스(Typhoid Fever) (제16장)	살모넬라엔테리카(*Salmonella enterica*)	세균: 그람음성, 막대균, 융통무산소균
콜레라(Cholera) (제16장)	콜레라균(*Vibrio cholerae*)	세균: 그람음성, 곡선막대, 융통무산소균
렙토스피라증(Leptospirosis) (제19장)	렙토스피라인페로간스(*Leptospira interrogans*)	세균: 그람음성, 스피로헤타, 유산소균
클로스트리듐식중독(Clostridial Food Poisoning) (제16장)	클로스트리듐퍼프린젠스(*Clostridium perfringens*)	세균: 그람양성, 막대균, 무산소균, 포자형성
	클로스트리듐보툴리늄(*Clostridium botulinum*)	세균: 그람양성, 막대균, 무산소균, 포자형성
포도알균식중독(Staphylococcal Food Poisoning) (제16장)	황색포도알균(*Staphylococcus aureus*)	세균: 그람양성, 불규칙한 포도모양으로 덩이진 알균
바실루스세레우스식중독(*Bacillus cereus* Food Poisoning) (제16장)	세레우스균(*Bacillus cereus*)	세균: 그람양성, 막대균, 포자형성, 구토독소(emetic toxin)
결장염(대장염, Colitis) (제16장)	예르시니아엔테로콜리티카(*Yersinia enterocolitica*)	세균: 그람음성, 막대균, 융통무산소균
바이러스성위창자염(Viral Gastroenteritis) (제16장)	로타바이러스(Rotaviruses)	바이러스: 무피막, dsRNA, 레오비리다에(과)(family Reoviridae)

위창자(위장)계통

질병/장애/상태	미생물	특징
	노로바이러스(Noroviruses)	바이러스: 무피막, ssRNA, 칼리시비리다에(과)(family Caliciviridae)
	아데노바이러스(Adenovirus)	바이러스: 무피막, dsDNA, 아데노비리다에(과)(family Adenoviridae)
	아스트로바이러스(Astroviruses)	바이러스: 무피막, +ssRNA, 아스트로비리다에(과)(family Astroviridae)
	콕사키바이러스(Coxsackievirus)	바이러스: 무피막, +ssRNA, 피코르나비리다에(과)(family Picornaviridae)
	에코바이러스(Echovirus)	바이러스: 무피막, +ssRNA, 피코르나비리다에(과)(family Picornaviridae)
귀밑샘염(볼거리)[Parotidis (Mumps)] (제15장)	볼거리바이러스(Rubulavirus)	바이러스: 피막, −ssRNA, 파라믹소비리다에(과)(family Paramyxoviridae)
헤르페스(입헤르페스)[Herpes (Oral Herpes)] (제14장)	제1형 사람헤르페스바이러스(Human herpesvirus 1, HHV-1)	바이러스: 피막, dsDNA, 헤르페스비리다에(과)(family Herpesviridae)
간염(Hepatitis) (제16장)		
A형 (감염성간염, Infectious Hepatitis)	A형 간염바이러스(Hepatitis A virus, HAV)	바이러스: 무피막, +ssRNA, 피코르나비리다에(과)(family Picornaviridae)
B형 (혈청간염, Serum Hepatitis)	B형 간염바이러스(Hepatitis B virus, HBV)	바이러스: 피막, ssDNA and dsDNA, 헤파드나비리다에(과)(family Hepadnaviridae)
C형 (만성간염, Chronic Hepatitis)	C형 간염바이러스(Hepatitis C virus, HCV)	바이러스: 피막, +ssRNA, 플라비리다에(과)(family Flaviviridae)
D형 (델타간염, Delta Hepatitis)	D형 간염바이러스(Hepatitis D virus, HDV)	바이러스: 피막, −ssRNA, 아레나비리다에(과)(family Arenaviridae)
E형 (창자간염, Enteric Hepatitis)	E형 간염바이러스(Hepatitis E virus, HEV)	바이러스: 무피막, +ssRNA, 헤페비리다에(과)(family Hepeviridae)
칸디다증(입아구창)[Candidiasis (Oral Thrush)] (제16장)	칸디다알비칸스*(Candida albicans)*	진균: 두형태성, 기회병원체, 자낭균(문)(division *Ascomycota)*
아스페르길루스증(Aspergillosis) (제16장)	아스페르길루스(종)*(Aspergillus spp.)*	진균: 두형태성, 자낭균(문)(division *Ascomycota)*
히스토플라스마증(Histoplasmosis)	히스토플라스마캡슐라툼*(Histoplasma capsulatum)*	진균: 두형태성, 세포내기생체, 자낭균(문)(division *Ascomycota)*
털곰팡이증(Mucormycosis)	리조푸스아르히주스*(Rhizopus arrhizus)*	진균: 실모양, 접합균(문)(division *Zygomycota)*
크립토콕쿠스증(Cryptococcosis) (제17장)	크립토코쿠스네오포르만스*(Cryptococcus neoformans)*	진균: 피막효모, 담자균(문)(division *Basidiomycota),* 비둘기똥에 존재함
와포자충증(Cryptosporidiasis) (제16장)	작은와포자충*(Cryptosporidium parvum)*	원생동물: 첨복포자충기생충, 수인성
아메바증(Amebiasis) (제16장)	이질아메바*(Entamoeba histolytica)*	원생동물: 무산소기생충, 분변구강전파
편모충증(Giardiasis) (제16장)	장편모충*(Giardia intestinalis)*	원생동물: 2개의 핵을 가진 편모충, 이전의 이름은 람블편모충*(G. lamblia)*
작은포자충증(Microsporidiosis)	작은포자충(종)*(Microsporidia* spp.)	원생동물/진균: 세포내기생충, 포자형성
피부계통		
털집염(Folliculitis) (제14장)	황색포도알균*(Staphylococcus aureus)*	세균: 그람양성, 불규칙한 포도모양으로 덩이진 알균
	표피포도알균*(Staphylococcus epidermidis)*	세균: 그람양성, 불규칙한 포도모양으로 덩이진 알균

피부계통

질병/장애/상태	미생물	특징
고름피부증(농가진)[Pyoderma (Impetigo)] (제14장)	황색포도알균(*Staphylococcus aureus*)	세균: 그람양성, 불규칙한 포도모양으로 덩이진 알균
	고름사슬알균(*Streptococcus pyogenes*)	세균: 그람양성, 사슬로 된 알균, 어떤 면에서 기회병원체
화상피부증후군(Scalded Skin Syndrome)	황색포도알균(*Staphylococcus aureus*)	세균: 그람양성, 불규칙한 포도모양으로 덩이진 알균
여드름(Acne) (제14장)	여드름균(*Propionibacterium acnes*)	세균: 그람양성, 다형태성 막대균, 때로 "한자"배열을 보임
	황색포도알균(*Staphylococcus aureus*)	세균: 그람양성, 불규칙한 포도모양으로 덩이진 알균
고양이할퀸병(Cat Scratch Disease) (제18장)	바르토넬라헨셀라(*Bartonella henselae*)	세균: 그람음성, 막대균, 세포내기생체
슈도모나스화상감염(*Pseudomonas* Burn Infection) (제14장)	녹농균(*Pseudomonas aeruginosa*)	세균: 그람음성, 막대균, 청녹색의 색소를 생산함, 기회병원체
발진열리케차증(록키산발진열)[Spotted Fever Rickettsiosis (Rocky Mountain Spotted Fever)] (제18장)	리케차리케치(*Rickettsia rickettsii*)	세균: 그람음성, 막대균, 세포내 기생체
탄저병(피부탄저병)[Anthrax (Cutaneous Anthrax)] (제23장)	탄저균(Bacillus anthracis)	세균: 그람양성, 막대균, 포자형성
가스괴저(Gas Gangrene) (제18장)	클로스트리듐퍼프린젠스(*Clostridium perfringens*)	세균: 그람양성, 막대균, 무산소균, 포자형성
괴사근막염("식인"병)[Necrotizing Fasciitis ("Flesh Eating Disease")] (제14장)	고름사슬알균(*Streptococcus pyogenes*)	세균: 그람양성, 사슬로 된 알균, 어떤 면에서 기회병원체
연조직염(Cellulitis) (제14장)	사슬알균(종)(*Streptococcus* spp.)	세균: 그람양성, 사슬로 된 알균, 어떤 면에서 기회병원체
	황색포도알균(*Staphylococcus aureus*)	세균: 그람양성, 불규칙한 포도모양으로 덩이진 알균
	인플루엔자균(*Haemophilus influenzae*)	세균: 그람음성, 다형태성, 때로 협막
얕은연조직염(단독, Erysipelas)(성안토니열, Saint Anthony's Fire) (제14장)	고름사슬알균(*Streptococcus pyogenes*)	세균: 그람양성, 사슬로 된 알균, 어떤 면에서 기회병원체
유사단독(Erysipeloid)	단독균(*Erysipelothrix rhusiopathiae*)	세균: 그람양성, 막대균, 비포자형성
야생토끼병(토끼열)[Tularemia (Rabbit Fever)] (제18장)	프란시셀라툴라렌시스(*Francisella tularensis*)	세균: 그람음성, 다형태성, 협막
홍색음선(Erythrasma)	코리네박테륨미누티시뭄(*Corynebacterium minutissimum*)	세균: 그람양성, 곤봉모양막대균, 때로 V자형 혹은 책상배열
천연두(Smallpox) (제14장)	올소폭스바이러스(Orthopoxvirus)	바이러스: 피막, dsDNA, 폭스비리다에(과)(family Poxviridae)
유두종(사마귀)[Papillomas (Warts)] (제14장)	유두종바이러스(Papillomavirus)	바이러스: 무피막, dsDNA, 파포바비리다에(과)(family Papovaviridae)
풍진(홍역)[Rubeola (Measles)] (제14장)	홍역바이러스(Morbillivirus)	바이러스: 피막, ssRNA, 파라믹소비리다에(과)(family Paramyxoviridae)
풍진(독일홍역)[Rubella (German Measles)] (제14장)	풍진바이러스(Rubivirus)	바이러스: 피막, ssRNA, 토가비리다에(과)(family Togaviridae)

피부계통

질병/장애/상태	미생물	특징
수두[Varicella (Chickenpox)] (제14장)	수두대상포진바이러스(Varicella zoster virus)	바이러스: 피막, dsDNA, 헤르페스비리다에(과)(family Herpesviridae)
띠헤르페스(대상포진, Shingles) (제14장)	수두대상포진바이러스(Varicella zoster virus)	바이러스: 피막, dsDNA, 헤르페스비리다에(과)(family Herpesviridae)
헤르페스감염(Herpes Infections) (제14장)	제1형 사람헤르페스바이러스(Human herpesvirus 1)	바이러스: 피막, dsDNA, 헤르페스비리다에(과)(family Herpesviridae)
	제2형 사람헤르페스바이러스(Human herpesvirus 2)	
장미진(Roseola) (제14장)	제6형 사람헤르페스바이러스(Human herpesvirus 6)	바이러스: 피막, dsDNA, 헤르페스비리다에(과)(family Herpesviridae)
손, 발, 그리고 입의 병	콕사키바이러스(Coxsackievirus) A-16	바이러스: 무피막, +ssRNA, 피코르타비리다에(과)(family Picornaviridae)
	엔테로바이러스(Enterovirus) 71	바이러스: 무피막, +ssRNA, 피코르타비리다에(과)(family Picornaviridae)
발백선증(Tinea Pedis) (제14장)	홍색백선균*(Trichophyton rubrum)*	진균: 인호성피부진균(anthropophilic dermatophyte), 자낭균(문)(division *Ascomycota)*
	모창백선균*(Trichophyton mentagrophytes)*	진균: 인호성피부진균, 자낭균(문)(division *Ascomycota)*
	유모표피사상균*(Epidermophyton floccosum)*	진균: 인호성피부진균, 자낭균(문)(division *Ascomycota)*
샅백선증[Tinea Cruris ("Jock Itch")] (제14장)	홍색백선균*(Trichophyton rubrum)*	진균: 인호성피부진균, 자낭균(문)(division *Ascomycota)*
	모창백선균*(Trichophyton mentagrophytes)*	진균: 인호성피부진균, 자낭균(문)(division *Ascomycota)*
	유모표피사상균*(Epidermophyton floccosum)*	진균: 인호성피부진균, 자낭균(문)(division *Ascomycota)*
손발톱백선증(손발톱진균증)[Tinea Unguium (Onychomycosis)] (제14장)	홍색백선균*(Trichophyton rubrum)*	진균: 인호성피부진균, 자낭균(문)(division *Ascomycota)*
	모창백선균*(Trichophyton mentagrophytes)*	모창백선균*(Trichophyton mentagrophytes)*
몸백선증(버짐)[Tinea Corporis (Ringworm)] (제14장)	홍색백선균*(Trichophyton rubrum)*	진균: 인호성피부진균, 자낭균(문)(division *Ascomycota)*
	석고모양작은포자균*(Microsporum gypseum)*	진균: 동물호성피부진균(zoophilic dermatophyte), 자낭균(문)(division *Ascomycota)*
	개작은포자균*(Microsporum canis)*	진균: 지호성피부진균(geophilic dermatophyte), 자낭균(문)(division *Ascomycota)*
머리백선증(Tinea Capitis) (제14장)	석고모양작은포자균*(Microsporum gypseum)*	진균: 동물호성피부진균, 자낭균(문)(division *Ascomycota)*
	개작은포자균*(Microsporum canis)*	진균: 지호성피부진균, 자낭균(문)(division *Ascomycota)*
	말작은포자균*(Trichophyton equinum)*	진균: 동물호성피부진균, 자낭균(문)(division *Ascomycota)*
	트리코피톤베루코숨*(Trichophyton verrucosum)*	진균: 동물호성피부진균, 자낭균(문)(division *Ascomycota)*

피부계통		
질병/장애/상태	**미생물**	**특징**
	트리코피톤톤슈란스(*Trichophyton tonsurans)*	진균: 인호성피부진균, 자낭균(문)(division *Ascomycota),* 영국에서 흔함
	자색백선균(*Trichophyton violaceum)*	진균: 지호성피부진균, 자낭균(문)(division *Ascomycota),* 동유럽, 아프리카, 인도에서 흔함
	트리코피톤쇤레이니이(*Trichophyton schoenleinii)*	진균: 인호성피부진균, 자낭균(문)(division *Ascomycota)*
어루러기(Pityriasis Versicolor) (제14장)	어루러기균(*Malassezia furfur)*	진균: 두형태성, 담자균(문)(division *Basidiomycota)*
진균종(Mycetomas) (제14장)	마두렐라(종)(*Madurella* spp.)	진균: 실모양, 자낭균(문)(division *Ascomycota)*
	슈탈레세리아(종)(*Pseudallescheria* spp.)	진균: 두형태성, 담자균(문)(division *Basidiomycota)*
	엑소피알라(종)(*Exophiala* spp.)	진균: 두형태성, 담자균(문)(division *Basidiomycota)*
	아크레모늄(종)(*Acremonium* spp.)	진균: 두형태성, 담자균(문)(division *Basidiomycota)*
색소모세포진균증(Chromoblastomycosis) (제14장)	폰세시아페드로소이(*Fonsecaea pedrosoi)*	진균: 두형태성, 실모양, saprophytic, 자낭균(문)(division *Ascomycota)*
	폰세카에아콤팍타(*Fonsecaea compacta)*	진균: 두형태성, 실모양, 부생균, 부생성(saprophytic), 자낭균(문)(division *Ascomycota)*
	피알로포라베루코사(*Phialophora verrucosa)*	진균: 실모양, 색소성, 자낭균(문)(division *Ascomycota)*
	클라도스포륨카리오니(*Cladophialophora carrionii)*	진균: 실모양, 색소성, 자낭균(문)(division *Ascomycota)*
스포로트릭스증(Sporotrichosis) (제14장)	스포로트릭스쉔키(*Sporothrix schenckii)*	진균: 두형태성, 자낭균(문)(division *Ascomycota)*
칸디다증(Candidiasis) (제14장)	칸디다알비칸스(*Candida albicans)*	진균: 두형태성, 기회병원체, 자낭균(문)(division *Ascomycota)*
리슈만편모충증(Leishmaniasis)	리슈마니아(종)(*Leishmania* spp.)	원생동물: 세포내기생체, 임컷모래파리가 벡터임
림프계통		
림프절염(Lymphadenitis)	포도알균(종)(*Staphylococcus* spp.)	세균: 그람양성, 불규칙한 포도모양으로 덩이진 알균
	사슬알균(종)(*Streptococcus* spp.)	세균: 그람양성, 사슬로 된 알균, 어떤 면에서 기회병원체
	결핵균(Mycobacterium tuberculosis)	세균: 그람양성, 항산균, 막대균, 세포내기생체
	바르토넬라헨셀라에(*Bartonella henselae)*	세균: 그람음성, 막대균, 세포내기생체
전염단핵구증후군(Glandular Fever Syndrome)	엡스타인-바바이러스(Epstein-Barr virus)	바이러스: 피막, dsDNA, 헤르페스비리다에(과)(family Herpesviridae)
	거대세포바이러스(Cytomegalovirus)	바이러스: 피막, dsDNA, 헤르페스비리다에(과)(family Herpesviridae)
	톡소플라스마곤디이(톡소포자충)(*Toxoplasma gondii)*	원생동물: 세포내기생체, 첨복포자충
림프관염(Lymphangitis)	포도알균(종)(*Staphylococcus* spp.)	세균: 그람양성, 불규칙한 포도모양으로 덩이진 알균
	사슬알균(종)(*Streptococcus* spp.)	세균: 그람양성, 사슬로 된 알균, 어떤 면에서 기회병원체
	수두대상포진바이러스(Varicella zoster virus)	바이러스: 피막, dsDNA, 헤르페스비리다에(과)(family Herpesviridae)
	Sporothrix schenckii	진균: 두형태성, 자낭균(문)(division *Ascomycota)*

림프계통

질병/장애/상태	미생물	특징
지라비대(Splenomegaly) (제13장)	매독균(*Treponema pallidum*)	세균: 그람음성, 스피로헤타, 미세산소균
	황색포도알균(*Staphylococcus aureus*)	세균: 그람양성, 불규칙한 포도모양으로 덩이진 알균
	사슬알균(종)(*Streptococcus* spp.)	세균: 그람양성, 사슬로 된 알균, 기회병원체
	비리단스 알파용혈성사슬알균(*Viridans* alpha-hemolytic streptococci)	세균: 그람양성, 사슬로 된 알균, 기회병원체
	창자알균(종)(*Enterococcus* spp.)	세균: 그람양성, 사슬로 된 알균, 기회병원체
	슈도모나스(종)(*Pseudomonas* spp.)	세균: 그람음성, 막대균, 유산소균 세균: 그람음성, 막대균, 유산소균
	브루셀라(종)(*Brucella* spp.)	세균: 그람음성, 다형태성, 유산소균/호이산화탄소균
	클라미디아(종)(*Chlamydia* spp.)	세균: 그람가변성, 알균, 절대기생체
	아스페르길루스(종)(*Aspergillus spp.*)	진균: 두형태성, 자낭균(문)(division *Ascomycota*)
	칸디다(종)(*Candida* spp.)	진균: 두형태성, 기회병원체, 자낭균(문)(division *Ascomycota*)
	히스토플라스마캡술라툼(*Histoplasma capsulatum*)	진균: 두형태성, 세포내기생체, 자낭균(문)(division *Ascomycota*)
	콕사키바이러스(Coxsackievirus)	바이러스: 무피막, +ssRNA, 피코르나비리다에(과)(family Picornaviridae)
	거대세포바이러스(Cytomegalovirus)	바이러스: 피막, dsDNA, 헤르페스비리다에(과)(family Herpesviridae)
	헤르페스바이러스(Herpes virus)	바이러스: 피막, dsDNA, 헤르페스비리다에(과)(family Herpesviridae)
	사람면역결핍바이러스(Human immunodeficiency virus)	바이러스: 피막, +ssRNA, 편모
	엡스타인-바바이러스(Epstein-Barr virus)	바이러스: 피막, dsDNA, 헤르페스비리다에(과)(family Herpesviridae)
	열원충(*Plasmodium*)	원생동물: 첨복포자충 기생충, 말라리아를 일으킴
가슴샘위축(Thymus Atrophy)	포르피로모나스진지발리스(*Porphyromonas gingivalis*)	세균: 그람음성, 막대균, 유산소균
	살모넬라티피무륨(*Salmonella typhimurium*)	세균: 그람음성, 막대균, 융통무산소균
	대장균(*Escherichia coli*)	세균: 그람음성, 막대균, 정상창자균무리, 융통무산소균
	황색포도알균(*Staphylococcus aureus*)	세균: 그람양성, 불규칙한 포도모양으로 덩이진 알균
	Paracoccidiodes brasiliensis	진균: 두형태성, 자낭균(문)(division *Ascomycota*)
	사람면역결핍바이러스(Human immunodeficiency virus)	바이러스: 피막, +ssRNA, 편모
	크루스파동편모충(*Trypanosoma cruzii*)	원생동물: 기생충, 운동핵파동편모충(kinetoplastid trypanosome), 침노린재(reduviid)곤충벡터

근육뼈대계통

질병/장애/상태	미생물	특징
가스괴저(Gas Gangrene) (제19장)	클로스트리듐퍼프린젠스(*Clostridium perfringens*)	세균: 그람양성, 막대균, 무산소균, 포자형성

근육뼈대계통		
질병/장애/상태	**미생물**	**특징**
뼈속질염(골수염, Osteomyelitis) (제14장)	황색포도알균(*Staphylococcus aureus*)	세균: 그람양성, 불규칙한 포도모양으로 덩이진 알균
	사슬알균(종)(*Streptococcus* spp.)	세균: 그람양성, 사슬로 된 알균,
	엔테로박테리아케아에(Enterobacteriaceae)	세균: 그람음성막대균(과)
	박테로이데스(종)(*Bacteroides* spp.)	세균: 그람음성, 막대균, 미세산소균
패혈성관절염(Septic Arthritis)	황색포도알균(*Staphylococcus aureus*)	세균: 그람양성, 불규칙한 포도모양으로 덩이진 알균
	임균(*Neisseria gonorrhoeae*)	세균: 그람음성, 쌍알균, 협막
진균종(Mycetoma) (제14장)	노카르디아(*Nocardia*)	세균: 그람양성부터 그람가변성, 긴 실모양의 균사체, 유산소균
	마두렐라미세토미(*Madurella mycetomi*)	진균: 실모양, 색소성, 자낭균(문)(division *Ascomycota*)
괴사근막염("식인"병)[Necrotizing Fasciitis ("Flesh-Eating Disease")] (제14장)	황색포도알균(*Staphylococcus aureus*)	세균: 그람양성, 불규칙한 포도모양으로 덩이진 알균
	고름사슬알균(*Streptococcus pyogenes*)	세균: 그람양성, 사슬로 된 알균, 기회병원체
	클로스트리듐퍼프린젠스(*Clostridium perfringens*)	세균: 그람양성, 막대균, 무산소균, 포자형성
	박테로이데스프라질리스(*Bacteroides fragilis*)	세균: 그람음성, 막대균, 미세산소균
	에어로모나스히드로필라(*Aeromonas hydrophila*)	세균: 그람음성, 막대균, 융통무산소균, 수색
	클레브시엘라(종)(*Klebsiella* spp.).	세균: 그람음성, 막대균, 협막
	대장균(*Escherichia coli*)	세균: 그람음성, 막대균, 정상창자균무리, 융통무산소균
신경계통과 감각구조		
세균성수막염(Bacterial Meningitis) (제17장)	포도알균(종)(*Staphylococcus* spp.)	세균: 그람양성, 불규칙한 포도모양으로 덩이진 알균
	폐렴사슬알균(Streptococcus pneumoniae)	세균: 그람양성, 불규칙한 포도모양으로 덩이진 알균, 협막
	스트렙토콕쿠스아갈락티아에(*Streptococcus agalactiae*)	세균: 그람양성, 사슬로 된 알균, 어떤 면에서 기회병원체
	수막염균(*Neisseria meningitides*)	세균: 그람음성, 쌍알균, 협막
	대장균(*Escherichia coli*)	세균: 그람음성, 막대균, 융통무산소균
	폐렴막대균(*Klebsiella pneumoniae*)	세균: 그람음성, 막대균, 협막
	인플루엔자균(*Haemophilus influenzae*)	세균: 그람음성, 다형태성, 때로 협막
	단구성리스테리아(*Listeria monocytogenes*)	세균: 그람양성, 다형태성, 비포자형성
파상풍(개구불능)[Tetanus (Lockjaw)] (제17장)	파상풍균(*Clostridium tetani*)	세균: 그람양성, 막대균, 포자형성 무산소균
리스테리아증(Listeriosis) (제16장)	단구성리스테리아(*Listeria monocytogenes*)	세균: 그람양성, 다형태성, 비포자형성
보툴리눔증(Botulism) (제16장)	클로스트리듐보툴리눔(*Clostridium botulinum*)	세균: 그람양성, 막대균, 포자형성 무산소균, 대단히 강력한 신경독

신경계통과 감각구조

질병/장애/상태	미생물	특징
한센병(나병)[Hansen's Disease (Leprosy)] (제17장)	나병균(*Mycobacterium leprae*)	세균: 그람양성, 항산균, 막대균, 비포자형성
결핵(Tuberculosis) (제15장)	결핵균(Mycobacterium tuberculosis)	세균: 그람양성, 항산균, 막대균, 세포내 기생체
매독(Syphilis) (제21장)	매독균(*Treponema pallidum*)	세균: 그람음성, 스피로헤타, 미세산소균
신경보렐리아증(후기라임병) [Neuroborelliosis (Late Lyme Disease)] (제18장)	보렐리아(종)(*Borellia* spp.)	세균: 그람음성, 스피로헤타, 미세산소균
뇌고름집(뇌농양, Brain Abscess)	황색포도알균(*Staphylococcus aureus*)	세균: 그람양성, 불규칙한 포도모양으로 덩이진 알균
	스트렙토콕쿠스인터메디우스(*Streptococcus intermedius*)	세균: 그람양성, 사슬로 된 알균, 어떤 면에서 기회병원체
	박테로이데스(종)(*Bacteroides* spp.)	세균: 그람음성, 막대균, 미세산소균
	프레보텔라(종)(*Prevotella* spp.)	세균: 그람음성, 다형태성, 무산소균
	푸소박테륨(종)(*Fusobacterium* spp.)	세균: 그람음성, 다형태성, 무산소균
	슈도모나스(종)(*Pseudomonas* spp.)	세균: 그람음성, 막대균, 유산소균
	인플루엔자균(*Haemophilus influenzae*)	세균: 그람음성, 다형태성, 때로 협막
	폐렴사슬알균(Streptococcus pneumoniae)	세균: 그람양성, 쌍/짧은 사슬 속 알균, 협막
	수막염균(*Neisseria meningitides*)	세균: 그람음성, 쌍알균, 협막
바이러스성수막염(Viral Meningitis) (제17장)	엔테로바이러스(Enterovirus) 71	바이러스: 무피막, +ssRNA, 피코르타비리다에(과)(family Picornaviridae)
	소아마비바이러스(Poliovirus)	바이러스: 무피막, +ssRNA, 피코르타비리다에(과)(family Picornaviridae)
	제1형 단순헤르페스바이러스(Herpes simplex virus type 1)	바이러스: 피막, dsDNA, 헤르페스비리다에(과)(family Herpesviridae)
	에코바이러스(Echovirus)	바이러스: 무피막, +ssRNA, 피코르타비리다에(과)(family Picornaviridae)
	수두대상포진바이러스(Varicella zoster virus)	바이러스: 피막, dsDNA, 헤르페스비리다에(과)(family Herpesviridae)
	엡스타인-바바이러스(Epstein-Barr virus)	바이러스: 피막, dsDNA, 헤르페스비리다에(과)(family Herpesviridae)
	거대세포바이러스(Cytomegalovirus)	바이러스: 피막, dsDNA, 헤르페스비리다에(과)(family Herpesviridae)
	Coxsackie A virus	바이러스: 무피막, +ssRNA, 피코르타비리다에(과)(family Picornaviridae)
	사람면역결핍바이러스(Human immunodeficiency virus)	바이러스: 피막, +ssRNA, 레트로비리다에(과)(family Retroviridae)
	웨스트나일바이러스(West Nile virus)	바이러스: 피막, +ssRNA, 플라비리다에(과)(family Flaviviridae)
	림프구맥락수막염바이러스(Lymphocytic choriomeningitis virus)	바이러스: 피막, −ssRNA, family Arenaviridae
	라크로세바이러스(La Crosse virus)	바이러스: 피막, −ssRNA, 부니아비리다에(과)(family Bunyaviridae)

신경계통과 감각구조

질병/장애/상태	미생물	특징
	세인트루이스뇌염바이러스(St. Louis Encephalitis virus)	바이러스: 피막, +ssRNA, 플라비리다에(과)(family Flaviviridae)
	볼거리바이러스(Rubulavirus)	바이러스: 피막, −ssRNA, 파라믹소비리다에(과)(family Paramyxoviridae)
	홍역바이러스(Morbillivirus)	바이러스: 피막, −ssRNA, 파라믹소비리다에(과)(family Paramyxoviridae)
뇌염(Encephalitis) (제17장)		
웨스트나일(West Nile)	웨스트나일바이러스(West Nile virus)	바이러스: 피막, +ssRNA, 플라비리다에(과)(family Flaviviridae)
세인트루이스(St. Louis)	세인트루이스뇌염바이러스(St. Louis Encephalitis virus)	바이러스: 피막, +ssRNA, 플라비리다에(과)(family Flaviviridae)
라크로세(La Crosse)	라크로세바이러스(La Crosse virus)	바이러스: 피막, −ssRNA, 부니아비리다에(과)(family Bunyaviridae)
홍역(Measles)	홍역바이러스(Morbillivirus)	바이러스: 피막, −ssRNA, 파라믹소비리다에(과)(family Paramyxoviridae)
수두대상포진(Varicella-zoster)	수두대상포진바이러스(Varicella-zoster virus)	바이러스: 피막, dsDNA, 헤르페스비리다에(과)(family Herpesviridae)
단순헤르페스(Herpes simplex)	제1형 단순헤르페스바이러스(Herpes simplex virus type 1)	바이러스: 피막, dsDNA, 헤르페스비리다에(과)(family Herpesviridae)
일본(Japanese)	일본뇌염바이러스(Japanese encephalitis virus)	바이러스: 피막, +ssRNA, 플라비리다에(과)(family Flaviviridae)
동부말(Eastern equine)	동부말뇌염바이러스[Eastern equine encephalitis (EEE) virus]	바이러스: 피막, +ssRNA, family Togaviridae
캘리포니아(California)	캘리포니아뇌염바이러스(California encephalitis virus)	바이러스: 피막, −ssRNA, 부니아비리다에(과)(family Bunyaviridae)
니파(Nipah)	니파바이러스(Nipah virus)	바이러스: 피막, −ssRNA, 파라믹소비리다에(과)(family Paramyxoviridae)
회색질척수염(소아마비)[Poliomyelitis (Polio)] (제17장)	소아마비바이러스(Poliovirus)	바이러스: 무피막, +ssRNA, 피코르나비리다에(과)(family Picornaviridae)
물공포증(공수증)(광견병)[Hydrophobia (Rabies)] (제17장)	광견병바이러스(Rabies virus)	바이러스: 피막, −ssRNA, 라브도비리다에(과)(family Rhabdoviridae)
사람면역결핍바이러스/후천성면역결핍증후군(Human Immunodeficiency Virus/Acquired Immunodeficiency Syndrome, HIV/AIDS) (제13장, 제20장)	사람면역결핍바이러스(Human immunodeficiency virus)	바이러스: 피막, +ssRNA, 레트로비리다에(과)(family Retroviridae)
크립토콕쿠스수막염(Cryptococcal Meningitis) (제17장)	크립토코쿠스네오포르만스*(Cryptococcus neoformans)*	진균: 효모, 담자균(문)(phylum *Basidiomycota)*
	크립토콕쿠스가티이*(Cryptococcus gattii)*	진균: 효모, 담자균(문)(phylum *Basidiomycota)*
진균성뇌고름집(Fungal Brain Abscess)	아스페르길루스(종)*(Aspergillus spp.)*	진균: 두형태성, 자낭균(문)(division *Ascomycota)*
	칸디다(종)*(Candida* spp.)	진균: 두형태성, 기회병원체, 자낭균(문)(division *Ascomycota)*
	크립토콕쿠스(종)*(Cryptococcus* spp.)	진균: 피막효모, 담자균(문)(division *Basidiomycota)*

신경계통과 감각구조

질병/장애/상태	미생물	특징
	뮤코랄레스(종)(*Mucorales* spp.)	진균: 무격벽균사체, 접합균(문)(division *Zygomycota)*
	히스토플라스마캡슐라툼(*Histoplasma capsulatum)*	진균: 두형태성, 세포내기생체, 자낭균(문)(division *Ascomycota)*
	블라스토마이세스데르마티티디스(Blastomyces dermatitidis)	진균: 두형태성, 자낭균(문)(division *Ascomycota)*
	콕시디오데스(종)(*Coccidioides* spp.)	진균: 두형태성 토양진균, 자낭균(문)(division *Ascomycota)*
원발성아메바성(Primary Amoebic)	파울러자유아메바(*Naegleria fowleri)*	원생동물: 기생충, 아메바모양으로 파고 듦(amoeboid excavate)
수막뇌염(Meningoencephalitis) (제17장)	가시아메바(종)(*Acanthamoeba* spp.)	원생동물: 기생충, 아메바모양으로 파고 듦
아프리카파동편모충증(아프리카수면병)[African Trypanosomiasis (African Sleeping Sickness)] (제17장)	브루스파동편모충(*Trypanosoma brucei)*	원생동물: 기생충, 운동핵파동편모충
샤가병(아메리카파동편모충증) [Chagas' Disease (American Trypanosomiasis)] (제17장)	크루스파동편모충(*Trypanosoma cruzi)*	원생동물: 기생충, 운동핵파동편모충, 침노린재곤충벡터
변이형크로이츠펠트-야곱병(Variant Creutzfeldt-Jacob Disease, vCJD) (제17장)	vCJD 프리온단백질(prion protein)	단백질성의 입자, 해면모양병변을 일으킴
눈과 귀		
트라코마(Trachoma) (제21장)	클라미디아트라코마티스(*Chlamydia trachomatis)*	세균: 그람가변성, 알균, 절대기생체
결막염(급성유행결막염)[Conjunctivitis (Pinkeye)]과 각막염(Keratitis) (제17장)	인플루엔자균(*Haemophilus influenzae)*	세균: 그람음성, 다형태성, 때로 협막
	임균(*Neisseria gonorrhoeae)*	세균: 그람음성, 쌍알균, 협막, 주로 신생아에 영향을 미침
	황색포도알균(*Staphylococcus aureus)*	세균: 그람양성, 불규칙한 포도모양으로 덩이진 알균
	가시아메바각막염(*Acanthamoeba keratitis)*	원생동물: 기생충, 아메바모양으로 파고 듦
가운데귀염(중이염)(Otitis Media) (가운데귀의 감염) (제17장)	인플루엔자균(*Haemophilus influenzae)*	세균: 그람음성, 다형태성, 때로 협막
	폐렴사슬알균(Streptococcus pneumoniae)	세균: 그람양성, 쌍/짧은 사슬 속의 알균, 협막
	모락셀라카타랄리스(*Moraxella catarrhalis)*	세균: 그람음성, 다형태성, 때로 협막
생식계통		
여성		
세균성질증(Bacterial Vaginosis, BV) (제20장)	가르드넬라바지날리스(*Gardnerella vaginalis)*	세균: 그람음성 혹은 그람가변성, 다형태성의 막대균, 융통무산소균
	박테로이데스(종)(*Bacteroides* spp.)	세균: 그람음성, 막대균, 미세산소균
	펩토사슬알균(종)(*Peptostreptococcus* spp.)	세균: 그람양성, 알균, 사슬, 사륜구균 혹은 쌍
	유산균(종)(*Lactobacillus* spp.)	세균: 그람양성, 막대균, 비포자형성

생식계통

질병/장애/상태	미생물	특징
	미코플라스마호미니스(*Mycoplasma hominis)*	세균: 그람음성, 다형태성, 세포벽이 없음
	우레아플라스마우레알리티쿰(*Ureaplasma urealyticum)*	세균: 그람음성, 다형태성, 미세산소균
	모빌룬쿠스(종)(*Mobiluncus* spp.)	세균: 그람음성 혹은 그람가변성, 굽은막대, 무산소균
	프레보텔라(종)(*Prevotella* spp.)	세균: 그람음성, 다형태성, 무산소균
자궁내막염(Endometritis) (제20장)	대장균(*Escherichia coli)*	세균: 그람음성, 막대균, 정상창자균무리, 융통무산소균
	Group B 사슬알균(종)(*Streptococcus* spp.)	세균: 그람양성, 사슬로 된 알균, 사슬알균감염후 발생
	클라미디아트라코마티스(*Chlamydia trachomatis)*	세균: 그람가변성, 알균, 절대기생체
	임균(*Neisseria gonorrhoeae)*	세균: 그람음성, 쌍알균, 협막
	미코플라스마호미니스(*Mycoplasma hominis)*	세균: 그람음성, 다형태성, 세포벽이 없음
질칸디다증(Vaginal Candidiasis) (효모감염, Yeast Infection) (제20장)	칸디다알비칸스(*Candida albicans)*	진균: 두형태성, 기회병원체, 자낭균(문)(division *Ascomycota)*
트리코모나스증(Trichomoniasis) (제20장)	질편모충(*Trichomonas vaginalis)*	원생동물: 편모, 무산소균, 파라바살리아류기생체
유방염(Mastitis) (제20장)	황색포도알균(*Staphylococcus aureus)*	세균: 그람양성, 불규칙한 포도모양으로 덩이진 알균
	표피포도알균(*Staphylococcus epidermidis)*	세균: 그람양성, 불규칙한 포도모양으로 덩이진 알균
	사슬알균(종)(*Streptococcus* spp.)	세균: 그람양성, 사슬로 된 알균, 어떤 면에서 기회병원체
자궁관염(난관염, Salpingitis) (제20장)	임균(*Neisseria gonorrhoeae)*	세균: 그람음성, 쌍알균, 협막
	클라미디아트라코마티스(*Chlamydia trachomatis)*	세균: 그람가변성, 알균, 절대기생체
	미코플라스마호미니스(*Mycoplasma hominis)*	세균: 그람음성, 다형태성, 세포벽이 없음
	사슬알균(종)(*Streptococcus* spp.)	세균: 그람양성, 사슬로 된 알균, 어떤 면에서 기회병원체
	포도알균(종)(*Staphylococcus* spp.)	세균: 그람양성, 불규칙한 포도모양으로 덩이진 알균
남성		
부고환염(Epididymitis) (제20장)	클라미디아트라코마티스(*Chlamydia trachomatis)*	세균: 그람가변성, 알균, 절대기생체
	임균(*Neisseria gonorrhoeae)*	세균: 그람음성, 쌍알균, 협막
전립샘염(Prostatitis) (제20장)	대장균(*Escherichia coli)*	세균: 그람음성, 막대균, 정상창자균무리, 융통무산소균
	미코플라스마호미니스(*Mycoplasma hominis)*	세균: 그람음성, 다형태성, 세포벽이 없음
	우레아플라스마우레알리티쿰(*Ureaplasma urealyticum)*	세균: 그람음성, 다형태성, 미세산소균

생식계통

질병/장애/상태	미생물	특징
	클라미디아트라코마티스(*Chlamydia trachomatis*)	세균: 그람가변성, 알균, 절대기생체
	창자알균(종)(*Enterococcus* spp.)	세균: 그람양성, 사슬로 된 알균, 기회병원체
	포도알균(종)(*Staphylococcus* spp.)	세균: 그람양성, 불규칙한 포도모양으로 덩이진 알균
	프로테우스(종)(*Proteus* spp.)	세균: 그람음성, 막대균, 융통무산소균
	Pseudomonas aeruginosa	세균: 그람음성, 막대균, 청록색의 색소를 생성함
	폐렴막대균(*Klebsiella pneumoniae*)	세균: 그람음성, 막대균, 협막
	칸디다알비칸스(*Candida albicans*)	진균: 두형태성, 기회병원체, 자낭균(문)(division *Ascomycota*)
귀두염(Balanitis) (제20장)	가르드넬라바지날리스(*Gardnerella vaginalis*)	세균: 그람음성 혹은 그람가변성, 다형태성의 막대균, 융통무산소균
		세균: 그람음성, 스피로헤타, 진드기벡터
	보렐리아빈센티(*Borellia vincentii*)	세균: 그람음성, 스피로헤타, 진드기벡터
	매독균(*Treponema pallidum*)	세균: 그람음성, 스피로헤타, 미세산소균
	칸디다(종)(*Candida* spp.)	진균: 두형태성, 기회병원체, 자낭균(문)(division *Ascomycota*)
	사람유두종바이러스(Human papillomavirus, HPV)	바이러스: 무피막, dsDNA, 파포바비리다에(과)(family Papovaviridae)
	질편모충(*Trichomonas vaginalis*)	원생동물: 편모, 무산소균, 파라바살리아류기생체
샅백선증(Tinea Cruris) (제14장)	홍색백선균(*Trichophyton rubrum*)	진균: 인호성피부진균, 자낭균(문)(division *Ascomycota*)
	모창백선균(*Trichophyton mentagrophytes*)	진균: 인호성피부진균, 자낭균(문)(division *Ascomycota*)
	유모표피사상균(*Epidermophyton floccosum*)	진균: 인호성피부진균, 자낭균(문)(division *Ascomycota*)
성전파감염		
임질(Gonorrhea) (제21장)	임균(*Neisseria gonorrhoeae*)	세균: 그람음성, 쌍알균, 협막
매독(Syphilis) (제21장)	매독균(*Treponema pallidum*)	세균: 그람음성, 스피로헤타, 미세산소균
클라미디아(Chlamydia) (제21장)	클라미디아트라코마티스(*Chlamydia trachomatis*)	세균: 그람가변성, 알균, 절대기생체
비임균성요도염(Nongonococcal Urethritis, NGU) (제21장)	미코플라스마호미니스(*Mycoplasma hominis*)	세균: 그람음성, 다형태성, 세포벽이 없음
	우레아플라스마우레알리티쿰(*Ureaplasma urealyticum*)	세균: 그람음성, 다형태성, 미세산소균
무른궤양(연성하감, Chancroid) (제21장)	연성하감균(*Haemophilus ducreyi*)	세균: 그람음성, 다형태성, 때로 협막
도노반증(서혜부육아종)[Donovanosis (Granuloma Inguinale)] (제21장)	크레브시엘라그라눌로마티스(*Klebsiella granulomatis*)	세균: 그람음성, 막대균, 협막
후천성면역결핍증후군(Acquired Immunodeficiency Syndrome, AIDS) (제21장)	사람면역결핍바이러스(Human immunodeficiency virus, HIV)	바이러스: 피막, +ssRNA, 레트로비리다에(과)(family Retroviridae)
간염(Hepatitis) (제21장)		

생식계통		
질병/장애/상태	**미생물**	**특징**
B형 (혈청간염, Serum Hepatitis)	B형 간염바이러스(Hepatitis B virus, HBV)	바이러스: 피막, ssDNA와 dsDNA, 헤파드나비리다에(과)(family Hepadnaviridae)
C형 (만성감염, Chronic Hepatitis)	C형 간염바이러스(Hepatitis C virus, HCV)	바이러스: 피막, +ssRNA, 플라비리다에(과)(family Flaviviridae)
D형 (델타간염, Delta Hepatitis)	D형 간염바이러스(Hepatitis D virus, HDV)	바이러스: 피막, −ssRNA, 아레나비리다에(과)(family Arenaviridae)
생식기헤르페스(Genital Herpes) (제21장)	제1형과 제2형 단순헤르페스바이러스(Herpes simplex virus types 1 and 2)	바이러스: 피막, dsDNA, 헤르페스비리다에(과)(family Herpesviridae)
생식기사람유두종바이러스(Genital Human Papillomavirus) (제21장)	사람유두종바이러스(Human papillomavirus, HPV)	바이러스: 무피막, dsDNA, 파포바비리다에(과)(family Papovaviridae)
전염물렁종(Molluscum Contagiosum) (제21장)	전염물렁종바이러스(Molluscum contagiosum virus)	바이러스: 복합, dsDNA, 폭스비리다에(과)(family Poxviridae)
호흡계통		
결핵(Tuberculosis) (제15장)	결핵균(Mycobacterium tuberculosis)	세균: 그람양성, 항산균, 막대균, 세포내 기생체, 기회병원체
성홍열(Scarlet Fever) (제15장)	고름사슬알균*(Streptococcus pyogenes)*	세균: 그람양성, Group A 사슬알균(streptococcus), 일부 균주는 협막을 가짐
사슬알균인두염(패혈성인두염) [Streptococcal Pharyngitis) (Strep Throat)] (제15장)	Group A 사슬알균(streptococci)	세균: 그람양성, 쌍알균 혹은 사슬알균, 합병증 류마티스열을 일으킬 수 있음
류마티스열(Rheumatic Fever) (제15장)	Group A 사슬알균(streptococci)	세균: 그람양성, 막대균, 단독 혹은 사슬 속, 내포자형성
흡입탄저병(Inhalation Anthrax) (제15장)	탄저균(Bacillus anthracis)	세균: 그람양성, 막대균 단독 혹은 사슬 속, 내포자형성
디프테리아(Diphtheria) (제15장)	디프테리아균(Corynebacterium diphtheriae)	세균: 그람양성, 책상배열 혹은 "한자"배열의 다형태성인 모양, 비내포자형성
굴염(Sinusitis) (제15장)	폐렴사슬알균(Streptococcus pneumoniae)	세균: 그람양성, 쌍/짧은 사슬 속의 알균, 협막
	황색포도알균*(Staphylococcus aureus)*	세균: 그람양성, 불규칙한 포도모양으로 덩이진 알균
	인플루엔자균*(Haemophilus influenzae)*	세균: 그람음성, 다형태성, 때로 협막
	모락셀라카타랄리스*(Moraxella catarrhalis)*	세균: 그람음성, 쌍알균, 기회병원체
	고름사슬알균*(Streptococcus pyogenes)*	세균: 그람양성, 사슬로 된 알균, 어떤 면에서 기회병원체
세균성폐렴(Bacterial Pneumonia) (제15장)	폐렴막대균(Klebsiella pneumoniae)	세균: 그람음성, 막대균, 협막
	인플루엔자균*(Haemophilus influenzae)*	세균: 그람음성, 다형태성, 때로 협막
	황색포도알균*(Staphylococcus aureus)*	세균: 그람양성, 불규칙한 포도모양으로 덩이진 알균
	폐렴클라미디아(Chlamydophila pneumoniae)	세균: 그람음성, 다형태성, 절대세포내기생체
	폐렴사슬알균(Streptococcus pneumoniae)	세균: 그람양성, 쌍/짧은 사슬 속의 알균, 협막

호흡계통

질병/장애/상태	미생물	특징
	폐렴미코플라스마(Mycoplasma pneumoniae)	세균: 그람양성, 다형태성
	페스트균(Yersinia pestis)	세균: 그람음성, 막대균, "폐렴페스트"
레지오넬라증(재향군인회병) [Legionellosis (Legionnaires' Disease)] (제15장)	폐렴레지오넬라(*Legionella pneumophila)*	세균: 그람음성, 다형태성, 세포내기생체
백일해(백일기침)[Pertussis (Whooping Cough)] (제15장)	백일해균(Bordetella pertussis)	세균: 그람음성, 다형태성의 짧은막대균, 고도로 전염성인 에어로졸
인두염(Pharyngitis)과 편도염(Tonsillitis) (제15장)	고름사슬알균*(Streptococcus pyogenes)*	세균: 그람양성, 사슬 속의 알균, 어떤 면에서 기회병원체
	폐렴클라미디아(Chlamydophila pneumoniae)	세균: 그람음성, 다형태성, 절대세포내기생체
	디프테리아균(Corynebacterium diphtheriae)	세균: 그람양성, 책상배열 혹은 "한자"배열의 다형태성, 내포자형성
	임균(Neisseria gonorrhoeae)	세균: 그람음성, 쌍알균, 협막
	클라미디아트라코마티스*(Chlamydia trachomatis)*	세균: 그람음성, 다형태성, 절대세포내기생체
	폐렴미코플라스마(Mycoplasma pneumoniae)	세균: 그람음성, 다형태성, 극부착 소기관
	칸디다알비칸스*(Candida albicans)*	진균: 효모, 자낭균(문)(division *Ascomycota)*, 기회병원체
기관지염/세기관지염(Bronchitis/Bronchiolitis) (제15장)	인플루엔자균*(Haemophilus influenzae)*	세균: 그람음성, 다형태성, 때로 협막
	폐렴사슬알균(Streptococcus pneumoniae)	세균: 그람양성, 쌍/짧은 사슬 속의 알균, 협막
	사람파라인플루엔자바이러스(Human parainfluenza viruses)	바이러스: 피막, 비분절성, −ssRNA, 파라믹소비리다에(과)(family Paramyxoviridae)
	A형과 B형 인플루엔자바이러스(Influenza virus A and B)	바이러스: 피막, 나선형, −ssRNA, 오르소믹소비리다에(과)(family Orthomyxoviridae)
	아데노바이러스(Adenovirus)	바이러스: 무피막, dsDNA, 아데노비리다에(과)(family Adenoviridae)
바이러스성폐렴/인플루엔자(Viral Pneumonia/Influenza) (제15장)	A형과 B형 인플루엔자바이러스(Influenza virus A and B)	바이러스: 피막, 나선형, −ssRNA, 오르소믹소비리다에(과)(family Orthomyxoviridae)
	호흡기세포융합바이러스(Respiratory syncytial virus, RSV)	바이러스: 피막, helical, −ssRNA, 파라믹소비리다에(과)(family Paramyxoviridae)
	사람파라인플루엔자바이러스(Human parainfluenza viruses)	바이러스: 피막, 비분절성, −ssRNA, 파라믹소비리다에(과)(family Paramyxoviridae)
	메타뉴모바이러스(Metapneumovirus)	바이러스: 피막, 비분절성, −ssRNA, 파라믹소비리다에(과)(family Paramyxoviridae)
한타바이러스허파증후군(Hantavirus Pulmonary Syndrome, HPS) (제15장)	한타바이러스(Hantavirus)	바이러스: 피막, 분절성, −ssRNA, 부니아비리다에(과)(family Bunyaviridae)

호흡계통

질병/장애/상태	미생물	특징
중증급성호흡기증후군(Severe Acute Respiratory syndrome, SARS) (제15장)	코로나바이러스(Coronavirus)	바이러스: 피막, 나선형, +ssRNA, 코로나비리다에(과)(family Coronaviridae)
중동호흡기증후군(Middle East Respiratory Syndrome) (제15장)	코로나바이러스(Coronavirus)	바이러스: 피막, 나선형, +ssRNA, 코로나비리다에(과)(family Coronaviridae)
감염홍반(제5병)[Erythema Infectiosum (Fifth Disease)]	에리트로바이러스(Erythrovirus) B19	바이러스: 무피막, ssDNA, 파르보비리다에(과)(family Parvoviridae)
폐포자충폐렴(Pneumocystis Pneumonia, PCP) (제15장)	사람폐포자충(Pneumocystis jirovecii)	진균: 절대기생체, 자낭균(문)(division *Ascomycota)*
콕시디오이데스진균증(밸리열)[Coccidioidomycosis (Valley Fever)] (제15장)	콕시디오이데스이미티스(Coccidioides immitis)	진균: 두형태성 토양진균, 자낭균(문)(division *Ascomycota)*
분아균증(Blastomycosis) (제15장)	블라스토마이세스데르마티티디스(Blastomyces dermatitidis)	진균: 두형태성, 자낭균(문)(division *Ascomycota)*
히스토플라스마증(Histoplasmosis) (제15장)	히스토플라스마캡슐라툼*(Histoplasma capsulatum)*	진균: 두형태성, 세포내기생체, 자낭균(문)(division *Ascomycota)*
아스페르길루스증(Aspergillosis) (제15장)	아스페르길루스(종)(Aspergillus spp.)	진균: 두형태성, 자낭균(문)(division *Ascomycota)*, 허파 속의 "곰팡이덩이(fungus ball)"
비뇨계통		
요도염(Urethritis) (제19장)	대장균*(Escherichia coli)*	세균: 그람음성, 막대균, 정상창자균무리, 융통무산소균
	클라미디아(종)*(Chlamydia* spp.)	세균: 그람가변성, 알균, 절대기생체
	미코플라스마(종)*(Mycoplasma* spp.)	세균: 그람음성, 다형태성, 세포벽이 없음
	칸디다알비칸스*(Candida albicans)*	진균: 두형태성, 기회병원체, 자낭균(문)(division *Ascomycota)*
	질편모충*(Trichomonas vaginalis)*	원생동물: 편모, 파라바살리아류기생체(parabasilid parasites)
방광염(방광염증)[Cystitis (Bladder Infection)] (제19장)	대장균*(Escherichia coli)*	세균: 그람음성, 막대균, 정상창자균무리, 융통무산소균
	부생성포도알균*(Staphylococcus saprophyticus)*	세균: 그람양성, 불규칙한 포도모양으로 덩이진 알균
	프로테우스(종)*(Proteus* spp.)	세균: 그람음성, 막대균, 융통무산소균
	엔테로박터(종)*(Enterobacter* spp.)	세균: 그람음성, 막대균, 융통무산소균
	클레브시엘라(종)*(Klebsiella* spp.).	세균: 그람음성, 막대균, 협막
	칸디다알비칸스*(Candida albicans)*	진균: 두형태성, 기회병원체, 자낭균(문)(division *Ascomycota)*
	아스페르길루스(종)*(Aspergillus spp.)*	진균: 두형태성, 자낭균(문)(division *Ascomycota)*
	크립토코쿠스네오포르만스*(Cryptococcus neoformans)*	진균: 피막효모, 담자균(문)(phylum *Basidiomycota)*
	히스토플라스마캡슐라툼*(Histoplasma capsulatum)*	진균: 두형태성, 세포내기생체, 자낭균(문)(division *Ascomycota)*
	분아균(종)*(Blastomyces* spp.)	진균: 온도형 두형태성, 자낭균(문)(division *Ascomycota)*
출혈성방광염(Hemorrhagic Cystitis) (제19장)	아데노바이러스(Adenovirus)	바이러스: 무피막, dsDNA, 아데노비리다에(과)(family Adenoviridae)

비뇨계통

질병/장애/상태	미생물	특징
깔때기콩팥염("콩팥감염")[Pyelonephritis ("Kidney Infection")] (제19장)	대장균*(Escherichia coli)* (증례의 80% 이상)	세균: 그람음성, 막대균, 정상창자균무리, 융통무산소균
	포도알균(종)*(Staphylococcus* spp.)	세균: 그람양성, 불규칙한 포도모양으로 덩이진 알균
	프로테우스(종)*(Proteus* spp.)	세균: 그람음성, 막대균, 융통무산소균
	엔테로박터(종)*(Enterobacter* spp.)	세균: 그람음성, 막대균, 융통무산소균
	클레브시엘라(종)*(Klebsiella* spp.).	세균: 그람음성, 막대균, 협막
	칸디다알비칸스*(Candida albicans)*	진균: 두형태성, 기회병원체, 자낭균(문)(division *Ascomycota)*
	아스페르길루스(종)*(Aspergillus spp.)*	진균: 두형태성, 자낭균(문)(division *Ascomycota)*
	크립토코쿠스네오포르만스*(Cryptococcus neoformans)*	진균: 피막효모, 담자균(문)(phylum *Basidiomycota)*
	히스토플라스마캡슐라툼*(Histoplasma capsulatum)*	진균: 두형태성, 세포내기생체, 자낭균(문)(division *Ascomycota)*
	분아균(종)*(Blastomyces* spp.)	진균: 온도형 두형태성, 자낭균(문)(division *Ascomycota)*
렙토스피라증(Leptospirosis) (제19장)	렙토스피라인테로간스*(Leptospira interrogans)*	세균: 그람음성, 스피로헤타, 유산소균
토리콩팥염(브라이트병)[Glomerulonephritis (Bright's Disease)] (제19장)	황색포도알균*(Staphylococcus aureus)*	세균: 그람양성, 불규칙한 포도모양으로 덩이진 알균
	비리단스 알파용혈성사슬알균*(Viridans* alpha-hemolytic streptococci)	세균: 그람양성, 사슬 속의 알균, 사슬알균감염후에 발생
	창자알균(종)*(Enterococci* spp.)	세균: 그람양성, 사슬 속의 알균, 기회병원체
	슈도모나스(종)*(Pseudomonas* spp.)	세균: 그람음성, 막대균, 유산소균
	브루셀라(종)*(Brucella* spp.)	세균: 그람음성, 다형태성, 유산소균/호이산화탄소균
	클라미디아(종)*(Chlamydia* spp.)	세균: 그람가변성, 알균, 절대기생체
	아스페르길루스(종)*(Aspergillus spp.)*	진균: 두형태성, 자낭균(문)(division *Ascomycota)*
	칸디다(종)*(Candida* spp.)	진균: 두형태성, 기회병원체, 자낭균(문)(division *Ascomycota)*
	히스토플라스마캡슐라툼*(Histoplasma capsulatum)*	진균: 두형태성, 세포내기생체, 자낭균(문)(division *Ascomycota)*
	콕사키바이러스(Coxsackievirus)	바이러스: 무피막, +ssRNA, 피코르나비리다에(과)(family Picornaviridae)
	거대세포바이러스(Cytomegalovirus)	바이러스: 피막, dsDNA, 헤르페스비리다에(과)(family Herpesviridae)
	헤르페스바이러스(Herpes virus)	바이러스: 피막, dsDNA, 헤르페스비리다에(과)(family Herpesviridae)
	사람면역결핍바이러스(Human immunodeficiency virus)	바이러스: 피막, + ssRNA, 편모
	B형 간염바이러스(Hepatitis B virus)	바이러스: 피막, ssDNA와 dsDNA, 헤파드나비리다에(과)(family Hepadnaviridae)
	C형 간염바이러스(Hepatitis C virus)	바이러스: 피막, +ssRNA, 플라비리다에(과)(family Flaviviridae)
요관협착증(Ureteric Stenosis) (제19장)	폴리오마바이러스(Polyomavirus) JC와 BK	바이러스: 무피막, dsDNA, 파포바비리다에(과)(family Papovaviridae)

부록 C

참고문헌 및 인터넷 자료

Bibliography and Internet Resources

Bibliography

Aas JA, Pater BJ, Stokes LN, et al: Defining the normal bacterial flora of the oral cavity, *J Clin Microbiol* 43(11):5721–5732, 2005.

Adl SM, Simpson AG, Farmer MA, et al: The new higher level classification of eukaryotes with emphasis on the taxonomy of protests, *J Eukaryot Microbiol* 52(5):399–451, 2005.

Bauman R: *Microbiology: with diseases by taxonomy*, ed 2, San Francisco, 2007, Benjamin Cummings/Pearson Education.

Black JG: *Microbiology: principles and explorations*, ed 8, Upper Saddle River, NJ, 2012, Prentice Hall.

Bower J, Chalk P: *The global threat of new and reemerging infectious diseases*, Santa Monica, 2003, RAND.

Brunton L, Chabner B, Knollman B: *Goodman and Gilman's the pharmacological basis of therapeutics*, ed 12, New York, 2011, McGraw-Hill.

Clayton BD, Willihnganz M: *Basic pharmacology for nurses*, ed 16, St. Louis, 2013, Mosby/Elsevier.

Damjanov I: *Pathology for the health professions*, ed 4, St. Louis, 2012, Elsevier/Saunders.

Donlan RM: Biofilms and device-associated infections, *Emerg Infect Dis* 7:277–281, 2001.

Donlan RM: Biofilms: microbial life on surfaces, *Emerg Infect Dis* 8:881–890, 2002.

Dunne EF, Burman WJ, Wilson MJ: *Streptomyces* pneumonia in a patient with human immunodeficiency virus infection: case report and review of the literature on invasive *Streptomyces*, *Clin Infect Dis* 27:93–96, 1998.

Fishman J: BK virus nephropathy—polyomavirus adding insult to injury, *N Engl J Med* 347(7):527–530, 2002.

Fox SI: *Human physiology*, ed 13, New York, 2013, McGraw-Hill.

Garrity G: *Bergey's manual of systematic bacteriology*, Vols 1-5, New York, 2010, Springer.

Goering RV, Dockrell HM, Zuckerman M, et al: *Mims' medical microbiology*, ed 5, St. Louis, 2013, Mosby/Elsevier.

Grimes JD: Koch's postulates—then and now, *Microbe* 1(5):223–228, 2006.

Jabra-Rizk MA, Falkler WA, Meiller TF: Fungal biofilms and drug resistance, *Emerg Infect Dis* 10:14–19, 2004.

Klevens M, Edwards JR, Richards CL Jr, et al: Estimating health-care-associated infections and deaths in U.S. hospitals, 2002, *Public Health Rep* 122:160–166, 2007.

Klug WS, Cummings MR, Spencer CA, et al: *Concepts of genetics*, ed 9, San Francisco, 2009, Benjamin Cummings/Pearson.

Lehne RA: *Pharmacology for nursing care*, ed 8, St. Louis, 2013, Saunders/Elsevier.

Leon-Avila G, Tovar J: Mitosomes of Entamoeba histolytica are abundant mitochondrion-related remnant organelles that lack a detectable organellar genome, *Microbiology* 150:1245–1250, 2004.

Madigan MT, Martinko JM, Dunlap PV, et al: *Brock biology of microorganisms*, ed 12, San Francisco, 2009, Benjamin Cummings/Pearson Education.

Mahon CR, Lehman DC, Manuselis G: *Textbook of diagnostic microbiology*, ed 5, St. Louis, 2015, Saunders.

Meisenberg G, Simmons W: *Principles of medical biochemistry*, ed 3, St. Louis, 2012, Mosby/Elsevier.

Murray PR, Rosenthal KS, Pfaller MA: *Medical microbiology*, ed 7, St. Louis, 2013, Mosby/Elsevier.

Paduch DA: Viral lower urinary tract infections, *Curr Urol Rep* 8(4):324–335, 2007.

Prescot L, Harley J, Klein D: *Microbiology*, ed 5, New York, 2002, McGraw-Hill.

Rang HP, Dale MM, et al: *Rang and Dale's pharmacology*, ed 7, New York, 2012, Churchill Livingstone/Elsevier.

Smith M, Bruh J, Anderson J: The fungus Armillaria bulbosa is among the largest and oldest living organisms, *Nature* 356:428–431, 1992.

Sur D, Sengupta PG, Mondal SK, et al: A localized outbreak of Vibrio cholerae 0139 in Kolkata, West Bengal, *Indian J Med Res* 115:149–152, 2002.

Talaro KP: *Foundations in microbiology*, ed 8, New York, 2011, McGraw-Hill.

Thibodeau GA, Patton KT: *Anatomy and physiology*, ed 8, St. Louis, 2013, Mosby/Elsevier.

Tille PM: *Bailey and Scott's diagnostic microbiology*, ed 13, St. Louis, 2014, Mosby/Elsevier.

Totora GJ, Funke BR, Case CL: *Microbiology: an introduction*, ed 9, San Francisco, 2007, Benjamin Cummings/Pearson Education.

Tovar J, Fischer A, Clark CG: The mitosome, a novel organelle related to mitochondria in the amitochondrial parasite Entamoeba histolytica, *Mol Microbiol* 32:1013–1021, 1999.

VanMeter K, Hubert R: *Gould's pathophysiology for the health professions*, ed 5, St. Louis, 2014, Elsevier.

Walsh CT, Schwartz-Bloom RD: *Levine's pharmacology: drug actions and reactions*, ed 7, New York, 2005, Taylor & Francis.

Wecker L, Crespo L: *Brody's human pharmacology*, ed 5, St. Louis, 2010, Elsevier/Mosby.

Woese CR, Kandler O, Wheelis ML: Towards a natural system of organisms: proposal for the domains, archaea, bacteria, and eucarya, *Proc Natl Acad Sci USA* 87:4576–4579, 1990.

Internet Resources

American Academy of Periodontology, http://www.perio.org

Campadelli-Fiume G, Mirandola P, Menotti L: *Human herpesvirus 6: An emerging pathogen, Emerging Infectious Diseases* 5(3): 353–367, 1999. http://www.cdc.gov/Ncidod/eid/vol5no3/pdf/campadelli.pdf

Centers for Disease Control and Prevention, http://www.cdc.gov

CDC, *Outbreak Surveillance Data*, http://www.cdc.gov/foodborne-outbreaks/outbreak_data.htm

CDC, *Diseases and Conditions, Seasonal Flu*, http://www.cdc.gov/flu/

CDC, Food Irradiation, http://www.cdc.gov/ncidod/dbmd/disease info/foodirradiation.htm

Centers for Disease Control and Prevention (CDC), http://www.cdc.gov/index.htm

CDC, *Antibiotic / Antimicrobial Resistance*, http://www.cdc.gov/drugresistance/

CDC, *Sexually Transmitted Diseases, General Information*, http://www.cdc.gov/nchstp/dstd/disease_info.htm

CDC, *Vaccines and Preventable Diseases: HPV Vaccination*,http://www.cdc.gov/vaccines/vpd-vac/hpv/default.htm

CDC, *Vaccine Safety*, http://www.cdc.gov/vaccinesafety/?

CDC, *Division of Foodborne, Bacterial and Mycotic Diseases (DFBMD), Disease Listing*, http://www.cdc.gov/nczved/dfbmd/disease_listing.html

eMedicineHealth, http://www.emedicinehealth.com

FDA Consumer Magazine (Sept-Oct, 2004), Got Milk? Make Sure It's Pasteurized, http://www.fda.gov/fdac/features/2004/504_milk.html

MedicineNet.com, http://www.medicinenet.com

Real Milk Articles, Why Milk Pasteurization? Sowing the Seeds of Fear, http://www.realmilk.com/propaganda.html

National Center for Complementary and Alternative Medicine, http://nccam.nih.gov/health/supplement-safety/

National Institute of Allergy and Infectious Diseases, Antimicrobial (Drug) Resistance, http://www.niaid.nih.gov/factsheets/anti micro.htm

The Merck Manuals Online Medical Library, http://www.merck.com/mmhe/index.html

National Institute of Allergy and Infectious Diseases, Emerging and Re-emerging Infectious Diseases, http://www3.niaid.nih.gov/research/topics/emerging/

ScienceDirect, http://www.sciencedirect.com/science

Sunenshine RH, McDonald LC: *Clostridium difficile*–associated disease: New challenges from an established pathogen, Cleveland Clinic Journal of Medicine, 73(2): 187–197, 2006. http://www.cdc.gov/ncidod/dhqp/pdf/infDis/Cdiff_CCJM02_06.pdf

Slodkowicz-Kowalska A, Graczyk TK, Tamang L, et al: *Microsporidian species known to infect humans are present in aquatic birds: Implications for transmission via water? Appl Environ Microbiol* 72(7):4540–4544, 2006. Copyright © 2006, American Society for Microbiology. http://www.pubmedcentral.nih.gov/articlerender.fcgi?artid=1489349

Todar's Online Textbook of Bacteriology, http://www.textbookofbacteriology.net/

University Hospitals, http://www.uhhospitals.org

World Health Organization, *Drug Resistance*, http://www.who.int/drugresistance/en/

World Health Organization, *Antimicrobial resistance*, http://www.who.int/mediacentre/factsheets/fs194/en/

용어사전
Glossary

가수분해_Hydrolysis: 물이 존재하는 상태에서 거대분자(중합체)를 단위분자(단량체)로 분해하는 반응.

가수분해효소_Hydrolases: 가수분해반응을 촉매하는 효소.

가지세포(수상돌기세포)_Dendritic cells: 단핵구로부터 유래되는 항원제시세포. 긴 손가락 같은 돌기가 특징이며; 혈액, 림프, 그리고 거의 모든 조직 속에 존재한다.

간염_Hepatitis: 간세포를 심각하게 파괴할 수 있는 간의 염증.

간접접촉_Indirect contact: 병원체가 병원소(reservoir)로부터 매개물, 즉 무생물물체에 의해 감수성이 있는 숙주로 전파될 때 발생하는 전파의 일종.

감별배지_Differential media: 눈으로 보이는 차이들을 나타내는 여러 각기 다른 세균이 성장할 수 있는 배지. 이러한 차이는 균체의 크기, 색깔, 배지색깔의 변화, 혹은 기포와 침전물의 형성에서의 변이를 포함한다.

감수분열_Meiosis: 진핵세포에서 특수한 종류의 세포분열. 이 종류의 세포분열은 배우자의 형성에서만 일어난다. *reduction division*이라고도 부른다.

감염_Infection: 몸 속에서 미생물의 집락화와 성장.

강직증_tetany: 근육연축(muscle spasm).

개체군_Population: 생태학에서, 특정 종의 상호교배되는 생물의 집단.

건조_Desiccation: 물의 제거; 말림.

결막염_Conjunctivitis: 결막의 바이러스감염이나 세균감염; 분홍색눈(충혈안, *pink eye*)이라고도 부른다.

결핵_Tuberculosis (TB): 미코박테륨 속(genus *Mycobacterium*)에 속하는 특히 결핵균(*M. tuberculosis*)에 의해 야기되는 호흡계통의 심각한 병. 대단히 많은 증례를 야기한다.

경쟁_Competition: 운반자-매개 수송은 운반물질에 결합하는 두 개의 물질이 서로 유사한 모양을 지녔을 때 같은 결합부위에 대해 경쟁을 보일 수 있다.

경쟁(효소)억제_Competitive (Enzyme) inhibition: 기질과 유사한 물질이 효소의 활성부위에 대해 경쟁하는 상태를 설명함.

계통발생_Phylogeny: 생물 사이의 유연관계를 다룸.

고름딱지증(농가진)_Impetigo: 주로 고름사슬알균(화농연쇄구균, *Streptococcus pyogenes*)에 의해 야기되는 세균성얕은피부감염.

고름집(농양)_Abscess: 감염된 조직구역내 고름의 국소적인 모임.

고세균_Archaea: 세균과 유사한 원핵생물이지만 진화적으로 서로 다른 단세포미생물의 집단.

고장성_Hypertonic: 용매보다 용질의 농도가 더 높은 용액.

고전보체경로_Classical complement pathway: 항원-항체 복합체가 주된 보체단백질 C1 성분에 결합할 때 활성화되는 보체계의 일부.

고형배지_Solid media: 물리적으로 고형의 상태인 배지

(agar)는 고형배지의 일종이다.

고환(정소)_Testes: 음낭 속에 위치하고 정자생산과 호르몬 생산에 참여하는 계란모양의 2개의 남성생식기관.

골반염질환_Pelvic inflammatory disease (PID): 여성생식기관의 감염과 염증.

골수형성_Myelopoiesis: 일반적으로 단핵구와 과립구의 생산을 지칭함.

공기전파질환(전파)_Airborne disease (transmission): 매개자로부터 숙주까지 1 cm 이상 이동하는 비말핵(점액방울), 기타 다른 연무질, 그리고 먼지에 의한 병원체의 확산.

공생_Symbiosis: 두 각기 다른 종류의 생물이 함께 살아가는 것을 설명함.

공생질소고정세균_Symbiotic nitrogen-fixing bacteria: 식물이나 다른 생물과 공생관계로 살아가는 질소고정세균.

공여자_Donor: 공여세균은 용균되는 세균으로 DNA가 조각으로 나뉘고 다른 살아 있는 세균(수용자)이 취할 수 있다.

공유결합_Covalent bond: 동일 원소의 두 원자 사이 혹은 각기 다른 원소의 원자 사이에 전자의 공유로 형성되는 화학결합의 일종.

관용원_Tolerogens: 면역계통에 의해 관용되는 항원. 하지만, 만일 관용원의 분자량이나 형태가 변한다면 면역원(immunogen)이 될 수 있다.

광독립영양생물_Photoautotrophs: 에너지원으로 햇빛을 이용하고 탄소원으로 대기중의 이산화탄소를 이용하는 생물.

광범위_Broad-spectrum: 매우 다양한 미생물에 대해 효력이 있는 약물을 지칭함.

광영양생물_Phototrophs: 광합성을 위해 햇빛을 사용하고 이 과정 동안 에너지를 방출시키는 생물.

광종속영양생물_Photoheterotrophs: 에너지원으로 햇빛을 이용하고 탄소원으로 유기화합물을 이용하는 생물.

광학현미경_Light microscope: 시료를 관찰하기 위해 가시광선스펙트럼을 사용하는 현미경.

광합성_Photosynthesis: 빛에너지를 화학에너지로 전환시키는 생화학적인 기본과정.

괴사감염_Necrotizing infection: 조직의 비가역적인 손상/파괴를 일으키는 감염.

괴사궤양잇몸염_Necrotizing ulcerative gingivitis: 급성의 통증, 출혈, 그리고 부패냄새를 수반하는 잇몸의 통증성 감염.

괴저_Gangrene: 괴사의 합병증; 흔히 상처와 관련된 조직의 부패와 사멸.

교차저항_Cross-resistance: 특정의 약물에 내성이 있는 세균이 유사한 약물에도 내성을 갖는 현상.

교환반응_Exchange reaction: 동일한 분자를 다른 조합으로 운반하는 반응. 따라서 반응의 성분은 동일하지만 그들의 조합은 다른 산물이 된다.

병소감염_Focal infection: 병원체가 국소적인 감염으로부터 다른 조직으로 확산될 때 발생하는 감염.

국소감염_Local infection: 미생물이 몸으로 침입하여 특정 조직에 국한되어 잔류할 때의 상태.

국제연합_United Nations: 세계평화를 이루기 위해 국제법과 기타 주제들을 다루어 국가간의 협조를 촉진시키려는 목적의 국제기구.

군집_Communities: 특징적으로 균일하지 않은 생물군의 모임.

귀두염_Balanitis: 귀두(glans penis)의 염증.

균근_Mycorrhizae: 토양으로부터 무기질과 물을 흡수하도록 식물의 뿌리를 돕는 진균.

균막_Pellicle: 시험관내 세균의 성장유형. 시험관의 꼭대기에서 두꺼운 성장덩어리가 특징이다.

균사_Hyphae: 가늘고 긴 미세섬유(filament)를 형성하는 실 같은 다핵성의 진균구조. 이의 많은 것들이 집합적으로 진균의 균사체(mycelium)와 자실체(fruiting body)를 형성한다.

균사체_Mycelium: 진균의 실모양 균사의 총체적인 덩이.

균주_Strain: 분류학에서, 종의 다른 아집단과 구별되는 특징을 가진 그 종의 아집단.

균학_Mycology: 진균에 대한 연구.

미생물혈증_Microbemia: 림프배출을 통해 순환계통으로 침입한 미생물로 인한 감염을 설명하는 용어.

패혈증_Septicemia: 미생물이 혈류에서 증식하는 전신감염.

그람양성균_gram-positive bacteria: 세포막의 바깥에 위치하는 두꺼운(20~80 nm) 펩티도글리칸층이 특징인 세포벽.

그람음성균_gram-negative bacteria: 펩티도글리칸층의 지단백질분자에 박혀있는 껍질을 제공하는 바깥막을 가졌기 때문에 보다 복잡한 얇은(5~10 nm) 펩티도글리칸층이 특징인 세포벽.

극성_Polar: 화학에서, 공유된 전자의 불균등한 분포로 인해 전하가 불균등하게 분포하는 결합.

급성감염_Acute infections: 중증의 증상과 함께 빠르게 나타나고 이후에 빠르게 사라지는 감염.

기관지_Bronchi: 공기를 허파로 인도하는 호흡관 속의 기도 부분.

기관지나무_Bronchial tree: 기관과 기관지의 해부학적인 복합체. 기관으로부터 나오는 기관지가지

중심원리_Central dogma: DNA의 RNA로의 단백질로의 전사.

기생생활_Parasitism: 한 생물이 이익이 되고 다른 생물이 해가 될 때의 공생관계.

기술역학_Descriptive epidemiology: 질병에 관한 자료의 수집과 도표작성

기회병원체_Opportunistic pathogens: 면역계통이 적절하게 기능하는 경우에는 질병을 일으키지 않지만 만일 면역계통이나 정상균무리가 균형을 벗어나게 되면 잘 자라게 되는 세균.

길항작용_Antagonism: 약물들을 복합으로 투여하는 것이 약물을 단독으로 투여할 때보다 덜 효과적인 것을 설명함.

깔대기콩팥염(신우신염)_Pyelonephritis: 콩팥과 요도의 감염.

껍질_Shell: 원자에서, 핵의 주위를 도는 전자에 의해 점유된 분리된 에너지부위.

나선균_Spirilla: 꼬여진 "뱀같은" 형태를 가진 세균. 흔히 편모가 운동기전을 제공한다.

나선바이러스_Helical virus: 나선형으로 보이는 단백질캡시드를 가진 바이러스.

나선형_Spirals: 비브리오, 나선균(spirilla), 혹은 스피로헤타(spirilla)처럼 발생하는.

탄소_Carbon: 기호 C 그리고 원자번호 6을 가진 자연적으로 풍부한 화학원소. 탄소는 모든 유기분자들의 뼈대를 제공한다.

난소_Ovaries: 난자, 에스트로겐, 그리고 프로게스테론을 생산하는 쌍으로 된 여성생식기관.

내기성혐기균_Aerotolerant anaerobes: 산소를 필요로 하지 않는 세균; 세균의 성장에 산소의 존재가 필요하지 않거나 도움이 되지 않는다.

내인성(감염)_Endogenous (infections): 환자의 정상세균무리속에 있는 미생물에 의해 야기되는 감염. 때로 건강관리시설과 연관되는 다양한 요인으로 인해 병원성으로 된다.

내효소_Endoenzyme: 생물막 속에서 기능하는 효소.

뇌염_Encephalitis: 뇌의 염증.

뇌척수액_Cerebrospinal fluid: 뇌실, 척수의 중심관, 그리고 거미막밑공간을 채우는 투명한 무색의 체액.

뉴클레오캡시드_Nucleocapsid: 단백질피막을 함께 가진 바이러스유전체를 뜻함.

능동운반_Active transport: 원형질막을 통과하는 물질의 운반; 세포에너지[아데노신3인산염(ATP) 참조]. 이 운반기전은 흔히 농도기울기에 대항하여 일어난다.

다당류_Polysaccharides: 녹말, 글리코겐, 그리고 셀룰로오스와 같은 복합탄수화물.

다섯 "I"_The five "I's": 접종(Inoculation), 배양(Incubation), 분리(Isolation), 검사(Inspection)(관찰), 동정(Identification). 미생물을 검사하고 특성분석하기 위한 다섯 가지의 기본절차.

다형태성_Pleomorphic: 크기와 형태에서 변이를 보이는 생물을 설명함.

단당류_Monosaccharides: 3~7개의 탄소원자와 (카르보닐기의 위치에 따라) 알데히드당이나 케톤당을 포함하는 단순당.

단모성_Monotrichous: 한쪽 끝에 편모를 가진 세균세포를 설명하는 용어.

단순헤르페스(단순포진)_Herpes simplex: 두 변이형 HSV1과 HSV를 가진 바이러스의 종류. HSV1은 대개 입술위나 입안에서의 감염을 야기하며 HSV2는 주로 생식기헤르페스를 일으킨다.

단핵구_Monocytes: 큰포식세포나 가지세포로 분화될 수 있는 무과립백혈구.

당분해(해당작용)_Glycolysis: 글루코스를 피루브산으로 분해하는데 관여하는 두 단계의 과정. 당분해는 엠덴-메이어호프경로(Embden-Meyerhof pathway)라고도 알려져 있다.

당질층(당피)_Glycocalyx: 원형질막을 싸고 있는 세포바깥의 중합체성의 바탕질.

대변이_Macrolesion: 하나 이상의 염기쌍, 혹은 여러 유전자가 포함되는 DNA의 손상.

대수성장기_Logarithmic growth phase: 세균의 수가 지수적으로 증가하는 동안의 세균성장기; 지수성장기(exponential growth phase)라고도 부른다.

대장균_*Escherichia coli*: 요로감염, 패혈증, 수막염, 그리고 폐렴을 유발시키는 흔한 신생아 감염의 원인체

대체보체경로_Alternative complement pathway: 면역계통의 감염에 대한 자연방어의 선천성분. 이는 항체의 관여 없이 작동할 수 있다.

데옥시리보핵산_Deoxyribonucleic acid (DNA): 세포의 유

전정보를 담고 있으며; 당 데옥시리보오스와 회전 당 10개의 염기를 포함하는 이중나선구조를 지닌 핵산.

도노반증_Donovanosis: 크레브시엘라(*Klebsiella*)에 의해 야기되는 성매개질환.

도말평판_Spread plate: 소량의 액상접종균이 도포되고 전체표면 위에 균일하게 퍼지게 하는 아가평판.

도시화_Urbanization: 대단히 많은 사람들이 작은 구역에 집중되어 도시를 형성하는 과정.

독력(발병력)_Virulence: 숙주세포에 감염하여 해를 끼치는 병원체의 능력.

독립영양생물_Autotroph: 환경 속의 이산화탄소로부터 탄소를 얻을 수 있는 미생물.

독성(발병성)_Virulent: 숙주조직에 침입하여 병을 일으킬 수 있는 능력.

독성쇼크증후군_Toxic shock syndrome (TSS): 황색포도알균(*Staphylococcus aureus*)에 의해 야기되는 상대적으로 드물지만 생명을 위협하는 병.

독성인자(발병인자)_Virulence factor: 숙주에 감염하거나 해를 끼치도록 하는 미생물의 산물이나 특성.

독성학_Toxicology: 독에 대한 몸의 반응, 유해효과, 작용기전, 증상, 치료, 그리고 확인에 대한 연구.

독물_Poison: 몸에 유해한 어떤 물질.

독소_Toxin: 생물에 의해 생성되는 독성물질.

독소생산_Toxigenic: 독소를 생산하는 생물.

독소혈증_Toxemia: 혈액내 독소의 존재.

돌기_Spikes: 바이러스학에서, 바이러스캡시드 혹은 외피 위의 당단백질돌출물. 숙주세포에 대한 부착이나 융합에 이용된다.

돌연변이_Mutation: 세포분열에 의해 전달되는 DNA나 RNA 염기쌍서열의 변화.

동결건조_Lyophilization: 미생물, 기타 세포, 그리고 물질을 수년 동안 보존하기 위해 냉동과 건조가 복합된 기법.

동위원소_Isotope: 동일한 수의 양성자를 갖지만 중성자의 수가 다른 원소의 원자형태.

동정_Identification: 분류학에서, 생물의 형질을 특징짓고, 확인하며, 기록하는 과정.

동종이식_Allograft: 서로 다른 유전체(유전정보)를 가진 동일 종(예, 사람)에서 유전적으로 서로 다른 개체들 사이의 이식.

동종이식편_Isograft: 일란성쌍동이처럼 유전적으로 동일한 실체 사이에서 이식된 조직이나 기관.

동화대사_Anabolism: 작은 것들로부터 큰 분자의 합성. 이 반응은 에너지를 필요로 한다.

등장성_Isotonic: 동일한 양의 용질과 용매를 가진 용액.

떠돌이균무리_Transient flora: 영구적으로 성립되지 않고 짧은 기간 동안 숙주의 겉이나 안에 존재하는 미생물.

라임병_Lyme disease: 이동성의 그람음성 스피로헤타 보렐리라부르도르페리(*Borrelia burgdorferi*)에 의해 야기되는 진드기유래 질환.

람다파지_Lambda (λ) phage: 대장균(*Escherichia coli*)을 감염시키는 온순박테리오파지(temperate bacteriophage).

랑게르한스세포_Langerhans cells: 표피의 가지세포. 침입하는 미생물을 방어하는 역할을 수행한다.

렉틴경로_Lectin pathway: 보체계(complement system)를 활성화시키는 생화학적인 경로의 하나.

렙토스피라증_Leptospirosis: 콩팥감염과 거타 비특이적인 질병을 일으킬 수 있는 인수공통감염균인 스피로헤타 렙토스피라인테로간스(*Leptospira interrogans*)에 의해 야기되는 질환.

록키산홍반열_Rocky Mountain spotted fever: 진드기에 의해 전파되는 세균 리케차리케치(*Rickettsia rickettsii*)에 의해 야기되는 질병.

류마티스열_Rheumatic fever: 고름사슬알균(*Streptococcus pyogenes*)감염으로 이어질 수 있는 합병증/질환이며 많은 몸계통에 영향을 미친다.

리보핵산_Ribonucleic acid (RNA): DNA로부터 전사되는 핵산. 단백질합성을 이끌거나 그에 참여한다.

리소자임_Lysozymes: 세균세포벽의 펩티도글리칸층을 공격하는 효소.

리스테리아증_Listeriosis: 단구성리스테리아(*Listeria monocytogenes*)에 의해 오염된 음식의 섭취로 야기되는 감염.

림프구_Lymphocytes: 특이면역반응에 필수적인 백혈구.

림프구형성_Lymphopoiesis: 림프구의 생산.

두창(천연두, 마마)_Smallpox: 폭스바이러스(poxvirus 에 의해 야기되는 고도로 전염성인 때로 치명적인 병

마취제_Anesthetic: 통증의 의식적인 감각이 차단된 상태인 마취를 일으키는 물질.

막대균(간균)_Bacilli: 일부는 내생포자를 형성하는 막대모양의 세균.

만성감염_Chronic infections: 급성감염에서 발생하는 것보다 대개 덜 중증인 증상을 수반하면서 오랜 시간 동안 지속되는 감염.

말초신경계통_Peripheral nervous system: 뇌신경, 척수신경, 신경절, 중추신경계통의 바깥에 위치하는 감각수용기로 구성되는 신경계통의 일부.

말총모양_Lophotrichous: 세균의 한쪽 끝이나 양쪽 끝의 토리(tuft) 속에 존재하는 편모를 가진 세균세포를 설명함.

매개물_Fomite: 감염생물을 전파할 수 있는 무생물의 물체나 물질.

매독_Syphilis: 매독균(*Treponema pallidum*)에 의해 야기되는 성매개질환.

머리마디(두절)_Scolex: 촌충(tapeworm)의 앞끝. 숙주에 부착하기 위한 갈고리/빨판을 장착하였다.

면역_Immunity: 어떤 외래물질의 존재에 반응하는 몸의 능력.

면역계통_Immune system: 몸의 면역에 관여하는 주된 계통. 특수한 세포, 조직, 그리고 기관 뿐만 아니라 특수한 단백질계통으로 구성된다.

면역글로불린_Immunoglobulin (Ig): 알려진 항체활성을 가진 구형단백질.

면역노화_Immune senescence: 노화 동안 면역기능의 감소. 이는 감염병에 대한 감수성을 증가시킨다.

면역억제_Immunosuppressed: 항원의 공격에 대해 적절하게 반응할 수 없는 면역계통의 일부나 전부.

면역원_Immunogen: 면역계통이 특이적인 항체를 생산하도록 자극하는 물질.

면역적격_Immunocompetent: 사람의 면역계통이 적절하게 기능하는 상태

면역학_Immunology: 면역계통의 유전적, 생물학적, 화학적, 그리고 물리적인 특징에 대한 연구.

멸균_Sterilization: 모든 미생물과 포자의 파괴/제거.

명명법_Nomenclature: 생물의 이름을 붙이는 규칙.

무격벽_Coenocytic: 격벽을 갖지 않으며 따라서 많은 핵을 가진 길고 연속적인 세포로 보이는 진균의 균사(잔섬유).

무균_Aseptic: 미생물이 없음; 또한 병원성미생물에 대해 방어하기 위해 사용하는 방법.

무균_Sterile: 물질의 안과 겉에 어떠한 생물도 없는.

무균법_Aseptic technique: 미생물에 의한 오염/감염을 방어하기 위해 사용하는 방법.

무기질_Minerals: 생물학에서, 생물이 필요로 하는 화학요소.

무딘끝(둔단)_"Blunt" ends: 분자유전학에서, 두 가닥 모두의 길이가 동일하며 돌출부가 없는 이중가닥 DNA 분자의 끝.

무른궤양(연성하감)_Chancroid: 성매개 세균성질환. 생식기의 통증성 궤양이 특징이다.

무산소세포호흡_Anaerobic cellular respiration: 산소를 필요로 하지 않는 세포호흡으로 이화대사과정

무증상감염_Subclinical infection: 증상을 일으키지 않는 감염.

문_Phylum: 계(kingdon)의 아래, 강(class)의 위에 속하는 분류학적인 등급.

물질_Matter: 공간을 점유하고 부피와 질량을 가진 어떤 것.

미생물무리_Microbiota: 정상적인 균무리.

미생물생태학_Microbial ecology: 미생물과 그들의 자연적인 환경과의 상관관계에 대한 연구.

미세동물_Animalcules: 미세생물; 반레벤후크가 명명한 "작은동물(small animals)".

미세산소균_Microaerophiles: 대기에 존재하는 것보다 훨씬 더 낮은 농도인 약 2~10%의 낮은 농도의 산소를 필요로 하는 세균.

미소서식지_Microhabitat: 생존을 위한 최적의 조건으로 인해 군집내 개체군과 생물군이 거주하는 특이적인 작은 장소.

미숙감염(부전감염)_Abortive infection: 일부 혹은 모든 바이러스성분이 합성되지만 어떠한 감염성바이러스도 생성되지 않는 감염.

미코플라스마_Mycoplasma: 다형태성의 그람음성조건무산소세균. 요로에서 그리고 생식기관에서 일부 감염을 야기하며 여성에서 골반염질환(pelvic inflammatory disease, PID)과 남성에서 요도염(urethritis)을 일으킬 수 있다.

미토솜_Mitosome: 일부 난세포진핵생물에 존재하는 소기관; 미토솜은 미토콘드리아와 유사하게 보이지만 거의 아무런 에너지생산능력도 가지지 않는다.

바이러스살균제(바이러스살멸제)_Virucide: 바이러스를 불활성화시키는 제제.

바이러스성출혈열_Viral hemorrhagic fevers: 중증도가 상대적으로 경증인 것부터 생명을 위협하는 것까지의 범위에 이르며, 중증의 여러계통질환을 초래할 수 있는 일단의 발열질환.

바이러스외피_Viral envelope: 일부 바이러스에서, 숙주세포로부터 얻은 막의 일부로써 시작되어 바이러스에 의해 현저하게 변화되는 신축성 있는 바깥덮개.

바이러스혈증_Viremia: 혈액내에 바이러스가 존재하지만 그곳에서 복제하지 않는 감염.

박테리오파지_Bacteriophage: 세균을 감염시키는 바이러스.

반고형배지_Semisolid media: 성긴 겔의 물리적인 특성을 가진 배지.

반데르발스힘_Van der Waals forces: 약간의 극성을 가진 분자 사이의 약한 인력.

발아제거_Degermination: 특정/제한된 구역 내에서 미생물 대부분의 기계적인 제거.

발암성_Oncogenic: 종양을 일으키는 경향.

발열_Pyrexia: 열; 과도한 염증이나 미생물침입에 대한 전신 반응.

발열원_Pyrogens: 미생물침입에 대한 반응으로 백혈구로부터 분비되는 열생성물질.

발티모오분류체계_Baltimore classification system: 데이비드발티모어(David Baltimore)에 의해 고안된 바이러스 분류체계. 이 체계는 바이러스를 바이러스유전체와 전령 RNA 사이의 연관관계에 기반하여 일곱 가지 집단들 중의 하나로 위치시킨다.

발효_Fermentation: 부산소상태에시 세포를 워한 에너지생산과정.

방광_Urinary bladder: 배뇨전에 소변을 저장하는 근육주머니.

방광염_Cystitis: 방광에서 발생하는 감염. 때로 방광감염(*bladder infection*)이라고 간단하게 지칭된다.

방부_Antisepsis: 살아있는 조직의 소독

방부제_Antiseptic: 피부를 소독하기 위해 사용하는 성장억제물질.

방사능_Radioactivity: 불안정한 원자로부터 에너지 또는 입자의 자발적인 방출.

배아_Embryo: 동물에서 태아로 분화되기 전에, 접합자로부터 그의 발생 초기단계에 있는 생물.

:배아발생의 첫 주 이후부터 출생 전까지 발달하는 포유류.

배양_Culture: 배지의 용기 속에서 성장하고 증식하는 미생물.

배양_Incubation: 미생물학에서, 성장과정을 촉진시키기 위해 적절한 환경 속에 접종배지를 위치시키는 것.

배지_Culture media: 미생물이나 세포의 성장을 지지하는 액체나 겔.

백선증_Tineas: 피부, 손톱, 그리고 털의 얕은진균감염.

백신_Vaccine: 사멸시키거나 혹은 약화시킨 세균이나혹은 불활성화시킨 세균독소의 제제. 투여될 때 면역반응을 야기할 것이고 병원체나 독소에 의한 추가 공격으로부터 개체를 보호하게 된다.

백일해_Pertussis: 보르데텔라백일해(*Bordetella pertussis*)에 의한 고도로 전염성인 질병. 백일기침(*whooping cough*)이라고도 부른다.

백혈구형성_Leukopoiesis: 적색뼈속질(적색골수)의 조혈줄기세포로부터 백혈구의 생성.

범유행_Pandemic: 전세계적인 유행.

매개체_Vector: 미생물학에서, 숙주로부터 숙주로 병원균을 운반하는 세균; 분자유전학에서, 한 생물로부터 다른 생물로 유전물질을 운반하는 흔히 바이러스나 플라스미드의 제제.

변성_Denaturation: 거대분자의 부분적인 혹은 전체적인 변화과정. 이는 단백질이나 중합효소연쇄반응의 일부 과정에서 핵산이 온도증가 혹은 지나친 pH에 노출될 때 발생할 수 있다.

병원성_Pathogenic: 병을 일으킬 수 있는 능력.

병원성_Pathogenicity: 다른 생물에서 감염병을 일으킬 수 있는 병원체의 능력.

병원체_Pathogen: 병을 일으킬 수 있는 감염원.

병인_Etiology: 질병의 원인에 대한 연구.

보강배지_Enriched media: 혈액, 혈청, 헤모글로빈, 혹은 특이적인 종의 성장에 필요한 성장인자와 같은 복합적인 유기물질을 포함하는 배지.

보인자_Cofactor: 효소의 비단백질 부분으로 일반적으로 금속이온이다.

보툴리눔증_Botulism: 세균 클로스토리듐보툴리눔(*Clostridium botulinum*)에 의해 생산된 신경독소에 의해 야기되는 드물고 심각한 마비질환.

보호장비_Protective gear: 특정의 실험실환경에서 필요한 장갑, 호흡기보호, 눈보호, 보호옷, 그리고 어떤 다른 보호장비.

보효소_Coenzymes: 대개 수용성비타민의 유도체이며 효소의 활성화에 필요한 효소의 비단백질부분.

복귀_Reversion: 점돌연변이에서 원래의 표현형을 회복하는 변화.

복제깔기(배양평판복사배양법)_Replica plating: 군집의 유형을 다른 평판에 정확하게 복제시키는 평판배양법(plating method).

복합배지_Complex media: 화학적으로 확인될 수 없는 최소한 하나의 성분을 포함하는 배지. 따라서 배지는 정확한 화학식로 나타낼 수 없다; 비합성배지(*nonsynthetic media*)라고도 부른다.

복합현미경_Compound microscope: 접안렌즈와 대물렌즈를 가진 일종의 광학현미경.

봉입체_Inclusion: 세포의 세포질에 들어 있는 다양한 무생

물구조.

부고환염_Epididymitis: 요도염이나 전립샘염의 합병증을 나타내며; 흔히 성매개감염의 합병증이다.

분야바이러스과_Bunyaviridae: 사람의 질병을 일으킬 수 있는 단일가닥 음성센스 RNA 바이러스. 한타바이러스(hantavirus)와 출혈성발열바이러스(hemorrhagic fever virus)가 포함된다.

부생균_Saprobes: 주로 죽은 생물로부터 나온 유기물질을 먹고 사는 자유생활 미생물.

부속샘_Accessory glands: 특정기관계통을 보조하는 샘조직.

부영영화_Eutrophication: 강이나 호수로 흘러 들어간 영양소가 풍부한 물속에서 미생물의 과다성장.

부작용_Side effect: 병의 약물치료로부터 초래되는 의도치 않은 대개 부정적인 효과.

부착_Adhesion: 감염의 첫 번째 그리고 아마도 가장 핵심적인 단계. 조직표면에 세균이 물리적으로 부착하는 것이 포함된다.

분류_Classification: 생물을 유사성에 기반하여 분류군(taxa)으로 할당하는 것.

분류군_Taxon: 연관된 생물의 무리; 복수는 taxa.

분류학_Taxonomy: 생물을 분류하는 방법과 학문.

분리_Isolation: 미생물학에서, 추가적인 조사를 위해 특이적인 집락/개체를 고르는 과정.

분석역학_Analytical epidemiology: 기술역학에 의해 수집된 자료의 분석을 사용하여 가능한 원인과 효과의 관계를 보여주는 시도.

분열생식_Schizogony: 먼저 핵이 여러 번 분열하고 그 다음 각각의 핵에 대해 세포질이 분열하는 분열과정.

분열소체_Merozoite: 원생동물 기생충의 딸세포.

분자_Molecule: 화학결합에 의해 서로 연결된 둘 이상의 원자.

분해효소_Lyases: 물의 첨가 없이 기질로부터 기능기를 제거하거나 혹은 이중결합으로 기능기를 첨가시키는 효소.

브루셀라증_Brucellosis: 전세계적으로 발생하는 감염성의 인수공통감염병. 다양한 브루셀라 종에 의해 발생된다.

비가역억제_Irreversible inhibition: 물질이 효소의 활성부위에 대해 기질과 경쟁하는 상태. 따라서 효소작용을 억제시킨다.

비경구용_Parenteral: 위창자나 허파를 통하지 않는 수단에 의해 물질을 몸 속으로 유입시키는 것을 설명함.

비경쟁억제_Noncompetitive inhibition: 물질이 효소의 알로스테리부위(allosteric site)에 결합할 때 발생하는 억제. 이는 활성부위를 변화시켜 효소작용을 억제시킨다.

비극성_Nonpolar: 전하가 없는.

비뇨기계_Urinary system: 몸의 체액량과 조성을 조절하고 몸으로부터 대사노폐산물을 분비하는 몸계통.

비로이드_Viroid: 캡시드가 결핍된 단일가닥 DNA 분자. 식물에서의 감염원이다.

비루소이드_Virusoids: 비로이드(viroid)와 유사하지만 숙주세포에 감염되기 위해서는 특이적인 도움바이러스(helper virus)를 필요로 하는 환상의 단일가닥 RNA.

비리온_Virion: (만약 외피가 있다면) 외피를 포함하는 완전한 바이러스.

비말전파_Droplet transmission: 감염원이 호흡비말을 통해 1 m 이하의 거리를 이동하여 전파될 때 발생함.

비브리오_Vibrios: 단순하게 구부러진 막대모양의 세균.

비생물_Abiotic: 환경내 살아 있지 않은 화학적 그리고 물리적인 요인의 성분들.

비이온화방사선_Nonionizing radiation: 원자로부터 전자를 떼어 낼 충분한 에너지가 없는 전자기복사선의 일종. 여기에는 음파; 자외선, 가시광선, 그리고 적외선; 마이크로파; 그리고 전파가 포함된다.

비임균성요도염_Nongonococcal urethritis (NGU): 임질을 일으키는 균(임질균, *Neisseria gonorrhoeae*)과는 다른 병원체에 의해 야기되는 요도의 감염.

비자기항원_Nonself antigen: 한 사람의 면역계통에 대해 외래인 항원이나 물질.

비합성배지_Nonsynthetic medium: 화학적으로 확인되지 않는 최소 하나의 성분을 포함하며 따라서 정확한 화학식으로 나타낼 수 없는 배지.

빛비의존반응_Light-independent reactions: 광합성의 암반응(*dark reactions*)이라 부르는 두 번째 단계. 엽록체의 스토로마에서 일어난다.

빛의존반응_Light-dependent reaction: 광합성의 첫 번째 단계; 화학에너지로 전환되는 태양에너지를 필요로 한다.

사람성장호르몬_Human growth hormone (HGH): 뇌하수체앞엽에서 합성되어 분비되는 단백질호르몬. 호르몬은 성장과 대사에 주된 역할을 수행한다.

사륜구균_Tetrads: 미생물학에서, 세포들이 4개의 정사각형으로 모이게 되는 세균배열.

사르시나_Sarcina: 알균이 8, 16, 혹은 그 이상의 3차원 정육면체내에서 무리 지어 배열되는 세균.

사멸기_Death phase: 세균성장의 사멸기는 성장이 정지하고 사멸세포의 수가 살아 있는 세포의 수보다 더 큰 경우에 시작된다.

사슬알균_Streptococci: 선이나 사슬로 배열된 알균.

사이막팡이실(유격벽균사)_Septate hyphae: 교차벽(cross-wall)에 의해 분절로 나뉘는 진균의 균사.

사이토카인(시토카인)_Cytokines: 면역계통의 세포에 의해 분비되며 면역반응의 화학매개자로 간주되는 작은 단백질.

산_Acids: 수소이온(H+)을 방출하는 물질.

산발성_Sporadic: 흔하지 않거나 무작위적으로 일어나는.

산소세포호흡_Aerobic cellular respiration: 산소를 필요로 하고 에너지를 방출하는 이화대사과정.

산화_Oxidation: 원자나 분자가 하나 이상의 전자를 잃을 때 발생함.

산화환원_Redox: 산화환원반응.

산화환원효소_Oxidoreductases: 산화환원반응에서 전자의 운반을 촉매하는 효소.

살균성_Bactericidal: 세균을 죽이는 물질의 작용.

살균제_Bactericide: 세균을 파괴하는 물질.

살균제_Microbicidal agents: 모든 미생물을 죽이는 약제.

살모넬라증_Salmonellosis: 주로 위창자관에 침범하는 질병; 살모넬라 속(genus *Salmonella*)의 종에 의해 야기된다.

살조제_Algicides: 조류를 죽이거나 성장을 억제시키는 물질.

살진균제_Fungicides: 진균과 그의 포자를 죽이는 화학적이거나 생물학적인 화합물.

삼투_Osmosis: 더 높은 농도의 구역으로부터 더 낮은 농도의 구역으로 선택적인 투과막을 통한 물의 확산.

상리공생_Mutualism: 두 생물이 이익이 되는 공생관계.

상승작용_Synergism: 두 화학물질이나 생물이 서로 협동하여 단독으로 이룰 수 있는 것보다 더 큰 효과를 만드는 관계에서 생기는 효과.

색소모세포진균증_Chromoblastomycosis: 대개 다리에 있는 피부의 사마귀모양병변이 특징인 피부밑조직의 만성 국소성진균감염.

생물군_Guild: 연결된 대사활동을 수행하는 미생물의 개체군.

생물권_Biosphere: 생물이 집락화된 지구의 구역.

생물다양성_Biodiversity: 특정의 환경 속에서 살고 있는 종/생명 형태의 변이.

생물량_Biomass: 생태계 속 모든 생물의 양.

생물의_Biotic: 생물, 그들이 생산한 산물, 그리고 환경에 대한 이들의 효과를 지칭하는.

생물지구화학_Biogeochemistry: 생물지구화학순환에서 화학적인 변환에 대한 연구.

생물지구화학적 순환_Biogeochemical cycle: 유기화합물이나 화학요소가 생태계의 생물구획과 무생물구획을 통해 이동하면서 하나의 화학적인 상태로부터 다른 상태로 변화되는 순환이나 경로.

생물테러_Bioterrorism: 테러리스트의 공격 동안 혹은 전쟁 동안 민간인이나 군인을 죽이거나 무력화시키기 위한 생물학적인 제제의 사용.

생물테러대응청_Division of Bioterrorism Preparedness and Response Office: 질병통제예방센터(Centers for Disease Control and Prevention, CDC)에 의해 관리되며, 생물테러에 대응하는 기관/정부기관을 보조하는 프로그램.

생물학적 분석법_Bioassay: 살아 있는 생물에 대한 효과를 검정함으로써 물질의 생물학적인 활성이나 효능을 확인하는 분석법.

생물학적인 수송_Biotransport: 생물막을 통한 약물의 수송.

생물환경수복_Bioremediation: 미생물이나 그의 효소를 이용하여 환경을 그의 원래 상태에 대한 오염원을 변화시킴으로써 회복시키는 과정.

생식세포_Gametocyte: 감수분열에 의해 배우자로 발달하는 세포.

생체이용률_Bioavailability: 약물이 그의 작용부위로 도달하는 정도를 나타내기 위해 사용되는 용어.

생태계_Ecosystem: 생물, 그들의 무생물환경, 그리고 그들 사이의 관계로 구성되는 계통.

서식지_Habitat: 생물이 존재하는 물리적인 위치.

선모_Pili: 세균표면의 편모보다 더 견고한 돌기. 술(채, *fimbriae*)라고도부른다.

선모충증_trichinosis: 선충 선모충(*Trichinella spiralis*)에 의한 사람의 감염. 대개 익히지 않은 오염된 돼지고기의 섭취로 걸리게 된다.

선천성_Innate: 후천성이 아니라 선천적으로 존재하는.

선천성감염_Congenital infection: 임신 동안에 발생하는 자궁내감염으로 세균이 혈액으로 침입한 후 태반감염을 성립시키고 그 다음 태아에 감염된다.

선천성장애_Congenital disorder: 그의 기원과 무관하게 출생시에 발현되는 어떠한 의학적인 상태.

선택독성_Selective toxicity: 표적 미생물에 대해 독성이 있지만 숙주의 세포에는 독성이 훨씬 덜한 약제.

선택배지_Selective media: 특이적인 미생물의 성장을 돕고 다른 것의 성장을 억제시키기 위해 고안된 배지.

선택압_Selective pressure: 항미생물제에 노출될 때 세균이 적응하거나 죽게 하는 과정.

섬모에스컬레이터_Ciliary escalator: 포획된 입자를 허파로부터 멀리 머리쪽으로 이동시키는 위쪽호흡관(상기도, upper respiratory tract)점막 속의 섬모상피세포.

성병림프육아종_Lymphogranuloma venereum (LGV): 생식기 부위 림프샘에 침범하는 성매개감염. 클라미디아트라코마티스(*Chlamydia trachomatis*)에 의해 야기된다.

성장인자_Growth factors: 미생물에 의해 합성될 수는 없지만 성장에 필수적인 화합물. 이들은 일반적으로 필수적인 세포성분 혹은 그 성분의 전구물질이다.

성매개감염_Sexually transmitted infection (STI): 성활동에 의해 전파되는 감염. 증상/효과가 없더라도 병원체의 존재를 의미한다.

성매개질환_Sexually transmitted disease (STD): 성활동에 의해 전파되는 질환. 증상과 손상결과가 눈으로 확인된다.

성홍열_Scarlet fever: A군 사슬알균(*Streptococcus*)에 의해 야기되는 심각한 감염. 홍반, 피부박리, 그리고 고열이 특징이다.

세균_Bacteria: 단세포성 원핵생물의 큰 집단.

세균감염_Bacterial infection: 세포나 조직의 세균침입과 집락화.

세균뇨_Bacteriuria: 소변내 세균의 존재.

세균막_Biofilm: 표면 위에서 성장하면서 서로 다른 미생물의 복합적인 군집 속에서 조직화된 미생물.

세균중독_Bacterial intoxication: 세균이 생산한 독소가 음식이나 물을 오염시키고 그 다음 사람의 몸 속으로 들어올 때 발생함.

세균혈증_Bacteremia: 혈액내 세균의 존재.

세포내이입_Endocytosis: 물질을 세포 속으로 가져오기 위해 세포가 사용하는 운반기전.

세포내축적기_Intracellular accumulation phase: 박테리오파지의 용균생활사의 이 단계에서, 핵산과 구조단백질이 완전한 감염단계로 조립되어 숙주세포내에 축적된다.

세포병변효과_Cytopathic effects: 특정바이러스감염에 의해 야기되며 숙주세포의 손상이나 사멸을 초래할 수 있는 숙주세포내의 형태학적인 변화.

세포뼈대_Cytoskeleton: 미세섬유, 중간섬유, 그리고 미세소관으로 구성되는 내부골격. 이는 진핵세포에서 지지와 이동을 제공한다.

세포소기관_Cell organelle: 세포 속의 특이적인 기능을 가진 특수화된 아단위. 대개 막에 결합되어 있다.

세포외유출_Exocytosis: 폴리펩티드, 단백질, 그리고 기타의 거대분자가 세포로부터 배출될 수 있는 과정.

세포질_Cytoplasm: 원형질막 속에 위치하며, 70~80%의 물로 구성되는 치밀한 젤라틴성의 바탕질.

세포질액_Cytosol: 세포질의 액체부분.

세포파괴감염_Cytocidal infection: 숙주세포를 죽이는 감염; 용균감염(*lytic infection*)이라고도 부른다.

세포호흡_Cellular respiration: 영양소분자의 화학에너지가 방출되어 ATP의 형태로 포획되는 과정.

소독_Disinfection: 화학적이거나 물리적인 방법을 통한 증식성미생물의 파괴.

소독제_Disinfectants: 무생물의 표면에 사용하기 위해 특별하게 고안된 항균화합물.

소변분석(뇨분석)_Urinalysis: 약물, 감염, 그리고 세균을 확인하기 위해 소변을 분석하는 검사.

소변이_Microlesion: 오직 하나의 염기쌍이 포함되는 DNA의 손상.

소수성_Hydrophobic: 비극성공유결합에 의해 결합된 분자; 이들은 물을 밀어내며 물에 녹지 않는다.

소실기_Eclipse period: 박테리오파지의 이 용균생활사에서, 숙주세포에서 어떠한 감염입자도 발견되지 않는다.

속_Genera: 생물의 분류에서 과(family) 혹은 아과(subfamily)의 일반적인 주된 아갈래. 대개 하나 이상의 종으로 구성된다.

속_Genus: 구조와 진화적인 기원이 밀접하게 연관되는 종의 무리; 무리를 성하는 수준은 과(family)와 종(species) 사이에 있다. 속명은 린네체계[이명법체계(*binomial system*) 참조]에따라생물명의일부를이룬다.

속홀씨(내포자)_Endospore: 일부 세균이 적대적인 환경조건에 대한 반응으로 생산하는 휴면의 견고한 비생식성구조.

수동수송_Passive transport: 세포에너지를 사용하지 않는 원형질막을 통한 물질의 운반.

수막_Meninges: 뇌와 척수를 싸고 있는 막.

수막뇌염_Meningoencephalitis: 뇌와 뇌막의 염증.

수막염_Meningitis: 수막의 염증.

수소결합_Hydrogen bond: 약한 양전하를 가진 수소원자와 약한 음전하를 가진 산소원자나 질소원자가 항상 포함되는 분자 사이의 약한 화학결합.

수용체매개세포내이입_Receptor-mediated endocytosis: 물질이 원형질막에 있는 수용체에 결합하여 운반되는 과정. 원형질막은 함입되어 물질을 둘러싸고 세포속으로 떨어져 나오게 된다.

수인성질환(전파)_Waterborne disease (transmission): 물에 의해 확산되거나 지속되는 병.

숙주방어회피_Evasion of host defenses: 숙주반응을 피하는 미생물의 능력; 피막(capsule)의 존재, 숙주세포의 항체와 결합하는 단백질의 생산, 혹은 그의 항원성을 변화시키는 생물의 돌연변이로 인할 수 있다.

숙주범위_Host range: 특정 숙주에 대한 바이러스의 특이성.

술(채)_Fimbriae: 편모(flagella)보다 더 단단한 털 같은 세균 표면의 돌기.

스테로이드_Steroid: 4개의 고리구조를 가진 지질.

스트로마_Stroma: 엽록체의 바탕질. 광합성의 암반응부위.

스트로마톨라이트_Stromatolites: 화석화된 광합성 원핵생물로 이루어진 미생물덩이 혹은 세포덩이.

스피로헤타_Spirochetes: 꼬여진 "뱀같은" 형태를 가진 세균. 축방향미세섬유가 세균이 굽힘이나 구부림으로써 이동할 수 있는 운동기전을 제공한다.

시겔라증(이질)_Shigellosis: 시겔라 속(genus *Shigella*)의 균주에 의해 야기되는 위창자병.

시험약물_Experimental drugs: 검사실검사와 동물검사의 결과 전향적이지만 아직 사람에 대한 검사가 승인되지 않은 약물.

식물_Plants: 일반적으로 광합성을 할 수 있는 진핵생물로 구성되는 생물의 주된 갈래

식의약품안전법_Pure Food and Drug Act: 1906년도에 제정되어 연방정부에 위탁된 법률. 시판되는 약물에 대해 주장되는 순도와 강도의 정확도에 대해 검사한다.

식품매개(전파)_Foodborne (transmission): 일반적으로, 완전히 익히지 않았거나, 비위생적인 상태에서 불량하게 처리되거나, 냉장 보관하지 않았거나, 혹은 잘못 냉장된 식품의 속이나 위에 있는 병원체가 관여하는 전파.

신경근육이음부_Neuromuscular junction: 운동신경세포의 축삭종말과 근육섬유의 이음부.

신경독_Neurotoxin: 신경조직을 손상시키고 신경계통의 고유기능을 방해하는 물질.

신경전달물질_Neurotransmitter: 연접을 통해 충격을 전달하는 화학물질.

신속동정검사_Rapid Identification Tests: 동정을 위한 다양한 방법에 적용되지만 여러 생화학적인 검사 혹은 항체-항원반응을 포함하는 두 주된 방법

신장_Extension: 분자유전학에서, 중합효소연쇄반응과정의 최종단계. 이 단계에서 열에 안정된 DNA 중합효소가 첨가되며 70~75°C 사이의 온도에서 DNA가 합성된다.

신종감염병_Emerging infectious diseases: 집단에서 새로이 확인되거나 혹은 존재했지만 변화된 질환.

실모양_Filamentous: 사슬 같은 일련의 세포를 설명하는 용어.

실험역학_Experimental epidemiology: 특정질병에 관한 가설이 세워지고 실험계획으로 이어지며 그리고 가설검증에 대한 연구가 이루어지는 역학의 한 분과.

심장근육_Myocardium: 심장근육으로 구성되는 심장의 중간층.

심장근육염_Myocarditis: 심장근육의 염증.

심장내막_Endocardium: 심장의 속층.

심장내막염_Endocarditis: 심장내막의 염증.

심장막_Pericardium: 심장과 심장의 큰혈관뿌리를 싸고 있는 장액으로 채워진 두 층의 벽 가진 주머니.

심장막염_Pericarditis: 심장막의 염증.

심저대_Profundal zone: 조광대(limnetic zone)아래에 위치하는 가장 깊은 물. 빛의 투과가 제한되며(빛의 확산), 산소용량이 낮으며, 온도가 낮다.

심해구역_Abyssal zone: 대양의 특징이며 깊은해구와 만나는 구역.

저생대_Benthic zone: 호수의 바닥에 있는 침전물로 구성되는 구역; 침전물표면 뿐만 아니라 일부 표면밑층을 포함한다.

십진감소시간_Decimal reduction time (DRT): 특정 온도에서 문제의 균체 90%가 죽게 되는 분 단위의 시간을 의미함.

쌍알균_Diplococci: 세포분열 후 쌍으로 남게 되는 둥근 형태의 세균(알균).

쓰나미_Tsunami: 대량의 물이 빠르게 이동할 때 만들어지는 파도; 때로 "해일(tidal wave)"이라 부른다.

우무_Agar: 적조류로부터 얻은 젤라틴성의 물질; 배양배지에서 고형화제로 사용된다.

아나목스_Anammox: 무산소암모니아산화(*anaerobic ammonium oxidation*)를 뜻하는 두문자어. 질소순환에 관해 최근에 밝혀진 지식.

아데노신3인산염(ATP)_Adenosine triphosphate (ATP): 세포를 위한 에너지를 제공하는 (뉴클레오티드)화합물.

아레나바이러스_Arenaviruses: 사람에서 라사열(Lassa fever)을 포함하는 질병을 일으키는 이중가닥 RNA 바이러스.

아메리카구충증_Necatoriasis: 구충(hookworm)에 의한 감염.

아메바증_Amebiasis: 아메바에 의해 야기되는 질병.

아세틸콜린_Acetylcholine: 신경근육이음부에 있는 운동신경세포에 의해 사용되는 신경전달물질; 또한 뇌와 자율신경계통에 있는 신경전달물질.

아스페르길루스증_Aspergillosis: 아스페르길루스 속(genus *Aspergillus*)에 의해 야기되는 질병. 아스페르길루스는 전세계적으로 토양, 음식, 퇴비, 농사용건물, 그리고 가정과 사무실의 공기배출구에서 발견되는 진균이다.

아포효소(Apoenzyme) _: 효소의 단백질부분.

안티센스_Antisense: 분자생물학에서, mRNA 혹은 DNA의 센스가닥과 상보적인 가닥.

안티코돈_Anticodon: 전령 RNA (mRNA)의 트리뉴클레오티드서열과 상보적인 운반 RNA (tRNA)의 트리뉴클레오티드서열.

알균(구균)_Cocci: 구형의 세균; coccus의 복수.

알데히드_Aldehydes: 말단에 카르보닐기(–HC=O)를 가진 유기화합물; 미생물학에서, 알데히드는 미생물의 조절에 이용된다.

알레르기항원_Allergen: 대개 몸에 대해서는 해롭지 않지만 과민반응을 일으키는 물질.

알로스테리부위_Allosteric site: 효소가 비경쟁적인 억제제에 의해 활성화될 때 활성부위의 형태가 바뀌는 부위.

암모니아생성_Ammonification: 아미노기가 유기화합물로부터 제거된 후 암모니아로 전환되는 과정.

압력내성_Barotolerant: 정수압의 증가상황 아래에서 생존할 수 있는 미생물.

액체배지_Liquid media: 빙점 위의 온도에서는 고체화되지 않으며 기울인 경우 용기 속에서 자유로이 흐르는 수용액.

야생토끼병(야토병)_Tularemia: 프란시셀라튤라렌시스(*Francisella tularensis*)에 의해 야기되는 포유류의 인수공통감염병; 주로 토끼와 연관된다.

약물관리법_Controlled Substances Act: 특정약물의 제조, 중요성, 소지, 사용, 배포를 통제하는 미국연방약물정책.

약물동태학_Pharmacokinetics: 투여후 몸 속의 다양한 부위에서의 약물의 양을 다루는 분야.

약물력학_Pharmacodynamics: 몸에서 약물에 의해 유발되는 생리학적이고 생화학적인 계통을 다루는 분야.

약물치료학_Pharmacotherapeutics: 질병의 예방, 치료, 혹은 진단을 위해 사용되는 약물의 선택과 적용과 관련되는 문제들을 다루는 분야.

약학_Pharmacy: 치료약물에 관한 조제, 합성, 배포 혹은 기록유지.

양극모성_Amphitrichous: 반대쪽의 극에 하나의 편모를 가진 미생물세포를 설명하는 용어.

양성자_Proton: 원자핵내 양으로 하전된 입자.

양이온_Cation: 양전하를 가진 이온.

에너지방출반응_Exergonic: 에너지를 방출하는 화학반응을 지칭함.

에너지흡수반응_Endergonic: 에너지를 필요로 하는 화학반응.

에를리히아증_Ehrlichiosis: 그람음성, 편성세포내세균인 에를리히아 속(genus *Ehrlichia*)의 여러 종에 의해 야기되는 질환. 상태의 초기 징후는 비특이적이며 다양한 다른 질환의 증상과 유사할 수 있다.

에리트로포이에틴_Erythropoietin: 콩팥에 의해 생성되며 적색뼈속질(적색골수)에서 적혈구의 형성을 촉진시키는 당단백질호르몬.

에틸렌옥사이드_Ethylene oxide (ETO): 상온에서 가스상태로 존재하며 병원과 치과에서 사용되는 멸균제.

에피솜_Episome: 플라스미드와 같은 일련의 유전자로 구성되는 유전물질의 단위; 이는 그 자체가 생물의 염색체 DNA로 통합될 수 있으며 매 세포분열과 함께 복제될 수 있다.

항원결정인자(에피토프)_Epitope: 항체와 결합할 수 있는 항원분자의 가장 작은 부분; 항원결정기(*antigenic determinant*)라고도 부른다.

역전사효소_Reverse transcriptase: RNA를 DNA로 전사시키는 효소.

역학_Epidemiology: 집단내 질병의 분포와 원인에 대한 연구; 이는 공중보건을 도모하는데 필요한 중재를 위한 기초이다.

연결효소_Ligases: 중합체를 형성하기 위해 각 단량체 사이의 결합을 형성시키는 효소.

연안대_Littoral zone: 상당한 뿌리식물과 양호한 광원을 가진 해안선을 따르는 구역.

열사멸시간_Thermal death time (TDT): 특정의 온도에서 미생물집단을 죽이는데 필요한 가장 짧은 시간.

열사멸온도_Thermal death point (TDP): 액체부유액내 미생물집단을 10분내에 죽이기 위해 필요한 가장 낮은 온도.

열역학 제1법칙_First law of thermodynamics: 에너지는 창조되거나 파괴되지 않고 다만 한 형태에서 다른 형태로 전환된다는 것을 설명하는 법칙.

열원충_Plasmodium: 원생동물 기생체.

염기_Base: 물속에서 해리되어 수산화이온을 방출하는 화합물.

염색체_Chromosome: 진핵세포에서, 히스톤이라고 부르는 단백질을 포함하는 단일의 DNA 분자. 원핵세포에서, DNA는 히스톤과 연관되지 않으며 염색체는 대개 원형이다.

염증_Inflammation: 손상에 대한 조직의 반응. 홍반, 발열, 통증, 그리고 부종이 특징이다.

염증반사_Inflammatory reflex: "뇌면역축(neuroimmune axis)"을 형성하기 위해 미주뇌신경을 통해 일어나는 신경계통과 면역계통 사이의 반응.

엽록체_Chloroplasts: 광합성의 과정을 통해 태양에너지를 화학에너지로 전환시킬 수 있는 조류와 식물세포에 존재하는 세포소기관.

엽상체_Thallus: 여러 진균의 잎, 줄기, 혹은 뿌리와 같은 독특한 부분을 갖지 못하는 미분화구조.

영양형_Trophozoite: 원생동물의 영양형(vegetative form).

영역_Domain: 생물의 가장 높은 분류학적인 등급.

오라슈어_OraSure: HIV 항체의 존재를 확인하기 위해 뺨과 잇몸 사이로부터 얻은 분비물을 사용하는 가정용 검사법; 이는 이전의 세 검사법들에서 사용되었던 혈액과 대비된다.

오염_Contamination: 몸이나 물체의 표면이나 속에 미생물이 존재하는 것을 지칭함.

오염원_Contaminant: 그를 포함하지 않는 환경에 존재하거나 생물이나 환경에 유해효과를 야기하는 수준으로 존재하는 물질.

오염제거_Decontamination: 화학적인 물질이나 생물학적인 물질의 감소 또는 제거.

와포자충증_Cryptosporidiosis: "크립토(crypto)"라고도 부르는 기생충설사병. 원생동물 와포자충(*Cryptosporidium*)에 의해 야기되며 대변-구강경로, 오염된 물, 그리고 조리되지 않았거나 교차오염된 음식을 통해 전파된다.

완전효소_Holoenzymes: 하나 이상의 보인자(cofactor) 혹은 보효소(coenzyme)와 결합된 효소.

외인성_Exogenous: 보건진료환경에서 일반적으로 환자로부터 나온 병원체에 의해 야기되는 감염을 의미하는 용어.

외효소_Exoenzymes: 세포에 의해 세포외환경으로 분비되는 효소. 그곳에서 외효소는 거대분자를 더 작은 분자로 분해하여 세포 속으로 섭취할 수 있게 된다.

요관_Ureters: 소변을 콩팥으로부터 방광으로 운반하는 관.

요도_Urethra: 소변의 배설을 위해 방광으로부터 몸의 바깥으로 향하는 통로; 남성의 경우, 요도는 정자를 운반하는 생식관으로 작용한다.

요도염_Urethritis: 요도의 감염.

용균과 방출기_Lysis and release phase: 박테리오파지의 용균생활사. 이 단계에서, 바이러스에 감염된 세균이 파지용해효소의 축적 때문에 용해되기 시작한다.

용균성(감염)_Lytic (infection): 용균을 일으켜 숙주를 죽이는 감염의 일종.

용량_Dose: 1회 투여되는 약물의 양.

용매_Solvent: 물질을 녹일 수 있는 액체.

용액_Solution: 세워 놓았을 경우 분리되지 않는 균일한 용질과 용매의 혼합물.

용원성_Lysogeny: 숙주세균이 유해한 영향을 받지 않고 프로파지를 운반하는 사멸성이 덜한 기생형태.

용원성의_Lysogenic: 박테리오파지가 유전자를 세균숙주유전체 속으로 통합시키는 과정. 즉각적으로 세포를 용균시킬 필요가 없다.

용원파지_Temperate phage: 세균세포내에 존재하지만 거의 즉시로 용균을 일으키지 않는 박테리오파지.

용질_Solute: 용액 속의 용해된 입자.

용해_Lysis: 원형질막의 파괴로 인한 세포의 "파열"

용혈소_Hemolysins: 적혈구를 용해시키는 효소.

운동성_Motility: 그 자체로 움직일 수 있는 생물의 능력.

운동신경세포_Motor neuron: 운동기능을 가진 신경세포.

원반확산법_Disk-diffusion method: 특정의 화학물질에 대한 세균의 감수성을 확인하기 위한 우무확산법(agar diffusion method).

원생동물_Protozoans: 풍부한 수원공급을 가진 환경에서 살고 있는 대개 화학종속영양생물인 단세포진핵생물.

원소_Element: 원자번호에 의해 구별될 수 있는 원자의 일종.

원자_Atom: 물질의 단위, 원소의 가장 작은 단위.

원자가전자_Valence electrons: 원자의 화학반응에 의해 얻거나 잃을 수 있는 가장바깥껍질내 전자.

원자량_Atomic weight: 원자 속의 양성자와 중성자의 수와 동일한 수.

원자번호_Atomic number: 원자핵 속의 양성자의 수와 동일한 수.

원자핵_Atomic nucleus: 양성자(양으로 하전된 입자)와 중성자(전하가 없음; 중성자가 없는 수소는 예외)를 포함하는 원자의 중심.

원핵생물_Prokaryote: 일반적으로 핵이나 막결합소기관이 없는 단세포생물. 세균과 고세균이 원핵생물이다.

원형_Prototype: 미생물학에서, 세균종(bacterium of a species)을 설명하는 용어.

원형질막_Plasma membrane: 살아 있는 세포를 싸고 있는 인지질이중층.

웨스턴블라트_Western blot: 전기영동후 단백질을 니트로셀룰로오스로 옮기고 효소결합된 항체를 처리하여 단백질 띠를 가시화시킬 수 있는 면역학적인 기법.

위궤양_Peptic ulcers: 위나 샘창자(십이지장) 내층의 점막 미란.

위생화_Sanitization: 조직파편(debris), 유기물질, 미생물, 그리고 독소의 제거.

위성_Satellites: 성장을 위해 무관한 생물의 존재에 의존하는 바이러스나 세균.

위창자관_Gastrointestinal (GI) tract: 섭식, 소화, 흡수, 그리고 배변의 목적을 가진 기관의 대표적인 계통. 이는 미생물이나 그들의 독소가 흔하고 쉽게 접촉되는 침입문이다.

위창자염_Gastroenteritis: 미생물에 의해 혹은 화학독소의 섭취에 의해 야기될 수 있는 위와 창자의 염증.

유방염_Mastitis: 젖샘(mammary gland)의 염증.

유사분열_Mitosis: 진핵생물에서 통상적인 세포분열의 과정. 모세포와 동일한 유전물질을 포함하는 (딸)세포가 복제되는 과정

유용희석검사_Use dilution test: 검사세균의 표준배양을 이용하여 항균제의 효능을 평가하는 방법.

유전자_Gene: DNA 분자에 위치하면서 특정의 정보를 암호화하는 단위.

유전자라이브러리_Gene library: 외래세포로부터 획득된 유전자를 저장하기 위해 이용되는 일련의 세포 혹은 단세포 생물로 구성된다.

유전자형_Genotype: 생물의 정확한 유전적인 구성.

유전체라이브러리_Genomic library: 무작위적으로 생성되어 중복된 한 세트의 DNA 조각으로부터 만들어진 클론의 모임. 한 생물의 유전체전체에 상응한다.

유해조류대발생_Harmful algal bloom (HAB): 해양환경이나 담수환경 모두에서 발생하는 조류의 대발생. 특정의 조류종이 다른 종들과 경쟁에 이기고 빠르게 증식하여 다른 생물종류에 유해한 독소를 생산한다.

유해조류대발생관련질병감시체계_Harmful Algal Bloom-related Illness Surveillance System (HABISS): 미국의 특정 구역에서 조류가 대발생하는 경우, 공중보건결정을 지원하는 체계.

유행_Epidemic: 특정구역의 집단에서 통상적인 것보다 더 높은 빈도로 발생하는 질병.

유효농도_Effective concentration: 단일의 투여 혹은 여러 번의 투여 후에 얻을 수 있는 약물의 유효성.

융통무산소균(통성혐기균)_Facultative anaerobes: 산소가 있거나 없거나 성장할 수 있는 세균.

융통호염균(통성호염균)_Facultative halophiles: 염에 견디는 세균. 10% 이내의 NaCl 농도에서 살 수 있다.

음세포작용_Pinocytosis: 작은 입자나 액체가 세포 내로 운반되는 세포내이입의 한 형태.

음이온_Anions: 전장의 양극(positive pole 혹은 anode)을 향해 이동하는 음으로 하전된 이온.

의원성(감염)_Iatrogenic (infections): 의학적인 절차를 통해 미생물이 침입함으로써 야기되는 감염.

이뇨제_Diuretic: 소변의 배설을 촉진시키는 물질.

이당류_Disaccharides: 단당류가 물분자를 잃으면서 결합될 때 형성되는 화합물.

이명법_Binomial: 두 이름이나 용어로 구성되거나 관련되는 것.

이명법체계_Binomial system: 생물이 두 부분의 라틴어화된 이름으로 확인되는 명명법의 체계. 이는 린네(Linnaeus)에 의해 고안되었으며 따라서 린네체계(Linnaean system)라고도 부른다.

이분법_Binary fission: 2개의 동일한 복제세포로 분열하는 것을 포함하는 무성생식의 일종. 모든 세균과 일부 원생생물이 생시방법.

이성화효소_Isomerases: 분자내에서 원자를 재배열시키는 효소. 원자의 모양을 변화시킨다.

이온_Ion: 하나 이상의 전자를 잃거나 얻은 원자나 분자. 양전하나 음전하를 갖게 된다.

이온결합_Ionic bond: 하나의 원자로부터 하나 혹은 그 이상의 전자가 다른 원자로 전달될 때 형성되는 결합.

이온화방사선_Ionizing radiation: 방사선이 관통하여 물질을 이온화시킬 수 있는 고에너지방사선.

이종이식편_Xenograft: 서로 다른 종에 속하는 동물 사이의 조직이식편.

이질세포_Heterocysts: 일부 남세균(cyanobacteria)에 의해 형성되는 특수화된 질소고정세포.

이차감염_Secondary infection: 다른 미생물에 의한 또 다른 감염에 의해 일차감염이 복합될 때.

이차면역반응_Secondary immune response: 몸이 수주 후, 수개월 후, 혹은 수년 후 동일한 면역원에 노출될 때 발생.

이핵체_Dikaryon: 일부의 진균에서 2개의 핵을 포함하는 균사의 각 구획에 있는 상태. 각각의 핵은 각기 다른 모세포로부터 유래된다.

이화대사_Catabolism: 거대분자가 더 작은 단위로 분해하는 대사경로. 이러한 반응은 에너지를 방출한다.

인간면역결핍바이러스_Human immunodeficiency virus (HIV): 속발성면역결핍증인 후천성면역결핍증후군(acquired immunodeficiency syndrome, AIDS)의 병원체.

인두_Pharynx: 소화계통과 호흡계통에 의해 공유되는 근육질의 통로. 일반적으로 목구멍(throat)이라 부른다.

인두염_Pharyngitis: A군 사슬알균에 의해 야기되는 목구멍이나 인두의 염증. 패혈성인두염(*strep throat*)이라고도 부른다.

인베이신_Invasins: 침투를 촉진시키기 위해 병원체에 의해 생산되는 단백질.

인수공통감염병_Zoonosis: 척추동물로부터 사람으로 전파될 수 있는 어떤 질병 또는 감염.

인순환_Phosphorus cycle: 생물이 섭취할 수 있도록 불용성의 형태로부터 수용성의 형태로, 그리고 pH-의존적인 과정에 의해 유기형에서 무기형으로 인이 바뀌는 것을 포함하는 생화학적인 순환.

인슐린_Insulin: 세포대사에 사용하기 위해 세포가 글루코스를 섭취하는 것을 촉진시키는 중요한 단백질호르몬.

인지질_Phospholipids: 원형질막의 주된 성분인 극성지질.

인터페론_Interferon: 특정의 백혈구에 의해 그리고 바이러스감염세포에 의해 자연적으로 생산되는 작은 단백질.

인플루엔자_Influenza: 오소믹소바이러스과(Orthomyxoviridae family)의 RNA 바이러스에 의해 야기되는 호흡관의 접촉감염이며 플루(flu)라고도 부른다.

일차감염_Primary infection: 다른 미생물에 의해 야기되는 합병증이 뒤따를 수 있는 초기감염.

일차반응_Primary response: 처음으로 특정의 항원에 노출된 때 일어나는 면역계통의 반응.

임신_Pregnancy: 수태부터 출산까지의 기간.

임신기간_Gestation period: 임신의 기간. 사람은 대략 39주이며 석달(*trimester*)이라고 지칭되는 세 단계로 나뉜다.

입양_Adoption: 미생물학에서, 새로운 숙주집단내 병원체의 성립과 추가적인 확산.

입체현미경_Stereomicroscopes: 곤충, 벌레, 식물, 혹은 추가적인 관찰을 위해 해부될 필요가 있는 어떠한 물체와 같은 커다란 사물을 관찰하기 위해 고안된 저배율현미경.

잇몸염(치은염)_Gingivitis: 대개 세균의 세균막(biofilm)에 의해 야기되는 잇몸의 염증.

자가감염_Autoinoculation: 자가접종에 의해 야기되는 이차감염.

자가면역질환_Autoimmune disease: 면역계통이 자가항원과 비자기항원 사이를 구별할 수 없을 때 발생하여 몸의 세포, 조직, 혹은 기관을 공격하는 질환.

자가이식편_Autograft: 한 개체의 한 부위로부터 동일한 개체의 다른 부위로 이식되는 조직.

자가항원_Autoantigens: 자가면역질환의 경우에서와 마찬가지로 면역계통이 비자기항원으로 인식하는 대개 단백질인 분자.

자가항원_Self-antigens: 신체의 면역계통이 "정상"숙주성분으로 인식하도록 만드는 세포표면상의 특이분자.

자궁_Uterus: 배아가 착상하고 태아로 더욱 발생하는 배모양의 여성생식기관.

자궁관_Fallopian tubes: 난관(oviduct) 혹은 자궁관(uterine tube)이라고도 부르며; 이들은 난소로부터 자궁까지 이어지는 구조이다.

자궁내막염_Endometritis: 자궁을 감염시키는 감염. 많은 각기 다른 생물에 의해 야기될 수 있다.

자리바꿈(역위)_Inversion: 유전학에서, 염기의 순서가 연결되거나 역전되는 DNA의 대변이(macrolesion).

자연발생_Abiogenesis: 무생물로부터 생명의 발생.

자유생활질소고정세균_Free-living nitrogen-fixing bacteria: 다른 생물과 무관하게 토양 속에서 사는 질소고정세균.

작은핵(소핵)_Micronucleus: 섬모충에서 두 핵 중의 더 작은핵.

잠복기_Latency: 어떤 것이 개시되고 그리고 효과가 나타나게 될 때까지의 기간.

장관_Enteral: 약물이 소화계통을 통해 투여되는 것을 설명하는 용어.

장티프스_Typhoid fever: 장티프스균(*Salmonella typhi*)에 의해 야기되는 고도로 전염성인 창자내 감염.

재조합 DNA_Recombinant DNA: 둘 이상의 근원으로부터 온 DNA로 구성되는 DNA.

재출현감염병_Reemerging infectious diseases: 통제되었다고 생각되었지만 다시 출현한 과거의 질병.

저생생물_Benthos: 해양의 바닥 위, 속, 혹은 근처에서 서식하는 생물.

저온발육생물_Psychrotrophs: 최적의 성장온도범위가 25°C부터 30°C이며 0°C 이하에서는 천천히 성장하는 생물.

저온살균_Pasteurization: 음식의 성분, 향, 혹은 영양소치를 변화시키지 않고 유해한 세균을 파괴하려는 의도로 온도와 시간을 복합하여 음식을 가열하는 과정.

저장성_Hypotonic: 용매보다 용질의 농도가 더 낮은 용액.

저해역(억제대)_Zone of inhibition: 커비-바우어평판(Kirby-Bauer plate) 위의 항생제원반 주변의 세균무성장구역.

적응면역(계통)반응_Adaptive immune (system) response: 특이항원에 대한 특이반응. 따라서 특이방어라고도 부르며; 면역반응의 세 번째 방어선을 의미한다.

적혈구형성_Erythropoiesis: 콩팥에서 생산되는 호르몬 에리트로포이에틴(erythropoietin)에 의해 자극되는 적혈구(erythrocyte, red blood cell)의 형성.

전구약물_Prodrug: 불활성형으로 투여되는 물질이지만 일단 투여되면 활성형으로 대사되는 물질.

전립샘_Prostate gland: 정액의 일부인 우유빛의 체액을 생산하는 남성생식계통의 부속기관.

전립샘염_Prostatitis: 전립샘의 통증성 감염과 염증.

전신감염_Systemic infections: 감염이 여러 부위나 조직액으로 확산될 때 발생함. 대개 순환계통을 통해 일어난다.

전이효소_Transferase: 한 분자로부터 다른 분자로 작용기의 전달을 촉매하는 효소.

전자_Electron: 원자의 껍질 속에서 궤도를 도는 음으로 하전된 입자.

전자수송사슬_Electron transport chain: 유산소세포호흡의 최종단계. 미토콘드리아 속막의 크리스타에서 일어나며 유산소호흡에서 대부분의 에너지를 생산한다.

전자현미경_Electron microscope: 에너지원으로 빛이 아닌 빔을 사용하여 시료를 관찰하는 현미경

전해질_Electrolyte: 물과 같은 용매에 용해될 때 자유이온으로 해리되는 물질.

절대혐기균_Obligate anaerobes: 산소의 부재 아래에서만 성장하는 세균. 흔히 산소의 존재에 의해 억제되거나 죽는다.

절대호기균_Obligate aerobes: 산소의 존재 아래에서만 성장하는 세균.

절대호염균_Obligate halophiles: 염분환경에서 최적의 성장을 보이는 세균.

점돌연변이_Point mutation: 단일의 뉴클레오티드염기가 바뀌는 돌연변이.

점막_Mucosa: 일부 기관과 몸의 공간을 싸고 있는 점액성의 막.

접종_Inoculation: 배양배지에 접종물(inoculum)을 넣어 주는 과정.

접종물_Inoculum: 미생물의 적은 시료.

접착종단_"Sticky" ends: 분자유전학에서, 한쪽 끝이 다른 쪽보다 더 길어 과잉충전(overhang)을 만드는 이중가닥 DNA 분자의 끝; 엇갈림끝(staggered ends)은 제한효소의 작용결과이며; 이들은 "접착성"이라고 부르는데 그 이유는 이러한 끝이 접착종단을 가진 DNA의 다른쪽 가닥과 상보적인 결합을 형성할 수 있기 때문이다.

접합_Conjugation: 세포-세포접촉 동안 유전물질의 운반.

정균성_Bacteriostatic: 세균세포의 성장과 증식을 방해하거나 억제하는 물질.

정균제_Microbiostatic agents: 미생물의 성장을 억제하거나 저해하는 약제.

정단복합체(첨복체)_Apical complex: 원생동물의 커다란 집단인 첨복포자충(Apicomplexa)의 특징인 독특한 기관

정상균무리_Normal flora: 건강한 사람의 몸에서 감염이나 질병을 일으키지 않고 대개 특정의 해부학적인 부위에 존재하는 미생물.

정이십면체_Icosahedrons: 12개의 각, 20개의 삼각형표면, 그리고 30개의 모서리를 가진 3차원의 기하학적인 특징이 있는 바이러스의 캡시드.

정체기_Stationary phase: 세균성장의 세 번째 단계. 새로운 세포의 생산속도가 세포사멸속도와 동일하다.

제8인자_Factor VIII: 필수적인 혈액응고인자.

제한효소_Restriction enzymes: DNA의 특이서열을 분해하는 효소.

조광대_Limnetic zone: 해변으로부터 멀리 떨어진 담수의 채광이 좋은 위쪽 층.

조류_Algae: 단세포형에서 다세포형까지의 범위에 이르는 단순한 생명체의 크고 다양한 무리. 광합성에 필요한 엽록소를 포함한다. 주로 수중생물이다.

조직플라스미노겐활성제_Tissue plasminogen activator (tPA): 피떡(혈병, blood clot)을 용해시키는 단백질분해효소 플라스민(plasmin)을 활성화시키는 단백질.

조혈_Hemopoiesis: 혈액세포(혈구)의 형성과정.

좁은범위활성약물_Narrow-spectrum activity drugs: 상대적으로 소수인 미생물에 대해서만 효과적인 약물. 하지만 일반적으로 정상균무리의 파괴를 일으키지 않는다.

종_Species: 모든 생물이 본질적인 특성에서 서로 가까운 유사성을 가지며 성적으로 생식 가능한 자손을 생산할 수 있는 모든 생물이 속하는 속(genus)의 아래에 있는 생물학적인 분류무리.

종기_Boil: 털주머니(모낭, hair follicle)에서 시작되는 부스

럼(furuncle)이라고도 부르는 감염. 고름과 죽은 조직이 국소적으로 축적된다.

종기_Furuncle: 포도알균감염에 의해 야기되는 피부의 고름집.

종료서열_Terminator sequence: 전사를 중지시키기 위해 유전자의 끝을 표시하는 뉴클레오티드서열.

종속영양생물_Heterotroph: 탄소원으로써 유기화합물을 이용하는 종속영양생물.

종양항원_Tumor antigen: 정상세포에서는 발현되지 않지만 종양세포에서 항상 발현되는 항원.

주모성(털복숭)_Peritrichous: 세포표면 위에 전반적으로 분포하는 편모를 가진 미생물세포를 기술하는 용어.

주변단백질_Peripheral proteins: 원형질막의 한 면에 부분적으로 매몰된 단백질.

주성_Taxis: 자극으로 향하는 내재된 행동반응.

주입평판_Pour plate: 냉각시켜도 녹아있는 아가(agar)가 든 관에 세균을 접종시킨 후 혼합하여 멸균된 배양접시에 부어 배양하는 기법.

주조직적합복합체_Major histocompatibility complex (MHC): 면역계의 세포에게 자가항원과 비자가항원을 제시할 수 있는 막단백질.

중간범위활성약물_Medium-spectrum activity drugs: 전부가 아닌 일부의 그람양성균과 그람음성균에 효과적인 약물.

중간숙주_Intermediate host: 미성숙한 비성적인 단계의 기생충을 갖고 있는 생물.

중독효과_Toxic effect: 물질에 의해 야기되는 생리학적인 혹은 신체적인 효과.

중복감염_Superinfection: 정상적인 균무리가 제거되고 따라서 병원체가 집락화될 때 발생하는 이차감염.

중성자_Neutron: 원자핵내 전하가 없는 입자.

중성지방_Triglycerides: 지방산과 글리세롤로 구성되는 지질; 이들은 극성을 띄지 않는 지방이다.

중온균_Mesophiles: 일반적으로 25~40℃ 사이의 중등도의 온도에서 최적으로 성장하는 미생물.

중이염(가운데귀염)_Otitis media: 가운데 귀의 염증.

중증급성호흡기증후군_Severe acute respiratory syndrome (SARS): 코로나바이러스 속(genus Coronavirus)의 바이러스에 의해 야기되는 신종호흡기병.

중추신경계통_Central nervous system: 뇌와 척수로 구성되는 신경계통의 부분.

중합효소연쇄반응_Polymerase chain reaction (PCR): 숙주세포 없이 DNA 복사체를 생산할 수 있는 기법. 작은 DNA 조각이 분석이 가능할 만큼 많은 양으로 빠르게 증폭될 수 있다.

증식불허세포_Nonpermissive cell: 바이러스의 복제를 지지하지 않는 세포.

지속감염_Persistent infection: 세포의 사멸을 야기하지 않는 감염.

지수성장기_Exponential growth phase: 세균성장의 두 번째 단계. 이 단계 동안 배양의 최대성장률이 얻어진다.

지의류_Lichen: 조류나 남세균과 복합된 진균으로 구성되어 공생관계로 사는 생물.

유도기_Lag phase: 세포분열이 개시되기 전에 세균이 배지에 순응하는 동안의 세균성장기.

직업재해_Occupational hazard: 특정의 활동이나 작업종류와 연관되는 재해.

직접접촉_Direct contact: 직접접촉전파는 중간대상이 없이 예컨대 사람대 사람의 접촉에서처럼 숙주들 사이에서 감염원의 직접적인 신체접촉.

진균_Fungi: 효모, 곰팡이, 그리고 버섯을 포함하는 종속영양생물, 단세포생물, 다핵세포생물, 혹은 다세포생물.

진균종_Mycetoma: 피부조직과 피부밑조직의 만성육아종성 질환. 이는 때로 근육, 뼈, 그리고 인접기관에 침범한다.

진균증_Mycoses: 진균감염.

진통제_Analgesic: 통증을 줄이거나 없애줄 수 있는 약물.

진피_Dermis: 표피(바깥쪽피부층)의 아래피부층.

진핵생물_Eukaryote: 세포가 DNA를 포함하는 핵 그리고 막에 결합된 소기관을 함유하는 생물.

질_Vagina: 자궁목으로부터 몸의 바깥까지의 여성생식관.

질산화_Nitrification: 질산염을 만드는 암모니아의 산화.

질소_Nitrogen: 모든 생명의 필수적인 요소. 원자번호는 7이다.

질소고정_Nitrogen fixation: 질소기체(N_2)가 암모니아(NH_3)로 환원되는 과정.

질소고정효소_Nitrogenase: 질소를 고정하는데 필요한 효소.

질소순환_Nitrogen cycle: 자연에서 질소를 포함하는 화합물의 전환에 관여하는 생물지리학적인 순환.

질증(질염)_Vaginosis (Vaginitis): 질의 감염

질편모충증_Trichomoniasis: 질편모충(*Trichomonas vaginalis*)에 의해 야기되는 비뇨생식기병; 주로 성 매개 전파된다.

집락형성_Colonization: 하나 이상의 종이 새로운 지역에 정주하는 경우. 미생물감염의 발생에서 필수적인 단계이다.

집락형성단위_Colony-forming unit (CFU): 살아 있는 세균

의 수 혹은 진균의 수의 측정.

체액구역_Fluid compartments: 체액이 주로 세포속액(ICF)과 세포바깥액(ECF)의 구역으로 나뉘는 구획화.

초발환자(지표증례)_Index case: 역학조사의 집단표본에서의 일차증례.

초유_Colostrum: 분만시에 젖샘에 의해 분비되는 옅은 황색의 체액. 항체와 미네랄이 풍부하며 진성젖의 생산보다 먼저 분비되며; 첫젖(*foremilk*)이라고도 부른다.

초회통과효과_First-pass effect: 경구투여한 다음 전신순환으로 들어가기 전에 간이나 위창자관에서 일어나는 약물의 생체변환(biotransformation).

촌충(조충)_Tapeworm: 창자관에 존재하는 촌충 강(class Cestoida)에 속하는 크고 편평한 기생충.

촌충증(조충증)_Taeniasis: 테니아 속(genus *Taenia*)의 촌충, 대개 민촌충(*T. saginata*)이나 갈고리촌충(*T. solium*)에 의한 감염.

최대효과_Peak effect: 약학에서, 수용체가 약물에 의해 최대로 활성화된 상태.

최소살균농도_Minimal bactericidal concentration (MBC): 시험관내 모든 세균을 죽이는 약물의 가장 낮은 농도.

최소억제농도_Minimal inhibitory concentration (MIC): 선정된 미생물의 성장을 억제시키는 약물의 가장 낮은 농도.

최종숙주_Definitive host: 기생충의 성생식이 일어나는 숙주.

출생전후_Perinatal: 분만 전후의 기간.

치료지수_Therapeutic index: 원하지 않은 독성효과를 내는 약물의 용량을 원하는 양성(치료)효과를 만드는 용량과 비교한 비율.

치아우식증_Caries: 치아 속에 구멍이나 공간을 만드는 세균성치아부패.

치주염(치아주위조직염)_Periodontitis: 치아를 지지하는 구조가 포함되는 잇몸의 염증.

치태_Dental plaque: 치아의 사기질에 부착된 미생물의 생물막.

친수성_Hydrophilic: "물을 좋아하는"/물에 용해되는 화합물.

친화력_Affinity: 입자 사이에서 그들을 결합시키게 하는 인력이나 힘.

침입_Invasion: 미생물학에서, 세균에 의한 세포나 구조 속으로의 침투.

침전물_Sediment: 수용액에서 결국 용액의 밖으로 가라 앉는 고형의 입자물질; 바닥에 형성되는 물질.

칸디다증_Candidiasis: 칸디다(*Candida*) 종에 의해 야기되는 일반적으로 효모감염이라고 부르는 진균감염.

캄필로박터증_Campylobacteriosis: 창자관, 그리고 드물게 혈류에도 침범하는 세균감염. 사람에서 대개 병은 빈창자 캄필로박터(*Campylobacter jejuni*), 태아고균(*Campylobacter fetus*), 그리고 캄필로박터콜리(*Campylobacter coli*)에 의해 야기된다.

캡소미어_Capsomeres: 피각을 만드는 단백질아단위.

캡시드_Capsid: 바이러스유전체에 의해 암호화되는 단백질로 구성되는 바이러스껍질. 이는 바이러스의 핵산을 보호한다.

케파우버-해리스 수정안_Kefauver-Harris Amendment: 신약의 승인과 규제에 이용되는 과정과 사람실험을 조절하는 미국식품의약품및화장품법(Federal Food, Drug and Cosmetic Act, FFDCA)에 대한 수정안.

코스미드_Cosmids: 바이러스(대개 박테리오파지)로부터 얻은 DNA 조각(cDNA)과 플라스미드의 부분을 결합시켜 만든 융합벡터의 일종.

코흐법칙_Koch's postulates: 특정 질병의 원인균을 확인하는 기준.

콜레스테롤_Cholesterol: 스테로이드와 알코올이 결합된 스테롤(sterol).

콩팥_Kidneys: 주된 배설기관.

콩팥단위_Nephron: 콩팥의 기능적인 단위.

콩팥창냄술(신루설치술)_Nephrostomy: 피부를 통해 관, 스텐트, 혹은 도관을 콩팥 속으로 삽입시키는 외과시술.

크렙스회로_Krebs cycle: 유산소세포호흡에서 일련의 효소-촉매 화학반응; 구연산회로(*citric acid cycle*) 혹은 삼카르복실산회로(*tricarboxylic acid cycle, TCA*)라고도 부름.

큰종기_Carbuncle: 작은종기(furuncle)의 융합으로부터 초래되는 커다란 감염된 덩이. 이는 부비동을 통해 배출되거나 고름집으로 진행될 수 있으며; 대개 포도알균(*Staphylococcus*)감염의 결과로 인한다.

큰포식세포(대식세포)_Macrophages: 면역계통의 포식성 항원제시세포.

큰핵_Macronucleus: 섬모충에 존재하는 더 큰 형태의 핵.

클라미디아_Chlamydia: 세균 클라미디아 트라코마티스(*Chlamydia trachomatis*)에 의해 야기되는 흔한 성매개질환(sexually transmitted disease, STD).

클론_Clone: 단일의 세균이 유전적으로 동일한 자손의 집단을 생산할 때 형성되는 것.

클론선택_Clonal selection: B 세포가 항원을 인식한 후 활성화되어 원래의 항원을 인식할 수 있는 항체-생산 형질세포와 기억세포를 생산하는 클론으로 분열하기 시작하는 것.

탄소순환_Carbon cycle: 존재하는 모든 탄수원자의 복잡한 생물지구화학적인 순환.

탄저병_Anthrax: 그 자체가 피부, 호흡기, 그리고 위창자관에서 증상이 나타날 수 있는 세균 탄저균(Bacillus anthracis)에 의해 야기되는 인수공통감염병.

탈수합성_Dehydration synthesis: 더 작은 것(단량체)으로부터 큰 화합물(중합체)의 형성; 축합(*condensation*)이라고도 부른다.

탈아미노작용_Deamination: 아미노산으로부터 아미노기를 제거하여 암모니아를 형성함.

탈외피_Uncoating: 바이러스학에서, 숙주세포내 단백질분해효소에 의한 바이러스피막의 제거.

탈질산염화_Denitrification: 무산소세포호흡에 의해 질산염이 질소(N_2)로 환원되는 과정.

태반_Placenta: 임신 동안 발달하는 혈관기관. 자궁벽을 싸고 있으며 모체와 태아를 연결시킨다.

태아_Fetus: 발생 첫 주 이후 부터 분만까지의 발단 단계의 포유류

털집염(모낭염)_Folliculitis: 하나 이상의 털주머니(모낭) 염증.

토리콩팥염(사구체신염)_Glomerulonephritis: 콩팥토리에 대한 염증과 손상을 포함하며 브라이트병(Bright's disease)이라고도 부른다.

토박이균무리(정주세균총)_Resident flora: 항상 존재하거나 혹은 생물 속에 존재하는 미생물개체군.

톡소포자충증_Toxoplasmosis: 원생동물기생충 톡소포자충(*Toxoplasma gondii*)에 의해 야기되는 병. 남성과 여성에서 흔하며; 임신 동안의 감염은 태아의 눈, 신경계통, 피부, 그리고 귀에 심각한 손상을 야기할 수 있다. 기생충은 날고기에 존재할 수 있으며 고양이깔집과 오염된 토양에서 발견된다.

통합단백질_Integral proteins: 막의 한쪽 면으로부터 다른 쪽 면으로 관통하여 신장되는 원형질막단백질.

투약량_Dosage: 일정 시간에 걸쳐 투여되는 약물의 총량.

전위유전단위(트랜스포존)_Transposons: 유전체의 각기 다른 부위로 이동할 수 있는 DNA 서열.

특이(단백질)운반체_Specific (protein) carrier: 운반체매개수송에서, 이들은 원형질막을 통과하여 운반될 특정분자를 위한 결합부위를 가지고 있는 단백질분자이다.

틀이동돌연변이_Frameshift mutations: 하나 혹은 그 이상의 질소염기가 결실되거나 삽입되는 유전적인 돌연변이.

틸라코이드막_Thylakoid membrane: 틸라코이드(thylakoid)를 덮고 있는 막. 광합성의 명반응이 일어나는 부위이다.

파상풍_Tetanus: 파상풍균(*Clostridium tetani*)에 의해 야기되는 질병. 뼈대근육들이 연속된 수축상태에 있게 된다. "개구장애(lock jaw)"라고도 부른다.

패혈_Septic: 원하지 않는 미생물의 성장이 포함된 상태.

패혈쇼크_Septic shock: 세균내독소(bacterial endotoxins)에 의해 야기되는 쇼크와 위험한 낮은 혈압.

패혈증_Sepsis: 혈액이나 기타 조직내에서의 미생물의 성장.

펩톤_Peptone: 일부 배양배지에 사용되는 부분적으로 소화된 단백질.

펩티도글리칸_Peptidoglycan: 세균세포벽의 주된 성분인 커다란 중합체; 뮤레인(*murein*)이라고도 부른다.

편리공생_Commensalism: 한 생물은 이익이 되고 다른 생물은 해롭지도 도움이 되지도 않는 공생관계를 설명하는 용어.

편모_Flagella: 일부 단세포생물로부터 돌출되는 털 같은 돌기.

편모충증_Giardiasis: 흔한 수인성위창자병. 원인균은 식수나 물놀이물 모두에 존재할 수 있는 람블편모충(*Giardia lamblia*)이다.

편해공생_Amensalism: 한 생물이 다른 생물에 긍정적이거나 부정적인 영향을 받지 않으면서, 그 생물의 성장 또는 생존을 방해하거나 억제하는 두 종 사이의 관계.

편형동물_Flatworm: 편형동물문(phylum Platyhelminthes)의 무척추생물.

폐렴_Pneumonia: 허파의 염증. 대개 감염에 의해 야기된다.

포낭_Cyst: 환경이 섭식에 맞지 않아 따라서 성장이 제한되는 경우 생산되는 원생동물의 잠복상태.

포도알균_Staphylococci: 불규칙한 덩이 혹은 포도모양의 무리로 배열되는 알균.

포도알균결막염_Staphylococcal conjunctivitis: 성인보균자의 코와 손가락으로부터 온 포도알균으로 신생아가 오염되어 발생할 수 있는 신생아포도알균감염. "끈적거리는 눈(sticky eye)"이라고도 부른다.

포도알균화상피부증후군_Staphylococcal scalded skin syndrome: 제2군 포도알균에 의한 감염; 성인보다 신생아에서 흔하다. 감염된 피부는 화상을 입은 것처럼 보이고 죽어 떨어지며 속발성의 감염으로 피부가 개방되는 경향이

있다.

포스포글루콘산경로_Phosphogluconate pathway: 일부 세균이 이용하는 대체분해반응경로. 인산펜토스경로(*pentose phosphate pathway*)라고도 부른다.

포식소체_Phagosome: 포식세포에서, 포식된 물질을 포함하는 막으로 싸인 소포.

포식작용_Phagocytosis: 진핵세포에서 탐식과정을 통한 고형물질의 섭식.

포화_Saturated: (1) 유기화학에서, 최대로 가능한 수의 수소가 결합된 탄화수소사슬; (2) 주어진 조건에서 가능한 최대의 용해된 용질을 포함하는 용액.

표피_Epidermis: 피부의 가장 바깥에 있는 보호층.

표현형_Phenotype: 생물의 관찰 가능한 특징이나 형질.

풍토병_Endemic: 특정의 집단이나 지리적인 구역에서 반복적으로 발현하는 질병.

프라이머 RNA_Primer RNA: DNA 합성을 개시하는 RNA의 짧은 가닥.

프라이밍_Priming: 분자유전학에서, 프라이머가 단일가닥 DNA 분자에 결합할 수 있도록 반응의 온도를 낮추는 PCR의 단계.

프로모터_Promoter: 전사가 어디에서 일어날지 그리고 어느 방향으로 합성을 계속할지 RNA 중합효소에 알려주는 DNA 한쪽 가닥 위의 한방향 서열.

프로바이러스_Provirus: 숙주세포의 DNA 속으로 그 자체가 통합된 바이러스유전체.

프로스타글란딘_Prostaglandins: 아라키돈산(arachidonic acid)으로부터 유래되는 호르몬유사물질. 이들은 민무늬근육의 수축과 이완, 혈관의 확장과 수축, 그리고 염증의 조절을 포함하는 몸의 광범위한 기능에 관여한다.

프로토머_Protomeres: 바이러스캡시드의 각 아단위.

프로파지_Prophage: 세균세포를 파괴하지 않고 세균염색체 속으로 통합되는 바이러스유전자를 가진 박테리오파지의 잠복형.

프리온_Prions: 세포기관이나 바이러스가 아닌 감염성단백질입자.

플라스미드_Plasmid: 세균 속에 들어 있는 환상의 비염색체 DNA 분자.

플루_Flu: 오소믹소바이러스과(Orthomyxoviridae family)의 RNA 바이러스에 의해 야기되는 인플루엔자(influenza)라고도 부르는 호흡기계의 전염성 감염

피각형성_Encapsidation: 바이러스의 캡시드(capsid)가 먼저 생산되고 핵산을 위한 빈껍질로 작용하는 과정.

피부밑조직(피하조직)_Hypodermis: 피부의 가장 깊은층. 진피의 바로 아래에 위치하며 피부밑층(*subcutaneous layer*)이라고도 부른다.

피부밑층(피하층)_Subcutaneous layer: 피부의 아래층.

피부진균_Dermatophytes: 피부, 털, 그리고 손톱에 질병을 일으키는 진균.

피부탄저병_Cutaneous anthrax: 탄저병의 피부형태. 가피(eschar)라 부르는 크고 깊은 피부병변이 특징이다.

필로바이러스(과)_Filoviridae: 사람의 질병을 일으키는 단일 음성가닥의 RNA 바이러스과. 이 바이러스과에는 에볼라바이러스(Ebola virus)와 마르부르크바이러스(Marburg virus)가 포함된다.

한냉생물_Psychrophiles: 최적의 성장온도는15°C이며 0°C 이하에서도 살 수 있는 차가운 것을 좋아하는 생물.

합성_Synthesis: 반응물이 서로 결합하여 새로운 분자를 형성하는 화학반응.

합성배지_Synthetic media: 명확하거나 잘 확인된 조성의 물질들로 만든 배지.

합텐_Haptens: 그 자체로는 면역반응을 촉발시킬 수 없는 작은 분자. 하지만 운반단백질과 결합하는 경우 면역반응을 촉발시킨다.

항상성_Homeostasis: 환경의 변화와 관계 없이, 몸의 내적인 환경을 상대적으로 안정되게 유지하는 것.

항생제_Antibiotics: 일부 미생물들에 의해 자연적으로 생산되는 화학치료제.

항원_Antigen: 특이면역반응을 유도할 수 있는 어떤 물질.

항원변위_Antigenic shift: 최소 두 각기 다른 바이러스주 혹은 심지어 서로 다른 바이러스가 결합하여 서로 다른 종을 감염시킬 수 있는 새로운 바이러스를 형성하는 과정.

항원소변이_Antigenic drift: 시간이 지남에 따라 일어나는 바이러스외피(표면단백질)에서의 작은 변화. 항원변이는 몸의 면역계통에 의해 인식되지 않을 수 있는 새로운 인플루엔자바이러스품종을 만들 수 있다.

항원제시세포_Antigen-presenting cells: 항원을 포획하고 가공한 후 항원의 부분을 B 세포와 T 세포에게 제공하여 그들을 활성화시키는 세포.

항체_Antibody: 항원에 대한 반응으로 생산되는 단백질분자.

항체역가_Antibody titer: 혈청내 항체의 농도.

해독제_Antidote: 독물의 효과에 대항하기 위한 치료제.

해부현미경_Dissection microscope: 곤충, 벌레, 식물, 혹은

더 많은 관찰을 위해 해부될 수 있는 어떤 사물과 같은 더 커다란 물체를 관찰하기 위해 고안된 저배율현미경.

핵막_Nuclear envelope: 핵막(*nuclear membrane*). 이는 세포핵을 둘러싸는 인지질이중층이다.

핵모양구역_Nucleoid area: 세균과 고세균의 염색체 DNA가 위치하는 세포질내의 구역

핵속핵산분해효소_Endonuclease: DNA 분해효소; 제한효소(restriction enzyme)라고도 부른다.

허용세포_Permissive cells: 바이러스학에서, 생합성기구를 제공하여 바이러스의 완전한 복제주기를 지지하는 세포.

허파_lung: 가슴의 허파공간을 점유하는 2개의 주머니모양 호흡기관의 하나. 혈액의 환기가 일어난다.

허혈증_Ischemia: 조직이나 기관에 대한 불충분한 혈액공급.

헬리카제_Helicase: 핵산이중가닥을 풀기 위해 핵산가수분해의 에너지를 이용하는 효소.

혈구모세포_Hemocytoblast: 적색뼈속질(적색골수)내 다능성의 줄기세포. 모든 종류의 혈구세포로 성장이 가능하다.

혈뇨_Hematuria: 소변내 혈액의 존재.

혈액뇌장벽_Blood-brain barrier: 뇌조직으로 들어가려는 다양한 화학물질과 미세물질을 억제시키는 혈액과 뇌 사이의 해부학적이고 생리학적인 장벽.

혈우병_Hemophilia: X 염색체상에 위치하는 결함유전자를 가진 흔한 유전성혈액응고질환. 따라서 이 질환은 주로 남성에서 발생한다.

형질도입_Transduction: 바이러스학에서, 박테리오파지에 의해 세균세포 속으로 유전자를 도입시키는 유전자전달방법.

형질전환_Transformation: 자유 DNA의 조각을 세균세포에 넣어 그의 유전체내로 통합시키는 유전자전달방법.

유전자삽입_Transgenic: 외래 DNA의 삽입에 의해 새로운 유전자를 획득한 생물을 설명함.

호냉성_Cryophiles: 냉온을 좋아하며 15° C에서 최적의 성장을 하면서 0° C 이하에서도 성장할 수 있는 세균; 한냉생물(*psychrophiles*)이라고도 부른다.

호산구_Eosinophils: 적색으로 염색되는 커다란 과립이 특징인 포식백혈구.

호삼투성균_Osmophiles: 최적의 성장을 위해 환경내 높은 용질농도를 필요로 하는 세균.

호압균_Barophiles: 높은 수압 아래서 잘 성장하고 오직 해양의 가장 깊은 부분에서만 사는 미생물.

호열균_Thermophiles: 최적의 성장온도가 상대적으로 높은, 대개 45℃~80℃인 미생물.

호염기구_Basophils: 다섯 종류의 백혈구 중에서 가장 적은 종류. 이들은 염증을 촉진하는 화학매개자를 포함하는 짙은 청자색의 과립을 갖고 있다.

호염생물_Halophiles: 염함량이 높은 환경에서 번성하는 "염을 좋아하는" 생물.

호이산화탄소성_Capneic: 정상적인 대기에 존재하는 것 보다 더 많은 이산화탄소를 필요로 하는 세균을 설명함.

호중구_Neutrophils: 또는 다형핵백혈구(*polymorphonuclear leukocytes*). 가장 활동적으로 움직이는 포식세포.

혼탁도_Turbidity: 미생물학에서, 미생물의 성장에 의한 액체의 혼탁해짐.

혼합감염_Mixed infection: 여러 감염원이 동시에 같은 부위에서 성립될 때 발생하는 감염.

홀씨소체(포자소체)_Sporozoite: 감염된 모기의 침샘 속에 있는 말라리아의 영양형(trophozoite).

홀씨주머니(포자낭)_Sporangia: 무성포자가 형성되는 진균 구조.

화농성삼출물_Pyogenic exudates: 병변의 배출; 고름(농, pus)이라고도 부른다.

화학결합_Chemical bond: 원소나 화합물 속의 원자가 서로 붙잡는 친화력의 결과. 전자의 상호작용으로 인한다.

화학식_Chemical formula: 화합물에 대한 간단한 표현.

화학자가영양체_Chemoautotroph: 에너지원으로써 무기화합물을 사용하고 탄소원으로써 이산화탄소를 이용하는 생물.

화학적으로 정의된 배양액_Chemically defined media: 확인된 정확한 화학적인 조성을 가진 배양액; 합성배양액(*synthetic media*)이라고도 부른다.

화학종속영양체_Chemoheterotroph: 에너지원과 탄소원 모두 유기화합물을 이용하는 생물.

화학주성_Chemotaxis: 화학주성물질에 의해 야기되는 화학적인 친화력의 결과로써 세포나 생물의 촉진되는 이동.

화학합성영양생물_Chemotroph: 영양소분자의 분해로부터 오는 에너지를 사용하는 생물.

화합물_Chemical compound: 서로 결합된 둘 이상의 서로 다른 원소로 구성되는 화학물질.

확산_Diffusion: 세포에너지를 소비하지 않고 더 높은 농도의 구역으로부터 더 낮은 농도의 구역으로 분자가 이동하는 것.

확산감염_Spreading infection: 피부, 연조직, 그리고 근육의 세균감염. 확산감염은 표피(예, 백반증)에 국한되거나 혹은 피부밑지방(예, 연조직염)에 침범된다.

환원_Reduction: 원자나 분자에 의한 전자(들)의 획득.

활동범위_Spectrum of activity: 약제가 효과적인 것에 대항하는 미생물의 범위.

활성자리_Active site: 효소 위에서 기질이 결합하는 부위; 각 기질에 대해 특이적이다.

황_Sulfur: 원자번호가 16인 생명에 필수적인 요소.

황순환_Sulfur cycle: 자연에서, 황을 포함하는 화합물의 전환에 관여하는 생화학적인 순환.

회충_Roundworm: 미분절몸통을 가진 원통형의 벌레. 선충(nematode)이라고도 부른다. 일부는 사람의 기생충이다(예, 요충).

회충증_Ascariasis: 전세계적으로, 사람의 가장 흔한 선충감염인 회충(*Ascaris lumbricoides*)에 의해 야기되는 감염.

획선평판법_Streak plate: 주로 단독집락을 분리하기 위해 사용하는 평판법.

효능_Efficacy: 약물의 유효성.

효소_Enzyme: 반응의 활성에너지를 낮춤으로써 화학반응을 가속시키는 생물학적인 촉매.

효소결합면역흡착측정법_Enzyme-linked immunosorbent assay (ELISA): 시료 내의 특이항체나 항원의 존재를 검출하는 생화학적인 기법.

후두_Larynx: 인두의 아래쪽과 기관 사이에 있는 공기통로. 성대를 포함한다.

흑사병_Plague: 페스트균(*Yersinia pestis*)에 의해 야기되는 생명을 위협하는 질병.

흡입탄저병_Inhalation anthrax: 이 형태의 탄저병은 허파에 대한 병변과 조직손상을 야기하며 호흡기탄저병(respiratory anthrax)이라고도 부른다. 조기에 치료되지 않으며, 이 형태의 병은 거의 항상 치명적이다.

흡착_Adsorption: 박테리오파지에 의한 세균감염의 첫번째 단계; 숙주세포에 대한 부착이 포함된다.

희귀의약품_Orphan drugs: 200,000명 이하의 미국환자에서 발병되는 질환을 치료하기 위해 필요하지만 주로 비용과 필요성의 부족 때문에 개발에 대한 주의를 받지 못하는 약물.

희귀의약품법_Orphan Drug Act: 희귀질병에 대한 약물의 개발을 장려하는 1938년의 연방식품의약품화장품법(Federal Food, Drug, and Cosmetic Act)의 수정안.

AIDS(후천성면역결핍증후군)_AIDS (acquired immunodeficiency syndrome): 인간면역결핍바이러스(human immunodeficiency virus, HIV)에 의해 야기됨. 이는 속발성 면역결핍증으로 간주된다. AIDS는 질환이 아니라 증후군이며; 이는 복합적인 징후와 증상을 가지며, 다양한 질환들은 공통의 원인과 연관된다. AIDS는 면역계통이 중증으로 손상되기 때문에 많은 기회감염을 초래한다.

APIC: 감염조절역학전문가협회(Association of Professionals in Infection Control and Epidemiology).

ASM: 미국미생물학회(American Society for Microbiology).

B군 사슬알균병_Group B streptococcal disease (GBS): B군, 베타용혈성사슬알균, 그리고 그람음성막대균에 대한 교차감염으로 야기되는 일단의 신생아병. 패혈증, 폐렴, 그리고 수막염과 같은 질환이 포함된다.

B세포_B cells: 세포막에 위치하는 항체를 가진 소림프구.

B형 간염바이러스_Hepatitis B Virus (HBV): 혈액, 정액, 그리고 유즙을 포함하는 체액을 통해 전파되는 간염바이러스. 이 형태의 간염을 예방하기 위한 백신이 이용 가능하다.

CAS_CAS: 화학물질요약서비스(Chemical Abstracts Service); 화학물질의 등록번호; 컴퓨터 데이터베이스를 검색하는데 있어 도움이 되기 위해 각 화학물질에 할당된 고유번호.

CDC_CDC: 미국질병통제예방센터(Centers for Disease Control and Prevention); 역학정보의 중심적인 근원으로써 기능한다.

cDNA_cDNA: 역전사효소의 도움으로 mRNA 주형으로부터 형성되는 상보적인 DNA.

C형 간염바이러스_Hepatitis C Virus (HBV): 혈액과 성접촉을 통해 전파되며 HBV와 증상이 유사하지만 급성감염의 70~80%는 만성질환으로 된다.

DEA_DEA: 마약단속국(Drug Enforcement Administration).

DNA 연결효소_DNA ligase: DNA 각 가닥의 골격을 따라 하나의 뉴클레오티드의 탄소원자와 다른 뉴클레오티드의 인산염 사이의 공유결합을 형성시키는 효소.

DOT_DOT: 미국교통국(U.S. Department of Transportation).

D형 간염바이러스_Hepatitis D Virus (HDV): 생존하기 위해서는 B형 간염바이러스(HBV)를 필요로 하는 결함이 있는 바이러스. 따라서 HBV에 감염된 사람의 혈액에 존재한다. HDV는 B형 간염의 감염이나 혹은 기존의 B형 간염간질환을 악화시킬 수 있다.

EPA_EPA: 미국환경보호국(Environmental Protection Agency).

FDA_FDA: 미국식품의약국(U.S. Food and Drug Administration).

G_1기_G_1phase: 세포주기의 간기에서의 첫 번째 단계. 세포는 이들이 가진 조직에 특징적인 대사활동을 수행한다.

G2기_G2phase: 세포주기의 간기에서의 세 번째 단계. 세포는 계속 성장하며 유사분열을 위해 그의 대사활성을 준비한다.

HHS_HHS: 미국보건복지부(U.S. Department of Health and Human Services).

HICPAC_HICPAC: 감염관리실무위원회(Healthcare Infection Control Practices Advisory Committee).

HIV 중합효소연쇄반응_HIV polymerase chain reaction (HIV PCR): HIV감염 시 혈중에 바이러스 특이 DNA나 RNA의 존재를 확인하기 위해 시행하는 검사

ICTV_ICTV: 국제바이러스분류위원회(International Committee on Taxonomy of Viruses).

IDSA_IDSA: 미국감염병학회(Infectious Diseases Society of America).

IEIP_IEIP: 국제신종감염프로그램(International Emerging Infections Program).

IHR_IHR: 국제보건규칙(International Health Regulations).

IND_IND: 임상시험계획승인신청(Investigational New Drug Application).

LBNL_LBNL: 로렌스버클리국립검사소(Lawrence Berkeley National Laboratory).

M 기_M phase: 유사분열과 세포질분열이 일어나는 세포주기의 단계.

MSDS_MSDS: 물질안전보건자료(Manufacturer's Material Safety Data Sheet).

NCEH_NCEH: 국립환경보건센터(National Center for Environmental Health).

NCPDCID_NCPDCID: 미국전염병관리센터(National Center for Preparedness, Detection, and Control of Infectious Diseases).

NDA_NDA: 신약허가신청(New Drug Application).

NIAID_NIAID: 국립알레르기감염병연구소(National Institute of Allergy and Infectious Diseases).

NIH_NIH: 미국국립보건원(National Institutes of Health).

NIOSH_NIOSH: 미국국립직업안전위생연구소(National Institute for Occupational Safety and Health).

OSHA_OSHA: 노동안전위생국(Occupational Safety and Health Administration).

pH 척도_pH scale: 용액내 수소이온농도에 기반하는 척도. 용액의 산성도와 알칼리도를 측정하는데 이용된다.

RTECS_RTECS: 화학물질독성효과등록(Registry of Toxic Effects of Chemical Substances).

SHEA_SHEA: 미국보건역학학회(Society for Healthcare Epidemiology of America).

S기_S phase: 세포분열을 위해 DNA가 복제되는 세포주기 단계

T 세포_T cells: 다양한 세포매개면역반응에 관여하는 림프구

WHO_WHO: 세계보건기구(World Health Organization).

찾아보기
Index

한글 찾아보기

ㄱ

가수분해 33
가수분해효소 77
간균 102
간접접촉 317
감염 306
감염관리실무위원회 237
감염조절역학전문가협회 237
강직 445
개체군 550
건조 199
결막염 448
결핵 392
경쟁 73
경쟁억제 276
경쟁효소억제 79
계통분류학 13
고름딱지증 540
고름집 364
고세균 58
고장성 38
고전보체경로 347
고체배지 217
고환 506
골반염증질환 504
골반염질환 520
골수형성 338
공기매개전파 319
공기전파실병 18
공생 302
공생질소고정균 554
공여 599
공유결합 30
과 131
관용원 328
광범위 277
광영양생물 76, 109
광자가영양생물 109
광종속영양생물 110
광학현미경 6
광합성 85
괴사감염 364
괴사궤양성잇몸염 417
괴저 466
교차내성 284
교환반응 34
구균 102
국립감염병대응탐지통제센터 592
국립보건원 238
국립알레르기감염병연구소 241, 589
국립직업안전위생연구소 241
국소감염 312
국제바이러스분류위원회 130
국제보건법 594
국제신종감염프로그램 593
국제연합 585
군집 550
귀두염 509
균근 161
균류 14
균막 229
균사 163
균사체 163
균제거 193, 216
균주 113
균학 161
그람양성균 57

그람음성균 57
극성 30
급성가운데귀염 442
급성감염 312
기관지 384
기관지나무 384
기생생활 16, 303
기술역학 314
기회병원체 304
길항작용 279
깊은털집염 540
깔때기콩팥염 488

ㄴ

나선균 102
나선바이러스 136
나팔관 501
난관 501
난소 501
내기성무산소균 112
내생포자 11
내인성 321
내인성감염 501
내효소 78
농가진 540
농화배지 218
뇌염 438
뇌척수액 436
뇨분석 526
능동수송 74

ㄷ

다당류 41
다형태 102, 226
단당류 41
단모성 59
단순헤르페스 540
단핵구 340
담자균(문) 168
당분해 80
당질층 55
당피 55
대변이 97
대수(지수)성장기 108
대식세포 340
대장균 540
대체보체경로 347
대핵 172
덧샘 506
데옥시리보핵산 47
도노반증 523
도시화 585
독감 399
독력(발병력) 308
독력(발병력)요인 308
독물 257
독성쇼크증후군 503
독성학 257
독성효과 266
독소 310
독소생산균 310
독소혈증 312
돌기 136
돌연변이 97
동결건조 199
동계이식편 330
동위원소 28
동정 15
동종이식편 330
동화대사 33, 76
두절 181
등장성 38

ㄹ

라임병 472
라자로스팔란자니 10
람다 606
랑게르한스세포 363
렉틴경로 347
렙토스피라증 488
로렌스버클리국립검사소 238
로버트코흐 12
로버트후크 6
로키산발진열 471
루이파스퇴르 11
류마티스열 466
리보핵산 48
리소자임 342, 500
리스테리아증 423
림프구 342
림프형성 338

ㅁ

마취제 258
막대균 102
만성감염 313
말초신경계통 436
말총모양 59
매개물 214, 317
매독 518
머리마디 181
면역 327, 539
면역글로불린 331
면역노화 543
면역억제 327
면역원 328
면역적격 327
면역학 12, 326
멸균 11, 192, 215
명명 15
목 131
무격벽 165
무균 12, 437
무균기법 214
“무딘”끝 601
무른궤양 522
무산소세포호흡 80

무증상감염 313
물질안전보건자료 244
미국감염병학회 237
미국교통부 243
미국미생물학회 241
미국보건역학학회 237
미국식품의약국 586
미국환경보호국 551
미생물 110
미생물생태학 550
미생물혈증 464
미세동물 6
미세산소균 112
미소서식지 550
미숙감염 147
미코플라스마 487
미토솜 175

ㅂ

바이러스성출혈열 476, 572
바이러스피막 137
바이러스혈증 312
바이로이드 15, 156
바이루소이드 156
바이리온 136
박테리오파지 130, 600
반고체배지 217
반데르발스힘 32
발암성 147
발열 346
발열원 346
발티모어분류체계 131
방광 486
방광염 488
방부법 193, 216
방부제 201
방사능 29
배아 534
배양 214
배양배지 226
배양평판복사 602
백선증 377
백신 349
백일해 391
백혈구형성 338
범유행성 315
벡터 319, 606
변성 605
변형체 180
병소감염 312
병원성 14, 308
병원체 303
병인론 312
보인자 78
보툴리눔증 424, 446, 570
보호장구 249
보효소 78
복귀 98
복제깔기 602
복합(비합성)배지 218
복합현미경 4
봉입체 63
부고환염 509
부니아비리다에 572
부생균 167
부속샘 506
부어심기평판 220
부전감염 147
부착 308
분류 15
분류군 15
분류학 15
분리 227
분별배지 219
분석역학 314
분열생식 172
분열소체 177, 478
분자 30
분해효소 77
불완전균(문) 168
브루셀라증 467
비가역억제 79
비경구 259
비경쟁억제 79
비극성 30
비뇨계통 486
비말전파 319
비브리오 102
비생물 552
비이온화방사선 199
비임균성요도염 520
비자가항원 354
빛비의존반응 87
빛의존반응 85

ㅅ

사구체신염 488
사람면역결핍바이러스 524
사람성장호르몬 610
사륜구균 106
사르시나 106
사멸기 108
사슬알균 105
사이막팡이실 165
사이토카인 346
산 35
산발성 315
산소세포호흡 80
산화 33
산화환원 33
산화환원효소 77
살균제 201, 216
살모넬라증 419
살미생물제 193
살바이러스제 201
살조제 201
살진균제 201

상리공생 16, 302
상승작용 16, 279
상주균무리 303
색소모세포진균증 379
생물 552
생물군 550
생물권 551
생물다양성 551
생물량 551
생물지구화학 552
생물지구화학적 순환 552
생물테러 565
생물테러대응청 566
생물학적 분석법 268
생물환경수복 21
생식모세포 478
생체이용률 261
생체전달 261
생태계 551
서식지 551
선모(술) 60
선모충증 431
선천 342
선천성감염 535
선천성장애 535
선택독성 278
선택배지 219
선택압 283
섬모 상승 384
성매개감염 501, 541
성매개감염/질환 516
성병림프육아종 520
성장인자 110
성홍열 388
세균 13
세균감염 418
세균뇨증 488
세균막 16, 61
세균중독 418
세균혈증 312, 465
세포내이입 75
세포내축적기 143
세포병변효과 147
세포뼈대 63
세포소기관 63
세포외유출 76
세포질 63
세포질액 63
세포파괴감염 147
세포호흡 78
소독 193, 216
소독제 201
소변분석 526
소변이 97
소수성 39
소핵 172
속 15, 131
속홀씨 11
수동수송 72
수막 436
수막뇌염 438
수막염 436
수소결합 31
수용 584
수용체매개세포내이입 76
수인성전파 319
수인성질병 17
숙주방어회피 310
숙주범위 144
스테로이드 45
스토로마톨라이트 13
스피로헤타 105
스피릴룸 103
시겔라증 420
시험약물 269
식물 58
식품매개병 17
식품매개전파 319
식품의약품위생법 268
신경근육이음부 438
신경세포 446
신경전달물질 438
신루설치술 495
신약허가신청 268
신우신염 488
신장 486, 605
신종감염병 584
실용희석검사 202
실험역학 314
심장근육막 460
심장근육염 460
심장내막 460
심장내막염 460
심장막 460
심장막염 460
심저대 559
심해대 560
십진감소시간 196
쌍알균 105
쓰나미 564

ㅇ

아과 131
아나목스 554
아데노신3인산염 48
아레나비리다에 572
아메리카구충증 432
아메바증 430
아세틸콜린 438
아스페르길루스증 428
아포효소 78
안토니반레벤후크 4
안티센스 612
안티코돈 89
알균 102
알데히드 206
알레르기원 328

알로스테리부위 79
암모니아화 554
압력내성균 111
액상배지 217
야생토끼병 468, 569
야토병 468, 569
약물관리법 268
약물동태학 257
약물역학 257
약물치료학 257
약학 257
양극모성 59
양성자 27
양이온 29
억제구역 280
에너지방출 33
에너지흡수 33
에드워드제너 12
에를리히아증 473
에틸렌옥사이드 206
에피솜 96
에피토프 328
엔도뉴클레아제 601
역위 97
역전사효소 604
역학 314
연결효소 78
연구실안전기기 246
연방식품의약품화장품법 268
연성하감 522
연쇄상구균 105
연안대 559
열사멸시간 195
열사멸온도 195
열역학 제1법칙 76
염기 35
염색체 96
염증 338
엽상체 169
영양소체 172
영역 13
오라슈어 525
오염 306
오염원 214
오염제거 191
올리버웬델홈즈 12
와포자충증 430
완선효소 78
외인성 321
외효소 78
요관 486
요도 486
요도염 487
용균 143
용균방출기 143
용균성 143
용량 263
용매 38
용액 38
용원성 143
용원성파지 143
용질 38
용해효소 344, 500
운동 60
운동신경세포 438
원생동물 14
원소 26
원수대 559
원자 26
원자가전자 28
원자량 27
원자번호 27
원자핵 27
원판희석법 202
원핵생물 13
원형 113
원형질막 54
웨스턴블라트 525
위궤양 418
위생처리 193, 216
위성체 156
위장관 410
위창자관 410
위창자염(위염) 417
유격벽균사 165
유방염 504
유사분열 93
유전자 96
유전자라이브러리 602
유전자형 96
유전체라이브러리 602
유행성 315
융통무산소균 112
융통호염균 111
음이온 29
의원성 321
의원성감염 501
이그나즈젬멜바이스 12
이뇨제 259
이당류 41
이명명법 15
이명법체계 113
이분법 53
이성화효소 77
이온 29
이온결합 31
이온화방사선 199
이종이식편 330
이차감염 313
이차면역반응 348
이핵체 166
이화대사 33, 76
인두 384
인바신 310
인수공통감염증 467
인순환 555
인슐린 609

인지질 44
인터페론 346, 611
인플루엔자 399
일과성균무리 303
일차감염 313
일차반응 348
임상시험계획승인신청 269
임신 534
임신기 534
임질 517
입체현미경 6
잇몸염 416

ㅈ

자가감염 317
자가면역질환 328
자가영양생물 109
자가이식편 330
자가항원 328, 354
자궁 501
자궁관 501
자궁내막염 503
자낭균(문) 167
자리바꿈 97
자연발생 10
자유생활질소고정균 552
자카리아스얀센 4
작은핵 172
잠복기 143, 265
장관 259
장티푸스 420
재조합 DNA 기법 598
재출현감염병 584
저생대 560
저생생물 559
저온균 111
저온살균 11, 193
저장성 38
적응면역계통 342
적혈구형성 338
적혈구 형성인자 612
전립샘 506
전립샘염 508
전신감염 312
전위유전단위 98
전이효소 77
전자 27
전자수송사슬 83
전자현미경 9
전해질 29
절대혐기균 112
절대호기균 112
절대호염균 111
점돌연변이 97
점막 414
접종 217
접종물 217
"접착"끝 601
접착단 601
접합 98, 599
접합균(문) 167
정20면체 136
정균제 216
정미생물제 193
정상균무리 17, 384
정상세균총 17
정소 506
정체기 108
제8인자 611
제한효소 601
조류 14, 58
조셉리스터 12
조직플라스미노겐활성자 611
조충증 431
조혈 338
존니담 10
존틴달 11
좁은범위 278
종 15, 131
종기 365
종료서열 87
종속영양 163
종속영양생물 109
종양항원 329
주모성 59
주변단백질 54
주성 60
주조직적합복합체 329
중간범위 278
중간숙주 181
중복감염 278
중성자 27
중성지방 43
중온균 110
중이염 442
중증급성호흡기증후군 152
중추신경계통 436
중합효소연쇄반응 605
증식불허세포 147
증식허용세포 147
지속감염 147
지의류 168, 554
지체기 108
지표증례 314
직업재해 237
직접접촉 317
진균 58
진균종 379
진균증 374
진통제 258
진피 363
진핵생물 13
질 501
질병통제예방센터 589
질산염화 554
질소 110
질소고정 552
질소고정효소 552
질소순환 552
질증 501

질편모충증 505
집락형성단위 493
집락화 308

ㅊ

천연두 572
첨복체 177
체액구역 54
체액전파 319
초발환자 314
초유 539
초회통과효과 265
최대효과 265
최소살균농도 281
최소억제농도 280
최종숙주 181
출생전후 534
치료지수 263, 281
치아주위조직염 417
치은염 416
치주염 417
치태 416
친수성 39
친화력 73
침입 308
침진 229

ㅋ

칸디다 379
칸디다증 505
캄필로박터증 421
캡소미어 136
캡시드 135
캡시드형성과정 146
케파우버-해리스수정안 268
코스미드 607
코흐법칙 12
콜레스테롤 46
콩팥 486
콩팥단위 486
콩팥창냄술 495
크렙스회로 82
큰종기 365
큰포식세포 340
큰핵 172
클라미디아 487, 520
클론 605
클론선택 348

ㅌ

탄소 109
탄소순환 552
탄저병 566
탈수합성 32
탈아미노화 554
탈외피 145
탈질산염화 554
태반 534
태아 534
털복송 59
털주머니염 365
토리콩팥염 488
톡소플라스마증 537
통성혐기균 112
통성호염균 111
통합단백질 54
투약량 263
트리코모나스증 529
특이단백질운반체 73
틀이동돌연변이 97
틸라코이드막 85

ㅍ

파상풍 445
패혈 437
패혈쇼크 466
패혈증 312, 465, 466
페르디난도콘 11
페스트 470, 568
펩톤 217
펩티도글리칸 56
편리공생 16, 302
편모 58
편모충증 429
편충 181
편해공생 303
포낭 172
포도알균결막염 540
포도알균화상피부증후군 540
포스포글루콘산경로 84
포식소체 344
포식작용 75, 344
포음작용 76
포자낭 165
포자낭포자 165
포자소체 177, 478
포화 73
표피 363
표현형 96
풍토성 315
프라이머 91
프라이밍 605
프란세스코레디 10
프로모터 87
프로바이러스 155
프로스타글란딘 46
프로토미어 136
프로파지 143
프리온 15, 157
플라비비리다에 573
플라스미드 96
플루 399
피부밑층 363
피부사상균 377
피부탄저병 568
피하조직 363
필로비리다에 572

ㅎ

한스얀센 4
합성 33
합성배지 218
합텐 328
항상성 486
항원 327
항원제시세포 347
항체 327
항체역가 348
해당작용 80
해독제 266
해부현미경 6
핵막 64
핵모양구역 96
핵산단백질 136
핵속핵산분해효소 601
허파 384
허혈증 466
헬리카제 91
혈구모세포 338
혈구형성 338
혈뇨 495
혈액-뇌장벽 437
혈우병 611
형질도입 98, 600
형질전환 98, 599, 614
호냉균 111
호산구 338
호삼투균 111
호압균 111
호열균 110
호염기구 338
호이산화탄소균 112
호중구 338
혼탁 229
혼합감염 312
홀씨소체 177
홀씨주머니 165
홀씨주머니홀씨 165
화농성삼출물 365
화학결합 28
화학물질독성효과등록 243
화학물질요약서비스 243
화학식 27
화학자가영양생물 110
화학종속영양생물 110
화학주성 344
화학합성영양생물 76, 109
화합물 27
확산감염 364
확산평판 221
환원 33
활성범위 277
활성부위 76
황 110
황순환 555
회충증 432
획선평판 220
효과농도 265
효능 278
효소 76
효소결합면역흡착법 525
후두 384
후천성면역결핍증후군 524
흑사병 470
흡입탄저병 566
흡착 142
희귀의약품 269
희귀의약품법 269

영어 찾아보기

A

abiogenesis 10
abortive infection 147
abortive poliomyelitis 450
abscess 364
abyssal zone 560
accessory gland 506
Acetobacter aceti 19
acetylcholine 438
acid 35
acquired immunodeficiency syndrome (AIDS) 524
actinomyces 85, 123
active site 76
active transport 74
acute 266
acute infection 312
adenoid 334
Adenoviridae 137, 149
adhesion 308
adoption 584
adsorption 141, 142
adult growth hormone deficiency (aGHD) 610
A. duodenale 432
adverse drug effect 266
aerobic cellular respiration 80
aerotolerant anaerobes 112
affinity 73
AIDS 392
airborne diseases 18
airborne transmission 319
algae 14
alkaloid 429
allosteric site 79
alphaherpesvirinae 149
Alphavirus 155, 452
alternative complement pathway 347
Amblyomma americanum 473
American Society for Microbiology (ASM) 241
American trypanosomiasis 482
ammonification 554
amphitrichous 59

anabolic steroids 45
anabolism 33, 76
anaerobic cellular respiration 80
anammox 554
Ancylostoma duodenale 183, 432
animalcules 6
anion 29
Anopheles 177, 478
antagonism 279, 305
antibiogram pattern method 114
antibiosis 20
antibody titer 348
anticodon 89
antidote 266
antigen 327
antigen-presenting cell 340
antisense 612
antisepsis 193
Antony van Leeuwenhoek 4
Aphthovirus 154
apical complex 177
apoenzyme 78
applied microbiology 19
arborescent 228
Arenaviridae 572
Armillaria gallica 163, 165
Ascaris 432
Ascaris lumbricoides 182, 432
Ascomycota 167
aseptic 437
aseptic meningitis 449
Aspergillus 293, 404, 405, 428, 429, 495
Aspergillus flavus 428, 429, 433
assembly 142
Association of Professionals in Infection Control and Epidemiology (APIC) 237
atomic nucleus 27
atomic number 27
atomic weight 27
atoms 26
ATP 48
autoimmune disease 328
autoinoculation 317
autotroph 109
avian chlamydiosis 395
Azotobacter 552

B

Babesia 481
Babesia microti 178
bacillary dysentery 420
bacilli 102
bacillus 102
Bacillus 16, 122, 192, 290, 425, 552
Bacillus anthracis 56, 313, 395, 566
Bacillus cereus 423, 425, 433
Bacillus coagulans 122
Bacillus laterosporus 304
Bacillus thuringiensis 614
bacteremia 312, 465
bactericidal 278
bacteriophage 130
bacteriostatic 278
bacteriuria 488
Bacteroides 118, 290, 414, 415, 500, 502, 539
Bacteroides fragilis 544
Balamuthia 176
balanitis 509
balanoposthitis 509
balantidiasis 175
Balantidium coli 175, 429, 433
Baltimore classification system 131
B. anthracis 122
barophiles 111
barotolerant 111
Bartonella 469
Bartonella henselae 469
base 35
Basidiomycota 168
basophil 338
B. burgdorferi 473, 509
B. cereus 16, 122, 424, 425
B. coli 429
Bdellovibrio 115
B. dermatitidis 404
beaded 228
Beggiatoa 555
benthos 559
Bergey's Manual of Systematic Bacteriology 16, 227
Betaherpesvirinae 149
binary fission 53
binomial 15
bioassays 268
bioavailability 265
bioavailabilty 261
bioconversion 21
biodiversity 551
biofilm 16, 61
biogeochemistry 552
biological vector 319
biomass 551
biopharmaceutics 258
biosafety level 238
biosphere 551
biotransported 261
bladder infection 488
Blastomyces 495
Blastomyces dermatitidis 165, 403
B. licheniformis 425
blood-brain barrier 437
blood flow 261
"blunt" ends 601
B. mallei 571

B. microti 178
bodily fluid transmission 319
boil 364
Bordetella 115, 386, 405
Bordetella pertussis 391
Borrelia burgdorferi 114, 472
Borrelia recurrentis 474
Borrelia vincentii 509
botulism 446
B. pseudomallei 571
Bright's disease 488
British anti-Lewisite 266
broth 217
Brucella 467
Brucellosis 467
B. subtilis 16, 122, 425
B. thuringiensis 122
buboes 470
bubonic plague 470
Bunyaviridae 151, 572
Bunyavirus 151
Burkholderia mallei 571
B형 간염바이러스 526

C

C. albicans 281, 307, 505, 528
Calvin-Benson cycle 87
Calymmatobacterium 523
Campylobacter 115, 290
Campylobacter jejuni 421
Candida 281, 293, 304, 305, 367, 379, 428, 488, 495, 509, 528, 529
Candida albicans 281, 305, 379, 428, 433, 488, 505, 509, 526, 528, 539
candidiasis 505
Capneic 112
capnophilic 467
capsid 135
capsomere 136
carbolic acid 203
carbuncle 365
Cardiovirus 154
Carnobacterium 122
Carnobacterium pleistocenium 122
carrier 317, 328
catabolism 33, 76
cation 29
Caulimoviridae 140
Caulobacter 559
C. baratii 446
C. botulinum 193, 208, 424
C. coli 421
CDC 589
CDC) 423
C. difficile 320
cDNA 604
cell 53
cell-mediated immunity 327
cell organelle 63
cell surface marker 326
cellular respiration 78
central dogma 87
central nervous system 436
cephalic tetanus 445
cerebrospinal fluid 436
C. fetus 421
chancroid 522
Chemical Abstracts Service (CAS) 243
chemical bond 28
chemical compound 27
chemical formula 27
chemotaxis 344
chemotroph 76, 109
chemotrophs 48
chickenpox 370, 541
chitin 163
chlamydia 520
Chlamydia 290, 314, 386, 395, 405, 487, 492, 496
Chlamydia pneumoniae 391
Chlamydia psittaci 395
Chlamydia trachomatis 120, 307, 448, 508, 509, 520
Chlamydophila pneumoniae 120, 391
Chlamydophila psittaci 120
chocolate agar 227
chromoblastomycoses 379
chronic 266
chronic infection 313
ciliary escalator 342, 384
Citrobacter 116, 492
C. jejuni 421
class I 329
classical complement pathway 347
classification 15
class II 329
class III 329
Claviceps purpurea 428, 429, 433
clonal selection 348
clone 605
Clostridium 85, 122, 192, 310, 367, 444, 446, 466, 552, 560
Clostridium botulinum 317, 423, 424, 433, 446, 457, 566, 570
Clostridium difficile 281
Clostridium perfringens 122, 576
Clostridium tetani 310, 444, 457
cocci 102
Coccidioides 165
Coccidioides immitis 403, 495
Coccobacillus 102
coccus 102
codon 47
coenocytic 165
coenzyme 78
cofactor 78
coliphage 138

colonization 308
colony-forming unit (CFU) 493
colostrum 539
Combination unit 248
commensalism 16
common cold 541
common wart 370
community 550
competitive enzyme inhibition 79
competitive inhibition 276
complementary base pairing 46
compound 30
compound microscope 4
congenital syphilis 518
conjugated protein 43
conjugation 599
conjunctivitis 448
contamination 306
Controlled Substances Act 268
Coronaviridae 151
Corynebacterium 123, 386, 405, 448
Corynebacterium diphtheriae 310, 394
covalent bond 30
Coxiella 386, 396
Coxiella burnetii 396
C. perfringens 424, 467
crateriform 228
cross-resistance 284
Cryptococcus neoformans 168, 454, 495
Cryptosporidium 178, 430, 433
Cryptosporidium parvum 576
crystallized fragment 331
C. tetani 317, 444, 445
C. trachomatis 448
cutaneous leishmaniasis 482
cyst 172
cystitis 488
cytocidal infection 147
cytopathic effect 147
Cytophaga 559
cytoplasm 63
cytoplasmic streaming 180
cytoskeleton 63
cytosol 63
cytotoxic 347
C형 간염바이러스 526

D

deamination 554
decimal reduction time (DRT) 196
decontamination 191
deep folliculitis 540
deep mycoses 401
definitive host 181
degermination 193, 216
dehydration synthesis 32
denaturation 605
denitrification 554
dental plaque 416
dermatophyte 377
desiccation 199
Desulfotomaculum 192
Desulfovibrio 555, 560
Detection 592
Deuteromycota 168
diffuse cutaneous leishmaniasis 482
digestive tract 410
digitate wart 370
dikaryon 166
dimorphism 163
dioecious 181
diplo- 105
diplococci 105
disaccharide 41
dissection microscopes 6
Division of Bioterrorism Preparedness and Response 566
DNA 47
DNA ligase 601
DNA synthesis machines 604
DNA 연결효소 601
domains 13
Donovan body 523
Donovanosis 523
dosage 263
dose 263
DOT ID와 지침번호 243
droplet transmission 319
Drug and Cosmetic Act 268
Drug Enforcement Administration (DEA) 269
drug toxicity 266
dry gangrene 467
D형 간염바이러스 527

E

ECF compartment 71
echinulate 228
E. coli 15, 60, 96, 116, 302, 303, 306, 307, 422, 440, 487, 488, 492, 496, 601, 602, 605, 610
ecosystem 551
ectopic pregnancy 504
Edward Jenner 12
effective concentration 265
effuse 228
E. floccosum 378
Ehrlichia 473
Ehrlichia chaffeensis 473
Ehrlichiosis 473
electrolyte 29
electrolytes 37
electron 27
electron cloud 27
electron micrographs 9
electron microscopes 9

electrophoresis 603
element 26
elongation 90
embryo 534
Emergency shower 248
emerging infectious disease 584
encapsidation 146
encephalitis 438
endemic 315
endemic disease 315
endergonic 33
endocarditis 460
endocardium 460
endoenzyme 78
endogenous infection 501
endometritis 503
endonuclease 601
endospores 11
Entamoeba 176
Entamoeba histolytica 175, 307, 430, 433
enterally 259
enteric fever 420
Enterobacter 85, 116, 230, 488, 492, 543
Enterobacter aerogenes 230
Enterobius vermicularis 182, 431
Enterococcus 284, 492, 508
Enterococcus faecalis 111, 414
Enterovirus 154
enveloped 136
environmental microbiology 550
enzyme 76
enzyme-linked immunosorbent assay (ELISA) 525
eosinophil 338
epidemic 315
epidemic disease 315
epidemiology 314
Epidermophyton floccosum 528, 529
epididymitis 509
epitope 328
Erbovirus 154
erythropoiesis 338
erythropoietin 486, 612
Escherichia 116, 433
Escherichia coli 15, 60, 85, 102, 138, 219, 230, 281, 302, 368, 415, 422, 440, 486, 504, 508, 540, 543, 562, 576, 599, 602
etiology 312
evasion of host defenses 310
exchange reactions 34
exergonic 33
exoenzyme 78
experimental drug 269
extension 605
extracellular fluid compartment 71

F

factor VIII 611
facultative anaerobes 112
facultative halophiles 111
fallopian tube 501
Federal Food 268
Ferdinand Cohn 11
fetus 534
fifth disease 151
filiform 228
filiform wart 370
Filoviridae 140, 572
first law of thermodynamics 76
first-pass effect 265
flagella 58
flat wart 370
flatworm 181
Flaviviridae 573
Flavivirus 453
flu 399
fluid compartments 54
fluoroquinolones 286
focal infection 312
folliculitis 365
foodborne diseases 17
foodborne transmission 319
formalin 206
formite 317
Francesco Redi 10
Francisella 115
Francisella tularensis 468, 566, 569
F. tularensis 469, 569
functional group 30
Fusobacterium 118
Fusobacterium nucleatum 544

G

G1기 92
G2기 92
gametocyte 478
Gammaherpesvirinae 149
gangrene 466
Gardnerella 502
Gardnerella vaginalis 502, 509, 539
gas gangrene 467
gastrointestinal (GI) tract 410
Gelidium 217
gene 96
generalized tetanus 445
generalized transduction 98
generation time 108
genital wart 372
genome 96
genomic library 602
genotype 96
German measles 370
germinal center 336
germ theory of disease 6
gestation period 534
Giardia 175, 294, 429
Giardia intestinalis 175, 429, 433

Giardia lamblia 175, 307
gingivitis 416
G. lamblia 175, 429
glomerulonephritis 488
glucocorticoids 46
glycocalyx 55
Golgi complex 66
gonorrhea 517
Group B streptococcal (GBS) 540
Group B 사슬알균병 540
guild 550
gut-associated lymphoid tissue 333
G. vaginalis 502

H

habitat 550, 551
Haemophilus 386, 394, 405
Haemophilus aegyptius 307
Haemophilus ducreyi 522
Haemophilus influenzae 368, 386, 394, 440, 441, 448, 543
Haemophilus species 448
Halobacterium 111
Halococcus 111
Handheld drench hose 248
Hans Janssen 4
hantavirus 400
Hantavirus 151
hapten 328
H. capsulatum 402
head 138
healthcare-associated infection 320
Healthcare Infection Control Practices Advisory Committee (HICPAC) 238
helicase 91
Helicobacter 115
Helicobacter pylori 112, 163, 414, 419
hematopoiesis 338
hemocytoblast 338
hemopoiesis 338
Hepadnaviridae 140, 149
hepatitis 152
hepatitis B virus (HBV) 526
hepatitis C virus (HCV) 526
hepatitis D virus (HDV) 527
Hepatovirus 154
herpes simplex 540
Herpesviridae 137, 140, 149, 158
heterotroph 109
heterotrophic 163
hexosemonophosphate shunt 84
H. influenzae 394, 440, 441
histone 96, 599
Histoplasma capsulatum 165, 402, 495
HIV 392
HIV polymerase chain reaction (HIV PCR) 525
holoenzyme 78
homeostasis 29, 486
hookworms 183
host range 144
H. pylori 414, 419
human growth hormone (HGH) 610
human herpesvirus 139, 474, 475
human immunodeficiency virus (HIV) 524
human leukocyte antigen 329
hydrogen bond 31
hydrolase 77
hydrolysis 33
hydrophilic 39
hydrophobic 39
hyphae 163
Hyphomicrobium 559

I

iatrogenic infection 501
icosahedron 136
identification 15
Ignaz Semmelweis 12
immune senescence 356, 543
immunocompetent 327
immunoglobulin, Ig 331
immunological tolerance 329
immunology 12
immunosuppressed 327
impetigo 540
impure salt 37
inclusion 63
index case 314
inert gas 28
infection 306, 516
infectious disease 312
infectious diseases 17
Infectious Diseases Society of America (IDSA) 237
inflammation 338
infundibular 228
infusion 217
inhalation 260
initiation 89
inoculation 217
inoculum 217
integral protein 54
intercalating agent 97
interferon 611
interleukin 346
intermediate host 181
internal gangrene 467
International Committee on Taxonomy of Viruses (ICTV) 130
International Emerging Infections Program (IEIP) 593
International Health Regulations (IHR) 594
interphase 92

invasin 310
invasion 308
Investigational New Drug Application (IND) 269
ion 29
ionic bond 31
ionic liquids 37
ionic solution 29
ionizing radiation 199
Iridoviridae 137
irreversible inhibition 79
ischemia 466
isomerase 77
Isotope 28
Ixodes dammini 178

J

John Needham 10
John Tyndall 11
Joseph Lister 12

K

Kaposi's sarcoma 525
karyon 13
Kefauver-Harris Amendment 268
kidney 486
kidney infection 488
killer 347
Klebsiella 230, 386, 405, 440, 488, 492, 543
Klebsiella granulomatis 523
Klebsiella pneumonia 508
Klebsiella pneumoniae 116, 394
Kobuvirus 154
Koch's postulates 12, 313

L

Lactobacillus 85, 122, 281, 539
lambda 606
Langerhans cell 363
latency 265
Lawrence Berkeley National Laboratory (LBNL) 238
Lazzaro Spallanzani 10
lectin pathway 347
Legionella 115, 290, 395, 405, 543
Legionella 386
Legionella pneumophila 395
legionnaire's disease 395
Leishmania 482
Lentivirinae 155
Leptospira interrogans 114, 488
leptospirosis 488
Leptotrichia buccalis 118
leukopoiesis 338
lichen 554
ligase 78
light-dependent reaction 85
light-independent reaction 87
light microscopes 6
lipid solubility 261
liquid media 217
Listeria 122, 423, 443, 444
Listeria monocytogenes 122, 423, 440, 443, 613
local hormones 46
local infection 312
local tetanus 445
logos 257
lophotrichous 59
Louis Pasteur 11
louse-borne relapsing fever 474
lyase 77
Lyme disease 472
lymph 333
lymphogranuloma venereum (LGV) 520
lymphopoiesis 338
lysis 143
lysogenic phage 143
lysogeny 143
lysozyme 500
Lyssavirus 451
lytic 143

M

MacConkey agar 227
macrolesion 97
macronucleus 172
macule 374
major histocompatibility complex (MHC) 329
Malassezia globosa 377
mannitol salt agar 227
Manufacturer's Material Safety Data Sheet (MSDS) 244
Marburg virus 586
marine phytoplankton 560
matter 26
maturation 142
measles 370, 541
mechanical vector 320
medium spectrum 278
meninges 436
meningitis 436
meningoencephalitis 438
merozoite 177, 478
metabolic pathway 76
Metaviridae 140, 158
M. hominis 521
microaerophiles 112
microbemia 464
microbial competition 305
Microbial ecology 16
microbicidal 274
microbiostatic 193, 274
Micrococci 120

Micrococcus 106, 120
Micrococcus luteus 106
Microcystis aeruginosa 558
Micrographia 6
micrographs 6
microhabitat 550
microlesion 97
micronucleus 172
Microsporidia 175
Microsporum canis 377
microtubule-organizing center 64
milk 217
mimivirus 135
mineralocorticoids 46
minimal bactericidal concentration 281
minimal inhibitory concentration 280
mitosome 175
mixed infection 312
M. leprae 368, 447
moisture 557
mold 163
molecule 30
Molluscipoxvirus 151
monocyte 340
monoecious 181
monosaccharide 41
monotrichous 59
Moraxella 448
Morbidity and Mortality Weekly Report (MMWR) 315
Morbillivirus 153
mordant 223
Morganella 230
mosaic wart 372
motility 60
M. tuberculosis 124, 392, 393
mucocutaneous leishmaniasis 482
Mucoraceae 495
mucosa-associated lymphoid tissue 333
multidrug-resistant tuberculosis 393
mumps 541
mushroom 163
mutagen 97
mutagenic agent 97
mutant frequency 97
mutation 97
mutualism 16
mycelium 163
mycetomas 379
Mycobacterium 123, 284, 386, 405, 500
Mycobacterium leprae 220, 367, 447
Mycobacterium tuberculosis 191, 313, 392, 440
mycology 161
Mycoplasma 120, 135, 386, 405, 487, 492, 496
Mycoplasma hominis 504, 508, 521, 539
Mycoplasma pneumoniae 390
mycorrhizae 161
myelopoiesis 338
myocarditis 460
myocardium 460

N

Naegleria fowleri 176
Nairovirus 151
naked 136
N. americanus 432
napiform 228
National Center for Preparedness 592
National Healthcare Safety Network 320
National Institute for Occupational Safety and Health (NIOSH) 241
National Institute of Allergy and Infectious Diseases (NIAID) 241, 589
National Institutes of Health (NIH) 238
Necator americanus 183, 432
necrotizing infection 364
Neisseria 500
Neisseria gonorrhoeae 105, 205, 227, 307, 448, 509, 517
Neisseria meningitidis 105, 386, 440, 542
neonatal tetanus 445
nephron 486
neuromuscular junction 438
Neurospora 168
neurotransmitter 438
neutron 27
neutrophil 338
New Drug Application (NDA) 268
nicotinamide adenine dinucleotide phosphate 85
NIOSH Pocket Guide to Chemical Hazards 243
nitrification 554
Nitrobacter 554
nitrogen 110
nitrogenase 552
nitrogen fixation 110
Nitrosomonas 554
N. meningitidis 227, 542
Nocardia 124
nomenclature 15
noncompetitive inhibition 79
nondividing 92
nongonococcal urethritis (NGU) 520
nonionizing radiation 199
nonpermissive cell 147
nonpolar 30
nonprescription 258

nonspecific vaginitis 502
normal flora 17, 384
normal salt 37
nuclear envelope 64
nucleoid area 96
nucleoprotein 136

O

obligate aerobes 112
obligate anaerobes 112
obligate fermenters 112
obligate halophiles 111
occupational hazard 237
Oliver Wendell Holmes 12
oncogenic 147
Oncovirinae 155
onychomycosis 378
opportunistic pathogen 304
optical density 109
OraSure 525
orbital 27
Orientia tsutsugamushi 474
Ornithodoros 474
ornithosis 395
orphan drug 269
Orphan Drug Act 269
Orthomyxoviridae 152
Orthopoxvirus 151
Oscillospira 192
osmophiles 111
osmotic gradient 29
otitis media 442, 541
ovary 501
oxidation 33
oxidoreductase 77

P

P. acnes 367
P. aeruginosa 205
pandemic 315
pandemic disease 315
Papillomaviridae 151
Papovaviridae 137, 149
Paracoccidioides brasiliensis 165
Paramecium 172, 175
Paramyxoviridae 140, 153
Paramyxovirus 153
parasitism 16
Parechovirus 154
parenterally 259
parenteral route 306
parrot disease 395
parrot fever 395
Parvoviridae 137, 151
passive transport 72
pasteurization 11
pathogen 303
pathogen-derived resistance 615
pathogenicity 308
peak effect 265
Pediculus humanus corporis 473
pellicle 229
pelvic inflammatory disease 504
pelvic inflammatory disease, PID 520
penetration 141
penicillinase 288
Penicillium 20, 167
Penicillium chrysogenum 287
pentose phosphate pathway 84
peptic ulcer 418
peptidoglycan 56
Peptococcus 120
peptone 217
Peptostreptococcus 502
perchloric acid hoods 247
pericarditis 460, 463
pericardium 460
perinatal 534
periodontitis 417
peripheral nervous system 436
peripheral protein 54
peritrichous 59
permissive cell 147
Peromyscus leucopus 178
persistent infection 147
Personal eyewash 248
Petroff-Hausser chambers 109
P. falciparum 177, 478, 479, 480
Pfiesteria 169
Pfiesteria piscicida 169
phage 130
phagocytosis 75
phagosome 344
pharmaceutical chemistry 257
pharmacodynamics 257
pharmacognosy 257
pharmacokinetics 257
pharmacotherapeutics 257
pharmacy 257
pharmakon 257
pharyngitis 541
phenol coefficient test 202
phenotype 96
phenotypic plasticity 96
phenylethyl alcohol agar 227
Phlebovirus 151
phosphogluconate pathway 84
phospholipid 44
photomicrographs 6
photophosphorylation 85
photosystem I 86
photosystem II 86
phototroph 76, 109
phototrophs 48
phylogeny 13
phytosterol 46
Picornaviridae 140, 154, 158

pili (fimbriae) 60
pinocytosis 76
Pityrosporum ovale 377
plantar wart 372
plasma membrane 54
plasmid 48, 96, 600, 604
plasmodium 180
Plasmodium 177, 284, 293, 478
Plasmodium falciparum 478
Plasmodium malariae 478
Plasmodium ovale 478
Plasmodium vivax 177, 478
pleiotropy 346
pleomorphic 102
Plumbed and self-contained eye-wash units 248
P. malariae 177, 480
pneumococcus 389
Pneumocystis carinii 293
Pneumovirus 153
polar 30
polymerase chain reaction (PCR) 605
Polyomaviridae 151
polysaccharide 41
Pontiac fever 395
population 550
portal of entry 306
postpolio syndrome 451
P. ovale 177, 480
Poxviridae 140
prescription 258
primary infection 313
primary response 348
primary structure 42
primer 91
priming 605
prion 157
PRNP 456
pro 13
promoter 87
prophage 143
Propionibacterium 123
Propionibacterium acnes 367
Propionibacterium shermanii 123
proprietary name 243
prostatitis 508
Proteus 116, 230, 488, 492, 508, 543
Proteus vulgaris 229
protomere 136
proton 27
Prototheca 168
prototype 113
Providencia 116, 230
pseudohyphae 164
Pseudomonas 110, 191, 284, 492, 554, 559
Pseudomonas aeruginosa 202, 365, 508, 543
pseudopeptidoglycan 58
Pseudoviridae 140, 158
Pure Food and Drug Act 268
P. vivax 177, 480
pyelonephritis 488
pyogenic exudate 365
pyrexia 346
pyrogen 346

Q

quaternary structure 43
quinolones 286

R

rabies 154
radioactivity 29
radioisotope hoods 247
rapid method 230
rate of dissolution 261
receptor-mediated endocytosis 76
recombinant DNA 598
redox 33
reduction 33
redundancy 346
reemerging infectious disease 584
Registry of Toxic Effects of Chemical Substances (RTECS) 243
rejection 329
release 142
reovirus 154
replica plating 602
replication 91, 141
reservoirs of infection 315
resident flora 303
resistance 283
restriction enzyme 601
restriction point 92
Retroviridae 140
reverse transcriptase 604
Rh 330
Rhabdoviridae 154
rheumatic fever 466, 541
Rhinovirus 154
Rhizobium 115, 554
rhizoid 228
Ricinus communis 576
Rickettsia 120, 314
Rickettsia prowazekii 119, 473
Rickettsia rickettsii 119, 471
Rickettsia typhi 119, 474
RNA 48, 91
Robert Hooke 6
Robert Koch 12
Rocky mountain spotted fever 471
Rotavirus 154
rough 64
roundworms 182
R. prowazekii 473
RTECS 번호 243
rubivirus 156
Rubivirus 155

S

saccate 229
Saccharomyces 85, 167
Saccharomyces cerevisiae 19
Salmonella 102, 116, 219, 229, 307, 419, 420, 576
Salmonella enterica 202, 419, 420
Salmonella species 368
Salmonella typhi 419
Salmonella typhimurium 230
sanitization 193
saprobes 167
sarcinae 106
SARS 152
satellite 156
S. aureus 121, 191, 202, 364, 365, 368, 424, 425, 503, 504, 576
scarlet fever 388, 541
Schedule I 269
Schedule II 269
Schedule III 269
Schedule IV 269
Schedule V 269
Schistosoma 319, 495
Schistosoma haematobium 488, 495
schizogony 172
scolex 181
secondary immune response 348
secondary infection 313
secondary structure 42
selective pressure 283
self-antigen 326
semiconservative replication 91
semisolid media 217
sensitivity test 488
S. epidermidis 386, 405
sepsis 312, 466
septa 165
septate hyphae 165
septecemia 312
septic 437
septic shock 466
Serratia 492, 493
sex steroids 45
sexually transmitted infection 501
sexually transmitted infections/diseases (STIs/STDs) 516
sexually transmitted infection (STI) 541
shell 27
Shigella 60, 116, 307, 421, 422, 576
Shigella boydii 420
Shigella dysenteriae 420, 422, 576
Shigella flexneri 420
Shigella sonnei 420
shingles 370, 373
simple microscope 6
slug 179
smallpox 572
smear 221
S. milleri 386
S. mitis 386
S. mutans 386
Society for Healthcare Epidemiology of America (SHEA) 237
Solanaceae 136
solid media 217
solute 38
solution 38
solvent 38
sore throat 541
spectrum of activity 277
spike 136
Spirals 102
spirillum 103
Spirillum minus 469
spirochetes 105
S. pneumoniae 389, 394, 442, 443
sporadic 315
sporadic disease 315
sporangia 165
sporangiospore 165
Sporolactobacillus 192
Sporosarcina 192
Sporothrix schenckii 165, 380
sporozoite 177, 478
spreading infection 364
Spumavirinae 155
S. salivarius 386
S. sonnei 421
Staphylococcal conjunctivitis 540
staphylococcal scalded skin syndrome 540
Staphylococci 120
Staphylococcus 106, 120, 219, 267, 284, 287, 290, 306, 386, 393, 405, 488, 493, 508, 576
Staphylococcus aureus 111, 121, 283, 320, 364, 386, 393, 405, 423, 424, 433, 448, 503, 540, 568
Staphylococcus epidermidis 120, 303
stereomicroscopes 6
sterilization 11
steroid 45
sticky end 601
strain 113
stratiform 229
strepto- 105
Streptobacillus moniliformis 469
streptococci 105
Streptococci 121
Streptococcus 85, 120, 121, 284, 287, 290, 306, 366, 367, 368, 386, 387, 388, 405, 500, 503
Streptococcus agalactiae 503
Streptococcus pneumonia 543
Streptococcus pneumoniae 105, 283,

386, 389, 440, 442, 448, 543
Streptococcus pyogenes 105, 388, 448, 541
Streptococcus salivarius 414
Streptomyces 125, 293
Stromatolite 13
subacute 266
subarachnoid space 436
subclinical infection 313
sulfur 110
sulfur dissimulation 555
superinfection 278
surface area 261
symbiosis 302
symbiotic nitrogen-fixing 554
synaptic cleft 438
synergism 16, 279
synthesis 33
syphilis 518
systemic infection 312
S기 92

T

Taenia saginata 431
Taenia solium 431
tail 138
tapeworm 181
taxa 15
taxis 60
T. brucei 176
temperate phage 143
termination 90
terminator sequence 87
tertiary structure 42
Teschovirus 154
testes 506
tetanus 445
tetany 445
tetrads 106
T. gondii 537
thallus 169
Thayer-Martin agar 227
therapeutic index 263, 281
thermal death point (TDP) 195
thermal death time (TDT) 196
Thermoactinomyces 192
Thiobacillus 555
thylakoid membrane 85
tick-borne relapsing 474
tinea 377
Tinea 529
T. interdigitale 378
tissue plasminogen activator (tPA) 611
Togaviridae 155
tonoplast 69
tonsillitis 334
toxemia 312
toxic drug effect 266
toxicology 257
toxic shock syndrome 503
toxigenic 310
toxin 310
Toxoplasma 481
Toxoplasma gondii 178, 454, 481, 526, 537
transcription 87
transducing particle 98
transduction 600
transferase 77
transformation 599
transient flora 303
transition 97
translation 87
transversion 97
Treponema 114
Treponema pallidum 114, 509, 518, 519, 537
Trichinella spiralis 431
Trichomonas 294, 505, 509
Trichomonas vaginalis 175, 488, 495, 505, 509, 529, 539
trichomoniasis 505, 529
Trichophyton rubrum 378
Trichophyton tonsurans 377
trimester 534
trophozoite 172
true hyphae 164
Trypanosoma 176, 455
Trypanosoma brucei 455
Trypanosoma cruzi 455
Tryptic (Trypticase) soy agar 227
tsunami 564
tuberculin purified protein derivative 393
tularemia 468
turbid 229
T. vaginalis 175
tyndallization 198
type 3 gas gangrene 367

U

uncoating 145
undesired drug effect 266
United Nations 585
universal donor 330
universal recipient 330
Ureaplasma 120
Ureaplasma urealyticum 508, 521
ureter 486
urethra 486
urethritis 487
urinalysis 526
urinary bladder 486
U.S. Department of Transportation (DOT) 243
U.S. Environmental Protection Agency (EPA) 551

U.S. Food and Drug Administration (FDA) 586
uterus 501
Uukuvirus 151
U. urealyticum 521

V

vaccine 349
vagina 501
vaginosis 501
valence electron 28
Vampirovibrio 115
Van der Waals forces 32
V. cholerae 426
vector 319, 606
Veillonella 119
V. harveyi 103
Vibrio 307, 367
Vibrio cholera 576
Vibrio cholerae 425, 433
Vibrio fischeri 103
viluent 143
Vinca rosea 267
viral coat 135
viral envelope 137
virales 131
viral hemorrhagic fever 476
viral hemorrhagic fever (VHF) 572
viremia 312
viridae 131
virinae 131
virion 136
viroid 15
viroids 156
virulence 308
virus 131
virusoid 156
visceral leishmaniasis 482

W

waterborne disease 17
waterborne transmission 319
Western blot 525
West Nile poliomyelitis 454
wet gangrene 467
white gangrene 467
whooping cough 391

X

xylose lysine deoxycholate 227

Y

yeast 163
Yersinia enterocolitica 422
Yersinia pestis 470, 566, 568
Y. pestis 569

Z

Zaccharias Janssen 4
zone of inhibition 203, 280
zoonosis 315, 467
Zygomycota 167